药物现代评价方法

第2版

Advanced Methods of Pharmaceutical Evaluation

主 编 蒋学华

副主编 丁劲松 王 凌

编 委 (以姓氏笔画为序)

丁劲松 (中南大学湘雅药学院)
马 国 (复旦大学药学院)
王 凌 (四川大学华西药学院)
王庆利 (国家药品监督管理局药品
　　　审评中心)
占 美 (四川大学华西医院)
许真玉 (国家药品监督管理局药品
　　　审评中心)
杨 男 (四川大学华西药学院)
杨 蕾 (四川省药品检验研究院)
何 林 (四川省人民医院)
何 勤 (四川大学华西药学院)
张玉琥 (国家药品监督管理局药品
　　　审评中心)

张伶俐 (四川大学华西第二医院)
胡 明 (四川大学华西药学院)
胡长平 (中南大学湘雅药学院)
姜德建 (湖南省药物安全评价研究中心)
徐 珽 (四川大学华西医院)
高 荣 (国家药品监督管理局食品
　　　药品审核查验中心)
黄 亮 (四川大学华西第二医院)
黄 瑛 (四川省药品检验研究院)
康建磊 (国家药品监督管理局药品
　　　审评中心)
蒋 煜 (国家药品监督管理局药品
　　　审评中心)
蒋学华 (四川大学华西药学院)

人民卫生出版社

·北 京·

图书在版编目（CIP）数据

药物现代评价方法 / 蒋学华主编 . —2 版 . —北京：
人民卫生出版社，2023.10
ISBN 978-7-117-35410-3

Ⅰ.①药… Ⅱ.①蒋… Ⅲ.①药物 －评价 －方法
Ⅳ.①R969

中国国家版本馆 CIP 数据核字（2023）第 189889 号

| 人卫智网 | www.ipmph.com | 医学教育、学术、考试、健康，购书智慧智能综合服务平台 |
| 人卫官网 | www.pmph.com | 人卫官方资讯发布平台 |

药物现代评价方法

Yaowu Xiandai Pingjia Fangfa

第 2 版

主　　编：蒋学华
出版发行：人民卫生出版社（中继线 010-59780011）
地　　址：北京市朝阳区潘家园南里 19 号
邮　　编：100021
E - mail：pmph @ pmph.com
购书热线：010-59787592　010-59787584　010-65264830
印　　刷：北京汇林印务有限公司
经　　销：新华书店
开　　本：787×1092　1/16　　印张：37
字　　数：900 千字
版　　次：2008 年 9 月第 1 版　　2023 年 10 月第 2 版
印　　次：2023 年 11 月第 1 次印刷
标准书号：ISBN 978-7-117-35410-3
定　　价：128.00 元
打击盗版举报电话：010-59787491　E-mail：WQ @ pmph.com
质量问题联系电话：010-59787234　E-mail：zhiliang @ pmph.com
数字融合服务电话：4001118166　　E-mail：zengzhi @ pmph.com

前 言

药物评价是从多学科、多角度揭示药物特性,衡量其作用或价值,并伴随药物设计到药品应用的全过程和药品上市到撤市的全生命周期的系统工程。药物评价不仅是由药物发现到应用全过程的工作内容,也是保证药物研制与应用科学合理的重要手段。药物研制与应用水平的高低,在很大程度上取决于评价指标与方法的先进性与科学性。对药物的评价过程就是寻找药物与认识药物的过程。因此,药物评价在药学学科发展与药学职业发展中具有重要的意义。

进入 21 世纪,药学学科的社会任务不仅在于为人类健康提供优质的药品,还需要为人类健康提供优质的药学服务。本书根据药学学科的发展,尤其是当今人类面临健康问题时对合理用药的追求进行材料选取编写而成,内容紧紧围绕国内外药物评价方法的前沿,力求全面介绍现代药物评价的先进理念、先进方法和先进技术。

本书的特点在于:第一,阐释我们对药物评价的认识,①对一个具体药物品种的评价,是伴随其发现到应用的始终,对药物的评价也将伴随着人类与药物共存的全过程;②药物评价工作涉及众多学科,其评价指标与方法受科学技术发展水平限制,是不断发展和完善的;③药物评价水平取决于相关学科发展水平,也取决于评价人员的科学精神、科学素养、知识水平及工作态度。第二,本书以评价思路、指标、方法为核心,综合药学学科各领域的研究成果,阐述药学学科完成学科社会任务的科研方法。第三,本书包括了药物开发研究的基本内容,阐释了开发研究的策略与思路,分析评价了药品研发工作中的常见问题。第四,本书不仅介绍了上市药品应用过程中,为不断获取新的药品应用信息和药品监管信息而开展的部分评价方法,而且在各部分的内容组织上,尽力地宣传临床药学的理念,强调关注药物应用结果和追求合理用药目标是实现药学学科与药学职业价值的重要途径。优质药品是实现合理用药目标的基础,药物应用方法是影响药物治疗结果的重要因素,关注用药结果扩展了药学学科的视野、丰富了药学学科的研究内容,更是回归了药学学科为人类健康努力的工作宗旨。

高水平研究生的培养基于对学科发展方向的清晰认识,对相关领域研究动态的系统掌握以及对自身研究方向的深入了解。对于药学相关专业研究生而言,无论基础研究还是应用研究,药物评价的理念、思路、指标及方法无疑是产生高水平研究的基础,本书的编写正是为此而做出的努力。"药物现代评价方法"作为研究生课程已有 20 余年实践,得到了校内外药学类专业研究生及其导师的认可。本书第 1 版在 2008 年由人民卫生出版社出版,目前亟须以近 10 余年药学学科发展的新成就对其内容进行补充、更新。

本书突出药学基础知识的综合应用,注重对读者科研思维、科研设计和科研实践的启迪、训练和指导,兼顾内容的系统性和新颖性。

本书的编写注重理论联系实际,涉及了药物评价各领域现代方法的进展与成果,同时与药物研究开发紧密联系。因此,本书既可以作为研究生教材,也可以成为药学工作者在各自岗位实际工作中的指导书、工具书,具有较好的理论价值和实际应用价值,实用面较广。

参加本书第 2 版编写的作者及编写章节为:蒋学华,第一章药物评价在药学科学中的作用、第十一章药物临床前体内过程评价和第十四章药物的生物等效性评价;康建磊,第二章化学药品原料药研发中的药学评价;蒋煜与许真玉,第三章化学药品制剂研发中的药学评价;丁劲松,第四章新型给药系统评价;何勤,第五章基因传递系统评价;黄瑛与杨蕾,第六章药品质量标准评价和第七章药物稳定性评价;姜德建,第八章药物非临床安全性评价;王庆利,第九章药物临床前安全药理学评价;胡长平,第十章药物临床前药效学评价;王凌,第十一章药物临床前体内过程评价和第十三章药物的临床药动学评价;高荣与何林,第十二章药物临床评价;张玉琥,第十四章药物的生物等效性评价;徐斑、占美与马国,第十五章上市药品再评价;杨男,第十六章药物利用研究;胡明,第十七章药物经济学评价方法;张伶俐与黄亮,第十八章循证药学评价方法。

本书的编写得到人民卫生出版社的大力支持和帮助,在此表示感谢!在提交本书书稿之际,特别感谢参加本书第 1 版编写,而因各种原因未能参加本书第 2 版编写的包旭、贺英菊、李琳丽、刘晓晴、苗佳、孙鑫、徐正、兰轲、杨俊毅和周静等。由于他们的贡献,为本书第 2 版的编写奠定了基础,本书第 2 版包含着他们的辛勤劳动。

四川大学华西药学院临床药学专业的研究生张晡倩、杨玉洁、贺晓丹、余璐、谢荟茹、郑亮、温成铭、杨鸿溢、许璺文及四川大学华西药学院临床药学研究中心的科研助理付志强等,在书稿的整理中付出了辛勤的劳动,在此一并感谢。

尽管作者极力想把内容与形式做得更好,但因自己学术水平与时间的限制,加之药物评价涉及众多学科,尤其是科学技术的发展与药品监管政策的更新速度之快,使本书在编写中时时都处于学习追赶的状态,疏漏与错误在所难免,有待我们通过以后的工作进行修正、充实和完善。为此,恳请阅读本书的广大读者对本书的错误予以指正。同时,也希望各位药品研发人员随时关注相关管理部门更新的各类指导原则以对工作进行及时的指导。

蒋学华
2023 年 8 月

目 录

第一章
药物评价在药学科学中的作用

第一节　药物评价的发展

药物（drug/medicine）是指用于预防、诊断和治疗疾病，或有目的调节人体功能，提高生活质量，保持身体健康的物质。药物是一个广泛的概念，通常，因各国药物临床应用的管理措施与内容有异，又把满足政府管理部门的相关要求、允许应用于临床的药物称为药品。在我国，药品是指用于预防、治疗、诊断人的疾病，有目的地调节人的生理机能并规定有适应证或者功能主治、用法和用量的物质，包括中药、化学药和生物制品等。在一般的表述中，药物与药品是通用的。药物是人类为了自身的繁衍生息，通过对自然的认识、探索和利用而发现和发展起来的。对药物的评价，就是人类对药物的发现和认识过程，它伴随着药物产生与发展的全过程，同时也构成了药学科学的基本内涵。

本书将"药物评价"（drug evaluation）作为一个专业名词，定义为：从多学科、多角度揭示药物特性，衡量其作用或价值，并伴随药物设计到药品应用的全过程和药品上市到撤市的全生命周期的系统工程。

一、药物评价技术的发展

原始社会，人类通过长期生活实践的不断尝试，从采集的天然物质中发现许多物质能够治疗疾病。"伏羲尝百药，制九针""神农以赭鞭鞭百草，尽知其平毒寒温之性""民有疾，未知药石，炎帝始草木之滋……尝一日而遇七十毒""黄帝使岐伯尝味草木"等史料和传说，展示了人类最早以"尝试"方法寻找、筛选和认识药物的场景。随着药物知识的积累，辨识药物的方法逐渐增多，如《本草纲目》等早期医药典籍中记载的通过其生态、形态、性味、功能对药物进行真伪鉴别。但总的来说，当时人们对药物评价的手段原始而朴素，其评价的效率与科学性都十分有限。

公元前 2 世纪，炼丹术及炼金术的出现和发展，使人类对药物的认识与利用从天然发现扩展到人为炼制，是制药化学的萌芽。随着药物炼制方法的不断发展，人们学会利用一些简单的化学鉴别方法对炼制出的药物进行评价和确认。但由于对药物性质的认识有限、评价手段均十分简陋，服食丹药中毒时有发生。

国外情况与我国类似,18 世纪以前,新药的评价方法基本上都是靠人体尝试,由经验积累而得。

19 世纪,随着科学技术,尤其是化学学科的发展,人类开始运用近代科技手段从植物或天然产物中寻找和提取生物活性化合物。1805 年,年轻的德国药物化学家 F. W. A. Sertürner 从阿片中分离得到纯吗啡碱,成为近代化学药物发展的一个里程碑。仅在 1805—1835 年的 30 年间,即有约 30 种重要的天然产物有效成分被分离出来,如:从金鸡纳树皮中获得了奎宁、从莨菪中获得了阿托品、从古柯树叶中得到可卡因等。与此同时,生物化学、生理学和药理学的发展,人们开始思考药物的化学结构与活性的关系,提出了"药效团"的概念,以此为指导,通过改造天然产物的化学结构,发展了作用相似、结构简单的合成药物。药物评价的发展逐渐进入微观水平,从药物的化学结构、构效关系方面着手,促进了新药的探索和发展。

19 世纪中期到 20 世纪初,有机合成方法的进步,使化学合成药物成为药物研究开发的新手段。1898 年 Hoffmann 发现乙酰水杨酸(阿司匹林)并将其用于解热镇痛;1910 年 Ehrlich 合成胂凡纳明(606)治疗梅毒;此后,用化学合成方法在 1926 年发现了伯氨喹、在 1932 年发现了阿的平等合成抗疟药……

抗梅毒药物的研究过程,是利用病理模型筛选新药的最早实例。研究者发现合成染料有选择性地被组织吸收,可能具有杀死寄生虫和病原微生物而不影响哺乳动物细胞的特性,于是用螺旋体 Treponema 作感染兔子的病原建立感染模型,逐一试验所合成的化合物,得到了具有选择性的抗梅毒药物胂凡纳明。自此,利用病理模型筛选新药在很长时间成了新药发现的主要方法,并沿用至今。氯喹和伯氨喹是一个由国家、制药公司和科研机构联合进行药物筛选的著名实例,在第二次世界大战期间,为了寻找替代奎宁的抗疟药,有 17 个大学与商业实验室,以小鸡为实验动物建立了病理模型,对 15 000 多个化合物进行了大规模筛选,每个化合物的评价需用 50~100 只小鸡,最后获得了氯喹和伯氨喹两个优秀的抗疟药。

在此期间,先导化合物、筛选、活性基团、药物代谢等与实验药理学密切相关的内容被引入药物评价方法中,对化学合成工艺评价的指标也逐渐形成并完善起来,包括简捷的路线、高收率、低成本、原料易得性、反应简便可控性、绿色和安全等。但是,利用病理模型筛选新药的方法需要合成大量的化合物,耗用大量的实验动物,耗资巨大,筛选结果、筛选效率均受病理模型的建立与评价影响。

1928 年,英国细菌学家本·弗莱明在研究葡萄球菌的实验中偶然发现并研究出了青霉素,开拓了从微生物中寻找药物的新纪元。用微生物发酵的方法,不仅使人类拥有了临床广泛应用的抗生素类药物,还可以得到其他类型的药物或药物开发研究的先导化合物,如洛伐他汀、辛伐他汀。洛伐他汀是从土曲霉素菌发酵液中分离获得,经过结构改造,又得到半合成的辛伐他汀,这两个药物口服后,很快水解成有活性的 β- 羟基酸代谢产物,后者为催化胆固醇合成的限速酶——羟甲戊二酰胺辅酶 A 还原酶的竞争性抑制剂,从而抑制了胆固醇的合成,成为临床常用的有效降血脂药物。胆囊收缩素拮抗剂地伐西匹(devazepide)的先导化合物阿司利辛(asperlicin)是从蒜曲霉素菌的代谢产物中发现的,为胆囊收缩素 A(CCK-A)和胆囊收缩素 B(CCK-B)受体的特异性非肽类拮抗剂。地伐西匹的活性比天然的阿司利辛强 10 000 倍。针对天然青霉素 G 的不耐酸、不耐酶和抗菌谱窄的缺点,药物化学工作者对青霉素 G 进行结构改造而得到了一大类 β- 内酰胺类药物,是以现有药物作为基础寻找新药的典型实例。药物评价与筛选的内容和指标扩展到药物的抗菌谱、抗菌活性、酸稳定性、酶稳定性等。

定量构效关系(quantitative structure-activity relationship,QSAR)与定量构动关系(quantitative structure-pharmacokinetics relationship,QSPR),是指利用数学模型描述药物生物活性或药动学特征与结构间定量依赖关系的研究工作,其利用理论计算和统计分析工具来研究系列化合物结构(包括二维分子结构、三维分子结构和电子结构)与其生物效应(如药物的活性、毒性、药效学性质)或药动学参数之间的定量关系。QSAR 与 QSPR 使药物开发研究由泛泛合成、普遍筛选的方法走上了科学与理性的道路。如今,基于三维定量构效关系(3D-QSAR)分析方法在合理药物设计中已经占越来越重要的地位。传统的 QSAR 与 QSPR 方法通常用于先导化合物的优化、提高化合物的活性、降低其毒性、提高生物利用度等。3D-QSAR 则是基于药物 - 受体相互作用映射的方法,即使受体的三维结构不完全清楚,但从 3D-QSAR 模型也可以推测药物与受体相互作用的主要性质,可将其力场分布当作假想的受体,从而基于受体三维结构设计新的先导化合物。

组合化学最初是为了满足生物学家发展的高通量筛选技术对大量新化合物库的需要而产生的。它起源于 R. B. Merrifield 于 1963 年提出关于多肽固相合成的开创性工作,故在早期被称作同步多重合成、合成肽组合库,也被称为组合合成、组合库和自动合成法等。组合化学通过可靠的化学反应系统,同时、平行地合成成千上万个化合物,组成化合物样品库,这些化合物以混合物的形式附于固体载体上或以单个化合物的形式存在于样品株上。人们首次合成的样品库是多肽库和寡聚核苷酸库。组合化学自出现以来,已在药物先导化合物的发现中初见成效,已采用组合化学方法成功地合成了人类免疫缺陷病毒(HIV)蛋白酶抑制剂。

高通量筛选(high throughput screening,HTS),是建立在分子或细胞水平实验方法基础上,以微型板为实验载体,以自动化操作系统执行实验过程,以灵敏快速的检测仪器采集实验数据,以计算机技术进行数据处理,同时对大量化合物进行筛选的方法。HTS 由供筛选的大量化合物(即样品库)、分子或细胞水平的特异性筛选模型、高灵敏度检测系统、自动化操作系统及数据采集传输处理系统等 5 部分组成。HTS 能显著缩短化合物筛选时间,扩大筛选范围,提供药物在分子或细胞水平作用机制的信息,因此,新药开发研究者对其寄予厚望。

伴随着计算机辅助药物设计、组合化学、高通量筛选等新药开发研究新技术的产生与发展,药物评价内容、方法也发生了变化。在 QSAR 与 QSPR 研究中,需要对结构参数中理化参数计算方法、量化参数计算方法、拓扑参数计算方法进行评价,对药效学与药动学实验数据的合理性进行评价,对数学模型进行评价,对结果的预测准确度与重现性进行评价。对组合化学的化合物样品库评价时,首先就包含分子差异性,要求库中所含分子的品种多,以提高发现新先导化合物的成功率;其次是建库所用的化学试剂要易得、产率要高;最后也包括建库的合成工作的自动化程度等。在高通量筛选中,用于证明某种物质具有药理活性(生物活性、治疗作用)的实验方法被称为药物筛选模型(drug screeningmodel; drug screening assay method),药物筛选模型是新药开发研究中早期介入药物评价的典型实例,模型本身的建立与评价水平,直接影响新药开发研究水平与效率高低,因此,成为新药开发研究最重要条件之一。由于以离体器官、整体动物为主的传统筛选模型的筛选能力差、化合物用量大、费用高,因而,用于高通量药物筛选的模型主要是在细胞和分子水平上建立的细胞水平、分子水平筛选模型,观察的是药物对细胞和生物特定分子的相互作用。由于药物作用的过程是在微量条件下进行的,因此,要求这些模型必须具有快速、微量、费用低廉等特点,并有作用位点单一、能反映药物作用机制、便于药物构效关系研究等优点。此时,筛选模型的评价至少应以如下指标进行。①灵敏度：筛选模型的灵敏度包括两方面的含义，一是能够灵敏地反映样品在该模型上的作用；二是阳性对照与空白对照之间的差别或信噪比能够足以反映样品作用的水平。一般情况下，信噪比不应小于3。②特异性：高通量筛选模型要对药物作用具有特异的反应，才能表现出药物的作用，筛选模型的特异性包括药物作用的特异性和疾病相关的特异性。根据筛选结果可以说明药物的作用原理，证明药物发挥了特异性的作用。而疾病相关特异性则是指该模型确实能够反映某种疾病的病理过程。③可操作性：可操作性主要是指建立的筛选模型应符合高通量筛选的要求，在体外微量、可控条件下稳定地反映筛选结果，并可进行大规模实验。

细胞生物学的进展使更多的细胞可用于筛选，除正常细胞外，转基因细胞、病理细胞等被更多地用于药物筛选实验中。目前，多数生物活性物质都可通过转基因的方法由细胞表达，为新药筛选创造了便利条件。生物芯片技术是近年来发展的新技术，通过缩微技术，根据分子间特异性地相互作用的原理，将生命科学领域中不连续的分析过程集成于硅芯片或玻璃芯片表面的微型生物化学分析系统，以实现对细胞、蛋白质、基因及其他生物组分的准确、快速、大信息量的检测。应用生物芯片进行药物筛选，能够在微小的芯片上获得大量的生物活性数据，尽管该项技术目前仍处于起步阶段，存在着许多需要解决的技术问题，但已经展现出潜在的强大优势，它必然会在未来的药物发现过程中起到重要作用，具有广阔的应用前景。

基于人与实验动物在遗传学、解剖学、生理病理及代谢等方面的相似性，应用动物模型开展临床前的药物评价，成为实现基础研究转化至临床应用的重要桥梁。但人与实验动物作为不同物种，也自然有许多不同，特别是其免疫系统存在明显差异，限制了某些人致病病原体的致病机制及抗感染/肿瘤微环境的相互作用等领域的研究，如HIV、登革热病毒、肝炎病毒、冠状病毒等感染人体病毒，小鼠却完全或非常不易感。通过将人源细胞移植至免疫缺陷小鼠体内，构建人源化免疫系统小鼠模型，使这类小鼠模型成为感染人病毒的易感模式动物，有助于建立人病毒病原体感染研究的小鼠模型。将肿瘤患者肿瘤组织移植免疫缺陷小鼠建立的PDX小鼠模型，是临床肿瘤精准治疗的重要策略与技术方法，然而，如何真实反映与评价人源免疫细胞与肿瘤微环境在抗肿瘤免疫治疗中发挥的作用，则需要建立更加有效的人免疫反应体系小鼠模型。比如，CAR-T和免疫检测点抑制剂的抗肿瘤作用是离不开相关免疫细胞的参与，构建含人源免疫细胞系统的人源化小鼠模型，对验证与评估抗肿瘤免疫治疗作用是至关重要的。近年来，人源化动物模型的构建成为临床前研究必不可少的强有力工具，已经成为研究基因功能与致病机制、建立人相关疾病模型和评价研发药物安全性与有效性不可取代的方法。早期的人源化动物模型，是应用免疫缺陷动物，移植人细胞或组织，使动物体内含人免疫系统的人源化动物模型。目前的人源化动物模型概念已扩展到应用基因编辑技术、导入人相关基因，或者应用无菌动物、移植人肠道微生物等方法实现。人源化动物模型的概念，也更新为通过移植或基因编辑技术方法，将人细胞组织、人基因或人肠道微生物导入动物体内，使动物体内含有人相关细胞或组织、基因或肠道微生物而构建的动物模型。

20世纪前半叶，药物发现以化学合成药物发现为主，被认为是化学合成药物发现时期。而进入20世纪60年代，化学合成难度日趋增大，加之当时"反应停"等药害事件的影响，药物化学合成方法进入发展的瓶颈阶段。改进研究方法，将药物的研究和开发建立在理性的、科学合理的基础上，关注细胞膜上的特殊蛋白靶、细胞内的核靶和多糖靶，并通过细胞内基因的修饰与表达调控成为新药发现与研究开发的新思路。由此药物发现进入了药物设计时期,并持续至今。

为了获得适宜开发的候选药物(drug candidate),药物设计的基础研究工作成为重点,包括以生命科学为基础的疾病和治疗靶点确定的基础研究;预测药物有效性和市场适应性的可行性分析研究;与药效学有关的化合物体内和体外生物活性检测模型和方法学的建立与应用;药物的药动学和安全性评价与研究;先导化合物的设计与优化等实验室研究工作。现代生理学与生物化学的研究,明确了一些酶的底物、天然的受体激动剂、神经递质等,还阐明了一些酶或受体的立体结构,为药物设计提供了基础。新药的发现与开发研究开始集中在作用于细胞膜上的酶靶和受体靶。由于被筛选化合物对酶与受体的影响,均表现为体内生理、生化过程的改变,因此,测定生理、生化指标的改变、先导化合物结构特征及其理化特性的表征均成为药物评价的重要内容。医学、化学、生物学在药物研究开发中的结合与利用,使药物的评价和筛选从整体上达到了分子水平。靶点识别(target identification)是指寻找特定疾病的有关靶点,一方面可通过基因组学、蛋白组学和其他靶点识别技术发现靶点;另一方面从疾病入手,通过疾病现象的表型变化识别出相关基因(称为正向识别),之后,通过改变靶点的表达来观测疾病相关信息的变化,找到起决定作用的基因(称作逆向识别)。以受体蛋白质靶点识别的通常思路为例,首先从人类基因开始,基于基因的功能和调控网络,参照成药性基因家族的基因序列,通过化学基因组学和蛋白质结晶学,测定靶点蛋白质的氨基酸顺序,运用分子识别的生物物理学方法,探究适合小分子配体的结合"口袋"(化学空间)是否有合适的物理化学性质和分子间相互作用交叉关系,此时,结合能和能垒作为预测靶点成药性的主要评价指标。在此后的靶点确证(target validation)中,以化学小分子探针研究信号转导,实时监测复杂生物体系中信号转导过程,研究细胞活化、增殖、分化和凋亡等各种细胞命运活动的作用机制,成为确定与疾病相关的靶点、重要标记物和先导化合物的重要研究手段。基因组学(genomics)、功能基因组学(functional genomics)、蛋白质组学(proteomics)、代谢组学(metabolomics/metabonomics)、分子生物学(molecular biology)、生物信息学(bioinformatics)、结构生物学(structural biology)、系统生物学(system biology)、表观遗传学(epigenetics)和 RNA 干扰(RNA interference,RNAi)等多种相关理论、方法和技术的综合运用成为靶点确证的重要基础。

在人们通过分子水平的药物设计评价和筛选新药的同时,20 世纪 50 年代后期,开始形成以化学和物理化学理论进行制剂设计和工艺设计的方向,并通过药物的化学标准及理化性状对药物制剂内在与外在质量进行评价。20 世纪 60 年代后,生物药剂学、药动学、药效学、临床药理学、生物统计学的发展和渗入,人们认识到药物体内过程与药物效应有密切关系,而药物的剂型因素对药物体内过程的影响至关重要,促使从药物在体内的吸收、分布、代谢、排泄(absorption、distribution、metabolism、excretion,ADME)过程及其与机体和疾病的关系来设计和评价制剂及药品质量。20 世纪 90 年代以来,分子药剂学、分子药理学、细胞信息学与调控学、药物分子设计学、系统工程学等学科及相关新技术的发展,进一步推动药物制剂评价向分子水平和细胞水平发展,结合器官、组织和细胞的生理特点与药物分子的关系,探索剂型的结构与其功能的关系,有目的地解决制剂对病灶、细胞的有效传递和主动传递问题。纳米给药系统因其对药物体内过程、释药速度的调节,成为具有巨大发展前景的新型给药系统,但其基础理论、材料、生产工艺、质量评价体系等均不完善,特别是纳米制剂的体内过程及生物机制揭示不清，纳米毒理学、纳米药动学、纳米药物结构优化和功能测定都亟须具备高通量和高内涵性能的新型细胞水平研究工具。量化成像分析流式细胞仪以其高通量的数据获取能力和量化成像分析能力受到业内的重视。利用流式细胞检测技术，研究人员可以分析成千上万个细胞，获得每个细胞的散射光信号和荧光信号，从而得到细胞群体的各种统计数据，但是传统的流式细胞检测技术获得的细胞信息相对有限，只是散点图上的一个点，而不是真实的细胞图像，缺乏细胞形态学、细胞结构及亚细胞水平信号分布的相关信息。为了获得细胞图像，还须使用显微镜进行观察，但显微镜能够观察的细胞数量是非常有限的，很难提供细胞群体的量化与统计数据。近年来，Amnis 量化成像技术将流式细胞技术与荧光显微成像技术结合于一体，成为既能提供细胞群的统计数据，又可以获得单个细胞的图像，从而提供了细胞形态学、细胞结构和亚细胞信号分布完整信息的新技术，在纳米制剂体内过程评价中发挥重要作用。

在药物分析领域，随着分析化学与药理学、分子生物学等学科的不断融合以及药物分析新技术与方法的不断发现、发明和计算机技术的应用，检验与评价药物及制剂质量的药品标准从早期的以外观性状检查为主，发展为包括系统的性状检查、化学或色谱鉴别、杂质鉴定、含量测定等在内的药品质量标准体系，并随着药物分析技术与手段的日新月异而日趋完善。体内药物分析的发展，使通过对生物样品中的药物及其代谢产物的检测了解药物在体内的ADME 过程，研究药物的生物利用度及作用机制，进而确保用药的安全、有效。目前，药物分析不再局限于药品质量检验，药物分析评价的内容已经由单纯的成分分析发展到开始关注药物活性分析、代谢分析、DNA 分析、组学分析等；药物分析评价的技术与方法已从单纯的化学分析、光谱分析发展到色谱分离分析及多种技术的联用；随着在体采样技术及基质辅助激光解吸离子化质谱（MALDI-MS）、亲和色谱（AC）、毛细管电泳及毛细管电色谱（CEC）、成像技术、微流控芯片技术、各种化学和生物传感器技术等药物分析新技术与新手段的应用，21 世纪药物分析评价的发展趋势，也将表现为分子水平的 DNA 序列分析、复杂系统的组学分析、模式识别技术以及各种脱线或在线分离分析技术方面。

新药临床评价在临床试验设计的随机、对照、盲法和重复四大基本原则指导下，采用随机对照试验（randomized controlled trial，RCT）进行，至今仍是推荐的常用方法。1992 年产生的循证医学（evidence-based medicine，EBM），改变了以往"根据基础研究结果、动物实验的结果、个人临床经验和零散的研究报告等证据资料制订治疗方案"的传统医疗模式，其核心思想就是谨慎地、明确地、明智地应用当前最佳证据，对个体患者医疗做出决策。EBM 方法和理念在药学领域的实践和应用，形成了循证药学（evidence-based pharmacy，EBP）。循证药学是通过原始证据（primary evidence）研究和二次证据（secondary research evidence）研究，产生评价药物的安全性、有效性、经济性等特征的循证证据，并据此开展药学实践活动的药学新学科。由此，系统评价（systematic review，SR）等循证方法也成为药物临床评价的常规方法。2016 年 12 月，美国国会在官方网站上公布了《21 世纪治愈法案》（21st Century Cures Act）（以下简称"法案"）最终版本，法案中关于利用"真实世界证据"取代传统临床试验进行扩大适应证的批准引起了广泛的关注，对药物临床评价将产生影响。真实世界研究不仅可以减少传统研究的限制，而且还可以反映真实世界中治疗药物的临床疗效，为临床选择使用新药及新型设备提供客观的对比依据。虽然真实世界研究有良好的愿望，但是也面临着诸多的难题与挑战，如医疗大数据的获得方式、管理方式、结果的标准化及研究方法。2020

年 1 月 7 日,我国国家药品监督管理局(National Medical Products Administration,NMPA)发布了《真实世界证据支持药物研发与审评的指导原则(试行)》,为工业界利用真实世界证据支持药物研发提供了科学可行的指导意见;针对目前真实世界数据普遍存在数据的记录、采集、存储等流程缺乏严格的质量控制、数据不完整、数据标准和数据模型不统一等问题,2021 年 8 月 3 日,NMPA 药品审评中心(Center for Drug Evaluation,CDE)发出了公开征求《用于产生真实世界证据的真实世界数据指导原则(征求意见稿)》意见的通知。可以预期的是,建立大规模研究网络,构建计算化的模型,实现数据的实时化、标准化和格式化……基于真实世界数据(real world data,RWD),开展真实世界研究(real world research/study,RWR/RWS),获得真实世界证据(real world evidence,RWE)将为我们充分利用医疗资源,客观评价药物的安全性与有效性提供更多有益的信息。此外,模型引导的药物研发(model informed drug development,MIDD)理念、定量药理学(pharmacometrics,PM)方法和药物基因组学(pharmacogenomics)方法在药物临床评价中逐渐引入,都将丰富药物临床评价的内容、思路和方法。

二、药物评价的法制化发展

在化学药物大量出现之前,一种物质是否可以作为药物使用,其安全性、有效性往往由医师或药师根据实践经验或简单的试验确定。20 世纪以来,随着化学药物研究开发热潮的出现,化学药物大量上市,药害事件也随之不断出现,使人们真正意识到药物的安全性问题,也使人们关注的重点不再仅限于新药的疗效及药物本身的理化性质,对药物上市前的安全性评价及上市后疗效及安全性的再评价的法制化管理,成为 20 世纪以后推动药物评价发展,确保药品质量的重要手段。

近几年,我国相继实施了药品上市许可持有人制度试点、仿制药质量和疗效一致性评价、临床试验数据自查核查、医疗器械分类调整等改革举措,为药物评价工作提出了新的要求,也创造了良好的药物评价研究环境。继 2015 年 8 月《国务院关于改革药品医疗器械审评审批制度的意见》之后,2017 年 10 月 8 日,中共中央办公厅和国务院办公厅联合印发《关于深化审评审批制度改革鼓励药品医疗器械创新的意见》,表明国家下大力气运用法治思维和法治方式推进改革,加快完善药品监管体制的决心,营造了鼓励创新的政策环境,为推进医药产业转入创新驱动发展轨道,鼓励新药研发和提升仿制药质量疗效的药品研发提供了良好的政策环境,对我国药物评价创新发展具有里程碑意义。

(一) 药品注册法律法规的建立和完善

1906 年,美国国会通过并颁布了第一部综合性药品管理法律《食品、药品和化妆品法》(Food,Drug and Cosmetic Act,FDCA),又称《纯净食品药品法案》(Pure Food and Drugs Act),民间也叫作"韦利法案"。主要是针对各州间药品贸易中禁止掺假和贴假标签的规定,但基本上没有药品注册管理的规定。1937 年美国发生了"磺胺酏剂"事件,造成 107 人死亡,助推了对药品安全的立法需求,为此,美国国会于 1938 年对 FDCA 进行修订,要求药品上市必须向美国食品药品管理局(FDA)提供新药安全性证明。1961 年,发生了震惊世界的"反应停"事件,美国虽未波及,但公众反应强烈。1962 年,再次对 FDCA 进行修订(Kefauver-Harris 修正案),规定任何一种药品上市前,除安全性证明外,还必须向 FDA 提供充分的有效性证明。这一再修订案非常严密而烦琐,新药上市要经过严格而又漫长的审批,激起美国新药研制单位和药厂的强烈不满,也使许多新药流传到国外注册上市,于是1980年,美国国会又重新修订FDCA,对不合理部分进行修订和补充。1984年,美国颁布《药品价格竞争与专利期补偿法》,大量仿制药上市,但不断出现仿制药欺诈与质量问题。为加强上市后药品的监督管理,美国制定了一系列上市后药品评价的相关法规、规范,如《FDA修正案》(Food and Drug Administration Amendments Act,FDAAA)赋予美国FDA要求生产者进行上市后药品安全研究和临床试验的权利。2007年颁布的FDAAA要求FDA对上市后的药品进行研究,并且有权利限制危险系数高的药品上市销售。2012年,美国又出台《FDA安全与创新法案》(Food and Drug Administration Safety and Innovation Act,FDASIA),进一步加强药品再评价工作。美国历版《食品、药品和化妆品法》关于药品注册修订情况见表1-1。

表1-1 美国《食品、药品和化妆品法》修订内容

	背景	主要修订内容
1906年	媒体的作用。一是亚当斯(Samuel Hopkins Adams)在杂志上发表的系列文章;另一个是一本叫作《丛林》(The Jungle)的小说(PS:前者是关于用在哭叫婴儿身上的"安神药水"中含有致瘾性物质包括鸦片、可卡因等的调查。后者为纪实性文学,揭露了"有毒肉产业"的内幕,引起了社会上极大的恐慌)	禁止州间贸易中对食品或药品掺假和贴假商标,以保证州间的药品贸易必须安全和有效(未对药品安全性审查作规定)
1938年	1937年"磺胺酏剂"事件	1. 增加了化妆品管理规定 2. 要求药物必须经过充分安全性试验 3. 明确药品必须贴标签,标签必须完善、明示、附说明书 4. 禁止在标签之外的其他广告内容中作虚假声明 5. 任何计划上市销售的药品必须向政府提供药品样品和相关信息
1951年 Durham-Humphrey修正案		通过标示要求的不同,界定了处方药与非处方药
1962年 Kefauver-Harris修正案	"反应停"事件	1. 新药上市前,生产商须提交充分的有效性和安全性证据 2. 生产商必须注册,并检查生产场地。药品生产必须符合GMP要求,否则即被认为是掺假药品 3. FDA负责处方药广告的管理,联邦贸易委员会继续负责非处方药广告的管理 4. 规定了新药审批程序

8

续表

	背景	主要修订内容
1980 年修正案	艾滋病的暴发	1. 明确新药审批程序,缩短新药审批时限 2. 凡制售的药品品种及药厂、批发商,都须经登记审查批准 3. 规定药品质量标准制度、药政视察员制度、药品不良反应报告系统等
1983 年修正案		1. 定义了孤儿药即为治疗罕见疾病或状况的药物 2. 界定了何为罕见疾病及状况
1984 年 Hatch-Waxman 修正案		1. 建立仿制药批准程序 2. 根据新药审批流程的长短或品牌仿制药的专利状况规定一段时间内的独家营销状态
1992 年修正案		1. 授权 FDA 向提交某些人类药物和生物产品申请的公司收取用户费用 2. 每 5 年由国会重新授权
1997 年修正案		1. 允许临床研究发起人修改任何研究装置或研究方案,并在实施变更 5 天后提交"变更通知" 2. 允许 FDA 认可国际或其他国家标准
2006 年修正案		发布未经批准上市的药品政策指南
2012 年修正案		FDA 被授权收取用户费用以资助对仿制药和生物相似生物制剂的审查
2013 年修正案	2012 年,美国约 14 000 人硬膜外注射了由小型药厂生产的被污染了的甲泼尼龙,致使真菌性脑膜炎暴发	实施电子跟踪和跟踪系统,以确定和追踪某些处方药在整个美国供应链的安全

"反应停"事件的发生给新药研发管理敲响警钟,促使各国政府将新药审批注册纳入了法制化管理轨道。许多国家修订或制定了药品管理法律,将新药注册规定列入法律条文,制定了有关新药注册的单行法律法规,明确了申请者必须提交的研究资料,并制定了各项试验研究指南,药品不良反应监测和报告制度,对上市前新药的安全性评价做出严格和严密的规定,对药品上市后的不良反应或不良事件进行监测和处理。

(二)《药物非临床研究质量管理规范》的制定与实施

除药品注册法规体系的完善外,各国及国际社会也积极建立起科学完善的药品评价体系。

20 世纪 60 年代"反应停"等药害事件后,人们对新药的安全性日益重视。1972 年,新西兰在《实验室注册法》中最先提出药物非临床研究质量管理规范这一概念。1973 年,丹麦提出了《国家实验室理事会法案》。1974 年,美国 FDA 对制药公司、研究机构、大学中的新药临床前毒性试验情况进行了全面深入的调查,美国制药业协会(American Pharmaceutical Manufacturers Association,APMS)于 1975 年着手制定了《药物非临床研究质量管理规范》(good laboratory practice for non-clinical laboratory studies,GLP),1976 年 FDA 将 GLP 纳入法规管理。1979 年美国国会通过 GLP,收载于联邦法规汇编,1984 年进行了修订完善。FDA 负责对安全性评价的实验机构进行认证,新药临床前毒性试验研究必须在经认证的 GLP 实验机构进行,否则不予受理注册申请。

　　GLP 的颁布引起许多国家的重视和效仿。1974 年,经济合作与发展组织(OECD)16 个成员国和 6 个国际组织代表在瑞典斯德哥尔摩成立了专家组,1980 年 3 月公布了 OECD 的 GLP 准则。1978 年日本厚生省成立 GLP 研讨会,1982 年 3 月公布了 GLP 准则,1983 年 4 月生效。瑞士于 1983 年 7 月发布了 GLP,瑞典于 1985 年 12 月发布 GLP,挪威于 1988 年 9 月发布了 GLP。GLP 成为国与国之间相互认可新药的一种规范,也成为加强新药研究开发方面的国际合作的有效手段。

　　很长一段时间,我国新药研究在药学研究、药理学研究、毒理学研究、临床评价等研究环节,均缺乏规范化的管理,缺乏严格的评价内容与评价标准,在此基础上创制出的新药也难以得到国际上的认可,难以进入国际市场。我国于 1994 年发布 GLP 试行规范,试行几年后,于 2003 年 6 月发布了我国的 GLP,并于 2003 年 9 月 1 日起施行。为满足我国药物非临床安全性评价研究发展的需要,参考国际通行做法,原 CFDA(现 NMPA)组织了对 2003 年版的 GLP 的修订,于 2016 年 8 月向社会公开征求意见,新的 GLP 于 2017 年 7 月公布,自 2017 年 9 月 1 日起施行。新版 GLP 为申请药品注册而进行的药物非临床安全性评价研究的相关活动提供了新的必须遵守的规范,并要求以注册为目的的药物代谢、生物样本分析等其他药物临床前相关研究工作,参照新版 GLP 执行。在 2019 年 12 月 1 日施行的新版《中华人民共和国药品管理法》中,明确要求从事药品研制活动,应当遵守 GLP,保证药品研制全过程持续符合法定要求。2020 年 7 月 1 日开始施行的《药品注册管理办法》再次明确要求“药物非临床安全性评价研究应当在经过药物非临床研究质量管理规范认证的机构开展,并遵守药物非临床研究质量管理规范”。

　　GLP 实施的目的在于提高药物非临床研究质量,确定试验资料的真实性、完整性和可靠性,保证用药安全,并评价被试验物对人类健康和环境的潜在危险。GLP 也成为国家之间相互承认试验数据的基础,为避免产生技术上的贸易障碍创造了条件。各国 GLP 的适用范围有所不同,如美国 FDA 规定 GLP 适用于食品和色素添加剂、动物饲料添加剂、人用和兽用药、人用医疗器械、生物制品和医用电子产品等的安全性评价研究。OECD 认为 GLP 特别适用于“评价对人类健康影响的毒理学试验;评价对环境影响的生态毒理学试验;评价环境中化学物质转移、生物降解作用和生物蓄积作用等生态学试验。包括工业化学物质、药品、化妆品、食品添加剂、杀虫剂等”。我国和日本的 GLP 则适用各种人用药物的安全性评价研究。GLP 的内容可分为软件和硬件两方面的规定。软件规定主要包括:试验机构的组织及人员资格的规定;设置质量保证部门;制定试验的标准操作规程(standard operation procedure,SOP);供试物、对照物取样规定;制订试验计划、方案及实施的规定;试验报告及记录保存的规定等。硬件规定主要包括设施及设备的规定,如动物饲养、用品供给、取样设施、资料保管设施、试验操作区域等。

　　(三)《药物临床试验质量管理规范》的制定与实施

　　第二次世界大战前,各制药公司生产的药物可以自由销售,对临床试验没有正式的官方要求和规定。1962 年,美国 FDA 要求新药上市前需要进行对照研究。1963 年,英国政府规定在新药进入临床研究之前以及新药投产上市之前,都需要得到官方批准。20世纪60年代后,一些发达国家开始注意到一些新药研发的临床试验管理中的问题,在1964年第18届世界医疗协会(World Medical Association)上,发表了《赫尔辛基宣言》,该宣言声明医生的首要职责是保护受试者的生命和健康。1968年,WHO提出"药物临床评价原则",1975年又提出"人用药物评价的指导原则"。同时,美国FDA在发现了临床试验中欺骗行为的证据后,于20世纪70年代末颁布了《药物临床试验质量管理规范》(good clinical practice,GCP)。GCP规定临床试验应取得伦理委员会的批准并获得受试者知情同意。20世纪80年代FDA又修订了新药审评规定,并以法律形式在美国加以实施。此后,欧共体亦在1990年制定了"医药产品的临床试验"管理规范。在随后的几年中,英国、法国、北欧、日本、加拿大、澳大利亚和韩国先后制定并颁布了各自的GCP。1993年WHO也颁布了GCP指南,希望能成为各成员国共同遵守的标准。1996年人用药品注册技术要求国际协调会(ICH,现更名为人用药品技术要求国际协调理事会)GCP指导原则定稿并于1997年被加入美国联邦注册法,FDA希望所有在美国之外进行的用于支持药品上市申请的临床试验,均需按照ICH-GCP原则进行。同年日本开始施行ICH-GCP,欧洲药品注册机构亦于1997年要求所有在欧洲为药品注册上市为目的进行的临床试验,均需按照ICH-GCP进行。自此以后,药品临床试验管理国际统一标准逐步形成。我国于1999年发布《药品临床试验质量管理规范(试行)》。现行的GCP从2003年9月1日起施行。2016年12月,原CFDA对2003年版《药物临床试验质量管理规范》进行了修订,起草了《药物临床试验质量管理规范(修订稿)》,并向社会公开征求意见。2018年7月,为了落实《关于深化审评审批制度改革鼓励药品医疗器械创新的意见》中的创新要求,并兼顾与药品注册相关规定的内容衔接,再次发布《药物临床试验质量管理规范(修订草案征求意见稿)》。2020年4月26日,国家药品监督管理局与国家卫生健康委员会联合发布了新版《药物临床试验质量管理规范》,中国新版GCP于2020年7月1日起正式实施,这是中国的药品注册进入全球化时代的重要一步,同时也对药品产业链提出更高的规范性要求。我国公布实施的GCP是我国关于药品临床研究的行政规章。在2019年12月1日施行的新版《中华人民共和国药品管理法》中,明确要求从事药品研制活动,应当遵守药物临床试验质量管理规范,保证药品研制全过程持续符合法定要求。2020年7月1日开始施行的《药品注册管理办法》再次明确要求"药物临床试验应当经批准,其中生物等效性试验应当备案;药物临床试验应当在符合相关规定的药物临床试验机构开展,并遵守药物临床试验质量管理规范"。

GCP是药物临床试验全过程的标准规定,包括方案设计、组织、实施、监察、稽查、记录、分析、总结和报告。其目的是保证药物临床试验过程规范,数据和结果的科学、真实、可靠,保护受试者的权益和安全。GCP适用于药物临床研究,凡药品进行各期临床试验,包括人体生物利用度或生物等效性试验,均需遵照执行。GCP要求所有以人为对象的研究必须符合《赫尔辛基宣言》和国际医学科学组织委员会颁布的《人体生物医学研究国际道德指南》的道德原则,即公正、尊重人格、力求使受试者最大限度受益和尽可能避免伤害。进行药物临床试验必须有充分的科学依据。药物在准备进行人体试验前,必须周密考察该试验的目的、要解决的问题、预期的治疗结果及可能产生的危害,预期的受益应超过可能出现的损害。选择临床试验方法必须符合科学和伦理标准。临床试验用药品由申办者准备和提供。进行临床试验前,申办者必须提供该试验药品的临床前研究资料,包括处方组成、制造工艺和质量检验结果。受试者权益保障的主要措施是伦理委员会与知情同意书。另外,各国 GCP 中均对研究者、申办者、监视员的资格要求与职责,临床试验场所、实施的条件与要求,试验药品的质量与供应、管理,试验方案,记录与报告,统计分析与数据处理等提出标准化要求。

(四) ICH 与 ICH 指导原则

为协调不同国家之间人用药品注册技术规定方面的差异,1990 年,由欧共体、日本和美国三方六个单位组成(欧共体欧洲联盟、欧洲制药工会协会联合会、日本厚生省、日本制药工业协会、美国 FDA、美国药物研究和生产联合会)共同发起建立了"人用药品注册技术要求国际协调会(The International Council for Harmonisation of Technical Requirements for Pharmaceuticals for Human Use,ICH)",WHO、加拿大卫生保健局、欧洲自由贸易区作为观察员与会,国际制药工业协会联合会(International Federation of Pharmaceutical Manufacture Associations,IFPMA)作为制药工业的保护伞组织参加协调会议。ICH 总部设在日内瓦 IFPMA 总部,自 1991 年成立召开第一次大会以来,每两年开一次会。ICH 的目的在于为药品研究开发、审批上市制定一个统一的国际性指导标准,以保证新药的质量、安全性和有效性,并能更好地利用资源,减少浪费、避免重复,加快新药在世界范围内的开发应用。ICH 的任务是:①为药品管理部门和制药公司对药品注册技术要求有分歧时提供一个建设性对话场所;②在保证安全的前提下,合理的修订新的技术要求和研究开发程序,以节省人力、动物和资源;③对新的注册技术规程和要求的解释及应用,创造切实可行的途径,使药品管理部门和制药公司达成共识。ICH 的资料除参加国家使用外,也向世界公布,供各国药政部门参考。ICH 的论题分为药品质量(quality)、安全性(非临床,safety)和有效性(临床,efficacy)三大部分,截至 2023 年 9 月,共制定有效性指导原则 21 大类(39 份),质量指导原则 14 大类(58 份),安全性指导原则 12 大类(21 份)和多学科指导原则 15 大类(33 份),其中包括 ICH 的介绍与快速报告定义和标准、临床试验报告内容与格式等。目前,全球范围的多中心临床试验,尤其是多国多中心临床试验基本以 ICH 和 WHO 的各项指导原则为标准。由于 ICH 参加国的制药工业约占世界 80%,新药研究开发经费约占世界 90%,并集中了一批国际上有经验的审评和研究开发专家,使 ICH 制定的指导原则被越来越多的国家和企业采用。ICH 对规范新药研究开发行为,保证新药安全、有效发挥着积极作用。2017 年 6 月 14 日,我国原 CFDA(现 NMPA)正式成为 ICH 成员。CFDA(现 NMPA)加入 ICH,意味着中国的药品监管部门、制药行业和研发机构将逐步转化和实施国际最高技术标准和指南,并积极参与规则制定,促使我国药物评价的内容、方法及标准不断提升,以此推动我国药物评价工作的国际化。

(五) 药品监管科学研究

监管科学,最初用于描述某机构制定法规所依据的科学和方法论。药品监管科学全球尚未有统一的定义。FDA 的官方定义为监管科学是一门评估所监管产品的安全性、有效性、质量及性能的新工具、新标准或新方法的科学。欧洲药品管理局(EMA)则认为监管科学是适用于评估医药产品质量、安全性和有效性的一系列科学学科,并在药物全生命周期内为监管决策提供信息。近年来,以 FDA 为代表的药监机构开始着手于药品监管科学的探索与研究。特别是 FDA 发现新兴的生物技术药物从非临床研究到临床试验再到批准上市的过程,需要研发先进方法、技术、工具及政策,以监管科学研究结果为依据,形成科学监管所需要的法律法规,需要用科学的方法研究药品监管政策的合理性。从 2004 年开始,FDA 以

"关键路径报告"倡议形式,努力使医用产品的研发、审评和生产过程转换成一种更加科学的方式,到 2010 年 2 月,首次用"公共卫生的高级监管科学"的报告形式,提出了监管科学的基本架构。2011 年在美国基弗森举办第一届全球监管科学峰会,此后每年一届,每届全球峰会均有来自各国药监官员、制药界专家和学术机构三方面专家参加。2017 年中国工程院启动了"监管科学战略发展咨询项目",于 2018 年完成该重大咨询项目。工程院所形成的咨询报告推动我国药品监督管理局 2019 年监管科学行动计划的实施。自 2019 年以来,我国药品监管科学行动计划确定的 9 大重点研究项目陆续结出硕果,推进了我国医药科学监管的发展和医药产业的高质量发展。

三、药物评价与药学学科的发展

药物评价的发展是伴随着社会发展与科学技术进步而不断趋于完善的过程,与人们对药物的认识水平密切相关。药学科学的发展历史,就是追求获得与时代发展相适应的最佳药物评价内容、评价指标与评价方法的过程。药学学科的理论体系和知识体系正是随着药物评价的不断深入而逐渐形成、发展并丰富起来的。同样,药学学科的不断发展,也给药物评价带来了新的理论、新的思路和新的方法,推动了药物评价技术和手段的不断进步。

(一) 药理学与药物评价

作为研究药物在生物体内的作用、规律和机制的学科,药理学(pharmacology)利用医学基础理论与药学基础理论,阐明药物对机体(包括病原体)的作用、作用规律和作用机制,在其研究过程中,利用的生物体包括整体实验动物、麻醉动物、离体器官、组织、细胞或微生物,在不同层面上观察药物的作用。因而,在药物发现与筛选、药物研究与开发、药品质量控制以及药品临床应用中都发挥着重要作用。在新药开发研究中,药理学的研究内容、研究方法及研究结果均发挥着关键性的作用,由此影响着药物的开发研究水平。从 19 世纪开始,利用动物实验方法研究药物对机体的作用,分析药物作用部位,逐步建立了实验药理学;20 世纪初,德国 Ehrlich 发现肿凡拉明能治疗锥虫病和梅毒,开始了治疗传染病的药物合成;此后,德国 Domagk 发现磺胺类化合物可治疗细菌感染,英国 Florey 在 Fleming 研究的基础上,从青霉菌培养液中分离出青霉素,开始了抗生素的临床应用,促进了化学治疗学的发展。20 世纪后期,组织和细胞培养、微电极测量、同位素技术、电子显微镜技术、计算机技术、色谱技术及生物工程技术均在药理学领域用于药物作用机制的研究,使药理学从早期的系统、器官水平评价药物深入到细胞、亚细胞、受体及分子水平评价药物,如利用放射性核素作为灵敏可靠的示踪物质,不仅可以准确定量测定和实现对药物、代谢产物转变转移的动态监测,在组织分布的定位准确度上也达到细胞、亚细胞直至分子水平。由于评价内容与方法的突飞猛进,使药理学科分支出生化药理学、分子药理学、量子药理学、神经药理学、免疫药理学、遗传药理学及时辰药理学等新兴边缘学科,从而促使药物作用机制研究与药物作用强弱的评价水平持续提高。进入 21 世纪,药物的药理学评价,在深度上由宏观的药效评价不断深入到药物对细胞、分子的作用机制,药物对基因与蛋白的调控,药物受体及信号通路的影响等微观领域,让药物评价能精微地揭示药物作用规律与作用本质;在精度上,随着定量药理学(pharmacometrics,PM)的建立,群体药效学、群体药动学、PK/PD 模型、临床试验模拟等方法,将药物评价工作从定性走向定量。药物评价重要支撑条件之一的实验动物法制化和标准化管理得到进一步加强,实验动物模型建立与评价方法的发展,免疫缺陷动物和转基因动物的应用,为药物评价创造了更加规范和更加先进的条件。

(二) 药剂学与药物评价

作为研究制剂处方设计、配制理论、生产技术及质量控制的药剂学(pharmaceutics),其研究对象是药物适合于治疗与预防应用的、与给药途径相适应的形式——剂型(dosage forms),或通过制剂技术影响药物体内过程,满足临床用药要求的给药形式——药物递送系统(drug delivery system,DDS)。因此,药剂学的发展可以集中地表现为剂型或DDS的发展。对剂型与DDS的基本评价内容是以安全有效、质量可控、方便使用等原则出发选定的,随着剂型品种的发展,产生了新的评价指标与评价方法。第一代药物剂型为经简单加工供口服与外用的汤、酒、条、膏、丹、丸、散等;随着临床用药要求的变化、给药途径的扩大及机械化与自动化生产技术的发展,产生了片剂、注射剂、胶囊剂与气雾剂为代表的第二代剂型;此后,以减少给药次数、提高用药者顺应性、降低"峰谷效应",并能在较长时间内维持血药浓度在治疗所需范围为目的的第三代剂型迅速地产生和发展起来,通常称为缓/控释制剂或缓控释给药系统(sustained/controlled release drug delivery system),也包括透皮给药制剂、迟释制剂、脉冲给药制剂、自调式给药制剂等;第四代药物制剂则是以在体内将药物浓集于特定部位为目的的靶向制剂或靶向给药系统(targeted drug delivery system)。剂型的发展,使药物评价的对象不断增加,根据不同剂型的特征,在传统的药物评价基础上产生了新的评价指标与方法。溶出度、释放度、生物利用度、波动度、包封率、载药量、形态、粒径及其分布、渗漏率、靶向效率、靶向指数等指标与其相应的检测方法应运而生,并在不断完善与规范过程中。电镜技术、近红外活体成像技术、共聚焦成像的三维重构技术、定量共定位(quantitative colocalization)分析技术、动态光散射分析技术等新技术已经用于纳米载药系统的跨膜过程研究中。伴随着分子药剂学与新型DDS的发展,对药物与辅料分子间、DDS与体内分子间、辅料与体内分子间的相互作用揭示,将促使人类的药物传输更加具有主动设计的理念和方法,对药物的评价也将更多地关注影响药物应用结果的各种剂型特征评价。

(三) 药物分析与药物评价

药物分析(pharmaceutical analysis)是一门研究药品质量分析与控制方法的学科,主要运用化学、物理化学、生物化学的方法与技术研究药物质量。如,通过鉴别判定药物的真伪;通过检查控制药品中杂质的量、制剂剂型要求的符合程度及药物的有效性与安全性;通过含量测定控制临床用药剂量的准确、以保证临床用药的安全与有效。药物分析学科对药品质量评价的指标与方法是随着药物种类的增加、相关科学技术水平的提高及人们对药物质量认识水平的提高而发展的,并集中地表现在药典与其他各种质量标准中。我国于1953年制定了第一部《中华人民共和国药典》(以下均简称《中国药典》)1953年版,至今共出版了11版药典,即1953年版、1963年版、1977年版、1985年版、1990年版、1995年版、2000年版、2005年版、2010年版、2015年版和2020年版。分析《中国药典》的收载情况可以粗略地看出我国药品质量控制的发展历程。

1953年版《中国药典》中,共收载药品531种。含量测定方法中滴定分析法占总数的68%,其次即重量分析法,未出现光谱法的应用,仅在附录中描述了紫外吸收系数测定法。

1963年版《中国药典》分一、二两部,共收载药品1 310种,二部收载药品的含量分析方法仍以滴定分析法为主,重量分析法应用率则下降了8.01%,紫外分光光度法已为多种药物测定采用,并占到药物含量测定的6.91%,其中有许多甾体激素采用了紫外分光光度法的*E*

值计算含量,在附录中,对紫外分光光度法与比色测定法也做了较为详细的描述。

1977年版《中国药典》共收载了1 925种药品,在二部药品的含量分析方法中,滴定分析法与重量分析法在整个分析方法中所占比例再次大幅度下降,与1963年版比较,两者共下降了13.74%;有155种药品采用了分光光度法,在分析方法中占的比例升至22.33%,超过重量分析法而成为仅次于滴定分析法的第二大分析法,在附录中,对紫外分光光度法进行了细致的描述,包括定期全面校正仪器、测定前校对波长以及空白对照等;此外,附录中首次介绍了红外光谱法,并用于某些药物的鉴别;首次应用薄层色谱法进行药物鉴别,并在附录中介绍了柱色谱法(吸附、分配色谱2种)、纸色谱法、薄层色谱法、气相色谱法等4种色谱方法。

1985年版《中国药典》分为一、二两部,一部收载了药材和成方制剂等713种,二部收载化学药品、抗生素、生物制品和各类制剂等776种,共计1 489种;与1977年版相比,滴定分析法、重量分析法略有下降,分光光度法稍有上升,但变化幅度不算很大,其中仪器分析法增加了7.45%;在附录中,除详细介绍了紫外分光光度法外,对红外分光光度法也做了介绍,并提出了用红外分光光度法计算供试品含量的公式;首次收载了原子吸收分光光度法,并详细介绍了方法原理及含量测定方法;附录的色谱法介绍中,重点介绍了气相色谱法,规定了气相色谱法的4种计算方法,并讨论了该方法的系统适应性试验,首次介绍了高效液相色谱法,并有8个品种使用了高效液相色谱法。

1990年版《中国药典》分为一、二两部,收载品种共计1 751种,对高效液相色谱法、气相色谱法、紫外分光光度法、红外分光光度法等仪器的要求和薄层色谱分析法的运用有较大幅度的提高;有少数中药品种首次选用高效液相色谱法和气相色谱法进行含量测定;重量分析法、滴定分析法和分光光度法的应用频率都略有下降,而高效液相色谱法有较大幅度的提高;仪器方法已占到整个分析方法的34.16%;在该版药典首次介绍了荧光分析法;对色谱法的介绍更为详细,在篇幅上超过了光谱法;主要介绍了纸色谱法、薄层色谱法、柱色谱法、气相色谱法等,对气相色谱法详细介绍了仪器要求、规范的系统适应性试验方法(理论塔板效、分离度和拖尾因子等);尽管对高效液相色谱法的介绍与1985年版相同,但是高效液相色谱法的应用却由1985年版的1.17%升至6.09%,增加了4.2倍,从品种上统计由8种升到了56种,增加了6倍;首次介绍了电泳法测定药物含量的方法。

1995年版《中国药典》中,共收载药品2 375种,一部收载920种,二部收载1 455种。一部附录中增加检查项目与方法有:馏程测定法、灰屑检查法、酸败度测定法、浸出物测定法、崩解时限检查法、融变时限检查法等。二部附录中增加检查项目与方法有:铵盐检查法、有机溶剂残留量测定法、结晶性检查法、释放度测定法等。色谱法在该版药典中的应用更加广泛,已占整个分析方法的8.58%;对色谱法的介绍更为详细,对高效液相色谱法的介绍篇幅超过了气相色谱法,并将排列顺序进行了调整,以高效液相色谱法为主介绍了色谱法计算含量的方法和色谱系统适用性试验,高效液相色谱法检测品种由1990年版的56个增加到113个。分光光度法的应用也较1990年版提高了2个百分点;仪器分析方法在整个分析方法中已占到了38.01%。

2000年版《中国药典》共收载药品2 691种。一部共收载992种,二部收载1 699种。一部附录中增加的检查项目与方法有:有机氯类农药残留量测定法、注射剂中不溶性微粒检查法、注射剂有关物质检查法、甲醇量检查法、溶液颜色检查法,并增加了制药用水。二部附录中增加检查项目与方法有:火焰分光光度法、毛细管电泳法、多糖的分子量与分子量分布测定法、热分析法、粒度测定法、X 射线粉末衍射法、渗透压摩尔浓度测定法、片剂脆碎度检查法、吸入气(粉)雾剂有效部位药物沉积量测定法等。另增加了以下指导原则:药品质量分析方法验证;药物制剂人体生物利用度和生物等效性试验指导原则;药物稳定性试验指导原则;缓释、控释制剂指导原则;微囊、微球与脂质体制剂指导原则;细菌内毒素检查法应用指导原则等。在增加的指导原则中,药品质量标准分析方法验证,是指分析方法的性能是否符合预定的分析要求,证明其分析方法的适用性。规定要验证的内容有:含量测定、杂质及降解产物的定性定量分析、性能特征分析、鉴别和新的或修订质量标准等。规定验证的参数有:准确度、精密度、专属性、检测限、定量限、线性、范围、重现性和耐用性等,并列表对不同检测项目与不同检测方法规定了相应验证的参数。

2005 年版《中国药典》共收载药品 3 214 种。一部共收载 1 146 种,二部收载 1 967 种,药典三部收载 101 种。一部附录的检查项目与分析方法增加了毛细管电泳法;铅、镉、砷、汞、铜测定法;农药残留量测定法;粒度检查法;膏药软化点测定法;贴膏剂黏附力测定法;电感耦合等离子体质谱法。增订了灭菌法、中药质量标准分析方法验证指导原则、中药注射剂安全性检查法应用指导原则等内容。二部附录检查项目与分析方法则较 2000 年版增加了制药用水中总有机碳测定法;质谱法;锥入度测定法;过敏反应检查法;降钙素生物检定法;生长激素生物测定检定法。在指导原则中增加了药品杂质分析指导原则;正电子类放射性药品质量控制指导原则;含锝[99mTC]放射性药品质量控制指导原则;药物引湿性试验指导原则等。本版药典更加注重现代分析技术的应用,在一部中,薄层色谱法用于鉴别的已达 1 523 项,用于含量测定的为 45 项;高效液相色谱法用于含量测定的品种达 479 种,涉及 518 项;气相色谱法用于鉴别和含量测定的品种有 47 种。在二部中,采用高效液相色谱法的品种 848 种(次),较 2000 年版增加 566 种(次),采用高效液相色谱法作含量测定的品种增订 223 种。增订红外色谱鉴别的品种达 70 种。增订溶出度检查的品种 93 种。增订含量均匀度检查的品种 37 种。增订有关物质检查的品种 226 种。用细菌内毒素方法取代热原方法的品种有 73 种。

2010 年版《中国药典》共收载品种 4 567 种,其中新增 1 386 种,修订 2 237 种,与历版药典比较,收载品种明显增加。一部收载品种 2 165 种,其中新增 1 019 种、修订 634 种;二部收载品种 2 271 种,其中新增 330 种、修订 1 500 种;三部 131 种,其中新增 37 种、修订 94 种。一部附录的检查项目与分析方法增加了电感耦合等离子体原子发射光谱法;渗透压摩尔浓度测定法;异常毒性检查法;降压物质检查法;过敏反应检查法。增订了离子色谱法指导原则;中药生物活性测定的指导原则;微生物限度检查法应用指导原则;抑菌剂效力检查法指导原则;药品微生物实验室规范指导原则等内容。二部附录检查项目与分析方法增加了核磁共振波谱法。在指导原则中增加了拉曼光谱法指导原则;化学药注射剂安全性检查法应用指导原则等。除在附录中新增和修订相关的检查方法和指导原则外,在品种正文标准中增加或完善有效性检查项目。

2015 年版《中国药典》共收载品种 5 608 种,进一步扩大药品品种的收载和修订。一部收载品种 2 598 种,其中新增品种 440 种、修订品种 517 种、不收载品种 7 种;二部收载品种 2 603 种,其中新增品种 492 种、修订品种 415 种、不收载品种 28 种;三部收载品种 137 种,其中新增品种 13 种、修订品种 105 种、新增生物制品通则 1 个、新增生物制品总论 3 个。2015 年版药典首次将原药典附录整合为通则,并与药用辅料单独成卷作为《中国药典》四部。四部收载通则总数 317 个，其中制剂通则 38 个、检测方法 240 个(新增 27 个)、指导原则 30 个(新增 15 个)、标准品、标准物质及试液试药相关通则 9 个。四部首次纳入国家药品标准物质通则；国家药品标准物质制备指导原则；药包材通用要求和药用玻璃材料和容器等指导原则。2015 年版药典实现了药典一部、二部和三部制剂通则的全部统一，满足整体提升质量控制的要求，进一步扩大了先进、成熟检测技术的应用(如建立了中药材 DNA 条形码分子鉴定等指导方法)，药用辅料的收载品种大幅增加，质量要求和安全性控制更加严格。

2020 年版《中国药典》共收载品种 5 911 种。其中，新增品种 319 种，修订 3 177 种，不再收载 10 种，品种调整合并 4 种。一部中药收载 2 711 种，其中新增 117 种、修订 452 种；二部化学药收载 2 712 种，其中新增 117 种、修订 2 387 种(有重大修订品种 196 个)；三部生物制品收载 153 种，其中新增 20 种、修订 126 种，新增生物制品通则 2 个、总论 4 个；四部收载通用技术要求 361 个，其中制剂通则 38 个(修订 35 个)、检测方法及其他通则 281 个(新增 35 个、修订 51 个)、指导原则 42 个(新增 12 个、修订 12 个)，药用辅料收载 335 种，其中新增 65 种、修订 212 种。收载品种的适度增加，相关通用技术要求和正文具体内容的增订与修订，整体提升了我国药品标准水平，推进我国上市药品质量迈上了新台阶。新版药典建立了分子生物学检测标准体系，制定了相关技术指导原则，新增了聚合酶链式反应(PCR)法，DNA 测序技术指导原则，为这些新技术在中药材(饮片)、动物组织来源材料、生物制品起始材料以及微生物污染溯源鉴定中的推广应用奠定了基础；新增 X 射线荧光光谱法用于元素杂质控制、采用光阻法替代显微法检查乳粒粒径、转基因检测技术应用于重组产品活性检测，新增免疫化学法通则等新增的检测方法，强化了质控手段；采用液质联用法用于中药中多种真菌毒素的检测、采用气质联用法对农药多残留进行定性鉴别、高效液相色谱法逐步替代薄层色谱法测定化学药有关物质、高效液相色谱法用于抗毒素分子大小分布检测等，扩大了成熟检验方法在药品质量控制的应用。通过新技术、新方法的引入及已有方法的推广应用，提高了检测方法的灵敏度、专属性、适用性和可靠性，为加强药品质量控制、保障药品质量、提升药品监管能力奠定了基础。2020 年版药典构建并完善了以凡例为基本要求、通则为总体规定、指导原则为技术引导、品种正文为具体要求的药典架构，推进了以《中国药典》为核心的国家药品标准体系进一步完善。

由上述《中国药典》的收载情况，可以粗略地看出我国药品质量控制的发展历程。药品质量控制的理念逐渐完善，内容与方式逐渐趋于合理，在分析技术上，各种色谱联用技术、原位与在线检测技术、分子生物学检测技术等，促进了药品质量分析与控制方法趋向于高灵敏、高通量、智能化和自动化。药物分析对药品质量认识的不断发展，也对药物评价工作的不断深入具有促进作用。早期的药品质量管理重在检验，认为质量是检验出来的，即 QbT(quality by testing)理念；继而逐渐地认知，药品质量应是生产出来，即 QbP(quality by production)理念；仍未追根溯源，更高品质的产品源于优良的生产过程，但优良的药品生产过程则源于优质的工艺设计，这就是药品质量源于设计，即 QbD(quality by design)理念。QbD 与传统的 QbT 系统目的相同，均是为了保证药品的质量属性(安全性、有效性及质量可控性)符合要求。但是，为了达到上述目的，这两种系统采用的药物评价策略则有明显差异。在传统的 QbT 模式下，药品质量和工艺性能主要通过终产品的检验和限制生产工艺变化等方式实现，偏重下游控制，类似水灾治理中的"堵"法。而在 QbD 理念中，则强调质量的风险管理，将质量控制提前至研发阶段，类似水灾治理中的"疏"法，较传统的 QbT 系统更为主动、有效，有利于药品质量的持续改进。

(四) 生物药剂学、药动学与药物评价

生物药剂学（biopharmaceutics）与药动学（pharmacokinetics）是近年来迅速发展并受到广泛重视的学科。其研究内容、方法及结果在药物设计、筛选、优化、评价和临床合理用药中均得到愈来愈广泛的应用，已成为药学科学的重要组成部分。其中，生物药剂学研究药物在体内的吸收、分布、代谢与排泄（ADME）规律及其影响因素，是阐明药物因素，机体生物因素、用药方法和药物效应及药物应用结果间相互关系的科学。药动学是定量研究药物体内动态变化规律的学科。药动学定量描述体内药物量随时间变化的关系，是药物体内过程在各时刻的"宏观"表现，而生物药剂学研究药物体内各环节（ADME）对体内药物量、存在形式与存在状态的影响，是药物药动学特征的"微观"机制。生物药剂学与药动学的兴起，将药物评价内容延伸进入药物的体内过程，提出了药学等质性与生物等效性问题，也提出了药物结构及其理化特性、药物剂型种类、处方组成及成型工艺、药物应用方法等均可影响药物体内过程的重要观点，并逐步揭示这些因素对药物体内过程影响的规律。基于分子结构特征的"五倍率法则（Lipinski's Rule of Five）"用于成药性预测；基于药物溶解度和渗透性进行分类的生物药剂学分类系统（biopharmaceutics classification system，BCS）用于药物吸收的预测；基于药物体内配置的生物药剂学分类系统（biopharmaceutics drug disposition classification system，BDDCS）用于药物体内过程预测……都为药物及 DDS 的设计、筛选或评价提供了便捷的方法。在生物药剂学与药动学发展基础上，提出了较崩解度更能揭示固体制剂内在质量的溶出度指标，较溶出度更深入的生物等效性评价指标——生物利用度。如今，溶出度已成为固体口服制剂开发研究时处方筛选、工艺优化的重要评价指标，也成为大多数难溶性药物固体口服制剂产品的质量评价指标。生物利用度则成为欲发挥全身作用的血管外给药制剂开发研究时均需考虑的重要质量评价指标。生物药剂学与药动学的研究成果已经证明，以定量构动关系与定量构效关系为基础的药物设计，是合理的新药设计思路与方法。新药开发研究中，先导化合物的筛选指标或研发对象的成药性评价指标都逐渐地引入了生物药剂学与药动学特性，并且对这些特性的测定方法进行了不断完善，从整体动物试验方法到组织、器官水平的药动学模型筛选方法，再到细胞水平的和基于药物 - 生物膜相互作用的体外药动学模型筛选方法。由于细胞水平的和基于药物 - 生物膜相互作用的体外药动学模型筛选方法避免或降低了试验动物的使用，大大简化了筛选过程，具有筛选速度快、成本低、方法重现性好等特点，尤其适应因组合化学等高新技术的发展，候选化合物的产生速度大大加快，大量新化合物需进行筛选的新药开发研究要求。近几年我国对仿制药开展的质量与疗效一致性评价工作，基本是基于生物药剂学与药动学原理，选择溶出度（释放度）与药动学参数（生物利用度、AUC、T_{max}、C_{max}……）为主要指标进行评价。

(五) 临床药理学、临床药动学与药物评价

临床药理学（clinical pharmacology）是研究药物与人体相互作用规律的一门学科。通过研究药物对人体生理与生化过程的影响和临床效应，以及药物的作用原理，重点进行药物的临床评价。自 20 世纪 30 年代开始产生临床药理学的概念，到 20 世纪 40—50 年代，随着大量新药的出现，需要进行临床评价，临床药理学才渐趋成熟。随着安慰剂、双盲法、随机化、对照设计、统计分析等手段的完善和广泛运用，临床药理学在新药临床评价中的作用愈来愈受到重视，临床药理学学科也在新药评价过程中不断发展并日趋成熟。

临床药动学(clinical pharmacokinetics)是研究药物在人体内的动态变化规律,并应用于临床给药方案制订和药物临床评价的应用性技术学科。临床药动学是伴随着药动学的发展而建立的,随着临床药动学研究的不断深入,药物在人体内的很多重要药动学参数,已经在新药评价中发挥作用。使药物研究者在除药效学指标以外,能够再根据药物在人体内的动力学特征来判断所研究开发新药的优缺点,从而决定其取舍。临床药动学研究是药物临床应用方法设计的基础。治疗药物监测与基因检测技术是实现精准医疗目标下的个体化给药或精准药物治疗的常用方法,即为临床药动学研究结果的应用之一。目前,新药的临床药动学评价已经成为新药临床评价不可缺少的重要内容。

(六) 循证药学与药物评价

循证药学(evidence based pharmacy,EBP)是强调尽量以最新、最可靠的客观依据进行医疗决策与药物治疗的医疗实践模式。广义的循证药学实践主体包括所有药学专业技术人员和从事药学相关工作的人员;实践对象是药物研发、生产、配送、储存、使用、管理、药学教育等药学实践的全过程;实践方法则是借鉴循证医学的方法和理念,在药学实践过程中逐渐形成循证药学的方法。药物循证评价内容主要包括药物的安全性、有效性、经济性、药物的利用程度和资源消耗、疾病负担和流行病学等。这些评价结果成为药品应用与药品管理的决策依据,在药品临床应用与药品监管中发挥着愈来愈重要的作用。

(七) 药物经济学与药物评价

药物经济学(pharmacoeconomics,PE)是指运用经济学的原理和方法,研究药物资源利用的经济规律,探索提高药物资源配置和利用效率的路径,以有限的药物资源实现最大限度健康效果改善的学科。药物经济学评价是药物经济学研究最主要的内容,其目的是从社会和群体角度,研究如何合理选择和利用药物,达到以相对较低的成本,得到较好的医疗保健效果,或合理分配有限卫生资源的目的。药物经济学评价就是采用药物经济学方法对不同药物干预措施的投入(成本)和产出(健康结果)进行综合考察,基本方法是通过对药物、药物治疗方案或药物决策的成本与结果的鉴别与分析,从经济学角度评价药物开发、药物治疗或药物政策等围绕药物所进行的工作的价值。目前,药物经济学评价已广泛应用于新药研究开发、药品生产经营决策、医疗保险制度改革和临床药学实践等领域。

总的来说,药物评价的发展经历了由经验到科学、由主观到客观、由外在到内在、由片面到全面的基本历程。在药物的发现和发展历程中,药物评价的内容不断深入,评价体系逐渐趋于完善,药物评价的方法和手段也在发展中趋于成熟。目前的药物评价,在管理上突出法制,强调规范;在思路上注重"循证";在视角上分别向宏观的真实世界或大样本临床扩展和向微观的细胞、分子领域深入;在技术上向使用定量方法、循证方法、流行病学方法或细胞、受体、酶及 DNA 分子或片段等医学、细胞生物学或分子生物学方法发展。

第二节　药物评价的内容与方法

药物评价伴随着药物的整个生命周期,贯穿于药物从发现到临床应用的整个过程,其内容、方法及评价指标涉及药物化学、药剂学、药理学、毒理学、临床医学、管理学、经济学及社会学等众多学科。对一个具体的药品而言,它的评价从其被发现开始,只要还在应用,就没有终止。人类对药物的评价也将伴随着人类与药物共存的全过程。按照药物开发研究到进入临床使用的过程,大体上可以将药物评价的内容分为药物开发项目(课题)评价;药物筛选指标与方法评价;合成或提取工艺评价;制剂处方和工艺评价;原料药物与药物制剂的评价;质量控制方法与质量标准评价;药物稳定性评价;药理学与药效学评价;毒理学评价;药物体内过程评价;临床有效性与安全性评价;上市药物再评价及药物利用评价等。对于在药物评价中近年来逐渐受到重视并得到快速发展的药物经济学评价与循证药学评价,既可以作为药物评价的内容,也可以理解为药物评价方法,在上述药物评价的各工作环节中加以运用,本书重点从方法学角度进行介绍。

伴随着临床药学学科与临床药师职业的产生与发展,药学工作者的视野由"药物"扩展到"患者"。重视药物临床价值、关注药物应用结果、追求"合理用药"目标、研究药物应用方法对治疗结果的影响、参与药物治疗活动,成为药学学科与药学职业发展的重要方向,也是实现药物价值与药学工作价值的必然选择。合理用药(rational administration of drug)是以安全、有效、经济、适当为指标,经收集、评价、分析适时的药品信息、疾病信息和患者信息后,选择和实施的临床药物治疗。药物评价工作也是服务于合理用药目标的。由此,真实世界的药物安全性和有效性评价、循证药学评价、药物经济学评价、药物利用评价及临床用药方案评价都成为药物评价的新内容,并促使药学学科与药学职业为人类健康发挥更加积极的作用。

一、药物评价的主要环节

(一) 药学研究项目评价

药学研究与其他药学活动的共同目标,是实现合理用药。显然,疾病发生发展的基本规律,药物干预下疾病的转归,优质的药品研发与适宜的药品应用方法的探索等,都是实现合理用药目标的基础。因此,对药学研究项目的评价,首先思考项目是否针对重点关注的健康问题与重点疾病,在健康干预与疾病治疗中,是否有利于合理用药目标的实现。此外,与其他科学研究项目评价相似,药学研究项目评价也需要从科学性、创新性、需要性、可行性、效益性等多方面进行,强调人类健康需求与临床价值。

针对生命过程与健康相关问题开展的基础研究是药学学科发展的需要,是创新药物评价理念、指标、方法的基础,无疑也是发现新药的基础。在国家自然科学基金 2023 年度的项目指南中,医学科学部根据国家重大需求,结合学科发展战略和优先资助方向,通过广泛调研,并经专家论证,确定了 42 个重点项目立项领域。在药物学领域,该项目指南强调围绕创新药物的发现及其成药性开展多学科交叉基础研究。其中,合成药物化学注重基于新靶标、新机制和新结构的活性分子研究;天然药物化学、微生物药物和生物药物主要资助有成药前景的动植物、微生物来源的或应用新生物技术和方法获得的活性物质的发现研究及其新理论、新技术、新方法探索;海洋药物鼓励对典型生境海洋生物(动物、植物、微生物)进行化学、药学和生态学探索研究;特种药物和罕见病主要资助航空、航天、深海、放射、军事等特殊环境,以及各种罕见病治疗等方面的药物研究;药物设计与药物信息主要资助进行药物设计、成药性预测的新理论、新方法及软件和程序研究以及针对新靶标的药物先导化合物发现研究;药剂学主要资助物理药剂学、生物药剂学、分子药剂学、工业药剂学,包括新型药物递释系统和制剂成型的研究及其新理论、新技术和新方法探索,纳米递药系统的设计要注重其成药性,并应拓展其在不同疾病领域及给药途径的探索;药物材料主要资助新型药用辅料和药用辅料的设计与构建、体内过程和安全性评价等基础研究;药物分析主要资助针对药物成分、药物靶标、效应分子及其相互作用的、可用于解决药物学和药理学研究中的重要分析科学问题的分析新技术、新方法的研究;探索各种组学新技术与药物靶标、生物标记物等重要科学问题研究的融合;药物资源主要资助药用新资源的发现和挖掘、资源可持续利用、资源保护等重要科学问题的研究。药理学着重于应用现代生命科学技术与方法,研究人类疾病的病理机制,揭示药物作用的分子机制与靶标。加强药物新靶标和疾病发生特异性、敏感性分子标志物的发现与确证,药物/生物活性物质新作用特点的发现及其机制阐明,克服耐药的策略,基于系统生物学、表观遗传学和生物信息学的新靶标、新药及组合用药新策略等的深入研究;加强对复杂疾病(包括罕见病及儿童疾病等)和新发突发传染病的网络调控及其药物干预机制、新治疗方案等的基础研究,以及彰显药理学特征的新模型、新方法和新技术研究。药物代谢与药动学研究应创建新方法和新模型,加强与药物靶标、药效、毒性、临床合理用药的融合研究,加强核受体、药物代谢酶/转运体的调控机制研究;加强靶组织/器官/细胞内药物分子与靶标分子结合动力学研究;关注人体肠道微生态对药物吸收、代谢、疗效及药物间相互作用的系统性研究;关注药物与内源性分子代谢处置的交互调控研究,鼓励支持生物技术药物体内过程的基础研究。临床药理研究应侧重于药物与人体相互作用规律、个体化用药的探索,关注临床用药面临的问题和特殊人群(如儿童、孕妇、高危人群等)的合理用药研究,突出特色。药物毒理研究应加强分子机制、药物毒性的干预策略、代谢物毒性机制和药物安全性评价新模型和新方法及系统毒理学的探索研究;基于转化药理学理念的上市药物新机制、新用途研究。

在应用研究层面,针对人类健康与药物临床应用需求选择药物研发项目,是研发工作的基本出发点,也是研发项目具有临床意义和市场价值的基础。随着社会经济的发展,以及全球老龄化的加速,人们对健康的需求越来越高。而全球1 000多款药品无法应对人类疾病复杂多样的严峻挑战,新药研发成为药学研究的重大需求。

近年,国家在多份发展规划中提及我国需要重点关注的健康问题与重点疾病,成为药物研究开发针对的重点对象。《国家中长期科学和技术发展规划纲要(2006—2020年)》颁布了16个科技重大专项,其中之一即为新药创制科技重大专项,专项于2008年启动,围绕重大品种开发、创新体系建设、国产药品国际化、中药现代化、医药产业发展等五个标志性成果,凝练目标,聚焦重点,总体推进,实施期限为2008—2020年。在2019年7月由科技部和卫健委组织的"重大新药创制"科技重大专项新闻发布会上,主持人宣布专项实施十多年来取得了全面的进展,特别是在国家的药物研发创新能力方面,取得了长足的进步,研究开发平台初步与国际接轨,一批重大关键技术取得了突破,同时也培养了一批优秀的科学家、企业家,也开发了一批非常有代表性的、重大创新药物品种。2016年5月,中共中央、国务院发布《国家创新驱动发展战略纲要》,在重点领域和关键环节的八项战略任务中,提出发展先进有效、安全便捷的健康技术,应对重大疾病和人口老龄化挑战,内容包括促进生命科学、中西医药、生物工程等多领域技术融合,提升重大疾病防控、公共卫生、生殖健康等技术保障能力;研发创新药物、新型疫苗、先进医疗装备和生物治疗技术;推进中华传统医药现代化;促进组学和健康医疗大数据研究,发展精准医学,研发遗传基因和慢性病易感基因筛查技术,提高心脑血管疾病、恶性肿瘤、慢性呼吸性疾病、糖尿病等重大疾病的诊疗技术水平;开发数字化医疗、远程医疗技术,推进预防、医疗、康复、保健、养老等社会服务网络化、定制化、发展一体化健康服务新模式,显著提高人口健康保障能力,有力支撑健康中国建设。2016年7月,国务院发布《"十三五"国家科技创新规划》,在发展人口健康技术项目下,提出重大疾病防控聚焦心脑血管疾病、恶性肿瘤、代谢性疾病、呼吸系统疾病、精神神经系统疾病等重大慢性疾病,消化、口腔、眼耳鼻喉等常见多发病,包虫、疟疾、血吸虫病等寄生虫疾病,以及伤害预防与救治技术等,加强基础研究、临床转化、循证评价、示范应用一体化布局,突破一批防治关键技术,开发一批新型诊疗方案,推广一批适宜技术,有效解决临床实际问题和提升基层服务水平。2016年10月25日,中共中央、国务院发布了《"健康中国2030"规划纲要》,这是近期推进健康中国建设的行动纲领。规划纲要"发展健康产业"篇中提出,完善政产学研用协同创新体系,推动医药创新和转型升级,加强专利药、中药新药、新型制剂、高端医疗器械等创新能力建设,推动治疗重大疾病的专利到期药物实现仿制上市。2017年2月,国务院办公厅发布了《中国防治慢性病中长期规划(2017—2025年)》,提出规划目标:到2025年,力争30~70岁人群因心脑血管疾病、癌症、慢性呼吸系统疾病和糖尿病导致的过早死亡率较2015年降低20%,这些日渐加重社会医疗负担的慢性疾病,成为药品研发的目标疾病。2017年10月,中共中央办公厅、国务院办公厅印发了《关于深化审评审批制度改革鼓励药品医疗器械创新的意见》,针对药品医疗器械创新面临的突出问题,着眼长远制度建设,提出6部分共36项改革措施,主题是鼓励创新,着力点是解决公众用药问题,让公众能及时用上新药好药。

2019年12月1日施行的新版《中华人民共和国药品管理法》(简称《药品管理法》),不仅在总则中明确鼓励研究和创制新药,还增加和完善了十多个条款,从创新审评机制、优化临床试验管理、建立关联审评审批、实行优先审评审批、建立附条件审批等具体制度出发,鼓励药品的创新研制。明确了"国家支持以临床价值为导向、对人的疾病具有明确或者特殊疗效的药物创新,鼓励具有新的治疗机制、治疗严重危及生命的疾病或者罕见病、对人体具有多靶向系统性调节干预功能等的新药研制,推动药品技术进步。国家鼓励运用现代科学技术和传统中药研究方法开展中药科学技术研究和药物开发,建立和完善符合中药特点的技术评价体系,促进中药传承创新。国家采取有效措施,鼓励儿童用药品的研制和创新,支持开发符合儿童生理特征的儿童用药品新品种、剂型和规格,对儿童用药品予以优先审评审批"。新版《药品管理法》全面建立了药品上市许可持有人制度,为落实药品全生命周期的主体责任和激发市场活力、鼓励创新、优化资源配置奠定了法律基础,并从明确鼓励方向,重点支持以临床价值为导向,对人体疾病具有明确疗效的药物创新;创新审评机制;优化临床试验管理;建立关联审评审批制度;实行优先审评审批制度;建立附条件审批制度等多项具体制度为创新药物研发构建政策环境。

（二）药物筛选指标与方法评价

药物筛选是新药开发的第一步。在药物筛选过程中,选择并运用合理的指标及正确的方法就显得至关重要。药物筛选指标与方法评价贯穿药品研发的始终。

先导化合物(lead compound)是对特定的靶点或作用环节具有初步活性的众多化合物中挑选出的,可用于进一步进行结构改造和修饰候选药物,并满足药品研发要求而成为研究对象的化合物。候选药物发现通常经过靶分子的确定和选择、靶分子的优化、先导化合物的发现和先导化合物的优化等过程。其中，找到药物作用靶点和发现先导化合物是创新药物研发的关键环节。现代药品的作用靶点包括受体、酶、离子通道和核酸等。寻找到药物作用靶点后，发现具有药物治疗作用或潜在药物治疗作用的先导化合物则是重中之重。

研究对象的成药性是指其具有被开发为药物的潜能特性。成药性评价的基本内容包括理化性质、生化性质、药效学研究、安全性评价、体内过程评价等。通过这些评价内容，初步判断研究对象的成药性，从众多的研究对象中，发现或确认具有开发潜能的对象，并为其进一步开发奠定基础。

成药性评价中，理化性质评价主要涉及药物化学、药剂学及药物分析相关的技术与方法；生化性质、药效学与安全性评价则主要涉及分子生物学、细胞生物学、生物化学及药理学相关的技术与方法；化合物的体内过程指其 ADME 过程，评价工作涉及生物药剂学、药动学、毒物动力学等技术与方法。

创新药品的研发是一个漫长的过程，有数据表明，目前研发一个新药的平均成本约15.4亿美元，平均耗时约为14年。虽每年药物化学杂志上有上千篇文章报道数以万计的新化合物，然而最后能够成为上市药品的凤毛麟角。可见，药品研发具有高技术要求、高管理要求、高难度、高风险、高投入等特性，是一个涉及多学科、多部门、多环节的技术密集性系统工程。成药性评价中与时俱进、科学、系统的评价思路、指标与方法成为提高效率的重要条件。满足临床合理用药要求的高水平成药性评价是提高研发成功率，降低研发风险的有力手段。

(三) 药物合成或提取工艺评价

现代制药工业大批量生产化学药物的前提是确定适于工业生产的药物合成路线或提取工艺。理论上来说，对一种既定的化合物，如果按照可能存在的原料、中间体及不同化学反应等因素排列组合，可形成众多的合成路线。对这些路线进行比较、评价和取舍，优选出可行的、理想的工艺路线是一个长期的、反复的、渐进的过程。如，理想的药物合成工艺路线应该具有如下特征：合成路线短、总收率高；需用的原辅料少、供应有保障且价廉；条件简单、易于控制；设备要求易于达到，通用性好；中间体易于分离纯化、质量易控制；副反应少或杂质易于除去，成品质量易于控制；"三废"少、易回收使用或易进行治理；经济成本低，经济效益好。通常，一步到位是极为困难的，在药物研究开发之初，强调的是尽快获得质量稳定可控的样品，使药物的其他研究得以开展，而对收率、成本等不过多地考虑。实际上，药物合成或提取工艺的优化，在药物开发研究的同时，甚至在生产中都在不断地进行，工艺水平的提高是个长期的过程。在现代工业生产中，药物合成或提取工艺评价需要强调的是知识产权保护和环境保护问题，如是否会造成专利侵权、生产中是否产生"三废"、是否有有效的"三废"处理措施等是首先需要考虑的问题。

(四) 制剂处方和工艺评价

剂型是影响药物作用的重要因素。同一原料选择不同剂型，制成不同制剂，活性成分的存在状态就不同，导致其作用时间、强度、持续时间等均有显著差异；而同一剂型，当辅料种类、辅料量、工艺方法等不同时也会影响到药物作用。传统制剂处方和工艺的评价，包括剂型及其选择依据、处方设计、处方筛选指标、辅料的选择及在处方中的作用、规格依据、制备工艺等。近年来，医药科研人员一直致力于新型给药系统的研究，制剂的评价内容也远远超出了传统评价内容，更注重内在质量的评价，如缓释、控释制剂的释放度，靶向给药系统的靶向性、选择性及其效率等,以及各类剂型的生物利用度等。

(五) 质量控制方法与质量标准评价

质量控制是保证药物有效、安全的基础,为控制质量而制定的药品质量标准,已成为进行药品生产、供应、使用、检验和监督管理的法定技术依据。质量标准的项目往往因药品种类或剂型的不同而不同,如中药、化学药或生物制品;化学原料药或其制剂;片剂、乳膏剂或注射剂等。一般而言,对质量标准的评价包括:项目及项目限度设置是否合理? 项目规定的指标限度是否能反映正常生产的产品质量水平? 是否能反映药品在运输、贮藏中的质量变化? 是否能有效保证临床用药的安全性和有效性? 是否能有利于促进药品质量和生产水平的持续提高? 对某项指标的控制方法评价,则根据具体指标对方法的要求选择评价内容,如对制剂的药物含量测定方法评价,至少需要针对药物存在状态,进行辅料、共存物质和降解产物等对测定结果的影响考察,提供方法的选择性评价结果,在此基础上进行方法的定量限、检测限、线性、线性程度、线性范围、准确度、精密度、重复性、供试品溶液与对照品溶液稳定性等方面的全面评价。

(六) 药物稳定性评价

药物的稳定性是药品质量的重要特征之一,是确保药品在实际生产、流通、贮存、使用等过程中维持其有效性、安全性的重要因素。稳定性研究是药物稳定性评价的基础,通过考察药物在一定贮存条件下的变化规律,系统地研究、认识和预测药品的稳定趋势。药物稳定性评价是考察药物在不同条件下其质量随时间变化的规律性,为药物的生产、包装、贮存及运输条件提供依据,并提出药物的使用期限或有效期。药物稳定性评价内容包括对药物稳定性问题的机制、药物稳定性影响因素、药物稳定性考察指标、药物稳定性考察方法、药物稳定性预测方法等内容。药物稳定性评价结果不仅是药物存放条件、包装材料和容器选择的基础工作,对药物剂型设计与制备工艺条件确定也有重要的指导意义,配伍稳定性的研究还为药物临床应用提供了重要的参考信息。

(七) 药理学与药效学评价

药理学与药效学评价是揭示药物作用机制,确定药物疗效与用途的最基本方法,也是进行临床评价的必要前提。虽然在药物筛选阶段,通过药物的构效关系可以基本推测其药理及药效作用,但由于诸多因素的影响,如药物本身结构、合成工艺、给药途径与剂型、制剂处方、药物体内过程、机体特点等,药物的实际作用必须通过相应的动物实验才能得以初步确证。药理学与药效学评价基础是实验模型的建立与评价、试验方法的选择与评价,在此基础上,用适宜的方法在适宜的模型上考察药物的起效时间、效应持续时间、效应强度、量效关系、有效剂量等主要内容。在新药非临床研究中,药理学(pharmacology)研究包括主要药效学(primary pharmacodynamics)、次要药效学(secondary pharmacodynamics)和安全药理学(safety pharmacology)研究。主要药效学研究是对期望的药物与治疗目的相关的效应和作用机制研究,次要药效学则研究药物非期望的、与治疗目的不相关的效应和作用机制研究,安全药理学研究主要是探索治疗范围内或高于治疗剂量暴露时潜在的或不希望的对生理功能的不良影响。早年所称的一般药理学(general pharmacology)指药物主要药效学作用以外的广泛的药理作用,包括次要药效学和安全药理学,属于安全性研究评价的范畴,随着安全性研究评价在新药研究中的地位逐渐升高,其概念逐渐被安全药理学所替代。在我国的药物研究技术指导原则体系中,从 2014 年后更改为安全药理学。

（八）毒理学与安全性评价

药物安全性评价是评估药物对生物体的潜在危害及危害的程度，评价药物的风险，进而探讨药物的安全剂量，提示用药风险，制订相关药物临床治疗的管理方案，以最大限度减小其对人体的有害作用，使患者的用药风险降至最低的相关工作。药物安全性评价的核心价值在于药物安全风险的认知、评估和管理，是决定候选新药获得批准进入临床试验和最终获得批准上市的重要依据和必要程序。安全性评价贯穿药物研发的发现阶段、临床前研究阶段、临床试验阶段和药品上市后安全性监测和再评价阶段。药物安全性评价时，需进行毒理学研究，观察毒性反应的类型与程度、毒性反应出现的快慢、毒性作用靶点或靶器官、毒物动力学等，以揭示评价对象的毒性机制，探索减毒策略。通过对上述资料的系统分析研究，科学评估药物的安全性及风险，制订管理方案，指导临床用药。

新药研发中的非临床安全性评价可分为药物早期毒性筛选、一般毒性评价、特殊毒性评价以及毒性作用机制研究等。评价工作是在实验室条件下，采用大于临床拟用剂量和/或长于临床拟用时间，对实验系统（包括实验动物、微生物及体外实验系统）进行的各种毒性试验，从而发现毒性反应，找出中毒剂量或无观察到不良反应的剂量水平（NOAEL），确定毒性靶器官、毒性可逆性和安全范围，为后续的临床试验提供参考依据。虽然在临床试验启动时临床前安全性研究资料通常比较有限，但是临床前安全性评价应能够充分阐明药物在所支持的临床试验中可能出现的潜在不良反应。

（九）药物体内过程评价

药物体内过程评价是探索药物的吸收、分布、代谢、排泄规律。药物体内过程评价包括非临床药动学评价和临床药动学评价两部分。前者通过揭示药物在动物体内的吸收、分布、代谢、排泄等动力学特征，为药物的临床试验和临床应用提供参考依据。后者则通过研究药物在人体内的药动学过程，确定给药方案。药物体内过程评价一般通过药物吸收试验、药物组织分布试验、血浆蛋白结合试验、代谢试验、排泄试验等方法进行。临床药动学试验作为临床研究内容，需要满足 GCP 规范的特殊要求。药物体内过程评价的结果，已经应用到深刻认识与客观评价药物、能动地设计新药和设计新型药物传输系统，以及合理设计给药方案等领域。

（十）药物临床评价

药物临床评价（drug clinical evaluation）包括所有在人体（病人或健康志愿者）进行的药物的任何系统性研究，以证实或揭示药物的作用、不良反应及/或其吸收、分布、代谢和排泄的过程，目的是确定药物的疗效与安全性，以及合理的用药方案，为药品临床应用与药品管理提供信息或依据。按评价目的可以分为耐受性评价、临床药动学评价、药物临床安全性与有效性评价、药物相互作用评价、生物利用度评价等类型。尽管人类对某一药物的评价将持续在该药物存在的全部生命周期，但就新药研发项目而言，药物临床评价是其从项目选择到能否成为一个产品而生产应用的最后阶段，也是最关键的一个阶段。对于创新药物而言，进入临床试验阶段的试验性新药（IND），仍有 1/3~1/2 会被淘汰。由于药物临床评价是在人体上进行试验，其结果对药品管理与药品的最终应用起着决定性作用，因此，各国都制定了 GCP 等严格的质量管理规范。我国的新药临床评价通常通过Ⅰ、Ⅱ、Ⅲ、Ⅳ期临床试验及人体生物等效性试验等对药物本身的临床作用和不良反应进行评价，在评价过程中需重视受试者的权益保障和伦理要求、试验方案的严密性、数据的真实可靠及统计分析方法的适当性、结论的适宜性,以及整个试验过程的质量保证。随着相关科学技术的发展,药物临床评价在规范化管理、试验设计和结果统计方法方面获得了显著进展。

(十一)上市药品再评价

上市药品再评价(post-marketing drug reevaluation/the listed drug evaluation)是指通过全面、系统收集上市后药品研究与使用证据,对其在广泛人群中应用的安全性、有效性、经济性、适宜性、可及性和质量可控性等进行评价,加深对已上市药品的认识,探索其合理应用方法,为药品应用与药品管理提供决策依据的研究工作。系统科学的上市药品再评价是药物合理使用的基础,是人类认识药品及其应用规律的重要措施。

药品需要上市后再评价,主要由于药品上市前的临床研究通常存在局限性和药物临床应用面临众多复杂的问题。由于新药研发过程的临床评价存在种种局限性,药物的不良反应、毒副作用等往往不能在上市前得到充分的发现和证实。这就需要通过对药物上市后在广泛人群中使用的疗效、不良反应等信息进行收集、分析并通过研究,对其疗效和安全性进行再评价。上市药品再评价是践行药物评价理念的药学工作,即药物评价并非仅为了新药注册与上市的目标,而是在药物全生命周期,从不同学科的不同角度系统认识其特性并衡量其作用或价值的过程。由于药物与人类健康的密切关系,上市药品再评价重点关注安全性问题,也关注不同人群在应用中的特殊性,甚至会涉及扩大适应证的临床探索,从而为药品说明书的不断完善奠定基础。上市药品再评价是一个长期、持续的过程,上市后再评价研究对于深入了解药物的安全性、有效性和经济性,弥补上市前研究的局限性,加强药品监管,促进合理用药具有重要的意义。

(十二)药物利用评价

面对人类健康问题的药学活动,不仅需要研发新的药物,也需要对已有药物的有效利用进行深入研究。药物上市后能否被有效利用,除药物本身的因素外,还取决于很多因素,如疾病的动态变化,用药者及用药决策者的知识、习惯、素质,以及国家的相关政策法规、利益集团的药事活动、社会文化背景等。药物利用评价通过分析药物利用的影响因素、描述药物利用过程、研究药物使用的方法、评价药物使用的效果,为药物的合理使用提供数据基础和决策依据。药物利用评价包括对药物利用的定量评价,如药物的实际消耗量、使用频度或处方频度、药物的有效率、不良反应发生率及死亡率等;以及定性评价,如对用药依据、药物治疗方案、治疗效果等的分析和评价。药物利用评价已经成为医疗机构临床药学工作的重要内容,在药物合理应用中发挥着积极的作用。

(十三)药物经济学评价

药物经济学(pharmacoeconomics)是应用经济学的理论基础,系统、科学地比较分析医药技术的相对经济成本和综合收益,进而形成科学决策所需的优选方案,以提高医药资源使用的总体效率的一门学科,是经济学在医药卫生领域应用发展而形成的分支学科。自1986年"药物经济学"一词首次提出至今,各国纷纷制定药物经济学评价指南,随着理论与方法的不断完善和深化应用,已发展成为药物评价的重要内容与方法,我国已制定《中国药物经济学评价指南(2020年版)》指导我国的药物经济学评价工作。

药物经济学评价是运用药物经济学技术与方法对药品、药学相关服务或项目的价值进行综合比较与评价,从而做出科学选择和决策的过程。药物经济学评价的内容包括对药物的有效性、安全性、经济性的综合衡量,评价关键指标涉及药物相关项目的成本和结果两个方面,评价方法主要运用计量经济学方法与技术手段,最终结合医药领域实际环境做出科学、合理决策。在新药上市前以及药品上市后实施药物经济学评价,可为药品、药学相关服务或项目的市场准入、医保支付以及合理用药提供决策依据。

(十四) 循证药学评价

循证医学(EBM)是近三十年来在医疗卫生领域快速发展的一门方法学科,应用于包括临床医疗、护理、预防、卫生经济、卫生决策、医疗质量促进、医疗保险、医疗教育等在内的许多医疗卫生领域。EBM 的核心思想是谨慎地、明确地、明智地应用当前最佳证据,对个体患者医疗做出决策。在临床实践中的 EBM,是医师将个人的临床经验与外部所能获得的最佳证据相结合,提出最佳治疗方案的过程。循证药学(EBP)是贯穿药学科学研究和实践的重要决策方法。循证药学运用循证的理念和方法解决药学领域的实践和研究问题。涉及药物研发、生产、配送、储存、使用、管理及药学教育等过程中的问题、干预、效果和持续改进。循证药学为上市后药品再评价提供详细、真实、可靠、有效的证据,是开展上市后药品再评价的重要途径、策略和有效方法,有利于提高药品应用的安全性、有效性、经济性、依从性、适宜性和规范性。

(十五) 药品临床综合评价

药品临床综合评价(comprehensive clinical evaluation of medicine,CCEM)是以药品临床应用实践信息为基础,为药品临床应用与管理提供决策依据为目的而开展的药品安全性、有效性、经济性、创新性、适宜性、可及性的药品评价工作。2015 年 2 月,国务院办公厅发布《关于完善公立医院药品集中采购工作的指导意见》,提出"建立健全以基本药物为重点的临床用药综合评价体系,推进药品剂型、规格、包装标准化";2017 年 1 月,国务院在《"十三五"深化医药卫生体制改革规划》中又一次提到"建立药物临床综合评价体系和儿童用药临床综合评价机制,提高合理用药水平";2018 年 9 月,国务院办公厅在《关于完善国家基本药物制度的意见》中再次明确提出,"开展以基本药物为重点的药品临床综合评价,指导临床安全合理用药";2018 年 10 月,全国药政工作会明确药品临床综合评价为 2018 年药政工作的 7 项重点任务之一,发布《国家药品临床综合评价总体工作方案(2018—2020)(征求意见稿)》让药品临床综合评价工作有了实施程序和时间表,明确在 2018 年以儿童用药、抗肿瘤用药和心血管用药 3 个领域,建设试点示范项目工程实验室和 5 个区域临床药品评价基地,在 2018 年底前建立包括评价体系总体架构、建设总体规划、评价方法体系的制度基础,到 2020 年全面完成国家评价协调中心和评价专家委员会建设,在综合实力强的医疗机构或科研院校建立数个评价工程实验室,并在全国建立 100 个评价基地,能够年均产出 10 个以上重点药物主题的综合评价成果,最终目标是:分别建设国家和区域评价基地 15 和 30 个左右;初步完成 3 类重大疾病和 10 个基本药物主题的临床综合评价试点工作;收集临床和组学大数据,采用人工智能和生物信息技术,推动药物治疗精准化。2019 年 4 月 9 日,药物政策与基本药物制度司发布《国家卫生健康委关于开展药品使用监测和临床综合评价工作的通知》,再次要求充分认识药品使用监测和临床综合评价的重要性,扎实推进药品临床综合评价。2021 年 7 月,国家卫生健康委员会办公厅发布了《关于规范开展药品临床综合评价工作的通知》和《药品临床综合评价管理指南(2021 年版试行)》,对我国临床综合评价工作做出了政策性指导,也进一步规范了我国临床综合评价工作的流程与具体评价内容,加快了药品临床综合评价标准规范、实施路径和工作协调机制的建立健全。运用卫生技术评估方法及药品常规监测工具,融合循证医学、流行病学、临床医学、临床药学、循证药学、药物经济学、卫生技术评估等知识体系提供的思路与方法,综合利用药品上市准入、大规模多中心临床试验结果、不良反应监测、医疗卫生机构药品使用监测、药品临床实践"真实世界"数据以及国内外文献等资料进行药品临床综合评价,成为药物评价的新思路与新内容,其评价结果成为药品临床应用与管理的重要决策依据。

（十六）基于真实世界证据的药品评价

针对不同药物评价问题,选用不同研究思路与方法获取最佳证据,实施药物评价,是循证实践与决策时代的药物评价发展重要方向。真实世界数据(real world data,RWD)是指来源于日常所收集的各种与患者健康状况和/或诊疗及保健有关的数据。RWD与传统临床试验中人群可能高度选择、干预和对照可能严格控制、随访与实际存在差异等各方面形成明确的对比。真实世界研究(real world research/study,RWR/RWS)是指针对预设的临床问题,在真实世界环境下收集与研究对象健康有关的数据(真实世界数据)或基于这些数据衍生的汇总数据,通过分析,获得药物的使用情况及潜在获益-风险的临床证据(真实世界证据)的研究过程。真实世界证据(real world evidence,RWE)是指通过对适用的真实世界数据进行恰当和充分的分析所获得的关于药物的使用情况和潜在获益-风险的临床证据,包括通过对回顾性或前瞻性观察性研究或者使用临床试验等干预性研究获得的证据。2020年1月7日,NMPA发布了《真实世界证据支持药物研发与审评的指导原则(试行)》,为工业界利用真实世界证据支持药物研发提供了科学可行的指导意见;针对目前真实世界数据普遍存在数据的记录、采集、存储等流程缺乏严格的质量控制,数据不完整,数据标准和数据模型不统一等问题,2021年8月3日,CDE发出了公开征求《用于产生真实世界证据的真实世界数据指导原则(征求意见稿)》意见的通知。真实世界证据正日益受到医疗卫生行业的广泛关注和重视,真实世界证据作为上市后药品监测、评价与决策的关键证据已得到广泛重视,可为上市药品再评价、监管以及临床决策提供参考。

近年我国开展的仿制药质量与疗效一致性评价工作,是针对我国的仿制药进入21世纪后才统一由国家审批,而早期的仿制药限于研发时的条件,审批标准依据国家标准进行,缺乏与原研药进行全面比对的问题。从药物评价工作看,仿制药从立项研发开始,就应该对被仿制品有充分的研究与认识,建立与被仿制品"质量与疗效一致"的这一基本研发思路,研究中以原研药为对照进行全面比对。因此,目前的仿制药质量与疗效一致性评价工作应该是仿制药研发的常规工作,不属于上市后再评价。

药物评价工作中,还涉及药物信息或资料评价、药物开发研究过程的各种法规与管理规范的评价、药物研究机构或试验机构的资质评价等。本书将在介绍药物评价方法与内容发展过程的基础上,选择性地介绍药物评价中的部分新课题、新观点与新方法。

二、药物评价对药学科学发展的推动作用

人类社会的进步与科学的发展密切相关。科学的发展有赖于研究,科学研究是永无止境的艰巨历程。在药学科学研究中,是事倍功半还是事半功倍,取决于研究思路及所采用的研究方法与评价手段。研究方法的基本要素包括实验设计、选用的指标及测定指标的方法、试剂、仪器、结果处理等;评价手段的基本要素则包括了评价者的立场、知识、思路,评价指标和技术。这些基本要素的水平决定了研究与评价的水平。

(一) 药物评价与新药研发

新药研究开发是一个高投入、长周期、大风险的系统工程。尤其近二十多年来,创新药 (new chemical entity, NCE) 开发的费用、时间、风险日益增大,新药研发竞争日益激烈。2018 年是新药蓬勃发展的一年,FDA 批准的新药数量达 59 个,创下近 20 年来新高,其中,与罕见病相关药品 34 种,占 58%;43 份申请采用快速通道优先审查或加速批准,占 73%……这不仅是数字,FDA 更强调批准新药的临床价值,增加患者获得治疗的机会并降低治疗成本,尤其是使患有各种罕见病、神经系统疾病、传染病、癌症的患者受益。2021 年,FDA 共批准了 50 款新药;2022 年,FDA 有 37 个创新药和 8 款细胞 / 基因治疗通过了审批,共计 45 款新药;2023 年上半年,FDA 批准的新药已达 26 款。

2008—2020 年 FDA 批准上市的新药及 NCE 数量见表 1-2。

表 1-2　2008—2020 年 FDA 批准上市的新药及 NCE 数量

年份 / 年	2008	2009	2010	2011	2012	2013	2014	2015	2016	2017	2018	2019	2020
新药数量 / 个	24	26	21	30	39	27	41	45	22	46	59	48	53
NCE 数量 / 个	21	19	15	24	20	23	32	32	15	34	19	24	39

近年来,我国的新药创制也有了长足进步。就 NMPA 发布的化学药与疫苗的创新药批准上市情况看,2019 年为 16 个;2020 年为 14 个;2021 年为 28 个;2022 年为 15 个;2023 年上半年则已批准上市 16 个。近十年来,我国企业研发上市的创新药物 146 个,占到全球的 15%;本土企业在研新药占全球的 33%,居全球第二位。十年来,我国通过仿制药质量与疗效一致性评价,覆盖了 6 677 个品规,960 多个品种。

(二) 药物评价与药品质量控制

无论药品质量控制的理念是 QbT (quality by testing)、QbP (quality by production) 还是 QbD (quality by design),科学合理的质量评价指标与检测方法,都是药物质量控制的核心。在 QbD 理念指导下,我们强调质量的风险管理,将质量控制提前至研发阶段,较传统的 QbT 系统更为主动、有效,更有利于药品质量的持续改进。对药物的理化性质、主要成分、含量、杂质限度等各项指标进行检验,进而评价其是否符合药品质量要求,都是保证药品安全性、有效性的基础。评价和控制药品质量的主要手段是制定药品标准,依据药品标准对药品质量进行检查和评价。目前,各国都有法定的药典作为评价药物、控制药品质量的权威标准,并定期进行修订,如《美国药典》43 版 (USP43)、《英国药典》2023 版 (BP2023)、《日本药局方》第十八改正版 (JP18)、《欧洲药典》11.0 版 (EP11.0,增补版已出到 EP11.3) 及《中国药典》(2020 年版) (ChP2020)。

(三) 药物评价与药物临床应用范围的扩展

开发已上市药物的新用途,扩展药物临床应用范围,使现有药物资源得到充分利用,是药学科学研究的重要内容之一。对上市药物的临床应用及对可能的新适应证的系统评价是开发其新用途的主要方法。如通过对心血管药枸橼酸西地那非增强性能力的"副作用"进行系统评价,从而产生了治疗男性性功能障碍的"VIGAR"。表 1-3 列举了 20 世纪对上市后药物临床实践和再评价而开发的新适应证的几种药物。

表 1-3　药品上市后临床实践中开发的新适应证示例

药物	原适应证	新适应证
普萘洛尔	抗心律失常	降血压、用于偏头痛、预防心肌梗死
利多卡因	局部麻醉	抗心律失常、复合麻醉
三环类抗抑郁药	安定、镇静	主要用于抗抑郁
异丙嗪	抗组胺	强化麻醉
金刚烷胺	抗病毒	抗帕金森病
阿司匹林	解热镇痛	抗血栓形成、预防冠心病

（四）药物评价与药物安全性监测

药品安全事关人民群众的身体健康和社会的和谐稳定。药物除了发挥医疗作用外，合格的药品在正常的用法用量下也会出现与用药目的无关的或者意外的有害反应，被称为药品不良反应（adverse drug reaction，ADR）。2023 年 3 月我国国家药品不良反应检测中心编撰发布了《国家药品不良反应监测年度报告（2022 年）》，2022 年全国药品不良反应监测网络累计收到《药品不良反应／事件报告表》202.3 万份，与 2021 年度（196.2 万份）环比增加3%。1999—2022 年，全国药品不良反应监测网络累计收到《药品不良反应／事件报告表》2 085.6 万份。其中，收到新的和严重药品不良反应／事件报告 64.2 万份，占同期报告总数的 31.7%；收到严重药品不良反应／事件报告 26.4 万份，占同期报告总数的 13.0%。ADR 的发生不仅严重危害患者健康，也对家庭和社会造成重大经济负担，已成为一个严重的卫生安全问题。因此，加强药物的安全性监管，及时、准确地发现 ADR，会使人类掌握的信息越来越全面，对药品的风险更了解，令其风险更可控，对药品的评价更加有依据，监管决策更加科学精准。同时，在医疗实践中，能及时地了解 ADR 发生的表现、程度，并最大限度地加以避免，在治疗决策时权衡用药风险，对确保合理用药特别是保证医疗安全具有重要意义。

为加强药品的安全性监测，各国相继建立了药品再评价制度和药品不良反应评价体系，如英国的"黄卡制度"、瑞典的 Eudra Vigilance 数据库项目、爱尔兰的药物警戒指南等。药品不良反应的发现主要通过上市前药物的临床试验和药物上市后安全性研究（post-authorisation safety study，PASS）。药物上市后安全性研究是指为鉴别、阐明或量化药品安全潜在风险、认识药品安全情况、采取有效的药品风险管理举措而开展的与已上市药品相关的任何研究。药物不良事件上报是目前国内外开展药品上市后安全性监测的主要措施，成为 ADR 监测的主要信息来源。药物不良事件（adversedrug event，ADE）是指药物在治疗期间所发生的任何不利的医疗事件，该事件与该药物不一定有因果关系。虽然不良事件与药物的因果关系不能很快确立，但通过 ADE 上报可极大限度地降低用药风险。通过自发呈报系统（spontaneous reporting system，SRS）进行 ADE 的收集，基于 SRS 数据库运用数据挖掘技术进行信号检测，可发现药品新的、潜在的安全信号，为上市后药品安全性研究和药物警戒提供了新的思路和途径。药物安全信号检测是 ADR 监测的技术核心，可在早期发现各类 ADR 和药品安全隐患，及时为医务工作者提出预警，因此，如何高效、准确地挖掘药物安全信号是非常重要的。结合信息化技术和人工智能手段的自动监测，围绕电子医疗信息数据进行深度挖掘，高效精准地开展大样本真实世界药物评价研究，也将为药政监管部门和临床决策提供更有价值的可靠数据,更好地促进临床合理用药、保障患者用药安全有效。

进一步对药品不良反应/事件的关联性分析与评价,可提取药品安全性风险信息,根据风险的普遍性或严重程度,制订不同措施,如在药品说明书中增加安全性信息、更新药品使用信息,当药品获益不再大于风险时撤市,从而提高我国药品安全保障水平。

2019年12月1日实施的《中华人民共和国药品管理法》把药品管理和人民的健康紧密地结合起来,提出药品管理以人民健康为中心,并在整个药品管理全过程的制度设计中都坚持体现这个理念,明确药品安全工作应当遵循"风险管理、全程管控、社会共治"的基本原则,并以实施药品上市许可持有人制度为主线,进一步明确药品全生命周期质量安全责任,坚决守住公共安全底线,还从药物警戒、监督检查、信用管理、应急处置等方面强化了药品全生命周期管理理念的落实,细化完善了药品监管部门的处理措施,提升监管效能,强化了药品安全"社会共治"的理念,强化了地方政府、有关部门、药品行业协会、新闻媒体等各方面的责任,齐心合力共同保障药品安全。新版《中华人民共和国药品管理法》全面、系统性地对药品管理制度进行了规定,为我国药物安全性监测与开展药物评价奠定了法律基础。

第三节　药物评价的影响因素

一、不断提高的药学科技水平是药物评价的基本条件

药物评价不仅是药物研制与应用全过程的工作内容,也是保证药物研制与应用方法科学合理的重要手段。药物研制与应用水平的高低,在很大程度上取决于评价思路、指标与方法的先进性与科学性。与人类认识自然规律、利用自然规律的过程一样,对药物的认识将伴随人类与药物共存的全过程,在此过程中,药物评价的思路、内容、指标与方法只能不断趋向于科学与完善,只能表现各个历史时期科学技术水平的高低。20世纪50年代上市的沙利度胺(thalidomide)坎坷的研究应用历程典型地反映了药学科技及应用水平对药物评价水平的影响。

1953年,一家制药企业在研制抗生素过程中首次合成了沙利度胺,但是药理试验显示,沙利度胺没有任何抗菌活性,该企业便放弃了对它的进一步研究和开发的权力(现有试验证明,放弃了对它的进一步研究和开发的权力是不恰当的)。

此后,另一家公司尝试将沙利度胺用作抗惊厥药物以治疗癫痫,但疗效欠佳;又尝试将其用作抗过敏药物,结果同样令人失望。但在这两项研究过程中,该化合物表现出一定的中枢神经镇静作用,并能够显著抑制孕妇的妊娠反应(如呕吐和失眠),且不会成瘾。此后,在以小鼠、大鼠和狗为实验动物进行的安全性考察中,未得到致畸试验阳性的结果,也未见明显的副作用,该公司于1957年10月1日将沙利度胺以"反应停"的名称正式推向市场(事后的研究显示,以小鼠、大鼠和狗进行实验时,服药时间不是沙利度胺作用的敏感期,试验方法存在缺陷;试验对象的选择也存在缺陷,大鼠体内缺乏将沙利度胺转化为毒性产物的药物代谢酶,而在兔、猴试验中均可得到致畸试验阳性的结果)。

不久,在欧洲、亚洲、非洲、澳洲和南美洲,反应停便成了"孕妇的理想选择"(当时的广

告用语),被大量用于孕妇妊娠呕吐的治疗。1959年,仅在联邦德国就有近100万人服用过反应停,甚至在某些州,患者不需要医生处方就能购买到反应停。

1960年,欧洲开始发现,本地区畸形婴儿的出生率明显上升,有四肢畸形、腭裂、盲儿、聋儿以及内脏畸形。

1961年,澳大利亚麦克布雷德医生发现,自己治疗的3名患儿的海豹样肢体畸形与他们的母亲在怀孕期间服用过反应停有关,并将此信息以信件的形式发表在了著名医学杂志 *The Lancet* 上。而此时,反应停已经被销往全球46个国家。此后不久,遗传学家兰兹博士根据临床观察,于1961年11月16日通过电话向反应停的开发生产公司提出警告,反应停可能具有致畸胎性。此后10天时间里,制药公司、政府卫生部门以及各方专家对此问题进行了激烈的讨论。因为发现越来越多类似的临床报告,反应停的开发生产公司于1961年11月底将反应停从联邦德国市场上召回。在联邦德国和英国已经停止使用反应停的情况下,在爱尔兰、荷兰、瑞典、比利时、意大利、巴西、加拿大和日本,反应停仍被继续使用了一段时间,导致了更多的畸形婴儿的出生。

"反应停"事件造成约1.2万名出生缺陷的婴儿,其中,有近4 000例患儿不到1岁就夭折了,由此成为20世纪人类重大灾难性事件之一。但是,反应停并未结束其为人类服务的使命。

此后的研究表明,沙利度胺具有两种手性结构,两者的分子组成完全相同,只是空间构型不同。其中S型构型可以被药物代谢酶代谢产生邻苯二甲酰亚胺基戊二酸,后者可以进入胎盘干扰胎儿叶酸代谢引起出生缺陷,而R型构型则不会。为此,美国FDA在1992年立法禁止手性药物以两种对映异构体的混合物形式出售。此结果也导致手性合成、手性分离及药物体内过程立体选择性评价成为药学科学的重要研究内容。

早在1965年,临床曾尝试把沙利度胺作为安眠药治疗6例患麻风结节性红斑(erythema nodosum leproticum,ENL)而长期失眠的麻风病患者时意外地发现,沙利度胺可以有效地减轻患者的皮肤症状。在此之前,虽有可以有效杀灭麻风杆菌的药物,但一直无缓解麻风患者此种过度免疫反应的方法。在发表此结果时,作者提醒在对反应停的副作用保持高度警惕的同时,应该考虑反应停对其他由免疫反应异常引起的疾病可能的治疗效果。

大量临床试验观察还逐渐发现,沙利度胺对结核病、红斑狼疮、艾滋病导致的极度虚弱和卡波济肉瘤、骨髓移植时发生的移植物抗宿主病以及多发性骨髓瘤等多种疾病都有一定的疗效。人们对沙利度胺的认识开始发生了变化。

虽有推测沙利度胺是通过调节机体的免疫反应能力而发挥治疗作用的,但其具体的作用机制一直不为人所知。直到1991年,一项研究发现,发生过度免疫反应的麻风病患者的血液中一种免疫调节因子(肿瘤坏死因子,TNF-α)含量很高,并推测沙利度胺对此种反应的良好疗效就是因其对TNF-α有作用。免疫学研究证实,单核细胞产生的TNF-α参与宿主免疫正常过程,但如果过量产生TNF-α,则可刺激抗体产生一系列的炎症反应。TNF-α不仅参与许多炎症的产生过程,同时也是导致许多细菌感染性疾病产生的中毒性休克的关键因素之一。1992年,试验终于证实沙利度胺确实能够降低机体合成这种免疫调节因子的能力。基于沙利度胺的抗炎、免疫调节作用,临床应用非常广泛,如ENL、难治性风湿性关节炎、贝赫切特综合征(Behcetsyndrome,白塞综合征)、克罗恩病(Crohndisease)、难治复发性口腔溃疡、艾滋病并发黏膜病症、尿毒症皮肤瘙痒、器官移植排斥反应等。

在大量临床试验结果的支持下,1998 年 7 月 16 日,美国 FDA 批准将沙利度胺用于治疗麻风病的皮肤损害。

血管生成抑制剂的开发研究是近年来抗肿瘤药物研究的重要方向之一。1995 年,在研究沙利度胺对多型性成胶质细胞瘤的脑瘤的治疗效果时发现,沙利度胺具有抗血管生成的作用,虽然沙利度胺的血管生成抑制作用是其致畸作用的机制之一,但正是由于具有血管生成抑制作用,也可应用于各种肿瘤的治疗,如乳腺癌、肺癌、前列腺癌、多发性骨髓瘤、急性髓系白血病、肾细胞癌等。2006 年,FDA 再次批准沙利度胺用于多发性骨髓瘤的治疗。在近年研究中发现,沙利度胺还具有许多其他药用价值,如今广泛用于肿瘤、复发性胃肠道出血、炎症性肠病、炎症性皮肤病、系统性红斑狼疮、幼年特发性关节炎、结核病及艾滋病等疾病的治疗或辅助治疗。

有理由期待,随着药学学科研究的不断深入,人们对药物的认识愈加清晰,评价药物的内容、指标与方法也将更加科学、更加完善。我们的责任在于,充分利用已有的科学技术成果,不断地审视药物评价内容、指标与方法的合理性,用尽量科学合理的药物评价方法进行药物的开发研究与临床应用。

二、高素质与高水平的药学工作者是药物评价的决定性因素

沙利度胺与众多药品的研究应用历程证明药物评价水平与人类安全、幸福有着密切的关系。而药物评价水平的高低,不仅取决于医药科学技术水平,也取决于管理制度的健全及医药科学研究者的科学精神、科学素养。

作为特殊商品的药物,其质量的高低和应用方法的优劣,直接关系到用药者的生命安全与健康。但是,接受药物治疗的用药患者自身又没有足够的能力进行评价与选择,药物治疗团队中其他专业人士也会因各自专业特点而缺乏对药物知识的系统掌握,这就要求所有药学工作者在药品质量高低和应用方法优劣方面给予技术支持与保证。因此,需要药学研究者与所有药学工作者在药物开发研究、生产、质量控制、宣传推广及临床应用中,以严肃认真的工作作风、清晰系统的思路、科学合理的方法进行药物评价。

在对药物的研究与评价过程中,最关键的因素之一是药学工作人员的科学精神、科学素养与知识水平,它往往直接影响到对药物有效性和安全性的判断。以历史上著名的“磺胺酏剂”事件为例。1937 年,美国 Massengill 公司主任药师瓦特金斯为了使该公司生产的磺胺制剂更易被儿童服用,就以乙二醇(二甘醇)作为甜味剂和溶剂代替丙二醇制备磺胺酏剂。该药未经动物实验即直接用于临床,结果因乙二醇中含二乙烯乙二醇使用药者肾衰竭,导致107 人死亡,358 人中毒,瓦特金斯也因此自杀。

1954 年,法国巴黎附近的一个小镇,一名药剂师将未经任何动物实验的药物二碘二乙锡用于疮疖与炎症患者,由于金属锡与有机碘结合后变成具有强烈毒性的剧毒药,结果引起270 人中毒,出现头痛、呕吐、痉挛、虚脱、视力丧失等中毒性脑炎的症状,导致 110 人死亡。

20 世纪 70 年代,用药物来预防心律失常的理论开始流行起来,1979 年开出的相关处方药达到了 1 200 万次,市场反应令人乐观。1972 年,美国 3M 公司的研究人员经结构改造找到了 Tambocor。1975 年,FDA 批准了 Tambocor 的新药临床研究申请。从 1975 年到1978 年,Tambocor 的 Ⅰ 期、Ⅱ 期临床试验结果获得了令人满意的结果。在 1980 年美、英、德、日等国医界权威及美国联邦政府、FDA 均参加的一次有关抗心律失常药物的重要会议

上,摩根罗斯医生作为会议的主要组织者,将 Tambocor 及其同类药进行推广。会后,3M 公司加快了 Tambocor 临床试验的步伐。1982 年,德国批准了 Tambocor 上市。1985 年,美国 FDA 也批准了 Tambocor 上市。而此后的短短几年中,估计有 50 000 人因服用这种药物死亡。1989 年,美国国家心肺血液研究所进行的一次大规模心律失常抑制试验证实了 Tambocor 确实是致命的药物。此事件中,由于药物评价的错误结果,造成的死亡人数令人震惊。

2006 年,"二甘醇"事件在我国上演。2006 年 5 月,我国齐齐哈尔第二制药有限公司(以下简称"齐二药")将工业用"二甘醇"作为辅料用于"亮菌甲素注射液"生产,造成震惊全国的"齐二药假药事件"。在这个事件中,工业原料二甘醇被假冒药用辅料丙二醇出售给齐二药。而齐二药采购员违规购入假冒丙二醇,化验室人员未将检测图谱与"药用标准丙二醇图谱"进行对比鉴别,并在发现检验样品"相对密度值"与标准严重不符的情况下,将其改为正常值,签发合格证,导致多人使用该药后肾功能急性衰竭而死亡。

无独有偶,2006 年 6 月至 7 月,安徽华源制药厂生产的克林霉素磷酸酯葡萄糖注射液(商品名欣弗)未按批准的工艺参数灭菌,降低灭菌温度,缩短灭菌时间,增加灭菌柜装载量,影响了灭菌效果,结果导致无菌检查和热原检查不符合规定,引发了"欣弗药品不良反应事件",11 人注射欣弗死亡,81 人发生不良反应,企业原总经理留下"以死谢罪"的遗言自杀。

这一系列发人深省的事件提示我们,药学工作者必须拥有高度的责任心和对生命的尊崇,以科学严谨的态度对待药物研究及评价过程,而不能有任何松懈和马虎。当管理人员与专业技术人员缺乏科学精神、科学素养,不具有高度的责任心、缺乏强烈的药品质量意识以及缺乏药物评价技能的系统掌握,"欣弗""齐二药"类似的事件就不可能真正意义上远离我们。

三、科学完善的管理制度是高水平药物评价的重要保障

药物评价水平的发展,还取决于药品监督管理制度的完善。缺少了药事法规的强制性监督与管理,在强大的利益驱动下,就存在执业者做出有悖于人们生命与健康安全选择的危险,执业者素质与意识的坚持将脆若薄纸。同时,如果一个国家乃至国际领域中没有一个统一的科学规范的评价体系,执业者各自按照自己的标准研发、生产和使用药品,必将导致药品安全形势的严峻。

药学的发展史上,人们用生命和鲜血的代价,提示了建立健全完善的药品监督管理体系的重要性。1937 年美国"磺胺酏剂"事件发生后,FDA 当局并未及时采取措施阻止该药的生产,也未要求对市场出售的药物进行回收,结果 1 年间导致了 100 多名儿童中毒死亡。惨重的代价使 FDA 认识到对新药进行安全性评价及对上市后药品进行监测的重要性。1938 年,美国国会通过了《食品、药品和化妆品法》,其中规定药品上市前必须进行安全性临床试验,提出了药厂提交资料的程序,并规定药品不管做任何改动都必须重新进行临床试验,经 FDA 批准后方可上市。严格的管理规定使美国避免了 20 年后的"反应停"灾难。当时欧洲各国对药品临床试验没做强制性要求,因此反应停在上市前,并未经过严格的临床试验。而在这种药物应用后的几年间,陆续出生了类似的畸形胎儿却并未引起注意,直至后来的专家报告乃至公众愤怒地向法院提出控告才做出行动。相反,美国 FDA 在审查该药时发现其缺乏足够的临床试验数据,拒绝给予上市许可。因此在欧洲出现海豹胎儿时,该药正在

FDA 监督下进行临床试验,仅由于私人从国外携药在美国造成了少量畸胎。

"反应停"事件作为"20 世纪最大的药物灾难",使各国政府部门充分认识到通过立法来要求药品上市前必须经过安全性和有效性评价的重要性,加强了对新药研发和上市的审批管理。美国国会于 1962 年对《食品、药品和化妆品法》做出重大修改,要求申办者对申请上市药品应提供有效性和安全性的充分证据,并对药品的有效性评价及临床试验方法的科学性和审批程序做出详细具体的规定;另外,首次在法律中明确提出制药企业必须实施GMP。1965 年,欧洲对上市药品也做出规定,必须满足三个条件,即质量、安全和有效,并明确药品上市的程序为:制药企业提交全部申请文件;主管部门评估,提供评估文件;申请过程中或上市后,若药品的成分、功能等方面发生改变,企业必须重新提交申请,并说明功能等的变化;主管部门有权终止和吊销企业的生产执照。此后,各国政府相继实施了 GLP、GCP、GMP、GSP 等药品研发、生产与流通的质量保证体系,建立起一系列药品评价的技术规范与指南;并通过国际的合作建立了 WHO 国际药品监测合作计划组织、欧盟药物警戒监测体系,制定了 ICH 指导原则等,有力地保证了新药研发和上市后监测的科学和规范,从而保证了人们使用药品的安全性和有效性。

药品评价的管理体系也是一个不断补充和完善的过程。2001 年 8 月,在湖南株洲发生了后来被称为"中国假药第一案"的"梅花 K"黄柏胶囊事件。该批假药系广西半宙制药集团公司第三制药厂生产,该厂法人代表为牟取更大的经济效益,将产品委托陕西某医药经销公司程某负责总经销和外包装的提供,并按程某的要求在黄柏胶囊中添加了 10%~20% 含量的过期的四环素,其含有的四环素降解产物远远超过国家允许的安全范围。由于其中差向四环素和差向脱水四环素的毒性分别是四环素的 70 倍和 250 倍,导致 60 余例患者由于肾小管性酸中毒出现中毒症状,其中 1 例成为"植物人"。尽管"梅花 K"黄柏胶囊没有经过药品监督管理部门批准擅自改变药品成分,但该药在生产及流通的常规检验过程中却并未检验出问题。这是由于检验标准里没有四环素这一项目,虽然该厂每批药品出厂时都经过检验,但"梅花 K"黄柏胶囊对人体的致命危害却无法检验出来。面对中药中添加西药成分的违法行为,由于药品标准不可能包含所有可疑药物的检验项目,而无法检测发现。因此,2002 年我国国务院颁布的《中华人民共和国药品管理法实施条例》中,专门规定了第五十八条:"对有掺杂、掺假嫌疑的药品,在国家药品标准规定的检验方法和检验项目不能检验时,药品检验机构可以补充检验方法和检验项目进行药品检验;经国务院药品监督管理部门批准后,使用补充检验方法和检验项目所得出的检验结果,可以作为药品监督管理部门认定药品质量的依据"。这一规定在国家药品标准自身不断地提高和调整的同时,增加了特殊情况下国家药品标准的修改和补充,进一步健全了我国的药品监测评价体系。

2015 年 7 月 22 日,我国 CFDA 发布《关于开展药物临床试验数据自查核查工作的公告》,要求申请人对申请上市和进口的 1 429 个注册申请的临床试验数据真实性、完整性、规范性进行自查。CFDA 将组织专家对申请人的自查材料等进行数据分析并视情况开展飞行检查。检查中发现临床试验数据弄虚作假的,临床试验数据不完整不真实的,将依据《中华人民共和国药品管理法》第七十八条、《药品注册管理办法》第一百六十六条的有关规定,追究申请人、临床试验机构、合同研究组织的责任,并向社会公开申请人、临床试验机构、合同研究组织及其法定代表人和相关责任人员。药品审评过程中,发现申请人有下列情形之一的,将依据《药品注册管理办法》第一百五十四条的有关规定,注册申请不予批准。包括:

拒绝、逃避或者阻碍检查或者毁灭证据的；临床试验数据不能溯源，数据不完整的；真实性存疑而无合理解释和证据的；未提交自查报告的。截至 2016 年 9 月，共核查 117 个注册申请，其中存在真实性问题有 30 个，约占应自查核查品种的 2%；对涉嫌数据造假的 27 个品种 11 个临床试验机构和合同研究组织（CRO）予以立案调查。在我国药品监管历程中，本次自查在短期内揭示的问题很集中，作为警示，值得我们一直铭记。

可见，加大药品评价体系的管理，打击数据造假，营造公平公正的良好环境，才能确保批准上市的药品安全有效。

药品监督管理体系的完善与有效运行，还有赖于药学工作者的科学精神、科学素养和质量意识。2006 年在我国接连发生的"齐二药假药案"和"欣弗药品不良事件"给人民生命财产造成重大损失。令人惊讶的是，这两起事件皆出在两家 GMP 达标企业。可见，科学完善的管理制度需要拥有高素质与良好质量意识的药学工作人员来实施与运行。

（蒋学华）

参考文献

［1］蒋学华. 药物评价方法概论. 成都: 四川大学出版社, 2005.

［2］袁伯俊. 新药评价基础. 上海: 第二军医大学出版社, 2002.

［3］秦伯益. 新药评价概论. 2 版. 北京: 人民卫生出版社, 1998.

［4］刘昌孝. 药物评价学. 北京: 化学工业出版社, 2006.

［5］世界医学大会赫尔辛基宣言. 人体医学研究的伦理准则. 2013 年 10 月修改版.[2021-12-12]. https://www. wma. net/wp-content/uploads/2021/09/HB-E-Version-2021. pdf.

［6］KOHN L T, CORRIGAN J M, DONALDSON M S. To error is human: building a safer health system. Washington DC: National Academy Press (US), 2000.

［7］张纯良, 张国浩. 对"梅花 K"假药案的反思. 中国药事, 2004, 18 (1): 56-58.

［8］RAJKUMAR S V. Thalidomide: tragic past and promising future. Mayo Clinic Proceedings, 2004, 79 (7): 899-903.

［9］ICH. ICH guidelinescategories.[2023-08-29]. https://www. ich. org/page/ich-guidelines.

［10］黄传海, 张庆柱, 谢金洲. 从"齐二药"到"欣弗"——药物警戒的重要性. 齐鲁药事, 2006, 25 (10): 59-62.

［11］岳志华, 王志军, 程奇蕾, 等.《中国药典》2020 年版化学药品标准增修订概述. 中国现代应用药学, 2021, 38 (5): 527-530.

［12］徐昕怡, 许华玉, 尚悦, 等.《中国药典》2020 年版第四部通用技术要求增修订概况. 中国药品标准, 2020, 21 (4): 299-306.

［13］SHERMAN R E, ANDERSON S A, PAN G J, et al. Real-world evidence—what is it and what can it tell us？ New England Journal of Medicine, 2016, 375 (23): 2293-2297.

［14］汪溪洁, 马璟. 药物安全性评价新技术和新方法研究进展. 中国医药工业杂志, 2017, 48 (3): 341-350.

［15］CARLISLE J B. False individual patient data and zombie randomised controlled trials submitted to Anaesthesia. Anaesthesia, 2021, 76: 472-479.

［16］国家药品监督管理局,国家卫生健康委员会.关于发布药物临床试验质量管理规范的公告 (2020 年第 57 号).[2023-08-29]. https://www. nmpa. gov. cn/xxgk/fgwi/xzhgfxwj/20200426162401243. html.

［17］AMARE G G, MEHARIE B G, BELAYNEH Y M. A drug repositioning success, the repositioned therapeutic applications and mechanisms of action of thalidomide. J Oncol Pharm Pract, 2021, 27 (3): 673-678.

第二章
化学药品原料药研发中的药学评价

原料药(drug substance,DS)是指用于生产一种药物制剂,并作为其活性成分的物质或混合物,又称为活性药物成分(active pharmaceutical ingredient,API)。这种物质在疾病的诊断、治疗、缓解、处置或预防中发挥药理活性或其他直接效应,或能影响人体的结构和功能。原料药作为一种活性成分,一般情况下不直接应用于患者,需要采用适当的制剂技术制备成满足临床应用要求的药物制剂(即临床意义上的"药品"),以方便使用、剂量准确、满足临床治疗所需的定时、定位、可控等。

化学原料药是药学研究的核心对象之一,揭示并认识其特性,系统科学地控制其质量,不仅是药品研究开发的基础,也是药品供应与药品应用的基础。在新药的评价中,新化学原料药的药学评价是非常重要的。具有某种生物活性的新分子实体(new molecular entity)的发现是整个新药研发的源头和起点,新化学原料药是化学新药研发的物质基础。如果不能稳定地、可持续地得到一定数量、确定结构和相应质量的化学原料药,药物制剂、临床前药理毒理、临床试验等研究工作均无法正常开展,不能保证后期所得的研究结果能够重现。原料药的某些物理、化学、生物学性质可能影响制剂的性能和可生产性,对原料药研发的深入程度、对原料药关键质量属性(critical quality attribute,CQA)的深入理解,将直接关系到药物制剂的成功研发。

质量标准是原料药质量控制体系(quality system)的重要组成部分,但并非唯一或最重要的内容,即使采用传统的药品研发方法,原料药的质量控制体系一般也至少包括图 2-1 所示的多方面的内容。仅依靠终产品的质量标准检验无法有效保证原料药的质量,需要根据对原料药及其制备工艺的深入理解,制订一系列保证工艺性能和原料药质量的有计划的控制策略(control strategy),以确保能够持续、稳定地生产出符合预期质量要求的原料药产品。通常,原料药的质量控制策略包含以下内容:①物料属性的控制,包括对起始物料、中间体、试剂、其他原材料、内包材等的控制;②通过工艺开发研究,制订隐含在工艺中的控制,例如反应试剂的添加顺序;③过程控制,包括工艺参数、过程监测、中间体检验等;④原料药的控制,例如放行标准、货架期标准等。

在注册申报时,以上原料药质量控制策略可由图 2-1 原料药的质量控制体系示意图展示,其要素可体现在 CTD(common technical document)格式申报资料模块中,包括:生产工艺与过程控制(3.2.S.2.2)、物料控制(3.2.S.2.3)、关键步骤与中间体的控制(3.2.S.2.4)、原料药的质量控制(3.2.S.4)、包装材料和容器(3.2.S.6)。

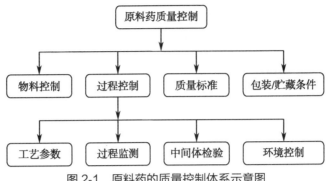

图 2-1　原料药的质量控制体系示意图

在 2007 年版的《药品注册管理办法》中,新药申请是指未曾在中国境内上市销售的药品的注册申请。在该法规文件中,是以产品是否在中国境内上市区分新药和仿制药。2020年 6 月 30 日,为配合 2020 年版《药品注册管理办法》,国家药品监督管理局(NMPA)发布了《化学药品注册分类及申报资料要求》,明确 2020 年 7 月 1 日起实施新注册分类。在新的注册分类下,新药是指中国境内外均未上市的药品,包括创新药和改良型新药。新注册分类 1为创新药,强调含有新的结构明确的、具有药理作用的化合物,且具有临床价值;新注册分类2 为改良型新药,是在已知活性成分的基础上,对其结构(如手性拆分、改盐基)、剂型、处方工艺、给药途径、适应证等进行优化,强调具有明显的临床优势。新注册分类更加注重新药的"新",限定为中国境内外均未上市的药品(即"全球新"),对于国外已上市但未在国内上市的药品(注册分类 3)被划为仿制药的范畴,此外还强调了创新药的临床价值、改良型新药的临床优势,从物质基础的原创性、新颖性以及临床价值 / 临床优势等方面对新药重新进行了定义。本章节对新化学原料药的评价进行介绍,所讨论的新化学原料药是指新注册分类 1和 2 类的原料药,实际研发工作中更多的是以 1 类创新药为主。所介绍的评价理念、原则、指标及方法可以推广在其他注册分类的化学原料药评价研究中进行参考。

新化学原料药的药学评价包括制备工艺研究、特性鉴定研究、质量研究、稳定性研究等多项内容,本章节仅就新化学原料药的制备工艺研究、特性鉴定研究的评价进行讨论。讨论内容适用于经化学合成、半合成以及从动植物中提取等方式制备的原料药,经微生物发酵制备的原料药也可参考本章节讨论的一般原则。

第一节　化学原料药制备工艺研究的评价

近年来,药品质量控制理念正逐渐发生转变,最初阶段是"检验控制质量",强调通过最终产品的检验来控制质量,仅重视质量标准的研究,早期法规中将仿制药称为"已有国家标准品种"就是这种质量控制理念的一种体现;第二阶段是"生产控制质量",强调药品质量是通过生产过程控制来实现的,研发中既重视质量标准,同时也重视工艺研究;第三阶段是

"质量源于设计(quality by design,QbD)",强调药品质量是通过良好的设计而生产出来的,研发中重视对产品和生产工艺更全面的了解,这是当前药品质量控制的发展趋势。目前,国内的药品研发虽然与"质量源于设计"还有一定的差距,但"好的药品是生产出来的,不是检验出来的"这一观念已成为业界广泛接受的共识,基于该理念,药学研发和评价的侧重点已从多年前的质量标准研究逐步转移到对制备工艺的研究及评价,并通过工艺验证来确保制备工艺可持续、稳定地生产出符合预期质量属性的产品。

ICH指导原则《Q8(R2):药品研发》中指出,药学研发的目的在于设计一个高质量的产品,以及能持续生产出符合预期质量特性产品的生产工艺,从药品研发和生产经验中获取的信息和知识是建立设计空间、质量标准、生产控制的科学依据。原料药生产工艺研发的目的就是建立一个能够持续生产出符合预期质量属性产品的商业化的生产工艺,应始终围绕这一目标来开展原料药的工艺开发。原料药的制备工艺研究是一个复杂的过程,不同类型的原料药(如多肽、聚合物、混合物等)以及不同类型的工艺(如发酵、提取、固相合成等)都存在很多特殊的情况,但制备工艺研发的一般规律、研发目标是一致的,因此对于原料药制备工艺研究的评价可从以下两个方面着手:拟定制备工艺是否具备商业化大生产的合理可行性、稳定重现性;根据研发过程中获得的信息和知识,以及之前类似产品和工艺的研发经验,综合评价建立的质量控制体系是否能够全面、有效地控制原料药的质量。

所有的研究活动应有科学的规划,并以书面形式妥善记录、审核和归档,以方便研究信息在药品生命周期内的调阅使用,确保研究工作的可重现性,也便于注册申报时相关研究资料的归纳整理。

一、工艺路线设计

良好的制备工艺起始于路线的设计和选择,并在工艺的不断研究和放大中得到完善。此阶段的主要目标是设计选择具有可放大潜质的工艺路线。

对于常规的化学合成原料药,可根据其结构特征,综合考虑起始原料的可获得性、合成步骤的长短、反应收率的高低以及反应条件、后处理、环保要求等因素,初步确定合理的合成路线,通常比较关注对于化学反应选择性、后处理分离纯化方法的设计和选择。类似结构化合物或类似片段化合物的文献报道也是很重要的参考,结合研发团队的既往经验和知识,对拟定合成路线进行综合评估。

经济性、环保性和安全性是工艺设计的一般考虑点。对于经济性,在法规允许下采用适合长度的合成路线,合并反应步骤,提高收率,优化反应条件及后处理、纯化步骤;提高产能,比如加速反应条件(如温度、压力),增大反应浓度,减少溶剂蒸馏时间;某些反应物料可考虑外包策略,保证物料的可获得性;较少废物和处理费用。对于环保性,较少溶剂和试剂的用量,避免多溶剂的混合使用,避免使用低沸点溶剂,避免使用有毒溶剂(如一类溶剂)和试剂,尽可能采用绿色化学把对环境的危害降到最低,例如以水作为反应或精制的溶剂。对于安全性,需注意控制工艺中不稳定放热的反应,如硝化反应在工业化放大生产中多存在较高的风险;了解各反应物料、中间体、副产物等的潜在毒性;避免使用低沸点、低闪点溶剂;避免使用可能会发生爆炸的反应试剂。

药品不同于一般的化工产品,除常规的经济、环保、安全等方面的考虑,在设计阶段还需要从质量源于设计、风险评估等角度进行工艺路线的设计和评价。从质量源于设计的角度,工艺设计阶段就需要结合预期的临床用途、给药途径和剂型、常规质量标准项目等,来充分评估目标原料药产品的质量概况(quality target product profile,QTPP),并从目标产品质量概况和已有的信息,初步获得所研发原料药的关键质量属性(CQA),从而指导产品和工艺的研发。相关的原料药质量属性通常包括杂质(有关物质、残留溶剂、元素杂质、致突变杂质等)、含量、晶型、粒度、稳定性等,尤其应注意与制剂的性能(安全、有效)、可生产性有关的项目。后续随着研究的深入,对产品及工艺的认知不断加深,可以调整这些初步确定的关键质量属性。例如,杂质可能影响药品的安全性,对于多数药物,杂质都是一项重要的关键质量属性,但在药物研发的初期,不可能对杂质谱有充分、全面的认知和研究,需要随着新药研发进程的不断推进,随着对产品和工艺理解的不断深入、杂质检测方法的不断优化,逐渐完善对不同来源、不同类型的各种杂质的研究,并针对性地制订不同的控制策略。

例如,某原料药 S 先后设计了两条合成路线,经对目标产品质量属性的评估,工艺 I 中存在多个潜在杂质(反应物料、中间体和副产物)被评估具有致突变性,且存在一个高致突变致癌性杂质 N- 亚硝基物,工艺 II 则仅存在两个含有警示结构的潜在致突变杂质,因此,从产品的质量控制和安全性风险的角度考虑,并综合工艺的经济、环保和安全性,确定采用工艺 II 继续后续的研发工作。

建议以书面的形式对工艺路线的评估情况进行留存,以便在漫长的新药研发过程中进行相关信息和知识的积累、传承。

二、小试打通路线

在设计好工艺路线后,即可进行实验室的小试研究,对设计的路线进行复核或研究,此阶段一般不计较各步的收率、成本等,将各步骤依次实践一遍,得到最终的产品,业内俗称"打通路线"。

质量风险评估贯穿于药物的整个研发过程,随新药研发进程的不断推进,所获得的信息和知识也不断增加,风险评估也需要不断向前推进。风险评估有助于评价、识别对原料药关键质量属性有影响的物料特性、过程控制,从失败的试验结果中获取的知识也同样是有用的。此阶段要根据初步的小试研究结果,进一步评估工艺路线设计的合理性,进一步对工艺风险进行分析,发现该工艺路线的专属风险,评估风险的可能性和影响大小(尤其是对产品 CQA 的影响),制订计划规避或减小风险,对现有风险的可接受度进行评估,从而更好地制订下一阶段的工艺优化研究方案,明确工艺优化的研究方向。注意对工艺放大的可行性及风险的评估,例如工艺中涉及的设备、安全、环保、原料供应等,对于不适合放大的操作,提前评估更改的可行性。

对于新原料药的研发,小试打通路线还可得到一定量的样品,以便开展初步的临床前药理毒理以及其他一些药学研究工作,如理化性质、制剂、质量等。分析方法的开发等质量研究工作应与工艺研究工作同步开展,此阶段初步建立原料、中间体及成品的分析方法,积累数据。盐基、晶型的筛选也是早期需要开展的一项重要工作,不同盐基、晶型的原料药可能具有不同溶解度、稳定性等理化性质,并可能进一步影响制剂的溶出行为、稳定性等,甚至可能影响制剂的安全性、有效性,一般需要在关键临床前药理毒理试验开展之前确定新原料药的目标盐基、晶型,以免后期阶段盐基 / 晶型的变更造成安全性、有效性信息的桥接出现问题,延误整个项目的推进。

盐基、晶型的筛选是相互结合的,并非独立的两项研究。一般情况下原型优于盐基,先得到原料药原型的稳态晶型(可能的话),全面评价其各项性质,发现需要解决的问题,例如低溶解性、低生物利用度、结晶性差、多晶型情况复杂、物料特性不理想、稳定性不理想等;为解决原型存在的问题,优先进行盐基的筛选;盐基初筛后,选择有希望的盐基再开展多晶型的筛选,全面评估各晶型的性质并做出选择。

对于盐基的选择,第一类是无摄入量限制的生理性盐基(如 Cl^-、Na^+),来源于食品的盐基等;第二类是非生理性的,但应用较多且低毒性的;第三类是非生理性的,使用不多,或有一定的生理活性的,如水杨酸、氢溴酸等。盐基将增加原料药的分子量及制剂的载药量,对大剂量的药物可能带来制剂上的困难,因此优选分子量低的盐基。盐基的选择还受给药途径及剂型的影响,例如盐酸利多卡因在水中易溶,其注射液是常用的局麻药、抗心律失常药,但在开发凝胶贴膏剂(也称巴布膏剂)时,盐酸盐透皮能力差,需采用利多卡因游离碱作为原料药。此外,注射剂、皮肤用药要求比较窄的 pH 范围,也限制了盐基的选择范围。

通常,晶型筛选的主要目的是确定并选择最稳态晶型,而不是改善原料药的各种不良性质(如低溶解性);还可确定原料药最后精制步骤的结晶溶剂和结晶条件,一般尽量避免使用可以形成溶剂化物的溶剂和条件。对于晶型的选择,一般情况下按优选程度由高到低的顺序依次为:热力学最稳定晶型,水合物,无定型,溶剂化物,热力学亚稳态晶型。在溶解度允许的情况下,优选低能量的热力学最稳定晶型,以减少在生产和储存过程中发生晶型转变的风险。

在有些情况下平衡和取舍也是在所难免的,有时会不得不选择不常用或不稳定的盐基/晶型。例如原料药无法结晶、结晶不完全,或生物利用度太低,且没有其他更好的方法可以解决时,可考虑选择无定型。其中,对于生物利用度太低的情况,一般仍可采用晶态的原料药,在制剂的工艺过程中形成无定型,如固体分散体。

三、工艺优化

通过此阶段的研究工作,不断加深对产品及工艺的认识和理解,将物料属性、工艺参数与原料药的关键质量属性关联起来,初步确定稳定、重现、可放大的生产工艺,并初步制订合适的质量控制策略。质量源于设计、质量风险评估贯穿于整个研发过程,工艺优化阶段要围绕原料药的关键质量属性、制备工艺的可放大性开展相应的研究工作,通过科学的研究手段证明各工艺要素对产品关键质量属性的影响,识别和确定关键物料属性、关键工艺步骤及工艺参数,并制订相应的控制策略。此外,在研发过程中,随着对产品知识的积累、对工艺理解的加深,对原料药关键质量属性的认知也是不断深入和细化的,工艺研发应与质量研究工作相辅相成、穿插并行,要紧密结合分析方法的优化,并相互印证,以避免错误的分析结果对工艺优化实验设计的误判。研究过程的各种决策以及依据应翔实地记录、归档,并进行内部审核,以方便相关工艺知识在后续药品生命周期中的使用。

(一)识别关键物料属性

关键工艺步骤起始原料是工艺优化的起点,要关注起始原料的选择和质量控制这两个重点问题。起始原料的选择也是合理申报工艺步骤长短的问题;质量控制要重点关注起始原料可能引入的杂质、有毒溶剂/试剂、重金属等,杂质分析中应重点关注比较难于清除、可随主成分一同引入后续步骤中的杂质,如 EP10 收载噻康唑原料药标准中杂质 A、B、C 均为起始原料 2- 氯噻吩引入杂质的后续反应产物,见表 2-1。关于起始原料的评价将在本章第二节中进一步详细展开。

2-氯噻吩 → → → 噻康唑

表 2-1　噻康唑的合成原料引入的杂质

起始原料引入的杂质	终产品的杂质
	 EP杂质A
	 EP杂质B
	 EP杂质C

原料药工艺优化中需要关注的工艺要素还包括:①筛选溶剂、试剂、金属催化剂、辅助物料等;②筛选反应条件,如投料比、加料顺序、加料方式和温度,反应液浓度、pH,反应时间、温度、压力等,中间体是否不经分离直接后续的反应;③考察优化反应后处理方式、分离纯化方法;④结晶工艺等。建议建立合适的检测方法跟踪反应的进程,例如,监测物料是否反应完全,以了解反应的转化率;监测杂质的生成及含量,以指导工艺参数的优化筛选。

通过研究来识别、确定影响产品关键质量属性的工艺步骤,即关键工艺步骤。通常,合成原料药的关键工艺步骤主要有以下内容:关键杂质产生和去除的步骤;引入关键结构片段的步骤,如主要官能团或手性中心;对产品的质量有决定性作用的参数的步骤;产生致突变杂质的步骤;有一类溶剂、金属元素参与的步骤;多变量影响反应结果的复杂反应步骤;纯化工序等。

(二) 制订工艺控制策略

对工艺的认识与理解是建立各单元操作和总体工艺过程控制方法的基础。可以制订工艺控制策略,减少输入变量的变化;也可以在生产中调整输入变量的变化,并以此减少对输出结果的影响,或将两种方法结合起来。

工艺控制需关注变量的变化范围以保证原料药产品的质量,可以由重要工艺环节的物料质量控制和设备监控构成。需要注意下列两种情况下,通过操作参数范围和过程监控进行工艺控制是必不可少的:①由于取样或检测的限制,药品的属性不容易被检测时,例如病毒的清除或微生物污染;②当中间体和终产品的质量特性参数不能被很好确定或测量时。

传统研究方式下,物料控制、工艺参数范围等工艺控制的制订主要是基于历史批数据、单因素试验等,在此基础上制订的工艺操作范围通常比较窄。而采用加强方式可以更全面地理解物料属性、工艺参数与产品关键质量属性的关系和相互作用的影响,可以更加系统地识别工艺变异的根源,从而开发更加有效的物料质量属性、工艺参数及过程的控制策略。在产品生命周期中,可依据不断增加的工艺理解水平逐步完善控制策略。在工艺发生某些变化时,此加强模式下的控制策略可为工艺参数操作范围提供更大的灵活性,例如 ICH 指导原则《Q8(R2):药品研发》中说明,在设计空间内的操作,均不视为变更。

实验设计(design of experiment,DOE)的研究方法可揭示工艺输入变量(如物料属性、工艺参数)与输出结果(如中间体、原料药终产品)之间的相互关系,以及输入变量多因素之间的相互作用,有助于对制备工艺的深入认知。DOE 研究结果可以作为建立原料质量、设备参数以及中间体质量属性范围的依据。风险分析工具可用于筛选 DOE 研究中需要关注的潜在变量,实现以最小化的实验总数获取最大化的认知。根据初步的试验数据以及之前的经验和知识,利用风险评估工具初步确定对产品关键质量属性可能有影响的物料、工艺、设备等工艺要素,见图 2-2,并根据影响的程度大小对其进行排序。最初确立的工艺要素的研究范畴一般比较宽泛,需通过 DOE、机制模型等研究来进行调整和优化,逐步明确工艺中各变量对原料药质量影响的重要程度及其潜在的相互作用。研究确立原料、中间体等物料的关键质量属性,识别出对原料药关键质量属性有重要影响的工艺参数,即关键工艺参数(critical process parameter,CPP),并制订监测或控制措施,以确保能生产出符合预期质量的原料药产品。

还可采用过程分析技术(process analytical technology,PAT)等更先进的过程控制策略,使用实时分析(或在线分析)与控制回路来调整工艺条件,以保证输出结果保持不变。采用PAT 技术可使原本对生产工艺的静态监测和控制变为一种动态的工艺控制,可以提供更高级别的工艺控制。

要关注工艺研发与生产规模、设备选型的关系。需要评估实验室小试规模或中试规模的试验,可在多大程度上预测工业化生产工艺的可行性,以提供能够用于模拟工业化生产的信息。对于某些单元操作及其变化也可采用建模的方式来增强对工艺的理解,但模型开发时应注意规模效应,要了解这些模型能在多大程度上反映工业化生产工艺的情况,了解两者之间的差异,避免工业化生产时出现问题。受规模、设备影响较大的工艺参数,需要考虑工艺放大后进一步优化确定,例如晶型、粒度受设备的影响较大,在放大试验中需要重点考察。

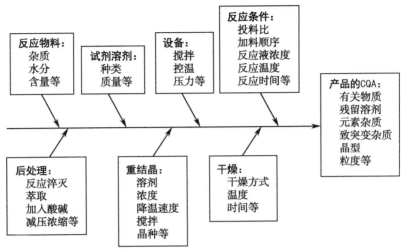

图 2-2 对原料药关键质量属性可能有影响的工艺要素鱼骨图示例

四、工艺放大

生产工艺的放大是工艺与工程相结合的一个系统工作,成功的工艺放大源自前期良好的工艺设计和工程设计,更源自工艺开发过程中对产品及制备工艺的深入理解。由于设备、物料等方面的原因,从实验室到大规模生产的工艺放大过程中常会出现一些问题,应根据对工艺的认知,从风险评估的角度制订工艺放大的方案,重点关注放大效应比较明显、受设备影响较大的步骤。

放大效应通常是由于规模的放大、设备的差异等原因造成的物料流动、传热、传质等方面与小试的差异,典型的产生放大效应的情形包括:搅拌方式的影响,尤其是对于非均相反应的放大;过滤方式的影响,例如抽滤、甩滤、压滤等不同过滤方式;单元操作时间的延长,例如由于量的增加,造成物料滴加时间、传热时间、后处理时间的延长;取样偏差的影响,例如反应釜温度不均一、烘箱样品厚度不均一。

对于放大过程中产生的放大效应以及参数偏移,要确定是工艺本身的缺陷还是由于各项系统误差造成。对于放大风险较高的步骤可逐级放大,以降低风险和成本。要注意工艺参数、过程控制数据的详细收集,尽可能地增加取样点、取样频次,以体现工艺放大的演变过程,并进一步评估、修正/确定可商业化大生产的工艺参数及范围。原料药的晶型和粒度受生产规模和设备的影响较大,在工艺放大中要注意对结晶、烘干、粉碎等工艺操作的研究,评估放大效应,确定大生产的工艺控制及设备要求。

工艺放大研究过程中,建议对关键质量控制点留样并妥善保存,以便后续研究出现异常状况时用于原因调查,也可用于后期的小试工艺优化或用于合成杂质;关注工艺放大所用合成原料与小试阶段的差异,确定原料的供应商、制备工艺及质量控制要求;同时还要确认产品的质量标准及分析方法。建议至少从中试阶段开始,所用生产设备的操作原理和材质、原材料的质量控制要求、工艺及流程等应与商业化生产尽量一致。对于新原料药的工艺放大研究的具体规模可根据具体产品来制订,应满足对应制剂的工艺放大对原料药的需求量。

通过工艺放大研究形成可商业化生产的制备工艺及工艺控制,并转入下一阶段进行工艺验证。

五、工艺验证

2011 年 FDA 发布了指南 *Process Validation: General Principles and Practices*,在该指南中对工艺验证的基本原则和操作进行了全新的阐述,将工艺验证定义为:收集并评估从工艺设计一直到商业化生产的数据,用这些数据确立工艺标准制定的科学依据,证明该工艺能够始终如一地生产出符合预期质量要求的药品。不同于传统的工艺验证概念,该指南中的工艺验证不再是一个孤立的事件或活动,而是贯穿于产品生命周期(product lifecycle)的一项持续性的研究工作,以时间的先后顺序、按照不同的研究内容,将工艺验证划分为三个阶段,分别如下:

第 1 阶段——工艺设计(process design):基于从药物开发和工艺放大的研究过程中获得的知识确定商业化生产工艺。

第 2 阶段——工艺确认(process qualification):对设计的工艺进行确认,证明其能够进行稳定重现的商业化生产。

第 3 阶段——工艺的持续保证(continued process verification):持续地保证日常的商业化生产中,生产工艺始终处于可控状态下。

工艺验证的成功与否取决于来自产品与工艺研发的信息与知识,这些研发过程中获取的信息和知识是建立适当工艺控制方法的基础。前面讨论的"工艺路线的设计"至"工艺放大"的研究过程即为第 1 阶段工艺设计,是建立商业化生产工艺的过程,是全生命周期工艺验证概念的基础。在工艺设计的研究过程中,路线设计、小试、工艺优化、工艺放大等并非按序单向进行的研究内容,往往要经历多次的反复和调整。

第 2 阶段工艺确认即基本对应于传统概念的工艺验证。通常,第 1 阶段的工艺设计的研究工作不需要在 GMP 条件下进行,但第 2 阶段工艺确认必须遵守 GMP。生产企业需要在商业化生产和销售之前完成此项工作,以确认该生产工艺具有可持续生产出符合预期质量要求的产品的可靠性。

工艺确认(即传统概念的工艺验证)包括两个要素,分别是厂房设计、设备与设施的确认以及工艺性能确认(process performance qualification,PPQ)。建议以项目团队的方式来完成此项工作,应包括制药工程、分析化学、微生物学、统计学、生产和质量保证等不同学科的研究人员。在 PPQ 之前要保证合适的厂房设计以及试运行,证明设备和设施适合于预期用途且运行正常。PPQ 是采用已完成确认的厂房、设备和设施,由经过培训的人员按照商业化生产工艺、控制程序等进行商业化产品的生产的验证过程。应制订 PPQ 方案,并经过质量部门和其他相关部门的审核与批准,偏离既定的方案,必须按照既定程序或方案中的规定进行处理。通常,PPQ 需要比常规生产进行更加强化的取样和监测,以及更严格的工艺性能检查,以更好地确认工艺性能及确证产品质量的一致性,这样的取样和监测水平还需延续到商业化生产中,直到获得足够的数据以支持日常商业化生产中取样、监测水平的合理性。取样数量应足以保证药品批内与批间质量的统计学置信度。中试生产线、中试规模下的三批样品的连续制备并不是真正意义的工艺验证或工艺确认工作。通常，在工艺确认工作中也无须在商业化生产规模下对整个工艺参数操作范围的上下限进行挑战考察，参数范围的考察应是第1阶段工艺优化、工艺放大的研究内容，应基于第1阶段对药品特性及生产工艺的充分研究和理解来建立PPQ的生产条件。对于验证的批次数量，应基于工艺的变异性、工艺及产品的复杂程度、之前对类似产品和工艺的经验等合理制订，通常是至少连续三批。

　　PPQ方案执行完成后，应及时形成对方案遵循情况的书面报告，即工艺验证报告。报告中应如实记录工艺验证的结果，并对结果进行评估，对出现的偏差进行分析，评价生产工艺是否足够可控、是否可持续生产出符合预期质量要求的产品。

六、上市后工艺的持续保证

　　上市后"工艺的持续保证"的目标是保证商业化生产工艺可持续、稳定地处于可控状态之下，即经过第2阶段工艺确认（传统概念的工艺验证）的状态。即使原料、设备、生产环境、人员、生产工艺等发生变更，也应保证该工艺在其生命周期内处于可控状态、药品质量符合要求。

　　为实现这一目标，应根据第1阶段工艺设计、第2阶段工艺确认的研究结果来构建工艺性能和产品质量的监测系统，包括对所用物料的质量、设施及设备的运行条件、过程控制、成品质量标准等进行控制，以保证持续生产出符合预期质量要求产品的工艺能力。日常的商业化生产中会不可避免地出现非预期偏差，对收集到的信息和数据应进行趋势统计分析，以发现工艺的漂移情况，并评估是否应采取措施防止工艺因漂移而失去控制。应建立纠正和预防措施系统，对投诉、质检不合格、召回、偏差、工艺性能和质量监测趋势等进行调查，并采取纠正和预防措施，保证工艺的受控状态。

　　为控制工艺的不良趋势，或由于技术进步、科技创新等原因，还需要对工艺进行优化改进，根据变更对产品质量的影响程度，可能还需要考虑重新启动第1阶段工艺设计、第2阶段工艺确认的研究工作，以持续保证工艺性能和产品质量的可控状态，推动药品质量体系的持续完善。

　　此外，厂房、设备和设施的维护也是确保工艺保持可控状态的另一个重要方面。

　　连续制造（continuous manufacturing，CM）是近期制药行业一项新的技术革命，具有提高药品制造效率、灵活性、稳健可靠性的潜力。连续制造全面整合了质量源于设计的理念，广泛运用新技术和新设备，例如在线监测、实时反馈的PAT技术，从工艺设计到工艺验证、工艺控制、"批"的概念等均与原来传统的药品制造有很大的不同，但药学研发的目标是一致的，即设计一个高质量的产品，以及能持续生产出符合预期质量特性产品的生产工艺。

第二节　起始原料选择和质量控制的评价

　　ICH指导原则《Q7：生产质量管理规范》中，对原料药"起始原料（starting material）"的定义为：用于生产某种原料药并成为该原料药结构的重要组成部分的一种原料、中间体，或者其他原料药，起始原料可以是商业来源的物料、以合同或商业协议购自一家或多家供应商，也可以是注册申请人自行生产的物品。起始原料通常应具有明确的物理、化学性质和结构。

1987 年美国 FDA 发布了首个关于起始物料问题的指导原则,之后欧盟(EMA)、ICH 等监管机构也先后发布指导原则阐述对起始物料的监管要求。国内,国家食品药品监督管理局(CFDA)于 2005 年发布的《化学药物原料药制备和结构确证研究的技术指导原则》、2008 年发布的《化学药品技术标准》和 2012 年国家药品监督管理局药品审评中心(CDE)发布的"化药共性问题解答——药学"中均有关于化学原料药注册的起始原料的相关要求;2016 年,在 CFDA 发布的《化学药品新注册分类申报资料要求(试行)》(2016 年第 80 号)中,对起始原料的选择、质量控制及注册资料的提交等提出了更为系统的要求。

一、起始原料的重要性

在注册申报资料中,起始原料是注册申报工艺描述的起点,更为重要的是,起始原料通常是监管机构对原料药实施 GMP 监管的起点。起始原料的质量对原料药终产品质量可能存在比较重要的影响,合成原料引入的杂质及其后续反应产物是原料药工艺杂质的一个重要来源,特别是 ICH 指导原则《M7:评估和控制药物中 DNA 反应性(致突变)杂质以限制潜在致癌风险》颁布以来,对致突变杂质研究的关注度越来越高,鉴于其对安全性的影响,质量控制要求显著严格于普通的杂质,这就更要求关注对合成原料引入杂质的研究,关注合成原料对终产品质量的影响。一般来说,制备工艺的步骤越多,对合成原料引入杂质的清除能力就越强,合成原料的质量对终产品质量的影响就越小。因此,对于起始原料的研究其实包含了两个方面的问题,一是合适的起始原料的选择,即注册申报工艺路线的"长短"问题,二是起始原料的合理质量控制。

起始原料的选择和质量控制是原料药研究中的一项重要内容,各监管机构在原料药审评中均给予了高度关注。近年来欧洲药品质量管理局(European Directorate for Quality Medicines,EDQM)在每年发布欧洲药典适用性认证(certification of suitability to monograph of European pharmacopoeia,CEP)证书新申请首轮审评发现的十大缺陷中,起始物料的选择和起始物料的杂质问题经常是比较靠前的。在美国 FDA 仿制药(ANDA)审评中,起始物料的确定也被视为一个棘手的问题;对于新药申请(NDA),FDA 则与申请人通过会议的方式进行充分的前期沟通,双方通常会在 Ⅱ 期临床末的会议(IND end-of-phase 2 meeting)或者新药申请提交之前的会议(pre-NDA meeting)上对起始物料问题达成共识。国内的药品研发中,合成起始原料的问题也是普遍存在的,例如,近年来存在比较多的采用外购中间体而缩短工艺路线的上市后补充申请,早期还存在采用化工来源的粗品经精制制备原料药,或采用化工来源的游离酸/碱经一步成盐制备原料药,无法保证原料药质量的有效控制。为遏制这种现象,NFDA 陆续制定了相关技术要求来规范原料药的选择和质量控制。

二、起始原料的选择

对于起始原料的选择,监管机构和注册申请人有着不同的考虑。合成原料是制备工艺实施 GMP 的起点,也是变更管理的起点,一般而言,监管机构更关注起始原料引入步骤及之后步骤的变更,而对起始原料的制备工艺及其变更,监管机构的关注度相对要低很多。考虑到外购起始原料供应链的复杂性,降低不受控的变更对原料药质量的潜在不良影响,从监管的风险角度,监管机构倾向于选择结构相对比较简单、来源固定的物料作为起始原料,即采用比较长的注册工艺路线。而对于注册申请人来说,从缩短工艺开发的研究路径,降低上市后 GMP 生产的经济成本、环保压力,提高物料来源和生产工艺的灵活性,减少上市后变更等角度考虑,更倾向于采用尽可能短的注册工艺路线,即使用接近终产品的复杂结构的中间体作为注册工艺的合成原料。因此,对于合成原料的合理选择,应从监管和行业两个角度来平衡考虑,从监管风险和科学合理两个角度来综合评价。

起始原料的合理选择主要有以下基本原则:

(1)一般情况下,发生在原料药生产工艺开始阶段的物料属性或操作条件的改变,对原料药质量的潜在影响较小。工艺路线长短的确定需要考虑原料药杂质的形成、转化及清除,通常在工艺前段引入或产生的杂质比在后期生成的杂质有更多的机会被转化 / 清除,最终被带入原料药产品中的量就越低。因此,原料药的反应步骤越多,起始原料的质量改变对原料药产品质量的影响就越小,相反,反应步骤越少,对原料药质量造成的风险就越高。

(2)应在注册申报资料中详尽地描述原料药的生产工艺,以便监管机构了解工艺过程中杂质是如何形成的,工艺改变会对杂质的形成、转化和清除产生何种影响,拟定的控制策略为何适用于该原料药的生产工艺。注册申报工艺应包括足够的化学反应步骤,以了解杂质的形成、去向和控制。这里的化学反应步骤是指涉及化学键合反应的步骤,典型的就是涉及 C—X 键或 C—C 键形成或断裂的步骤,成盐 / 游离、拆分、重结晶等不算化学键合反应。监管机构通过这些信息来评价原料药及其生产工艺是否得到了充分的控制,是否对杂质进行了有效控制。

(3)原料药的生产工艺通常应包含对原料药的杂质谱产生影响的工艺步骤,即对原料药的杂质谱产生重要影响的生产步骤不能放在起始原料中,以避免对原料药的质量引入不可控的影响因素。达到以下杂质水平即认为是对原料药的杂质谱有影响:对于非致突变杂质,如果在原料药中的含量高于 ICH 指导原则《Q3A(R2):新原料药中的杂质》的鉴定阈值(每日最大剂量 ≤ 2g 的药物,鉴定阈值为 0.10% 或每日摄入 1.0mg,取阈值低者;每日最大剂量>2g 的药物,鉴定阈值为 0.05%);对于致突变杂质,如果在原料药中的含量高于 ICH 指导原则《M7:基因毒性杂质》可接受摄入量的 30%。根据 ICH 指导原则《M7:基因毒性杂质》和《S9:抗癌药物的非临床研究》,有些情况下(例如原料药本身即具有致突变性)在选择起始原料时并不需要过分关注上述致突变杂质,只要该致突变杂质含量不超过 ICH 指导原则《Q3A(R2):新原料药中的杂质》的鉴定阈值,即可认为对原料药的杂质谱无影响。

(4)汇聚型的原料药生产工艺的每个分支均会有一个或多个起始原料。针对每一个分支,从起始原料第一次使用开始就要遵循 GMP 的要求。在 GMP 条件下开展生产,并结合适当的控制策略方可有效保证原料药的质量。

(5)起始原料应当是具有明确化学特性和结构的物质。未分离的中间体通常不适宜作为起始原料。

(6)起始原料应当是原料药的"重要结构片段",即起始原料的化学结构不能与原料药结构太过相似。此处强调"重要结构片段",是为了把起始原料与试剂、溶剂以及其他原材料加以区分,用来制备盐、酯或其他简单衍生物的常用化学品通常被视为试剂,而非起始原料。

在选择起始原料时应当综合考虑以上所有原则,而不是孤立地看待每一个。图 2-3 是某原料药及其线性合成路线图起始原料的选择示例,该产品的手性中心来源于第 1 步反应,由市售的非手性化合物 A 经立体选择性反应得到目标的立体构型。同时,第 1 步反应中会生成少量的对映异构体杂质(B的对映异构体),该手性杂质会随主成分一同进行后续的反应,最终生成原料药产品的对映异构体杂质。基于影响原料药杂质谱的步骤应纳入注册申报工艺的原则,步骤1应纳入该原料药的注册申报工艺,可选择市售的原料A作为起始原料。然而,如果该原料药的所有重要杂质均来源于步骤4、5和6;步骤2和3对原料药的杂质谱无影响;步骤1仅影响对映异构体杂质,且该手性中心在后续步骤中不会发生消旋化,在化合物D的质量标准中建立了方法控制手性杂质的含量。在这种情况下,工艺中前面的步骤对原料药质量的影响要小于后面的步骤,仅仅步骤1可对产品的手性杂质有一定影响,但可通过化合物D的手性杂质(该杂质可理解为"持续存在杂质")的质量控制来实现,如果化合物D符合上述原则中的其他项目,例如(5)(6)等,那么选择化合物D而非化合物A作为起始原料也是合理的。

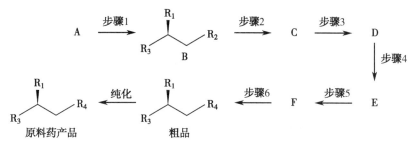

图2-3 某原料药及其线性合成路线图起始原料的选择示例

总之,起始原料的选择不应对原料药的质量控制产生大的风险,应对包括起始原料制备工艺在内的所有工艺步骤的关键性进行分析评估,对原料药质量有关键影响的步骤不能包含在起始原料的工艺中。对于起始原料选择的合理性,应针对具体的产品及其制备工艺、质量控制策略来综合评价和讨论,而不是泛泛地简单以工艺步骤的数量(如国内常见的3步合成反应)来确定。

商业可获得的化学品已在非药用市场作为商品销售,因此采用市售化学品作为起始原料可不做合理性分析。但商业可获得性并不是起始原料选择的充分理由,需要区分为了某个原料药生产商的需求而特别制作的定制合成化学品。采用委托定制的化学品作为起始原料,需要按照以上原则讨论分析起始原料选择的合理性。如需要增加起始原料的精制步骤以确保商业可获得的起始原料的质量一致性,该精制步骤需要纳入原料药的注册制备工艺。

一般不接受短的合成路线,即使申明在GMP条件下生产起始原料,一般也不接受将高级中间体作为起始原料进行注册申报。但在一些特殊的情况下(如原料药的结构非常简单,或采用已批准的原料药作为合成原料)也是可行的,例如以已有生产批文的非诺贝特原料药作为起始原料,经水解、成盐来制备非诺贝特胆碱原料药(choline fenofibrate)。

三、起始原料的质量控制

要基于起始原料的制备工艺来开展质量控制研究。应与起始原料的供应商进行良好沟通,获取起始原料的制备工艺信息,提供合成路线图,简单描述工艺和后处理(如重结晶、柱纯化、精馏),明确工艺中所用试剂、溶剂、催化剂等。结合制备工艺来开展起始原料的质量研究,重点关注有关物质、致突变杂质、毒性试剂/溶剂、金属催化剂等。

对于起始原料的杂质谱分析,应结合制备工艺和实际检测情况来综合考虑,根据起始原料可能引入到原料药注册申报工艺中的杂质情况,针对性地研究建立专属性的检查方法。对于杂质的质量控制要求,可根据多批次起始原料的实测数据、后续工艺步骤对起始原料引入杂质的转化/清除情况来综合考虑,一般应对已知杂质、未知单杂、总杂质分别制定合适的限度。例如,图 2-3 中以化合物 D 作为起始原料来制备某原料药,化合物 D 之前的步骤仅对原料药产品的手性纯度有影响,多批次化合物 D 中手性杂质的实测值在 0.3% 左右,对应批次的原料药产品中手性杂质的实测值在未检出至 0.06%,采用杂质标准品加入(spiking)的方法考察工艺步骤对手性杂质的清除能力,在起始原料 D 中加入一定量的手性杂质,含量达到 1.0%,经后续的工艺步骤,得到的原料药终产品中手性杂质的实测值为 0.07%,低于原料药质量标准中的限度(0.15%),以上研究结果基本可支持起始原料 D 中手性杂质 0.5% 的质量控制限度要求。

致突变杂质、残留溶剂(重点是 2 类以上溶剂)、金属催化剂(重点是 1 类金属元素)、毒性试剂等的质量控制,也可参考以上思路进行研究,或直接参照相关指导原则严格限度要求。总之,应将起始原料的质量控制与原料药产品的质量控制衔接起来,作为原料药质量控制体系的一部分。

在有些情况下,由于知识产权等原因,原料药的申请人无法获知商业外购起始原料的具体生产工艺信息,对于常规的商业化学原料,可通过文献调研来得到外购起始原料的一些工艺信息,以帮助起始原料的质量控制研究。例如,对于起始原料的金属催化剂的质量控制,可根据文献报道对常用的几种金属催化剂开展检测和数据积累,并制订合适的限度质量控制要求。

对于起始原料供应商的改变或起始原料合成工艺的改变,建议进行必要的研究验证工作,评估这些变更对起始原料的质量及其杂质谱的影响,结合原料药的质量控制策略来进一步分析对注册申报工艺的后续步骤甚至对最终产品质量的影响,要求变更不应对原料药质量产生负面的影响。

目前,对于国内的新药研发,起始原料的选择可作为 II 期临床末的会议(IND end-of-phase 2 meeting)中一个重要的药学议题。在 NDA 申请时,起始原料的供应商、制备工艺和质量标准应作为"化药原料药生产工艺信息表"的附件,是药品批准文件中一项重要内容。

第三节 化学原料药特性鉴定研究的评价

本节内容以新药研究开发为例进行介绍,对应药品注册 CTD 格式申报资料中"3.2.S.3特性鉴定"部分,包括"3.2.S.3.1 结构和理化性质"和"3.2.S.3.2 杂质"两个模块,其中,"3.2.S.3.1 结构和理化性质"包括了"(1)结构确证""(2)理化性质"两部分内容。

一、结构确证

结构确证是指验证申报的制备工艺下产品结构的正确与否,保证整个研究工作物质基础的正确性,采用物理和化学手段对制备的化合物进行结构测试,根据取得的数据和结构信息来推论或验证目标化合物的结构。

(一) 研究方案的制订

药物结构是千差万别的,制备(获得)方法也各不相同,应根据药物的自身结构特征和制备方法来制订科学、合理、可行的结构确证研究方案。

研究的一般原则就是具体问题具体分析。首先要明晰药物的结构特点,重点需要确证哪些结构问题;根据需要解决的问题来考虑采取哪些有效的研究方法,应充分了解各种研究方法的作用和局限性,以便选择适宜的研究方法和测试手段;一项测试仅是在一个侧面对药物结构特征的说明,需要对各项测试得到的结构信息进行归纳综合、相互补充、相互佐证,以达到对药物结构的全面确证。

例如,对于合成多肽药物,常规的红外吸收光谱法(IR)、紫外吸收光谱法(UV)、核磁共振波谱法(NMR)等研究手段能提供的结构信息比较有限,多肽药物的氨基酸组成、序列等一级结构的信息是重要研究内容,埃德曼(Edman)降解法、基于多种技术的质谱方法是很有效的一级结构研究手段;对于存在半胱氨酸的多肽,应明确巯基的存在状态(氧化态或还原态),含有多个半胱氨酸的多肽,还应确证二硫键的正确连接位点;对于长肽,还可能存在空间结构的研究问题,在研究早期,甚至需要采用合适的体外活性测试方法来确证多肽空间结构的正确性。

对于多组分药物,应确证各组分的组成比例,对各主要成分进行结构确证。例如羟乙基淀粉类产品,它是一系列不同分子量产品组成的混合物,采用常规手段无法直接确证其结构,可从产品的分子量与分子量分布、特性黏度、摩尔取代度、取代方式(C2/C6)等方面进行研究说明。

(二) 研究用样品的要求

结构确证研究用样品应具有代表性,应可代表实际注册申报工艺制备的产品。

一般情况下,应采用拟定制备工艺中的精制方法和工艺条件来制备结构确证的研究用样品。对于存在多晶型问题的药物,制备样品用于晶型研究时尤其需要注意,因不同的精制方法和工艺条件可能产生不同的晶型、结晶水/结晶溶剂。对于多组分药物,一般不建议另行进行精制处理,以免影响产品的组成及比例。

研究用样品还应该具有一定的纯度。样品纯度对结构研究非常重要,采用纯度不够的样品进行结构研究可能得到错误的结构信息,或存在的杂质干扰结构的正确解析。样品纯度一般应大于99.0%,杂质含量应小于0.5%。

如结构确证研究中使用了对照品,对照品的结构信息对药物的结构确证亦有重要的佐证作用。结构确证用样品和对照品应在同一仪器采用相同的测试条件下进行测试,以保证对照品的信息对药物结构确证的有效支持。对于从市售制剂中提取、精制得到的结构确证用对照品,因制备过程可能影响其晶型,此对照品不能用于与晶型相关的确证研究。

(三) 研究内容和研究方法

对于多数小分子药物,一般是从元素组成、平面结构、立体结构、晶型等方面来确证药物的结构。

1. **元素组成** 确证组成药物分子的原子种类和数量,以确定药物的分子式、分子量。

经典的方法是元素分析方法,将样品置于氧气流中燃烧,使其有机成分充分氧化,各种元素定量地转化成对应的挥发性氧化物,通过适当的检测手段来定量化合物中碳、氢、氮、氯等的比例,通过计算可得到组成药物的元素种类和含量,即分子式。经比较测试结果与理论计算值的差值大小,可初步判定供试品与目标化合物分子组成是否一致,一般每个元素与理论值的误差不超过 0.3%。

高分辨质谱法也是确证元素组成的常用方法,但应保证研究用样品具有一定的纯度,该方法不能反映药物的结晶水、结晶溶剂等情况。

2. 平面结构　主要是研究药物分子中各原子的连接顺序和连接方式,确证药物分子的二维结构。紫外吸收光谱法、红外吸收光谱法、核磁共振波谱法和质谱法是常用的研究方法,俗称"四大光谱"。

(1)紫外吸收光谱法(UV):测定药物溶液在紫外 - 可见(190~800nm)区域内不同波长处的吸光度,计算吸收系数(尤其是摩尔吸收系数),可得到药物结构中可能含有的发色团(共轭体系)、助色团(极性基团)种类以及初步的连接方式等信息,该方法也常用于药物的鉴别和含量测定。通过在酸性或碱性溶液中最大吸收波长的紫移或红移现象,还可为药物结构中发色团上存在酸性或碱性基团提供进一步的证据。

(2)红外吸收光谱法(IR):测定药物在红外区域(4 000~400cm^{-1})的吸收光谱,可得到药物结构中可能存在的化学键、官能团及其连接方式的信息,亦可给出药物的几何构型、晶型、立体构型等信息。通常采用压片法、糊法、膜法、溶液法和气体吸收法等进行测定。

盐酸盐药物在采用溴化钾压片法时可能会发生离子交换现象,应分别对氯化钾压片法和溴化钾压片法测得的结果进行比较,并根据结果选择适宜的压片基质。

(3)核磁共振波谱法(NMR):是一种基于特定原子核在外磁场中吸收了与其裂分能级间能量差相对应的射频场能量而产生共振现象的分析方法。通过化学位移值、谱峰多重性、偶合常数值、谱峰相对强度和在各种二维谱及多维谱中呈现的相关峰,提供药物分子中原子的连接方式、空间的相对取向等定性的信息。最常用的是氢核磁共振波谱法(^{1}H-NMR)和碳核磁共振波谱法(^{13}C-NMR),可获得药物分子中氢原子或碳原子的数目、相互连接方式、周围的化学环境,甚至空间排列的信息。^{13}C-NMR 的无畸变极化转移增强技术(distortionless enhancement by polarization transfer,DEPT)可以进一步明确结构中碳原子的类型(伯碳、仲碳、叔碳和季碳)。

近年来发展的一些二维核磁共振波谱法,例如,H-H COSY 可反映出氢原子的偶合情况,H-C COSY 可帮助确定各个碳原子所连接的氢原子;HMBC(^{1}H-detected heteronuclear multiple bond coherence connectivity correlation spectra)、HMQC(^{1}H-detected heteronuclear multiple-quantum coherence)等能对氢原子、碳原子的归属提供更多的信息,为复杂结构药物分子的 NMR 解析提供了很多的便利,也成了药物结构鉴定的重要工具。

结构中含有氟原子、磷原子的药物,还可进行 ^{19}F、^{31}P 的 NMR 测试。可提供氟原子、磷原子的种类、所处化学环境等信息,对药物元素组成测试亦有佐证作用。

进行 NMR 测试时需关注溶剂(氘代溶剂)的选择,不仅需要考虑溶剂对样品应有较好的溶解度,还需要考虑溶剂峰(残留质子信号、可能残留的水峰)对图谱解析产生的干扰和对化学位移的影响,尽量避免溶剂峰或残留的水峰对药物部分信号的干扰和掩蔽,尽可能使用高氘代度、高纯度的溶剂。

(4)质谱法(MS):是使待测化合物产生气态离子,再按质荷比(m/z)将离子分离、检测的分析方法,可提供药物的分子质量和结构的信息,亦可用于定量测试。用于结构研究的重要参数有分子离子峰、碎片峰、丰度等。

分子离子峰是确证药物分子量、分子式的有力证据,而碎片峰可提供药物结构特征的信息,应根据待测化合物的性质及拟获取的信息类型来选择合适的离子源。目前常用的离子源有电子电离(EI)、化学电离(CI)、快速原子轰击(FAB)、基质辅助激光解吸电离(MALDI)等,其中 EI 属于硬电离,适用于热稳定的、易挥发化合物的离子化,可产生较多的碎片峰帮助结构特征的解析,但对于有些化合物则得不到分子离子峰。

对含有同位素元素(如 Cl、Br 等)的药物,利用分子离子峰及其相关峰丰度间的关系,可用于判断药物结构中部分元素的种类、数量。

3. 立体结构 对于存在手性的药物,在确证以上平面结构的基础上,还需要对其立体结构进行研究确证。立体结构的确证方法大体可分为两类:直接法和间接法。

直接法是通过某种单一的方法即可确证手性药物的构型,常用的方法是单晶 X 射线衍射法(single-crystal X-ray diffraction,SCXRD),该方法适用于晶态物质的结构或晶型研究,Cu 靶适用于单晶药物的绝对构型测定,Mo 靶适用于单晶药物的相对构型测定(含有卤素或金属原子的药品除外)。但采用该方法需要首先制备得到药物的单晶,而有些药物的单晶制备比较困难,可考虑对含有相同立体构型的工艺中间体来制备单晶进行衍射研究,或采用其他间接的方法来确证立体结构。

间接法是指仅靠对供试品进行某一项测试尚难以充分说明其构型,还需综合其他测试数据。例如,比旋度、手性色谱、核磁共振波谱(NMR)、旋光光谱(ORD)、圆二色谱(CD)、化学相关法等都属于间接法。需要根据药物结构特征、已有的信息等来选择合适的测定方法,例如,二维核欧沃豪斯效应谱(nuclear Overhausereffect spectroscopy,NOESY)是一种二维核磁,适用于刚性结构药物的立体构型确证。间接法确证立体构型的示例见图 2-4,结合合成原料中两个羟基碳的已知构型,采用 NOESY 可确证 4 种产物的五元环上两个新增手性中心的立体构型。

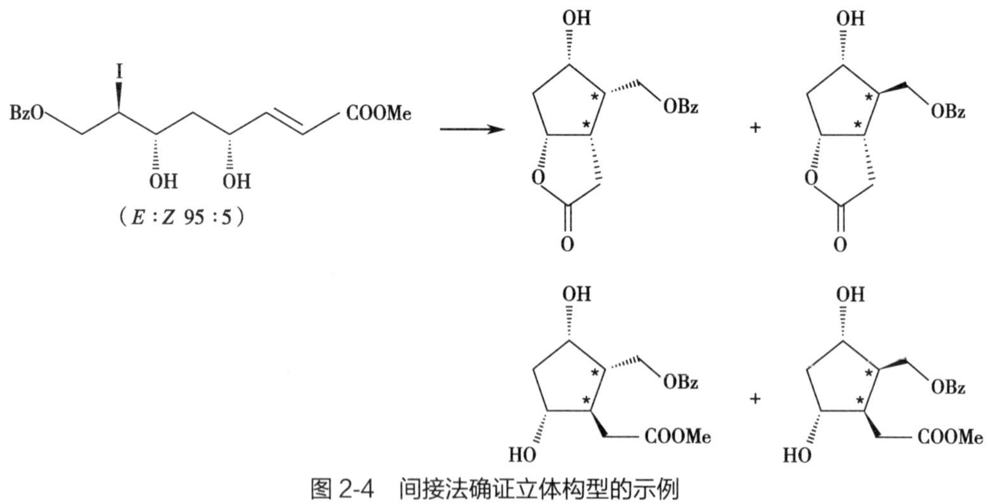

图 2-4 间接法确证立体构型的示例

单晶 X 射线衍射法是药物立体结构确证的直接方法,但并非首选方法,需要根据单晶制备的难易、药物结构特征及其他已掌握的信息(如手性中心的引入方式、化学反应的立体选择性、文献报道等)来灵活制订研究方案、选择研究方法。在采用间接法时,需注意对多方面信息的综合讨论分析。

4. 晶型 ICH 指导原则《Q6A:质量标准新原料药和制剂的检测以及可接受标准:化

学物质》中对多晶型（polymorphism）的定义是：同一种药物以不同晶体形式存在，包括溶剂化物、水合物和无定形物。多晶型现象是普遍存在的，不同的晶型可能具有不同的溶解度，对于难溶性口服固体制剂，原料药的不同晶型可能影响制剂的溶出行为，甚至进一步影响制剂的生物利用度/生物等效性（BA/BE）；不同晶型的原料药可能具有不同的物料特性，如颗粒形态、流动性、堆密度、可压性、引湿性等，当制剂采用混粉直接压片或混粉直接填充胶囊等工艺时，原料药晶型的差异可能对制剂工艺产生较大的影响；此外，不同晶型因化学反应性、引湿性的差异，或因转晶，可能会影响到制剂的稳定性。因此原料药的晶型是药物开发过程中不可忽视的一项研究内容。

晶型的研究方法包括：X射线粉末衍射法（X-ray diffraction of powder，XRPD）、红外光谱法、拉曼光谱法、固体核磁共振波谱（solid state nuclear magnetic resonance，SSNMR）、光学显微镜等。在早期晶型筛选阶段，需联合应用多种分析手段来判断样品是否为单一晶型或混晶，之后再根据不同晶型的特征差异，选择可有效区分不同晶型的方法来表征目标晶型产品。X射线粉末衍射法具有良好的专属性、灵敏度，是最为常用的方法，可用于区分不同的晶体，也可用于混晶的半定量研究。

需要注意样品的处理方式对晶型的影响，例如采用IR进行测试时，如研磨、压片过程会影响样品的晶型，可考虑改用糊法测定，由于糊剂自身有吸收，应根据药物特点对糊剂的种类进行选择。

参考ICH指导原则《Q6A：质量标准新原料药和制剂的检测以及可接受标准：化学物质》，原料药晶型研究决策树示意图见图2-5，以判断原料药的晶型是否是影响制剂安全性、有效性的关键质量属性，是否需要在原料药标准中制订专属性的晶型控制方法。

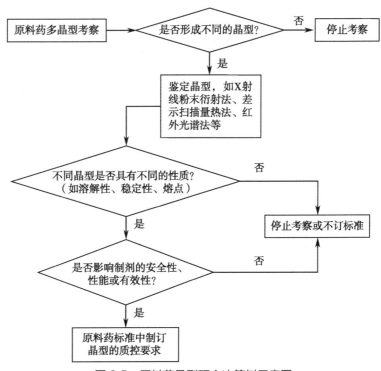

图2-5 原料药晶型研究决策树示意图

对于含有结晶水或结晶溶剂的药物,应对药物中的水分或溶剂进行确证研究。常用的研究方法包括:热重、差热分析、干燥失重、水分 / 溶剂测定、元素分析、核磁共振波谱法、单晶 X 射线衍射法等。每种方法对结晶水、结晶溶剂的确证均有一定的局限性,需要根据药物结构特点选择合适的方法,同时还需要结合其他不同方法得到的结果进行相互补充和佐证。例如,单晶 X 射线衍射法可直接提供测试样品中结晶水的数量和存在方式,但由于单晶的制备方法通常不同于拟定的制备工艺,测定结果并不能支持拟定工艺下制备的产品具有相同的结晶形态,还需要结合热重、差热、水分等测定结果来综合分析水分的存在状态(结晶水或吸附水)以及结晶水的数量。

二、理化性质

对原料药理化性质的深入研究是开展质量研究、制剂处方工艺等其他研发工作的基础,通常包括以下研究内容。

(1)性状:是指对药品的外观、色泽、臭、味等的描述。

(2)熔点:是固体原料药的一项重要的物理常数。结晶性原料药一般具有明确的熔点(熔距),可用于鉴别原料药及不同晶型。常用传温液加热法、电热块空气加热法进行测定,对于熔点难以判断或熔融同时分解的原料药,应同时采用热分析方法进行比较研究。

(3)旋光度或比旋度:是手性药物的特性,可用于鉴别或检查手性药物的纯度,亦可用于测定手性药物的含量。旋光度与测定光源、测定波长、溶剂、浓度、温度等因素有关,应注明测定条件。

(4)溶解度:是药物的一项重要物理性质。通过测定药物在不同种类溶剂中的溶解性能,可供精制用溶剂的选择以及质量检验制备溶液时作为参考。《中国药典》(2020 年版)四部凡例中根据药物在溶剂中溶解度的大小,将溶解性能从高到低分为"极易溶解""易溶""溶解""略溶""微溶""极微溶解""几乎不溶或不溶"这六档。测定条件为:除另有规定外,称取研成细粉的供试品或量取液体供试品,于(25 ± 2) ℃一定容量的溶剂中,每隔 5 分钟强力振摇 30 秒;观察 30 分钟内的溶解情况,如无目视可见的溶质颗粒或液滴时,即视为完全溶解。

此外,还建议测定原料药在生理 pH 范围内水中的溶解度,对于溶解性与溶液 pH 相关的原料药,可绘制表观溶解度 -pH 的曲线,以指导口服固体制剂的溶出介质的筛选、制剂处方工艺的考察。

(5)渗透性:对于口服固体制剂,原料药的溶解性影响制剂的溶出行为,而渗透性则影响药物在胃肠道溶出后通过胃肠壁进入体循环的能力。渗透性分类与药物在人体肠道膜间质量转移速率直接相关,与药物在人体内的吸收程度间接相关。可通过人体试验或非人体试验的方法来确定原料药的渗透性分类,人体试验的方法有质量平衡、绝对生物利用度等,当一个口服药物采用质量平衡测定的结果或是相对于静脉注射的参照剂量,显示在体内的吸收程度≥85%(并且有证据证明药物在胃肠道稳定性良好),则可说明该原料药具有高渗透性;非人体试验的方法包括:在合适的动物模型的体内或原位肠道灌注、离体肠道组织的渗透性检测或者合适的单层上皮细胞的渗透性测定等。当一个单一的渗透性检测不足以充分说明药物的渗透性类别时,可采用两种不同的分析方法;当不同实验类型的研究结果存在矛盾时,应考虑用人体数据替代体外或动物数据。

　　基于原料药的溶解性、渗透性分类的生物药剂学分类系统(biopharmaceutics classification system,BCS)对制剂的开发工作具有重要的指导作用,要重视对新原料药溶解性、渗透性的研究,研发早期尽量获得渗透性分类的结果,以用于评估生物药剂学分类,帮助制剂的处方工艺开发。

　　(6)粒度:对于水中溶解性较差的原料药,且制剂为固体口服制剂或不溶性原料药的混悬液体制剂,原料药的粒度可能影响制剂的溶出行为,甚至影响生物利用度,也可能影响到制剂的工艺、含量均匀度、产品外观等,必要的话,需要制订原料药的粒度分布的质量控制要求。参考 ICH 指导原则《Q6A:质量标准新原料药和制剂的检测以及可接受标准:化学物质》,原料药粒度研究决策树示意图见图 2-6。粒度的测定可采用显微镜法、筛分法、光散射法,推荐使用激光散射粒度分布仪来测定药物颗粒的粒度分布,注意对方法(湿法测定、干法测定)的选择,并进行必要的精密度、重现性等验证。

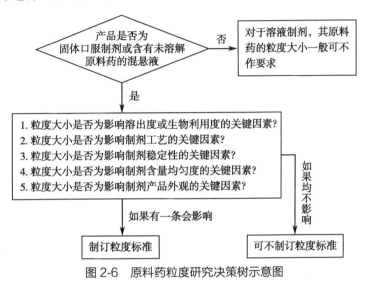

图 2-6　原料药粒度研究决策树示意图

　　(7)晶型:晶型可能影响固体口服制剂的溶出、制备工艺等,对于存在多晶型现象的产品,应在注册资料中明确拟定采用的晶型。

　　(8)引湿性:是指药物在一定温度及湿度条件下吸收水分能力或程度的特性。试验结果可作为选择适宜的药品包材和贮存条件的参考。在《中国药典》(2020 年版)四部中,根据药品在 (25 ± 1) ℃、相对湿度(RH) (80 ± 2)% 条件下 24 小时的吸湿增重百分率,将引湿性分为"潮解""极具引湿性""有引湿性""略有引湿性""无或几乎无引湿性"。

　　(9)解离常数(pK_a):是物质在水溶液中发生解离的平衡常数。多数药物都是弱酸或弱碱盐,解离常数决定着药物在介质中的存在形式,即药物的分子形式和离子形式的比例,影响其溶解性、亲脂性,是一个影响药物在体内吸收和分布的重要理化性质。常用的测定方法包括电位滴定法、电导滴定法等。

　　(10)分配系数:是反映物质在两相之间迁移能力的重要理化特征参数。正辛醇-水分配系数(Kow)是在特定温度下,物质在正辛醇相和水相之间达到分配平衡之后,在两相中浓度的比值。Kow 反映了药物相对的亲脂或亲水的性能,Kow 越低反映药物是亲水的,越高则是疏水的。常用的测定方法有摇瓶法、两相滴定法、萃取法、产生柱法、色谱法等。

新原料药的开发过程中,应特别关注与制剂生产、性能相关的重要理化性质的研究,如溶解性、渗透性、晶型、粒度、引湿性等,为制剂的研究开发打好基础。此外,BCS 分类、分配系数等不仅与药物的体内过程密切相关,也在一定程度上影响创新药开发的难易。

三、杂质

任何影响药物纯度的物质统称为杂质。ICH 指导原则《Q3A(R2):新原料药中的杂质》中对新原料药的杂质定义为:存在于新原料药中,但化学结构与新原料药不同的任何一种成分。药品在临床使用中产生的不良反应除了与药品本身的药理活性有关外,有时与药品中存在的杂质也有很大关系。例如,青霉素等抗生素中的多聚物等高分子杂质是引起过敏的主要原因。杂质作为药物的一项关键质量属性,是研发工作的一项重要研究内容。

杂质研究是贯穿于药品研发始终的一项重要内容,按杂质的化学类别和特性,可分为:有机杂质、无机杂质、有机挥发性杂质。杂质谱(impurity profile)分析是对药品中各种可能存在的杂质的概貌掌握,是杂质研究工作的基础,基于杂质谱分析的杂质控制是"质量源于设计"的基本理念在杂质研究与控制中的一种具体实践。通过全面的杂质谱分析,可指引药品制备工艺的开发和优化、质量控制策略的制订;可使杂质检查工作有的放矢,根据不同杂质的特性来针对性地建立检查方法,有助于检查方法的建立和验证。

原料药的杂质谱分析对应于 CTD 格式申报资料的模块"3.2.S.3.2 杂质",本节按照有关物质、残留溶剂、元素杂质、致突变杂质等不同类型,分别讨论新原料药杂质分析的一般原则和研究思路,不涉及检查方法的研究及验证的内容(相关内容见本书第六章)。

(一) 有关物质

图 2-7 是一个化学合成原料药工艺的有关物质潜在来源示意图。该工艺以 A 和 B 为起始原料,经中间体 C 制备最终产品(API),根据此反应通式,杂质的潜在来源主要包括以下几个方面:①合成原料(A、B)及中间体(C)的残留;②合成原料引入的杂质(如 B′),以及合成原料引入杂质的后续反应产物,如 B′ 的后续反应产物 C′、API′;③副反应产物,如 BP1、BP2 等,如果副反应产物可随主成分一同参与后续的反应,还需关注其后续反应产物;④原料药的降解产物,如 D1、D2 等;⑤反应中使用的试剂、配位体、催化剂等的残留。由于这类杂质的化学结构一般与 API 类似或具有渊源关系,通常也称为有关物质(related substance)。除了降解产物外,其他四类杂质都与制备工艺有关,也称为工艺杂质。

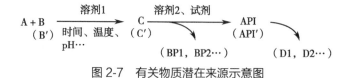

图 2-7　有关物质潜在来源示意图

原料药的杂质谱分析应注意避免两种极端问题,一种极端是杂质分析过于简单,例如,工艺杂质仅关注合成原料和中间体的残留;另一种极端是杂质分析过于繁杂,例如,将有机合成的各种理论可能的副反应杂质均简单罗列,但不做进一步的分析讨论、杂质检查。ICH指导原则《Q3A(R2):新原料药中的杂质》中明确要求:申请人应对原料药在合成、精制和储存过程中最可能(most likely)产生的那些实际存在的和潜在的杂质进行综述分析。因此,杂质谱分析的对象应是那些最可能产生的工艺杂质和降解产物,而不是工艺中使用的所有物料、试剂的简单罗列,也不是理论上所有可能副反应的简单排列组合。合理的杂质谱分析应建立在对合成所涉及的化学反应、由原料引入的杂质及可能的降解产物进行科学合理评估的基础之上。不仅要关注实际检出的杂质,还需要对潜在杂质存在的可能性进行科学评估,以更有效地指导有关物质检查方法的筛选和建立。

1. 工艺杂质　工艺杂质的分析应基于工艺开发过程中知识和数据的积累,对制备工艺以及所涉及化学反应机制要有深入的理解,要注意分析工艺中杂质的形成、去向(是否可随主成分一同进行后续的化学反应)及清除情况。总之,掌握的信息越丰富,就越容易评估哪些是在终产品中最可能存在的杂质。

工艺中使用的合成原料、中间体以及试剂、配位体、催化剂等的残留问题是比较常规的工艺杂质来源,相对比较简单,可参考其他类型杂质的一般研究思路。下面主要对原料药引入的杂质、副反应杂质的一般研究和评价思路进行讨论。

(1)原料引入的杂质:可根据供应商提供的制备工艺,对外购起始原料可能引入的杂质进行全面的分析和检测,并注意分析起始原料引入杂质在后续工艺步骤中的去向/清除情况,结合后续中间体质量控制实测数据的积累,合理制订起始原料引入杂质的质量控制策略,例如源头控制、过程控制,或在终产品中继续关注。

应重点关注那些可引入后续反应的潜在杂质,通常这类杂质的结构与主成分类似,可随主成分一同进行后续步骤的化学反应,且理化性质也可能与主成分比较接近,后续工艺步骤对其清除能力相对其他杂质来说比较有限,在终产品中残留的可能性也较大,这类杂质也多见用于有关物质检查方法系统适用性的分离度规定中。例如,EP10收载塞来昔布标准中的杂质A就是合成原料引入的苯环间位甲基异构体杂质随主成分一同进行后续反应而产生的工艺杂质,图2-8为塞来昔布和EP10收载塞来昔布标准中杂质A的结构图,因其结构和性质与主成分非常接近,比较难以清除,不仅作为特定杂质规定限度0.4%,还在系统适用性中规定主成分峰与杂质A峰的分离度不低于1.8。

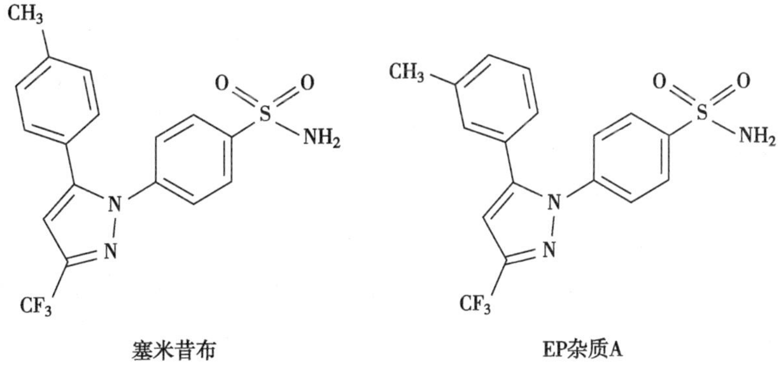

塞米昔布　　　　　　　　　　　　EP杂质A

图2-8　塞来昔布和EP10收载塞来昔布标准中杂质A的结构图

(2)副反应杂质:可根据工艺开发过程中掌握的工艺认知、对所涉及化学反应机制的理解以及数据的积累,对各步骤可能产生的副反应杂质进行合理分析,并跟踪其在后续工艺步骤中的去向/清除情况,根据多批次跟踪数据的积累,合理制订各工艺副产物杂质的质量控制策略。同样,应重点关注与主成分结构类似、可引入后续反应的副产物杂质。

以马来酸依那普利为例进行说明,图 2-9 是依那普利工艺副产物杂质分析图,以 L- 丙氨酸为原料,经酯化、加成、催化氢化、成酰胺等多步反应制备马来酸依那普利原料药。其结构中含有三个手性中心,第二个手性中心是在加成反应中引入,通过溶解性的差异可分离、去除该步骤产生的非对映异构体杂质 R,S 加成副产物,但是少量残留的该副产物杂质可继续参与后续的氢化、酰化反应,最终生成终产品的 R,S,S 异构体杂质。此外,在 Pd/C 催化氢化步骤中,可能发生乙酯水解、苯环氢化的副反应,这些副反应杂质均可参与下一步的酰化反应,最终生成工艺杂质依那普利拉、环己基依那普利。以上工艺副产物杂质产生的可能性较高,根据过程控制及数据积累的情况,还需要考虑制订终产品控制的质量标准,EP10 收载的马来酸依那普利原料药标准中 R,S,S 异构体杂质(EP 杂质 A,限度 1.0%)、依那普利拉(EP 杂质 C,限度 0.3%)、环己基依那普利(EP 杂质 H,限度 0.3%)均作为特定杂质进行了质量控制,系统适用性中还规定了 R,S,S 异构体杂质(EP 杂质 A)与主峰的分离度。

2. 降解杂质　可通过结构特征的分析以及试验的手段来研究潜在的降解途径和降解产物,稳定性试验、强制降解试验是常用的试验手段。相对于稳定性试验,强制降解试验可在较短的时间内获得大量的有益信息,因此在新药早期研发阶段,强制降解试验是研究潜在降解途径和降解产物的一种有效手段。此外,它还可帮助建立专属性的有关物质检查方法,为制剂的处方、工艺、包材等开发工作提供有益信息。

ICH 指导原则《Q1A(R2): 新原料药和制剂的稳定性试验》中说明强制降解试验的内容包括热、湿、氧化、光照、水解等;试验样品可采用固体、溶液 / 混悬液的状态;对于试验条件,因不同产品的稳定性不同,指南中仅笼统地说明强制降解通常是在比加速试验更剧烈的条件下进行,例如,高温试验条件一般是高于加速试验温度 10℃ 以上(如采用 50℃、60℃)。要注意对降解试验条件进行必要的筛选考察,避免要么条件过于剧烈,产生大量无意义的次级降解,要么条件过于温和,未能体现应有的降解,无法达到强制降解试验的研究目的。应根据原料药本身的物理化学稳定性筛选考察合适的强制降解试验条件,通常主成分降解 10% 左右即可(也有推荐主成分降解 5%~20%)。对于比较稳定的药物,也没有必要采用过于剧烈的试验条件使其必须达到某种程度的降解。

仍以依那普利为例进行说明,图 2-10 是依那普利降解杂质分析图,通过溶液以及固体状态下的降解试验,依那普利的主要降解途径是水解降解,在酸碱条件下首先是酯键的水解,如果条件剧烈,还可能进一步产生酰胺键的水解产物;在酸水解、固体湿热条件下还可见形成内酰胺环合的降解产物。

3. 其他　药典等文献也是杂质谱分析的重要参考,可参考文献中报道的同品种或相同结构类型药物的杂质信息。但需要注意的是,由于合成路线可能不同,不建议简单套用文献报道的工艺杂质,需要结合自拟的合成工艺分析是否可能产生与文献报道一致的杂质。例如,因合成工艺不同,USP43、EP10 的左乙拉西坦原料药标准中收载了不同的特定工艺杂质,(S)-2- 氨基丁酰胺盐酸盐(USP 杂质 B)和(S)-N-(1- 氨基 -1- 氧代丁 -2- 基)-4- 氯丁酰胺(USP 杂质 A)是 USP 收载的特有杂质,(2Z)-2-(2- 氧代吡咯烷 -1- 基)丁 -2- 烯酰胺(EP 杂质 B)是 EP 收载的特有杂质,分别产生于不同的合成路线,表 2-2 是 USP、EP 收载的左乙拉西坦原料药的不同特有杂质;毒性杂质 2- 羟基吡啶(EP 杂质 C)虽然在 USP43、EP10 中均有收载,也需要结合自拟制备工艺中是否使用了该合成试剂,来考虑是否有必要作为特定杂质进行研究。

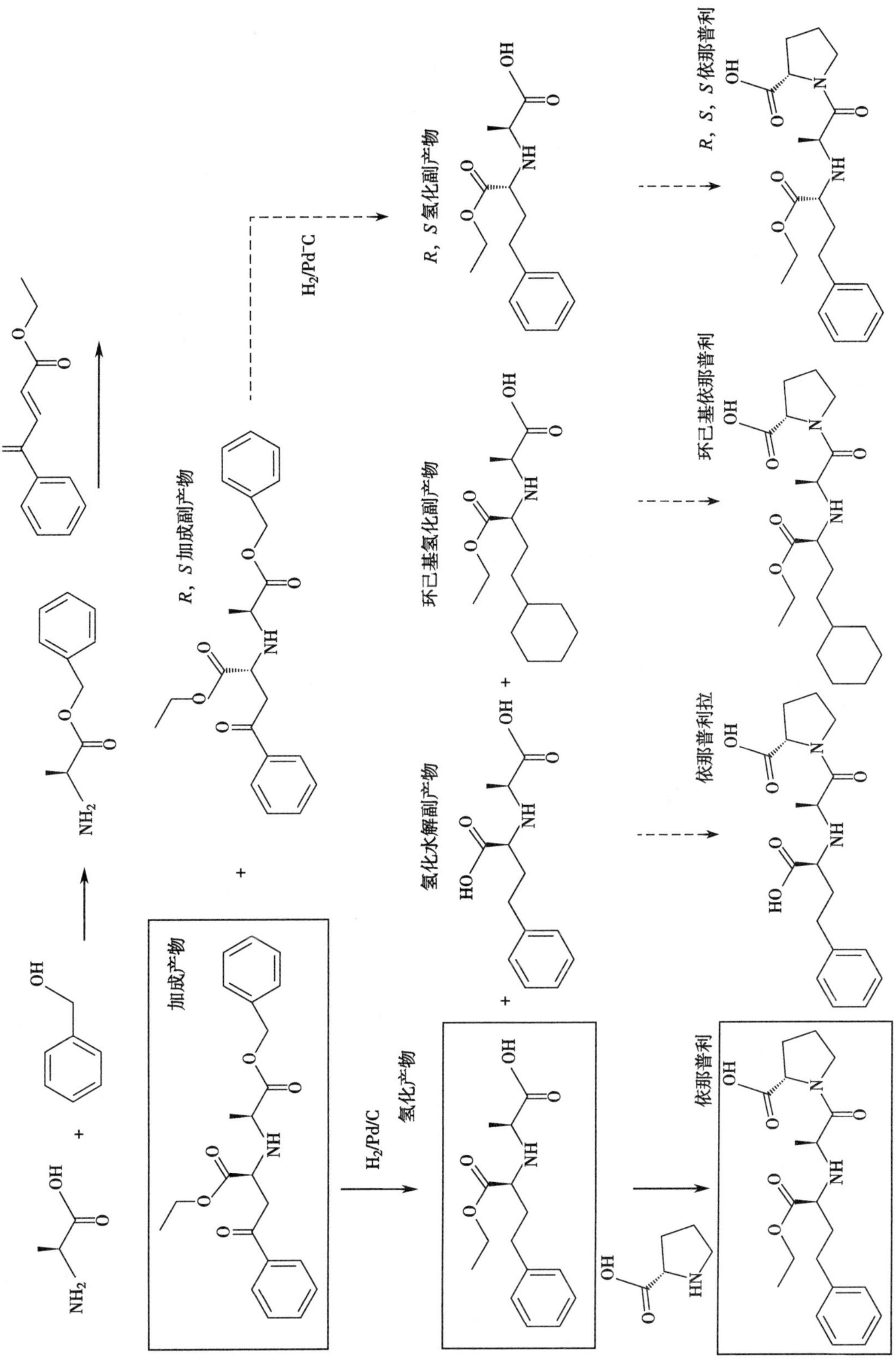

图2-9 依那普利工艺副产物杂质分析图

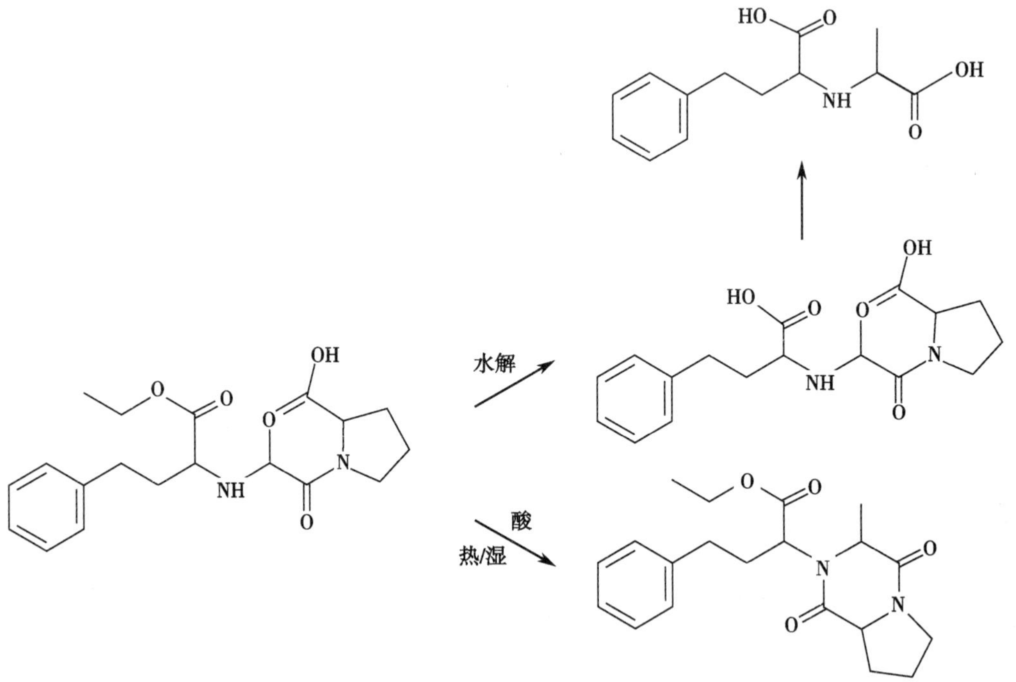

图 2-10 依那普利降解杂质分析图

表 2-2 USP、EP 收载的左乙拉西坦原料药的不同特有杂质

杂质名称	结构	相关的合成路线
(S)-2-氨基丁酰胺盐酸盐 USP 杂质 B	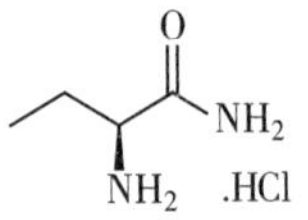	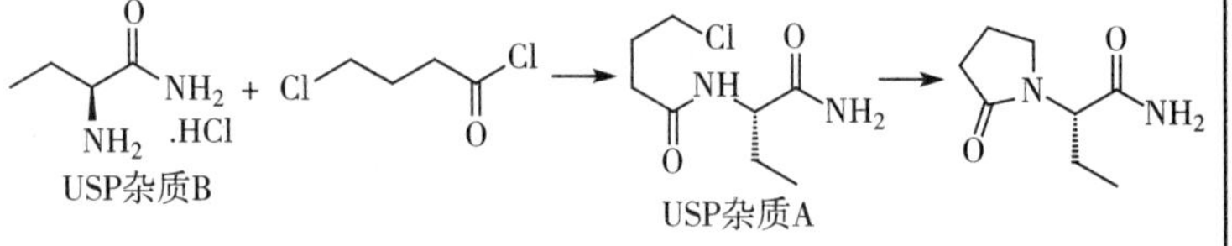
(S)-N-(1-氨基-1-氧代丁-2-基)-4-氯丁酰胺 USP 杂质 A	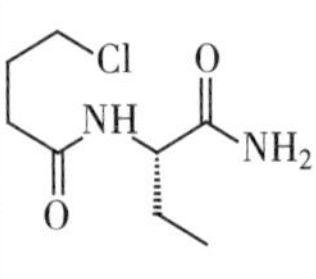	
(2Z)-2-(2-氧代吡咯烷-1-基)丁-2-烯酰胺 EP 杂质 B	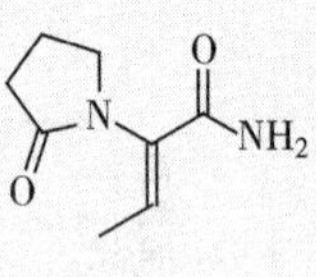	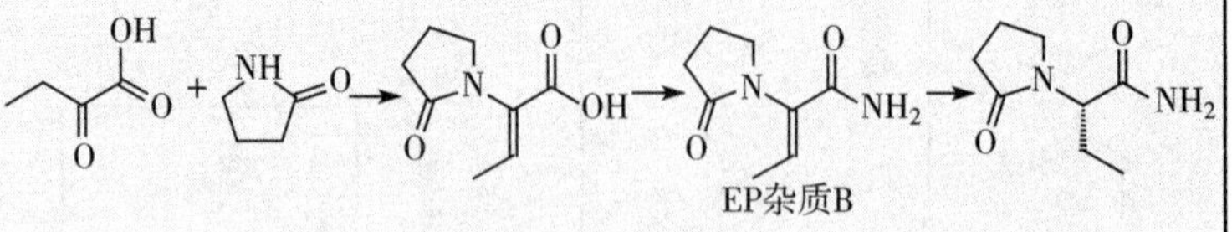

(二) 残留溶剂

药品中的残留溶剂是指在原料药或辅料的生产中,以及在制剂制备过程中使用或产生的,但在工艺过程中未能完全去除的有机溶剂。为保障药物的质量和用药安全,需对残留溶剂进行研究和控制。

ICH 指导原则《Q3C(R8):杂质:残留溶剂》、《中国药典》(2020 年版)"0861 残留溶剂测定法"、NFDA《化学药物残留溶剂研究的技术指导原则》等指导原则中,根据有机溶剂对人体及环境可能造成的危害程度,分为以下四类。

第一类溶剂是指人体致癌物、疑为人体致癌物或环境危害物的有机溶剂。因其具有不可接受的毒性或对环境造成公害,在原料药制备工艺中应尽量避免使用。如工艺中不可避免地使用了第一类溶剂,应进行充分研究证明其不可替代性,无论在工艺中任何步骤使用,均应严格控制残留量。

第二类溶剂是指有非遗传毒性致癌(动物实验),或可能导致其他不可逆毒性(如神经毒性或致畸性),或可能具有其他严重的但可逆毒性的有机溶剂。此类溶剂具有一定的毒性,但和第一类溶剂相比毒性较小,建议限制使用,以防止对患者潜在的不良影响。

第三类溶剂是 GMP 或其他质量要求限制使用,对人体低毒的溶剂。对人体或环境的危害较小,人体可接受的粗略浓度限度为 0.5%。

第四类溶剂是尚无足够毒理学资料的溶剂。该类溶剂的毒性尚未明确,但并非不需要关注其残留的安全性,例如石油醚是低分子量烷烃类的混合物,市售试剂通常是按不同的沸程分为不同规格的产品,其主要成分多为戊烷、己烷、庚烷、辛烷等,其中正己烷为二类溶剂(0.029%),正戊烷、正庚烷为三类溶剂(0.5%),因此需要根据所用石油醚的主要成分来开展残留溶剂的研究。

药品中常见的残留溶剂及限度见表 2-3。

表 2-3 药品中常见的残留溶剂及限度

分类	溶剂名称及限度 /%
第一类溶剂 (应避免使用)	苯 0.000 2,四氯化碳 0.000 4,1,2-二氯乙烷 0.000 5,1,1-二氯乙烯 0.000 8,1,1,1-三氯乙烷 0.15
第二类溶剂 (应限制使用)	乙腈 0.041,氯苯 0.036,三氯甲烷 0.006,环己烷 0.388,1,2-二氯乙烯 0.187,二氯甲烷 0.06,1,2-二甲氧基乙烷 0.01,N,N-二甲基乙酰胺 0.109,N,N-二甲基甲酰胺 0.088,二氧六环 0.038,2-乙氧基乙醇 0.016,乙二醇 0.062,甲酰胺 0.022,正己烷 0.029,甲醇 0.3,2-甲氧基乙醇 0.005,甲基丁基酮 0.005,甲基环己烷 0.118,N-甲基吡咯烷酮 0.053,硝基甲烷 0.005,吡啶 0.02,环丁砜 0.016,四氢化萘 0.01,四氢呋喃 0.072,甲苯 0.089,1,1,2-三氯乙烯 0.008,二甲苯 0.217(为混合物,通常含有 60% 间二甲苯、14% 对二甲苯、9% 邻二甲苯和 17% 乙苯),异丙基苯 0.007,甲基异丁基酮 0.45,环戊基甲基醚 0.15,叔丁醇 0.35
第三类溶剂 (药品 GMP 或其他质量要求限制使用)	醋酸,丙酮,苯甲醚,正丁醇,仲丁醇,乙酸丁酯,叔丁基甲基醚,二甲基亚砜,乙醇,乙酸乙酯,乙醚,甲酸乙酯,甲酸,正庚烷,乙酸异丁酯,乙酸异丙酯,乙酸甲酯,3-甲基-1-丁醇,丁酮,异丁醇,正戊烷,正戊醇,正丙醇,异丙醇,乙酸丙酯,三乙胺,2-甲基四氢呋喃。限度均为 0.5
第四类溶剂 (尚无足够毒理学资料)	1,1-二乙氧基丙烷,1,1-二甲氧基甲烷,2,2-二甲氧基丙烷,异辛烷,异丙醚,甲基异丙基酮,甲基四氢呋喃,石油醚,三氯醋酸,三氟醋酸

对于化学合成原料药,引入残留溶剂的途径主要有以下三种:作为合成原料或反应溶剂引入,作为反应副产物引入,由其他合成原料或其他途径引入。作为合成原料或反应溶剂是引入残留溶剂最主要的途径,而其他两种引入途径常常被忽视,应结合注册工艺分析各种可能引入残留溶剂的途径,例如,作为反应副产物引入,甲酯水解、试剂甲醇钠的使用可能引入第二类溶剂甲醇;原料或溶剂中可能残留的少量毒性溶剂杂质,如甲苯、苯胺中的少量苯杂

质,大孔吸附树脂中可能残留的苯、甲苯、二甲苯等。

影响原料药终产物中残留溶剂水平的因素比较多,主要有合成路线的长短,有机溶剂在其中使用的步骤,后续步骤中使用的有机溶剂对之前使用的溶剂的影响,中间体的纯化方法、干燥条件,终产品精制方法和条件等。应结合所用溶剂的类别(危害风险高低)和残留可能性的大小来考虑制订合理的研究策略。对于第一类溶剂,即使是外购起始原料的工艺中使用,也应该进行残留量检测,并制订合理的质量控制策略;对于第二类溶剂,建议对工艺中所有可能的第二类溶剂均进行残留研究,全面掌握产品的质量情况,根据批量生产的数据积累对各种不同第二类溶剂制订相应的质量控制策略;对于第三类溶剂,重点是关注后几步工艺中使用的第三类溶剂,但对于工艺前段使用且相应的后处理操作对其清除能力较差的溶剂,也应关注其检测研究,如二甲基亚砜,其沸点较高,中间体的干燥条件对其清除能力较差。

(三) 元素杂质

之前国内习惯称为金属杂质(metal impurity),ICH 在 2019 年发布的指导原则《Q3D(R1): 元素杂质》中进一步扩大了金属杂质的研究范围,包括一些过渡金属和准金属,因此将此类杂质通称为元素杂质(element impurity)。药品中的元素杂质有可能是源自制备工艺中人为加入的反应试剂,如金属催化剂,也有可能是生产设备、包装材料、其他原料 / 试剂等引入。元素杂质不仅可以反映原料药的纯度,某些还有一定的毒性,因此药品中元素杂质的含量应控制在可接受的限度范围内。

不同的给药途径时,元素杂质对人体的危害风险是不同的,ICH 在汇总公开数据的基础上,针对口服、注射和吸入三种给药途径分别制订了各种元素杂质的允许日接触量(permitted daily exposure,PDE),ICH 列出的不同给药途径元素杂质的 PDE 见表 2-4。在某些特定的情况下,也可以允许元素杂质水平高于已建立的 PDE,例如间歇给药、短期给药(30天以内)、某些特殊的适应证(如威胁生命、尚无有效治疗手段、罕见疾病)等,但应提供充分证据以保证用药者的安全。

表 2-4 ICH 列出的不同给药途径元素杂质的 PDE

元素	分类	口服 PDE/ (μg/d)	注射 PDE/ (μg/d)	吸入 PDE/ (μg/d)
镉(Cd)	1	5	2	2
铅(Pb)	1	5	5	5
砷(As)	1	15	15	2
汞(Hg)	1	30	3	1
钴(Co)	2A	50	5	3
钒(V)	2A	100	10	1
镍(Ni)	2A	200	20	5
铊(Tl)	2B	8	8	8
金(Au)	2B	100	100	1
钯(Pd)	2B	100	10	1

续表

元素	分类	口服 PDE/ (μg/d)	注射 PDE/ (μg/d)	吸入 PDE/ (μg/d)
铱(Ir)	2B	100	10	1
锇(Os)	2B	100	10	1
铑(Rh)	2B	100	10	1
钌(Ru)	2B	100	10	1
硒(Se)	2B	150	80	130
银(Ag)	2B	150	10	7
铂(Pt)	2B	100	10	1
锂(Li)	3	550	250	25
锑(Sb)	3	1 200	90	20
钡(Ba)	3	1 400	700	300
钼(Mo)	3	3 000	1 500	10
铜(Cu)	3	3 000	300	30
锡(Sn)	3	6 000	600	60
铬(Cr)	3	11 000	1 100	3

基于毒性以及在药品中出现可能性高低的元素杂质分类见表 2-5。由表 2-5 可见,依据毒性以及在药品中出现的可能性的高低,可将元素杂质分为三类。

表 2-5 基于毒性以及在药品中出现可能性高低的元素杂质分类

分级		元素杂质	是否进行风险评估
第1类		砷(As)、镉(Cd)、汞(Hg)、铅(Pb)	是
第2类	2A	钴(Co)、镍(Ni)、钒(V)	是
	2B	银(Ag)、金(Au)、铱(Ir)、锇(Os)、钯(Pd)、铂(Pt)、铑(Rh)、钌(Ru)、硒(Se)、铊(Tl)	仅人为添加时
第3类		钡(Ba)、铬(Cr)、铜(Cu)、锂(Li)、钼(Mo)、锑(Sb)、锡(Sn)	视给药途径
其他		铝(Al)、硼(B)、钙(Ca)、铁(Fe)、钾(K)、镁(Mg)、锰(Mn)、钠(Na)、钨(W)、锌(Zn)	否

第 1 类元素杂质具有明显的毒性,包括砷(As)、镉(Cd)、汞(Hg)和铅(Pb)。在药品的制备工艺中限制使用或不使用,一般是由工艺中的某些原材料引入,例如矿物来源的原料。

第 2 类元素杂质的毒性与给药途径有关,根据其在药品中出现的可能性,又进一步分为 2A 和 2B 两个亚类。

2A 类元素杂质在药品中出现的可能性较高,在进行元素杂质的风险评估时需要给予更高的关注度。包括钴(Co)、镍(Ni)和钒(V)。

2B 类元素杂质由于自然丰度较低、与其他物料共存的可能性较低,在药品中出现的可能性较低,除非在原料药制备工艺中作为物料加入,一般可不进行风险评估。包括银(Ag)、金(Au)、铱(Ir)、锇(Os)、钯(Pd)、铂(Pt)、铑(Rh)、钌(Ru)、硒(Se)和铊(Tl)。

第 3 类元素杂质的口服毒性较低,通常 PDE 高于 500μg/d,在口服给药时,除非是制备工艺中作为物料人为加入,一般不需要进行风险评估。但在注射和吸入给药时,如果 PDE 不高于 500μg/d,任何引入该类元素的可能性均需进行风险评估。包括钡(Ba)、铬(Cr)、铜(Cu)、锂(Li)、钼(Mo)、锑(Sb)和锡(Sn)。

此外还有其他一些元素杂质,由于毒性较小或出现的概率较小,还未建立 PDE 值,包括铝(Al)、硼(B)、钙(Ca)、铁(Fe)、钾(K)、镁(Mg)、锰(Mn)、钠(Na)、钨(W)和锌(Zn)。

可参考 ICH 指导指南《Q9:质量风险管理》的原则来开展药品中元素杂质的质量控制,风险评估应基于科学的知识和原则,应对产品和工艺有深刻的认识。首先识别产品中元素杂质的已知和潜在的来源;其次检测杂质水平,并与已建立的 PDE 对比,评估特定元素杂质在产品中的存在状况;进而对风险评估结果进行总结,并判定工艺控制是否完善,是否需要在终产品质量标准中制订元素杂质的质量控制。控制阈值(即 PDE 值的 30%)是风险评估中的一个重要标尺,如数据显示,原料药中各潜在来源的元素杂质水平持续低于控制阈值,可无须制订额外的控制要求。如元素杂质水平超过了控制阈值,则需要根据元素杂质的各种可能引入途径,来考虑制订相应的控制要求,以确保制剂中元素杂质水平持续低于 PDE。例如,优化工艺以增强对元素杂质的清除能力;加强物料的质量控制;原料药标准中制订元素杂质的限度控制;选择合适的包装材料等。

(四)致突变杂质

致突变杂质(mutagenic impurity)也称为 DNA 反应活性杂质(DNA reactive impurity)或遗传毒性杂质(genotoxicimpurity),这类物质具有 DNA 反应活性,即使在较低水平下也可能直接引起 DNA 损伤,导致基因突变、诱发癌症。由于安全性的担忧,近年来国内外监管机构对此类杂质都表现出很高的关注度,EMA、FDA 相继发布了相关指导原则,在此基础上,ICH 于 2014 年发布了针对致突变杂质的指导原则《M7:为限制潜在致癌风险而对药物中 DNA 活性(诱变性)杂质进行的评估和控制》,2017 年又进一步发布了增补版 R1,为致突变杂质的确认、研究和控制提供了指导性建议和技术要求。

首先,应对新原料药在生产、储存过程中实际存在和潜在杂质进行评估,已鉴定的实际存在的杂质应考虑其潜在诱变性;其次,对于可能存在的潜在杂质也应进行评估,以确认是否需要对其潜在诱变性进一步评价。根据致突变和致癌性的杂质分类及其控制措施见表 2-6。由表 2-6 可知,根据已知的诱变性、致癌性数据以及警示结构、试验结果(如 AMES 试验),可将杂质分为 5 类,并制订了不同的控制措施。

对于已有致突变致癌性数据或实际阈值证据[如无明显反应水平(no-observed effect level,NOEL)]的杂质,可采用相应的方法计算获得可接受限度(acceptable limit)。

对于尚无研究数据的致突变杂质,可采用毒理学关注阈值(threshold of toxicological concern,TTC)作为工具来确定的每日摄入量,TTC 是采用最敏感物种和最敏感瘤种的 50% 肿瘤发生率(TD_{50})数据,通过线性外推到十万分之一发生率得到。TTC 是一种比较保守的方法,例如,对于一个毒性数据未知的潜在致突变杂质,在每日摄入量低于 1.5μg 的终生给药的长期暴露下,该杂质的致癌风险低于 10^{-5},基本可忽略不计。致癌风险随杂质暴露量的累积而增加,短期内大量的暴露与终生的低剂量暴露具有相同的致癌风险,基于 TTC 的

1.5μg/d 是在终生长期暴露下计算得到的每日可接受暴露量(终生暴露量为 1.5μg/d × 365d/a × 70a=38.3mg),在此基础上,计算制订了 less-than-lifetime(LTL)暴露的可接受限度。表 2-7 列出了不同治疗周期药物的单个杂质可接受摄入量。

表 2-6　根据致突变和致癌性的杂质分类及其控制措施

分类	定义	拟定控制措施
1	已知的致突变致癌性杂质	控制不高于该杂质特定的可接受限度
2	已知的致突变杂质,但致癌性未知(细菌诱变呈阳性,无啮齿动物致癌数据)	控制不高于可接受限度(恰当的 TTC)
3	含有警示结构的杂质,与原料药结构无关联,且无致突变性数据	控制不高于可接受限度(恰当的 TTC)或进行细菌诱变试验: 如果非诱变性,则划为第 5 类 如果具有诱变性,则划为第 2 类
4	含有警示结构的杂质,但与无致突变性的原料药含有相同警示结构(例如,工艺中间体)	与非诱变性杂质同等对待
5	无警示结构,或有充分的数据证明其警示结构无致突变性	与非诱变性杂质同等对待

表 2-7　不同治疗周期药物的单个杂质可接受摄入量

治疗期	≤1 个月	1~12 个月	1~10 年	10 年到终生
日摄入量 /(μg/d)	120	20	10	1.5

如果给药是间歇性的,则可接受日摄入量应根据给药总天数来计算,而不是服用药物的总时间长度计算。例如,2 年期间每周服药一次,即 104 个服药天数,其致突变杂质的可接受摄入剂量为每天 20μg。

当药物中含有两个分类 2 或分类 3 的致突变杂质时,单个杂质的限度可参见表 2-7。当含有三个及以上的分类 2、分类 3 的致突变杂质时,不同治疗周期药物的多个杂质可接受日摄入总量要求见表 2-8。

表 2-8　不同治疗周期药物的多个杂质可接受日摄入总量

治疗期	≤1 个月	1~12 个月	1~10 年	10 年到终生
日摄入总量 /(μg/d)	120	60	30	5

在原料药质量标准中,以上可接受日摄入总量仅适用于分类 2 和分类 3 的致突变杂质,有明确可摄入限度的分类 1 的致突变杂质不计入上述可接受日摄入总量中。

含有某些结构的化合物具有非常高的致癌潜力,需要重点关注,例如黄曲霉素类似物(aflatoxin analogue)、N- 亚硝基化合物(N-nitroso compound)、烷基 - 氧化偶氮化合物(alkyl-azoxy compound)。基于 TTC 计算得到的每日可摄入量不适用于此类高风险化合物,需要制订更为严格的限度要求。

应根据对产品和制备工艺的深入理解,针对每种致突变杂质(分类 1、2 和 3 的杂质)的产生来源或引入途径,制订合理的控制策略,并建立专属、灵敏的检测方法。可在原料药终产品中进行质量控制(定期检验或常规检验);也可以是反应原料或中间体的过程控制;有充分证据支持下,确信目前的制备工艺及工艺参数下某种致突变杂质水平一定低于可接受限度,也可不建立标准控制,这种情况多适用于不稳定的杂质(如氯化亚砜遇水完全分解),或是在原料药工艺的早期引入、在后续步骤中被有效清除的杂质。

(康建磊)

参考文献

［1］ ICH. Q7: good manufacturing practice guide for active pharmaceutical ingredients.(2000-11-10)[2023-08-29]. https://database. ich. org/sites/default/files/Q7%20Guideline. pdf.

［2］ 国家市场监督管理总局: 药品注册管理办法 (总局令 27 号).(2020-01-22)[2023-08-29]. https://www. gov. cn/gongbao/content/2020/content_5512563. htm.

［3］ 国家药品监督管理局. 化学药品注册分类及申报资料要求 (2020 年第 44 号).[2023-08-29]. https://www. nmpa. gov. cn/yaopin/ypggtg/ypqtgg/20200630180301525. html.

［4］ ICH. ICH Q8 (R2): pharmaceutical development.[2023-08-29]. https://database. ich. org/sites/default/files/Q8%28R2%29%20Guideline. pdf.

［5］ ICH. ICH Q9: quality risk management.(2023-01-18)[2023-08-29]. https://database. ich. org/sites/default/files/ICH_Q9%28R1%29_Guideline_Step4_2023_0126_0. pdf.

［6］ ICH. ICH Q10: pharmaceutical quality system.(2008-06-04)[2023-08-29]. https://database. ich. org/sites/default/files/Q10%20Guideline. pdf.

［7］ FDA. Guidance for industry process validation: general principles and practices. 2011.

［8］ ICH. ICH Q11: development and manufacture of drug substances.(2012-05-01)[2023-08-29]. https://database. ich. org/sites/default/files/Q11%20Guideline. pdf.

［9］ ICH. ICH Q11: questions and answers.(2017-08-23)[2023-08-29]. https://database. ich. org/sites/default/files/Q11_Q%26As_Q%26As. pdf.

［10］ 国家药品监督管理局. 化学药物原料药制备和结构确证研究的技术指导原则.(2005-03-18)[2023-08-29]. https://www. nmpa. gov. cn/wwwroot/gsz05106/02. pdf.

［11］ 康建磊. CTD 格式申报资料中原料药特性鉴定部分的解读. 中国新药杂志, 2016, 25 (18): 2109-2112.

［12］ ICH. ICHQ6A: specifications: test procedures and acceptance criteria for new drug substances and new drug products: chemical substances.(1999-10-04)[2023-08-29]. https://database. ich. org/sites/default/files/Q6A%20Guideline. pdf.

［13］ 国家药典委员会. 中华人民共和国药典: 2020 年版. 北京: 中国医药科技出版社, 2020.

［14］ ICH. ICH Q3A (R2): impurities in new drug substances.(2006-10-25)[2023-08-29]. https://database. ich. org/sites/default/files/Q3A%28R2%29%20Guideline. pdf.

［15］ 康建磊. 浅谈化学合成原料药的杂质谱分析. 中国医药工业杂志, 2016, 47 (8): 1093-1096.

［16］ ICH. ICH Q1A (R2): stability testing of new drug substances and products.(2003-02-06)[2023-08-29]. https://database. ich. org/sites/default/files/Q1A%28R2%29%20Guideline. pdf.

［17］ ICH. ICHQ3C (R8): impurities: guideline for residual solvents.(2021-04-22)[2023-08-29]. https://database. ich. org/sites/default/files/ICH_Q3C-R8_Guideline_Step4_2021_0422. pdf.

［18］ 国家药品监督管理局. 化学药物残留溶剂研究的技术指导原则.(2005-03-18)[2023-8-29]. https://www. nmpa. gov. cn/wwwroot/gsz05106/06. pdf.

［19］ ICH. ICH Q3D (R2): guideline for elemental impurities.(2022-04-26)[2023-08-29]. https://database. ich. org/sites/default/files/Q3D-R2_Guideline_Step4_2022_0308. pdf.

［20］ ICH. ICHM7: assessment and control of DNA reactive (mutagenic) impurities in pharmaceuticals to limit potential carcinogenic risk.(2023-04-03)[2023-08-29]. https://database. ich. org/sites/default/files/ICH_M7%28R2%29_Guideline_Step4_2023_0216_0. pdf.

［21］ ICH. ICH M7 (R2): addendum to M7.(2023-04-03)[2023-08-29]. https://database. ich. org/sites/default/files/ICH_M7%28R2%29_Addendum_Step4_2023_0531_0. pdf.

第三章
化学药品制剂研发中的药学评价

第一节　化学药品制剂研发中药学评价的意义与内容

一、化学药品制剂研发中药学评价的目的和意义

原料药必须制成适宜的制剂才能够临床应用,制剂研究开发的目的就是满足临床用药需求,实现临床用药时的安全、有效,同时保证产品的质量和稳定性。制剂研究包括剂型的选择、处方的开发、生产工艺的研究和验证等内容,如果剂型选择不合理,或者处方、工艺设计不合理,对产品的质量和稳定性会产生不良影响,更重要的是,会影响产品临床应用,甚至会影响产品的安全性、有效性。例如,某些对胃部有刺激性的药物,如果选择普通的胃溶型的口服固体制剂,则可能在实际应用时对胃部造成不良影响,进而影响临床用药的顺应性和安全性。所以,制剂研究在药物研究开发中占有非常重要的地位,化学药品制剂研发中的药学评价也是药物评价的核心内容之一,在一定程度上体现了药物研发的水平。

二、化学药品制剂研发中药学评价的内容和思路

(一) 药品质量控制模式的发展

近年来,药品质量控制观念不断在更新发展,从"好的药品是检验出来的"发展为"好的药品是生产出来的",进一步发展为"好的药品是设计出来的"。这种药品质量控制观念的演变,意味着无论是药品的研究开发,还是药品的监管,都需要将药品质量控制的控制点前移,从过去的单纯依赖终产品检验,前移到对药品生产过程的控制,再前移到产品的设计和研究阶段的控制。要从药品的研发设计阶段,就开始考虑最终产品的质量,从处方设计、工艺开发、工艺参数的确定、关键步骤的控制、物料的质控等各个环节,通过深入全面的研究,确定最合理的处方和工艺。

1. 好的药品是检验出来的　即所谓"检验控制模式",主要是指在固定生产工艺的前提下,按照事先拟定的质量标准进行最终产品的检验,检验合格则可放行,检验不合格则不可放行。这种模式的主要缺陷在于:第一,最终产品的检验,仅仅为一种事后行为,当产品质量检验不合格时,尽管该检验不合格的产品不会被放行,但是资源巨大浪费,对于生产企业

来说,仍是直接的损失;第二,检验为抽样检验,当由于某种原因(如生产过程控制出现缺陷)造成同批次产品出现质量不均一的情况时,检验结果不能够完全反映全部产品的质量,此外,有一些检验项目,如无菌检查,属于概率检验的范畴,抽样样品检验结果一定程度上也不能完全代表全部产品。

2. 好的药品是生产出来的 即所谓"生产控制模式",这种模式下将药品质量控制的点进行了前移,通过生产过程的控制来获得好的产品。这种模式下首先需要保证药品的生产工艺经过了严格的验证,药品的生产需要在经过验证的工艺和生产过程控制要求下进行,然后再通过最终产品的检验,实现对产品质量的把控。这种控制模式通过控制影响产品质量的生产过程,显示对产品质量的控制。与前面的"检验控制模式"相比,有了巨大的进步。但是,"生产控制模式"仍存在局限性,并非能够解决所有影响产品质量的问题,最突出的一点就是,如果产品本身的剂型、处方、工艺等存在问题,即便是严格按照规定的处方工艺和生产过程控制要求来进行生产,仍无法解决产品本身所固有的问题。简单举例来说,一种对胃有刺激性的药物,按照常规胃溶型的普通片剂进行生产,即便是很好地按照处方工艺要求进行生产,最终产品在临床应用时,也可能会由于胃部刺激性而影响临床用药顺应性与安全性。

3. 好的药品是设计出来的 即所谓"设计控制模式",这种控制模式是将药品质量控制的支撑点前移至药品的设计开发阶段,强调对产品和生产工艺的理解和控制,根据预先制订好的目标,通过合理的设计,获得符合临床需求的、质量得到良好控制的产品。这种控制模式即所谓质量源于设计(quality by design,QbD)。这种控制模式不仅能够建立良好的产品质量和临床应用之间的关系,设计优化产品的处方和生产工艺,保证最终产品质量的可控性,还可以降低产品缺陷的产生,降低不合格产品产生的概率,降低投诉、召回等事件的发生。

根据这一控制模式,在药品的设计和研发的阶段,就需要通过全面的考虑和设计,确定目标产品和目标产品的质量控制要求,然后通过研究、筛选、优化,确定产品的处方和工艺,再根据生产控制模式的要求,进行生产和检验,最终获得符合临床需求的产品。

其实,上述三种控制模式并非截然分开,每一种控制模式的产生,均是基于当时对药品质量控制的理解和实践,对所遇到问题的探索和解决,这种控制模式的演变与我们对药品质量控制影响因素的认知逐步深入是密不可分的。

(二)化学药品制剂研发中药学评价的基本思路

化学药品制剂研发中药学评价的主要内容是评价所获得的制剂能否满足临床治疗需求,能否通过稳定可靠的生产工艺连续获得符合既定质量控制要求的产品。

基于上述药品质量控制模式的发展,化学药品药剂学研究和评价的思路也在不断丰富和发展,质量源于设计、目标产品质量概况、设计空间、实时放行、产品生命周期等概念正在被越来越多的制剂生产者、研究者、评价者所认知、应用和发展。

QbD是一个科学技术与质量风险管理相结合的系统性的研究方法,QbD的实施有三个重要的目标,其一,通过产品质量与临床应用之间关系的建立,设计、优化产品的处方和生产工艺,获得更符合临床需求、更有利于临床应用的产品。举例来说,对于儿童用药,需要结合儿童群体的生理和病理特征,关注给药途径和剂型,关注剂量准确性、给药便利性、用药顺应性等;对于在酸性条件下不稳定的化合物,可以设计制备肠溶片;对于吞咽困难的患者,可以设计口腔崩解片或者口溶膜等剂型。其二,通过QbD的实施,降低产品缺陷、不合格或者召回事件的发生,这一目标的实现是依靠一个可靠的产品设计和生产过程来实现的。对于

71

产品和生产工艺的全面理解,有助于识别那些源于原料药、辅料、工艺和包装,而对制剂质量有影响的因素,从而进行更有针对性的良好的控制。其三,通过 QbD 对产品、对生产工艺的理解,能够更好地实施和管理已上市产品的变更,建立合理的控制策略,实现产品的全生命周期的管理。

目标产品质量概况(quality target product profile,QTPP)是指理论上可以达到的关于产品质量特性的前瞻性的概述,包括临床使用条件、给药途径、剂型和给药系统、产品的剂量和规格、产品的容器密闭系统、产品中有效成分的释放、影响药物体内过程的属性、药品在有效期内的质量标准等。具备这些质量属性,才能确保产品的质量,最终保证产品临床应用时的安全性和有效性。QTPP 是 QbD 方法的一个基本要素,构成了制剂产品研究开发的设计基础。

设计空间(design space,DS)是指已经被证明具有质量保障作用的物料变化和工艺参数变化的多维组合和交互作用,在设计空间内的操作变化,不视为变更,而超出设计空间的操作,则应视为变更。

实时放行(real time release,RTR)是指根据工艺数据评价来确保中间产品和最终产品质量的能力,可以包括物料属性和工艺控制的有效结合。

产品生命周期(life cycle)是指一个产品从开始研发到上市,直至产品终止的所有阶段。以往通常将产品开发阶段的处方工艺研究开发作为研发内容,产品上市后的研究较少涉及,其实产品的研究开发贯穿于产品的整个生命周期。

以上概念在药物现代评价的思路、内容及方法中都将发挥重要作用。

（三）化学药品制剂研发中药学评价的主要内容

化学药品制剂研发中药学评价包括的内容较多,本章仅就化学药品剂型选择、处方研究、工艺研究、内包材选择等内容的评价进行讨论。其他的内容如稳定性和质量标准等,分别在本书的其他章节中介绍。

第二节　剂型的选择与评价

如前所述,原料药必须制成适宜的制剂才能够临床应用。对于创新药,开发初期通常选择相对简单的剂型,如作为口服制剂,通常首先选择普通的胶囊、片剂等,随着开发和临床应用的深入,会陆续开发更多临床需要的剂型。对于仿制药,应选择被仿制的原研产品的剂型,但由于被仿制药的上市基础不同,也需要结合已有的临床应用信息进行剂型合理性的考虑,以便为仿制工作的开展提供更加充分的依据。

在选择剂型时,需要根据临床治疗和应用的需求,通过对原料药理化性质及生物学性质的考察,选择适宜的剂型。剂型的选择和设计着重考虑以下三个方面。

一、临床治疗的需求

剂型的选择要结合临床治疗的需要进行考虑。例如用于出血、休克、中毒等急救治疗的药物,可考虑选择起效迅速的注射剂型;控制哮喘急性发作的药物,可考虑选择吸入剂型;对于局部病灶的情况,可考虑选择局部给药的剂型;对于治疗高血压、调整血脂等需要长期用药的情况,可考虑选择方便给药的口服剂型等。

二、临床用药的顺应性

临床用药的顺应性也是剂型选择的重要考虑因素,包括医生用药的方便以及患者使用的顺应性。例如,开发缓释、控释制剂可以减少给药次数,减小用药期间血药浓度的波动,增加用药安全性,提高患者的顺应性;对于毒副作用较大的药物,开发靶向制剂有利于降低药物对非靶部位产生的毒性作用;对于老年、儿童及吞咽困难的患者,选择口服溶液、泡腾片等剂型有一定优势;对于治疗和用药配合度较低的精神类疾病,可以考虑制备长效缓释制剂的剂型等。

总之,临床治疗的需求和临床用药顺应性的考虑紧密相连,都是以临床治疗为导向,力求能够为患者带来最大的益处。

三、药物的理化性质和生物学特性

药物的理化性质(如溶解性、分配系数、吸湿性、晶型等)、稳定性(对热、光、湿、酸、碱的稳定性,固、液状态下的稳定性等)和生物学特性(吸收、分布、代谢、排泄等)是剂型选择的重要考虑因素,有时候甚至会成为决定制剂能否成功的关键因素。

例如对于在胃液中不稳定的药物,一般不宜开发为胃溶制剂;对于一些溶液状态下稳定性较差、易降解产生杂质、进而带来临床使用安全性方面问题的药物,不适宜开发注射液、输液、口服溶液等液体剂型;对于一些水溶性差但又需要制备成注射剂的药物,可以考虑乳剂型注射液,如丙泊酚注射液、氟比洛芬酯注射液等;对存在明显肝脏首过效应的药物,可考虑制成非口服给药途径的制剂等。

此外,剂型选择还要考虑其他一些因素,例如需要考虑制剂工业化生产的可行性及生产成本,如脂质体注射液、激光打孔渗透泵制剂等;需要考虑剂型本身临床使用的风险,如果口服药物可以满足临床需求,除特殊需要外,不宜再开发注射制剂,如果肌内注射能够满足临床需要,尽量不选择静脉给药;需要考虑尽量延长药物临床应用周期,如一些抗生素类药物在剂型选择时应考虑尽量减少耐药菌的产生等。

第三节 处方的研究与评价

制剂产品由原料药和辅料组成,制剂处方研究的内容包括原料药的研究、辅料的研究、处方设计、处方筛选、处方优化、处方确认等工作。

处方的研究可以以实现目标产品质量概况为目标。对于创新药,目标产品质量概况可以依据临床治疗需求和产品开发目标制订。对于仿制药,目标产品质量概况可以依据被仿制药特性确定,需要获得与被仿制药同样的临床治疗的安全性和有效性。

处方的研究可以制订不同的研究方案,可以采用传统的研究开发方式,也可以采用 QbD 的研究方式。研究者需要确定原料药、辅料、包装容器、生产过程等各方面对产品质量有重要影响的因素,并制订合理的控制策略。对于关键的处方特性和工艺参数的确定,可以通过评价其波动对产品质量的影响程度来确定。研究者也可以通过选择更多的物料特性、不同的处方、不同的工艺等进行全面的药品研究工作,通过研究信息的积累和研究数据的汇集,加强对产品性能的了解和掌握,这些研究有助于建立更大范围的设计空间。

在上述研究工作中,对产品质量的影响,可以通过对产品的关键质量属性(critical quality attribute,CQA)的影响来表达。所谓关键质量属性,是指产品某些关键的物理、化学、生物学或者微生物学的性质或者特征,只有当这些性质或者特征在某一适当的限度内,才能确保产品实现预期的目标产品质量概况。产品的某一属性是否属于关键质量属性,通常取决于该属性超出控制要求时对临床使用的安全性和有效性的影响程度。

一、关键质量属性及相关检测方法的建立

(一)关键质量属性的确定

在处方研究过程中,对于各因素对产品质量的影响,可以通过对产品的关键质量属性的影响来反映。对于关键质量属性的确认,不同的制剂研究者有不同的研究方法,可以根据目标产品质量属性,结合已有的经验,采用风险分析等方法确定。在处方研究过程中,需要关注那些被确认为有可能受到处方变量影响的关键质量属性,以便在研究过程中对这些属性进行详细的研究和考察。对于那些不太可能受到处方影响的关键质量属性,可以不在处方研究的过程中进行详细的考察,但这些关键质量属性仍然是目标产品质量概况的一部分,仍然是产品质量控制体系中重要的内容。例如对于普通片剂,通常含量、含量均匀度、杂质、溶出度被认为是与处方研究相关的关键质量属性,而鉴别、微生物限度等可以在处方研究中不进行特别的关注;对于普通注射剂,通常含量、pH、杂质、无菌、细菌内毒素等被认为是与处方研究相关的关键质量属性。

表 3-1 展示了 FDA 发布的一个质量源于设计的采用干法制粒压片工艺的仿制药应用案例。对处方工艺研究中关键质量属性进行全面的分析,可以供制剂研究者参考。

表3-1 采用干法制粒压片工艺的仿制药处方工艺研究中关键质量属性分析示例

项目	是否为 CQA	依据
外观、气味、大小	否	与临床应用时的安全性和有效性不直接相关,主要影响临床使用顺应性
鉴别	是,但与处方研究关联性小	与临床应用时的安全性和有效性直接相关,但主要取决于实际生产时原辅料的正确投料,与处方开发无直接关系
含量	是	与临床应用时的安全性和有效性直接相关,与处方研究直接相关
含量均匀度	是	与临床应用时的安全性和有效性直接相关,与处方研究直接相关
溶出度	是	与临床应用时的安全性和有效性直接相关,与处方研究直接相关
杂质	是	与临床应用时的安全性和有效性直接相关,与处方研究直接相关
残留溶剂	是,但与处方研究关联性小	与临床应用时的安全性和有效性直接相关,但如果制剂生产过程中不使用有机溶剂,则仅取决于原辅料的残留溶剂情况
水分	否	与临床应用时的安全性和有效性不直接相关
微生物限度	是,但与处方研究关联性小	与临床应用时的安全性和有效性直接相关,但对于干法制粒压片的生产工艺,微生物产生的风险极低,在处方研究开发过程中不需要对该关键质量属性进行特别关注

(二) 关键质量属性的检测方法

对于确定的在处方研究开发中需要关注的关键质量属性,需要建立合适的检测方法,这里以杂质检查和溶出度检查为例,简单讨论两个项目的检测方法的研究。有关这两项检测项目的详细内容在本书的其他章节讨论。

1. 杂质检查 杂质检查方法需要在杂质谱分析的基础上建立,可以结合原料药杂质控制情况、原料药结构特点和稳定性特点、拟采用的辅料情况、拟采用的工艺情况等,对产品中可能引入的杂质进行全面的分析,包括杂质种类、结构、来源、产生的风险等,针对这些潜在杂质,通过方法学研究,建立杂质检测方法。

对于创新药,随着研究开发的不断深入,杂质研究和控制也会不断深入,在研究开发的开始阶段,主要为杂质数据的积累。对于仿制药,可以借鉴被仿制药的公开杂质控制方面的信息、国内外药典、与被仿制药的比较研究信息等获得更多的杂质控制信息。

在建立杂质检测方法时,需要通过方法学确定方法的可行性,包括专属性试验、强制降解试验、针对已知杂质的检测灵敏度和准确性、定位定量方法、方法的耐用性等。

2. 溶出度检查 口服固体制剂给药后,药物的吸收取决于药物从制剂中的溶出或释放、药物在生理条件下的溶解以及在胃肠道的跨膜渗透等。因此,药物的溶出和溶解对吸收具有重要影响,建立普通口服固体制剂(如片剂和胶囊)体外溶出度试验方法,可以评价产品体外溶出情况,为后续研究提供信息,可以评价和控制药品批间质量的一致性,指导制剂的研发。

对于创新药,可以通过不同研发阶段产品在不同介质中溶出度的研究,包括关键临床研究批次、临床前研究批次、生产工艺放大研究批次、处方工艺研发批次等,积累产品处方和溶出情况的数据。对于仿制药,可以通过与被仿制药在不同溶出介质中的溶出曲线的比较研究,反映与被仿制药质量控制是否一致。

常规的溶出度试验条件不需要与胃肠环境严格一致,可以根据药物的理化性质和口服给药后可能的暴露条件确定适当的介质。但溶出度试验尽可能在与生理条件相似的条件下进行,这样可以从药品体内行为的角度,更好地理解体外溶出数据。溶出介质的体积一般为500ml、900ml 或 1 000ml,溶出介质的体积应能满足漏槽条件,一般采用 pH 1.2~6.8 的水性介质。对于不溶于水或难溶于水的药物,可考虑在溶出介质中加入十二烷基硫酸钠或其他适当的表面活性剂,但需充分论证加入的必要性和加入量的合理性。另外,由于表面活性剂的质量可能存在明显差异,应注意不同质量的表面活性剂对试验结果带来的显著影响。在溶出介质中一般不宜使用有机溶剂。某些药物制剂和组分对溶出介质中溶解的空气较为敏感,需要进行脱气处理。

普通口服固体制剂的溶出度试验均应在(37 ± 0.5)℃的条件下进行。溶出度试验过程中应采用较缓和的转速,使溶出方法具有更好的区分能力。一般情况下篮法的转速为 50~100r/min;桨法的转速为 50~75r/min。对于容易产生漂浮的片剂或胶囊,在建立溶出度测定方法时建议采用篮法。当必须采用桨法时,可使用沉降篮或其他适当的沉降装置。

对于溶出曲线的比较,可以采用非模型依赖法或模型依赖方法。非模型依赖法包括非模型依赖的相似因子法和非模型依赖多变量置信区间法。目前最常用的是非模型依赖的相似因子法。

非模型依赖的相似因子法是采用差异因子(f_1)或相似因子(f_2)来比较溶出曲线的方法。

差异因子(f_1)法是计算两条溶出曲线在每一时间点的差异(%),是衡量两条曲线相对偏差的参数,计算公式见式(3-1):

$$f_1 = \left\{ \left[\sum_{t=1}^{n} |R_t - T_t| \right] \Big/ \left[\sum_{t=1}^{n} R_t \right] \right\} \cdot 100 \qquad \text{式(3-1)}$$

其中,n 为取样时间点个数,R_t 为参比样品在 t 时刻的溶出度值,T_t 为试验批次在 t 时刻的溶出度值。

相似因子(f_2)是衡量两条溶出曲线相似度的参数,计算公式见式(3-2):

$$f_2 = 50 \cdot \log \left\{ \left[1 + (1/n) \sum_{t=1}^{n} (R_t - T_t)^2 \right]^{-0.5} \cdot 100 \right\} \qquad \text{式(3-2)}$$

其中,n 为取样时间点个数,R_t 为参比样品在 t 时刻的溶出度值,T_t 为试验批次在 t 时刻的溶出度值。

差异因子和相似因子的具体测定步骤如下:①分别取受试和参比样品各 12 片(粒),测定其溶出曲线;②取两条曲线上各时间点的平均溶出度值,根据上述公式计算差异因子(f_1)或相似因子(f_2);③f_1 值越接近 0,f_2 值越接近 100,则认为两条曲线相似。一般情况下,f_1 值小于 15 或 f_2 值高于 50,可认为两条曲线具有相似性,受试与参比产品具有等效性。

这种非模型依赖方法最适合于 3~4 个或更多取样点的溶出曲线比较,采用本方法时应满足下列条件:①应在完全相同的条件下对受试和参比样品的溶出曲线进行测定,两条曲线的取样点应相同(如 15、30、45、60 分钟);②药物溶出量超过 85% 的取样点不超过一个;③第一个取样时间点(如 15 分钟)的溶出量相对标准偏差不得超过 20%,其余取样时间点的溶出量相对标准偏差不得超过 10%;④当受试制剂和参比制剂在 15 分钟内的溶出量 ≥85% 时,可以认为两者溶出行为相似,无须进行 f_2 的比较。

二、制剂处方前的原料药特性研究

制剂处方前的原料药特性研究包括物理特性研究、化学特性研究、生物学特性研究、相容性研究,这些研究结果可以为处方研究提供基础信息。

(一)物理特性研究

制剂处方前,对原料药物理特性的关注主要包括色泽、嗅味、粒度、颗粒形态、晶型、熔点、不同 pH 条件下的水溶性、吸湿性、密度(松密度、振实密度)、流动性等。需要根据剂型的特点和给药途径的特点,对原料药的相关物理性质进行研究,通过试验确定其对制剂质量或者制剂关键质量属性的影响,并根据结果考虑对原料药的相关性质进行适宜的控制。例如,对于水难溶性的原料药,其粒度和晶型可能会影响药物的溶出度;对于有异味或者异嗅的药物,可能需要关注口味或者口感问题;对于小规格的药物,颗粒形态和流动性等可能影响制剂的含量均匀度等。

(二)化学特性研究

制剂处方前,对原料药化学特性的关注主要包括 pK_a、化学稳定性(包括在固态和溶液中的稳定性,对酸、碱、热、光、湿、氧的稳定性)、纯度、杂质情况等。对于影响原料药稳定性的因素,需要在剂型选择、处方设计、生产工艺及生产过程控制中特别关注,并进行针对性的控制。例如,对氧不稳定的原料药,制备注射剂时可考虑采用充氮等保护措施;对湿、热不稳定的原料药,制备片剂时尽量不采用湿法制粒工艺;对光不稳定的化合物,制剂生产时需要考虑生产环境的控制等。

（三）生物学特性研究

制剂处方前，对原料药生物学特性的关注主要包括分配系数、渗透性、生物药剂学分类、生理环境下的稳定性、药动学特性、毒副作用、治疗窗等。药物的生物药剂学分类对产品的剂型选择、处方工艺研究都有较大影响。

（四）相容性研究

相容性研究主要包括原料药与拟采用的辅料之间的相容性，通常应避免使用存在相容性问题的辅料。如果某辅料存在相容性问题但又必须使用，或者产品上市后发现了新的原辅料相容性问题，都需要对相容性问题所产生的相关物质进行适宜的控制，必要时需要考虑变更处方。比如依达拉奉注射液中依达拉奉与抗氧剂亚硫酸氢钠会发生相互作用而产生杂质；盐酸美金刚片中美金刚与乳糖发生相互作用而产生乳糖加合物。

综上所述，在制剂处方前对于原料药的研究，主要包括以上四个方面，研究者可以根据已有的信息或者经验，对原料药的属性对制剂关键质量属性可能产生影响的风险进行评估，可以将风险按照高、中、低进行分类。高风险属性需要进行进一步的研究，而低风险属性可以不再进一步研究；对于中风险属性，为降低总体风险，也需要进行进一步研究。这种风险评估可以为后续处方工艺研究方案的设计提供依据，也可以纳入最终的设计空间的体系中。

三、辅料的研究

辅料是制剂的重要组成部分，辅料可以根据剂型的特点、给药途径的特点进行选择，并需要通过一系列的试验确定最终采用的辅料种类和辅料用量。

（一）相容性研究

辅料不应与原料药产生不良的相互作用，这一点可以通过设计合理的原辅料相容性研究来确认。在设计原辅料相容性研究时，可以基于原料药的性质、辅料的性质、拟采用的工艺可能使用的辅料等，选择合适的辅料进行研究。对于仿制药，还可以根据被仿制药所采用的辅料情况选择合适的辅料进行研究。根据辅料在处方中的作用和可能的用量，制备一定比例的原料药和辅料的混合物，对于用量较大的辅料，如稀释剂、支撑剂等，可以采用原料药:辅料为1:5或者1:10的混合物；对于用量较小的辅料，如润滑剂、矫味剂等，可以采用原料药:辅料为10:1或者20:1的混合物，可以按照稳定性研究中影响因素试验条件放置或者其他适宜的试验条件下放置一段时间，考察性状、含量、有关物质等项目，可以采用原料药或者辅料作为对照试验，根据检测结果判断原料药和辅料的相容性是否符合要求。

当试验结果显示原料药与辅料存在相容性问题时，需要采取合适的处理方式。可以直接弃用存在相容性问题的辅料，也可以评估相容性问题能否接受，例如某一片剂中硬脂酸镁作为润滑剂，与原料药在高温条件下存在相容性问题，但结合工艺，仅在最终混合时需要添加硬脂酸镁，同时已针对成品建立的有关物质检查方法，可以有效检出硬脂酸镁与原料药所产生的加成物，故最终处方中仍采用硬脂酸镁作为润滑剂。

（二）辅料的性质

辅料的种类、规格、理化性质、质量控制情况等直接影响辅料在处方中作用的发挥，与能否实现预期的作用密切相关。例如，微晶纤维素和乳糖因为具有适宜的流动性和可压性，均是干法制粒工艺中常用的填充剂，两者可以分别单独使用，也可以联合使用，需要注意的是，不同级别的微晶纤维素或者乳糖，其粒度分布、颗粒形态、长径比、松密度、流动性等有所不同,都有可能影响辅料作用的发挥,影响生产工艺的顺利实施,影响成品含量均匀度;再比如羟丙甲纤维素,不同规格的分子量显著不同,在处方中发挥的作用也显著不同,有时作为缓释制剂的骨架剂,有时作为黏合剂等。

辅料的使用应有依据,尤其对于注射剂、吸入剂等,应关注辅料是否有相应给药途径的使用经验。了解辅料在已上市药品中的给药途径及其合理用量范围是处方前研究的重要内容,研究者可以通过检索 FDA 等国内外权威数据库获得相关信息。对于创新药,也可以通过一系列临床前试验和临床试验,证明辅料使用的安全性和可行性。

四、处方设计

处方设计是在前期对药物和辅料有关研究的基础上,根据剂型的特点及临床应用的需要,制订几种基本合理的处方,以便开展筛选和优化。除各种剂型的基本处方组成外,有时还需要考虑药物、辅料的性质。如片剂处方组成通常为稀释剂、黏合剂、崩解剂、润滑剂等,对于难溶性药物,可考虑使用适量的改善药物溶出度的辅料。对于某些稳定性差的药物,处方中可考虑针对性地使用适宜适量的抗氧剂、金属离子络合剂等。

对于仿制药,虽然并非所有剂型都要求仿制药与被仿制药处方一致,但采用逆向工程技术针对被仿制药进行研究,可以为仿制药的处方设计提供大量参考信息。所谓逆向工程技术,是一种产品设计技术再现过程,即对一项目标产品进行逆向分析及研究,从而演绎并得出该产品的处理流程、组织结构、功能特性及技术规格等设计要素,以制作出功能相近,但又不完全一样的产品。逆向工程源于商业及军事领域中的硬件分析,其主要目的是在不能轻易获得必要的生产信息的情况下,直接从成品分析,推导出产品的设计原理。在仿制药的研究开发中,针对被仿制药的逆向工艺研究,是为了制备得到具有与被仿制药临床应用时同等安全性和有效性的产品。

通常情况下,被仿制药的处方中所含有的辅料种类的信息较易查询得到,但辅料用量的信息难以获得,需要仿制药研究者通过一系列设计合理的逆向工程试验获得。例如全面测定被仿制药的信息,包括性状、颜色、气味、重量、大小、薄厚、硬度、脆碎度等;采用 HPLC 等技术直接进行分离和定量;根据不同辅料的溶解性质,采用不同溶剂进行提取后再进行定量;观察被仿制药在崩解或者溶出测定时的物理形态进行分析等等。

(一)元素分析法测定被仿制药中辅料的含量

对于液体制剂,用元素分析法可以精准地定量辅料的含量。如以某抗生素滴眼液为例,原研产品说明书公布其辅料有硼酸、氯化钠、注射用水、可能含有盐酸或者氢氧化钠调节 pH。采用元素分析法检测出其氯化钠的含量、硼酸的含量,由此就可以为确定处方提供较为充分的参考,可以保证自研仿制药处方的辅料用量和被仿制药处方最大程度一致,以保证与被仿制药的一致性。

对于固体制剂,通过对钠元素的检测,可以迅速确定处方中使用的崩解剂交联羧甲基纤维素钠等关键辅料的用量,对制剂的研发起到事半功倍的效果。同样,对于制剂中常用的黏合剂羧甲基纤维素钠、填充剂磷酸氢钙亦可使用元素检测,方便地测定出其含量。

(二)重量法测定制剂中不溶性辅料的用量

制剂中所常用的辅料除微晶纤维素、硬脂酸镁外,基本都为可溶性辅料。对于使用微晶纤维素的原研制剂,采用适量水溶解,过滤干燥后测定不溶物的重量,从而测算出被仿制药微晶纤维素的用量,可以为拟定处方中微晶纤维素的用量提供重要参考。例如对于某片剂,可以查询到辅料的种类为一水乳糖、微晶纤维素、微粉硅胶、硬脂酸镁,且在欧盟公开的被仿制药产品资料中规格为 1mg 的片剂中含有一水乳糖 150mg,规格为 2mg 的片剂含有一水乳糖 165mg,通过片剂重量减去一水乳糖重量得到处方中微晶纤维素、微粉硅胶、硬脂酸镁的总重量,微粉硅胶和硬脂酸镁的重量设定为片重的 1% 后,得到规格 1mg 的片剂中微晶纤维素的用量为 26mg;2mg 规格的片剂中微晶纤维素的用量为 29mg。以此为在研仿制药的处方,制备相同重量的片剂,分别测定在 100ml 水中的被仿制药和仿制药的不溶性辅料的重量,验证两者微晶纤维素的用量是否相同。

(三) 离子色谱测法测定阴离子在被仿制药中的用量

离子色谱法是高效液相色谱法的一种,随着离子色谱法的普及,使用离子色谱法测定被仿制药中辅料的用量越来越容易。离子色谱法经常检测的常见阴离子有:F^-,Cl^-,Br^-,NO_2^-,PO_4^{3-},NO_3^-,SO_4^{2-},甲酸根,乙酸根,草酸根等。使用离子色谱仪,在几十分钟以内就可得到多个常见离子的测定结果,这是其他分析手段所无法达到的。关于阳离子的测定,离子色谱法与原子吸收光谱(AAS)法、原子发射光谱(ICP)法相比则未显示出优越性。

(四) 被仿制药所用原料的晶型和粒径

被仿制药通常会采用理化性质较稳定和生物利用度较高的晶型。当原料药有多个稳定性较好晶型时,可以通过 X 射线衍射法确定被仿制药中原料的晶型。除乳糖外的其他常用辅料均无明显的晶型衍射,可以通过测定被仿制药的 X 射线衍射图判断被仿制药中所用原料的晶型。

原料微粉化是常用的改善难溶性溶出速率的方法。对于难溶性药物,原料药的粒径分布通常直接影响制剂的溶出速率和生物利用度。因此,选择合适的原料药粒径分布是确保仿制药与被仿制药生物等效性的关键。常用的测定粒径的激光粒度测定仪,由于辅料干扰,难以判断原料药的粒径。显微镜法可以区分辅料的形态和原料药形态,在偏振光下,药物的晶型表现出双折射图案,而辅料多为非晶态,不表现出双折射图案。高温热台显微镜则在分子或粒子水平表征原料微粉物料特性时具有独特的优势而被关注。

总之,在仿制药开发中,如何能快速有效地开发出与被仿制药生物等效的制剂是很多药学工作者面临的共同问题。逆向工程技术为解决这一问题提供了一个有力的手段。

五、处方的筛选和确认

制剂处方筛选和优化主要包括制剂基本性能评价、稳定性评价、临床前和临床评价。通过了制剂基本性能及稳定性评价初步确定的处方,其处方的合理性最终需要根据临床前和临床研究(包括生物等效性研究、药动学研究、临床试验等)的结果进行判定。对研究过程中发现影响制剂质量、稳定性、临床应用安全性和有效性的重要因素,及时进行调整优化,以保证制剂质量和安全有效性。

对于仿制药,前面已经提到了逆向工程技术,可以确定一个相对比较可靠的处方,为后续处方的筛选和优化提供一个相当扎实的基础。如果无法采用逆向工程技术或者其他技术手段获得与被仿制药相近的处方,则后续处方筛选和优化工作相对更加重要些。对于创新药,则是在研究开发的不断推进中,根据所获得的越来越多的临床前和临床研究信息,为处方优化提供依据。

根据剂型的特点,以及前述制剂关键质量属性的确定,可以选择关键质量属性进行处方的筛选和优化。在假设各个影响因素没有潜在相互作用的情况下,可以采用单变量法进行研究。通过单变量法的研究结果,可以在众多影响因素中筛选出主要因素。在此基础上,可以通过多变量统计设计,即实验设计(design of experiment,DOE),了解这些主要因素的主要作用和潜在相互作用,优化调整处方。最终采用确认DOE,通过在一定范围内变化所确定的关键因素的数值,来研究系统的稳健性,变化的范围应该涵盖日常生产中的实际情况。

（一）制剂基本性能评价

制剂的基本性能考察可采用经典的比较法,分别研究不同处方对制剂质量的影响。例如对液体制剂的pH考察,可以设计不同pH的系列处方,考察一定条件下制剂质量的变化,以评价pH对处方质量及稳定性的影响,初步确定处方的合理pH范围。也可选用正交设计、均匀设计或其他科学的方法进行处方筛选和优化。上述研究应尽可能阐明对药品处方有显著影响的因素,如原料药的粒度、晶型、辅料的流动性、分子量、制剂的pH等。

以某口服液为例,经调研被仿制药说明书中对处方组成的说明,该产品处方组成包括原料药、矫味剂、抑菌剂、着色剂、pH调节剂、溶剂,但用量不明确。仿制药研究者通过调研,被仿制药中所采用的抑菌剂在国内无法获得,研究者决定通过抑菌剂抑菌效力的研究,在国内较常用的几种抑菌剂中进行筛选。在防腐剂的筛选中,尼泊金酯类在产品的溶剂系统中溶解性较差,需加热才能够溶解,再次冷却至室温时易造成析出等问题,需考虑加入助溶剂,使得生产工艺及处方组成较为复杂,不利于产品质量的控制。而山梨酸钾的抑菌效力符合要求,溶解性也满足制剂生产要求,初步拟定了采用山梨酸钾作为抑菌剂。根据山梨酸钾发挥抑菌效力所需要的pH,初步拟定了产品pH控制范围。研究者通过试验发现,被仿制药中着色剂的用量对产品质量有较大影响,用量大时易导致口服液浑浊、澄清度差,因此决定对着色剂的种类和用量进行进一步筛选研究。仿制药研究者根据上述研究确定的重点考察因素,采用DOE试验设计,以关键质量属性性状、pH、杂质、含量、抑菌效力、微生物限度为考察指标,对抑菌剂种类和用量、着色剂种类和用量、pH进行了筛选确认,拟定了处方。

（二）稳定性评价

可考虑选择两个以上制剂基本项目考察合格的处方样品进行影响因素考察。根据pH、药物溶出或释放行为、有关物质及含量等制剂关键质量属性的考察结果,筛选出相对满意的处方。上述影响因素的试验结果尚不能全面反映所选处方制剂的稳定性。该处方制剂还需通过加速试验及长期留样试验的稳定性研究对处方进行评价。

对于某些制剂,还需根据具体情况进行相关研究。例如,制剂给药时拟使用专用溶剂的,或使用前需要用其他溶剂溶解、稀释的(如静脉注射用粉针和小针),还需要考虑对制剂与输液等稀释溶剂的配伍变化进行研究,主要考察制剂的物理及化学稳定性,考察项目的设置取决于剂型的特性及临床用药的要求,具体方法可参考稳定性研究有关指导原则进行。又如,溶液剂药物浓度很高或接近饱和,在温度改变时药物可能析出结晶,需要进行低温或冻融实验。上述研究结果可为药品的临床使用提供依据。

（三）临床前及临床评价

最终需要根据临床前和临床研究结果,对处方作出最终评价,这也是制剂处方筛选和优化的重要环节。例如,对于难溶性药物口服固体制剂,药物粒度的改变对生物利用度可能有较大影响,处方中药物粒度范围的最终确定主要依据有关临床前和临床研究的结果。而对于缓释、控释制剂,经皮给药制剂等,药动学研究结果是处方研究的重要依据。

(四) 处方的放大研究

处方研究中需要充分考虑处方的放大和工业化生产的可行性。在放大生产的过程中,需要根据实际生产情况、遇到的问题、设备情况等进行必要的调整。要关注是否有过量投料的情况。任何在药物制剂生产时的过量投料,不管是否出现在最终的制剂成品中,都必须证明是否影响产品临床用药的安全性和有效性。需要证明:过量投料的量、过量投料的原因、对过量的投料量的研究。

详细的处方放大部分结合工艺放大研究一并进行讨论。

第四节　工艺设计与工艺研究

制剂工艺研究是制剂研究的一项重要内容,制剂工艺研究的目标是建立可实现商业化大生产的稳健、可靠的生产工艺,制剂工艺研究可以单独进行,也可结合处方研究进行。

制备工艺研究包括工艺设计、工艺研究和工艺放大三部分,并应注意在过程控制、数据积累等方面的工作,为药品工业化生产和质量控制打下坚实的基础。

创新药在研发过程中,随着研究的推进,处方工艺有时会进行调整,有时甚至是比较大的调整,比如胶囊剂调整为片剂,粉末直接压片调整为干法制粒压片等,这种变化除了处方工艺等方面的研究外,有时还需要生物等效性研究进行桥接。

仿制药在研发过程中,始终将获得与被仿制药一致的安全有效性的产品作为目标,从处方设计到小试工艺摸索、中试放大生产、持续的工艺验证的过程中,可以通过与被仿制药的比较研究,推进工艺研究。

一、工艺设计

可根据剂型的特点,结合已掌握的药物理化性质和生物学性质,拟采用的处方,设计几种基本合理的制剂工艺。同处方设计一样,对于创新药,可以随研究的不断深入而改善优化工艺;对于仿制药,可以采用逆向工程技术针对被仿制药进行研究,为工艺设计提供大量参考信息。例如,固体口服制剂常用湿法制粒、干法制粒、粉末直接压片三种制备工艺。但被仿制药的公开资料一般不会披露其采用何种制备工艺,需要仿制药研究者通过试验判断其所用的制备工艺。通常通过原料的理化性质,可以对制备工艺进行初步判断,例如对湿热不稳定的原料,通常会采用干法制粒或粉末直接压片工艺。规格比较大(25mg及以上)或原料药在制剂中占比 25% 及以上,通常不会采用粉末直接压片工艺。通过对片剂切面的观察,湿法或干法制粒所制备的片剂的切面要比粉末直接压片的切面粗糙。也可直接把片剂放在培养皿中,通过光学显微镜观察崩解后的颗粒大小。观察到单个粒子较多的是多粉末直接压片工艺,观察到有较多较大颗粒或很多颗粒聚集在一块的为湿法或干法制粒工艺。也可以通过被仿制药所用辅料种类进行制粒工艺的判断,不含羟丙基纤维素、羟丙甲纤维素、羧甲基纤维素钠、聚维酮、淀粉等黏合剂的处方,通常采用的为粉末直接压片工艺。当然,这些仅仅是对被仿制药的研究和分析,在此基础上仍需要通过一系列的研究确定产品的工艺。

工艺设计时需要考虑原料药的质量特性。例如当药物存在多晶型现象,且晶型对其稳定性和/或生物利用度有较大影响的,可通过 IR、粉末 X 射线衍射法、差示扫描量热法(DSC)等方法研究粉碎、制粒等过程对药物晶型的影响,避免药物晶型在工艺过程中发生变化。例如对湿不稳定的原料药,在注意对生产环境湿度控制的同时,制备工艺宜尽量避免水分的影响,可采用干法制粒、粉末直接压片工艺等。

工艺设计还需充分考虑与工业化生产的可衔接性,主要是工艺、操作、设备在工业化生产中的可行性,尽量选择与生产设备原理一致的试验设备,避免制剂研发与生产过程脱节。

二、工艺研究

工艺研究的目的是保证生产过程中药品的质量及其重现性。制剂工艺通常由多个关键步骤组成,涉及多种生产设备,均可能对制剂生产造成影响。工艺研究的重点是确定影响制剂生产的关键环节和因素,并建立生产过程的控制指标和工艺参数。

(一)工艺研究和过程控制

首先考察工艺过程各主要环节对产品质量的影响。根据剂型及药物特点确定关键质量属性,并作为考察指标,根据工艺过程各环节对关键质量属性的考察结果,分析工艺过程中影响制剂质量的关键环节。对于采用新技术、新方法、新设备的制剂,应对其制剂工艺进行更加详细的研究。

在初步研究的基础上,通过研究建立关键工艺环节的控制指标。可根据剂型与制剂工艺的特点,选择关键质量属性作为考察指标,研究工艺条件、操作参数、设备型号等变化对制剂质量的影响。根据研究结果,对工艺过程中关键环节建立控制指标,以保证制剂生产和药品质量的稳健,也是工艺放大及向工业化生产过渡的重要参考。工艺参数的制订宜根据剂型及工艺的特点进行,其允许的波动范围应由研究结果确定,并随着对制备工艺研究的深入和完善不断修订,最终根据工艺放大和工业化生产有关数据确定合理范围。

同时需要关注工艺重现性研究,以保证制剂质量的一致性和重现性,详细记录制备过程的工艺条件、操作参数、生产设备型号等,以及各批样品的质量检验结果。

对于生产过程的控制,需要通过一系列的研究确定生产过程的关键工艺,不同的制剂研究者,确定关键工艺步骤的策略可能不完全一致,比较常见的可以采用风险分析的方法,根据自有的生产经验来确定。可以首先对整个药品生产工艺进行风险评估,以确定可影响成品关键质量属性的高风险工艺步骤。然后确定影响成品关键质量属性的每一个工艺步骤中产出物料的关键质量属性,对每一个工艺步骤进行风险评估以确定潜在的高风险工艺参数。

比如对于一个采用干法制粒压片工艺的片剂,风险分析如表 3-2 所述,与这些工艺步骤有关的自有生产经验可以被用来确定与每一工艺步骤相关的风险程度分析以及其影响成品关键质量属性的可能性的分析。

在以上分析的基础上对每一个高风险工艺步骤进行进一步的风险评估,以确定哪些工艺参数可影响中间产品的关键质量属性。这里需要说明的是,对于所有可能影响工艺步骤产出物料的质量属性的工艺变量进行评估并不可行,所以基于目前的经验,可以将一些变量设为常数。

表 3-2　干法制粒压片工艺的风险分析示例

关键质量属性	工艺步骤				
	制粒前的混合 和润滑	辊压	整粒	总混与润滑	压片
含量	中	低	中	低	中
含量均匀度	高	高	高	低	高
溶出度	中	高	中	高	高
杂质	低	低	低	低	低

对于生产工艺参数和生产过程控制的研究,既可以采用传统的研究方式进行研究,也可以采用质量源于设计的研究方式进行研究。对于采用质量源于设计的研究方式,通过对剂型、物料属性、工艺参数等与产品关键质量属性的关系的系统研究,通过整体设计的试验,建立设计空间,在设计空间内的工艺参数可以进行调节。在整个生命周期内可以进行持续性的工艺验证和工艺改进,并且产品质量控制向上游的生产推进,有实现实时放行的可能。在 ICH 指导原则《Q8:药品研发》附件中,对设计空间的呈现进行了具体的举例,可供参考。

（二）研究数据的汇总和积累

制剂工艺研究过程提供了丰富的实验数据和信息。通过对这些数据的分析,对确定制剂工艺的关键环节,建立相应的控制指标,保证制剂生产和药品质量的重现性有重要意义。这些数据可为制剂工艺放大和工业化生产提供依据。

工艺研究数据主要包括以下方面:①使用的原料药及辅料情况(如规格、质量标准等);②工艺操作步骤及工艺参数;③关键工艺步骤和关键工艺参数的控制指标及范围;④设备的种类和型号;⑤生产规模等。

（三）工艺放大

工艺放大是工艺研究的重要内容,是实验室制备技术向工业化生产转移的必要阶段,是药品工业化生产的重要基础,同时也是制剂工艺进一步完善和优化过程。由于实验室制剂设备、操作条件等与工业化生产的差别,实验室建立的制剂工艺在工业化生产中常常会遇到问题。如胶囊剂工业化生产采用的高速填装设备与实验室设备不一致,实验室确定的处方颗粒的流动性可能并不完全适合生产的需要,可能导致重量差异变大;对于缓释、控释等新剂型,工艺放大研究更为重要。

研究重点主要有两方面,一是考察生产过程的主要环节,进一步优化工艺条件;二是确定适合工业化生产的设备和生产方法、工艺参数和生产过程的质量控制要求,保证工艺放大后产品的质量和重现性。研究中需要注意对数据进行翔实记录和积累,发现前期研究建立的制备工艺与生产工艺之间的差别,包括生产设备方面(设计原理及操作原理)存在的差别。如果这些差别可能影响制剂的性能,则需要考虑进行进一步研究或改进。

第五节　包装系统的选择与评价

一、包装材料的选择

药品的包装系统是药品的组成部分,分为直接接触药品的包装材料(以下简称内包装)和外包装材料。包装主要起物流、传递信息和物理防护的作用。包装系统不仅是药物的承载体,更是影响产品质量稳健程度的重要因素。包装材料的选择应考虑以下几个方面:

1. 包装材料需有助于保证制剂质量在一定时间内保持稳定。例如对于光照或高湿条件下不稳定的制剂,可以考虑选择避光或防潮性能好的包装材料。可以通过设计规范的稳定性研究来确证包装系统是否达到了此方面要求。

2. 包装材料和制剂应有良好的相容性,不与制剂发生不良相互作用。可以通过设计良好的包材相容性研究,确定药物和包材的相容性。

3. 包装材料应与制剂工艺相适应。例如,静脉注射液等无菌制剂的内包装需满足湿热灭菌等工艺的要求。

4. 对定量给药装置,应能保证定量给药的准确性和重现性。

本章节着重讨论包装材料与制剂的相容性。

二、包装材料相容性的风险分析

不同给药途径制剂与包装系统发生相互作用的风险分析见表3-3。

表3-3　不同给药途径制剂与包装系统发生相互作用的风险分析示例

不同给药途径剂型的风险程度	制剂与包装系统发生相互作用的可能性		
	高	中	低
最高	吸入气雾剂及喷雾剂; 注射液和注射用混悬液	粉针剂; 吸入粉雾剂	
高	眼用溶液及混悬液; 鼻吸入气雾剂及喷雾剂; 透皮软膏及贴剂		
低	局部用溶液及混悬液; 局部及舌下用气雾剂; 口服溶液及混悬液	局部用粉剂; 口服粉剂	口服片剂、胶囊等固体制剂

注射剂属于两高类制剂,即制剂与包装系统发生相互作用可能性高,一旦发生相互作用,风险程度也较高。这里需要尤其关注注射剂与塑料包装容器的相容性研究,或者pH偏酸/偏碱的注射液与玻璃包装容器的相容性研究,或者注射剂与胶塞的相容性研究。

相容性研究内容应包括包装容器对药品的影响以及药品对包装容器的影响,设计相容性研究时需要关注:①了解或分析拟采用的包装组件材料的组成、包装组件与药品的接触方式与接触条件、生产工艺过程;②对包装进行模拟试验,预测可能产生的问题;③进行制剂与包装容器系统的相互作用研究;④对试验结果进行分析,安全性评估和/或研究;⑤对药品与所用包装材料的相容性进行总结,得出包装系统是否适用于所研究品种的结论。

三、注射剂与塑料包装容器的相容性研究

注射剂与塑料包装容器的相容性研究包括三个方面:提取研究,相互作用研究(包括迁移试验和吸附试验),安全性研究。

(一)提取研究

提取研究是指采用适宜的溶剂,在较剧烈的条件下,对包装组件材料进行的提取试验;目的是通过提取试验建立灵敏、专属、可行的分析测试方法,并获得包装材料中可能溶出的添加物、单体及其降解物信息。

提取溶剂通常应具有与制剂相同或相似的理化性质,重点考虑 pH、极性及离子强度等;提取条件一般通过提高加热温度和延长加热时间的方式尽量多地提取出包装材料中的可提取物;同时还应注意提取材料的制备及与提取溶剂适宜的计量配比,即材料的表面积(或重量)与溶剂的体积比等。

(二)相互作用研究

相互作用研究由迁移试验和吸附试验组成。迁移试验用于监测从包装材料中迁移并进入制剂中的物质;吸附试验则用于评价由于吸附或吸附作用可能引发的活性成分或功能性辅料含量的下降情况。

有些相互作用可在包装适用性研究阶段发现,有些相互作用则在稳定性研究中方才显现。如果在稳定性研究中发现药品与包装材料发生相互作用并对药品的质量或安全性产生影响时,则应查找原因并采取相应的措施,如变更包装,或是变更贮藏条件等。

通过加速或长期留样的稳定性试验增加相应的检测目标化合物(源于对包装组件材料组成的了解或是由提取研究获得的可提取物信息),获得药品中含有的浸出物信息及包装材料对药物的吸附数据。

(三)安全性研究

根据提取研究获得的可提取物信息及迁移试验获得的浸出物信息,分析汇总可提取物及浸出物的种类及含量,进行结构鉴定,并根据结构归属其毒性风险级别,通过文献及毒性数据库查询相关的毒性资料,换算成人的允许日接触量(permitted daily exposure,PDE),评估可提取物及浸出物是否存在安全性风险。即根据测定的可提取物及浸出物水平计算每日暴露量与毒理学评估中得到的 PDE 进行比较,作出包装系统是否与药品具有相容性的结论。

四、注射剂与药用玻璃包装容器相容性研究

注射剂与药用玻璃包装容器相容性研究主要考察玻璃容器对药品的影响以及药品对玻璃容器的影响,包括药品常规检查项目、迁移试验、吸附试验、玻璃内表面的侵蚀性等。

相容性研究包括模拟试验和相互作用研究。

(一)模拟试验

模拟试验的主要目的是预测玻璃容器发生脱片的可能性,通常采用模拟药品的溶剂,在

较剧烈的条件下,对玻璃包装进行试验研究。

模拟溶剂:首选含目标药物的注射剂,如果药物对分析方法产生干扰,可考虑选择与制剂具有相同或相似理化性质的模拟溶剂,重点考虑溶液的 pH、极性及离子强度、离子种类等,如不含药物的空白制剂。模拟条件:模拟试验需在较剧烈的条件下进行。应结合药品在生产、贮存、运输及使用过程中的最极端条件,并选择更强烈的试验条件,如加热、回流或超声、振荡等。

需要对玻璃容器内表面进行检查,并对侵蚀后的模拟溶液进行检测分析,以预测玻璃内表面腐蚀以及玻璃脱片的倾向,可以通过观察玻璃表面的侵蚀痕迹进行初步判断,其他测定指标包括试验液中 Si 元素浓度增加量、Si/B 或 Si/Al 比值的增加量、可见和不可见微粒数增加量、pH 上升程度,以及其他多种离子的变化量等。

(二) 相互作用研究

进行注射剂与玻璃容器相互作用研究时,应采用拟上市的处方工艺和包装容器生产的制剂,并将玻璃容器以及注射剂均作为试验样品。

考察条件需充分考虑药品在贮存、运输及使用过程中可能面临的最极端条件。考察时间点的设置应基于对玻璃包装容器性质的认识、包装容器与药品相互影响的趋势而设置。通常应选择按正常条件生产、包装、放置的注射剂的包装容器(而不是各包装组件)进行相互作用研究,可参考加速稳定性试验以及长期稳定性试验的试验条件(温度和时间)。为了尽可能保证溶液与玻璃容器底部应力环部位和肩部接触,对于注射液,可采用容器正立和倒置的方式分别进行试验。

1. 玻璃容器对药品质量的影响

(1)药品常规检查项目:在不同的考察条件和时间点对药品进行检查时,应重点关注玻璃容器及其添加物质对药物稳定性的影响,如对药品 pH、溶液澄清度与颜色、可见异物、不溶性微粒、重金属、有关物质和含量等的影响,可参考药品标准进行检验。对 pH 较敏感的药品,应重点关注从玻璃中浸出的碱金属离子等成分对药品稳定性的影响,如药品 pH、药液颜色的变化情况、可见异物的出现等。

(2)迁移试验:玻璃包装容器中组分多为无机盐。迁移入注射剂药液的常见元素包括Si、Na、K、Li、Al、Ba、Ca、Mg、B、Fe、Zn、Mn、Cd、Ti、Co、Cr、Pb、As、Sb 等。需要结合特定玻璃容器的组分以及添加物质的信息,对所含有的离子进行定量检查并进行安全性评估。

对于内表面镀膜的玻璃容器,需要对膜层材料的组分及其降解物的迁移同时进行考察。

(3)吸附试验:吸附试验主要针对微量、治疗窗窄、结构上存在易与玻璃发生吸附的官能团的药物,以及处方中含有微量的功能性辅料进行。可以考虑选择加速试验以及长期留样试验的考察时间点,按照药品标准进行检验,并根据考察对象(如功能性辅料)等适当增加检验项目,主要对药品以及拟考察辅料的含量等项目进行检查。

2. 药品对玻璃容器内表面的影响 对于含有机酸、络合剂、偏碱、高离子强度的注射剂,需要重点关注玻璃容器被侵蚀后出现脱片、微粒(玻屑)的可能性。可以在模拟试验和迁移试验的同时,对玻璃容器内表面脱片的趋势和程度进行考察。

可通过对玻璃容器内表面和 / 或注射液进行检测分析,评估药品对玻璃容器内表面的影响。常见的方法包括常规观察玻璃表面侵蚀痕迹(对玻璃内表面进行亚甲蓝染色等),以及注射液中的可见异物;采用表面分析技术对玻璃内表面的化学侵蚀进行检测;测定注射液中的不溶性微粒以及对试验液中 Si 元素浓度增加量、Si/B 或 Si/Al 比值变化以及其他金属离子的变化趋势等进行考察,上述数值如发生显著变化,则预示玻璃容器可能受侵蚀产生脱片和微粒(玻屑)或风险增加。

(蒋　煜　许真玉)

参考文献

［1］ ICH. ICHQ8 (R2): pharmaceutical development.(2009-08-04)[2023-08-29]. https://database. ich. org/sites/default/files/Q8%28R2%29%20Guideline. pdf.

［2］ ICH. ICH Q9 (R1): quality risk management. http://www. ich. org. (2023-01-18)[2023-08-29]. https://database. ich. org/sites/default/files/ICH_Q9%28R1%29_Guideline_Step4_2023_0126_0. pdf.

［3］ ICH. ICH Q10: pharmaceutical quality system.(2008-06-04)[2023-08-29]. https://database. ich. org/sites/default/files/Q10%20Guideline. pdf.

［4］ FDA. Quality by design for ANDAs: an example for immediate releasedosage forms.[2023-08-29]. https://fda. report/media/83664/quality-by-design-%28QbD%29-for-an-immediate-release. pdf.

［5］ FDA. Quality by design for ANDAs: an example for modified release dosage forms.[2023-08-29]. http://www. fda. gov/downloads/Drugs/DevelopmentApprovalProcess/HowDrugsareDevelopedandApproved/ApprovalApplications/AbbreviatedNewDrugApplicationANDAGenerics/UCM286595. pdf.

［6］ 国家药品监督管理局. 普通口服固体制剂溶出度试验技术指导原则和化学药物 (原料药和制剂) 稳定性研究技术指导原则. (2015-02-05)[2021-12-12]. https://www. nmpa. gov. cn/yaopin/ypggtg/ypqtgg/20150205120001100. html.

［7］ 国家药品监督管理局. 化学药物口服缓释制剂药学研究技术指导原则. (2007-10-23)[2023-08-29]. https://www. nmpa. gov. cn/xxgk/fgwj/gzwj/gzwjyp/20071023120001509. html.

［8］ 国家药品监督管理局. 化学药物制剂研究基本技术指导原则.(2015-03-18)[2023-08-29]. https://www. nmpa. gov. cn/wwwroot/gsz05106/04. pdf.

［9］ 国家药品监督管理局. 化学药品注射剂与塑料包装材料相容性研究技术指导原则.(2015-07-08)[2023-08-29]. https://www. nmpa. gov. cn/xxgk/ggtg/qtggtg/20150728120001551. html.

［10］ 国家药品监督管理局. 化学药品注射剂与药用玻璃包装容器相容性研究技术指导原则 (试行).(2015-07-28)[2023-08-29]. https://www. nmpa. gov. cn/xxgk/ggtg/qtggtg/20150728120001551. html.

第四章
新型给药系统评价

　　药物制剂的基本功能是为临床提供可使用的药品。随着对药物体内过程与作用特点认识水平的提高,剂型改变可以使药物制剂具备更丰富的功能,进而促进各种新型药物传递系统的发展。药物释放系统(drug delivery system,DDS)是通过制剂技术影响药物体内过程,满足临床用药要求的给药形式,又称为药物给药系统。DDS 具有显著的主动性与设计特征,是为了满足临床用药要求,对药品的体内过程进行干预的一类剂型。由于有了 DDS,药物制剂可以改善药物的溶出而增加药物吸收、改变药物的给药途径而提高临床患者的顺应性、使用特殊材料控制药物释放部位从而制备结肠定位给药系统或上消化道黏附制剂(如针对幽门螺杆菌的胃黏附或滞留系统)等。例如缓控释给药系统通过减缓或控制药物的释放,从而减少给药频率、降低血药浓度波动或避免普通制剂早期溶出、吸收过快而导致的不良反应;靶向给药系统通过改变药物体内分布而增加药物在作用部位的浓度,提高治疗效果并降低全身副作用;经皮给药系统使药物滞留于皮肤或皮下软骨、关节等部位发挥局部作用,或使药物进入血液发挥全身治疗作用。

　　新型给药系统是相对于传统剂型而言具有新"功能"的新剂型,对新型给药系统的评价应始终围绕其所赋予"功能"的描述与维持进行,这些功能通常是以临床需求为导向,如缓控释给药系统通常为解决普通制剂的给药频率过高、血药浓度波动过大或吸收过快而导致不良反应发生率高等问题而进行的剂型改革。如二甲双胍缓释片膨胀后,缓慢溶出,使所含药物恒定、持续释放,在较长时间内保持有效的、稳定的血药浓度,给药次数减少(每日 1次),且对胃肠道的刺激小。阿昔洛韦缓释片可将给药频率由普通制剂的每日 5 次减少至每日 2~3 次;硝苯地平控释片可将给药频率由普通片的每日 2~3 次减少至每日 1 次;快速吸收的水溶性钙通道阻滞剂(如地尔硫䓬)的吸收过快可导致低血压,其制剂处方中通常加入缓释骨架材料(如蜡质骨架)而减缓其吸收,类似功能性制剂还有阿奇霉素缓释颗粒、格列齐特缓释片等。因此,缓控释给药系统评价应始终围绕是否可以达到剂型改革的目的进行,在体外应主要评价其释放是否具有缓释特点,缓释特点是否在体内血药浓度变化中呈现,从而最终达到降低给药频率、减少血药浓度波动或减慢吸收的目的。如果能建立体外评价指标与体内吸收之间的关系则会加快缓控释制剂的研发过程。

　　靶向给药系统的功能是将药物蓄积在作用部位,从而减少或避免药物在非作用部位的暴露。因此,在临床上应表现更高的安全性或者更好的疗效。例如盐酸多柔比星脂质体注射液对乳腺癌的治疗效果提升 50% 以上,而毒副作用仅仅是普通阿霉素的 10% 以下。靶向给药系统的功能维持依赖于药物或者载体粒子的粒径大小、粒径分布、表面特征、载药特性、释药特性等性质,体外评价应围绕这些特征是否准确制备并维持而进行,体内评价则以药物是否被准确运送到特定部位而设计不同的指标。

经皮肤给药系统的设计目的主要包括避免肝首过效应和消化道一些消化酶的影响,在局部或全身发挥药效,用于治疗皮肤疾病、关节或软组织疾病,或全身性疾病。例如芬太尼透皮贴剂,通常 12~24 小时内达到血药浓度稳态,并在此后血药浓度保持相对稳定直至 72 小时,发挥中枢镇痛的全身作用。再如双氯芬酸二乙胺乳胶主要用于局部肌肉拉伤或扭伤,其发挥作用的主要指标不是血药浓度高低,而是损伤部位药物浓度大小及维持时间。而治疗皮肤真菌感染(各种皮肤癣症等)的外用制剂如特比萘芬软膏、利拉萘酯乳膏等,其有效性主要取决于药物在皮肤内的药物浓度,进入血液循环的药物应尽量少,以减少潜在的不良反应。因此,应根据经皮给药系统拟解决的临床问题设定不同的制剂设计目的,从而选择不同的评价指标。

第一节　缓控释给药系统评价

缓控释给药系统是通过控制药物的释放而影响药物吸收过程的新型给药系统。与普通制剂相比,缓控释制剂释药缓慢,可调控。目前,上市的产品有西咪替丁缓释片、头孢克洛缓释胶囊、右美沙芬缓释混悬液、盐酸维拉帕米缓释片、硝苯地平缓释片、格列齐特缓释胶囊、酮洛芬缓释小丸、注射用醋酸亮丙瑞林缓释微球、东莨菪碱(贴剂)、炔诺孕酮(植入剂)等。

一、概述

(一)定义

缓释制剂(sustained release preparations)系指在规定的释放介质中,按要求缓慢地非恒速释放药物,与相应的普通制剂比较,给药频率减少一次或有所减少,且能显著增加患者依从性的制剂。控释制剂(controlled release preparations)系指在规定的释放介质中,按要求缓慢地恒速释放药物,与相应的普通制剂比较,给药频率减少一次或有所减少,血药浓度比缓释制剂更加平稳,且能显著增加患者依从性的制剂。缓释与控释的主要区别在于缓释制剂是按时间变化先多后少地非恒速释放,而控释制剂是按不受时间影响的零级速率规律恒速释药,可以得到更为平稳的血药浓度,"峰谷"波动更小,直至基本吸收完全。与之颇为相似的迟释制剂系指在给药后不立即释放药物的制剂,包括肠溶制剂、结肠定位制剂和脉冲制剂等。

缓控释给药系统按照给药途径可分为口服缓控释制剂、注射用缓控释制剂、植入剂及透皮贴剂等多种,其中以口服剂型为主。按照制备工艺(工艺原理为使用阻滞材料使药物溶出速率降低和扩散速度减慢)可分为骨架型缓控释制剂、膜控型缓控释制剂、渗透泵控释片、缓控释微丸及胃内漂浮缓控释制剂等。除此之外,口服缓控释制剂还有乳剂、微囊剂、膜剂、脂质体、纳米粒等。按照释药特点可分为定速释放制剂(包括骨架型、薄膜包衣、渗透泵型、固体分散体、微囊和微球等缓控释制剂)、定位释放制剂(包括胃内滞留给药系统、结肠定位给药系统)和定时释放制剂(包括膜控释定时给药系统、渗透压控释定时释药系统、膨胀控释定时释药系统)等。

（二）特点

缓控释制剂具有以下优点：①可减少服药次数，使用方便，大大提高患者的顺应性。普通口服制剂一般需一日给药多次，常常造成漏服的现象，因而达不到预期的治疗目的，而缓释制剂的载药量高于传统剂型药物的单剂量，且能在较长时间内维持有效血药浓度，每日一次的缓控释制剂品种将成为日后的重要发展趋势。②血药浓度波动小，可避免或减少峰谷现象，降低毒副作用。普通制剂由于每日多次给药容易产生较大的峰谷波动现象，"波峰"可能会高于药物的最小中毒浓度，易产生不良反应甚至中毒；"波谷"可能会低于药物的最低有效浓度，而缓控释制剂克服了这一缺点，提高了用药的安全性。③有效血药浓度维持时间长，可发挥药物的最佳治疗效果。④可降低药物因溶出过快所造成的对胃肠道的刺激，避免或减轻恶心、呕吐等副作用。⑤避免夜间给药，有利于老年人和儿童服用，心血管疾病、哮喘、胃酸分泌、关节炎、偏头疼等都有昼夜节律性，例如哮喘、心肌梗死等多在凌晨发作，传统制剂不能在最危险的时刻有效防治这些疾病的发生，而缓控释制剂则为解决这一问题提供了可能。

除具有上述优点外，缓控释制剂尚存在不足之处：①用药剂量及给药方案的灵活可调性差，若出现副作用，往往无法立即停止治疗；②释药速率相对较慢，因此药物起效也比普通剂型慢；③制备缓控释制剂所涉及的设备及工艺费用较常规制剂昂贵，生产成本高。

（三）国内外的名称差异

《中国药典》自2005年版开始定义迟释制剂包括肠溶制剂、结肠定位制剂和脉冲制剂，并将三者区分为不同的制剂，但国外一般将区别于常释和速释(immediate release,IR)的制剂统称为延释(extended release,ER)制剂或调释(modified release,MR)制剂〔如迟释(delayed release,DR)制剂、缓释(sustained release,SR；或 prolonged release,PR)制剂〕，这造成了国内的控释制剂，根据不同 pH、时间或混合机制释药而命名的肠溶制剂、结肠定位制剂和脉冲制剂等制剂在欧盟、美国、日本找不到严格对应的参比制剂。此外，国外比较常见仿制药企业为绕开专利或基于自身特长开发出剂型相同、体外溶出行为不同但体内药动学过程和临床疗效与原研制剂一致的缓控释制剂。

二、缓控释制剂的体外评价

缓控释制剂的体外评价除了剂型的一般评价，如片剂的外观、硬度等，注射剂的 pH、热原等，还包括体外释放评价，以考察其是否缓慢释放药物。

（一）一般评价

缓控释制剂的质量控制首先是药物基本性质评价，包括药物的理化性质，需要控制药物辅料的质量以及剂型的可靠性；药物的适应证、给药次数、用法用量、不良反应、治疗血药浓度范围的临床药学特性；半衰期、药物吸收部位的特性、肝脏首过效应、制剂的消化道内动态等药物的生物药剂学特性；批间、批内的均匀性；有机溶剂的残留；消毒对制剂的影响等工艺因素。

(二) 体外释放评价

释放度指口服药物从缓控释制剂或肠溶制剂在规定溶剂中释放的速度和程度。体外释放度试验在模拟体内消化道条件下(如温度、介质的 pH、搅拌速率等),测定制剂的药物释放速率,是筛选缓控释制剂处方和控制其质量的重要手段,是预测制剂在体内吸收情况的主要方式。

1. 测定方法　《中国药典》(2020 年版)收载测定溶出度与释放度的 7 种方法,分别为第一法篮法,第二法桨法,第三法小杯法,第四法桨碟法,第五法转筒法,第六法流池法,第七法往复筒法。第一、二、三法皆适用于普通制剂、缓控释制剂,第四、五法则适用于透皮贴剂,第六、七法适用于普通制剂与缓控释制剂以及肠溶制剂;其中第一、二、六、七法还适用于肠溶制剂酸中溶出量的测定。

《美国药典》未收载小杯法,除此之外还收录了 1 种装置用于释放度的测定——装置 7往复架法(reciprocating holder)。装置 1 篮法和装置 2 桨法最适合口服固体制剂释放度的测定;装置 3 适用于珠状缓释制剂释放度的测定,装置 4 适用于含活性成分且溶解度较低的缓释制剂释放度的测定;装置 5 桨碟法(paddle over disk)和装置 6 转筒法(rotating cylinder)用于经皮给药系统释放度的测定;装置 7 适用于缓释制剂和经皮给药系统。

释放度测定的方法中篮法和桨法应用最多。这两种方法操作简单,应用广泛,但也有缺点:①不能自动改变介质 pH;②溶出介质体积有限,对难溶性药物难以达到漏槽条件;③桨法中样品会上浮,需用辅助装置固定;④调整转速对区分不同品种的固体制剂影响不大。

为了改善上述不足,除了采用常见的新型装置如装置 3 复筒法(USP32)和装置 4 流通池法(USP32)以外,还可以通过桨法改良(包括采用 pH 调节双相释放系统或碳酸氢盐缓冲液装置)、药物溶出 / 吸收仿生系统(drug dissolution/absorption simulating system,DDASS)及流通池滴流法(flow-through cell drop method,FTCD)等,提高口服缓控释制剂体内外相关性。

为了模拟胃肠道的运动,体外释放测定中搅拌速率,常用的是 50r/min、75r/min 和 100r/min。

2. 释放介质　除释放装置以外,释放介质的选择也是体外释放条件的重要组成部分,选择尽可能接近人体胃肠液成分和理化性质的释放介质,是预测药物体内行为的关键。近年来的主要关注点集中在 pH、表面活性剂和食物方面,除此之外还有溶剂的种类、体积、温度、离子及离子强度、黏度等。

(1)pH:通常,胃液 pH 为 1.0~3.5,小肠内环境约为 7.0,结肠内环境约为 7.5。在释放度的测定中,先用低 pH 的人工胃液再换用高 pH 的人工肠液,可以模拟制剂将要经历的体内 pH 变化,但在各 pH 区间经历的时间却是无法确定的。为了解决密闭式释放装置不能产生连续的 pH 变化的问题,除了采用自动化 pH 滴定控制装置以外,还可采用向 0.1mol/L 的HCl 溶液中加入一定体积的 0.2mol/L 正磷酸钠溶液的方式。有研究依据消化道不同部位生理 pH 的平均值,在 pH 梯度中增加 4.5 和 6.0,模拟药物经过胃肠道的 pH 环境变化;或者以pH 5.5 模拟十二指肠状态,以 pH 7.4 模拟回肠状态,两者丰富了体外模拟胃肠道 pH 变化的范围。根据人体空腹和进食状态的体内抽出物成分数据设计的生物相关性溶液(biorelevant media),几乎可以代替人体空腹和进食状态的肠道近端环境。

(2)表面活性剂:对于难溶性药物,为了增加药物的溶解度,维持漏槽条件,从而促进药物的释放,往往采用在释放介质中加入表面活性剂的方法。常用的表面活性剂有十二烷基硫酸钠、十六烷基三甲基溴化铵、聚山梨酯、胆酸钠等,而含有胆酸钠和卵磷脂的释放介质可能具备较好的体内外相关性。

(3)食物:体外释放实验大多模拟空腹状态,但食物对缓控释制剂的影响不可忽视。饭后给药,药物被食物包裹并与食物在胃肠道中一起蠕动。食物消化为半固体状态,这种情况与药物在水溶液中的释放完全不同。半固体食物为一种扩散屏障,因此药物从制剂中溶出再扩散进入胃肠道会有延迟现象。食物可通过改变肠道吸收机能如饱和/激活/抑制转运载体、改变肠道内容物的理化性质(如 pH、黏度、压力)和生物性质[如消化液(包括胆汁)或微生物的量/组成/活性]、改变药物的肠腔内代谢、增加内脏的血流量、改变胃排空速率和制剂在肠道的滞留时间(拖带、物理阻隔吸收或吸附)、与制剂或活性成分或辅料产生理化反应或改变理化反应的次序及产物等方式,影响活性成分本身或制剂来改变制剂的生物利用度和临床效果。但目前没有特殊的研究手段能准确地知道食物影响生物利用度的机制,对于仿制药来讲只能希望食物对生物利用度的影响在受试制剂和参比制剂之间是相似的。对于缓控释制剂,食物效应很可能是由于影响制剂体内释放度和/或原料药吸收的多种因素的综合。FDA 建议对所有缓控释制剂均需要进行食物效应影响的生物利用度研究;对所有口服缓控释制剂仿制药,除了进行空腹条件下的生物等效性(bioequivalence,BE)研究,也需要进行进食条件下的 BE 研究。应考虑制剂和食物之间的相互作用,可能发生药物突释(dose dumping)导致对受试者的安全性潜在危险。FDA 推荐使用高脂(约占食物中总热量的 50%)高热量(约含有 800~1 000kcal)餐,开展随机、平衡分组、单剂量、两处理(空腹、餐后)、两周期、两序列的临床研究。根据受试药和对照药的血药浓度时间曲线在得出常规的药物暴露测量值、药动学参数外,更应关注缓控释制剂的迟滞时间(T_{lag})。对于宣称可以将胶囊的内容物(缓释小丸)撒在松软的食品上不经咀嚼直接吞服的缓释制剂、宣称可以与饮料混合后口服的缓释微丸或者离子交换树脂型的缓释混悬剂(缓释咀嚼片),需进行额外的生物利用度研究或与相关管理部门商讨研究内容,以完善研究方案。

(4)溶剂的种类:通常情况下,水性介质(水、0.1mol/L 的盐酸溶液和不同 pH 的缓冲盐溶液)为首选溶出介质。对于水难溶性药物,首选水性介质加适量表面活性剂如十二烷基硫酸钠(浓度为 0.5%~1.0% 以下)以满足"漏槽条件";如采用水性介质加表面活性剂仍不能满足要求则可考虑采用某些非挥发性有机溶剂的水溶液,如丙二醇水溶液等。因为表面活性剂的水溶液比有机溶剂的水溶液更接近人体生理情况,更容易满足体内外相关性。如硝苯地平缓释片在 0.5% 的十二烷基硫酸钠水溶液中测得的体外释放度数据和体内吸收百分数具有良好的相关性;而用 10% 的丙二醇水溶液测得的体外释放度数据体内外相关性很差。

(5)体积:通常释放介质的体积有 5 种——250ml、500ml、750ml、900ml、1 000ml,其中900ml 和 1 000ml 较为常用。一般要求不少于形成药物饱和溶液量的 3 倍并脱气。漏槽条件是选择释放介质体积的一个重要的标准。所谓漏槽条件即药物所在释放介质中的浓度远小于其饱和浓度。生理学角度解释漏槽条件可视其为:药物一旦释放便立即在体内被迅速吸收。一般认为,只有吸收较好的药物才会处于这样的状态,对于透膜是吸收的限速步骤的药物,体内药物的浓度可能会接近于饱和状态,漏槽条件是不存在的,也就是说,对于这种类型的药物,饱和状态才更接近于体内环境。

(6)温度与黏度:常选用体温(37±0.5)℃为标准,比较符合体内情况。但贴剂应在(32±0.5)℃模拟表皮温度。进食状态下的胃肠道内液体往往具有一定的黏度,它对于释药系统与水分的接触及释放介质的流体动力学特性都有很大的影响,因而会对释药系统的释放行为有很大影响。有时选择适宜黏度的释放介质,可能会获得比较理想的体内外相关性效果。

(7)离子及离子强度:胃液中主要的离子是 H^+ 和 Cl^-,肠液中主要的离子是 HCO_3^-、Cl^-、Na^+、K^+、Ca^{2+}。离子的种类及含量一方面可能会与控释辅料相互作用,直接影响释药系统的释药特性,这对于自身可以解离并荷电的高分子材料影响显著;另一方面,离子的种类及含量还会导致介质的渗透压大小不同,从而影响水分向释药系统内部的渗透速度,最终影响释药系统的释药特性。胃肠道中液体离子强度的变化也是非常复杂的,胃中食物的存在可能会刺激胃肠道产生各种化学物质,改变胃肠道液体的离子强度,食物本身所含的离子也使体外释放介质的离子强度难以确定。因此,释放度试验通常用盐酸模拟人工胃液,用磷酸盐缓冲液模拟人工肠液,但人工肠液并未模拟肠内的离子环境。

(8)乙醇引起的剂量倾泻:无论是膜控机制还是骨架片机制的缓控释制剂,乙醇均能对其进行破坏。目前,制药行业已认识到乙醇引起的剂量倾泻(alcohol-induced dose dumping,ADD)对于缓释制剂的危害。ADD 能使药物在短时间内释放出大量的活性成分,甚至是整个剂量全部释放出来,这种后果可能引起用药者严重的不良反应,甚至是死亡。EMA 指南中提到,所有的缓释制剂处方中的活性成分或辅料,若在乙醇中展现的溶解性高于水,则含酒精类饮料可能会使产品产生 ADD。FDA 同样意识到,ADD 能引起部分缓控释产品很严重的安全性问题;体外含乙醇的 ADD 试验是从不含乙醇的 0.1mol/L HCl 介质开始的,然后依次增加 5%、20% 和 40% 的乙醇;之所以选择 0.1mol/L HCl,是因为一般认为口服的乙醇通常在 30 分钟内大部分在胃被吸收,5% 乙醇代表啤酒,20% 乙醇代表混合饮料 / 鸡尾酒,40% 乙醇代表白酒。

3. 取样时间　在确定释放度取样时间点之前,应首先将释药全过程的数据作累积释放百分率 - 时间的释药速率曲线图,该曲线至少含 3 个释药过程的取样时间点,缓控释制剂释放度考察取样时间点设计的示例见表 4-1。

表 4-1　缓控释制剂释放度考察取样时间点设计的示例

取样时间点 /h	累积释放率 /%	作用
1~2	<30	考察药物是否突释
4~6	约 50	确定释药特性
6~10	≥75	考察释药是否基本完全

亦可按以下规律设计释放度标准:第一个取样时间为 1/4 给药间隔,释放量为 20%~50%;第二个取样时间为 1/2 给药间隔,释放量为 45%~75%;第三个取样时间在 3/4~1 个给药间隔,释放量为不少于 80%。控释制剂除以上 3 点外,还应增加 2 个取样时间点。此 5 点可用于表征体外控释制剂药物释放度。释放百分率的范围应小于缓释制剂。如果需要,可以再增加取样时间点。

4. 释放度数据的分析与处理　累积释放曲线是反映缓控释制剂体外释药行为最重要的方式,它往往与释药系统的体内释药行为紧密相关。在口服缓控释制剂的研究开发中,通过对比不同处方之间(或受试制剂和参比制剂之间)的累积释放曲线,可以判断处方因素、工艺因素以及释放条件对药物体外释放行为的影响。对释放度数据及曲线的评价方法大致可分为两大类：模型依赖法和非模型依赖法。

（1）模型依赖法：模型依赖法是将释放度数据进行模型拟合后，利用模型的参数来判断释药机制。不同形式的释药系统因其释药机制不同，所适用的模型也不相同。

用于释放度模型拟合的方程主要有零级动力学方程、一级动力学方程、Higuchi 方程，除此之外还有 Weibull 方程、Ritger-Peppas 模型、Hixson-Crowell 方程、Baker-Lonsdale 方程、Hopfenberg 方程以及较复杂的数学模型等。

1）零级动力学方程：零级动力学释放特点是单位时间释药量相等，可用式（4-1）描述。

$$M_0 - M_n = kt \qquad\qquad 式（4-1）$$

式（4-1）中，M_0 为制剂中初始含药量，M_n 为 t 时刻制剂中剩余药量，k 为常数。等式两边同除以 M_0 可简化为式（4-2）。

$$F_t = k_0 t \qquad\qquad 式（4-2）$$

式（4-2）中，F_t 为 t 时刻的药物累积释放百分率，即 $F_t = 1 - \dfrac{M_n}{M_0}$，$k_0$ 为表观溶出速率常数或称为零级释放常数。

零级动力学方程可用于描述缓控释制剂中的包衣制剂、渗透泵制剂以及骨架基质片等中低溶解度药物的体外释放特性。

2）一级动力学方程：可用式（4-3）描述。

$$M_t = M_0 e^{-k/t} \qquad\qquad 式（4-3）$$

可将其转变为对数方程，见式（4-4）。

$$\log M_t = \log M_0 + \frac{k_1 t}{2.303} \qquad\qquad 式（4-4）$$

式（4-4）中，M_t 为 t 时刻的累积释放量，M_0 为制剂中初始含药量，k_1 为一级释放速率常数。

3）Higuchi 方程：式（4-5）是迄今为止最为常用的体外释放模型方程。其基于药物的释放是符合 Fick 定律描述的扩散过程，药物从基质中的释放，遵循每单位面积的释药量与时间的平方根成正比的规律。

$$\frac{M_t}{A} = \sqrt{D(2C_0 - C_s)C_s t}，C_0 > C_s \qquad\qquad 式（4-5）$$

式（4-5）中，M_t 为 t 时刻的累积释放量，A 为给药系统暴露于释药介质中的表面积，D 为药物在聚合物载体中的扩散系数，C_0 和 C_s 分别为药物的初始浓度和药物在聚合物中的溶解度。Higuchi 方程通常简化为式（4-6）：

$$\frac{M_t}{M_\infty} = k\sqrt{t} \qquad\qquad 式（4-6）$$

式（4-6）中，$\dfrac{M_t}{M_\infty}$ 为药物累积释放分数，k 为常数。由此，药物释放分数与时间的平方根成正比。

Higuchi 方程最大的优点在于使用简单、方便，但经典的 Higuchi 方程是在以下假设条件下建立的：①药物在给药系统中的初始浓度远远高于药物的溶解度；② Higuchi 方程的数学推导主要基于单向扩散，边缘效应必须忽略不计；③药物的颗粒远小于其骨架结构；④聚合物载体的溶胀或溶解忽略不计；⑤药物的扩散系数恒定不变；⑥释放过程始终维持较好的漏槽条件。

由于上述假设不适于以羟丙基甲基纤维素（hydroxypropyl methyl cellulose,HPMC）为代表的骨架材料制备的缓控释制剂，因此，在用 Higuchi 方程分析释放数据时，只能得到较粗略的估计值。

例 4-1 聚氧乙烯骨架缓释片体外释药研究

按照《中国药典》（2020 年版）第三法小杯法测定秋水仙碱亲水凝胶骨架片的体外释放度。以去离子水 200ml 为溶剂，转速为 100r/min，分别测定片剂在 1 小时、2 小时、4 小时、6 小时、8 小时、10 小时、12 小时的累积释放度。将测得的体外释放度数据进行拟合，用相关系数 r 判断其拟合程度，结果见表 4-2。结果表明秋水仙碱骨架片的体外释药数据符合零级方程。

表 4-2 秋水仙碱亲水凝胶骨架片的释药模型拟合

模型	方程式	相关系数 r
零级方程	$y=8.375\ 2t+5.726\ 8$	0.992 5
一级方程	$\log(100-y)=-0.137\ 9t+2.189\ 0$	0.927 1
Higuchi 方程	$y=-11.944\ 0+30.732\ 0\sqrt{t}$	0.981 0

4）Weibull 方程：1972 年 Langenbucher 将 Weibull 于 1951 年提出的经验公式（4-7）用以描述药物的溶出释放过程。该方程几乎可以适用于所有溶出度曲线，在药物释放度研究中被广泛应用。

$$\frac{M_t}{M_\infty}=1-\exp\left[\frac{-(t-T_i)^b}{a}\right] \qquad 式(4-7)$$

式（4-7）中，a 为时间标度参数；T_i 为位置参数，代表溶出或者释放过程开始前的时滞，通常情况下其值为 0；b 为形状参数，其确定曲线为指数形曲线（$b=1$）、S 形曲线（$b>1$）或者为其他形式的曲线（$b<1$）。方程可以对数方程形式表示为式（4-8）。

$$\log\left[-\ln\left(1-\frac{M_t}{M_\infty}\right)\right]=b\log(t-T_i)-\log a \qquad 式(4-8)$$

Weibull 方程在应用中存在以下几方面的问题：①方程并不是建立在动力学基础上的一个经验方程，不能充分描述药物的溶出和释放的动力学特点；②方程中没有参数能与药物释放的本质相互联系；③在建立药物释放的体内外相关性时，其应用受到限制。

5）Ritger-Peppas 模型：又称为 Power 定律，是 20 世纪 80 年代 Ritger 和 Peppas 等人在大量实验基础上总结出来的，见式（4-9）。

$$\frac{M_t}{M_\infty}=kt^n \qquad 式(4-9)$$

式（4-9）中，$\frac{M_t}{M_\infty}$ 为药物累积释放分数，k 为给药系统结构与几何特性的常数，n 为释放指数，根据释放指数的不同，表明药物的不同释放机制。不同几何形状药物 Ritger-Peppas 模型释放指数及释放机制示例见表 4-3。

表 4-3 不同几何形状药物 Ritger-Peppas 模型释放指数及释放机制示例

释放指数			释药机制
薄片层结构	圆柱形	球形	
0.5	0.45	0.43	Fick's 扩散
0.5~1.0	0.45~0.89	0.43~0.85	扩散 + 溶蚀
1.0	0.89	0.85	溶蚀(零级转运)

Ritger-Peppas 模型有两种特殊的情况,释放指数 $n=0.5$,表明药物释放主要通过扩散作用;释放指数 $n=1.0$,药物释放速率与时间无关,为溶胀限制释放,相当于零级释放。释放指数为 0.5~1.0,表明药物的释放为扩散和溶蚀的协同作用。需要引起注意的是,这两种特殊情况下的取值,仅在薄片层的结构中得到验证,而对于圆柱形及球形制剂其取值是不同的。

在 Ritger-Peppas 模型基础上可建立方程式(4-10):

$$\frac{M_{(t-l)}}{M_\infty} = k(t-l)^n \qquad \text{式(4-10)}$$

式(4-10)用以描述制剂中药物释放具有时滞时的情况,其中 t 为时滞时间(lag time)。

$$\frac{M_t}{M_\infty} = kt^n + b \qquad \text{式(4-11)}$$

式(4-11)用以描述药物释放有突释时的情况,b 代表突释量。在没有时滞和突释时,l 和 b 都等于 0。

6)Hixson-Crowell 方程:该方程基于下述假设,药物粒子的溶解速度是药物释放的限速步骤,粒子的表面积与其体积的立方根成正比,球形或立方体形的粒子各个方向的溶解速度都相同。满足以上条件,则式(4-12)成立:

$$M_0^{1/3} - M_t^{1/3} = \frac{K'N^{1/3}DC_s t}{\delta} \qquad \text{式(4-12)}$$

式(4-12)中,M_0 为制剂中初始含药量,M_t 为 t 时刻制剂中剩余药量,N 为粒子数,K' 是与表面、形状及粒子密度有关的常数,D 为扩散系数,C_s 为实验温度下药物的饱和溶解度,δ 为扩散层厚度。式(4-12)两边除以 $M_0^{1/3}$ 可简化为:

$$(1-F_t)^{1/3} = 1 - K_\beta t \qquad \text{式(4-13)}$$

$$F_t = 1 - \frac{M_t}{M_0} \qquad \text{式(4-14)}$$

式(4-13)与式(4-14)表明,在药物的溶解未达饱和状态以及制剂形状随时间延长而成比例减小的情况下,以未溶解药物的百分率对时间 t 作图,可得一直线。式中,$F_t = 1 - \dfrac{M_t}{M_0}$ 为 t 时刻的药物累积释放百分率,$K_\beta = \dfrac{K'N^{1/3}DC_s}{\delta M_0^{1/3}}$ 为释放常数。

7)Baker-Lonsdale 方程:是 Baker 和 Lonsdale 在 Higuchi 方程的基础上于 1974 年建立的,用以描述药物从球形基质中的控释释放行为,见式(4-15)。

$$\frac{3}{2}\left[1 - \left(1 - \frac{M_t}{M_\infty}\right)^{2/3}\right] - \frac{M_t}{M_\infty} = kt \qquad \text{式(4-15)}$$

式(4-15)中，$\dfrac{M_t}{M_\infty}$ 为药物累积释放分数，k 为释放常数。Bhanja 和 Pal 等人利用该方程将药物从微囊或微球中的体外释放数据线性化。

8）Hopfenberg 方程：Hopfenberg 方程可用于描述以溶蚀为主要释放机制的具有薄片形、球形或圆柱形药物制剂的释放特性，其方程见式(4-16)。

$$\frac{M_t}{M_\infty}=1-\left[\,1-\frac{k_0 t}{C_0\alpha_0}\,\right]^n \qquad\qquad 式(4\text{-}16)$$

式(4-16)中，$\dfrac{M_t}{M_\infty}$ 为药物累积释放分数，k_0 为溶蚀速率常数，C_0 为药物在基质中的起始浓度，α_0 为球形、圆柱形制剂的半径或薄片形片剂厚度的一半，当制剂为薄片形、圆柱形或球形时，n 取值分别为 1、2 和 3。

El-Arini 和 Leuenberger 于 1998 年将方程改良，用改良方程 $\dfrac{M_t}{M_\infty}=1-\left[\,1-k_1 t(t-l)\,\right]^n$ 描述具有释放时滞的制剂的释放行为，其中 k_1 等于 $\dfrac{k_0}{C_0\alpha_0}$。

9）复杂数学模型：Siepmann 和 Peppas 等人发展了一种新的，更为复杂的数学模型来描述药物自 HPMC 基质中的释放规律。这一模型充分考虑了以下因素：水和药物的扩散、非恒定的扩散常数、移动的界面、体系的膨胀、聚合物和药物的溶解，以及在圆柱形片剂结构中横向和径向的物质转运。这一模型适用于各种不同的 HPMC，甚至 HPMC 的衍生物。同时，它也适用于水溶性或水不溶性的药物，以及较大范围内的载药量。目前，这一模型已成功地模拟不同设计因素对 HPMC 缓释给药系统释药特性的影响。例如给药系统的大小和形状、聚合物及药物的种类和用量等。

聚合物的溶解速率可用式(4-17)表示：

$$M_{pt}=M_{p0}-K_{diss}A_t t \qquad\qquad 式(4\text{-}17)$$

式(4-17)中，M_{pt} 和 M_{p0} 分别为 t 时刻和 0 时刻干燥聚合物的重量，A_t 为 t 时刻药片的表面积，K_{diss} 为聚合物的溶解速率常数。

水和药物的扩散速率用 Fick's 第二定律描述，同时应考虑横向和径向的物质转运，以及浓度依赖的扩散系数。

$$\frac{\partial C_k}{\partial t}=\frac{1}{r}\left\{\frac{\partial}{\partial r}\left(rD_k\frac{\partial C_k}{\partial r}\right)+\frac{\partial}{\partial v}\left(\frac{D_k}{r}\frac{\partial C_k}{\partial \theta}\right)+\frac{\partial}{\partial z}\left(rD_k\frac{\partial C_k}{\partial \theta}\right)\right\} \qquad 式(4\text{-}18)$$

式(4-18)中，C_k 和 D_k 分别为药物浓度及扩散系数（水的 k 值为 1；药物的 k 值为 2），r 代表横坐标，z 代表纵坐标，θ 为角坐标。

（2）非模型依赖法：非模型依赖法是对实验测得的累积释放度进行直接的数据处理，利用多元方差分析或其他方法来评价曲线的相似性。口服缓控释制剂释药行为的影响因素较多，药物的整体释放行为有时难以用模型或参数来准确描述，因此定量评判其累积释放曲线之间差别更多的是采用非模型依赖法。在非模型依赖法中最具代表性的就是方差分析法和相似因子法。方差分析法中涉及复杂的协方差矩阵的计算，显得较为烦琐，而相似因子法的计算简单可行，已成为 FDA 的推荐方法，如今广泛应用。

1）图表数据分析法：图表数据分析法（exploratory data analysis）是采用绘制平均累积释

放曲线及每一时间点释放度的误差线来比较两制剂的释放特性有无差异的。如果两种制剂在给定时间点的误差线不重合,则说明该时间点两种制剂的释放度有差异。计算释放度差值的95%可信区间,如可信区间不包含零,则说明释放度有差异。该方法的不足之处在于,当只有部分时间点的释放度误差线重合,或者释放度差值的95%可信区间在有些时间点包含零,而另一些时间点不包含零时,不能对两制剂的释放度有无差异作出判断。此外,该方法用于两制剂比较简单、直观,而对多种制剂进行同时比较时,则有一定困难。

2) 单因素 - 双因素方差分析:单因素方差分析可用于比较参比制剂与受试制剂在每一时间点的平均释放度。两制剂比较,相当于t检验。两种以上制剂的比较则为单因素方差分析。该方法考虑了每一时间点释放度的变异性,但忽略了各时间点之间的相关性,即把每一个时间点作为独立的单元进行分析,且多次比较后犯Ⅰ型错误的可能性增大。与图表数据分析法一样,当只有部分时间点的释放度差异具有统计意义时,该方法很难作出两制剂释放行为相似或不同的判断。因此,用该法进行释放曲线的比较,效率低、统计处理烦琐、结果解释也不确定。单因素方差分析适用于比较速释制剂固定单点采集样品测定释放度的情况,如比较两制剂的F_{45min}(F_{45min}是经常采用的一个参数,是指药物在45分钟的释放度)。此外,一些描述药物释放特性的参数,也可用该方法进行比较。例如,溶出效率(dissolution efficiency, DE),两制剂释放曲线下面积(AUC),平均释放时间(MDT)等。MDT的计算公式见式(4-19)。

$$\mathrm{MDT} = \frac{\sum_{j=1}^{n} \bar{t}_j \Delta M_j}{\sum_{j=1}^{n} \Delta M_j} \qquad 式(4\text{-}19)$$

式(4-19)中,j为某一取样点,n为取样点个数,$\bar{t}_j$为两次取样时间点的中点,可用$\frac{t_{j-1}+t_j}{2}$计算,ΔM_j为从时间t_{j-1}到t_j药物释放量。

溶出效率的计算公式见式(4-20):

$$\mathrm{DE} = \frac{\int_0^t y\mathrm{d}t}{y_{100} t} \times 100\% \qquad 式(4\text{-}20)$$

式(4-20)中,y为t时刻的累积释放分数,y_{100}为完全溶出量。

溶出效率可定义为:t时刻溶出曲线下面积占t时刻溶出100%的矩形面积的百分率。

双因素方差分析将时间和制剂作为两个变量来考虑,但该方法仍基于各时间点之间相互独立这一假设,时间效应占用了方差分析过多的自由度,如果考虑时间与制剂的交互作用,则结果更难以解释。

3) 数学比较法:数学比较法(mathematical comparison methods)有三种,变异因子法(difference factor)、相似因子法(similarity factor)和Rescigno指数法(Rescigno's index)。相似因子法用以评价的两个参数f_1和f_2因子,其计算公式分别见式(4-21)与式(4-22):

$$f_1 = \left\{ \frac{\sum_{t=1}^{n} |R_t - T_t|}{\sum_{t=1}^{n} R_t} \right\} \times 100\% \qquad 式(4\text{-}21)$$

$$f_2 = 50\lg\left\{ \left[1 + \frac{1}{n}\sum_{t=1}^{n} W_t (R_t - T_t)^2 \right]^{-0.5} \times 100 \right\} \qquad 式(4\text{-}22)$$

其中,R_t为参比制剂在t时间点处的累积释放度,T_t为供试品在t时间点处的累积释放度,n为测定时间点总数,W_t为权重系数,可按不同时间点的重要性设置,如果不能确定不同时间点的权重,则各点均取值为1。f_1为变异因子,在其计算公式中,分子用绝对值是为了保证这些时间点释放度之和的负变异不被抵消,均值相同时f_1=0,表明两条释放曲线相等;f_1越大,两制剂释放行为的差别也越大。f_2为相似因子,其计算公式是将R和T在每一时间点释放度变异方差的平均值乘以权重系数后,再进行对数转换得到的,其值越大,表明两制剂的体外释放越相似,完全相同的两条释放曲线,其f_2=100,随着释放差异增大,f_2值减小。一般认为f_1为0~15,f_2为50~100,可判定两制剂的释放行为相似。美国FDA建议组内释放度变异($CV\%$)在较早的时间点应小于20%,在其他时间点应小于10%,且两制剂任何时间点的释放度差值不超过15%,可采用f_2因子法,控制f_2为50~100。

相似因子法的局限性在于该方法未考虑数据的变异性,以及各时间点之间的相关性。f_1和f_2对时间点个数的变化较敏感,判断两条释放曲线相似或不同的标准缺乏理论基础。此外,参比制剂与受试制剂互换,f_2不变,但f_1数值有所变化。

Rescigno指数法最早应用于比较血药浓度数据。i取值为1时,Rescigno指数类似于f_1,取值为2时,类似于f_2。Rescigno指数范围为0~1,越接近于0,说明两制剂释放行为越相似,其计算公式见式(4-23):

$$f_i = \left[\frac{\int_0^{t_n} |R_t - T_t|^i \, dt}{\int_0^{t_n} |R_t + T_t|^i \, dt} \right]^{\frac{1}{i}} \quad (i = 1, 2) \qquad \text{式(4-23)}$$

Rescigno指数法与相似因子法相比,并无优越之处,计算也比相似因子法复杂,只是参比制剂与受试制剂互换时,数值不发生改变而已。

以上两种方法都是药物释放行为等价性评价的非统计学方法。因此,它们不能得知作出相似或不同的判断时所犯的Ⅰ型错误或Ⅱ型错误有多大。Ⅰ型错误是指当两制剂释放行为相同时,作出差异判断的可能性。Ⅱ型错误是指两制剂释放行为不同时,作出无差异判断的可能性。

4)其他方法:包括混合效应模型、多变量方法、Chow和Ki法。混合效应模型采用混合效应方差分析,其检验目的为检验两制剂的平均释放曲线是否平行(曲线的形状是否一致),以及两制剂的释放度水平是否一致等。混合效应模型是两种效应,即随机效应和固定效应的混合。该模型中的固定效应,即是制剂。随机效应是剂量单位,对于每种制剂来说,都有若干种剂量单位,可以随机选取几种不同剂量单位进行释放度试验。混合效应模型考虑了数据的变异性,以及数据结构的相关性,可以用统计软件进行数据处理,但其"任意两个时间点的相关性都相同,而不管两点的距离有多远"的假定,与实际情况不相符合。

Tsong等人描述了一种采用Mahalanobis距来考虑数据变异性及数据结构相关性的多变量分析方法,类似于平均生物等效性研究中的双单侧t检验。美国FDA建议当组内变异($CV\%$)超过15%,可以采用此法,而不宜采用相似因子法。但是,Mahalanobis距不能考虑平均释放度的本质区别。例如,平均释放度在较早时间点差异较大,而靠后的时间点差异较小时,其Mahalanobis距的数值与在较早时间点差异较小,而靠后的时间点差异较大时的结果完全相同。因此,用该方法比较两制剂的释放度特性,仍有一定的局限性。此外,Mahalanobis 距的计算方法较为复杂,在实践中应用尚有困难。

Chow 和 Ki 采用一种类似于评价两种制剂平均生物等效性的方法进行两条释放曲线的比较。生物等效性评价规定两制剂生物利用度参数(C_{max} 和 AUC)的几何均数比值的 90% 可信区间在 80%~125% 范围内时,可认为两种制剂生物等效。同样,在给定时间点,两制剂平均释放度比值的 90% 可信区间在规定的等效范围内,可认为两制剂的释放度数据"部分相似",如果所有时间点都在等效范围内,则认为两制剂的释放行为"完全相似"。该方法通过自动回归—时间模型来描述每一时间点两制剂释放度的比值,解决了相邻释放度时间点之间的相关性问题,计算也较为简单。该方法的局限性在于其检验效能和 I 型错误尚不可知。检验效能,即两制剂释放度确实存在差异的情况下,检验出该差异的可能性。

三、缓控释制剂的体内评价

缓控释制剂体内评价的主要意义在于用动物或人体验证该制剂在体内控制释放性能的优劣,评价体外试验方法的可靠性,并通过体内实验进行制剂的体内药动学研究,计算各动力学参数,为临床用药提供可靠的依据。除动物体内药动学评价外,体内评价还包括人体内生物利用度与生物等效性评价。

(一)动物体内药动学评价

在开发研究国内外均未上市的缓控释制剂时,进行人体试验前,应进行动物药动学评价,考察所研究制剂单次给药和多次给药后的药动学行为,并与已上市的普通制剂比较,验证所研究制剂的释药特征。在进行缓控释制剂的仿制研究时,通常将所研究制剂与被仿制产品进行体外释放度比较,在条件许可时进行动物药动学研究。

1. **单剂量给药**　采用自身对照或分组对照进行研究,每组动物数不应少于 6 只。在禁食 12 小时以上、清醒状态下,按每只动物等量给药,给药剂量参照人体临床用药剂量。取血点设计参照有关的要求。血药浓度 - 时间数据可采用房室模型法或非房室模型法估算相应的药动学参数。至少应提供 AUC、T_{max}、C_{max}、MRT 等参数,并与同剂量普通制剂的药动学参数比较,阐述试验制剂吸收程度是否生物等效,试验制剂是否具有所设计的释药特征。

2. **多剂量给药**　多次给药达稳态的试验研究采用随机交叉试验设计方法进行试验设计。每日 1 次给药时,动物应空腹给药。每日多次给药时,每日首次应空腹给药,其余应在进食前 2 小时或进食至少 2 小时后给药,连续给药 7 个半衰期以上。在连续给药达到稳态前,至少应在每次给药前取血 3 次进行分析,以确定血药浓度是否达到稳态水平,并获得稳态血药浓度最小值 C_{min}^{ss}。确认血药浓度达稳态后,最后 1 天给药 1 次,并按测定完整的血药浓度 - 时间曲线要求,取稳态时的血样进行分析、检测,并采用房室模型法或非房室模型法计算药动学参数。计算药动学参数时,需提供供试制剂的 T_{max}、C_{min}^{ss}、C_{max}^{ss}、AUC_{ss}、DF 和 C_{av}^{ss} 等参数,与参比制剂进行比较,阐明多次给药血药浓度达稳态时,供试制剂与参比制剂间是否生物等效,两者达稳态的速度是否一致,DF 及 C_{av}^{ss} 是否有差异,并考察试验制剂是否具有缓释和控释释药特征。

缓控释制剂的释药特征,可以通过药动学参数进行描述,也可以通过血药浓度 - 时间曲线进行阐述。通常,缓控释制剂的血药浓度 - 时间曲线不应该有明显的突释现象,达峰时间应不明显,峰浓度应为平台状,并维持较长时间。当参比制剂为普通制剂时,制剂间在药物吸收程度上应该生物等效,吸收速度上应该有显著差异,描述血药浓度波动情况的参数 DF 及 C_{av}^{ss} 也应该有差异。当参比制剂为上市被仿制缓控释制剂时,则吸收程度、吸收速度及血药浓度波动情况等均应该具有等效性,或无显著差异。

在缓控释制剂动物药动学研究中,由于在血样采集的后期,仍然有药物的释放吸收,致使采用末端血药浓度数据计算的消除速率常数 k 不是机体对药物消除的真实情况,由此计算的 $t_{1/2}$ 也仅是表观的结果,不应该认为缓控释制剂改变了机体对药物的消除能力。可以认为,在描述缓控释制剂给药后,药物在体内的存留时间的药动学参数中,$t_{1/2}$ 的意义不及 MRT。在体内外相关性评价中,吸收分数的计算有赖于消除速率常数 k。为此,在数据处理时,应注意消除速率常数 k 的合理性,为避免吸收过程众多因素对结果的影响,建议以该药物静脉注射给药获得的消除速率常数或常规制剂获得的消除速率常数进行计算。

(二) 人体内生物利用度及生物等效性评价

缓释控释制剂完成临床前试验并报国家药审部门批准后,应在人体内进行生物利用度和生物等效性试验以进一步考察制剂在人体内的释药情况。在动物体内有时很难获得最低限度的结果,例如,家兔的消化道生理与人类差距较大,为使结果对临床用药更具实际的指导意义,应在正常健康的成年人体内进行研究。

《中国药典》(2020 年版)规定缓控释制剂的生物利用度(bioavailability,BA)与生物等效性(bioequivalence,BE)研究应在单次给药与多次给药达稳态两种条件下进行。BA 与 BE 研究可参见本书有关章节、国家食品药品监督管理总局 2016 年 3 月发布的《以药动学参数为终点评价指标的化学药物仿制药人体生物等效性研究技术指导原则》、《中国药典》(2020 年版)中《药物制剂人体生物利用度和生物等效性试验指导原则》、国家药品监督管理局药品审评中心 2022 年 1 月发布的《创新药人体生物利用度和生物等效性研究技术指导原则》和《改良型新药调释制剂临床药代动力学研究技术指导原则》等。

四、体内外相关性评价

体内 - 体外相关性,指由制剂产生的生物学性质或由生物学性质衍生的参数(如 T_{max}、C_{max} 或 AUC),与同一制剂的物理化学性质(如体外释放行为)之间建立的合理定量关系。

体内外相关性试验,它应反映整个体外释放曲线与整个血药浓度 - 时间曲线之间的关系。只有当体内外具有相关性,才能通过体外释放曲线预测体内情况。

(一) 体内外相关关系类型

《中国药典》(2020 年版)将体内外相关性水平分为 3 个层次:

1. **整体相关** 即体外释放曲线与体内吸收曲线存在着点对点的相关关系,表明两曲线可重叠,这是最高水平的相关。对于释放是限速步骤的缓控释制剂来说,可采用 Wagner-Nelson 方程或简化的 Loo-Rigelman 方程求得体内吸收率,然后将样品体外释放曲线上的各个时间点的释放度相对应的体内吸收率进行回归分析,如果回归方程的相关系数大于临界值($P<0.001$),则可确定体内外相关。

对于透膜是限速步骤的药物来说,虽不如释放过程限速的药物那样可从理论上方便地推导出上述线性关系,但也可通过介质、装置的不同组合,得到一条与体内相关的体外释药曲线。

2. **参数相关** 即应用统计矩分析原理对体外平均释放时间与体内平均滞留时间进行

相关性分析,也可用体外释放速率常数对体内吸收速率常数进行相关性分析。但由于平均滞留时间不能完全描述体内的血药浓度-时间曲线,因此这种相关水平低于整体相关的相关性。

3. 单点相关　即某一时间下,体外释放水平(或释放量)与体内某一药动学参数存在着相关关系。例如,将体外释放 50% 的时间 $t_{1/2}$ 与 AUC(C_{max} 或 T_{max})进行相关性分析,或者将某一时间的释放百分率与 AUC(C_{max} 或 T_{max})进行相关性分析。此种相关仅代表部分相关,因此该相关程度最低。

（二）相关性评价方法

1. 室模型依赖法　此为点对点的相关性考察方法,该法计算方法简单,易于理解,融入了较多的实验数据,数据的点对点对应能较完整地反映制剂中药物的体外释放和体内吸收之间的相关关系。

为了证明缓控释制剂体外释放度与体内生物利用度的相关性,可以比较它们累积释放分数与吸收分数。通常采用给予某制剂后测得的血药浓度-时间数据,应用 Wagner-Nelson 法求得不同时间的吸收分数(f),此法适用于单室模型。根据吸收的药物量等于体内的药物量加上已消除的药物量,则 f 按式(4-24)计算为:

$$f = \frac{C_t + k_e \int_0^t C_t dt}{f \int_0^\infty C_t dt} \times 100\% \qquad 式(4-24)$$

二室模型药物可用 Loo-Riegelman 法求得不同时间的药物吸收分数。吸收的药量,等于血浆中药物量加周边室的药物量与已消除的药物量,则吸收分数 f 按式(4-25)计算为:

$$f = \frac{C_t + k_{10} \int_0^t C_t dt + \dfrac{(X_p)_t}{V_c}}{k_{10} \int_0^\infty C_t dt} \times 100\% \qquad 式(4-25)$$

式(4-25)中,$(C_p)_t = \dfrac{(X_p)_t}{V_c}$,$C_t$ 和 $(C_p)_t$ 分别为 t 时刻血药浓度和周边室药物量。

例 4-2　萘哌地尔缓释胶囊体内外相关性研究

照释放度测定第一法篮法,以人工胃液 900ml 为释放介质,转速为 80r/min,温度为 $(37 \pm 0.5)℃$,分别在 0.5 小时、1 小时、2 小时、3 小时、4 小时、5 小时、8 小时、12 小时取样 6ml。测得的释放度数据见表 4-4。

表 4-4　萘哌地尔缓释胶囊体外释放度测定结果($n=6$)

t/h	0.5	1	2	3	4	5	8	12
$F(t)$/%	9.06	14.5	24.2	31.7	41.6	48.1	52.2	75.4
s	1.07	2.53	3.21	2.71	2.23	6.31	2.96	6.57

单剂量给予健康家犬萘哌地尔胶囊、缓释胶囊 200mg,分别于给药后 0.083、0.33、0.5、0.75、1.0、2.0、4.0、6.0、12.0、24.0 小时(胶囊);0.5、1.0、2.0、3.0、4.0、5.0、8.0、12.0、24.0、36.0 小时(缓释胶囊)后肢静脉采血 3ml,测得的血药浓度数据见表 4-5。

表 4-5　单剂量给予家犬萘哌地尔胶囊、缓释胶囊 200mg 后血药浓度测定结果($\bar{x} \pm s$, $n=5$)

t/h	0.083	0.333	0.5	0.75	1.0	2.0	4.0	6.0	12.0	24.0
胶囊 / (ng/ml)	16.8 ± 5.2	40.8 ± 16.4	167.9 ± 137.5	402.1 ± 158.0	544.1 ± 166.6	395.8 ± 60.6	236.0 ± 26.1	186.8 ± 31.8	79.7 ± 31.8	24.0 ± 8.7
t/h	0.5	1.0	2.0	3.0	4.0	5.0	8.0	12.0	24.0	36.0
缓释胶囊 / (ng/ml)	18.1 ± 4.7	52.5 ± 10.4	171.6 ± 66.9	325.3 ± 120.3	434.7 ± 99.8	398.2 ± 30.7	269.1 ± 24.1	176.2 ± 26.3	81.7 ± 9.8	23.2 ± 6.1

将测得的血药浓度经时数据用药动学数据处理软件进行模拟,判定萘哌地尔两种胶囊在家犬体内的代谢符合一级消除动力学,符合一室模型。萘哌地尔缓释胶囊的消除速率常数 k 为 $(0.119\ 5 \pm 0.014\ 6)$ h^{-1}。用上述公式计算萘哌地尔缓释胶囊体内吸收分数见表 4-6。

表 4-6　萘哌地尔缓释胶囊体内吸收分数计算结果

t/h	C_p	$\int Cdt$	$k_e \times \int Cdt$	$C_p + k_e \times \int Cdt$	X/%
0.5	18.11	4.53	0.54	18.65	2.83
1	52.47	22.17	2.65	55.12	8.36
2	171.58	134.20	16.04	187.62	28.45
3	325.26	386.62	46.20	371.46	56.33
4	434.71	762.60	91.13	525.84	79.74
5	398.15	1 179.03	140.89	539.04	81.74
8	269.11	2 179.92	260.5	529.61	80.31
12	176.25	3 070.64	366.94	543.19	82.37
∞	0	5 518.03	659.40	659.40	

以 t 时间体外累积释放度(%)为因变量 Y,对应时间点的体内吸收分数为自变量 X,作线性回归。

$$Y=7.329\ 7+0.566\ 8X, r=0.893\ 5$$

自由度 $df=n-2=6$,临界值 $r_{6,0.05}=0.707$

$r>r_{6,0.05}$,表明回归方程显著,萘哌地尔缓释胶囊的体外释放与体内吸收相关性良好。

2. 逆卷积分法　逆卷积分法不需使用模型,直接对实验数据进行数学处理就可得到关于药物体内动态过程的情况。对于模型化困难的药物尤其适合,适用于各种体内外数据的相关性研究,具有概念简单、可进行直观数学运算的特点,既可以通过体内药物浓度 - 时间数据推算体内药物吸收(溶出),又可根据体外释放数据预测体内药物浓度 - 时间数据。其原理为:根据质量守恒原则,可以用数学方法严格证明药物在体内的浓度 $C(t)$ 可以用式(4-26)的卷积分(convolution)方程来表示。

$$C(t) = \int_0^t R(\theta) W(t-\theta) \mathrm{d}\theta \qquad \text{式(4-26)}$$

式(4-26)中，$R(\theta)$为给药速率，称为输入函数。对于控释制剂来说，$R(\theta)$就是药物体内释放特性（模型）。$W(\theta)$是单位脉冲给药后体内药物浓度变化（时间θ的函数），称为权函数。该方程的意义为：时间t时，体内药物浓度$C(t)$可以表示为无限个微小输入函数与权函数乘积的和。W为口服溶液或标准速释制剂的药物浓度函数，$R(\theta)$为口服缓释制剂的输入函数，$C(t)$为口服用控释制剂的药物浓度函数。已知输入函数$R(\theta)$和权函数W求浓度函数$C(t)$的过程，称为卷积分方法；反之，如果已知W和$C(t)$，求输入函数R的过程，则称为逆卷积分法。

续例4-2　选择萘哌地尔普通胶囊为标准速释制剂，对式(4-26)进行反卷积分，可以求得缓释胶囊的输入函数$R(\theta)$。以$R(\theta)$对相应时间点的累积释放度进行直线回归，直线的相关系数大于相关系数临界值即表示体外释放与体内吸收相关性良好。

如将测定时间点定为t_0、t_1、t_2...t_i，相应的血药浓度数据分别为C_0、C_1、C_2...C_i，时间间隔为$t_{i-1}-t_i$的平均药物输入分别为R_1、R_2、R_3...R_i。式(4-26)变为式(4-27)：

$$C(t_i)=\sum_{K=1}^{K=i}\left[R_K\int_{t_{K-1}}^{t_K}W(t_i-\theta)\,\mathrm{d}\theta\right]\qquad\text{式(4-27)}$$

由于$\int_{t_{j-1}}^{t_j}W(t)\,\mathrm{d}t=\mathrm{AUC}_{t_{j-1}}^{t_j}$

式 4-27 变为式(4-28)：

$$C(t_i)=\sum_{K=1}^{K=i}\left[R_K\cdot\mathrm{AUC}_{t_i-t_K}^{t_i-t_{K-1}}\right]\qquad\text{式(4-28)}$$

此方程即为卷积分 - 反卷积分的工作方程。

对于每个测定点有：

$$C(t_1)=R_1\cdot\mathrm{AUC}_0^{t_1}\qquad\text{式(4-29)}$$

$$C(t_2)=R_2\cdot\mathrm{AUC}_0^{t_2-t_1}+R_1\cdot\mathrm{AUC}_{t_2-t_1}^{t_2}\qquad\text{式(4-30)}$$

$$C(t_3)=R_3\cdot\mathrm{AUC}_0^{t_3-t_2}+R_2\cdot\mathrm{AUC}_{t_3-t_2}^{t_3-t_1}+R_1\cdot\mathrm{AUC}_{t_3-t_1}^{t_3}\qquad\text{式(4-31)}$$

......

式中，AUC 为该时间间隔内普通胶囊的血药浓度 - 时间曲线下面积，$C(t_i)$为缓释胶囊各时间点的药物浓度，将各点数据代入即可求得各时间间隔的输入函数R，萘哌地尔缓释胶囊的计算结果分别见表4-7。

表 4-7　萘哌地尔缓释胶囊反卷积分参数计算结果

参数	时间 /h					
	0.5	1	2	4	12	24
累积释放度 /%	9.06	14.50	24.20	41.60	75.4	100.00
普通胶囊 AUC/(ng·h/ml)	25.32	189.53	469.95	631.78	1 222.33	621.96
缓释胶囊 C_i/(ng/ml)	18.11	52.47	171.58	434.71	176.25	81.73
输入函数 R	0.72	3.32	18.24	75.71	283.22	1 024.11

以累积释放度为因变量Y，输入函数R为自变量，得回归方程为：

缓释胶囊：$Y=25.120\,6+0.081\,1R$，$r=0.896\,0$

自由度$df=n-2=4$，临界值$r_{4,0.05}=0.811$

$r > r_{4,0.05}$，表明回归方程显著，萘哌地尔体内外相关性良好。

室模型依赖法所需的公式复杂，某些参数不易得到或需另外进行实验；另外，吸收分数的计算引入了参数 k，k 是根据血药浓度 - 时间曲线尾段数据回归得到的，而缓控释制剂的释放缓慢，吸收时间长，因此其尾段数据常混杂有吸收相，同时低浓度的数据测定误差较大，根据缓释制剂试验数据计算的 k 与实际值有较大偏差。

另外，反卷积分方程中输入函数的计算需要同一药物的另一种剂型（如溶液剂或标准速释制剂）的经时血药浓度数据（权函数），与室模型拟合的方法相比，其要求的数据量大。同时标准速释制剂的选择不同，其计算结果也可能不同。

3. 体外释放的 MDT 与体内 MRT 之间的相关性评价　缓控释制剂在体内的平均释放时间（the mean dissolution, MDT）等于口服缓控释制剂和溶液剂（或标准速释制剂）的平均滞留时间（the mean residence time, MRT）差，即式（4-32）：

$$\text{MDT}_{\text{体内}} = \text{MRT}_{\text{缓释、控释}} - \text{MRT}_{\text{溶液（参比）}} \qquad \text{式（4-32）}$$

对体外溶出过程，$\text{MDT}_{\text{体外}}$ 可由式（4-33）计算：

$$\text{MDT}_{\text{体外}} = \frac{\int_0^\infty t\left(\dfrac{\mathrm{d}m}{\mathrm{d}t}\right)\mathrm{d}t}{\int_0^\infty \left(\dfrac{\mathrm{d}m}{\mathrm{d}t}\right)\mathrm{d}t} = \frac{\int_0^\infty t\left(\dfrac{\mathrm{d}m}{\mathrm{d}t}\right)\mathrm{d}t}{M_\infty} \qquad \text{式（4-33）}$$

M_∞ 是经无限长时间药物的溶出量。$\text{MDT}_{\text{体内}}$ 和 $\text{MDT}_{\text{体外}}$ 分别表示 62.3% 药物在体内和体外释放所需要的时间。这两者的关系可用一条直线方程描述，$\text{MDT}_{\text{体内}} = A \cdot \text{MDT}_{\text{体外}} + B$，式中 A 越接近于 1，体内外相关性越好。

MRT 用统计矩分析法计算，而统计矩分析法不受模型的限制，无须假设药物在体系中的转运动力学，它把血药浓度 - 时间曲线看作某种概率统计曲线，应用了所有的体内外数据进行计算。其中，体内参数可采用 MRT、平均药物吸收时间（MAT）或体内 MDT，体外参数采用体外 MDT。通过比较体内外参数可建立起较高水平的相关关系，但能产生相似的 MRT 可能有很多不同的体内过程，体内 MRT 并不能代表体内完整的血药浓度 - 时间曲线。

4. 释放时间点对应药动学参数的线性关系考察方法　如用同一药物的不同剂型进行体内试验，用试验所得数据计算出各剂型的 AUC。以 AUC 为纵坐标，释放时间点（一般为 3 个时间点）的累积释放百分数为横坐标，求算相关系数 r，评价参数间的相关关系。

采用药动学参数 AUC、$C_{\max}$ 或 $T_{\max}$ 作为体内参数与体外释放数据进行的相关性分析属于部分相关，所得的相关参数既不能反映血药浓度 - 时间曲线形状，也不能反映药物整个释放过程与整个吸收过程，但两者对缓控释制剂而言是至关重要的。

五、新评价思路与方法简介

近来，有专家提出了一种新的分类引起关注，其将溶出研究分为质量控制的溶出、生物相关的溶出和临床相关的溶出三种方法，从研究目的、方法及结果应用进行区分，对研究者而言，可以让研究思路更加清晰。

质量控制（QC）的溶出方法是通过对产品的理解，用于检测产品在研发后期（临床批和注册批）、获批后（生产的商品批）的生产和储存（稳定性研究）过程中严重影响产品质量的变化，这些变化可能与原辅料或工艺中其他属性有关，应能区分制剂、活性药物成分（API）的关键属性(如晶型、颗粒形态大小)或关键辅料(如表面活性剂、崩解剂、润滑剂等)的变化,并决定是否放行。该方法常用药典收载的试验条件和器材检测。要求简单、灵敏、稳健,关键是具有适当的区分能力。QC溶出方法用于研发后期(临床批的放行和注册批后期稳定性)检测产品、获准上市后确认产品在生产和储存过程的一致性并决定是否放行,用于对已获批制剂的变更前后产品的溶出相似性检验。

生物相关(BR)的溶出方法(有生物预测力的溶出方法)是用标准和非标准的溶出设备和条件、使用生物相关的溶出条件(如用生物相关的溶出介质、非漏槽条件、双相介质、多室设备或溶出与吸收组合设备),来模拟在消化道(如胃、肠和结肠)介质以及禁食、进食状态的生理环境,对药物的溶出行为进行研究。生物相关的溶出介质包括:人空腹模拟胃液(FASSGF),pH=1.6;人进食模拟胃液(FESSGF),pH=5;人空腹模拟肠液(FASSIF-V2),pH=6.5;人进食模拟肠液(FESSIF-V2),pH=5.8;人模拟结肠液(SCOF2),pH=5.8。BR要求能够将制剂的体外和体内的性质联系起来,且这方面具有高敏感性;但BR溶出方法一般较昂贵、复杂、时间长、劳动强度大,难以转移或操作,缺乏稳健性。在临床前及早期临床研究(包括Ⅰ/Ⅱa期和人体预BE)阶段,采用BR溶出方法(如用桨碟法,或用满足漏槽条件的新鲜脱气纯化水或37℃生理pH范围内介质,介质的pH为低于弱酸性API的pK_a或高于弱碱性API的pK_a的1~2个pH单位)测试API固有溶出度,以评估处方工艺参数对API溶出的影响,在此基础上进行制剂释药特性研究。BR溶出方法关键目的是用于在没有临床药动学数据的研发早期指导制剂处方的筛选和优化,以及用于评估批量放大和批准后的变更(SUPAC)、国际框架内的处方考察及工艺变更的风险。

临床相关的溶出方法(有体内预测能力的溶出方法,IPD)是通过体外溶出数据与体内药动学数据关联建立其体内外相关性(IVIVC)和体内外的关系(IVIVR)的溶出方法。该方法可以预测制剂在体内的释放,即使未有完整的药动学相关性,该方法可以通过证明药动学安全空间来确保临床一致性。临床相关溶出方法是在QbD的理念下在充分理解关键处方工艺参数、关键质量属性(溶出数据)、药动学参数和临床数据的关系后,通过评估临床药动学来评估处方差异,将溶出结果与安全性、有效性联系起来,建立体外体内的关系(IVIVC/IVIVR或PK的"安全空间"),用于申请生物豁免和评估(有时会与生物相关的溶出方法一起评估)批准前后的处方工艺变更的风险。

第二节　靶向给药系统评价

靶向给药系统(targeted drugs delivery system,TDDS),也称靶向制剂,是通过影响药物的体内分布来改善药物效应的新型给药系统,属于第四代药物制剂。早在1906年,Ehrlich·P就提出了TDDS的概念,至今已有超百年的历史。TDDS是指借助载体、配体或抗体将药物通过不同给药途径,经血液循环而选择性地浓集于靶组织、靶器官、靶细胞或细胞器的制剂。TDDS既能最大限度地发挥药物的疗效,又能降低对其他正常器官、组织及全身的毒副作用。近年来随着细胞生物学、材料学和分子生物学等学科的迅速发展,TDDS成为国内外药剂学研究的热点。如果药物本身具有体内分布的靶向性,不属于TDDS范畴。

一、概述

TDDS 有多种分类方法。根据靶向部位的不同,可以分为脑靶向制剂、肝靶向制剂、肺靶向制剂、肾靶向制剂等。根据给药途径的不同,可以分为口服给药、静脉给药、鼻腔给药、经皮给药等。根据靶向制剂在体内作用的靶标不同,可以分为一级、二级或三级:一级靶向制剂系指到达特定的靶组织或靶器官;二级靶向制剂系指到达特定的靶细胞;三级靶向制剂系指到达细胞内的特定部位。

按照靶向机制,可以将 TDDS 分为三类:被动靶向制剂、主动靶向制剂和物理化学靶向制剂。被动靶向制剂(passive targeting systems)系指利用微粒载体的粒径、表面性质等,使包载的药物在体内特定的组织、器官或细胞靶向富集的制剂。常见的载体如脂质体(liposome)、纳米粒(nanoparticle)、固体脂质纳米粒(solid lipid nanoparticle,SLN)、树枝状大分子(dendrimer)、微球(microsphere)等。主动靶向制剂(active targeting systems)系指利用修饰的药物载体,将药物定向输送到靶区浓集发挥药效,包括抗体介导的主动靶向、受体介导的主动靶向、前体药物的主动靶向等。物理化学靶向制剂(physical and chemical targeting systems)通过设计特定的载体材料和结构,使其能够响应某些物理或化学条件(如磁、温度、光线、pH 等)而将药物输送到靶区浓集并释放药物,包括磁性微球、热敏磁性脂质体等。

二、靶向制剂的体外评价

理想的 TDDS 应具备定位浓集、控制释药以及载体无毒可生物降解三个要素。其评价手段包括体外评价和体内评价两方面。体外评价主要指载药微粒理化性质、药剂学性质、体外释药、细胞摄取、细胞毒性等;体内评价主要指体内药动学过程、药效学与毒理学等评价内容。

(一)一般评价

靶向制剂的一般评价包括形态、粒径及电位等理化性质评价,载药量、包封率等药剂学性质评价等。

1. 理化性质　评价载药微粒的形态及表面性质与微粒体内分布的靶向性、微粒与组织的相互作用、制剂稳定性和均匀性及药物载荷量等都有密切关系,是靶向微粒制剂的重要质量参数。载药微粒的形态及表面性质主要包括形态、粒径与粒径分布、表面电荷、刚柔性、表面亲水性等。

(1)形态:根据载药方式的不同微粒制剂又分为微囊/球、纳米囊/球。"囊"指药物被包裹在材料中,属药库膜壳型;"球"指药物被镶嵌、分散或吸附在载体材料之中或表面,属基质骨架型。可用扫描电子显微镜(scanning electron microscope,SEM)或透射电子显微镜(transmission electron microscope,TEM)或原子力显微镜(atomic force microscope,AFM)进行观察。SEM 可观察制剂的表面形貌,TEM 还可进一步了解其内部结构,AFM 可观察制剂的表面形貌,获得三维图像,并能测量样品的三维信息。X 射线衍射仪(X-ray diffractomer,XRD)是用于材料科学的一种通用且广泛使用的表征工具,目前在纳米技术中越来越重要地用于表征晶体的尺寸、形状和晶格畸变,而 X 射线小角度衍射(SAXS)可以表征除晶体外的聚合物、无定形材料等。

形状是纳米载体的关键物理化学性质,在很大程度上决定了体内的命运。纳米载体的形状对多种体内过程具有重要影响,包括巨噬细胞摄取、血液循环和生物分布、边缘化和外渗以及疾病靶向。尽管在临床前或临床研究中,当前大多数纳米载体为球形,但非球形纳米载体的独特性能可能为针对特定目的合理设计纳米载体提供了新的窗口。

　　通常,要求微粒的形态是无粘连、表面光滑的圆整球形。理想的微粒形态应是清晰可见、均匀分散、接近球形的粒子,示例见图 4-1、图 4-2、图 4-3、图 4-4。

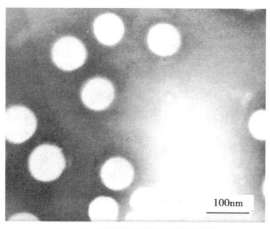

图 4-1　脂质体透射电镜示例图

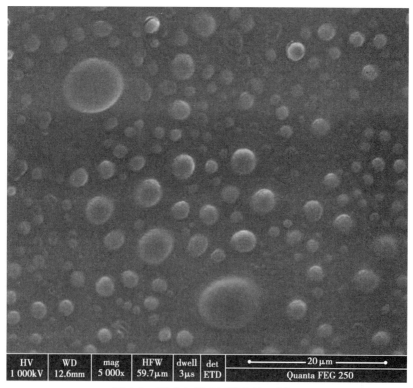

图 4-2　PLGA 微球扫描电镜示例图

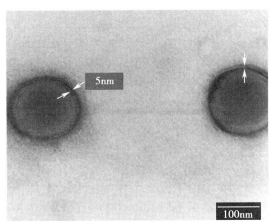

图 4-3　脂质 - 聚合物杂化纳米粒透射电镜示例图
（脂质层厚 5nm）

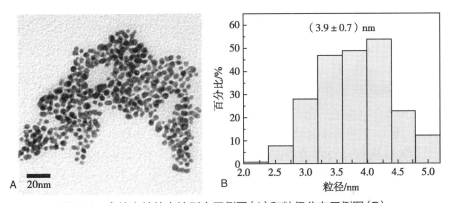

图 4-4　金纳米粒的电镜形态示例图（A）和粒径分布示例图（B）

　　(2)粒径与粒径分布：微粒制剂的粒径大小直接影响靶向微粒制剂在体内的分布,是靶向微粒制剂质量评价的一个非常重要的指标。粒径直接决定了可与生物环境相互作用的纳米载体的表面积,因此是影响纳米载体体内命运的关键物理化学性质。有研究表明,纳米载体大小显著影响蛋白电晕的形成。机体组织部位的生理学特性对不同大小的微粒产生不同的阻留性。粒径小于 6nm 的纳米粒可以被肾脏迅速过滤清除,而粒径大于 200nm 的纳米粒可被肝和脾捕获,并激活补体系统。大量研究表明较小粒径的纳米粒具有更长的循环时间。粒径对纳米粒在靶部位的积累和渗透中也起着至关重要的作用,尤其是靶向肿瘤的纳米粒。研究表明,粒径在 30~200nm 的纳米粒通过肿瘤的增强渗透滞留效应(enhanced permeability and retention effect,EPR 效应),显示在肿瘤部位有着较好的累积。不同粒径微粒的主要靶向部位见表 4-8。

　　考察纳米粒粒径大小的方法主要有激光散射、沉降系数、高速离心法、流体色谱法、库尔特粒度仪、TEM 或 SEM 等,可根据不同的测定对象并结合自身的实验条件选用。

表 4-8 不同粒径微粒的主要靶向部位

粒径	靶向部位
<50nm	脾、骨髓
50~100nm	肝实质细胞
100~200nm	肝枯否氏细胞
7~12μm	肺
>12μm	肝或肾
>15μm	肠、肝或肾

有研究表明,100nm 以下的纳米粒比 300nm 以上的纳米粒更易被肠细胞所吸收,而 500nm 以上的纳米粒几乎不被肠细胞吸收。平均粒径为 80nm 的阿柔比星(曾称阿克拉霉素 A)聚乳酸纳米粒经小鼠注射后平均有 84.89% 的药物浓集于肝脏,而阿柔比星对照组平均只有 51.20%,说明阿柔比星聚乳酸纳米粒提高了药物的肝脏靶向性。平均粒径分别为 22nm、48nm、102nm、143nm、194nm 的阿霉素聚氰基丙烯酸正丁酯纳米粒(ADM-PBCA-NP),经小鼠尾静脉给药后在小鼠体内的生物分布表明,均具有肝靶向性,143nm 的 ADM-PBCA-NP 肝靶向性最强。平均粒径为 56.3μm(40~70μm 占总数的 82.4%)的顺铂白蛋白微球,经动物实验表明,能够选择性地栓塞颌面部微小动脉,既保证药物在肿瘤局部的释放,又可阻断肿瘤的血供,起到局部治疗和阻断的双重作用。

通常,要求对微粒制剂给出粒径的平均值及其分布的数据或图形。粒径与粒径分布的表示方法较多,大体上可分为按重量分布、体积分布、数目分布来表达。不同的表达法均是从不同的角度来体现粒径分布的特点,都是为了能更准确地表达粒子的大小及其分布,各有所长。常用的几个有关粒径分布的概念如下:

平均数目径(算术平均径):

$$d_{av}=\frac{n_1d_1+n_2d_2+\cdots\cdots+n_nd_n}{n_1+n_2+\cdots\cdots+n_n}=\frac{\sum(nd)}{\sum n} \qquad 式(4-34)$$

平均面积径:

$$d_s=\left[\frac{\sum(nd^2)}{\sum n}\right]^{\frac{1}{2}} \qquad 式(4-35)$$

平均体(容)积径:

$$d_{sv}=\left[\frac{\sum(nd^3)}{\sum n}\right]^{\frac{1}{3}} \qquad 式(4-36)$$

粒径离散度(dispersity,DPS):

$$DPS=(P_{75}-P_{25})/d \qquad 式(4-37)$$

跨度(span):

$$span=(D_{90\%}-D_{10\%})/D_{50\%} \qquad 式(4-38)$$

式中,$n_1,n_2,\cdots\cdots n_n$ 是粒径为 $d_1,d_2,\cdots\cdots d_n$ 的粒子数,P_{75}、P_{25} 分别是粒径测定值的 75 百分位数与 25 百分位数,$D_{90\%}$、$D_{10\%}$、$D_{50\%}$ 分别指 90%、10% 和 50% 的微粒所低于的粒径值。

跨度愈小,粒径分布愈窄,表示粒子粒径愈均匀。

需要引起重视的是平均体积径及其分布,因为任何情况下得到的微粒总是存在大、中、小不同状态(理想情况下应属于正态分布)。大粒子和小粒子总是少数,对算术平均径的贡献可能很小,甚至可忽略不计,但对体积平均径的贡献却不一样,尤其大粒子,数量虽少,包裹载药量却不少,若不满足要求则会影响整个给药系统的靶向性,甚至影响药物应用时的安全性与有效性。

综合考虑载药靶向微粒制剂的微粒性能和载药性能,应以平均数目径、平均体积径和粒径离散度等指标共同描述微粒粒径及其分布才较为合理。这些指标可以描述粒径的集中趋势和离散趋势,既可反映微粒的粒径大小,又可反映微粒的粒径均匀程度。

近年来,粒径分散指数(polydispersion index,PDI)常用来表示粒径的均一性,一般靶向制剂PDI小于0.2,则认为粒径均一性良好。利用粒径分度仪等仪器可测定PDI。

(3)表面电荷:靶向微粒制剂的表面电荷不仅影响其稳定性,而且也影响与体内大分子物质或细胞的结合。表面电荷可通过影响调理作用过程来影响纳米粒的体内命运,表面电荷密度对血浆蛋白吸附有定性和定量影响。此外高表面电荷密度通常会导致血液清除和网状内皮系统(reticuloendothelial system,RES)捕获速度加快,而中性电荷会延长血液循环并降低RES清除率。通常表面带有负电荷的靶向制剂容易被肝脏吞噬,表面带有正电荷的靶向制剂容易通过静电相互作用和肿瘤细胞结合。ζ电位表征微粒表面的荷电情况。研究表明,载药微粒胶体溶液的表面电性直接影响微粒的载药特性与体内靶向性,表面负电荷的粒子具有明显的肝脏靶向性;同时ζ电位的大小对纳米粒胶体溶液的稳定性有显著影响。纳米粒表面携带电荷,一方面电荷的斥力可以防止微粒的聚集;另一方面,如表面携带正电荷,可以有效地与带有负电荷的靶细胞膜结合。

对ζ电位的测定常用电泳法或电渗法,但若靠手工测定粒子的运动距离则结果较粗略。目前已常规地采用激光测定粒子移动距离的ζ电位仪,可大大提高测定结果的准确性。

(4)刚柔性:近年来新发现这种物理学性质对TDDS的评价有一定的影响。柔性是物质抵抗压力变形和随后恢复原来尺寸、形貌的能力。刚性与柔性相对立,是经历作用力时抵抗变形的能力。两者的区别是柔性是物质的内在特性,而刚性是物质的几何学,是广泛的特性。刚性和柔性具有不同的弹性模量,如体积模量、杨氏模量、剪切模量等。常用流变仪测定弹性模量,弹性模量越大,其柔性越大。AFM测定Young's(杨氏)模量,其模量越大,柔性越差,刚性越大。刚柔性影响靶向制剂的体内生物学特性,如细胞摄取,组织分布与靶向性,药动学等。刚性强,在粒子与细胞膜间分散的能量少,导致细胞摄取高。

(5)表面亲水性:表面亲水性不仅影响调理作用,而且决定了纳米粒的药动学和生物分布。更疏水的纳米粒倾向于吸附更多的血浆蛋白,并因此被RES更快地捕获和清除。近年来,学界已经探索了许多改变纳米载体的表面疏水性来减少不必要的RES清除率的策略,其中聚乙二醇(PEG)化已被最广泛地用来掩盖表面疏水性和制造"隐形"纳米载体。

2. 药剂学性质评价

(1)靶向微粒制剂中药物含量的测定:靶向微粒制剂的实用性在很大程度上取决于其中的药物含量,虽靶向制剂可减少总给药量,但要保证有效治疗浓度仍需足够的药物量。因此,尽量减少微粒制剂中载体比例,在较小给予剂量下,保证制剂在靶器官保持长时间的有效治疗浓度是对载药微粒药物含量的原则要求。以药物含量为指标评价载药微粒优劣的药物含量测定方法,是靶向微粒制剂研究中,处方筛选与工艺优化的基本方法之一,但药物含量指标(表示方法),应当与药物在靶向微粒制剂中的存在状态相关联。

药物含量的测定针对不同的载体材料、微粒的不同类型采取不同的方法,如溶剂提取法、溶剂溶解法、超速离心间接计算法。溶剂的选择原则应使被载药物最大限度地溶出且溶剂本身不应干扰测定。

(2)载药量与包封率:载药量(drug loading,DL)指微囊、微球、脂质体中所含药物的重量百分率。包封率(entrapment efficiency,EE)指载于靶向微粒制剂中的药物量与投入制备体系中的药物量之比。一般应通过适当方法(如凝胶柱色谱法、离心法或透析法)将游离药物分离后测定包封率。

$$DL = \frac{载药微粒中药物质量}{微粒的总质量} \times 100\% \qquad 式(4\text{-}39)$$

$$EE = \frac{系统中包封的药量}{系统中包封与未包封的总药量} \times 100\%$$

$$= \frac{系统中包封与未包封的总药量 - 液体介质中未包封的药量}{系统中包封与未包封的总药量} \times 100\% \qquad 式(4\text{-}40)$$

载药量主要是对载体材料的载药性能的一个考察。载药量越高,装载同样量药物所需载体材料越少。不同载体材料的载药量差别较大,如氰基丙烯酸酯类纳米粒的载药量可达50%以上,聚乳酸纳米粒的载药量只有10%左右。

包封率主要是对药物利用率的一个考察,并与靶向微粒制剂的临床应用有关,包封率越高,载于微粒中的药物越多,游离药物越少,药物的靶向利用率就越高。它同时也能反映工艺的成熟程度。

从制备工艺讲,希望包封率越大越好,从临床应用讲,希望载药量越大越好。

应用上述公式应注意以下几点:"载药微粒"是指制备体系中可直接进行下一步制剂处理的那部分微粒;制备时,药物不仅可包埋、镶嵌于载药微粒中,还可吸附于载药微粒表面。在溶液中,吸附药物将向溶剂扩散,并达动态平衡,部分不能被载药微粒携带至靶器官,严格来讲,载药微粒药物含量不应包含这一部分,只是测试技术尚不能将其与其他部分药物相区别。载药微粒药物含量测定的准确度,与载药微粒破坏后药物释放的完全程度、药物损失或破坏程度有关,白蛋白微球/纳米粒与明胶微球/纳米粒可用酸法消解、碱法消解或酶消解,合成高分子材料制备的载药微粒可用适宜的有机溶剂溶解破坏,对消解过程的要求是:条件温和、消解彻底、能保证药物结构不受破坏而又完全释放出来。有研究者以内包药量与表面药量为指标评价药物含量,将载药微粒用水或生理盐水洗,洗液中药物量作为表面药量,洗脱后,载药微粒中的药量称为内包药量。由于洗涤时各种状态药物均可向洗涤介质转移,洗脱介质体积、洗脱次数、每次洗脱时间等都影响测定结果,从而使测定值与实际值不相符。

(二)体外稳定性

体外稳定性主要包括物理稳定性和化学稳定性两方面。若制剂经灭菌、冷冻干燥等处理,还应考察这些步骤对其稳定性的影响;若将靶向微粒制成一定的制剂,还应按该制剂剂型项下的要求进行系统的稳定性研究。

1. 物理稳定性 将靶向微粒制剂以一定的制剂形式分别置于不同的条件下,每隔一定时间取样进行外观形态、粒径及其分布、含量、渗漏率及释药规律等指标的考察。

还可采用差示热分析法(differential thermal analysis,DTA)、差示扫描量热分析(differential scanning calorimetry,DSC)、傅里叶变换红外光谱(Fourier transform infrared spectroscopy,FT-IR)

等手段,研究靶向给药制剂在放置过程中微粒是否发生热解反应,或药物与载体等辅料之间是否发生热解反应,并可进一步计算出反应级数和频率因子。

2. **化学稳定性**　主要指在制备和放置过程中制剂所发生的一些化学变化。例如对于脂质体,主要指磷脂的氧化程度。由于氧化偶合后的磷脂在波长 230nm 左右具有紫外吸收峰而有别于未氧化的磷脂,测定脂质体的卵磷脂时,其氧化指数应控制在 0.2 以下。将磷脂溶于无水乙醇配成一定浓度的澄明溶液,分别测定在波长 233nm 及 215nm 的吸光度,由式 (4-41)计算氧化指数:

$$氧化指数 = A_{233nm}/A_{215nm} \qquad\qquad 式(4\text{-}41)$$

将靶向制剂冷冻干燥是增加稳定性的常用方法,除此之外,一些其他的药剂学手段也被用来增加靶向制剂的稳定性,如在脂质体的表面制备更稳定的双层膜、表层涂以保护性的聚合物、增加 PEG 的量、制备聚合脂质体、对表面电荷进行修饰等。

(三) 体外释放

靶向微粒制剂的目的是将药物浓集于靶部位并且保持一定时间。因此,载药微粒到达靶部位前,所携带药物不应释放到循环环境中,而到达靶部位后,应有适宜的释药速度与释放量,以确保药物的有效性与安全性。为了掌握靶向微粒制剂中药物的释放规律、释放时间,预测其在体内的作用时间及规律,需对其进行药物释放度的测定。

1. **药物的释放机制**　根据药物在载体材料中的存在状态不同,一般认为微粒中的药物释放有三种可能的机制。①扩散过程:即包裹于微粒中的药物由进入微粒的溶剂溶解以后,经囊膜或材料(或其中的孔隙)而扩散到介质中,而吸附于微粒表面的药物溶解及扩散则形成释药的突释效应,这一过程基本是物理过程;②囊膜或材料的溶解:溶解的速率取决于材料的性质、介质的组成、pH、体积和温度等;③囊膜及材料的降解:水解或在酶的作用下酶解(化学反应及生化反应),成为体内的代谢产物,使药物释放出来,但仍需经过溶解及扩散才能进入体液。

载药微粒中药物的释放可能是某一种机制或几种机制的综合作用。

2. **实验方法**　药物释放度测定可参考《中国药典》(2020 年版)四部溶出度与释放度测定法中第二法(桨法)进行。释放介质的选择应结合给药途径及药物的性质进行考虑,如药物在释放介质中不稳定,可加入一定稳定剂。释放度还可应用其他方法,如膜扩散技术、动态透析技术、连续流动测定技术和定位取样技术等。

动态透析技术是在膜扩散技术基础上,在透析膜内外加搅拌,使溶出介质处于动态,保证载药微粒在透析膜内混悬状态与释放体系浓度平衡。

连续流动测定技术是将载药微粒置于装有少量释放介质的滤池中,滤池底部装有大面积滤器,新的释放介质不断补充进入滤池,释放介质连续经滤过后,流经检测系统,测定药物浓度的方法。此过程中,搅拌保证载药微粒在释放介质中呈混悬状态,避免滤孔堵塞。

定位取样技术是将载药微粒置大体积释放介质中,不经分离直接测定体系中固定部位介质药物浓度的方法。它以高灵敏度、高选择性的检测方法为基础。由于释放介质的稀释作用及载体对测定的影响,定位取样技术易产生测定误差,如用分光光度法测定,则载药微粒产生的散射有干扰,散射度与检测波长的四次方成反比,波长愈短,干扰愈大。

3. **数据处理与释放规律揭示**　释放度是处方筛选与工艺优化的重要指标之一,也是载药微粒质量评价的指标之一。通过对特定时间测定的释放度与设计值或质量标准规定值进行比较,完成对处方或工艺的评价以及载药微粒质量评价,是释放度数据处理的基本内容。对载体种类、制备工艺、载药微粒形态及表面特征等对药物释放的影响进行研究,以期用适宜的载体材料和制备工艺获得理想释药的载药微粒。

　　根据释放度测定结果进行释药规律的揭示,是释放度测定的另一目的之一。释药规律的揭示是通过对所得释放度实验数据按一定的数学模型进行拟合,获取释放特征参数,进行释放规律探讨的过程。采用的数学模型如零级动力学、一级动力学、Weibull 分布函数、Higuchi 方程、双相动力学模型等。拟合的优劣根据拟合优度判据(Akaike's information criterion,AIC)、相关系数等进行判断。其中,AIC 的计算公式为式(4-42):

$$AIC=N \ln \sum (Q_i-Q)^2/Q_i^2+2P \qquad 式(4-42)$$

式(4-42)中,N 为试验点数,P 为参数数目,Q 为累积释药量的实测值,Q_i 为拟合值。

　　常用模型的方程可以描述为:

　　(1)零级动力学:

$$Q=kt+a \qquad 式(4-43)$$

式(4-43)中,Q 为累积释药量,t 为时间,k 为释药常数(下同)。当微粒中固态药物先溶解成饱和溶液(C_s),在漏槽条件下 $C_s \gg$ 微粒外药物浓度,浓度梯度为一常数,释药前一阶段符合零级动力学规律。

　　(2)一级动力学:

$$\ln(1-Q)=kt+b \qquad 式(4-44)$$

式(4-44)中,b 为常数。

　　(3)Weibull 分布函数:

$$\ln 1/(1-Q)=m\ln(t-\tau)-\ln t_0 \qquad 式(4-45)$$

式(4-45)中,m 为形状参数,t_0 为尺度参数,τ 为位置参数,一般为零(无时滞)。

　　(4)Higuchi 方程:

$$Q=a+b \times t_{1/2} \qquad 式(4-46)$$

式(4-46)中,a、b 为系数,即药物的累积释放量与时间 t 的平方根成线性关系。应用式(4-46)时有如下假定条件:药物均匀分布在微粒中;微粒中的药物浓度 $\gg$ 药物的溶解度;在微粒与释药介质的界面上药物的浓度为零。

　　Higuchi 方程是药物释放曲线拟合中最重要也最常用的方程,在多种缓释制剂中都有应用。

　　(5)双相动力学方程(又称双指数方程):

$$1-Q=Ae^{-\alpha t}+Be^{-\beta t} \qquad 式(4-47)$$

式(4-47)中,α、β 为制剂的两种释放速率常数。整个方程由快慢两相组成,即冲击相和缓释相,冲击相反映载药微粒释药初期的突释效应,缓释相反映载药微粒的缓释规律。这种释药特点符合通常的用药原则,即先有冲击量,后有维持量。如载药的米托蒽醌聚氰基丙烯酸正丁酯纳米粒冻干注射剂在初期为快速释药相,4 小时可释放 40% 以上的药物,$t_{1/2\alpha}=1.40$ 小时,后期为缓释相,$t_{1/2\beta}=169.02$ 小时。

　　4. 影响药物释放的因素　影响靶向微粒制剂中药物释放的因素较多,多数情况下存在着几种因素的相互影响,主要的影响因素有:①药物的特性,如药物的解离常数,在聚合物相及水相中的溶解度、扩散能力、分配系数,药物的分子量、多晶性、粒径等。②载体材料的特性,载体材料一般选用高分子聚合物,其分子量的大小、降解特性对其分解影响很大,从而直接影响被载药物的释放。此外,其结晶度、交联度、多孔性孔隙弯曲度和膨胀特性等也对药物释放有影响。明胶、甲基纤维素、白蛋白、乙基纤维素等聚合物形成的微粒,遇水可膨胀,微粒的几何构型及表面积都因膨胀而变化,其释药的规律也会与典型的方程有差异。③靶向微粒制剂的特性,如载药量、包封率、粒径分布、药物与载体材料的结合方式等。试验证明,在氢化泼尼松-羟基丁酸酯-羟基戊酸酯共聚物纳米粒的体外释药中,其粒径越小,突释效应越大,释放时间随着粒径增大、载药量增加而延长。④试验方法,如释放介质的种类与量、介质的 pH、搅拌强度等。在使用透析袋进行体外释药试验时,透析袋可能对药物产生吸附性。因此,应同时进行药物原料的相应释药试验,以了解透析袋本身对释药的影响。

5. **突释效应或渗漏率的检查** 在体外释放试验时,靶向微粒制剂携带的药物会快速释放,称为突释效应。为保证载药微粒中药物在到达靶部位前不游离出来,应该控制突释效应并进行渗漏率考察。渗漏率是将载药微粒置液体介质中放置一定时间,测定渗漏到介质中的药物量,以渗漏药物量与放置前载药微粒中的药物量之比计算渗漏率。开始放置的一定时间要求规定限量(如 0.5 小时,不超过 40% 等)。

渗漏率可由式(4-48)计算:

$$渗漏率 = \frac{载药微粒置液体介质中放置一定时间,渗漏到介质中的药物量}{放置前载药微粒中的药物量} \times 100\% \quad 式(4\text{-}48)$$

应用多相微球可减少突释效应。M. Iwata 等分别以靓蓝及肿瘤坏死因子 -α(TNF-α)为模型药物,制得乳酸-羟基乙酸共聚物(PLGA)微球,体外释药试验表明,两种多相微球的突释量都比对应的整体式微球的突释量显著降低;而且,通过 TNF-α-PLGA-多相微球在小鼠体内的释药试验,这种突释效应的降低得到了验证。结合 SEM 对两种不同结构微球的横断面进行分析,发现这种突释效应的不同是由它们的形态差异造成的。经过 6 小时的释药后在整体式微球的横断面出现了许多小腔穴,这种腔穴比单个的靓蓝粒子大,表明药物是以团状物的形式聚集在聚合物的壁上,从而引起它在初期释药中的快速溶解;而多相微球中却没有这种腔穴出现,甚至 7 天后在多相微球的横断面也没有观察到显著的变化,而整体式的横断面出现小穴增大、破裂增加,这表明多相式微球具有低的突释效应,并且缓慢释放,这种控释特性可用于克服局部给药时由于某些药物(如 TNF-α)的突释效应而引起的不良反应。

(四)体外细胞摄取

靶向制剂进入靶部位,能被靶细胞所摄取,使包载的药物或基因等释放,发挥药效。主要从定性摄取和定量摄取两个方面评价体外细胞摄取。纳米粒用荧光染料或纳米粒共价偶联染料染色,常用的荧光染料包括罗丹明 123、异硫氰酸荧光素(FITC)和香豆素等。一般是运用染料对细胞核染色,如碘化丙啶(propidiumiodide,PI)、4′,6-二脒基-2-苯基吲哚(4′,6-diamidino-2-phenylindole,DAPI)等。将细胞与载有荧光物质的靶向制剂共孵育,利用荧光显微镜或共聚焦显微镜成像进行观察,以评价靶向制剂是否被细胞内化,以及胞内定位。

靶向制剂与细胞共孵育一定的时间,消化、收集细胞,利用流式细胞仪等测定靶向制剂内包载的荧光物质强度,从而进行定量的分析。荧光强度越大,细胞对靶向制剂的摄取越多。

细胞摄取机制可利用内吞抑制剂进行分析。细胞先利用内吞抑制剂预处理,再加入纳米粒孵育,消化、收集细胞,定量分析。

除靶细胞外,巨噬细胞的摄取也是需要考察的项目,以此评价纳米粒被清除的难易程度。此外,通过补体依赖性受体介导的吞噬作用也是纳米粒消除的重要原因之一,因此可以监测补体系统的激活程度,以预测纳米载体逃脱清除的能力。

细胞摄取影响着纳米粒的胞内命运,其机制的研究同样重要。常见的细胞摄取机制有吞噬作用、巨胞饮作用、网格蛋白或小窝蛋白介导的内吞作用等。网格蛋白或小窝蛋白介导的内吞作用涉及特定配体,如叶酸、转铁蛋白和白蛋白等;研究工作常以氯丙嗪作为网格蛋白介导的内吞作用抑制剂,以菲林和甲基-β-环糊精作为小窝蛋白介导的内吞作用抑制剂。

(五) 细胞毒性

细胞毒性试验是模拟生理环境下,靶向制剂对所选择细胞(一般为靶细胞)生长产生的影响,以体外的试验预测体内的相容性。通常是以制剂/材料的浸提液或制剂/材料直接与细胞接触,利用细胞生物学和分子生物学技术考察对细胞生长或细胞活性的影响。常利用CCK-8(四唑单钠盐)、MTT(噻唑蓝)、LDH(乳酸脱氢酶)试剂盒等。

MTT比色法是检测细胞存活与否或细胞是否正常生长的常用方法,该法广泛应用于抗肿瘤药物筛选与临床肿瘤细胞药物敏感性检测。试验所用的显色剂四唑盐是一种能接受氢原子的染料,化学名为3-(4,5-二甲基-2-噻唑)-2,5-二苯基四氮唑溴盐,商品名为噻唑蓝,简称为MTT。活细胞线粒体中的琥珀酸脱氢酶能使外源性的MTT还原为难溶性的蓝紫色结晶物(formazan)并沉积在细胞中,而死细胞无此功能。二甲基亚砜(DMSO)能溶解细胞中的紫色结晶物,用酶联免疫检测仪在490nm或570nm波长处检测其光吸收值,可间接反映活细胞数量。

MTT比色法的操作过程如下:将对数生长期的细胞接种于96孔板,5% CO_2 孵箱培养24小时,细胞贴壁,再加入靶向制剂孵育一定时间,加入MTT液,继续培养,去除溶液,加入二甲亚砜(DMSO),振荡10分钟,利用酶标仪在570nm波长处测定吸光度 A [试验组为 A_t,空白组(无细胞)为 A_b,对照组(无纳米粒干预)为 A_c]。按照公式计算存活率:存活率 $=(A_t-A_b)/(A_c-A_b) \times 100\%$。利用软件计算 IC_{50} 值。按表4-9进行分级。细胞存活率通常分为6级,实验结果为0或1级的反应为合格,实验结果为2级,需要结合细胞形态综合评价,实验结果为3~5级反应的不合格。

表4-9　基于细胞存活率的细胞毒性评价表

反应等级	存活率 /%
0 级	≥ 100
1 级	75~99
2 级	50~74
3 级	25~49
4 级	1~24
5 级	0

(六) 生物相容性

靶向制剂的生物相容性是指人体组织对靶向微粒中非活性材料及微粒产生反应的一种性能,一般是指微粒与宿主之间的相容性(不指靶向微粒制剂中活性成分所产生的药物效应)。靶向微粒制剂进入人体后,对特定的生物组织环境产生影响和作用,生物组织对靶向微粒制剂也会产生影响和作用,两者的相互作用一直持续,直到达到平衡或者靶向微粒制剂被机体清除。

生物相容性主要决定于靶向微粒制剂制备材料的性质及靶向微粒本身的性质,包括形状、大小及表面性质,微粒制备过程引入或残留的有毒物质、制备工艺中的污染、材料在体内的降解产物等都与其生物相容性相关。材料与机体短期接触会对细胞及全身产生毒性、刺激性、致畸性和局部炎症;长期接触可能具有致突变、致畸和致癌作用;与血液接触引起凝血功能异常和溶血等,因此,靶向微粒制剂生物相容性是需要考虑和评价的重要指标。作为药品的靶向微粒制剂毒性或特殊毒性评价内容请参见本书有关章节。

靶向微粒制剂的溶血作用可采用溶血实验评价。红细胞用磷酸缓冲盐溶液(PBS)制成红细胞悬液,与靶向制剂相混,离心后,取上清,测定 540nm 中的吸光度,计算溶血率。以蒸馏水为阳性对照,1% Triton X-100 为阴性对照。溶血率 =(OD 实验组 −OD 阴性对照)/(OD 阳性对照 −OD 阴性对照)× 100%。溶血率低于 5% 被认为具有良好的血液相容性。

三、靶向制剂的体内评价

靶向制剂是否具有靶向性,以及体内靶向性分布程度如何,还需通过体内实验进行验证。理想的靶向制剂在进入机体后应该具有良好的靶向性,即能将药物载入靶区;在通往靶区的过程中药物不被失活,不被渗漏损失;容易进入薄壁组织,具生物相容性的表面性质;载体可被生物降解,降解产物对机体无生理活性;在靶区能按要求释药。

(一) 药动学和组织分布

1. 传统的药动学研究方法　靶向制剂进入体内后,药物主要浓集于靶部位,而在血液中的浓度较低。因此,欲揭示药物体内动态变化规律,就应该进行靶器官的药动学研究。由于各器官中药物转运是借助于血液循环来实现的,从理论上讲,血药浓度的高低与体内各器官内的浓度高低仍存在一定的相关性,血药浓度的变化可反映靶器官药物浓度的变化。靶向制剂在血液中的动态变化规律在一定程度上可反映在靶器官中的药动学规律。靶向制剂血液动力学分析可采用传统的房室模型,也可采用非房室模型及统计矩进行分析,所得药动学参数应该有适合于靶向制剂的解释,试验结果可用于靶向制剂与传统的药物制剂给药后在药动学参数上的比较。一般流程为:以小鼠或荷瘤鼠为受试对象,给予靶向制剂等不同剂型,在不同的时间点处死动物,取血或 / 并剖取主要的脏器组织,测定血液或组织中的药物含量,绘制药物浓度 - 时间曲线,利用相关软件得到药动学参数,评价靶向制剂的体内分布。与游离喜树碱(free CPT)和 PEG 修饰的载药聚酰胺树枝状大分子(PEG-PAMAM-CPT)相比,核酸适配体 AS1411 和 PEG 修饰的载药聚酰胺树枝状大分子(Apt-PEG-PAMAM-CPT)的 AUC 明显增大,说明其体内循环时间延长(图 4-5 和表 4-10)。药动学参数(表 4-10)表明 Apt-PEG-PAMAM-CPT 的半衰期较长,平均滞留时间延长。

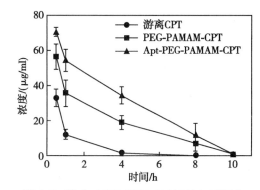

图 4-5　游离 CPT、PEG-PAMAM-CPT 和 Apt-PEG-PAMAM-CPT 的血药浓度 - 时间曲线

表 4-10　游离 CPT、PEG-PAMAM-CPT 和 Apt-PEG-PAMAM-CPT 的药动学参数

参数	游离 CPT	PEG-PAMAM-CPT	Apt-PEG-PAMAM-CPT
C_{max}/(μg/ml)	32.667 ± 5.033	56.22 ± 7.374	70.623 ± 2.425
$t_{1/2}$/h	1.02 ± 0.21	2.18 ± 0.13	4.06 ± 0.74
$AUC_{0 \to \infty}$/(μg·h/ml)	32.49 ± 10.23	161.8 ± 8.77	267.7 ± 6.91
MRT/h	1.83 ± 0.08	3.23 ± 0.15	5.07 ± 0.14

2. 体内分布特征参数　定量评价靶向给药制剂体内分布特征的指标（参数）主要有靶向指数（targeting index，TI）、选择性指数（selectivity index，SI）、靶向效率（targeting efficiency，TE）和相对靶向效率（relative targeting efficiency，RTE）等。

（1）靶向指数（targeting index，TI）：指分别给予实验动物载药靶向制剂和游离药物后，某时刻靶器官药物量之比。即式（4-49）：

$$TI = Q_m/Q_s \qquad 式（4-49）$$

式中，Q_m、Q_s 分别表示给予靶向制剂和游离药物后某时刻靶器官的药物量。TI 的值表示靶向制剂和游离药物对靶器官的选择性。TI>1 靶向制剂才具有靶向性，TI ≤ 1 则不具靶向性。

（2）选择性指数（selective index，SI）：指给予实验动物载药靶向制剂后，某时刻靶器官药物量与非靶器官中药物量之比。即式（4-50）：

$$SI = Q_{m(靶)}/Q_{m(非靶)} \qquad 式（4-50）$$

SI 的值表示靶向制剂对所预期的靶器官的选择性。同样，SI 愈大，对靶器官的选择性愈强。

（3）靶向效率（targeting efficiency，TE）：指给予实验动物靶向载药微粒后，靶器官 AUC 与非靶器官 AUC 之比。即式（4-51）：

$$TE = AUC_{(靶)}/AUC_{(非靶)} \qquad 式（4-51）$$

TE 是靶器官药物暴露量与非靶器官药物暴露量的比值，表示靶向制剂对靶器官的选择性。TE>1 表示药物对靶器官比非靶器官的选择性大；TE 的值愈大，说明选择性愈强。

（4）相对靶向效率（relative targeting efficiency，RTE）：也称为相对摄取率，指实验动物分别给予靶向载药微粒和游离药物后，靶器官 AUC 之比。即式（4-52）：

$$RTE = AUC_m/AUC_s \qquad 式（4-52）$$

式中，AUC_m、AUC_s 分别表示给予靶向制剂和游离药物后，某靶器官的 AUC。RTE>1 表示靶向制剂在该器官或组织有靶向性；RTE 愈大靶向效果愈好；RTE ≤ 1 表示无靶向性。

由上述各指标的意义可知，TI 用于比较某时刻不同制剂对某器官趋向性的差异；SI 用于比较某时刻靶向制剂在靶器官与非靶器官分布量间的差异。两者均以某时刻的检测数据为依据，在不同的时间点应该有不同的结果，未反映体内的动态变化过程，因而具有片面性。TE 则用于比较靶向制剂分布量与保留时间在靶器官与非靶器官间的差异，考察了靶向制剂在体内的全过程；RTE 可以反映靶向制剂与非靶向制剂间给药后药物体内全过程，是为克服 TI 评价靶向制剂体内过程时随时间变化的问题而提出的指标。以上四个指标中，前两个表达了给药后某时刻的靶向性，后两个表达了靶向药物制剂在体内的全过程。四个指标综合应用，可较完整地表达靶向制剂在体内分布的靶向性分布特征。

3. 新技术在靶向制剂药动学研究中的应用　随着数字技术及影像科学的发展，活体成

像技术应运而生,它可长时间跟踪同一研究个体进行成像,避免传统动物实验方法中的个体差异对试验结果的影响,节约动物用量,节省时间,降低实验成本。活体成像技术已广泛应用于评价靶向制剂的体内分布。活体成像技术主要分为活体荧光成像(biofluores-cence imaging,BFI)、核素成像(radio-nuclear imaging)、磁共振成像(magnetic nesonance imaging,MRI)、超声成像(ultrasound)、计算机断层摄影成像(computed tomography,CT)等。BFI 可用于观察靶向粒子的体内靶向性与组织分布。首先对纳米粒进行荧光标记,注射到正常的动物体内后,通过活体动物体内成像系统,利用 BFI 方法,检测活体小动物全身的荧光发射情况。此方法的灵敏度较高,BFI 荧光标记首选近红外区域,因为此区域可限制活体组织的自体荧光。给荷脑胶质瘤的 SD 大鼠分别尾静脉注射生理盐水及载近红外荧光染料 DiR 的纳米粒,纳米粒分为 RGD 修饰的脂质 -PLGA 杂化纳米粒(RGD-L-P)、RGD 未修饰的脂质 -PLGA 杂化纳米粒(L-P)及 PLGA 纳米粒(PLGA-P),经活体成像观察 RGD-L-P 在脑部的荧光强度最高,说明其具有脑靶向性。RGD 可与脑肿瘤细胞上高表达的整合素 $\alpha_v\beta_3$ 受体特异性结合,实现脑主动靶向。

核素成像包括单光子发射计算机断层成像(single photon emission computed tomography,SPECT)和正电子发射计算机断层成像(positron emission computed tomography,PET)两大类。PET 利用 ^{11}C、^{14}N、^{15}O 及 ^{18}F 等核素衰变时发出正电子,正电子与活体内大量存在的电子发生中和反应,并发出两个方向相反、能量都为 511keV 的光子,通过计算机对这些光子进行处理后重建图像。SPECT 是把放射性核素应用于 CT 的一种新技术,借助计算机将从组织中吸收的放射性数与静脉血放射性计数分析综合成的一种图像。锝 -99(^{99m}Tc)为最常用的放射性核素,半衰期 6 小时,能发射 141keV 的理想 γ 射线成像扫描所需的能量。MRI 是利用原子核在磁场内共振所产生的信号经重建成像的一种成像技术。CT 是利用组织的密度不同造成对 X 射线透过率的不同而对活体成像的检测技术,常用于结构成像。Viglianti B L 等人利用 MRI 技术采用了一种化学放射量测定法(chemodosimetry)来评价脂质体给药后在肿瘤部位的药物浓度。它是在脂质体中包含模型药物阿霉素(DOX)和对照试剂硫酸锰($MnSO_4$),通过基于 T_1 的 MRI 技术来获得阿霉素的浓度,运用两种独立的方法——HPLC 和大鼠纤维肉瘤(FSA)模型的组织荧光强度——验证了在阿霉素的浓度和基于 T_1 的 MRI 之间存在着线性相关关系,因而可以无损伤性地获得药物浓度,从而预测给药后的经时药动学过程。

BFI 具有无创性,可在同一实验动物体内获得药动学过程描述所需全部时间点的整体数据,检测仪器灵敏度高。PET 和 SPECT 成像可以对放射标记的药物获得定量的浓度数据,但空间分辨率低。PET 放射性同位素需要一个回旋加速器,且半衰期短。CT 具有优秀的空间和时间分辨率,但要产生致电离辐射作用,并且需要高浓度的对照试剂。MRI 具有极好的空间和时间分辨率,也不产生致电离辐射作用,可使用一系列便于获得的和稳定的对照试剂。

(二) 靶向制剂的药效学评价

靶向制剂作为新型药物传输系统,其最终目的是通过体内分布的靶向性达到增加药物治疗效果、降低药物毒性的目的。因此,进行药效学与毒理学评价是验证靶向目标是否实现的重要手段。一般利用动物病理模型,进行药效学评价。

抗肿瘤药物的靶向制剂目前研究报道最多,在进行其药效学评价时,需考虑以下两方面：制剂过程是否影响抗肿瘤药物自身的活性；由于体内过程不同（尤其是靶向分布），靶向制剂是否比普通制剂的抗肿瘤活性更强。

对抗肿瘤药物的靶向制剂而言，肿瘤生长抑制是一个重要考察指标。核酸适配体 AS1411 和 PEG 修饰的载药聚酰胺树枝状大分子（Apt-PEG-PAMAM-CPT）抑制肿瘤生长作用明显强于非修饰组及游离药物组（图 4-6）。

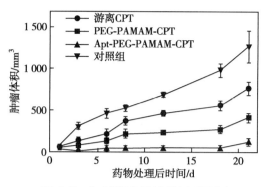

图 4-6　Apt-PEG-PAMAM-CPT 对肿瘤的抑制图

也可以用抑瘤率（rate of tumor inhibiting, RTI）这个指标来考察药效，其计算公式为式（4-53）：

$$RTI = \frac{对照组肿瘤平均重 - 实验组肿瘤平均重}{对照组肿瘤平均重} \times 100\% \qquad 式(4-53)$$

阿柔比星聚氰基丙烯酸异丁酯纳米粒（ACM-IBC-NP）冻干针剂与阿柔比星冻干针剂对裸鼠常位移植人肝癌的抑瘤率分别为 86.84% 和 46.64%，两者有显著差异（$P < 0.01$），表明 ACM-IBC-NP 冻干针剂在体内分布时的靶向作用，使其肝癌细胞中药物量高于游离 ACM。

中位生存期是抗肿瘤功效的另一个指标。抗肿瘤制剂除了抑制肿瘤，还应延长寿命。给予荷瘤动物靶向制剂、游离药物等不同的制剂，观察其死亡情况，计算中位生存期，绘制生存曲线。与游离药物组和生理盐水对照组相比，纳米粒组都可以延长荷 C_6 脑胶质瘤大鼠的存活时间，且 RGD 修饰的脂质 - 聚合物杂化纳米粒的存活时间最长，其能提高肿瘤部位多烯紫杉醇的浓度和抑制肿瘤生长。

（三）毒理学评价

对靶向制剂的毒理学评价时，在通常的整体急性毒性和刺激性考察的基础上，还应注意两个方面：一是游离时药物对靶器官的毒性评价，二是体内靶向分布后对分布靶器官的毒性评价。前者说明药物制成器官靶向制剂后与原游离药物毒性的差异，理想的结果是有显著的降低；后者说明药物靶向分布后，在提高药物疗效的同时对分布靶器官毒性的大小。

四、物理化学靶向制剂评价

物理化学靶向制剂是应用一些特殊的物理化学方法实现靶向给药，包括磁性靶向制剂、热敏靶向制剂、pH 靶向制剂、栓塞靶向制剂等。

磁性靶向制剂是把药物和适当的磁性成分配制在药物系统中，在足够强的外磁场作用下，渐渐地把载体定向于靶位，使药物在病变部位发挥作用从而达到高效、速效、低毒的新型制剂。常用的磁性材料有 Fe_3O_4 磁粉、纯铁粉、铁磁流体或磁赤铁矿（如 $\gamma-Fe_2O_3$）、磁性合金材料、铁氧体磁性材料、羧基铁等。

热敏靶向制剂主要通过外部热源对靶区加热，使靶区的温度稍高于周围未加热区，实现载体中的药物在靶区内释放。Celsion 公司开发的多柔比星热敏脂质体 ThermoDox，在 40℃时 5 分钟内即可释放 60%~70%，而在 37℃ 时 30 分钟仅能释放约 20%。

pH 敏感靶向制剂指合适的载体材料可将药物选择性地靶向某 pH 的特定组织、细胞或细胞内的特定位置。腙键是一种常用的 pH 敏感键,将抗肿瘤药物多柔比星通过腙键修饰在纳米载体表面,其在肿瘤环境 pH(约 6.0)的药物释放速度和程度显著高于生理 pH(7.4)。pH 6.0 时,多柔比星在 48 小时内累积释放 82.1%,而在 pH 7.4 条件下累积释放仅 21.9%,表现出更好的抗肿瘤效果和较低的心脏毒性。

栓塞靶向制剂是通过动脉插入的导管将栓塞药物输送到靶组织或靶器官,通过阻断靶区的供血和营养,使靶区肿瘤细胞坏死。

物理化学靶向制剂的评价与前述内容相同,另外还需要考察在特定的物理或化学条件下,该制剂的靶向性、安全性与有效性。

第三节　经皮给药系统评价

经皮给药系统采用经皮肤给药的形式,根据产生作用的部位,分为三类:作用于皮肤发挥局部治疗作用的经皮给药系统,药物主要滞留于皮肤表皮或真皮层;作用于皮下组织、软骨、关节等发挥局部治疗作用的经皮给药系统,药物主要集中于软骨、关节、肌肉等部位,进入血液的较少;发挥全身治疗作用的经皮给药系统,药物不滞留于皮肤层,主要进入血液。

一、概述

(一) 定义、特点

经皮给药系统(transdermal drug delivery systems,TDDS)是指药物经皮肤给药,实现治疗作用的新型给药系统。人体皮肤用药可追溯到古代,各种古书中都有对经皮给药治疗内、外科疾病的记载,经皮给药与针灸、穴位贴敷、拔火罐、脐部贴敷等其他中国传统治疗技术相结合,内容极为丰富。近几十年来该领域取得了突破性的进展,如经皮给药结合磁疗、激光照射和离子导入等物理治疗技术,在治疗各类全身或局部疾病中发挥着重要的作用。

经皮给药系统的优势在于:①改善患者的顺应性,使用方便;②避免药物胃肠道及肝首过效应;③以控缓释释药特性持续维持局部或血液中的血药浓度在治疗有效浓度范围内;④安全性高,如若发现不良反应,可立即移除,减少了口服或注射给药的危险性。目前,用于治疗系统疾病的经皮吸收制剂研究较多,主要包括以下疾病:心血管疾病,如心绞痛、高血压、充血性心力衰竭;疼痛,如癌症疼痛、慢性疼痛、麻醉后疼痛等;精神类疾病,如精神分裂症、抑郁症、注意缺陷多动障碍等;运动病以及儿科疾病;以及男性、女性避孕等。而皮肤局部药物递送系统主要针对银屑病、痤疮等皮肤病,且在治秃、抗皱、防晒等方面也发挥作用。

(二) 国内外现状

药物经皮给药系统是药剂学中的一个较新领域,被认为是继口服、注射制剂之后,现今制剂研究的重点与热点。1979 年,东莨菪碱贴剂成为世界首个获 FDA 批准上市的透皮贴剂,用于治疗晕动病,如今国内外市场相继有百余种贴片产品脱颖而出,芬太尼贴片、硝酸甘油贴片、尼古丁贴片、罗替戈汀贴片等多种产品占据了主要市场。

近年来,经皮给药制剂销售额持续增长。2019 年,全球透皮贴剂市场规模达 86.7 亿美元,预计至 2026 年,市场规模将达 106.7 亿美元;2019 年,中国透皮贴剂市场销售额达 130 亿元,共 59 个化药贴剂,年均消费量约 3 亿贴,消费量目前仍以约 11% 的速度快速增长。经皮给药系统的市场前景广阔,已逐渐形成口服、注射和经皮给药系统三足鼎立的态势。

（三）影响经皮吸收的因素

1. 皮肤生理构造　皮肤是人体最大、最复杂的器官之一,作为一个化学屏障、物理屏障,也是温度调节的部位和末端的感觉器官。皮肤由表皮、真皮和皮下组织三部分组成,此外,还存在汗腺、皮脂腺、毛囊等附属器。表皮由内向外可分为五层,即基层、棘层、粒层、透明层和角质层,其中表皮中的角质层性质与其他各层有较大差异,它是一种由角层细胞镶嵌在细胞间脂质组成的片层结构,类似于"砖"和"水泥"。角质层是药物吸收的主要屏障,大多数药物不能透过角质层进入体循环。

2. 药物经皮吸收途径　外用制剂经皮吸收进入体循环存在两种途径,一是透过角质层屏障,进入真皮和毛细血管吸收进入体循环,即为表面途径。它是药物经皮吸收的主要途径,在该途径中,药物可穿过角质层细胞到达活性表皮,也可通过角质层细胞间隙到达活性表皮,由于角质层对药物的扩散存在很大的阻力,所以药物分子主要由细胞间隙通过角质层。角质层细胞间隙是类脂分子形成的多层脂质双分子层,类脂分子的亲水部分结合水分子形成水性区,而类脂分子的烃链部分形成疏水区,因此极性药物分子由水性区透过,而非极性药物分子经疏水区透过。

二是通过皮肤附属器的吸收,即通过毛囊和汗腺。由于皮肤附属器在皮肤表面所占面积只有 0.1% 左右,尽管药物在皮肤附属器内的渗透速度远大于表皮途径,在大多数药物的经皮吸收过程中,该途径仍可忽略。而对于一些离子型药物及水溶性的大分子,由于难以透过含有类脂的角质层,导致表皮途径的渗透速度很慢,此时附属器途径起了很大的作用。

二、经皮给药制剂的体外评价

发挥局部或全身治疗作用的经皮给药制剂的体外评价采用的手段方法相似,在评价的指标上有差异。

（一）体外释放度的测定

释放度是指药物制剂在一定的介质中,释放的速度与程度。它是评价药物制剂质量的内在指标,是控制制剂质量的重要手段。《中国药典》(2020 年版)规定所有的透皮制剂都必须进行释放度相关的研究。

1. 释放度的测定方法

（1）桨碟法:此法装置与桨法基本相同,是一种方便简单易于推广使用的装置,因此各国药典普遍采用该法,但不同药典具体的装置结构也稍有差异。《中国药典》(2020 年版)规定采用与桨杯大小相同的网碟,孔径 0.9mm,厚 2mm,双层。使用时将药片直接贴在网碟之中,两个碟片之间的间隔为 6mm,释放面朝上,并且尽量保持平展,其与搅拌桨的底部要保持 (25 ± 2)mm 的距离。美国、英国的药典中所采用的网碟较小,且为单层孔径 126μm,使用时利用黏合剂固定或者直接将贴剂贴在网碟上。桨与碟片的距离也是保持在 (25 ± 2)mm,旋转时要尽量保持桨片与碟片的平行。

（2）直接桨法:将 TDDS 撕去防黏层后,将其释药面向外,直接用回形针固定在桨叶上,其余与桨碟法相同。

（3）圆筒法：此法用圆筒替代了篮法中的转篮，其他装置基本上与篮法一致，因此便于推广，为各国药典广为采用。使用时利用黏合剂及 Cuprophan 膜将透皮贴剂固定在圆筒的外部，释放表面朝外。并且可以根据贴剂的尺寸大小选择大小合适的圆筒。

（4）往复支架法：此法除用于透皮贴剂外也可用于缓释制剂。所用仪器根据待测样品的不同类型和形状设计了 5 种不同的样品架：蝶形架、呈一定角度的蝶形架、圆筒形支架、螺旋形支架和棒形支架。实验前将透皮贴剂和缓释制剂固定于适当的样品架上，再将样品架固定于一个可上下往复振动和左右移动的机械装置上。实验中该机械装置可带动样品在溶剂杯中按事先设定的频率和振幅振动，并可根据需要，在规定的时间点上，将样品带到新的溶剂杯中继续振动。

（5）吸收池法：此法类似于桨碟法，区别在于将碟片装置替换为释放池。释放池用化学惰性材料制成，由支架和上盖两个部分组成，如需要可在透皮贴剂上面置一薄膜，使其与能改变或影响其物理化学性质的溶出介质分离开来。测定时将透皮贴剂固定于释放池中，并根据透皮贴剂的大小选择不同尺寸的释放池。

2. 检测温度　透皮制剂在人体使用的温度与一般的口服制剂的使用温度不同，人体皮肤的温度只有 32℃ 左右，所以药典上均将检测温度规定为 (32 ± 0.5)℃。

3. 取样时间　取样时间点一般为 3 个，用标示的给药时间间隔来确定。取样时间的允许误差为 ±15 分钟或给定时间的 2%。

4. 检测结果的判定　测定结果按《中国药典》（2020 年版）规定，除另有规定外符合下述条件之一者，可判为符合规定：

（1）按照标示量计算，6 片（个）中每片（个）各时间测得的释放量均应符合规定（除有特殊规定的以外）。

（2）6 片（个）中，在每个时间点测得的溶出量，如有 1~2 片（个）超出规定范围，但未超出规定范围的 10%，且在每个时间点测得的平均溶出量未超出规定范围。

（3）6 片（个）中，在每个时间点测得的溶出量，如有 1~2 片（个）超出规定范围，其中仅有 1 片（个）超出规定范围的 10%，但未超出规定范围的 20%，且其平均溶出量未超出规定范围，应另取 6 片（个）复试；初、复试的 12 片（个）中，在每个时间点测得的溶出量，如有 1~3 片（个）超出规定范围，其中仅有 1 片（个）超出规定范围的 10%，但未超出规定范围的 20%，且其平均溶出量未超出规定范围。

（二）体外经皮渗透试验

在经皮给药系统的研究过程中，需要了解药物在皮肤内的渗透过程和影响药物经皮渗透的因素，进而筛选经皮给药系统的处方组成。药物的释放速率和透皮速率常通过离体皮肤的药物经皮渗透试验进行研究。体外经皮渗透试验是将皮肤夹在扩散池中，药物应用于皮肤的角质层面，一定时间间隔后测定皮肤另一面接受介质中药物的浓度，计算药物通过单位面积皮肤的速率。体外渗透试验的接受介质常用生理盐水或磷酸盐缓冲液，接收介质的量应保证药物扩散的漏槽条件。

1. 扩散池类型

（1）水平式（两室）扩散池：两室扩散池的最普遍形式是使用两个固定容积的半池，池内充满液体介质，薄膜或动物皮夹在两半池中间。膜的一侧加入被测化学物质（供给室），定时从另一池取样并补充同体积新鲜介质，以药物累积透过量对时间作图，进行通透参数的计算。两室扩散池一般用来研究溶液中的药物通过膜的扩散特性。这种类型的扩散池也可以改良为用于研究气态药物的通透性。两室扩散池最常见的有：Durrheim 扩散池和 Valia-Chien 扩散池。

（2）立式（限量）扩散池：立式扩散池适用于研究制剂的经皮通透性，可以较好地模拟在体条件。给药池可以盖上盖子保证密封条件，也可根据研究要求敞口实验。使用最广泛的有 Franz 扩散池，其上部为扩散池，直接与空气接触，下部为接收池，两池之间为皮肤，所以具有透皮吸收可操作性的优点。近年来发明的真空抽滤透皮扩散池，不仅继承了 Franz 扩散池的优点，而且克服了传统 Franz 扩散池扩散速度慢、透皮过程耗时长、温度控制效果差、装置价格昂贵等缺点。该扩散池在实验中能够提供稳定的真空度、准确的环境温度，得到更准确的实验数据。

（3）流式扩散池（流通池）：此类扩散池的结构是用一个标准贮液半池作为供给室，接收池充分搅拌，定时更换全部接受液或连续大量冲洗使浓度保持为零，从而确保漏槽条件。其优点是模拟毛细血管的作用，从而可获得更好的经皮吸收机制评价。

2. 皮肤模型　人体皮肤是最好的体外经皮渗透性实验的皮肤模型，但是获得人体皮肤组织相对比较困难，所以常用动物皮肤代替人体皮肤。一般获取皮肤的实验动物包括小鼠、大鼠、家兔、狗、猪、猴子及豚鼠等。此外，人工合成膜也被广泛应用，不管是人体皮肤还是动物皮肤，都存在个体差异，而人工合成膜稳定性好、批间均匀度高、使用方便，具有良好的应用价值。

作用于皮肤发挥局部作用的给药制剂，应在皮肤层滞留量多。作用于其他局部或全身的给药制剂，应经皮渗透量多，在皮肤层滞留量少。以卡波姆 940 为基质，甘油和丙二醇为保湿剂，甘草酸二钾为膜软化剂，构建甲氨蝶呤（MTX）柔性纳米脂质体凝胶，进行体外经皮渗透实验，单位面积皮肤累积经皮滞留量，为普通凝胶的 2 倍，且两者有显著性差异（$P<0.05$），表明此凝胶能显著减少 MTX 的经皮渗透量，提高皮肤滞留量，为湿疹治疗提供良好的基础。

通常还可结合荧光示踪法，定性评价药物在皮肤层的滞留，尤其是评价其在表皮或真皮的滞留。一般利用染料香豆素 -6 代替药物，利用 Franz 扩散池进行体外荧光示踪实验。一定时间后取皮肤进行冰冻组织切片，利用荧光显微镜观察皮肤切片荧光分布。

（三）粘贴性能的测定

一般为贴剂的给药制剂需要考察粘贴性能。粘贴性能是 TDDS 能保证其与皮肤紧密接触和充分释药的制剂特性。粘贴性能包括初粘力、粘合力、内聚力和粘基力。这四种粘贴力应该依次增加，若相反，例如初粘力大于粘合力，压敏胶就没有压敏性能；若粘合力大于内聚力，则移除制品时胶层就可能被破坏。

1. 初粘力　初粘力也称快粘力，是指压敏胶制品和被粘物以很轻的压力接触后立即快速分离所表现出来的抗分离的能力。初粘力有多种测定方法，如：90° 剥离实验和滚球实验。前者系将胶带不加任何压力粘贴在不锈钢板上，然后迅速（1 分钟内）以 90° 角和 0.5cm/s 的速度从板上撕下胶带，测定剥离力即为初粘力；后者是测定一直径为 1.11cm 的钢球沿角度为 21.30°，高度为 6.51cm 的具粘胶面的斜板上滚落的距离，距离越小则初粘力越大。有时候也可用手指轻轻接触压敏胶表面所产生的手感粘力来判定。

2. 粘合力　粘合力是指在适当压力和时间作用下，压敏胶制品与被粘物体之间所表现出来的抵抗界面分离的能力,适宜的剥离强度应对皮肤有足够的粘贴力、但在移除时又不发生皮肤损伤。剥离强度大多用 180° 剥离试验测定,即将压敏胶带贴在不锈钢平板上,以 180° 反转剥离,记录拉力,检查平板上有无残留压敏胶,拉力越大,粘合力越大。

3. 内聚力　内聚力是指压敏胶本身的剪切强度,一般用压敏胶制品粘贴后抵抗剪切的能力即持粘力来衡量。适宜的剪切强度应保持剥离时无残留以及粘贴过程中无滑移,可采用平板牵引试验来测定。即将压敏胶带贴在一定面积的不锈钢平板上,胶带的一端垂直悬挂已知砝码,其牵引方向与平板平行,记录系统从平板上滑移直至拉脱的时间或一定时间内胶带下移的距离,同时记录砝码的重量、粘接面积等参数。时间越长,距离越大,重量越大则剪切强度越大。

4. 粘基力　粘基力是指压敏胶与基材之间的粘合力,当 180° 剥离试验时发生胶层与基材脱离现象时的剥离强度即为粘基力。正常情况下,粘基力大于粘合力,故一般情况下不能测定。粘基力过小时才会出现脱胶现象。

(四) 皮肤的毒性和刺激性试验

皮肤毒性和刺激性试验包括皮肤急性毒性试验、皮肤长期毒性试验、皮肤刺激试验和皮肤过敏试验。

皮肤刺激性是指动物皮肤给药后,在皮肤上产生的可逆性的改变。所用试验动物一般为家兔,但其他哺乳动物如豚鼠、小鼠等也可使用。每一剂量动物 3 只,雌雄均可,动物在试验前 24 小时预先剃除躯干受试物区的毛发,试药接触时间通常为 4~6 小时,剩余药物如有可能,可使用水或溶剂(不改变已有的反应或上皮的完整性)除去。观察期未严格限定,但至少应有足够的时间观察评价已出现反应的恢复情况,一般于清除局部受试药物后 1 小时、24 小时、48 小时、72 小时详细记录每一动物的局部反应,如红斑、肿胀等。根据反应评分表计分。如为确认损伤的可逆性,则需进一步观察。除观察刺激性外,还应详细记录和全面描述所有的损伤和其他毒性反应。最后根据评价标准表,分别就受试药物和赋形剂对皮肤的刺激强度和恢复情况进行评价。

(五) 其他

药物的油水分配系数(经皮输送的理想分配系数为 $\log K$ 1~3)、分子大小(药物的分子大小与透皮通量成反比,用于透皮递送的药物分子的理想分子大小为 ≤400)等;一般剂型考察及一些具有光敏作用的药物需进行皮肤光敏反应试验等。

三、经皮给药制剂的体内评价

(一) 经皮渗透性的在体评价

药物经皮渗透性研究一般是采用扩散池体外考察离体皮肤或各种人造膜、组织培养物对药物渗透的影响,但这种方法与活体皮肤对药物的实际吸收情况有一定差距。皮肤渗透性的在体评价最简单的方法是将扩散池直接植入受试动物皮下,通过模拟体外试验方法测定药物的经皮渗透性。如在多西拉敏的体外、在体渗透性对比研究中,将扩散池植入裸鼠背部皮肤下测定药物的经皮渗透性,并与体外 Franz 扩散池进行对比研究,发现体外与在体试验的渗透性具有显著差异,体外试验用皮肤由于组织破坏,渗透性要大于在体试验。在试验开始后 4.5 小时内,体外和在体试验数据具有非常接近的相关性,此后由于细胞坏死、角质层屏障功能下降,会导致体外试验的渗透性增加。

近年来,迅速发展的微透析技术在经皮渗透性的在体研究中得到广泛应用。微透析是一种能对药物浓度进行实时监测的在体取样技术,如图 4-7 所示。其与传统取样技术相比具有以下优点:①探针对皮肤的损伤小,且无组织液的损失;②微透析技术可同时监测靶组织和血液药物浓度;③微透析可连续取样,实现药物实时监测;④透析液中药物浓度可用 HPLC 进行分析,不需前处理;⑤可准确控制探针插入位置。

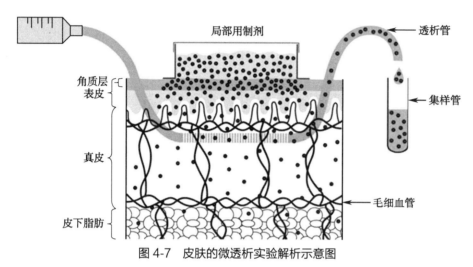

图 4-7　皮肤的微透析实验解析示意图

微透析方法如下所示:大鼠麻醉后固定,腹部去毛,将微渗析探针植入大鼠体内,保持大鼠周围温度在 37~39℃,用多普勒仪记录探针位置,以确保重现性。微渗析探针植入大鼠体内后,于探针位置的上方剪去鼠皮上的毛发,并放置一圆形给药池(D=18mm),以黏合剂固定,使探针的位置刚好位于给药池的开口下方。用生理盐水作为灌注液,冲洗探针 1.5 小时。然后在给药池中加入需要测定的药物溶液。收集不同时间段的渗析液进行分析即可对药物的渗透性能作出评价。

在此以微透析技术 - 同位素示踪法联用进行青藤碱贴剂的皮肤局部药动学研究为例:将含放射性 ^{3}H- 青藤碱制备成贴剂;对在体空白灌流液进行本底的测定;SD 大鼠麻醉后腹部皮下组织植入线性微透析探针,灌流空白林氏液平衡后,以一定流速灌流一定浓度的含放射性 ^{3}H- 的青藤碱林格氏液,规定时间采样,HPLC 测定透析液浓度,计算相对损失率;将青藤碱贴剂贴敷于大鼠腹部,以相同流速灌流空白林氏液,规定时间采样,并加入水性闪烁液,测定放射性强度,数值扣除本底并经相对损失率校正,即得青藤碱皮下真实浓度,实验重复四次;以皮肤微透析样品浓度对采样间隔的时间中点作图,根据实测值与理论值的相关性、曲线拟合优度、AIC、SIC 等指标,确定最佳房室模型。结果表明青藤碱皮下药动学符合一级速率、一室开放模型,但整体上相关系数拟合优度均不佳,故放弃房室模型拟合。采用非房室分析法 - 血管外给药途径模块计算统计矩参数。通过统计矩分析,结果表明皮肤药物达峰时间约 6.3 小时,平均滞留时间约 18 小时,半衰期约 10 小时,说明药物在皮肤中以较短的时间达到峰值,并维持相当长时间,且药物浓度波动不大,保持相对平稳,表明青藤碱制备成贴剂后可长时间、平稳地渗入并滞留于局部组织中,为提高药物疗效奠定了基础。

(二)生物利用度评价

对经皮给药系统进行生物利用度研究是非常困难的,局部用药后,药物大量滞留在皮肤中,导致血药浓度或尿药浓度较低,一般的分析手段不能检测到。此外,对经皮给药系统进行生物利用度评价的价值也需要进行思考与评估,此给药系统的药物透皮吸收,通常需要有生物膜两侧的药物浓度差作为动力,导致在用药期间很难实现药物的充分吸收。当皮肤给药仅用于局部时,按口服给药常规生物利用度的研究方法评价局部给药的生物利用度并不恰当,因为此时的血药浓度水平并不能正确反映皮肤局部用药的效应控制要求。局部皮肤用制剂作用部位为皮肤外部、皮肤表面以及角质层,很难想象药物吸收后通过血液到达作用部位。局部用制剂如果通过临床试验研究其生物等效性存在周期长、费用高、个体差异大的问题,因此 FDA 采用皮肤药动学试验(DPK)和药效学(PD)试验评价局部用制剂的生物等效性。DPK 是通过研究角质层药物浓度随时间变化过程分析药物在角质层的吸收和消除过程以客观评价局部用制剂的生物等效性。

透皮制剂的生物利用度研究大部分都是通过生物样品前处理方法,使一些药物富集而满足测定要求,从而通过 HPLC 等常规方法进行测定,如吡罗昔康凝胶剂、α- 细辛醚贴剂、布洛芬离子导入溶液剂、格列美脲凝胶骨架控释贴剂等。此外 HPLC/MS 联用法、放射性元素示踪法、放射性免疫测定法等测定方法也广泛应用于透皮制剂的药动学研究中。现以去氨加压素微针簇贴片和雌二醇霜剂为例,说明透皮制剂生物利用度的研究方法。

去氨加压素是主要用于治疗幼儿遗尿症的合成多肽类激素,其微针簇贴片通过光化学刻蚀、药物覆膜、固定于黏性贴片上制得,面积 $2cm^2$,密度 321 微针 $/cm^2$,含药 82μg;无毛豚鼠 24 只,麻醉后于胸部两侧皮肤贴片,贴片时冲击能 0.26J,压力作用时间不少于 10 毫秒,给药时间 15 分钟。贴片揭去后按时间点采集静脉血,用放射性免疫测定法测定去氨加压素血药浓度,计算其药动学参数。

图 4-8 是去氨加压素静脉滴注(i.v.)给药和用微针簇贴片(TDS)给药后的平均血药浓度 - 时间曲线。通过微针簇经皮给药 82μg 后,达峰时间 T_{max} 为 60 分钟;峰浓度 C_{max} 为 49ng/ml;AUC 为 76.0(ng·h)/ml;静脉注射 11μg 后,AUC 为 50.5(ng·h)/ml;通过微针簇给药的推断剂量为 $(17.5 ± 3.8)$ μg。去氨加压素微针簇经皮给药生物利用度达到 85%。试验结果证明,去氨加压素微针簇经皮给药系统是一种可选的给药方式。

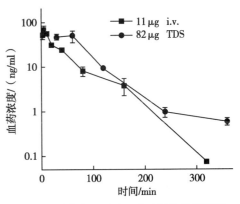

图 4-8 去氨加压素 i.v. 和 TDS 给药后的平均血药浓度 - 时间曲线

放射性元素示踪法是用 ^{14}C 或氚标记药物,给药后通过测定放射性总量计算体内药量的方法。将雌二醇用 ^3H-E_2 标记后制成霜剂;雌性大鼠 12 只,随机分为 2 组,一组股静脉给药,另一组经皮给药。在大鼠前背部剪净毛,涂以含 ^3H-E_2 的霜剂并固定;于给药后一定时间点分别股动脉或割尾采血于闪烁瓶中,给药 6 小时后摘除纱布并擦去皮肤上残余药物;静脉滴注组以同样方法操作。血样经处理后用液体闪烁计数器测定放射性活性,测定数值经校正,得血药浓度 - 时间曲线,再通过 AUC 的求算得出该制剂的生物利用度。结果发现 E_2 霜中 E_2 透皮吸收后,消除半衰期为 3.09 小时,生物利用度为 25.5%。试验结果证明,E_2 霜经皮给药 E_2 易于透过皮肤进入血液。

除以上常用方法外,还可以通过测定药物经皮吸收进入体内后减少的药量,或通过测定生物或药理反应的方法间接测定吸收的药量。但这些方法影响因素多、不易操作、误差较大,近年在实际研究中较少采用。

(三) 生物等效性评价

同一种药物的不同制剂只有存在生物等效性,才能保证各制剂在互换使用时,在使用剂量相同的情况下可以获得相似的血药浓度 - 时间曲线,产生基本相同的临床效应。生物等效性也是药政管理部门进行新药审批的重要依据。

氨茶碱具有松弛呼吸道平滑肌的作用,是临床治疗支气管哮喘的一线药物。由于治疗指数小(10~20μg/ml),普通片的半衰期短(约 6 小时),多次口服给药后的血药浓度峰谷现象带来用药风险,浓度过高可引起胃肠道和心脏不良反应。经皮给药系统能较好地克服血药浓度峰谷波动现象,减少口服用药的不良反应,是氨茶碱的理想剂型。贴片剂和软膏剂为其两种不同的经皮给药制剂,它们释药机制、释药面积各不相同,下面以氨茶碱贴片剂为受试制剂,氨茶碱软膏剂为对照制品说明对透皮制剂进行单剂量和多剂量的生物等效性研究的方法。

取健康兔 14 只,体重(2.0 ± 0.2)kg,分为两组,各 7 只,每组雌雄兼顾,第一组为氨茶碱贴片组;第二组为氨茶碱软膏剂给药组。给药前 12 小时禁食不禁水。给药剂量均为 0.75g/kg。给药前对兔腹部进行脱毛。每只兔抽取空白血。贴片给药方法为将 Aminophylline 贴片贴于脱毛处,并使贴片与皮肤接触紧密,使之充分吸收;软膏剂给药方法为称取与贴剂含相同剂量的软膏,均匀敷于兔脱毛区,然后用胶布将干净纱布包裹固定给药区。给药后于 30 分钟和 1 小时、2 小时、4 小时、6 小时、8 小时、10 小时、13 小时、16 小时、20 小时、24 小时,分别取兔耳缘静脉血 3ml,置于肝素化试管中 3 000r/min 离心 10 分钟。血浆于 –20℃冰箱保存待用。将血浆进行预处理。以 HPLC 方法测定血药浓度,绘制两种制剂的血药浓度 - 时间曲线,如图 4-9 和图 4-10 所示,并对两制剂的药动学参数进行统计分析,结果表明两种制剂生物等效。

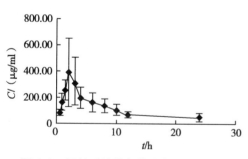

图 4-9　氨茶碱贴片血药浓度 - 时间曲线
(n=7)

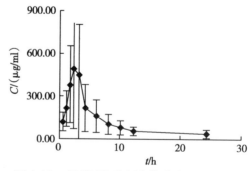

图 4-10　氨茶碱软膏剂血药浓度 - 时间曲线
(n=7)

四、体内外相关性评价

体外渗透实验及皮肤代谢试验均不能完全反映药物的体内情况。经皮给药系统的体内外相关性研究是寻找药物体外特性与体内行为之间的相关性,以体外实验预测体内行为的研究工作。建立透皮吸收制剂体外实验和体内行为的相关性,不论在药物的剂型研究、处方设计还是药物的生物利用度等方面都是很重要的课题。在对特立氟胺(TEF)经皮吸收贴剂的研究中发现体外动物皮肤与正常人体皮肤的吸收间存在平行相关性。该实验以日本大耳白兔作为实验动物,利用 WinNonlin 软件中的 IVIVC 模块进行去卷积运算,对 TEF 贴剂的体内外行为进行 A 级相关性评价。TEF 贴剂体内预测及体外实测的经皮吸收曲线见图 4-11。由图 4-11 可知,去卷积计算所得的 TEF 贴剂体内平均吸收曲线和体外经皮吸收实测曲线相似。采用软件对两条曲线的相关性进行考察,所得特立氟胺的相关系数为 0.982 2。这一良好的体内外相关性预示着在 TEF 贴剂后续的试验中,有望根据其体外经皮通透性实验结果来预测药物在体内的真实行为。

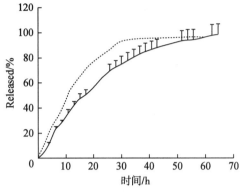

图 4-11　TEF 贴剂体内预测(---)及体外实测(—)的经皮吸收曲线

第四节　超饱和药物递送系统评价

一、概述

(一) 定义、特点

近年来,随着新药研发技术的不断提高,许多候选药物表现出良好的生物活性,却普遍存在着因低溶解度导致的生物利用度差的问题,使得候选药物在口服后难以发挥理想药效。在生物药剂学分类系统(biopharmaceutical classification system, BCS)中,具有低溶解度、高渗透性的药物属于 BCS Ⅱ类药物,占整个候选药物的 80%。超饱和递药系统(supersaturating drug delivery systems, SDDS)近几年在应用于解决难溶性口服药物吸收问题上显示出了一定的优势。它利用难溶性药物快速溶出或是其高能态形式,在胃肠道中产生远高于其平衡溶解度的超饱和浓度,并维持该状态足够长的时间以增加被动扩散转运药物的透膜吸收驱动力,促进药物的吸收,从而提高其口服生物利用度。然而,超饱和递药系统最大的缺陷在于,处于超饱和状态的药物属于热力学不稳定系统,易出现药物重结晶转化为其稳定晶体态析出的情况,由分子/离子分散状态转变为混悬状态,从而难以发挥促吸收的优势。超饱和递药系统的不稳定性是其发挥优势的重点和难点,而常用于稳定超饱和系统的方法便是引入抑晶辅料以通过不同机制来维持药物超饱和状态。

无定型固体分散体(amorphous solid dispersion, ASD)为最常用的形成药物超饱和状态的剂型之一,属于固体分散体亚类,该剂型的特点是药物以无定型高能态存在于分散体中,当 ASD 在胃肠道内溶出时,可以瞬时大量释放高能态药物,诱导其超饱和的形成。需要注意的是,ASD 是最常用于产生超饱和的剂型,但其他剂型如超饱和 - 自微乳系统与一些纳米系统等在适当的条件下应用也可以产生药物超饱和状态。

(二) 弹簧 - 降落伞理论

为了更好地理解与应用 SDDS,引入该系统最常用的"弹簧 - 降落伞"理论(spring-parachute theory)进行分析。

基于超饱和系统下的溶出曲线遵循"弹簧 - 降落伞"行为示意图见图 4-12。由图 4-12 可见,难溶性晶体药物的溶出常表现出缓慢爬升曲线(曲线 1),直至达到其平衡溶解度;而在 SDDS 中,处于高吉布斯能的难溶性药物在非漏槽条件(non-sinkcondition)(投药量 ≫ 药物饱和状态下的量)下快速溶出诱导产生药物超饱和的过程被形象地称为弹簧效应"spring effect"(曲线 3),随后由于 SDDS 不稳定性导致药物重结晶的发生使得药物浓度不断下降,直到回归到其晶体平衡溶解度(曲线 2)。

超饱和系统的不稳定性带来超饱和状态持续时间的有限性是 SDDS 研究的最大难点,而目前最有效与合理的方法便是通过引入不同的抑晶辅料(也称作沉淀抑制剂),

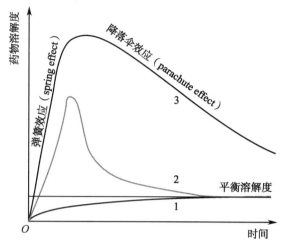

1. 晶体药物的溶出行为
2. 无抑晶辅料时的高能态药物溶出行为
3. 有抑晶辅料时的高能态药物溶出行为

图 4-12 基于超饱和系统下的溶出曲线遵循"弹簧 - 降落伞"行为示意图

来发挥超饱和维持作用,延缓超饱和药物重结晶过程,使超饱和状态维持时间延长(曲线 3),该过程被形象地称为降落伞效应"parachute effect"。因此,研究者们基于"spring-parachute"理论,对 SDDS 的考察兴趣逐渐集中在了对不同抑晶辅料在其中发挥作用的考察。

"spring-parachute"构成了 SDDS 的溶出特性,直接影响着药物的吸收,而"spring"和"parachute"之间也存在互相影响,因此辅料对"spring"和"parachute"的作用是 SDDS 研究的主要关键,以寻求最佳"spring"和"parachute"的组合。另外,由于人体胃肠道溶液有限,对于难溶性药物而言,当药物在胃肠道中溶出时,更容易处于非漏槽条件,因此溶出试验下的非漏槽状态是常用的研究抑晶辅料的条件。该条件下的药物量远大于溶出介质的饱和药物量,药物因此呈现截然不同的析晶趋势,而不同的抑晶辅料便可以发挥不同程度的抑晶作用来减缓该过程的发生。

二、超饱和药物递送系统的体外评价

(一) 物理表征

1. 粉末 X 射线衍射 粉末 X 射线衍射(powder X-ray diffraction,PXRD)检测在 X 射线衍射仪上进行,以评价药物的物理状态。PXRD 是适用于验证药物无定型的最直观的方式。可以直观地显示制剂的物理状态。晶体药物会呈现出很强的晶体特征衍射峰,而无定型药物则会显示晶体峰的削弱甚至消失。如图 4-13 所示,原料药(IND)在 9~30℃之间呈现出很强的晶体特征衍射峰,归属于 γ-IND 特征峰。原料药的无定型固体分散体状态(IND-ASD,即三条 IND-PVP/PC mixture 曲线与 IND-PC 和 IND-PVP 两条曲线)和聚乙烯吡咯烷酮(polyvinyl pyrrolidone,PVP)、聚碳酸酯(polycarbonate,PC)纯辅料均显示出较宽的衍射带并不伴有任何尖锐峰,提示它们无定型的性质。而IND与不同辅料的混合物(PM)测得的三条曲线与γ晶型的原料药IND相比,其特征峰仍保留,但由于被辅料稀释强度有所降低,并整体伴有对应辅料的宽峰带趋势,提示药物和辅料在PM中仍各自维持自己的特定属性存在。

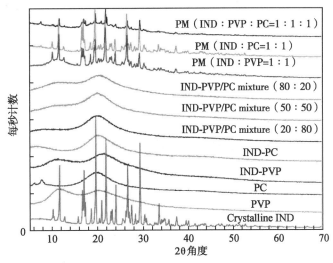

图4-13　晶体型IND、辅料、PM以及各IND-ASD的
PXRD示意图

2. **差示扫描量热分析**　差示扫描量热(differential scanning calorimetry,DSC)分析与PXRD测试可以相互辅佐用以验证药物与辅料的物理状态。晶体会在特定温度显示数尖锐的特征吸收峰,即熔融峰,表明其晶体特性。而无定型药物则无此峰。

3. **扫描电镜分析**　扫描电镜(scanning electron microscope,SEM)分析用作观察制剂的形态学特征。晶体药物显示出有棱角不规则片块状,而无定型药物则呈现出一片光滑表面,如图4-14所示。

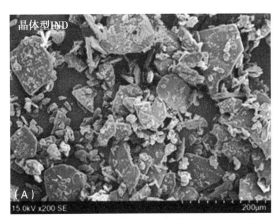
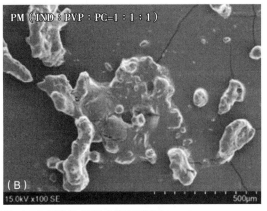

图4-14　晶体型IND(A)以及IND-ASD(B)的扫描电镜示意图

4. 傅里叶变换红外光谱　傅里叶变换红外光谱（Fourier transform infrared spectroscopy, FT-IR）用以检测药物与辅料之间可能的相互作用，进一步解释制剂的形成与维持。无定型制剂的形成一般会掩盖药物的特征吸收峰，并显示辅料与药物之间的一些相互作用，这也是固体状态下 IND 无定型形成与维持的原因。

（二）溶出度考察

1. 漏槽指数的选择　难溶性药物在胃肠道溶液中溶出时，由于胃肠道中溶出介质量有限，往往更偏向于形成超饱和溶液。探究超饱和条件下药物的溶出行为，需使溶出处于非漏槽状态（non-sink condition）。给药量与溶出介质的关系常用式（4-54）计算的漏槽指数（sink index, SI）表示：

$$SI = (V \times C_s)/dose \qquad\qquad 式（4-54）$$

其中，C_s 代表晶体型药物的平衡溶解度，V 代表溶出介质量，dose 代表溶出试验中的投药量。当 SI>10 时，属于完全漏槽条件（perfect sink condition）；当 SI 远小于 1 时，例如 SI<0.1 时，药物的量远大于溶出介质所能溶解的量，因此药物此时处于超饱和状态，属于非漏槽条件。在非漏槽条件下研究药物超饱和行为更加能够模拟体内的真实状态，遵循"弹簧 - 降落伞"行为。

2. 溶出介质的选择　FDA 口服药物溶解度的分类是基于 250ml 而言，即相当于服药时一杯水摄入的含量，溶出介质可以考虑这一体积。恰当的溶出介质能区分不同条件下的超饱和溶出曲线，以此来判定辅料作用效果。人体正常胃肠道 pH 范围内，常用的溶出介质为 pH 1.2、pH 4.5 以及 pH 6.8。此外还应该考虑药物的酸碱性。

3. 转速的选择　转速是影响超饱和系统中晶核形成与晶体长大的重要因素，转速过低可能会使得溶出不完全，难以区分各溶出曲线。因此转速的选择应基于前期筛查并结合相关超饱和文献研究，分辨超饱和溶出行为，显示出辅料性质差异性。

4. 辅料对超饱和维持能力的研究　超饱和维持作用考察方法，一般采用溶剂转化法（solvent shift method, SSF）。将药物溶于其良溶剂以形成药物高浓度浓缩液，用以模拟药物超饱和状态。取定量浓缩液加入溶出介质，由于此时药物浓度远高于浓度饱和状态，因此药物浓度会因重结晶作用而逐步下降。而溶出介质中提前预溶的抑晶辅料可以发挥超饱和维持作用，以不同程度减缓该过程。SSF 提供了一种只关注于"降落伞"过程的方法。在规定时间取样并测定浓度，以浓度对时间作超饱和 - 析晶曲线图。根据超饱和溶出曲线下降缓急的差异，可推断出溶液中辅料对 IND 超饱和维持能力。

5. 辅料对晶体增溶能力的研究　晶体增溶作用考察，一般采用晶体溶出法。将晶体型药物按一定量投入溶出介质，溶出介质中提前预溶的不同浓度的辅料可以发挥其增溶作用，以不同程度地增加药物的溶出程度。辅料对晶体药物增溶能力的考察可以通过晶体增溶曲线体现。将原料药投入含有不同辅料的溶液的溶出杯中，在规定时间点取样测定，以浓度对时间作晶体增溶曲线图，以考察预溶辅料对晶体型药物的增溶作用。

三、超饱和药物递送系统的体内评价

一般采用相对生物利用度研究来评价超饱和制剂对药物的增容作用。灌胃给予实验动物超饱和制剂及原料药，在规定时间采血，处理血浆样品后以 HPLC 方法测定血药浓度。拟合血药浓度 - 时间曲线后，计算药动学参数。后以原料药为参比，通过式（4-55）计算制剂的相对生物利用度。

$$F_{rel} = \frac{\text{AUC}_t \times X_r}{\text{AUC}_r \times X_t} \times 100\%$$

式（4-55）

式中，F_{rel} 为相对生物利用度；t 为受试制剂；r 为参比制剂；X 为给药剂量。

　　之后进行生物等效性检验，对处理的 $\text{AUC}_{(0 \to t)}$、C_{max} 经对数转换后，两两进行双单侧 t 检验及 90% 置信区间检验。

（丁劲松）

参考文献

［1］ 崔福德. 药剂学. 7 版. 北京: 人民卫生出版社, 2011.

［2］ 方亮. 药剂学. 8 版. 北京: 人民卫生出版社, 2016.

［3］ 国家药典委员会. 中华人民共和国药典: 2020 年版. 四部. 北京: 中国医药科技出版社, 2020.

［4］ CHEN D B, YANG T Z, LU W L, et al. In vitro and in vivo study of two types of long-circulating solid lipid nanoparticles containing paclitaxel. Chem Pharm Bull (Tokyo), 2001, 49 (11): 1444-1447.

［5］ 谢英花, 曹德英. 缓控释制剂的国内外研究进展. 河北医科大学学报, 2005, 26 (5): 393-396.

［6］ VALLBACKA J J, NOBREGA J N, SEFTON M V. Tissue engineering as a platform for controlled release of therapeutic agents: implantation of microencapsulated dopamine producing cellsinthe brains of rats. J Control Release, 2001, 72 (1-3): 93-100.

［7］ JANTRATID E, MAIO V D, RONDA E, et al. Application of biorelevant dissolution tests to the prediction of in vivo performance of diclofenac sodium from an oral modified-release pellet dosage form. Eur J Pharm Sci, 2009, 37 (3-4): 434-441.

［8］ 王文苹, 谢秀琼, 杨大坚, 等. 聚氧乙烯骨架缓释片的处方及体外释药机制研究. 中国现代应用药学, 2010, 27 (1): 35-38.

［9］ 刘建平. 生物药剂学与药物动力学. 4 版. 北京: 人民卫生出版社, 2011.

［10］ 靳海明, 杨美燕, 高春生, 等. 口服缓控释制剂体外释放评价方法研究进展. 中国新药杂志, 2013, 22 (2): 196-200.

［11］ 田晨敏, 程丽芳, 程亮, 等. pH 敏感白藜芦醇长循环脂质体的制备及其初步体外表征. 中国新药杂志, 2015, 24 (11): 1311-1315.

［12］ THEVENOT J, TROUTIER A, DAVID L, et al. Steric stabilization of lipid/polymer particle assemblies by poly (ethylene glycol)-lipids. Biomacromolecules, 2007, 8 (11): 3651-3660.

［13］ TANG J, LIU Z B, ZHANG Y, et al. Fluorofenidone-loaded PLGA microspheres for targeted treatment of paraquat-induced acute lung injury in rats. RSC Adv, 2015, 5 (38): 30153-30159.

［14］ WANG R H, BAI J, DENG J, et al. TAT-modified gold nanoparticle carrier with enhanced anticancer activity and size effect on overcoming multidrug resistance. ACS Appl Mater Interfaces, 2017, 9 (7): 5828-5837.

［15］ ALBANESE A, TANG P S, CHAN W C W. The effect of nanoparticle size, shape, and surface chemistry on biological systems. Annu Rev Biomed Eng, 2012, 14: 1-16.

［16］ 李会鹏, 苏志桂, 陈明磊, 等. 粒径差异化的纳米脂质载体的制备和表征. 中国药科大学学报, 2015, 46

(4): 436-443.

[17] 申良方, 王欣, 王骋, 等. 阿霉素聚氰基丙烯酸正丁酯纳米粒粒径对肝靶向性的影响. 中南大学学报 (医学版), 2006, 31 (5): 732-736.

[18] LIU Y, LI K, PAN J, et al. Folic acid conjugated nanoparticles of mixed lipid monolayer shell and biodegradable polymer core for targeted delivery of docetaxel. Biomaterials, 2010, 31 (2): 330-338.

[19] ALIBOLANDI M, TAGHDISI S M, RAMEZANI P, et al. Smart AS1411-aptamer conjugated pegylated PAMAM dendrimer for the superior delivery of camptothecin to colon adenocarcinoma in vitro and in vivo. Int J Pharm, 2017, 519 (1-2): 352-364.

[20] 何林, 李素华, 吴正中, 等. 肝靶向阿克拉霉素 A 固体脂质纳米粒质量考察及体内分布研究. 中国药学杂志, 2008, 43 (6): 431-435.

[21] RAO J, DRAGULESCU-ANDRASI A, YAO H. Fluorescence imaging in vivo: recent advances. Curr Opin Biotechnol, 2007, 18 (1): 17-25.

[22] SHI K, ZHOU J, ZHANG Q, et al. Arginine-glycine-aspartic acid-modified lipid-polymer hybrid nanoparticles for docetaxel delivery in glioblastoma multiforme. J Biomed Nanotechnol, 2015, 11 (3): 382-391.

[23] VIGLIANTI B L, ABRAHAM S A, MICHELICH C R, et al. In vivo monitoring of tissue pharmacokinetics of liposome/drug using MRI: illustration of targeted delivery. Magn Reson Med, 2004, 51 (6): 1153-1162.

[24] 蒋学华, 廖工铁, 黄光琦, 等. 阿克拉霉素 A 聚氰基丙烯酸异丁酯毫微粒冻干针剂体内外抗肝癌活性. 药学学报, 1995, 30 (3): 179-183.

[25] 高会乐, 蒋新国. 新型药物递释系统的研究进展. 药学学报, 2017, 52 (2): 181-188.

[26] RUAN S, YUAN M, ZHANG L, et al. Tumor microenvironment sensitive doxorubicin delivery and release to glioma using angiopep-2 decorated gold nanoparticles. Biomaterials, 2015, 37: 425-435.

[27] MAY J P, LI S D. Hyperthermia-induced drug targeting. Expert Opin Drug Deliv, 2013, 10 (4): 511-527.

[28] 郑俊民. 经皮给药新剂型. 北京: 人民卫生出版社, 2006.

[29] SINGLA S K, SACHDEVA V. Current and emerging lipid-based systems for transdermal drug delivery. Ther Deliv, 2015, 6 (9): 1063-1070.

[30] 杜丽娜, 金义光. 经皮给药系统研究进展. 国际药学研究杂志, 2013, 40 (4): 379-385.

[31] 高申. 现代药物新剂型新技术. 北京: 人民军医出版社, 2002.

[32] LANE M E. Skin penetration enhancers. In J Pharm, 2013, 447 (1-2): 12-21.

[33] HERMAN A, HERMAN A P. Essential oils and their constituents as skin penetration enhancer for transdermal drug delivery: a review. J Pharm Pharmacol, 2015, 67 (4): 473-485.

[34] 任瑞雪, 韦永梅, 郑驰超, 等. 低频超声促渗研究进展. 中国医疗器械信息, 2015, 21 (6): 6-10+22.

[35] 卢望丁, 罗华菲, 张晓红, 等. 微针在透皮给药系统研究中的进展. 中国医药工业杂志, 2013, 44 (11): 1154-1159.

[36] LI J, XU W, LIANG Y, et al. The application of skin metabolomics in the context of transdermal drug delivery. Pharmacol Rep, 2016, 68 (2): 252-259.

[37] SALERNO C, CARLUCCI A M, BREGNI C. Study of in vitro drug release and percutaneous absorption of fluconazole from topical dosage forms. AAPS Pharm Sci Tech, 2010, 11 (2): 986-993.

[38] 关艳丽, 吕思纪, 方亮. 特立氟胺经皮吸收贴剂的处方筛选和体内外相关性评价. 沈阳药科大学学报, 2015, 32 (3): 169-175.

[39] 沈子龙, 汪笑菲, 沈燕宁, 等. 雌二醇霜剂透皮吸收示踪研究. 药物生物技术, 2000, 7 (3): 169-172.

[40] 姜玲黎, 吴明珲, 唐斓, 等. 氨茶碱贴片相对生物利用度与药动学研究. 医药导报, 2008, 27 (2): 172-173.

[41] HOSSAIN M, QUEBE-FEHLING E, SERGEJEW T, et al. Comparative bioequivalence studies with

estradot and menorest transdermal systems. Maturitas, 2003, 46 (3): 187-198.

［42］KLEIN S. Influence of different test parameters on in vitro drug release from topical diclofenac formulations in a vertical diffusion cell setup. Pharmazie, 2013, 68 (7): 565-571.

［43］张英丰, 于洋, 周莉玲. 微透析技术-同位素示踪法联用进行青藤碱贴剂的皮肤局部药代动力学研究. 中国实验方剂学杂志, 2010, 16 (6): 147-151.

［44］盛小茜. 甲氨蝶呤柔性纳米脂质体凝胶的构建及其治疗湿疹的临床疗效观察. 长沙: 中南大学, 2012.

第五章
基因传递系统评价

第一节 概　述

基因治疗是指将具有一定功能的外源基因导入人体细胞,以补充机体所缺乏的基因或纠正机体异常表达的基因。随着研究的不断增多,基因治疗已应用于从特异纠正单个基因遗传缺陷到通过免疫方法来治疗感染性疾病和恶性肿瘤。

基因治疗有两种途径:即活体外(*ex vivo*)及活体内(*in vivo*)方式。

活体外(*ex vivo*)是指将含外源基因的载体在体外导入人体自身或异体细胞,经体外细胞扩增后,输回人体。这种方法,易于操作和易于解决安全性问题,但不易形成规模,而且必须有固定的临床基地。

活体内(*in vivo*)是将外源基因装配于特定的真核细胞表达载体,直接导入体内,这种方式的导入,有利于大规模的工业化生产,但在技术上要求高,其难度高于 *ex vivo* 模式的导入途径。

基因治疗的关键问题是如何将治疗基因输送并进入靶细胞,随着基因治疗研究的不断深入,尤其是伴随着基因治疗在肿瘤、感染性疾病、遗传性疾病的广泛开展,人们愈来愈认识到选择恰当的载体,使目的基因靶向、可控并有效的表达,是基因治疗成功的关键。目前,应用于基因治疗的载体主要有病毒载体和非病毒载体两种。

第二节　基因传递系统

基因传递系统包括病毒载体基因传递系统与非病毒载体基因传递系统两类。

理想的基因传递系统应具备以下性质①携带性能:能载带足够数量的目的基因,或多种基因,以及提高表达效率的添加剂等;②安全性:对机体无毒性、致病性或免疫原性,具有生物降解性或良好的生物相容性;③缓释作用:控制基因的释放,延长基因的表达时间,改善基因治疗的效果;④稳定性:载体系统本身应稳定,而且要保护载带的基因免受核酸酶等的破坏;⑤靶向性能:即可有效地将目的基因输送至靶细胞内;⑥可促进目的基因从内吞小泡释放进入胞质;⑦可促进目的基因转运入核(nuclear translocation);⑧可调控基因输入后在体内的表达。

一、病毒载体基因传递系统

病毒载体长期以来一直备受人们瞩目,其原因就在于病毒载体具有很高的转导效率,并可使目的基因获得稳定的长时间的表达。然而由于多数野生型病毒都有致病性和免疫原性,必须对它们进行一定的结构改造才能应用于基因转导。病毒载体主要有以下几类:

(一)逆转录病毒载体

逆转录病毒(retrovirus viral)在20世纪80年代初首次被应用于基因转移,虽然它存在不少的缺点,但仍是目前将外源基因稳定整合入靶细胞的最常用的载体。逆转录病毒是一种有包膜的单链RNA病毒,颗粒直径为80~130nm。通过在宿主体内反转录得到双链DNA并插入到宿主基因组而稳定存在,实现长时间表达。由于逆转录病毒不会引发宿主强的免疫反应,不易被宿主排斥,从而获得长期的治疗效果。然而逆转录病毒也有一些明显的缺点。首先,逆转录病毒的感染具有一定的局限性,它只侵入十分活跃的分裂细胞,而且病毒基因在宿主染色体上的整合是随机的,因此可激活一些插入位点附近的原癌基因,引起肿瘤的发生。其次,用包装细胞产生的病毒滴度只有10^7,对于转染大量的细胞(大型肿瘤)来说相对较低。另外,对较大的基因来说,逆转录病毒允许插入外源DNA的容量太小。

(二)腺病毒载体

腺病毒(adenoviral viral)是一类在细胞核内繁殖较为简单的DNA病毒,为无包膜的双链DNA分子,直径在60~90nm。腺病毒颗粒稳定并易于纯化浓缩,宿主细胞范围广,对分裂细胞和非分裂细胞均有很高的转染效率,体外包装细胞可产生较高的病毒滴度(可达10^{11})。通过切除病毒基因组中一些非必需基因,如E_1A、E_3、E_2A及E_4等区域,人们得到了一系列重组复制缺陷型腺病毒作为基因转移的载体。第一代被置换的病毒基因片段是E_1区和/或E_3区,新一代腺病毒载体的设计为使E_2基因突变并使E_4或E_2基因组区部分缺失,这些缺失可增加第二代腺病毒载体的克隆能力以及可转导的外源DNA的量,并可降低细胞毒性和免疫原性。有人将腺病毒的所有结构基因全部去除,得到的重组腺病毒最大可插入35kb的前病毒DNA。由于病毒基因完全缺失的载体,其病毒DNA浓度和报告基因的表达水平比第一代载体下降得更快,故除去所有病毒基因并不一定是一种好策略。腺病毒宿主范围广,因此以它为基础的载体系统缺乏明确靶向性,直接由体循环注射时外源基因表达主要在肝脏,使其他部位的肿瘤基因治疗不得不采用瘤内注射的方法。腺病毒的另外一个缺点是毒性和免疫原性较强。发展靶向腺病毒载体,通过基因修饰,去除其天然组织亲嗜性并靶向新受体,是目前腺病毒研究的热点。

(三)腺相关病毒载体

腺相关病毒(adeno-associated virus)是无包膜的单链DNA病毒,颗粒直径为18~26nm。腺相关病毒属于细小病毒科的依赖性病毒属,是最小和最简单的动物病毒,其复制必须依赖于辅助病毒,如腺病毒、疱疹病毒等的帮助。作为基因转移载体的重组腺相关病毒可将病毒编码蛋白的基因序列全部缺失,只保留其末端的T形反向末端重复序列(inverted terminal repetition,ITR)。近年来,腺相关病毒已成为最有发展前途的一类病毒载体。野生型的腺相关病毒对人类无致病性,免疫原性低,宿主细胞范围广,可有效转染非分裂细胞和分裂细胞,并可将病毒基因组和靶基因整合到宿主染色体中并长期表达目的蛋白。另外,腺相关病毒颗粒的物理化学性质比较稳定。但是,重组腺相关病毒的制作比较繁杂,可插入的外源基因片段大小仅为 5kb 左右,包装细胞产生病毒滴度仅为 10^4,难以用于治疗肿瘤。

(四) 慢病毒载体

研究较多的慢病毒(lentivirus)主要有单纯疱疹病毒和艾滋病病毒。单纯疱疹病毒为有包膜的双链 DNA 病毒,颗粒直径为 180~200nm。它之所以引起人们注意是因为它可感染脑部,对神经元有特异的亲和力,可应用于治疗脑部肿瘤。单纯疱疹病毒可插入的基因片段容量很大,可达 40~50kb。但单纯疱疹病毒也有一些缺点,如它难以保持插入的外源基因在宿主细胞中长时间表达,而且其转染率相对于其他的病毒系统也较低。

艾滋病病毒是慢病毒家族中的另一重要成员。以艾滋病病毒为基础的载体能转导不分裂的细胞,并能整合进入人体靶细胞基因组,因此,它在转染脑、肌肉、肝脏等细胞方面具有巨大的优越性。但目前人们对其安全性还存在很多顾虑,还需对其进行某些必要的结构改造,在不影响病毒转导功能的前提下尽量去除病毒的结构基因。

(五) 其他病毒载体

杆状病毒制备简单,克隆容量大,能够高效转导包括人肝脏细胞在内的许多细胞,具有作为基因转移载体的巨大潜力。肝炎病毒由于具有很强的趋肝性,也很有可能成为肝癌基因治疗的新型病毒载体。另外,痘苗病毒、EB 病毒和甲病毒也是人们正在研究的病毒载体。

二、非病毒载体基因传递系统

1999 年,一名志愿者在美国宾夕法尼亚大学接受基因治疗时,由于重组腺病毒载体引发了机体的强烈免疫反应而死亡。这一事件使得病毒载体的安全性再度引起人们的关注,也使更多的人将目光投向了非病毒载体。用于基因转导的非病毒载体的研究在最近几年取得了很大的进展。研究表明,非病毒载体具有使用方便、可大规模生产以及无免疫原性等优点,日益成为人们瞩目的焦点。

(一) 脂质体载体系统

1987 年,Felgner 等人首次报道了阳离子脂质体可介导基因的体外转导,其转导效率与所用的细胞系有关。其后,人们对阳离子脂质体作为基因转导载体的可行性作了许多进一步的研究。目前已有若干阳离子脂质体实现了商品化,如 Lipofectin 和 Lipofect AMINE,分别由阳离子脂质 DOTMA、DOSPA 与中性脂质 DOPE 构成。DC-Chol/DOPE 脂质体是第一个被批准用于人体临床试验的阳离子脂质体,而且研究发现,DC-Chol/DOPE 按 3∶2 的摩尔比用超声法制备的阳离子脂质体转染效率高,稳定性好,4℃下贮存 6 个月转染活性不变。阳离子脂质体转导基因的成功,扩大了脂质体作为药物载体的应用范畴,为基因转导载体研究提供了一个新的研究方向。

阳离子脂质体本身带有正电荷,可以与带有负电荷的 DNA 通过静电相互作用紧密结合,形成脂质体/DNA 复合物,可以保护 DNA 不受核酶的降解。由于阳离子脂质体可携带任意大小的 DNA,在体外转导试验中有较高的转导效率,使其成为体外试验将外源基因导入真核基因的常用载体。

阳离子脂质体介导 DNA 到目的细胞表达的机制,是阳离子脂质体与带负电的 DNA 通过静电作用形成阳离子脂质体 /DNA 复合物,此复合物因阳离子脂质体过多而带正电,然后仍然通过静电作用吸附于带负电的细胞表面,并通过与细胞膜融合或被细胞内吞进入细胞内。脂质体 /DNA 复合物在胞质中释放 DNA 并进入细胞核,从而在细胞内表达。

由于阳离子脂质体容易大量制备,安全性好,对多种细胞有较高的转导效率,而且不受所携带 DNA 片段大小的限制,因此已经有几十个临床方案的阳离子脂质体通过了美国国立卫生研究院(National Institutes of Health,NIH)和重组 DNA 咨询委员会(Recombinant-DNA Advisory Committee,RAC)的批准,作为基因治疗的载体用于某些癌症的治疗。但阳离子脂质体在体内的稳定性较差,易与血浆中的调理素结合而被迅速从血液循环中清除,其体内转导效率比较低。

pH 敏感脂质体是一类颇具发展前途的脂质体,由含 pH 敏感基团的脂质材料制成,应用不同的膜材或通过调节脂质组成比例,可获得具不同 pH 敏感性的脂质体。脂质体具有 pH 敏感性的原理是在中性条件下(制备条件),脂质材料中脂肪酸羧基离子可提供有效静电排斥而使脂质体稳定在层相;当 pH 下降时,脂肪酸羧基质子化而引起六角相(非相层结构)的形成,导致脂质体膜不稳定、聚集、融合并释放内容物。限制 pH 敏感脂质体应用的一个主要问题是 pH 敏感脂质体的稳定性比普通脂质体低,在贮存中可自发转变成六角相,从而诱发聚集、融合及内容物渗漏;注射入体内后,受血浆成分的影响,也易导致脂质体不稳定、内容物渗漏增加。

(二) 脂质纳米粒

2018 年,随着全球首个 RNA 药物 ONPATTRO™ 被美国 FDA 批准。2019 年,新冠病毒在全球肆虐之际,基于脂质纳米粒(lipid nanoparticles,LNP)的 mRNA 疫苗因其安全、高效、研发周期短而崭露头角。LNP 是由可电离阳离子脂质、中性辅助磷脂、PEG 化脂质及胆固醇构成。其中,可电离阳离子脂质是 LNP 实现核酸递送功能的关键。可电离阳离子脂质通常具有可电离的氨基头部,酸解离常数(pK_a)小于 7。因此,在 pH<6 时,可电离的氨基头部质子化而带正电,利于 RNA 药物的负载;而在生理条件(pH=7.4),呈中性,降低了由正电荷产生的系统毒性,并延长了体内半衰期。进入细胞后,LNP 被酸性内涵体捕获,可电离阳离子脂质被电离,促进内涵体 - 溶酶体逃逸,并将 RNA 释放到细胞质中,提高 RNA 转染效率。近年来,许多可电离阳离子脂质被开发用于克服阳离子脂质的局限性及提高核酸药物递送效率,如 DLin-MC3-DMA、ALC-0159、MC3 等。

(三) DNA/ 阳离子复合物

用合成的或天然的物质来与 DNA 结合,可以有效地压缩 DNA 的空间体积,提高转染效率。用于形成 DNA/ 阳离子复合物的主要是多聚阳离子,如多聚赖氨酸(PLL)、多聚精氨酸、多聚乙胺、聚乙烯亚胺、组蛋白等。它们可通过电荷作用与 DNA 紧密结合,使 DNA 由自由伸展的状态压缩为相对较小的 DNA 颗粒。聚乙烯亚胺(PEI)是目前研究最多的一种。PEI 主要依靠自身的多余正电荷与 DNA 分子形成复合物,被细胞内吞转入溶酶体后,利用"质子泵"效应,使溶酶体胀裂,从而避免 DNA 在溶酶体中的降解,增加了进入细胞核并最终在细胞中表达的机会。但聚乙烯亚胺的缺点是本身有较强的细胞毒性。

(四) 非病毒性生物载体

利用细菌等微生物的特性,对其进行某些改造来构建新型载体介导基因转移。有人已成功地利用某些胞内细菌如革兰氏阳性鼠伤寒沙门氏杆菌和弗氏志贺氏菌及革兰氏阴性李斯特菌来介导质粒进入胞内表达并激发免疫反应。Nakanishi 等利用改造后的 λ 噬菌体成功介导了报告基因的转导。不少研究人员正在努力寻找一些人体本身的生物结构材料作为人类基因治疗的载体,如人体细胞某些核酸结构物质。其中包括①线粒体:由于线粒体在染色体外稳定遗传和表达,无病原性,无免疫原性,具备作为基因治疗载体的条件;②哺乳动物人工染色体(mammalian artificial chromosome,MAC):多年来人们试图构建完整的 MAC,拟将 MAC 与目的基因在靶细胞外人工重组整合,其整合率高,且能随染色体复制而稳定遗传,但是,MAC 构建一直未能实现;③人类人工染色体(human artificial chromosome,HAC):由于 HAC 能稳定遗传和表达,故有专家认为它是一种完美的载体,将实现转移载体与表达载体的统一、体外人工整合、稳定遗传、容量大到足以运载整套基因及其所有调控序列。目前 HAC 已经构建成功,但它对人体是否具有危害性或副作用,还需要一段时间来验证。

（五）基于无机纳米粒的基因载体

近年来,无机纳米粒作为基因药物载体发展迅速,显示了良好的潜力。无机纳米粒作为基因药物载体具有无免疫原性、低毒、基因载量大、稳定性高、易于制备和保存等优点。目前用于基因传递的无机纳米粒主要有金属纳米粒子、硅纳米粒、碳纳米管、磷酸钙纳米粒等。金纳米粒粒径在 10~20nm,易于被细胞摄取,其表面可与硫醇共价连接而实现功能化。Zhong 等人通过将 PEI 与金纳米粒连接,制得了 PEI-Au 纳米粒,能够与 DNA 稳定结合并促进其高效入胞表达,转染效率较 PEI25k 提高 60 倍。磷酸钙纳米粒作为基因药物载体具有良好的生物相容性,能够与 DNA 形成 80~120nm 的纳米粒,在 pH 5.0 左右的内涵体中磷酸钙纳米粒可被降解,从而释放 DNA,提高转染效率。

（六）其他非病毒载体

壳聚糖纳米粒是首次报道的口服基因传递系统的载体材料,这将为口服疫苗提供新的机遇。李拥军等用聚乳酸 - 乙醇酸共聚物和聚乙烯醇包载特异性反义单核细胞趋化蛋白 -1 基因制得的纳米粒,在体外的释放时间为 2 周左右,可将目的基因转移至平滑肌细胞基因组中,其效果与阳离子脂质体相当。

用聚乙交酯丙交酯制成载基因纳米粒,形态圆整,大小均匀,平均粒径(72 ± 12)nm,平均包封率 91.25%,质粒制成纳米粒后提高了质粒对抗超声剪切及核酸酶降解的能力,细胞转染效率也显著优于裸质粒。

（七）嵌合载体

嵌合载体是将不同性质的转基因载体联合起来使用,互补缺陷,主要分为两种。

1. 非病毒载体和病毒载体的联合使用 非病毒载体转染效率低,外源基因转移到宿主后表达时间短,病毒载体转染效率高,而且可提高细胞内吞活性,与非病毒载体同用增加细胞对非病毒载体的摄入量。

仙台病毒(sendaivirus)又称日本血凝病毒(hemagglutinating virus of Japan,HVJ),其衣壳上含两种糖蛋白——HN 蛋白和 F 蛋白,两者协同作用完成病毒与细胞的融合过程。HN蛋白能与细胞膜上的唾液酸受体结合,F 蛋白能与多种蛋白水解酶作用产生一种疏水融合肽,活化的 F 糖蛋白可与除淋巴细胞外的几乎所有细胞融合。将用紫外灭活后的仙台病毒与包封有 DNA 或 RNA 等物质的脂质体在 37℃下孵育 10~30 分钟,病毒包膜的磷脂双分子层与脂质体的双分子层融合,经蔗糖梯度离心等方法分离,即可得到表面携带有病毒包膜融合蛋白的融合性脂质体,体内转染率可比以阳离子脂质体为载体的基因转染率高 30~100 倍。动物实验中,仙台病毒 - 脂质体已成功地在肝、肾、心、肺、脑、动脉、骨骼肌等器官组织的基因治疗中作为载体。

2. 非病毒载体之间的联合使用　脂质体与阳离子多聚物的联合应用已有报道,应用多聚阳离子浓缩 DNA,然后用阴离子脂质体、中性离子脂质体或 PEG 化的脂质体包裹浓缩的颗粒,表面偶联导向配体,进行体内应用。

第三节　非病毒载体基因传递系统评价

非病毒载体的本质是将基因治疗中的基因看成药物,然后从药剂学和药理学的角度来考虑如何把基因导入靶细胞或组织、器官并进行表达。非病毒载体基因传递系统的评价可以从以下几个方面进行。

一、载体材料评价

载体材料的理化性质评价：包括载体材料的种类、组成、分子量分布等。

载体材料的生物学性质评价：包括载体材料的生物相容性、生物降解性、免疫活性和毒理学性质等。

二、载体的形态、粒径及 Zeta 电位评价

非病毒基因载体属于微粒制剂,《中国药典》(2020 年版)"微粒制剂指导原则"(指导原则 9014)规定,微粒制剂的形态可采用光学显微镜、扫描或透射电子显微镜等观察,均应提供照片。

对于血管内给药的微粒类药物和治疗基因载体系统而言,只有当粒径分布比较狭窄,平均粒径在 100nm 或者更小时,才有利于从发育不完备、渗透性较好的肿瘤血管中渗漏出来,进入到深部的肿瘤组织发挥疗效。质粒 DNA 是具有生物活性的大分子物质,伸展状态的构型直径可达几个微米,必须压缩其空间体积,才能实现真正的包裹。因此其缩合物的粒径测定也是很重要的。

《中国药典》(2020 年版)"微粒制剂指导原则"规定,微粒制剂应提供粒径的平均值及其分布的数据或图形。粒径及其分布的测定方法有光学显微镜法、电感应法、光感应法或激光衍射法等。

微粒制剂粒径分布数据,常用各粒径范围内的粒子数或百分率表示；有时也可用跨距 (span) 表示,跨距愈小分布愈窄,即粒子大小愈均匀。

$$跨距(span)=(D_{90}-D_{10})/D_{50} \qquad 式(5\text{-}1)$$

式(5-1)中,D_{10}、D_{50}、D_{90} 分别指粒径累积分布图中 10%、50%、90% 处所对应的粒径。如需作图,将所测得的粒径分布数据,以粒径为横坐标,以频率(每一粒径范围的粒子个数除以粒子总数所得的百分率)为纵坐标,即得粒径分布直方图；以各粒径范围的频率对各粒径范围的平均值可作粒径分布曲线。

阳离子脂质体和阳离子脂质是基因传递系统的研究热点,但存在细胞毒性和体内转染效果欠佳等问题,于是研究者们构建了阴离子脂质体或中性脂质体,其 Zeta 电位的测定是必需的。

三、载药量及包封率评价

《中国药典》(2020 年版)"微粒制剂指导原则"中定义载药量是指微粒制剂中所含药物的重量百分率,即式(5-2):

$$载药量 = \frac{微粒制剂中所含药物重}{微粒制剂的总重} \times 100\% \qquad 式(5\text{-}2)$$

包封率是指微粒制剂中包封的药量占体系中总药量的百分率。包封率测定时,应通过适当方法(如凝胶柱色谱法、离心法或透析法)将游离药物与被包封药物进行分离,按式(5-3)计算包封率:

$$
\begin{aligned}
包封率 &= \frac{微粒制剂中包封的药量}{微粒制剂中包封与未包封的总药量} \times 100\% \\
&= \left(1 - \frac{液体介质中未包封的药量}{微粒制剂中包封与未包封的总药量}\right) \times 100\% \qquad 式(5\text{-}3)
\end{aligned}
$$

《中国药典》(2020 年版)"微粒制剂指导原则"规定微粒制剂包封率一般不得低于80%。

对于基因药物来说,在 260~280nm 区有一紫外吸收峰,峰尖在 260nm 左右,利用这一特性,可用紫外 - 分光光度法测定其含量。其包封率和载药量可以通过水解微球后,采用紫外 - 分光光度法测定 260nm 处的吸收,结合标准曲线计算得到载体中基因药物的包封率和载药量。采用紫外 - 分光光度法虽能测定样品中 DNA 的含量,但要求每毫升测试液中必须含有 2.5~5.0μg 的 DNA。对于较稀浓度的核酸样品,则不能达到测试的检测限。

用荧光分光光度法检测 DNA 浓度,具有灵敏度高、选择性好、方法简单等特点。利用嵌入 DNA 中的溴化乙锭分子受一定波长的光激发后可发射荧光,且这种荧光强度与 DNA 总质量成正比的特点,通过比较样品与一系列标准品的荧光强度,可对样品中的 DNA 进行定量,溴化乙锭相对不受 DNA 碱基组成差异的影响,激发波长为 546nm,发射波长为 590nm。但溴化乙锭是一种强诱变剂,具有强毒性,溶液使用后需净化处理,麻烦费时。除溴化乙锭外,还可用荧光染料 Hoechst 33258,这种荧光染料的特点是可与纳克级的 DNA 特异结合,而几乎没有 RNA 亲和性,激发波长 365nm,发射波长 460nm。Hoechst 33258 荧光染料溶液自身只发射很微弱的荧光,而它与 DNA 的 AT 碱基对的特异性结合是非嵌入式的。从化学结构上分析,AT 特异性与胍基和苯并咪唑或吲哚环通过碱基堆积力与腺嘌呤核苷的嘌呤基结合。由于 Hoechst 33258 与 DNA 结合后,荧光强度会随着时间的推移而逐渐衰减,因此,每次测定都必须在加样后放置相同的时间进行测量。Picogreen 和 Oligreen 这一类的荧光染料,再配合微孔板荧光计数器,具有更高的灵敏度和选择性,检测也更加方便、快速。其中Picogreen 对双链 DNA 具有较高的特异性,而 Oligreen 可选择性结合单链 DNA,但其选择性较 Picogreen 对双链 DNA 低。

四、稳定性评价

《中国药典》(2020 年版)"微粒制剂指导原则"中规定,微粒制剂稳定性研究应包括药品物理和化学稳定性以及微粒完整性等,并应符合"原料药物与制剂稳定性试验指导原则"(指导原则9001)要求。

非病毒基因药物传递系统大多为阳离子载体,在进行全身给药时,易受到血液组分如血清蛋白、调理素等的作用而发生聚集,从而影响其体内分布。在非病毒基因药物传递系统中引入亲水性聚合物如聚乙二醇(PEG)能够降低载体与血液成分的相互作用。为考察非病毒基因药物传递系统的血清稳定性,可将制备得到的纳米载体加入10%胎牛血清溶液或小鼠血清中进行孵育,一定时间后通过比浊法测定750nm处的吸光度,以孵育前溶液的吸光度作为参照计算得到溶液的浊度变化情况,以此评价纳米载体的血清稳定性。为进一步考察血清对基因药物完整性的影响,Shi等人将经血清处理的纳米载体进行冷冻干燥,采用核酸提取试剂盒分离出基因药物,用荧光定量聚合酶链式反应(RT-PCR)对每一循环反应时各个样品的荧光信号强度进行分析,并以扩增循环数(Ct值)为横坐标,以荧光信号强度为纵坐标绘制样品的扩增动力曲线。样品Ct值越小,表明基因药物含量越高,在血清中的稳定性也越好。

五、体外释放评价

因为DNA是大分子物质,不能穿过透析袋,一般将待测物质直接放入释放介质中,释放介质一般是含一定浓度表面活性剂的pH 7.4的磷酸盐缓冲液。到取样时间后,可采用低温超速离心和葡聚糖凝胶柱色谱法分离释放出来的游离DNA和未释放出来的DNA,通过测定DNA的含量计算累积释药百分率,结果处理可用一级动力学、Higuchi方程、Niebergull平方根定律、Hixson-Crowell立方根定律、Weibull方程和双指数方程拟合。基因药物在微粒制剂中的情况一般有三种,即吸附、包入和嵌入。在体外释放试验时,微粒携带的药物会快速释放,称为突释效应。《中国药典》(2020年版)"微粒制剂指导原则"规定,微粒制剂在开始0.5小时内的累积释药百分率应小于40%。

以聚乳酸-羟基乙酸共聚物(PLGA)为载体材料制备的载基因纳米粒的体外释药试验表明,随着乙交酯(GA)比例的增加,释药速度加快,而且对PLGA的同一种共聚比例而言,随着黏度的减小,释药速度加快。这是由于黏度小的PLGA相变温度低,导致其释药加快。纳米粒释药速度对分子量的依赖(黏度越大,分子量越大)表明PLGA纳米粒可以通过对载体材料的选择来制备不同释放速度的纳米粒。

六、抗核酸酶能力评价

裸基因在体内很容易被核酸酶破坏,用非病毒载体载带治疗基因后,应提高其抵抗核酸酶的能力。孙逊等将同一处方的载基因阳离子脂质体分为两份,其中一份加入DNA酶Ⅰ,充分振摇,37℃下孵育0.5小时后,加0.5mol/L乙二胺四乙酸(EDTA)终止酶反应,用1%Triton和0.9%(w/v)肝素破坏脂质双层,使吸附在脂质体上的DNA释放。用DNA提取试剂盒提取DNA。另一份同上处理,只是加入的DNA酶Ⅰ先经EDTA灭活。将各提取液用0.15μg/ml的Hoechst 33258染料溶液定容到5ml测定荧光强度值。按照标准曲线方程求出DNA的浓度,用式(5-4)评价抗核酸酶能力:

$$(F_a-F_0)/(F_i-F_0)\times100\% \tag{式(5-4)}$$

式(5-4)中,F_0为Hoechst 33258产生的荧光值,F_a为经DNA酶处理后提取液的荧光强度值,F_i为经灭活的DNA酶处理后提取液的荧光强度值。

七、细胞摄取能力评价

基因药物的细胞摄取能力可以通过对基因药物的荧光标记进行评价。Han 等人采用荧光染料羧基荧光素(FAM)标记 siRNA 药物,制备非病毒基因药物传递系统后,通过流式细胞仪检测摄取荧光标记 siRNA 细胞的比例。纳米载体与小分子不同,其细胞摄取过程通常为主动转运,机制较为复杂。研究非病毒基因药物传递系统的入胞机制有助于阐明其促进基因药物细胞摄取的原因。采用不同细胞摄取抑制剂(如网格蛋白介导的内吞抑制剂氯丙嗪等)预处理细胞,然后加入包载荧光标记基因药物的非病毒基因药物传递系统,摄取一定时间后,用流式细胞仪定量检测摄取效率。

八、搭载基因的转运及释放评价

经内吞作用进入细胞的非病毒基因药物载体需经历囊泡系统转运,依次经早期内涵体、晚期内涵体,最终进入溶酶体。溶酶体中的酸性环境和丰富的酶系统会使基因药物如 DNA 或 siRNA 发生降解。因此,无论是需要入核表达的 DNA 还是在胞质发挥作用的 siRNA,内涵体逃逸是实现其药效的重要前提。内涵体逃逸的评价主要通过对细胞的内涵体 - 溶酶体进行荧光标记,同时荧光标记基因药物,采用激光共聚焦显微镜对非病毒基因药物传递系统的胞内转运情况进行实时观察。

利用电荷吸附实现搭载的非病毒基因药物载体,还需考察其在胞内释出所载基因的能力。部分载体可响应胞内活性物质,通过降低或翻转载体所带正电荷实现基因释放。何勤等人通过将 PD-L1 siRNA 和光热剂 IR780 包封在 pH/ATP 级联响应胶束中,构建了一种基于苯硼酸(phenylboric acid,PBA)的可实现肿瘤靶向和快速基因释放的纳米载体。细胞内带负电的 ATP 与载体中 PBA 结合,可减少载体的正电荷,有效触发所载 siRNA 快速释放到胞质。通过光谱荧光共振能量转移(fluorescence resonance energy transfer,FRET)技术检测 siRNA 的释放。其原理为当供体荧光分子的发射光谱与受体荧光分子的吸收光谱重叠,且两个分子的距离在 10nm 范围以内时,供体荧光分子的激发能进一步诱导受体分子发出荧光,使供体分子的荧光强度减弱而受体分子的荧光强度增强。如采用 Cy3 荧光探针标记的 siRNA 为供体,以 Cy5 荧光探针标记的 siRNA 为受体,将 FRET 信号定义为 550nm 波长激发下 Cy5 在 662~683nm 范围内与 Cy3 在 560~575nm 范围内的荧光发射强度比。只有当 Cy3-siRNA(供体)和 Cy5-siRNA(受体)在胶束中共存时,才会产生 FRET,而 FRET 信号的降低即表明 siRNA 释放。

九、体外细胞转染效率评价

体外细胞转染效率的评价可以通过质粒构建时引入报告基因,定量检测细胞中报告基因的表达水平来进行。报告基因(reporter gene)是指其产物易被检测,且易与内源性背景蛋白相区别的基因。报告基因的优点是细胞内背景活性低,而且可以将细胞表面的信号放大,产生一个灵敏度高、易于检测的反应。报告基因的选择依赖于所使用的细胞系和实验的性质,以及相应检测方法的可行性。选择报告基因的原则包括:①报告分子应不存在宿主细胞中或易于和内源性基因相区别;②应该有一个简单、快速、灵敏及经济的分析方法来检测报告分子;③报告分子的分析结果应该有较宽的线性范围;④报告基因的表达必须不改变受体细胞或生物的生理活性。如增强型黄色荧光蛋白是野生型绿色荧光蛋白(green fluorescent protein,GFP)的一个黄绿色变种,它不仅保留了 GFP 作为报告基因的优点,如性质稳定、无须酶和底物、可以在不进行细胞固定和标本准备的情况下进行外源性基因表达分析,而且,它比 GFP 在哺乳动物细胞中有更亮的荧光,在转染后大约 48~60 小时,即可在荧光显微镜下,经 488nm 的激发光激发后,发出黄绿色荧光,可以方便地进行检测。

有研究人员对目前广泛使用的磷酸钙转染法、脂质体转染法以及新兴的壳聚糖转染法这三种非病毒转染载体进行比较。以成肌细胞系 C2C12 为宿主细胞,含氯霉素乙酰转移酶(CAT)报告基因的质粒 pcDNA 3.1+CAT 为靶 DNA,采用 3 种不同的方法转染细胞,酶联免疫吸附试验(ELISA)测定细胞裂解液中 CAT 的相对含量,结果脂质体法转染的细胞裂解液中 CAT 含量最高,磷酸钙转染法所转染的细胞裂解液中 CAT 含量最低。

十、对细胞增殖的影响评价

常用的方法有 MTT 比色法和 ^{3}H-TdR 掺入法。

MTT 比色法是一种检测细胞存活和生长的方法。试验所用的显色剂四唑盐是一种能接受氢原子的染料,化学名为 3-(4,5- 二甲基噻唑 -2)-2,5- 二苯基四氮唑溴盐,商品名为噻唑蓝,简称为 MTT。活细胞线粒体中的琥珀酸脱氢酶能使外源性的 MTT 还原为难溶性的蓝紫色结晶物(formazan)并沉积在细胞中,而死细胞无此功能。二甲基亚砜(DMSO)能溶解细胞中的紫色结晶物,用酶联免疫检测仪在 490nm 或 570nm 波长处检测其吸光值,可间接反映活细胞数量。在一定细胞数范围内,MTT 结晶物形成的量与细胞数成正比。此法具有简便、快速、经济并易自动化,所需细胞数较少,灵敏度高,重复性好,人为误差较小而且较精确,没有放射性污染等特点。具体操作见第四章相关叙述。

细胞增殖的基本条件或前提为细胞质和细胞核的复制,这是正常细胞增殖过程缺一不可的前提。一般来说,一个细胞周期可以大致分为 4 期,即 G_1 期、S 期、G_2 期和 M 期。其中,S 期为 DNA 合成期,主要功能活动为进行 DNA 合成。^{3}H-TdR(甲基 -^{3}H)胸腺嘧啶核苷是 DNA 合成的前体。其加入细胞培养液中后被细胞摄取,作为 DNA 合成的原料。细胞合成的 DNA 越多,则所掺入的 ^{3}H-TdR 量也会越多。检测所掺入的 ^{3}H-TdR,就可反映细胞增殖的程度。

十一、体内分布评价

同位素示踪法由于其独特的优点,如灵敏度高、对体内代谢的干扰小、合乎生理条件、操作简单等,解决了许多其他方法不能解决或难以解决的问题。此法需要先对质粒 DNA 进行标记,对于将放射性标记引入 DNA 区段的方法,20 世纪 70 年代后发展了两种在体外对核酸进行放射性标记的方法:①由 T4 噬菌体多核苷酸激酶催化的磷酸化法,即将 ATP 的 γ-磷酸转到 DNA 或 RNA 的 5′ 羟基端;②切口平移法,此法利用大肠埃希菌 DNA 聚合酶 I,把双链 DNA 上未标记的核苷酸置换成放射性元素如 α-^{32}P 标记的核苷酸。这两种反应均快速有效,所用放射性前体仅为代谢标记法的 1/1 000~1/100,而产生的探针活性的比活度则要高出一个数量级。此外,还有 DNA 分子的随机寡核苷酸引物标记法等。在标记核素的选择上,主要是考虑核素的半衰期和射线的性质。如 ^{32}P 的半衰期为 14 天,属于高能 β 射线,而且在对 DNA 分子的标记应用中比较方便和成熟。

何勤等人采用液体闪烁计数方法研究载 TK 基因聚丙交酯乙交酯纳米粒(DNA-PLGA-NP)在动物脏器中的分布,研究结果表明,小鼠尾静脉注射 ^{32}P-DNA-PLGA-NP 30 分钟后,肝脏的放射活性即达到总放射量的 70% 以上,是 ^{32}P-DNA 给药后肝脏分布量的 1.4 倍,皮下给药 2 小时后肝脏的放射活性也达到总放射量的 70% 以上,是 ^{32}P-DNA 给药后肝脏分布量的 1.6 倍。

十二、体内转染效率评价

开发新型基因传递系统的最终目的是将其应用到体内,使其携带治疗基因进入细胞中,表达出需要的目的蛋白或者阻止目的基因的表达,从而达到治疗疾病的目的。所以,报告基因或治疗基因在体内的表达或治疗效果是一个非常重要的评价指标。

Leong 等人用 *LacZ* 基因作报告基因的质粒制成了明胶纳米粒,将其注射到 6 周龄的 BALB/c 小鼠的胫骨前的肌肉束中,检测一定时间时肌肉束中 β- 半乳糖苷酶的表达水平,并用裸 DNA、阳离子脂质体作对照。*LacZ* 基因是一种常用的进行转染研究的报告基因,可以在真核细胞内表达出具有完整生物活性的 β- 半乳糖苷酶,将加入的底物 X-gal 还原成吲哚,沉淀在细胞内而显示蓝色,可进行定位观察;β- 半乳糖苷酶在酵母、果蝇、哺乳动物细胞、转基因小鼠等中均可检测,可用很多种方法检测,如比色法、荧光法及化学发光法等。

在基因治疗的体内研究中,常常需要评价所构建的基因传递系统所运载治疗基因的效果,如张宏炜等人以阳离子脂质——二甲基双十八烷基溴化铵和融合性脂质——二油酰磷脂酰乙醇胺为脂质材料,制备了载基因纳米脂质体,考察携带 *p27* 基因的脂质体对小鼠肺转移肿瘤模型的抗肿瘤效果。试验结果表明,荷瘤小鼠经该系统治疗后,生存期显著长于 PBS 组、空白脂质体组和裸 DNA 组。

另外,也可以通过免疫组织化学的方法来检测目的基因表达的目的蛋白的量。免疫组织化学(immunohistochemistry)或称免疫细胞化学,是指利用抗原与抗体特异性结合的原理,通过特异的抗原、抗体反应标记上可见的显色剂(荧光素、酶、金属离子、同位素等),来检查细胞及组织上原位抗原或抗体成分的方法。此方法可以识别定位各种细胞组织成分,包括蛋白质、多肽、核酸、部分类酯、多糖、激素、病原体(寄生虫、细菌、病毒)、受体、神经介质、肿瘤的标记物(抗原或相关抗原)等,一般认为凡具有抗原性或半抗原性物质都可以用免疫细胞化学方法检查并显示出来。在光学显微镜、荧光显微镜或电子显微镜下观察其定位,还可以利用细胞分光光度计、图像分析仪、共聚焦显微镜等进行细胞原位定量测定。免疫组织化学技术具有特异性强、灵敏度高、定位准确和简便快速等优点,又能够有机地同形态、功能及代谢的研究结合起来,用于研究其他技术(如化学、生化、免疫及生理等)难以深入的领域。

十三、免疫原性评价

Beer 等人的研究表明,重组腺病毒用 PLGA 包裹后,不仅能达到缓释作用,且使抗腺病毒抗体的滴度下降。可以通过 ELISA 测定血清中炎症因子白介素 -6(IL-6)的水平,考察非病毒基因传递系统对全身的免疫原性。

良好的基因传递载体应该能包裹并保护核酸物质,逃避内吞体降解并能靶向靶细胞。研究生物安全性好、靶向性强、转导效率高的基因传递载体是未来这一领域的发展方向。

(何 勤)

参考文献

［1］邓洪新, 田聆, 魏于全. 基因治疗的发展现状、问题和展望. 生命科学, 2005, 17 (3): 196-199.

［2］WIRTH T, PARKER N, YLÄ-HERTTUALA S. History of gene therapy. Gene, 2013, 525 (2): 162-169.

［3］COLLINS M, THRASHER A. Gene therapy: progress and predictions. Proc Biol Sci, 2015, 282 (1821): 20143003.

［4］FELGNER P L, GADEK T R, HOLM M, et al. Lipofection: a highly efficient, lipid-mediated DNA-transfection procedure. Proc Natl Acad Sci U S A, 1987, 84 (21): 7413-7417.

［5］NAKANISHI M, EGUCHI A, AKUTA T, et al. Basic peptides as functional components of non-viral gene transfer vehicles. Curr Protein Pept Sci, 2003, 4 (2): 141-150.

［6］杨菁, 宋存先, 李拥军, 等. 纳米粒子作为基因载体在不同动物模型上的基因转染效果. 中国医学科学院学报, 2006, 28 (4): 475-480.

［7］国家药典委员会. 中华人民共和国药典: 2020 年版. 北京: 中国医药科技出版社, 2020.

［8］TANG X, SHENG Q, HE Q, et al. pH/ATP cascade-responsive nano-courier with efficient tumor targeting and siRNA unloading for photothermal-immunotherapy. Nano Today, 2021, 37: 101083.

［9］何勤, 刘戟, 张志荣, 等. 载 TK 基因纳米粒在小鼠体内靶向性的研究. 生物医学工程学杂志, 2003 (2): 281-284.

［10］GEORGANTAS R W, LEONG K W, AUGUST J T. Antigen-specific induction of peripheral T cell tolerance in vivo by codelivery of DNA vectors encoding antigen and Fas ligand. Hum Gene Ther, 2000, 11 (6): 851-858.

［11］张宏炜, 孙逊, 张志荣. 载基因纳米脂质体的制备及有关性质的初步研究. 四川大学学报 (医学版), 2006, 37 (2): 298-300.

［12］BEER S J, MATTHEWS C B, STEIN C S, et al. Poly (lactic-glycolic) acid copolymer encapsulation of recombinant adenovirus reduces immunogenicity in vivo. Gene Ther, 1998, 5 (6): 740-746.

第六章
药品质量标准评价

第一节　药品质量与药品质量标准

一、药品质量

药品质量（drug quality）是指药品固有特性能满足使用要求的程度。由于药品使用要求、质量评价指标及其指标的检测方法乃至人类对药品质量的认识都具有时代特色，因此，药品质量具有相对性。药品质量保证体系涵盖了从药物设计到药物应用全过程的全部药学实践，因此，药品质量控制也是一个系统工程，应该实施"全程化"和"全生命周期"控制与监管策略，从药物设计到药品应用的全程和药品上市到撤市的全生命周期，都围绕"合理用药"目标，与时俱进，持续改进、不断优化、止于至善。

通常，药品质量的内涵包括了药品的真伪、优劣两方面，最终体现在药品的安全性和有效性上。真伪判断系通过鉴别试验完成，一般中药材、中成药的鉴别项下包括性状鉴别、显微鉴别、理化鉴别、色谱鉴别等，化学药品的鉴别常用化学反应、光谱法和色谱法，对于化学原料药还应结合性状项下的外观和物理常数进行确认。优劣判断包括有效性、均一性、纯度与安全性四个方面。

药品质量的全面控制是一项涉及多方面、多学科的综合性工作，必须通过药品的研究、生产、流通、使用、检验等一系列过程来实现。为了实行有效的质量管理，除每个过程都应进行严格的分析检验之外，许多国家都根据自己的实际情况制定了一系列药品质量控制全过程的科学管理规范和条例，如《药物非临床研究质量管理规范》（Good Laboratory Practice，GLP）、《药品生产质量管理规范》（Good Manufacturing Practice，GMP）、《药品经营质量管理规范》（Good Supply Practice，GSP）、《药物临床试验质量管理规范》（Good Clinical Practice，GCP）等。

二、药品质量标准

药品质量标准是药品现代化生产和质量管理的重要组成部分，是药品生产、供应、使用和监督管理部门共同遵循的法定技术依据。国家药品标准是指国家为保证药品质量所制定的质量指标、检验方法以及生产工艺等技术要求,包括《中国药典》、药品注册标准和其他药品标准。

药典(pharmacopoeia)是记载药品标准的法典,《中国药典》是国家监督管理药品质量的法定技术标准。自中华人民共和国成立后,已发行了十一版《中国药典》,即1953年版、1963年版、1977年版、1985年版、1990年版、1995年版、2000年版、2005年版、2010年版、2015年版和2020年版。

目前,世界上已有四十多个国家或地区制定了本国药典或本地区药典。主要国家药典的最新版本为《美国药典》2023版(USP-NF 2023)、《英国药典》2023版(BP2023)、《日本药局方》第十八版(JP18)、《欧洲药典》11.0版(EP11.0,增补版已出到EP11.3)及我国《中国药典》(2020年版)。

药品质量标准中所设定的项目,反映了药物质量研究的主要内容和质量控制的主要环节。虽然由《中国药典》(2020年版)收载的各药品质量标准包括"化学药品和治疗用生物制品研究指导原则""化学药物制剂研究基本技术指导原则""中药、天然药物制剂研究技术指导原则"以及《国家药品标准工作手册》中"药品标准编写细则和有关资料"所收载的内容,都明确了药品的质量研究内容,但是,由于被研究药物的结构不同、存在状况不同、剂型及给药途径不同等,药物质量研究的内容与方法、质量标准的项目设置和收入理应有相当差异。

《中国药典》(2020年版)一部中,中药的质量标准根据品种和剂型不同,项目按顺序可分别有:品名、来源、处方、制法、性状、鉴别、检查、浸出物、特征图谱或指纹图谱、含量测定、炮制、性味与归经、功能与主治、用法与用量、注意、规格、贮藏、制剂、附注等。

《中国药典》(2020年版)二部中,化学药品的质量标准根据品种和剂型不同,项目按顺序可分别有:品名(包括中文名、汉语拼音名与英文名)、有机药物的结构式、分子式和分子量、来源或有机药物的化学名称、含量或效价规定、处方、制法、性状、鉴别、检查、含量或效价测定、类别、规格、贮藏、制剂、标注、杂质信息等。

《中国药典》(2020年版)三部中,生物制品的质量标准根据品种和剂型不同,项目按顺序可分别有:品名(包括中文通用名称、汉语拼音名与英文名)、定义组成及用途、基本要求、制造、检定(原液、半成品、成品)、保存、运输及有效期。

《中国药典》(2020年版)四部中,药用辅料的质量标准一般包括以下项目:品名(包括中文名、汉语拼音与英文名)、有机物的结构式、分子式、分子量与CAS编号、来源、制法、性状、鉴别、检查、含量测定、类别、贮藏、标示、附图、附表、附注等。

三、化学药品原料药质量标准研究与项目设置

(一)品名

品名包括中文名、汉语拼音名和英文名。中文名可按照国家药典委员会编纂的《中国药品通用名称》命名。英文名按世界卫生组织(WHO)制定的国际非专有药名(INN)的命名原则确定。

(二)有机药物的结构式

按照WHO拟订的《药品化学结构式书写指南》绘制。

(三)分子式和分子量

凡组成明确的单一化合物,以及主成分明确的多组分抗生素,均应列出分子式。分子量

按最新国际原子量表计算,最终数值保留至小数点后第二位。混合物或组分不定者,一般不列分子式与分子量。

(四)来源或有机药物的化学命名及含量或效价规定

化学合成药,或检测方法完善可以保证其质量的单一提取物,可不写明来源,而用化学命名取代。凡单一有机化合物,除化学结构简单,且其名称本身已是通用名(如乙醇)或为常用的俗名(如甘油)外,均应写出化学名。凡有"含量或效价测定"的,均应将其限度规定列在来源或化学命名之后。除用效价测定的药品外,用含量测定的药品以含有效物质的百分数表示,一般应规定上限和下限。如未规定上限,是指不超过 101.0%。

(五)制法要求

制法要求项下主要记载药品的重要工艺要求和质量管理要求。

(六)性状

性状项下分别记述药品的外观、臭、味和一般稳定情况、溶解度以及物理常数等,在一定程度上反映药品的质量特性。

1. **外观** 外观主要描述药物的色、臭、味以及风化、吸湿、变色等一般稳定情况,以及贮藏过程中的变化等。要根据被研究药物的结构情况而定,被研究药物结构中是否有可能遇光分解、遇湿吸潮、风化等不稳定的性质,有结晶水的化学药品原料应考虑其结晶水存在情况,是否可能丢失或有潮解性等。应根据研究结果将存在的上述情况收入质量标准正文。

2. **溶解度** 溶解度是药品的一种物理性质。研究与收载此项目的目的在于了解原料药的亲/疏水性程度,为药品精制、溶液制备及制剂研究提供参考。所以在选择溶剂时应参考制备工艺和分析检验所使用的溶剂,如精制工艺使用乙醇,溶解度项下宜收载该药品在乙醇中的溶解度,而不收载其甲醇中的溶解度;如含量测定项下使用水作溶剂,则溶解度项下宜收载该药品在水中的溶解度。与制备工艺、分析检验和制剂研究无关的溶剂可不收载。极性相近的溶剂如乙醇、甲醇等不必同时都收载。溶解度测定方法和溶解度的表示一般均按照《中国药典》(2020 年版)四部凡例收载的方法进行。

3. **物理常数** 《中国药典》(2020 年版)四部通则收载了各物理常数的测定方法,如熔点、比旋度、凝点、馏程、相对密度、折光率、黏度、碘值、酸值、皂化值、羟值等,另外尚有吸收系数 $E_{1cm}^{1\%}$、pK_a 值等重要物理常数。当被研究药物的结构不同,药品的性质亦不同,应研究和设置在质量标准中的物理常数亦有不同。物理常数是药品质量的重要指标之一,应根据药品的结构特性和检定工作的需要,在质量标准正文中设置物理常数。值得注意的是,各物理常数的研究结果应与文献值进行比较。供测定物理常数用的样品必须经过精制,并在相关的研究资料中提供其精制方法、纯度测定方法和测定数据。

(1)熔点与晶型:研究药品为固体时应测定其熔点,特别是当研究具有不同晶型的药物时,由于晶型不同,熔点不同,生理活性往往有差异,所以必须对熔点以及熔点与晶型间的关系等进行研究。在质量标准中规定出一定的熔点范围,一般熔点范围为 3~4℃,熔距一般不超过 2℃。在质量标准研究时,特别是当熔点难以判断或熔融同时分解的药品,可与热分析法中 DSC 和 TGA 等同时对比研究。对于熔点 200℃ 以上并熔融同时分解的药品,因其温度过高且不易判断结果,故一般可不将熔点测定收入质量标准正文,但如研究结果证明熔点与晶型及生理活性间密切相关时,则另当别论,此时还应考虑是否将晶型收入质量标准正文。

晶型研究的意义在于,提高药品的生物利用度,增强治疗效果,保证各批药物间的等效性;改善药物粉末的压片性能;保证制备与贮藏过程中药物在制剂中的物理化学性质的稳定性;防止药物在制备与贮藏过程中发生晶型转变。

晶型确定的一般方法有:熔点测定法;红外分光光度法;X射线粉末衍射法;热分析法;偏光显微镜法和电镜法等。根据研究结果必要时规定有效晶型,并控制其无效晶型。

(2)比旋度:当研究药物结构具有不对称结构、手性结构等,使该药物具有光学活性。很多药物由于光学活性不同,生理活性差异很大,此时,比旋度成为药物质量评价的重要指标,并具有特殊意义,对此类药物必须进行光学活性研究,并制定合理限度,将其收入质量标准正文。在研究中应注意溶剂、测定温度、测定波长等对测定结果的影响。

(3)吸收系数$(E_{1cm}^{1\%})$:当被研究药物结构中具有对光吸收的特征基团时,可在其最大吸收波长处测定吸收系数。一般要研究酸性、中性、碱性等不同极性溶剂中供试品吸收曲线的变化情况,当被研究药物为弱酸弱碱及盐类时,由于其碱基或酸根部分与其盐类的吸收曲线有较大差异,研究工作尤为必要。在选定溶剂和确定测定波长后,用5台不同型号仪器,对高(吸光度在0.6~0.7)、低(吸光度在0.30~0.35)浓度的样品进行测定。要求同一台仪器的测定偏差不超过1%,5台仪器的相对标准差不大于1.5%。

例如:要在242nm的波长处测定某药物的吸收系数$(E_{1cm}^{1\%})$。

样品前处理:精密称取未经干燥的样品,同时取样测定105℃时的干燥失重为0.35%。

样品称样:1)0.015 26g(相当于干燥品0.015 21g)

2)0.016 11g(相当于干燥品0.016 05g)

溶剂和样品稀释法:置100ml量瓶中,用无水乙醇溶解并稀释至刻度,摇匀,分别精密量取10ml,分别置100ml和200ml量瓶中,加乙醇稀释至刻度,摇匀,即得高、低浓度的供试品溶液。

记录:测定温度;吸收池情况;测定减小狭缝宽度对吸收度影响;检查溶剂吸光度。

测定结果:除用表6-1表示外,还应报告均值和RSD%。

表6-1　某药物的吸收系数$(E_{1cm}^{1\%})$测定及计算结果示例

仪器型号	吸光度(A)				计算结果$(E_{1cm}^{1\%})$			
	高浓度		低浓度		高浓度		低浓度	
	1	2	1	2	1	2	1	2
岛津 UV2100	0.667	0.697	0.335	0.350	438.5	434.5	440.5	436.1
岛津 UV260	0.666	0.696	0.335	0.351	437.8	433.9	440.5	437.3
岛津 UV2450	0.667	0.698	0.333	0.350	438.5	435.1	437.9	436.1
瓦里安 CARY300	0.668	0.697	0.334	0.349	439.2	434.5	439.2	434.9
北京普斯通用 TU-1901	0.666	0.698	0.333	0.351	437.8	435.1	437.9	437.3

(4)pK_a值:pK_a值是弱酸弱碱及其盐类药物的一个重要物理常数。通过对它的研究,既可以为合成反应时应控制的pH提供参考,亦可以作为质量标准研究中分析检验选择溶剂pH的依据。

pKa 值的测定可采用测定半中和点时溶液的 pH 来求得：

$$HA \Longrightarrow H^+ + A^-$$ 式(6-1)

$$K_a = \frac{[H^+][A^-]}{[HA]}$$ 式(6-2)

当中和滴定进行至一半时,剩余的酸浓度 = 被中和的酸的浓度 = 生成的盐的浓度：

$$[HA] = [A^-]$$ 式(6-3)

$$K_a = [H^+]$$ 式(6-4)

$$pK_a = pH$$ 式(6-5)

例如文献报道,盐酸米托蒽醌结构式见图 6-1：

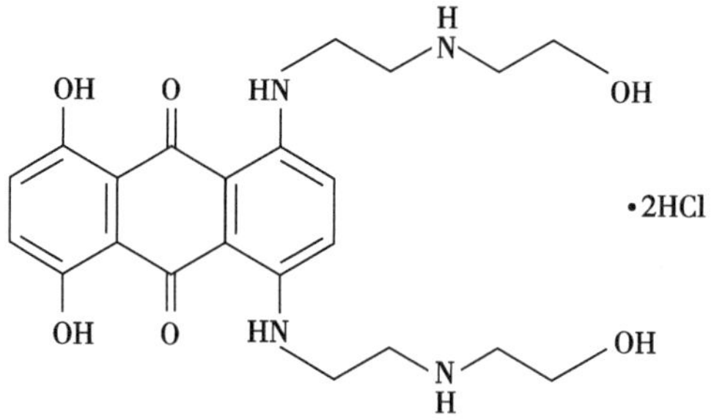

图 6-1　盐酸米托蒽醌结构式

可见分子中有 4 个 N,其中芳环上的两个 N 碱性较弱,仲氨基上两个 N 碱性较强,与盐酸成盐摩尔比为 1∶2,故对于米托蒽醌的 pKa 值,可以采用盐酸滴定液滴定,用电位法指示滴定过程中溶液的 pH。方法为：精密称取米托蒽醌对照品约 70mg,加 50% 乙醇 25ml 溶解后,用盐酸滴定液(0.1mol/L)滴定,用 pH 计测定滴定过程中溶液的 pH,记录米托蒽醌与盐酸摩尔比为 1∶1 时的 pH(半中和点),即为 pKa 值。

也可以滴定过程中溶液的 pH 为横坐标,以盐酸与米托蒽醌的摩尔比为纵坐标作曲线求得。

pKa 值测定的另一种方法是当被测定药物的酸根或盐基与其成盐后,紫外吸收曲线相差较大时,可将待测定药物制备成不同 pH 的溶液,使药物分别以分子型、离子型、分子离子型存在,分别测定其在选定波长处的吸光度,按式(6-6)计算结果：

$$pK_a = pH + \lg \frac{A - A_B}{A_{HB} - A}$$ 式(6-6)

式(6-6)中,pH 为分子离子型共存溶液的 pH；A 为分子离子型共存溶液的吸光度；A_B 为离子型溶液的吸光度；A_{HB} 为分子型溶液的吸光度。

例如,维那利酮的 pKa 值测定：精密称取维那利酮对照品约 25mg,置 100ml 量瓶中,加甲醇溶解并稀释至刻度,摇匀,分别精密量取 2ml,分置于 14 个 50ml 量瓶中,各加入不同 pH 的缓冲液稀释至刻度,分别于紫外分光光度计上在 200~400nm 的波长处扫描。由扫描结果可见,维那利酮的离子型和分子型的紫外吸收曲线有显著差异。因此,随溶液 pH 改变,溶液中离子型与分子型浓度的比例发生变化,所得到的紫外吸收曲线亦发生变化,但曲线上反映出：维那利酮在 pH 1.52 的溶液中和在 0.05mol/L 的盐酸溶液中的吸收曲线重合,说明维那利酮在 pH 1.52 以下,基本以离子型存在。维那利酮在 pH 6.80 的溶液中和在 pH 11.61 的溶液中的吸收曲线重合,说明维那利酮在 pH 6.80 以上,基本以分子型存在。而在 pH 1.52~6.80 的溶液中以分子离子型共存。由吸收曲线可见,在 252nm、270nm、275nm、280nm 的波长处,吸光度随 pH 有明显变化,可选择以上四个波长作为测定波长。

通过以上实验,得到的测定方法为:精密称取维那利酮对照品约 25mg,置 100ml 量瓶中,加甲醇溶解并稀释至刻度,摇匀,分别精密量取 2ml,分置于 6 个 50ml 量瓶中,分别加入 0.05mol/L 盐酸溶液,用 pH 为 2.45、2.63、2.84、3.16、7.00 的缓冲液稀释至刻度,摇匀,即分别得离子型、分子离子型、分子型溶液。以各自相应的溶液作空白,分别在 252nm、270nm、275nm、280nm 的波长处测定各溶液吸光度,结果按上述公式计算即得 pK_a 值(见表 6-2)。

表 6-2 维那利酮 pK_a 值测定结果示例

编号	pH	测定波长 /nm			
		252	270	275	280
1	2.45	2.84	2.83	2.88	2.84
2	2.63	2.87	2.82	2.84	2.83
3	2.84	2.87	2.86	2.86	2.87
4	3.16	2.89	2.78	2.81	2.87

(5)其他:凝点、馏程、相对密度、折光率、黏度等物理常数主要用于液体药物的质量评价。其中折光率还可用于区别植物油的种类。相对密度数值的有效位数通常不应小于 3 位。

碘值、酸值、皂化值、羟值等物理常数主要用于脂肪和油类药物的质量评价。当碘值最能反映药物的不饱和程度,其不饱和程度又能反映药物的性质或质量情况时,必须对其进行研究,并收入质量标准且同时规定其范围。

上述物理常数并非每一个药物都要进行全面研究。对具体药物而言,选择能代表该药物结构特征、能控制该药物质量的物理常数进行研究并收入质量标准正文是合理的。在进行物理常数研究时,应该明确测定方法,严格控制测定条件,根据被研究药物具体情况制定合理的限度,并注意所规定限度且同时与文献值的比较。

(七)鉴别

鉴别试验是指用理化方法或生物学方法来反映已知药品的某些物理、化学或生物学等性质的特征,不完全代表对该药品化学结构的确认,亦不是对未知物进行定性分析,因此只要求专属性强、灵敏度高,以及操作简便、快速等。质量标准中鉴别项下的实验为定性试验,根据被研究药物的化学结构特征及其所表现的理化性质的特点,可选用化学反应法、色谱法、光谱法等方法进行实验研究。

1. 化学反应法 化学反应包括呈色反应、沉淀反应、盐类的离子反应等。根据被研究药物的结构特征,选择能反映这些结构特征的专属性强的反应来进行鉴别。当被研究药物如属某一大类药物,则应研究建立与同类药物中其他药物相区别的鉴别反应,并将其收入质量标准正文。

2. **色谱法** 色谱法包括纸色谱法、薄层色谱法、气相色谱法、高效液相色谱法等,系采用与对照品、标准品或经确证的已知药品,在相同条件下进行色谱分离并进行比较,要求其保留行为和检测结果都相互一致,作为鉴别药品的方法。其中纸色谱法和薄层色谱法是比较供试品与对照品斑点的 R_f 值及颜色或荧光强度;气相色谱法、高效液相色谱法则是比较供试品与对照品两者的保留时间。此类方法专属性较强,灵敏度亦高。

3. **光谱法** 光谱法中的红外吸收光谱法是常用的鉴别方法,其特征性强,是鉴别物质和分析物质化学结构的有效手段,用于鉴别组分单一、结构明确的原料药,是一种优选方法。如果要将它收入质量标准正文,作出的光谱图可与对照品的图谱比较,亦可与国家药典委员会编纂的《药品红外光谱集》中的标准图谱比较,如果拟不收入质量标准正文,而仅作为研究内容,还可以参考其他图谱集如萨特勒图谱集中的图谱等。应当注意的是,当存在多种晶型时应选择有效晶型的图谱;需要转晶时应研究转晶的具体条件、转晶的溶剂和处理方法。

近红外光谱法由于其方便快速,无须对样品进行预处理,适用于在线分析等特点,在药物快速鉴别中得到重视与应用。现代近红外光谱技术不是通过观察供试品谱图特征或测量供试品谱图参数直接进行定性分析,而是首先通过测定样品校正集的光谱、组成或性质数据,采用合适的化学计量学方法建立校正模型,再通过建立的校正模型与未知样品进行比较,实现定性分析。

光谱法中的紫外吸收光谱也是常用的鉴别方法,但由于其专属性不强,研究中常采用以下办法来提高其鉴别的专属性:收载多个最大吸收峰波长、同时收载最大和最小吸收峰波长、规定几个最大吸收波长处的吸光度比值;或规定特定波长处的吸光度等。例如维生素 B_2 的鉴别中作了如下规定:在 267nm、375nm 与 444nm 的波长处有最大吸收。375nm 波长处的吸光度与 267nm 波长处的吸光度的比值应为 0.31~0.33;444nm 波长处的吸光度与267nm 波长处的吸光度的比值应为 0.36~0.39。

根据实验研究情况和被研究药物的结构特征,选择最能反映药物结构特征,又能与同类药物区别的鉴别反应作为质量标准正文中的鉴别反应。

(八) 检查

研究并设置检查项的目的在于保证药物的安全性、有效性、均一性与纯度。根据药物自身结构的特征、合成所用原辅料、合成工艺路线和贮藏过程中可能的变化,科学地考虑应研究的内容和方法、应设置的项目以及应规定的合理限度等。

1. **杂质检查** 《中国药典》(2020 年版)四部通则中收载了"药品杂质分析指导原则"。该指导原则认为:"杂质是药品的关键质量属性,可影响产品的安全性和有效性"。而药品质量标准中的杂质是指:"在按照经国家药品监督管理部门依法审查批准的工艺和原辅料生产的药品中,由其生产工艺或原料带入的杂质,或在贮藏过程中产生的杂质"。药品质量标准中的杂质不包括变更生产工艺或变更原辅料而产生的新的杂质,也不包括掺入或污染的外来物质。

按杂质化学类别和特性,杂质可分为:有机杂质、无机杂质、残留溶剂。按其来源,杂质可分为:一般杂质和特殊杂质。一般杂质是指在自然界中分布较广泛,在多种药物的生产和贮藏过程中容易引入的杂质,如铁盐、铵盐等。特殊杂质是指在特定药物的生产和贮藏过程中引入的杂质,多指有关物质。按其毒性杂质又可分为:毒性杂质和信号杂质,毒性杂质如重金属、砷盐;信号杂质如氯化物、硫酸盐等,一般盐无毒,但其含量的多少可反映药物纯度和生产工艺或生产过程问题。

药品质量标准中杂质检查项目的确定,应根据研究药物的结构、工艺路线、药物稳定情况、杂质性质和可能产生的影响,按照国家有关新药申报的要求进行研究,也可参考 ICH 的文件 Q3A(新原料药中的杂质)和 Q3B(新药制剂中的杂质)进行研究,并对杂质和降解产物进行安全性评价后,考虑是否收入质量标准正文。

杂质检查分析方法应专属、灵敏。杂质检查应尽量采用现代分离、分析手段,主成分与杂质和降解产物应能分开,要能满足检测限或定量限的要求。

(1)无机杂质检查:无机杂质的产生主要与生产工艺过程有关。由于许多无机杂质直接影响药品的稳定性,并可反映生产工艺本身的情况,了解药品中无机杂质的情况对评价药品生产工艺的状况有重要意义。对于无机杂质,各国药典都收载了经典、简便而又行之有效的检测方法。对于成熟生产工艺的仿制,可根据实际情况,采用药典收载的方法进行质量考察及控制。对于采用新生产工艺生产的新药,鼓励采用离子色谱法及电感耦合等离子发射光谱 - 质谱(ICP-MS)等分析技术,对产品中可能存在的各类无机杂质进行定性、定量分析,以便对其生产工艺进行合理评价,并为制定合理的质量标准提供依据。无机杂质的限度主要根据该杂质的毒性、对药品本身质量(如稳定性)的影响及各批次产品的实测结果而定。

(2)有机杂质(有关物质)检查:有机杂质主要包括合成中的起始物、试剂、催化剂、副产物、中间体、降解产物、异构体、聚合体等。有机杂质的检测方法包括化学法、光谱法、色谱法等,因药物结构及降解产物的不同采用不同的检测方法。通过合适的分析技术将不同结构的杂质进行分离、检测,从而达到对杂质的有效控制。随着分离、检测技术的发展与更新,高效、快速的分离技术与灵敏、稳定准确、适用的检测手段相结合,几乎所有的有机杂质均能在合适的条件下得到很好的分离与检测。在质量标准中,目前普遍采用的杂质检测方法主要为高效液相色谱法(HPLC)、薄层色谱法(TLC)、气相色谱法(GC)和毛细管电泳法(CE)。应根据药物及杂质的理化性质、化学结构、杂质的控制要求等确定适宜的检测方法。由于各种分析方法均具有一定的局限性,因此在进行杂质分析时,应注意不同原理的分析方法间的相互补充与验证,如 HPLC 与 TLC 及 HPLC 与 CE 的互相补充,反相 HPLC 系统与正相 HPLC 系统的相互补充,HPLC 不同检测器检测结果的相互补充等。

有机杂质中包括已知杂质和未知杂质。已知杂质对主成分的相对校正因子在 0.9~1.1 范围内时,可以用主成分的自身对照法计算含量;当相对校正因子超出 1.1 时,宜用杂质对照品法计算含量,也可用加校正因子的主成分自身对照法。理想的定量方法为已知杂质对照品法与未知杂质不加校正因子的主成分自身对照法两者的结合。研究人员可根据实际情况选用合适的定量方法。如采用 HPLC,须采用峰面积法,具体定量方法有:①外标法(杂质对照品法);②加校正因子的主成分自身对照法;③不加校正因子的主成分自身对照法;④峰面积归一化法。

质量标准中对有机杂质的限度规定应包括:每一个已知杂质、未知杂质及总杂质。共存的异构体和抗生素的多组分一般不作为杂质进行控制,必要时作为共存物质在质量标准中规定其比例。单一的对映体药物,其对映异构体应作为杂质控制。

有机杂质检测方法的验证应参照相关的技术指导原则进行,重点在于专属性和灵敏度的验证。专属性系指在其他成分可能共存的情况下,采用的方法能准确测出被测杂质的特性。检测限是反映分析方法灵敏度的一个重要指标,所用分析方法的检测限一定要符合质量标准中对杂质限度的要求,最低检测限不得大于该杂质的报告限度。

2. 有效性检查 此类检查的目的在于保证药物的有效性,影响药物生物利用度的项目,必须进行检查。当药物晶型与生物利用度有关时,应检查药物的"结晶性";当已知药物晶型有多种并确定了有效晶型,应结合生产工艺检查无效、低效或毒性大的"晶型";药物颗粒大小一般会影响人体对药物的吸收,难溶性药物原料药应对"粒度和粒度分布"进行研究,视研究情况制定于标准中;当已知药物存在异构体,且异构体有不同的疗效及毒副作用,则必须控制产品中"异构体"的量。

根据药物的主要作用,有针对性地设置检查项目。物理性能检查项目,如吸着力、吸水力、凝冻浓度、疏松度、锥入度和分子量与分子量分布等项均能控制产品的有效性。如药用炭的吸着力检查是根据其主要用途进行检查;右旋糖酐 20 的分子量与分子量分布能控制产品的分子量。

含乙炔基的药物,乙炔基是有效基团,应控制乙炔基含量,作为含量测定的补充;含氟药物检查"含氟量",含氯(包括盐酸盐)药物检查"含氯量",检查以上药物中含有的氟、氯等的量与分子中计算含有量是否相符(允许有一定限度),也常作为含量测定的补充,这与作为杂质限度检查的"氯化物""氟化物"等检查项目的意义是不同的。

(1)粒度和粒度分布:用于制备固体制剂或混悬剂的难溶性原料药,由于粒度对生物利用度、溶出度和稳定性影响较大,应研究其粒度,控制细度,要求达到微粉化,以利于吸收。研究粒度的意义在于增大难溶药物的溶解度,另从安全的角度来讲,将粒度控制在一定的范围内,可以避免一些治疗量与中毒量接近或血药浓度不宜波动大的药物的不良反应。根据研究结果,必要时将粒度分布收入质量标准正文,《中国药典》(2020 年版)四部通则中收载了"粒度和粒度分布测定法"。

(2)结晶性:《中国药典》(2020 年版)四部通则已收载"结晶性检查法",用于检查药物是否为晶体,但不用以区别晶型。

(3)晶型:部分药物中存在同质异晶现象,有的严重影响生物利用度以及药物的稳定性,甚至于产生毒副反应,因此凡已知晶型有问题的,均应制定标准。一般可用熔点测定法、热分析法、红外分光光度法、拉曼(Raman)分光光度法、X 射线粉末衍射法以及固态核磁共振波谱法等手段检测。

研究者首先查阅有关晶型情况的文献资料,如无文献资料可查阅时,应尽可能考察不同结晶溶剂、不同结晶条件下产品的晶型情况,结合药理、药效、毒理等研究结果,考虑有无必要在质量标准中规定有效晶型并控制无效晶型,当有必要时,应研究其检查方法并规定限度。

(4)异构体:异构体包括光学异构体和立体异构体,此项检查用以控制无效异构体存在或控制异构体的比例。随着对异构体可能具有不同的体内过程、甚至不同生理活性的现象的认识,以及手性分离、不对称合成等相关技术的发展,国内外对异构体问题越来越重视。当药物存在异构体时,必须有关于异构体的研究,不仅用比旋度,还要求尽可能用手性色谱法定量检测对映体。其方法学研究应特别注意系统适用性试验,可采用消旋体等方法对其分离检出效果进行考察。如左羟丙哌嗪在研究时就用了手性柱对左、右旋体进行分离。

3. 酸度、碱度或酸碱度 纯净的原料药在加水溶解或制成混悬液后,其水溶液的 pH 应较为恒定;如 pH 测定值有较大的偏离时,即显示其受到酸碱物质的污染,或有水解现象的产生;尤其是盐类药物,如成盐工艺中的酸碱配比不当,将严重影响其成品的酸碱度,并进而影响其制剂的质量。因此,对于原料药,重点是盐类、酯类、酰胺类等药物以及在最后工艺中经酸或碱处理的药品,除有必要进行酸碱度研究外,还应将其收入质量标准正文。原料药酸碱度检查方法一般包括酸碱滴定法、pH 法和指示液法。

4. **残留溶剂** 《中国药典》(2020 年版)四部通则规定药品中的残留溶剂系指在原料药、辅料的生产中,以及在制剂制备过程中使用的,但在工艺过程中未能完全去除的有机溶剂,并规定了苯、三氯甲烷、二氧六环、二氯甲烷、吡啶、甲苯等常见的残留溶剂的限度。ICH 残留溶剂的指导原则中,将残留溶剂定义为:"在原料药或赋形剂的生产中,以及在制剂制备过程中产生或使用的有机挥发性化合物,它们在工艺中不能完全除尽"。该指导原则根据它们对人体可能造成的危害将其分为以下几类:第一类,应避免的溶剂,为人体致癌物、疑为人体致癌物或环境危害物,如苯、四氯化碳、1,2- 二氯乙烷、1,1- 二氯乙烯、1,1,1- 三氯乙烷;第二类,应限制的溶剂,为非遗传毒性动物致癌或可能导致其他不可逆毒性(如神经毒性或致畸性)的试剂,可能具其他严重的但可逆毒性的溶剂,如乙腈、三氯甲烷、环己烷、甲醇、二氯甲烷、吡啶、甲苯、二甲苯、二甲基甲酰胺等;第三类,低毒性溶剂,为对人体低毒的溶剂,无须制定接触限度;第四类有机溶剂为毒性依据不足,如石油醚等。

当不得不使用第一类溶剂时,应作残留量研究,并收入质量标准正文。使用了第二类溶剂时应作出研究,如果在工艺中后三步使用则应收入质量标准正文。使用第三类溶剂重结晶,临床用药剂量大则应考虑是否收入质量标准正文。另根据合成情况考虑合成原料有可能残留的有机溶剂。

有机溶剂残留量的测定方法多采用气相色谱法测定,尤其是其中的顶空毛细管气相色谱法。

5. **溶液的澄清度与颜色** 药品溶液的澄清度与颜色是药物固有的性质,利用物质在特定溶剂中的溶解性能,及其溶液对可见光的吸收情况,可作为药品的纯度检查之一。当作为制备注射剂的原料药来研究时,此项检查尤其重要。如碳酸氢钠质量标准中溶液的澄清度项下规定:供注射用的应澄清;供口服的不得比 2 号浊度标准液更浓。

(九) 含量或效价测定

药物含量包括含量测定和效价测定两个类型,其中用理化方法测定药物含量的称为含量测定,用生物学方法(包括生物检定和微生物检定)或酶化学方法测定药物效价的称为效价测定。化学原料药含量或效价是评价药品质量的主要指标之一。由于原料药要求纯度高,限度严格,所以要求所选择分析方法有良好的准确度、精密度和重复性,在检查项下的方法可严格控制杂质存在量时,可重点考虑测定方法的准确性。原料药含量测定可供选择的分析方法有:化学分析法、仪器分析法、微生物检定法、生物检定法、酶分析法等。原料药一般首选经典分析方法。

1. **化学分析法**

(1)滴定分析法:由于滴定分析具有快速准确、精密度好、操作简便、不需要特殊的分析仪器等优点,因此仍是目前化学药原料药含量测定的首选方法。《中国药典》(2020 年版)收载的滴定分析法有:中和法、非水滴定法、银量法、络合量法、碘量法、重氮化法、汞量法、四苯硼钠法、溴量法、高锰酸钾法、碘酸钾法、溴酸钾法、高碘酸钾法和铈量法等。可根据研究药物分子结构中不同基团的化学性质对其选择使用。

使用滴定分析时,化学反应必须具备的条件是:反应必须定量完成;反应要达到一定的速度;必须有简便可靠的终点指示方法。在选择滴定分析时应注意:供试品取用量应满足滴定的精度要求(消耗滴定液约20ml);滴定终点判断指标明确,变色敏锐,电位突跃明显,并应尽可能在电位滴定对照下选择指示剂种类和确定变色范围;如果用剩余滴定或因试剂等原因对测定结果有影响时,应将结果用空白实验效正;准确计算其换算因素。

(2)重量分析法:虽然重量分析具有精密度好、准确度高等优点,但因被测组分或其化学反应产物必须经过分离、纯化等才能称量,因此操作繁杂,且需要时间较长,加之其他分析方法的问世和进步,使其应用范围逐渐缩小,仅在不能应用滴定分析方法或其他分析方法进行化学原料药含量测定时方可考虑。

2. 仪器分析法

(1)电化学分析法:根据被测物质的电化学性质来确定其含量测定的方法。一般有电解法(如库仑滴定法)、电导法(如电导滴定法)、电位法(如电位滴定法)及伏安法(如极谱法等)。

(2)光谱法:根据被测物质的光学性质测定其含量的方法。包括紫外和可见分光光度法、原子吸收分光光度法、荧光分光光度法、火焰光度法等。

1)紫外分光光度法:由于仪器或操作等原因,使测定结果有较大的偏差(相对偏差约0.5%~1.5%)。因此,此方法不应是原料药含量测定的首选方法,尤其是其中的吸收系数法,必要时可考虑与对照品同时测定进行比较,以减小分析误差。

2)可见分光光度法:用于原料药含量测定时,具有与紫外分光光度法类似的缺点,且要求操作更严格。但由于有显色操作,可排除部分杂质的干扰,专属性上要优于紫外分光光度法。

3)原子吸收分光光度法:原子吸收分光光度法具有灵敏度高、精密度好、应用范围较广、干扰少、试样用量少、快速简便、易于自动化的特点。该法的主要局限是:只能进行无机元素的含量分析,不能直接用于有机化合物的含量测定。

4)荧光分光光度法:荧光分光光度法与一般的分光光度法相比,具有灵敏度高、选择性强、所需试样量少等特点,所以被广泛用于痕量分析,但荧光分析的干扰因素较多,影响测定的准确度和精密度,且实验条件要求非常严格,因而限制了它的某些实际应用。

5)火焰光度法:火焰光度法主要用于碱金属或碱土金属元素的测定。某些碱金属或碱土金属元素的供试品溶液用喷雾装置以气溶胶形式引入火焰光源中,靠火焰的热能将供试品元素原子化并激发出它们的特征光谱,通过光电检测系统测量出待测元素特征光谱的光强程序可求出供试品中待测元素的含量。通常比较标准品和供试品的光强程度,求得供试品中待测元素的含量。

(3)色谱法:包括气相色谱法、高效液相色谱法、超临界流体色谱法、毛细管电泳法等。

由于气相色谱法具有优越的分离效果,所以当研究的原料药含有的杂质存在干扰,而原料药本身又具有挥发性时,则可选择用气相色谱法测定其含量。

在原料药含量测定中,高效液相色谱法主要用于多组分的抗生素或生化药品,或由于杂质干扰测定,而用常规方法又难以分离或分离手段繁杂的化学药品。使用此方法时应注意:检验用对照品应是纯度高、易于制备且性质稳定的物质;内标物应选择易得且不得对测定方法产生干扰的化学试剂。

超临界流体色谱法是以超临界流体作为流动相的一种色谱方法。所谓超临界流体,是指既不是气体也不是液体的一些物质,它们的物理性质介于气体和液体之间。由于它具有气相和液相所没有的优点,并能分离和分析气相和液相色谱不能解决的一些对象,被广泛应用于药物、表面活性剂、高聚物、多聚物等物质的分离和分析。

毛细管电泳法结合了电泳技术的分离原理、气相色谱的高质量毛细管和液相色谱的高灵敏检测技术三者的优势,将传统电泳移植到具有良好散热效应和抗对流功能的细内径毛细管内进行,并使电泳迁移和色谱分配能够在一个仪器装置中同时实现,从根本上解决了传统聚丙烯凝胶电泳和高压电泳无法获得的高效分离和快速分析的技术难题,成为生物化学和分析化学中最受瞩目、发展最快的一种分离分析新技术。

3. 微生物检定法 用于抗生素的效价测定,常用于多种活性组分的抗生素效价测定。

4. 生物检定法 是利用药物对生物体或其离体器官组织等所起的与临床疗效相关的药理作用测定药物效价的方法,用于由生物体获得的活性组分复杂、又尚无适合的理化分析方法测定的药物。

5. 酶分析法 用于各种酶类药物的效价(包括酶活力)测定。采用此方法时应注意研究测定中的各参数对酶化学反应的影响,如底物浓度、pH、反应温度、反应时间等。

（十）类别

系按药品的主要作用、主要用途或学科划分,列出药品主要的、成熟的类别。

（十一）贮藏

叙述对药品包装与贮藏的基本要求,应根据药品"性状"下的描述并结合稳定性,选择合适的条件,以避免或减缓药品正常贮藏期内的变质。一般原料药均应写"密封保存"。

（十二）制剂

系指国家药品标准中收载的药品并以该药品为原料的制剂(包括以该药命名的复方制剂)。排列以剂型名的笔画为序,复方制剂排在最后。

四、化学药品制剂质量标准研究与项目设置

（一）药品名称

按国家药典委员会编制的《中国药品通用名称命名原则》命名。主要由原料药名和剂型名两部分组成。每一品种均应有中文名、汉语拼音名及英文名。如维生素 C 片的中文名维生素 C 片,汉语拼音名 Weishengsu C Pian;英文名 Vitamin C Tablets。

（二）来源与含量(或效价)限度

注射剂需写明简要来源,个别品种还应简述制法。含量限度的范围,应根据剂型、主药含量多少、原料药的含量限度、制剂稳定性、生产过程和贮藏期间可能产生的偏差和变化以及测定方法的误差等,综合考虑制定。

（三）处方

单味制剂一般不列处方。复方制剂中的每一有效组分,有时并不能完全依靠含量测定项下的方法予以控制,因此在标准中增列"处方",以利于保证制剂质量。

（四）制法

凡属《中国药典》制剂通则中未收载的剂型,而该品种的制法又需特别强调的;以及虽有制剂通则,但其制法不同于"通则"的;均应在列有"处方"的前提下规定简要的制法,以

保证制剂质量。如《中国药典》(2020 年版)中复方炔诺酮膜的制法为"将药物分散于适宜的溶剂中,均匀的涂布于可溶胀的纸上,干燥,即得"。

(五) 性状

性状项下应依次描述药品的颜色和外形。包衣片应描述除去包衣后片芯的颜色;胶囊剂应描述内容物的性状;注射剂的颜色描述一般以黄色或黄绿色各号标准比色液为基准,其可分为:无色、几乎无色、微黄色、淡黄色、黄色。

(六) 鉴别

制剂的鉴别在具备专属性的前提下,可以采用与其原料药相同的方法。由于制剂中辅料的存在,使原料药鉴别项下有的方法如红外吸收光谱法,以及原料药中物理常数测定如熔点测定等均不宜使用。制剂的鉴别方法应考虑在原料药鉴别项的基础上,补充研究能与同类药物、化学结构近似药物以及异构体等相区别的鉴别试验,且研究时必须考虑辅料是否存在干扰以及排除方法。

制剂的鉴别方法除应达到原料药的要求外,由于有的制剂主药含量甚微,所以对方法的灵敏度与专属性要求更高。

在进行鉴别的方法学研究时,必须注意研究处方中共存药物(复方制剂)以及所用辅料对鉴别的干扰,如存在干扰时可采用先将共存物或辅料分离,再进行鉴别的办法。

可以考虑利用含量测定的条件进行鉴别,如:当采用紫外分光光度法测定含量时,可利用最大吸收峰波长或特定波长间吸光度的比值进行鉴别,采用气相色谱法或高效液相色谱法测定含量时,也可以与对照品保留时间对比进行鉴别。

(七) 检查

制剂直接用于患者,对其质量控制应更为严格;除应符合各自"制剂通则"中的共性规定外,还应根据产品的特性、工艺和留样考察,加订"制剂通则"以外的检查项目,如 pH(或酸碱度)、颜色(或溶液的颜色)、有机杂质与有关物质、注射用无菌粉末或冻干品的干燥失重或水分、静脉输液的重金属、渗透压、含量均匀度、溶出度、释放度、脆碎度、热原、细菌内毒素、过敏试验以及其他特定的检测项目,以确保制剂的质量。

1. **有机杂质与有关物质**　制剂中的有机杂质与有关物质可由生产时采用的原料药中引入;亦可因制备、贮藏过程中受热、光与湿度等影响,产生降解产物、高分子聚合物等。因此需进行相关检查并重点检查制剂或贮藏过程中产生的杂质。

考察方法基本同原料药的方法,要特别研究辅料的干扰及排除干扰的方法。

如经过制备工艺和稳定性试验后,制剂中有关物质有所增加,则应将其收入质量标准正文。当制剂过程中产生的新杂质不能用原料药检出条件控制时,应研究其他控制方法或控制条件。

2. **含量均匀度**　含量均匀度主要用于检查小剂量或单剂量的固体制剂、半固体制剂和非均相液体制剂的每个剂量单位中主药含量符合标示量的程度。除另有规定外,片剂、硬胶囊剂、颗粒剂或散剂等,每一个单剂标示量小于 25mg 或主药含量小于每一个单剂重量 25% 者;药物间或药物与辅料间采用混粉工艺制成的注射用无菌粉末;内充非均相溶液的软胶囊;单剂量包装的口服混悬液、透皮贴剂和栓剂等品种项下规定含量均匀度应符合要求的制剂,均应检查含量均匀度。《中国药典》(2020 年版)四部通则"含量均匀度检查法"项下已规定了结果计算方法与判断标准,原则上应照此执行。

含量均匀度测定使用最多的方法为紫外分光光度法和高效液相色谱法。如果选用方法与含量测定方法不同时,应按照《中国药典》(2020 年版)四部通则的方法求得比例系数后进行结果计算和判断。

3. 溶出度 溶出度用于检查活性药物从片剂、胶囊剂或颗粒剂等固体口服制剂在规定条件下溶出的速率和程度。溶出度是一种模拟口服固体制剂在胃肠道中崩解和溶出过程的体外实验方法,在药物口服固体制剂质量研究时应作此项研究,特别是难溶性药物或治疗量与中毒量相接近的药物。溶出量一般以标示量的百分率表示。

(1)溶出方法的选择:《中国药典》(2020 年版)四部通则 "溶出度与释放度测定法" 项下收载了篮法、桨法和小杯法等七种方法。研究者可根据供研究样品的实际情况加以选择。其中小杯法可用于研究小规格药物制剂或主药响应值较低的药物制剂。由于使用桨法时供试品的位置不如篮法固定,可能造成检验结果的差异,因此必要时应进行两种方法对比。

(2)溶出介质的选择:溶出介质的选择包括溶出介质种类和介质体积的选择。根据研究样品的实际情况,可以选择水、0.1mol/L 盐酸或 pH 3~8 的缓冲溶液。当溶出介质中需加入有机溶剂或助溶剂时,应注意以下问题:提供文献依据;加入量尽可能小;必要时与生物利用度比对。通过对主药在选择介质中的溶解行为,确定介质使用的量,最好是主药在选定的介质体积中,既能达到漏槽条件,又能使溶出量在测定时的响应值在测定方法的线性范围内。当响应值过高时,可稀释后再行测定。

(3)转速的选择:篮法以 100r/min 为主,桨法以 50r/min 为主,研究时可设定成一定的梯度进行选择,尽可能作到溶出曲线拐点明显,拐点出现时间和溶出量适中。

(4)溶出曲线的绘制:以溶出时间为横坐标,以主药累积溶出率(累积溶出率通常以溶出量占标示量的百分率表示)为纵坐标,绘制六条溶出曲线,绘制时应注意取样点不宜太少或太多,第一次取样的累积溶出率应争取 ≤20%;最末次取样的累积溶出率应争取 ≥80%;总的取样点有 5~6 点。

(5)取样时间点确定:根据剂型而定,但一般应选择在拐点附近。

(6)溶出均一性:研究溶出均一性试验时应在规定取样时间点取样研究。

(7)溶出量测定的方法学研究:主药溶出量的测定方法与条件可以与含量测定完全相同,也可以不同。当与含量测定完全相同时可借用含量测定项下的方法学研究内容与结果。当测定方法与含量测定不同时,则应进行以下方法学研究:包括测定方法的定量限、线性范围、准确度、精密度、重复性、专属性、耐用性、溶液稳定性等的研究。特别是专属性项下应注意研究制剂辅料以及胶囊剂的囊壳等对测定的干扰,包括空白辅料干扰实验与回收实验。测定溶液的稳定性应研究至溶出曲线测定完全的时间。

(8)供试品测定结果:研究内容中应列出在选定的方法与条件下供试品测定的溶出度。

关于溶出度结果计算:多数以溶出量对标示量的百分率作结果计算并规定限度。在多组分药品溶出度测定时,则有采用如下方法的:用溶出量测定方法测定出一片(粒)的响应值,然后将溶出度测定的每片(粒)的响应值与之相比,得出溶出百分率,此种方法避免了因多组分中不同组分响应值不同带来的误差。

4. 释放度 释放度是指活性药物从缓释制剂、控释制剂、肠溶制剂及透皮贴剂等在规定条件下释放的速度和程度。释放度研究方法基本与溶出度相同,但应注意的是:缓释制剂与控释制剂至少应测定三个时间点的释放量,第一点为释药开始的 0.5~2 小时内,用于考察药物是否有突释现象(约 30%),中间点用以考察药物释药特征(约 50%),最后点考察药物是否基本释放完全(约 90%)。要求考察释药全过程的时间不应低于给药的间隔时间,累计释药率要达到 90%。

如茶碱缓释片的释放度检查,规定在 2 小时、6 小时、12 小时取样测定,限度规定分别为:20%~40%、40%~65%、70% 以上。

5. 生物安全性检查

(1)异常毒性:使用的原料药来自植物、动物的脏器或微生物发酵提取物,组分与结构不明确或在工艺中可能混入毒性杂质的,在缺乏有效的理化分析情况下,制剂应设立异常毒性检查项。如生化药品、抗生素等。

(2)细菌内毒素:静脉、鞘内给药的注射剂及要求热原和内毒素检查的制剂应设定细菌内毒素检查项。临床用药剂量较大的肌内给药注射剂也可考虑设立细菌内毒素检查项。

(3)升压物质:使用的原料药来自植物、动物脏器或微生物发酵液提取物,组分与结构不明确或有可能污染引起血压迅速升高的杂质的制剂,在缺乏有效的理化分析情况下,应设立升压物质检查项。

(4)降压物质:使用的原料药来自动植物、微生物发酵提取物及生产过程中有可能混入组胺类或类组胺类物质的注射用制剂,应设立降压物质检查项。

(5)无菌:《中国药典》(2020 年版)四部通则"制剂通则"项下、药品微生物限度标准及包装中规定的无菌制剂,其质量标准应设定无菌检查项。

(6)微生物限度:特殊规定微生物限度标准的品种,化学药的丸剂、部分片剂、颗粒剂、胶囊剂中易受微生物污染或适宜微生物繁殖的品种,如生化制剂,应在标准中列出微生物限度检查项。

(7)过敏反应:原料来自动植物、微生物发酵提取物,且组分结构不清晰或有可能污染异源蛋白或未知过敏反应物质的注射剂及临床发现过敏反应的注射剂应设立过敏反应检查项。

(八) 含量测定

制剂含量测定的方法很多,但经研究证明原料药含量测定方法不受制剂中辅料干扰时,可采用原料药的测定方法。

紫外 - 可见分光光度法具有操作简便、检测灵敏、适应性广的优点,可适用于药物具有适宜紫外吸收的各种剂型的含量测定,并可同时用于含量均匀度与溶出度的测定。为提高检测结果的准确度,在选用方法时,应充分考虑到辅料、共存物质和降解产物等对测定结果的干扰,可以选用共存物无干扰的测定波长进行测定;当用吸收系数$(E_{1cm}^{1\%})$法计算结果时,其吸收系数的值要有来源或有研究资料,其值宜在 100 以上。

荧光分光光度法的灵敏度高于紫外 - 可见分光光度法,当制剂中的主药含量很小,且主药的分子结构具有荧光特性,可用荧光分光光度法;或主药本身荧光较弱,加入一定的荧光试剂可加强主药荧光强度的,也可用荧光分光光度法。

原子吸收分光光度法测定对象是呈原子状态的金属元素和部分非金属元素。系由待测元素灯发出的特征谱线通过供试品经原子化产生的原子蒸气时,被蒸气中待测元素的基态原子吸收,通过测定辐射光强度减弱的程度求出供试品中待测元素的含量。故主药分子结构中含有金属元素的可用原子吸收分光光度法。

色谱法包括高效液相色谱法和气相色谱法等，由于此类方法具有分离检测能力，因而适用于当处方中共存物或辅料对测定结果有干扰时，或在鉴别、检查项无专属性方法控制产品质量时的含量测定。其方法学研究除与原料药相同外，在系统适用性试验中，尚应特别注意辅料及共存物色谱峰与主药色谱峰的分离度能否达到要求。

（九）类别

单味制剂的"类别"，如其在原料药中已有收载，并与之完全相同时，可书写为"同××××（原料药名）"。复方制剂则应全部写出。

（十）规格

化学药品制剂的规格是指片剂的每片、注射剂或滴眼剂的每支、胶囊剂或栓剂的每粒或其他每一个单位制剂中含有主药的重量（或效价）或含量（%）或装量，如按有效部分计算时，一般应以分子式表示，而不用中文名，并应与其含量限度项下相呼应。制剂的规格根据药效与临床研究结果而定，也属于质量标准的内容。

（十一）贮藏

根据化学药品制剂的稳定性研究来确定贮藏条件。

五、中药质量标准研究与项目设置

中药质量标准的研究应包括：中药材和饮片的质量标准研究；中药提取物的质量标准研究与中药制剂的质量标准研究。

（一）中药材和饮片的质量标准研究与项目设置

若处方中含有未制定药品标准的药材应按有关规定先制定药材标准。若处方中所使用药材均为法定标准的药材，制剂质量控制方法尤其是含量测定方法又与药材的方法和条件相同，则可不对药材作过多的研究。但是，当制剂质量控制方法与药材的方法和条件不同时，则应对药材进行相应的研究并进行质量控制，还应将现在研究的方法与药材质量标准中原来收载的方法作出对比。例如，某制剂处方中使用了黄芪，且质量控制采用薄层色谱扫描法测定黄芪甲苷含量，并用比色法测定其总皂苷含量，而《中国药典》（2020年版）一部收载的黄芪药材标准中，采用高效液相色谱法测定黄芪甲苷的含量，未收载总皂苷含量测定，鉴于上述原因，研究者有必要进行以下研究工作：分别用研究的薄层色谱扫描法和《中国药典》（2020年版）一部收载的高效液相色谱法测定药材中黄芪甲苷含量，并将结果进行对比，分析其两种方法的吻合程度；还应研究药材中总皂苷的含量测定方法并对药材中总皂苷的含量进行控制。随着现代分析技术的发展，中药材DNA条形码分子鉴定是传统形态鉴别方法的有效补充，如川贝母采用聚合酶链式反应-限制性内切酶长度多态性方法鉴别。龟甲胶、阿胶、鹿角胶采用高效液相色谱-质谱法进行鉴别。

中药材质量标准正文按名称、来源、性状、鉴别、检查、浸出物、含量测定、炮制、性味与归经、功能与主治、用法与用量、注意、贮藏顺序编写；若列饮片标准，将上述性味与归经、功能与主治、用法与用量、注意、贮藏等项列在饮片项下。单列饮片标准的编写，基本同中药材，但来源项一般描述为"本品为××的炮制品"，并增加【制法】项，收载相应的炮制工艺，如制川乌、熟地黄、巴豆霜、法半夏。

（二）中药提取物的质量标准研究与项目设置

植物油脂和提取物标准正文按品种名称、化学结构式、分子式、分子量、化学名、溶解性、来源、制法、性状、鉴别、特征图谱、检查、浸出物、指纹图谱、含量测定、贮藏、制剂等项内容顺序编写。有关物理常数(相对密度、馏程、熔点、凝点、旋光度、折光率等)的检查项目均应列在检查项下。

(三) 中药制剂的质量标准研究与项目设置

中药制剂的质量标准包括:药品名称、处方、制法、性状、鉴别、检查、浸出物、指纹图谱、含量测定、性味与归经、功能与主治、用法与用量、注意、规格、贮藏等。

1. **药品名称**　药品名称应使用法定标准中的名称,名称下方标注汉语拼音。中药制剂的名称应符合《中药命名原则》。

2. **处方**　处方项内容包括组方药味的名称及用量。单味药制剂也应列处方项。处方中药味按中医理论的"君臣佐使"顺序排列。处方中各药材的用量以法定计量单位标示,即重量以"g"为单位,体积以"ml"为单位。各药味处方量应与成品制成量相对应,通常按1 000单位(g、ml、粒、片等)的成品制成量来进行折算。酒剂、酊剂、露剂、洗剂等的药味处方量可按10 000ml成品制成量来进行折算。

3. **制法**　制法项不等同于生产工艺,主要记载规定工艺中的主要步骤和必要的技术参数,一般应明确提取溶剂的名称和提取、分离、浓缩、干燥等步骤及必要的条件。

4. **性状**　性状项是对药品去除包装后的外观和气味进行描述,应依次描述药品的颜色、外形和气味。包衣片应先写明包衣材料,再描述片芯的颜色;夹层片还应描述夹层的颜色。胶囊剂品种应先写明为硬胶囊或软胶囊(或胶丸),再描述胶囊内容物的性状。

5. **鉴别**　由于中药制剂成分复杂且各成分含量均不高,因此要求鉴别方法专属性强、灵敏度高、重现性好。中药制剂常用的鉴别方法有显微鉴别和理化鉴别。书写顺序以显微鉴别在先,理化鉴别在后。理化鉴别的书写顺序依次为:一般理化鉴别、光谱鉴别、色谱鉴别。鉴别方法选择时各味药的鉴别方法尽可能与其药材一致。

进行方法学研究时要注意其他共存物对检出的干扰。为此,宜先行分离再作理化鉴别;光谱鉴别时应将样品纯化。色谱鉴别需要选择适宜的色谱条件,以专属性对照物(对照品、对照药材或对照提取物)作对照,考察色谱图中供试品与对照物的特征斑点或特征色谱峰所对应的情况。特征图谱鉴别能较多地反映所鉴别对象的特征,从而更有效地控制产品质量。中药制剂的特征图谱鉴别,需要选择制剂中的某种已知活性成分或特征成分作为参照物,以色谱图中的多个特征峰或特征斑点作为鉴别指标;液相色谱法和气相色谱法要求限定特征峰的相对保留时间。

对于处方中多基源的药材,在鉴别方法研究时必须收集标准中规定的各品种来源药材的样品,通过实验比较找出共同的化学反应或组织特征作为鉴别依据。

6. **检查**　除应按《中国药典》(2020年版)一部进行该剂型下规定的常规检查,以及重金属和砷盐等项目检查外,尚应根据研究剂型的特点进行必要的研究。如:注射剂应进行色泽、pH、蛋白质、鞣质、草酸盐、钾离子、树脂、炽灼残渣、异常毒性、溶血试验、刺激性试验、过敏试验以及注射液的总固体量测定、无菌粉末的水分测定等;分散片的溶出度、分散均匀性等的研究;缓释片应进行释放度的研究;溶出度与释放度的方法学研究可参见化学药品项下。

7. **浸出物测定**　中药固体制剂还可以选择测定浸出物含量的方法,以控制药品质量。设立的项目必须有针对性,确有控制产品质量的意义。测定浸出物含量时常用的溶剂有水、乙醇、乙醚等。

8. 指纹图谱 中药制剂指纹图谱的研究多采用液相色谱法。系以对照指纹图谱为准，通过对供试品图谱的整体信息进行分析和评价，来考察产品质量的稳定性和均一性。供试品指纹图谱与对照指纹图谱的相似性用"相似度"来表示，运用中药色谱指纹图谱相似度评价系统来进行计算。

9. 含量测定 含量测定的首选药味和成分是处方中的君药及毒性药品、贵重药材的有效成分或可以控制内在质量的指标成分。测定方法尽可能选择简易可行的方法并尽可能与药材和提取物保持一致。

中药制剂的含量测定方法可根据被测定成分的结构和存在情况进行选择。可供选择的方法有：重量法、滴定法、分光光度法、薄层色谱扫描法、高效液相色谱法、气相色谱法等。其方法选择原则同化学药品。

方法学研究中除应进行定量限、线性关系、方法稳定性、精密度试验、重现性试验、回收率测定等外，尚应特别注意研究被测定成分的提取、分离、纯化条件，阴性样品的干扰等。

10. 性味与归经 性味与归经项下的规定，一般是按中医理论和经验对该饮片性能的概括。其中对"有大毒""有毒""有小毒"的表述，系沿用历代本草的记载，此项内容作为临床用药的警示性参考。

11. 功能与主治 书写要求参照《国家药品标准中成药品种功能主治的原则与技术要求编写规范》中的有关要求。

12. 用法与用量 此项内容包括药品的服用或使用方法、每次用药剂量、每日用药次数及疗程、患者的用药时间等。

13. 注意 此项包括药物的不良反应、用药禁忌和注意事项三个方面的内容。

14. 规格 中药制剂标准中的规格包括两种情况，一种为单位制剂的重量或装量规格，如丸剂、片剂、胶囊剂、栓剂等剂型品种的规格；另一种为制剂的装量规格，如散剂、颗粒剂、糖浆剂、合剂、酒剂等剂型品种的规格。为便于临床用药，制定药品规格时应考虑药品的常用剂量。

15. 贮藏 贮藏项内容为对药品贮藏与保管条件的基本要求。

六、生物制品质量标准研究与项目设置

生物制品质量标准的研究应包括：预防类生物制品的质量标准研究、治疗类生物制品的质量标准研究，以及生物诊断类制品的质量标准研究。

(一) 药品名称

包括中文名、汉语拼音名与英文名。药品通用名称应符合《中国药品通用名称》中"生物制品通用名称命名细则"的要求。

(二) 定义组成及用途

定义组成中应说明来源、主要制备工艺、组成，预防类生物制品还应说明用途。

(三) 基本要求

基本要求中应对制品生产和检定用设施、原料、辅料、水、器具、动物等作出规定，采用国家标准未收载的原材料和辅料时，还应对主要质控项目作出规定。

（四）制造

包括对原液、半成品以及成品的制备。应规定对主要原辅料的质量控制要求，原液制造中应规定采用的生产工艺及重要技术要求，半成品制备中应规定配方（包括主成分含量、稳定剂、保护剂、赋形剂、防腐剂等），成品制备中应对成品的分批、分装、规格和包装进行相应的规定。

（五）检定

一般包括原液、半成品以及成品的检定，病毒疫苗应规定单次病毒收获液检定，从原液到成品为连续生产过程时，应在相应阶段留样进行检定。

1. 原液或半成品等中间品检定 原液或半成品等中间品检定应依据具体品种的特点而定，一般包括微生物污染检测（无菌、热原检查）、生物学活性（活菌数、病毒滴度、效价）或纯度、有效成分含量测定，以及半成品配制后可能产生干扰的其他检定项目。

原液或半成品配制时加入保护剂、稳定剂、赋形剂、增溶剂或防腐剂时，如需控制相应含量，应在成品检定中设定检测项目并规定含量限度；防腐剂加量及限度应根据有效抑菌试验结果确定。

2. 成品检定 成品检定一般包括以下项目：鉴别试验；物理检查，除外观、可见异物、真空度、复溶时间等，应根据制品的剂型进行装量（注射液）或装量差异（注射用冻干制品）等检查；化学检查（pH、水分、蛋白质含量、纯度、分子大小分布、分子量、相关杂质残留量等）；生物学活性测定（效价、病毒滴度、热稳定性等）；微生物污染检测（无菌、热原或细菌内毒素检查）；动物安全实验（异常毒性检查、毒力试验等）。

（六）保存、运输及有效期

保存、运输及有效期中应规定保存、运输的温度和是否避光要求；除另有规定外有效期至生产之日起计，按批准的有效期执行。

（七）使用说明

预防类生物制品应载明使用说明的相关要求。使用说明应符合《中国药典》（2020 年版）三部"生物制品包装规程"的规定。

七、药用辅料质量标准研究与项目设置

药用辅料质量标准项目的设置及要求与化学药品原料药类似。

第二节 药品质量标准的评价内容

药品质量控制的根本目的是为实现安全、有效、经济和适当的合理用药目标奠定基础。药品质量标准评价就是确保药品在规定时期内能满足合理用药的要求。要求药品标准中项目及项目限度设置适当：既无重要项目遗漏，也无不必要的多余项目设置；各项目规定的指标限度能反映正常生产的产品质量水平，反映药品在运输、贮藏中的变化情况；能促进药品质量和生产水平的提高。为了达到上述目的，药品质量标准的起草者和评价者可从以下角度对质量标准内容进行评价。

一、标准收载项目、方法与药物结构、理化性质间的相关性评价

药物结构决定其理化性质，它是指导质量研究项目和方法选择的依据，也是衡量和评价质量标准的依据。标准收载项目、方法与药物结构、理化性质间的相关性评价主要指项目的完整性和使用分析方法的科学性。

（一）化学药品及制剂

1. 项目设置　质量标准的完整性是指在该药物结构及所处特定状态下，标准中项目设置既不能缺乏控制药品有效性与安全性的项目，也不应该设置不必要的项目。

（1）物理常数：所收载的物理常数与结构相关并能反映该药的特征，给定的范围恰当，与文献值或国外对照品一致。如《中国药典》（2020 年版）二部中：十一烯酸收载了相对密度、凝点、折光率和碘值；二羟丙茶碱收载了熔点和吸收系数；大豆油（供注射用）收载了相对密度、折光率、酸值、皂化值、碘值。

（2）鉴别：鉴别反应能反映结构特征，且能区别同类药物，当有不同晶型存在时有反映晶型特征的项目，有异构体时能设置有效构型的特征鉴别项目，如阿立哌唑存在晶型 A、B 两种晶型，晶型 B 作为药用。《中国药典》（2020 年版）二部中用 X 粉末衍射图谱作为本品的晶型控制，要求在晶面间距 0.80nm ± 0.01nm、0.62nm ± 0.01nm、0.53nm ± 0.01nm、0.46nm ± 0.01nm、0.44nm ± 0.01nm 与 0.40nm ± 0.01nm 处应有特征衍射峰。

（3）检查：在检查项目中应收载以下项目，能控制该药品一般杂质的检查项目；与制备工艺和结构特征相匹配的特殊杂质检查项目，如有关物质检查、贮藏过程中的降解产物检查、无效晶型检查及异构体检查等；与剂型特征相匹配的检查项目等。其检查方法能排除主药和共存物的干扰，所用检验方法合理科学。如《中国药典》（2020 年版）二部中，伏立康唑原料药中收载了氟、炽灼残渣、重金属、含氯化合物等一般杂质检查，也根据主药结构特征和制备工艺，在原料药和制剂中均收载了右旋异构体、有关物质检查，在片剂、胶囊剂中收载了溶出度检查。

（4）含量测定：要求测定部位为该药物与药效有关的部位，如被研究药物为弱碱的盐酸盐应是测定弱碱部分，而不是通过测定盐酸根来计算含量。如《中国药典》（2020 年版）二部中盐酸头孢他美酯采用高效液相色谱法测定活性基团头孢他美酯。

2. 方法的科学性　各项下采用的方法，在作方法学研究时，应注意进行方法验证。

（1）鉴别方法：采用方法要求专属性强、重现性好、灵敏度高，能准确反映该药的结构特征，能与同类药物相区别，如替硝唑的鉴别中除反映它与甲硝唑的共同特征外，还应该有替硝唑特有的"硫"的鉴别。制剂的鉴别方法必须排除辅料及处方中共存物的干扰；采用的分析方法具可执行性，如采用色谱法鉴别时，有可使用的对照品；供试品与对照品进样量要在方法学研究的检测限以上等。

（2）检查方法：方法能准确检查出该杂质的存在和量，能排除主药和其他可能共存物的干扰。如用高效液相色谱法检查有关物质时，杂质最低检出量能达到灵敏度要求，测定波长选择恰当，主成分峰与相邻峰间的分离度能达到要求，进行定量的杂质峰与相邻峰间的分离度达到要求，能检出主要杂质和毒性杂质，杂质计算方法与杂质性质、杂质与主成分相对因子相匹配等。

（3）含量测定方法：用于含量测定的分析方法选择合理，如原料药首选经典方法；所选择

方法能排除共存物干扰或在检查项下设置可能对含量测定产生干扰的共存物检查项,如某弱碱性药物用中和滴定法测定含量,虽不能排除其他碱性杂质干扰,但在标准的检查项下规定了"碱度",并在有关物质检查项下严格控制了碱性杂质的量,则认为该方法选择基本合理;制剂的含量测定方法与制剂的处方组成相关,能排除辅料和处方中其他成分干扰;不少的复方制剂则采用分离分析方法测定组分的含量,如《中国药典》(2020年版)二部复方盐酸阿米洛利片,则采用高效液相色谱法分别测定盐酸阿米洛利和氢氯噻嗪的含量。

（二）中药制剂

1. 项目设置　项目设置的完整性除与化学药品共同之处外,尚应特别注意以下问题:所用药材是否存在多基源问题,由于其基源不同,成分存在差异,因此在标准中应该有所规定;所用药材的产地和采用季节明确;所选作为鉴别和含量测定的指标成分合理,能反映该药在应用中的情况;检查项下有对毒性成分等进行控制的项目。

中药有其自身的特殊性,中药的质量控制要涉及从药材到成品的每一环节,这就决定了中药质量标准规范存在着不同于西药的特殊性。中药的质量标准规范除与西药相同的质量标准规范外,还包括中药材、中药饮片(炮制)等质量标准。

（1）中药材的质量控制:中药材的质量控制主要应包括两个方面的内容,一是品种的控制,主要是解决真伪的问题。由于收购量70%的中药材来自野生品,在采收过程中已发生形态类似植物的混淆,一些不法分子为牟取暴利也会将一些伪品药材充作正品销售,这些均会严重威胁使用者的安全,更谈不上有效。其二,中药材的有效物质是次生代谢产物,其积累主要与其合成关键酶的表达及表达量等有关,而不像粮食那样主要受遗传基因调控。中药材的质量会受产地、气温、栽培年限等多种因素的影响,因此同一品种的采收地、栽培年限、采收时间等的不同,质量会出现明显差异,直接影响药物的有效性。因此应从品种、成分、药理、含量等多方面进行系统研究,并找出其活性成分和特征性成分作为质量评价依据。

（2）中药饮片的质量控制:应该说中药饮片是中药材从农产品走向工业产品的第一步,它既是直接投放市场的药品,又是中药制剂的直接原料。对中药材饮片的质量控制应包括对加工、炮制、贮藏、运输等的相关研究。因为加工、炮制、贮藏、运输等对中药饮片的质量将产生很大的影响。例如:不同的贮藏时间、温度、湿度,往往对药物所含成分有明显影响。如荆芥贮藏一年后与采收当年相比,挥发油含量相对损失29%,两年后则相对损失42%,三年后相对损失54%,而制成饮片后损失则更快,一年相对损失37%,两年相对损失54%,三年相对损失60%;炮制对中药的药理作用也有很大的影响,附子中含有乌头碱,对心脏有毒性,可致心律失常甚至心室纤维颤动,经过浸漂、煎煮等炮制过程,使乌头碱分解破坏,毒性降低;加工、炮制过程也有增加药效的作用,延胡索中生物碱与醋酸结合成易溶于水的醋酸盐,使水煎液中溶出的总生物碱含量增加。

（3）中药复方制剂的质量控制:大多数的中药复方制剂来源于古代经典方和一些经过长期临床应用的经验方,它们中多数方剂的疗效是可以信赖的。但对其进行现代科学体系下的诠释是摆在中药和天然药物研究和生产者面前的艰巨任务。仅就质量控制而言,由于中医辨证施治、同病异治、异病同治等治疗原则加上中药材成分的复杂性,就对质量控制的科学性、有效性、严谨性带来了巨大的挑战。如大黄在不同的治疗思想指导下,作用的特点不同,活性物质也不同,用于泻下作用,活性物质是结合性蒽醌;用于抗菌作用,活性物质是游离蒽醌;用于收敛作用,活性物质是鞣质。因此当大黄出现在不同的制剂中,所需控制的质量指标应有所不同。对于大黄来说,它的化学成分与药效的关系是了解较为清楚的一种中药材,而对大多数的中药材来说,活性物质基础并不十分清晰。况且中药复方与合成药物最大的不同在于中药复方自身就是一种复杂制剂,为药物与辅料、药物前体与催化剂、药物与体内代谢菌或酶,或药物与减毒剂的共生体。如就体外而言,复方的煎煮过程可能由于某种类辅料成分的催化作用使药物前体化合物转化为药物或促进了某类活性成分的溶出,或使某成分受到破坏等;在体内,组成药物间的相互作用对活性成分的转化、吸收、分布、代谢、排泄、解毒等各个环节都有影响,如人参皂苷体内吸收仅为百分之一,按此折合成有效剂量,需服用人参量远超过临床服用量,由此可推测人参或复方中的其他成分对人参皂苷的吸收有影响;柴胡皂苷在体内吸收约为20%,而肠内双歧杆菌的存在造成了苷类的选择性转化与吸收;黄芩苷在一定条件下会受黄芩酶破坏等。这些因素都会给质量控制方法的选择、标准的制定带来困难。目前,质量标准的制定方法主要针对组成药材中的已知化学物质或活性成分,尚无法考虑组成制剂过程中的复杂因素,因此其质量控制的科学性、有效性、严谨性有待进一步加强。如能建立一种将化学组成与药效活性相关的质量评价体系,将会在提高中药复方制剂质量评价体系的科学性和说服力的同时,提高中药制剂的质量。

2. 方法的科学性　用于研究的分析方法是在考虑共存物存在的基础上建立的,该方法能排除共存物干扰;用于研究的阴性样品制备方法合理,且阴性样品研究结果支持所选择方法成立;薄层色谱法用于鉴别时应同时提供验证系统。高效液相色谱法用于鉴别和含量测定时,待测成分峰与相邻峰分离度、理论板数等能达到要求。

二、标准收载项目与合成路线、提取工艺、制剂工艺间的相关性评价

在了解合成路线、提取工艺与制剂工艺的基础上,选择适当的研究项目,在质量标准中确定入选项目及其检验方法,并规定其限度。

(一) 化学药品及制剂

各研究项目的确定与检验方法的选择都应以原料药的结构、合成路线、起始物、中间体、副产物、制剂的制备工艺、所用原辅料、降解产物等作为依据。

1. 鉴别　原料药的鉴别方法系根据合成路线,设计能区别主药与合成所用起始原料及合成中产生的中间体的方法;制剂的鉴别方法是根据主药的结构特征、主药在处方中所处环境、其他成分及辅料的情况、制剂制备工艺是否会引起主药降解或主药与处方中其他成分形成新的物质情况进行研究和设计,最后选择能反映主药特征、区别同类物质、排除共存物干扰的方法。

例如:《中国药典》(2020 年版)二部维生素 B_2 原料药的鉴别方法。

化学鉴别:利用维生素 B_2 水溶液在透射光下显淡黄绿色,并有强烈的黄绿色荧光,遇无机酸或碱溶液,荧光即消失;维生素 B_2 可被各种还原剂(如连二亚硫酸钠)还原为无荧光的一氢核黄素及双氢核黄素,使黄色消失,在空气中振摇可再氧化成核黄素,使黄色再现。

紫外特征吸收鉴别:利用维生素 B_2 的醋酸酸性溶液在 267nm、375nm 和 444nm 的波长处有最大吸收,为了增大信息量,还将 A_{375nm}/A_{267nm} 规定为 0.31~0.33; A_{444nm}/A_{267nm} 规定为 0.36~0.39。

红外光谱鉴别:利用结构中羟基、酰胺、酰亚胺和氮杂环、苯环、仲醇、伯醇等的特征吸收,采用与标准图谱比较进行鉴别。

又如:复方甘草片的鉴别中,为排除处方中其他成分干扰,采用薄层色谱法,以吗啡对照

品为对照,以碘化铋钾试液显色进行处方中阿片粉的鉴别。

2. **检查** 能检查出可能残留在样品中的起始原料及合成中产生的中间体、合成与制剂过程中使用的有机溶剂残留量、制剂过程产生的降解物等。

例如:《中国药典》(2020 年版)二部那格列奈原料药检查项下除收载了氯化物、干燥失重、炽灼残渣、重金属等一般杂质检查外,还收载了 L- 异构体与顺式异构体、有关物质、残留溶剂等检查项目。其中有关物质检查项下,采用高效液相色谱法控制单个杂质和杂质总量。奥沙利铂原料药中,既收载了起始原料之一草酸,又收载了合成中产生的中间体杂质 I、杂质III,还收载了奥沙利铂的同分异构体左旋异构体。

3. **含量测定** 应研究采用能排除共存物质干扰的定量分析方法。

例如:《中国药典》(2020 年版)二部复方乳酸钠葡萄糖注射液含量测定项下分别采用以下方法测定其中各成分的含量。用原子吸收分光光度法测定氯化钾、氯化钙、氯化钠的含量;用离子交换后中和法测定乳酸钠的含量;用旋光度法测定无水葡萄糖的含量。又如:《中国药典》(2020 年版)二部复方炔诺酮片采用高效液相色谱法的内标法测定炔诺酮和炔雌醇。

(二) 中药制剂

各研究项目与研究方法的确定应以提取工艺路线、所提取成分结构、制剂制备工艺以及所使用的原辅料及有机溶剂等作为依据。

1. **鉴别** 所用鉴别方法要能确证某药味的存在,并能与处方中其他药味相区别,且能排除辅料干扰。当处方中同时含有相同成分的药材,如处方中同时有人参与三七、黄连与黄柏、大黄与何首乌或虎杖,仅用对照品人参皂苷 Rb_1、人参皂苷 Rg_1、盐酸小檗碱、大黄素进行薄层鉴别,不具有专属性,应增加对照药材进行鉴别,找出其中各药材的特征斑点,建立专属性强的鉴别方法。

例如:《中国药典》(2020 年版)一部三七伤药片鉴别项下对三七的薄层色谱鉴别,除采用人参皂苷 Rg_1 对照品作对照外,还采用三七皂苷 R_1 对照品作对照,以确保投料药材为三七。

又如:《中国药典》(2020 年版)一部小儿化毒散鉴别项下对黄连的薄层色谱鉴别,除采用盐酸小檗碱对照品作对照外,还采用黄连对照药材作对照,以确保投料为黄连药材。

2. **检查** 除一般制剂通则项下的常规检查外,尚应根据处方中药味的性质等增加必要的检查项目。

例如:《中国药典》(2020 年版)一部附子理中丸,因为处方药材中有附子(制),因此在检查项下用薄层色谱法检查乌头碱限量,并限制其存在量,以保证用药安全。

又如:《中国药典》(2020 年版)一部止喘灵注射液在检查项下规定了异常毒性一项。而黄杨宁片,还收载了含量均匀度检查,并规定:"每片的含量与平均含量相比较,差异大于 ±15% 的不得多于 1 片,并不得超过 ±25%"。

3. **含量测定** 在含量测定项下所用方法不仅强调精密度、重现性等,特别应注意选用方法的专属性,多采用分离分析方法,如高效液相色谱法、薄层色谱扫描法等。在选择质量控制指标时,应注意选择不同的工艺路线中的可控成分,以保证整个复方制剂的质量。如:多药味的复方制剂,工艺路线设计中提取丹皮酚,其他药味以醇提取或水煎,这时,单纯以挥发性成分丹皮酚的含量作为成品唯一的定量指标,则无法控制成品的质量;又如多药味的复方制剂,仅将其中一味大黄用乙醇提取,其他药味水煎,大黄中蒽醌类成分的含量也不能全面评价成品的质量,应综合考虑各工艺路线,选择相应的质量控制指标。

例如:《中国药典》(2020 年版)一部便通胶囊在含量测定项下,除采用高效液相色谱法测定芦荟中芦荟苷含量外,还采用高效液相色谱法测定肉苁蓉中松果菊苷的含量。

又如:《中国药典》(2020 年版)一部乐脉丸含量测定项下,除采用高效液相色谱法测定芍药苷含量外,还采用高效液相色谱法测定其中丹酚酸 B 的含量。

高效液相色谱法在中药的含量测定中越来越多地被应用,如黄芩苷、芍药苷、葛根素等均能采用此方法测定。

三、标准收载项目、方法与贮藏期变化的相关性评价

由于药品的结构与性质不同,在贮藏期可能发生的变化亦有不同。因此,应在稳定性研究的基础上,设计出能反映该药物在贮藏期的变化情况,并能控制贮藏中可能产生的降解产物的项目及其检测方法。例如:阿司匹林原料及其制剂在贮藏期可能产生降解物水杨酸,故质量标准中收载了"游离水杨酸"检查项;又如:对苷类成分、致泻的结合蒽醌等,如用水解后测定苷元的方法,则难以反映药物的稳定与否,故选择质量控制指标还应结合稳定性的研究工作。

四、标准收载项目、方法与给药途径的相关性评价

临床的不同给药途径要求有不同的药物制剂,不同的制剂应该有与之适应的质量控制标准。如:注射剂的无菌、可见异物、不溶性微粒、细菌内毒素检查;静脉输液及滴眼液的渗透压检查;混悬制剂的再分散性检查;难溶药物口服固体制剂的溶出度检查;缓、控释制剂和肠溶制剂的释放度检查;栓剂的融变时限检查;眼膏剂的金属性异物、粒度检查;气雾剂的每瓶总揿次、泄漏率、每揿主药含量、有效部位药物沉积量等检查;小剂量药物的含量均匀度检查;微球、微囊、脂质体的载药量、包封率、形态检查等。例如:《中国药典》(2020 年版)二部碳酸锂缓释片、硫酸吗啡缓释片、硫酸庆大霉素缓释片、硫酸沙丁醇胺缓释胶囊等均收载了释放度检查项;注射用米托蒽醌(纳米粒)收载了粒径和包封率检查等。

因此,在研究工作的基础上需要建立质量标准中各项目检查的方法,使之与该检查项目和限度规定相适应。

第三节 药品质量标准的评价方法

药品质量控制的根本目的是为实现安全、有效、经济和适当的合理用药目标奠定基础,因此药品质量标准评价的指导思想是:药品质量标准与合理用药要求的关联程度;药品质量标准对药品质量的可控性;与生产实际的符合性;检验方法的先进性;药品质量标准与检验方法的可执行性。除此而外还必须符合国家药典或其他法定标准的有关规定。

一、药品质量标准对药品质量的可控性评价

(一) 质量标准设计项目的完整性

不论是化学药品的原料药及制剂,还是中药药材、成方制剂的质量标准,都应参照本章

第一节,设计检验项目完整的质量标准。在设计的质量标准中,性状项下能反映药物的色、臭、味、挥发性、吸湿性、对光的稳定性以及特征的物理常数,如比旋度、熔点、$E_{1cm}^{1\%}$ 值等。鉴别项下能准确地反映药品的结构特征(包括异构体、晶型等特征);检查项下对该药引入的特殊杂质,如可能存在的降解产物等有相应的控制项目,所使用检查方法科学且可行,限度制定恰当;制剂检查项下能体现剂型特殊性,如分散片应在 3 分钟内崩解并通过筛网,分散均匀性应符合规定,在其溶出度研究上也要体现速溶制剂的特征等;含量测定所测定部分,是利用特殊结构的理化性质进行测定,所测定基团为药用的生理活基团。

(二)质量标准中各项限度制定的合理性

各项的限度制定应做到既有实验数据作依据,又有理论基础作指导,还有文献作对比。如熔点范围的制定,一般情况是在作为物理常数研究时,采用精制品或工作对照品进行测定,研究时可采用多种方法,如法定的方法、热分析法等,并将测定结果与文献对比,再测定合成样品,在样品实测数据的基础上制定熔点范围。又如在检查项下的有关物质检查限度制定时,结合药理、毒理研究结果,根据其毒性情况,以及在药品中存在的可能性,制定出科学的限量,保证在所控制范围内药品的安全性等。

(三)检验方法对药品质量的可控性

质量标准中各项目所选择的检验方法能保证通过该方法,达到收载该项目的预期目的,使用方法能通过药品质量标准检验方法验证的要求。所收载的鉴别项下能准确无误地确定为该药物的结构特征;检查项下能将其可能存在的各类杂质控制在安全范围内;含量测定能准确测出主药含量等。例如在检查项下收载了异构体检查,研究资料表明该色谱条件能有效地分离异构体,检测灵敏度能达到对该异构体检出的要求,该异构体可能存在的量在方法学研究的线性范围内,在该范围内线性良好。则说明该方法能有效地检出异构体存在,所制定的限度能将该异构体控制在用药安全有效的范围内,即达到了标准中收载异构体项目的目的。

二、药品质量标准与药品生产实际相符合性评价

制定的药品质量标准的目的是保证用药安全有效,即该药品质量标准可以做到既能控制生产水平低、产品质量差的药品不进入临床应用,同时,该药品质量标准又能做到具有促进生产水平提高的作用,应该鼓励通过技术进步提高产品质量水平。因此,质量标准在项目和方法上均应该在保证用药安全有效的前提下,与生产实际相符合或生产上经过努力能够达到。应该注意的是,与生产实际的符合性并不是保证低生产水平的产品应该是合格产品,因为其前提是保证用药安全有效。例如,如果将片剂含量限度规定为标示量的 99.5%~100.5%,这种规定既无必要,也不符合生产实际;但如将其规定为标示量的80.0%~120.0%,即制定的限度过宽,则既不能保证安全有效,也不能反映药品生产的先进水平。另外,药品质量标准应有反映生产实际的项目,如辛伐他汀片,生产有不同的规格,对于小规格的辛伐他汀片(10mg)质量标准中应设置含量均匀度检查。

三、药品质量标准检验方法的先进性评价

随着药品分析仪器的不断进步,尤其是计算机在分析仪器上的广泛应用,促使了新的分析方法问世,同时也为这些分析方法的推广应用奠定了基础,还为药品质量研究工作者提供

了选择方法的新领域。如：复方制剂含量测定，最好不用复杂的化学手段进行分离，可以采用色谱技术进行研究等。在质量标准研究中所用分析方法要进行方法学验证，证明所使用方法适用于该药品该剂型中该项目的分析，能达到产品质量控制的目的。在选择分析方法时，注意经典分析方法与仪器分析方法间选择的科学性，如：化学原料药要求纯度高，限度严格，所选择的分析方法要求有良好的准确度、精密度和重复性，经典分析方法为首选的分析方法。另外，在选择分析方法时，还应注意分析成分与药效学试验结果间的相关性，如：利福定有四种晶型，分析成分选择有生理活性的Ⅰ、Ⅳ晶型，同时质量标准还应对Ⅱ、Ⅲ晶型进行限度控制。又如：乳酸环丙沙星，分析成分应选择环丙沙星而不应该选择乳酸根。

对于中药材及中药成方制剂质量的分析研究也逐步进入内在指标成分的分析阶段。现行的质控指标和方法依据的是：药材的外在性质或内在的化学物质；有相当的可操作性和合理性。但在指标的选择上常引起中医界的争议。目前对活性物质基础的研究提出了较高的要求，而对许多中药材来说活性成分尚不清楚，制定合理的质控指标难度很大。鉴于这种情况，提出了化学多元分析与生物效价分析相结合建立中药材和中药复方制剂质量标准的新思路。而中药材在生长过程中也受到外界诸多不可控因素的影响，即使是同产地、同年产的药材，不同等级的产品其内在质量也有相当大的差异，特别是现在药材市场最常见的、也是中药复方制剂中最常使用的统货，其主要成分差异可达数倍到数十倍之多，给后期产品的质量控制带来巨大困难。同时有一个事实常常被质量标准研究者和标准制定者忽视，即中药中发挥药效作用的物质基础与合成药物有着巨大的不同，它不是一个化合物，而是一组或几组结构类型近似的化合物群。因此测定或控制某个单纯化合物的含量，可能会带来片面性。如果在化学成分(特别是化合物群)指标分析的基础上，结合该中药的药效活性作用特点，利用现代生物学技术进行相应的活性效价分析，将能更有效地控制中药材和中药复方制剂的质量。

许多生物制品由于其制备过程的难控性，很难用单一的化学指标来控制质量，为此生物效价分析成为生物制品质量控制的有效方法。

四、药品质量标准与检验方法的可执行性评价

(一) 药品质量标准的可执行性

药品质量标准的可执行性是指用该标准中各项目对该药品进行检验时，各项试验能顺利进行。即所用仪器、试药易得，试药、试剂毒性较低，所需特殊试药或检验用标准物质有来源，标准图谱有出处，各试验进行的条件明确，测定结果具可重复性等。

(二) 检验方法的可执行性

所使用检验方法经过分析验证证明能达到该项分析的要求。检验方法的条件明确，如：红外鉴别项下需要转晶时，有明确的转晶条件；酶反应中加热的温度、反应液 pH；用高效液相色谱法检查有关物质时色谱柱、流动相组成与比例，pH、流速、检测波长等色谱条件，理论板数的计算与要求，分离度的要求等均应作出明确规定。

五、与国家药典或其他法定标准有关规定的相符合性评价

(一) 质量标准设计的相符合性

当化学药品原料药收入国家药品标准，在制剂中所设计的检查项应与之相符合。当同

一药品的不同剂型收入国家药品标准时,新的类似剂型的标准设计应与之相符合。

当处方中所使用的中药材已收入国家药品标准,在中药成方制的鉴别和含量测定设计时应尽可能与之相符合。如同处方的其他类似剂型已收入国家标准,则新研制的剂型除各自的剂型特征外,应尽可能与国家标准相符合。

(二)使用分析方法的相符合性

质量标准中所使用的分析方法应尽可能为法定的分析方法,在方法选择时应遵照《国家药品标准工作手册》、新药研究相关的技术指导原则等进行研究,使最后选定的方法与之相符合。如黄芩在《中国药典》(2020年版)中采用高效液相色谱法测定黄芩苷含量,在中药成方制剂中如果认为黄芩苷含量与临床疗效确有相关性,要选择其作为指标成分进行测定,这时应尽可能采用高效液相色谱法测定其含量。

(三)用词、术语的相符合性

在质量标准中所有的用词、术语等均与法定标准一致。如:用"量瓶",而不用"容量瓶";用"理论板数",而不用"理论塔板数"等。

(四)所用试药、仪器的相符合性

在质量标准中所使用试药与仪器最好为常用试药与仪器,所用试剂最好采用药典附录所收载的。

六、与相关标准对比情况的评价

如研究的药品为国外已有标准而国内无标准时,应提供与国外标准的对比结果;如国内已有标准而国外无标准时,应提供与国内标准的比较结果;如国内外均有标准的应提供与国内外标准分别比较的结果。新标准应该比已有标准更先进、科学、可靠、可行。质量标准起草说明中用实验数据充分阐明申请注册标准的先进性、科学性与合理性。

七、仿制药一致性评价

开展仿制药质量和疗效一致性评价工作,对提升我国制药行业整体水平,保障药品安全性和有效性,促进医药产业升级和结构调整,增强国际竞争能力,都具有十分重要的意义。

(一)仿制药一致性评价药学部分评价内容

仿制药一致性评价药学研究均要求与参比制剂为对照,系统进行药学对比研究,评价两者的异同与优劣,仿制药品质量应与参比制剂质量相当。评价内容主要包括以下几个方面:

1. 处方筛选与工艺优化 对照参比制剂与仿制药品的要求,分析检测制剂原料与辅料的关键理化特性,进行处方筛选、生产工艺优化、包装材料选择与验证。

2. 原辅料的控制

(1)分析检测原料药的关键理化特性(如:晶型、不同pH条件下溶解度、粒度与粒度分布、pK_a、$\log P$ 等);原料药和辅料的相容性实验及结果。

(2)分析检测辅料与制剂性能相关的关键特性。

3. 质量控制系统分析 比较与参比制剂质量差异。重点关注药物在多介质中的溶出曲线;杂质谱与杂质含量,如有新增杂质应进行结构确证、杂质定量测定与毒性水平研究;反映剂型特点的其他关键项目。

4. 稳定性试验 重点关注性状、溶出曲线、有关物质(特别是新增杂质)、含量测定等项目。

(二) 体外溶出实验研究关键点分析

体外溶出实验常用于指导药物制剂的研发、评价制剂批内和批间质量的一致性、评价药品处方工艺变更前后质量和疗效的一致性等。普通口服固体制剂,可采用比较仿制制剂与参比制剂体外多条溶出曲线相似性的方法,评价仿制制剂的质量。溶出曲线的相似并不意味着两者一定具有生物等效,但该法可降低两者出现临床疗效差异的风险。

溶出实验方法应能客观反映制剂特点、具有适当的灵敏度和区分力。可参考有关文献,了解药物的溶解性、渗透性、pK_a 等理化性质,考察溶出装置、介质、搅拌速率和取样间隔期等实验条件,确定适宜的实验方法。体外溶出实验研究关键点在于以下几点:①确定产品的 BCS 分类,考虑生物等效性豁免的可能性;②可以生物等效性豁免的应进行溶出比较,通过溶出确定一致性;③不可以生物等效性豁免的,应建立有效的溶出度方法,保证工艺的一致;④上述两种情况都应注意方法的区分性。

溶出曲线相似性的比较,多采用非模型依赖法中的相似因子(f_2)法。该法溶出曲线相似性的比较是将受试样品的平均溶出量与参比样品的平均溶出量进行比较。

(三) 杂质谱研究关键点分析

1. 原料药杂质谱分析

(1)根据前期对结构的分析,来对带入的工艺杂质和降解杂质进行分析,梳理指标性杂质。

(2)根据对已有标准的梳理,来确定已知杂质与指标性杂质的一致性以及安全性。

(3)明确原料的基本要求。

2. 制剂杂质谱分析

(1)原工艺的杂质谱分析。

(2)原工艺加速及长期稳定性杂质谱特点。

(3)根据对原研产品已有标准的梳理,来确定原工艺已知杂质与指标性杂质的一致性以及安全性。

(4)新工艺杂质特点;与原工艺的杂质谱和原研的杂质谱比较;差异及原因。

第四节 药品质量标准研究资料的评价

一、方法学研究资料的评价

对于质量标准中所用的分析方法,因其方法不同和处于质量标准正文的检验项目(简称检项)不同,对其方法学研究的资料要求不同,评价方法与角度亦有所不同。通过对方法学研究资料的评价,以确定所研究方法的科学性、先进性和可执行性。

(一) 化学分析方法研究资料的评价

由于化学分析方法系建立在化学反应基础上的分析方法,所以首先要有反应原理的研究资料;又由于化学反应受许多条件制约,因此对于反应条件的研究应充分,最后给出的条

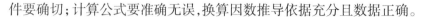

件要确切;计算公式要准确无误,换算因数推导依据充分且数据正确。

(二)色谱法研究资料的评价

1. 色谱条件与系统适用性研究资料 不论是将色谱法用于鉴别项下、检查项下还是含量测定项下,都应该进行相关的试验研究。在做研究时要科学地选择指标,如根据不同情况可以用分离度、拖尾因子、理论板数、出峰时间等作为研究指标。

(1)色谱柱与吸附剂选择研究资料:高效液相色谱法时,要有两根不同品牌的色谱柱,且其中一根应为国产柱的研究资料;色谱柱的首选填充剂为十八烷基键合硅胶;用薄层色谱法,要有吸附剂选择的实验研究资料。

(2)流动相(或展开剂)研究资料:前提条件是能将主成分与相邻成分分开,或将待测成分与相邻成分分开。流动相(或展开剂)组成与比例包括 pH 确定等研究资料。流动相一般首选甲醇-水系统,碱性药物流动相 pH 宜为 7~8,酸性药物流动相 pH 宜为 3~4。薄层色谱法要求展开后主斑点 R_f 值在 0.2~0.8 之间。

(3)样品溶剂选择研究资料:尽可能选择流动相作溶剂。否则除应说明原因外,应有关于溶剂峰的研究资料,当用于杂质检查时如果出现溶剂峰,尤其应特别研究杂质峰与溶剂峰间的分离问题,不可将溶剂峰视为杂质峰,亦不可将杂质峰误认为溶剂峰。

(4)检出方法研究资料:高效液相色谱法首选紫外检测器,此时要有检测波长确定的研究资料;用其他检测器应提供相应的研究资料与参数,如用蒸发光散射检测器时,对载气流速和漂移管温度等要做逐一研究;薄层色谱法用光学检出法或显色剂法时,应有关于显色剂种类、浓度、显色条件等的实验研究资料。

(5)测定波长与分离度研究资料:可以通过系统适用性试验对其进行考察,可供采用的考察方法如下:在原料药中加入已知杂质,证明在该色谱条件下,主药与杂质的分离度能达到要求;用粗制品实验,证明在该色谱条件下,主药与粗制品中杂质的分离度能达到要求;用原料药经光照、高温、高湿条件后或经酸、碱、加热、氧化、强光照射等条件下进行破坏降解后的样品实验,证明该色谱条件下,主药与破坏后产生的杂质的分离度能达到要求;通过二级管阵列检测等实验证明在选定的波长下,样品中可能存在的杂质和降解产物能得到检出。

2. 方法学研究资料

(1)定量限与检测限研究资料:定量限系指试样中被测物能被定量测定的最低量,其测定结果应符合准确度和精密度要求。对微量或痕量药物分析、定量测定药物杂质和降解产物时,应确定方法的定量限。常用的方法有直观法、信噪比法及基于响应值标准偏差和标准曲线斜率法。上述计算方法获得的定量限数据须用含量相近的样品进行验证。应附测定图谱,说明测试过程和定量限结果,包括准确度和精密度验证数据。

检测限系指试样中被测物能被检测出的最低量。药品的鉴别试验和杂质检查方法,均应通过测试确定方法的检测限。检测限仅作为限度试验指标和定性鉴别的依据,没有定量意义。常用的方法有直观法、信噪比法及基于响应值标准偏差和标准曲线斜率法。上述计算方法获得的检测限数据须用含量相近的样品进行验证。应附测定图谱,说明测试过程和检测限结果。

(2)线性、线性程度与线性范围的研究资料:线性是指在选定条件下,测定信号与被测物量的关系;线性程度是指测定信号与被测物量间关系的密切程度,通常用直线回归时的相关系数 r 来评价;线性范围则是满足一定精密度、准确度和线性程度要求的被测物量或浓度的区间。评价方法通常是配制至少 5 份不同浓度的被测组分供试品溶液或对照品溶液,按拟定的方法进行测定,以被测组分或对照品浓度对测定信号进行回归,求出回归方程、相关系数和线性图(标准曲线图)等相关研究资料与图谱。

线性范围应根据分析方法的具体应用及其线性、准确度、精密度结果和要求确定。原料药和制剂含量测定,范围一般为测定浓度的 80%~120%;制剂含量均匀度检查,范围一般为测定浓度的 70%~130%,特殊剂型如气雾剂和喷雾剂,范围可适当放宽;溶出度或释放度中的溶出量测定,范围一般为限度的 ±30%,如规定了限度范围,则应为下限的 -20% 至上限的 +20%;杂质测定,范围应根据初步实际测定数据,拟订为规定限度的 ±20%。如果含量测定与杂质检查同时进行,用峰面积归一化法进行计算,则线性范围应为杂质规定限度的 -20% 至含量限度(或上限)的 +20%。在中药分析中,范围应根据分析方法的具体应用和线性、准确度、精密度结果及要求确定。对于有毒的、具特殊功效或药理作用的成分,其验证范围应大于被限定含量的区间。所以线性程度的研究资料应与线性范围研究资料相匹配,并根据不同检项进行设置。供试样品浓度必须落在所建立方法的线性范围内。

(3)精密度研究资料:提供在规定的条件下,同一份均匀供试品经多次取样,测定所得结果之间的接近程度的实验资料;偏差、标准偏差、相对标准偏差或置信区间报告资料。用标准偏差或相对标准偏差表示时,取样测定次数应至少 6 次。

在相同条件下,由同一个分析人员测定所得结果的精密度称为重复性;在同一实验室,不同时间由不同分析人员用不同设备测定结果之间的精密度称为中间精密度;在不同实验室由不同分析人员测定结果之间的精密度称为重现性。

(4)供试品溶液与对照品溶液稳定性研究资料:分别放置不同时间,对供试品溶液与对照品溶液进行测定,确定其稳定的时间范围。由于供试品与检验用对照品考察目的不完全相同,考察供试品是为了确定供试品溶液检验的时间范围,考察对照品还可以提供对照品溶液在规定贮藏条件下可使用的时间,所以当考察对照品溶液稳定性时,宜将研究时间延长,为确定对照品溶液可使用周期提供依据。

(5)专属性研究资料:包括主药与处方共有成分及辅料、有关物质及降解产物在内的共存物间分离情况和干扰情况的研究资料。

(6)准确度研究资料:准确度系指采用该方法测定的结果与真实值或参考值接近的程度,一般用回收率(%)表示。准确度应在规定的范围内测定。

1)化学药含量测定方法的准确度:原料药采用对照品进行测定,或用本法所得结果与已知准确度的另一个方法测定的结果进行比较。制剂可在处方量空白辅料中,加入已知量被测物对照品进行测定。

2)化学药杂质定量测定的准确度:可向原料药或制剂处方量空白辅料中加入已知量杂质进行测定。

3)中药化学成分测定方法的准确度:可用对照品进行加样回收率测定,即向已知被测成分含量的供试品中再精密加入一定量的被测成分对照品,依法测定。用实测值与供试品中含有量之差,除以加入对照品量计算回收率。

4)校正因子的准确度:对色谱方法而言,绝对(或定量)校正因子是指单位面积的色谱峰代表的待测物质的量。待测定物质与所选定的参照物质的绝对校正因子之比,即为相对校正因子。校正因子的表示方法很多,《中国药典》(2020 年版)中的校正因子是指气相色谱法和高效液相色谱法中的相对重量校正因子。相对校正因子可采用替代物(对照品)和被替代物(待测物)标准曲线斜率比值进行比较获得;采用紫外吸收检测器时,可将替代物(对照品)和被替代物(待测物)在规定波长和溶剂条件下的吸收系数比值进行比较,计算获得。

在规定范围内,取同一浓度(相当于100%浓度水平)的供试品,用至少测定6份样品的结果进行评价;或设计3种不同浓度,每种浓度分别制备3份供试品溶液进行测定,用9份样品的测定结果进行评价。

(7)结果计算方法的研究资料:外标法测定中检验用对照品资料;内标法测定中内标物研究资料;归一化法和不加校正因子自身对照法中,杂质和主药相对响应因子测定方法与计算资料,并说明使用该计算方法的依据。

(三)光谱法研究资料的评价

由于光谱法本身不能分离杂质,所以,应该有证明辅料、有关物质、降解产物等不干扰主药测定的研究资料。包括实验方法、试验条件、图谱、实验结果等。

溶剂选择与测定波长研究资料:应该有证明在该波长下被测物的吸收特征、与共存物的吸收特征差异的研究资料。

其余如重现性、精密度、线性与范围、检测限、定量限、回收实验等方法学研究均同色谱法。

(四)异构体研究资料的评价

提供证明异构体间分离度能达到要求的试验资料与图谱,以及可以定量检出异构体的相关方法学研究资料与图谱等。

(五)物理常数研究资料的评价

1. 吸收系数　吸收系数研究资料包括供测定用供试品纯度的相关资料、溶剂选择资料、测定仪器型号与规格等资料、供试品溶液配制方法与吸收度范围资料、测定结果计算资料、与文献报道值的比较资料等。

2. pK_a值　pK_a值研究资料应包括供测定用供试品纯度的相关资料、测定方法建立的研究资料、溶剂选择资料、测定结果计算资料、与文献报道值的比较资料等。

(六)溶出度与释放度研究资料的评价

1. 溶出方法选择研究资料　《中国药典》(2020年版)四部通则溶出度与释放度测定法项下收载了篮法、桨法、小杯法、桨碟法、转筒法、流池法、往复筒法七种方法。研究者可根据供研究用供试品实际情况加以选择。

2. 溶出或释放参数确定研究资料　溶出或释放参数的研究资料包括以下实验研究资料,要求研究结果能达到以下要求:溶出或释放介质种类选择合理;溶出或释放介质体积既能达到漏槽条件要求,溶出量或释放量又能达到测定时对响应值的要求,即响应值应落在仪器工作范围内,且应同时落在方法学研究的线性范围内;选定的转速作出溶出曲线拐点明显,拐点出现时间适当;规定的取样时间点在拐点附近,溶出度或释放度研究与给药周期具有相关性等。

3. 溶出量测定方法研究资料　参照含量测定项下的方法进行研究,尤其要有证明方法选择合理性和测定浓度在线性范围内的研究资料。

4. 溶出均一性与供试品测定结果　提供在选定方法下的溶出曲线或释放曲线的测定数据与图谱;在规定取样时间点取样进行的溶出均一性或释放均一性实验的研究结果;三

批样品测定结果等。

(七) 含量均匀度研究资料的评价

含量均匀度研究资料中除按含量测定进行方法研究外,如果测定方法与含量测定方法不同时,而且含量均匀度未能从响应值求出每一个单剂量含量情况下,可取供试品 10 片(个),照该品种含量均匀度项下规定的方法分别测定,求得仪器测定法的响应值 Y(可为吸光度、峰面积等),求其均值 $\overline{Y}$。另由含量测定法测得以标示量为 100 的含量 X_A,由 X_A 除以响应值的均值 $\overline{Y}$,得比例系数 K($K=X_A/Y$)。将上述诸响应值 Y 与 K 相乘,求得每片(个)标示量为 100 的相对百分含量(%)X($X=KY$),再求其均值 $\overline{X}$ 和 S 以及 A,计算并判定结果。

数据处理中 S 系标准差,用于衡量单剂含量间的分布集中程度;A 表示单剂含量的均值与标示量的偏离程度。S 小不一定 A 小,A 小不一定 S 小,所以要综合 A、S 来考察含量均匀度。研究资料中要求分别计算出 A、S 值,为提高生产质量提供有用信息,如果造成含量均匀度不合格是因为 A 值偏大,表明均值与标示量相差大,是由投料引起的误差;若 S 值偏大,表明数据间精密度存在问题,是由混合工序引起的误差。

(八) 有关物质检查研究资料的评价

有关物质是指生产工艺或原辅料带入的杂质,或经稳定性实验确证的在贮藏过程中产生的降解产物。

1. 有关物质检查方法选择的评价　有关物质检查方法应专属、灵敏,应与主药和杂质、降解产物结构相适应;研究资料证明所选择的方法能准确检出可能存在的杂质,无主要杂质漏检;主成分与杂质和降解产物均能分开,其检测限应满足限度检查的要求,对于需作定量检查的杂质,方法的定量限应满足相应的要求。杂质检查分析方法的建立应按要求作方法验证。在研究时,应采用几种不同的分离分析方法或不同测试条件以便比对结果,选择较佳的方法作为质量标准的检查方法。杂质检查分析方法的建立,应考虑普遍适用性,所用的仪器和试药应容易获得。对于特殊试药等,应在质量标准中写明。在杂质分析的研究阶段,可用可能存在的杂质、强制降解的产物,分别或加入主成分中,配制供试溶液进行色谱分析,调整色谱条件,建立适用性要求,保证方法专属、灵敏、准确、可靠。

2. 有关物质检查结果计算方法的评价　对已知杂质进行有关物质控制时,杂质种类与制备工艺或破坏降解实验结果相匹配,有该杂质对照品的相关研究资料。采用加校正因子自身对照法控制有关物质时,有校正因子的测定实验和计算资料,并说明测定校正因子用杂质的选择理由。采用不加校正因子的自身对照法或归一化法控制有关物质时,有证明主药和主要杂质相对响应因子基本一致(相对响应因子在 0.9~1.1)的实验研究资料,并有说明在主要杂质测定浓度相差很大时对测定结果不产生影响的依据。一般,质量标准中还应有单个杂质限量和总杂质限量的规定。

在用薄层色谱法分析杂质时,可采用杂质对照品或主成分的梯度浓度溶液比对,对杂质斑点进行半定量评估,质量标准中应规定杂质的个数及其限度。

杂质限度的制定一般考虑如下因素:杂质及含一定限量杂质的药品的毒理学研究结果;给药途径;每日剂量;治疗周期;给药人群;杂质药理学可能的研究结果;原料药的来源;在保证安全有效的前提下,药品生产企业对生产高质量药品所需成本和消费者对药品价格的承受力。

(九) 残留溶剂检查研究资料的评价

药物中的残留溶剂系指在原料药或辅料的生产中,以及制剂制备过程中使用的,但在工艺过程中未能完全去除的有机溶剂。

1. 残留溶剂检查方法的选择　残留溶剂测定一般采用气相色谱法,《中国药典》(2020年版)收载三种方法:第一法为毛细管柱顶空进样等温法,当需要检查的有机溶剂数量不多,并极性差异较小时可采用此法;第二法为毛细管柱顶空进样系统程序升温法,当需要检查的有机溶剂数量较多,并极性差异较大时,可采用此法;第三法为溶剂直接进样法,此法可采用填充柱,亦可采用适宜极性的毛细管柱。

对不宜采用气相色谱法测定的含氮碱性化合物,如 N- 甲基吡咯烷酮等可采用其他方法,如离子色谱法等。

测定残留溶剂可从以下几个方面考虑:确定被测的有机溶剂、选择合适的色谱柱、制备供试品和对照品溶液、选择合适的进样方法和满足检测灵敏度要求的检测器。

(1)确定被测的有机溶剂:根据制备工艺确定被测有机溶剂的范围。通常应对制备工艺过程中使用的两类以上溶剂和重结晶用溶剂,以及根据工艺特点要求的其他溶剂进行残留量的研究。对合成最后三步使用的三类溶剂也进行研究,这样能更好地对未知峰进行归属;对制剂过程中使用的有机溶剂也建议考察其残留情况,特别是缓、控释微丸包衣过程使用的有机溶剂更应引起注意。

(2)选择合适的色谱柱:按照相似相溶的原理选择色谱柱。可供选择的毛细管柱有非极性柱、极性柱、中等极性柱和弱极性柱。可供选择填充柱有高分子多孔小球或涂渍适宜固定液的填充柱。

测定含氮的碱性有机溶剂时,由于普通气相色谱仪的不锈钢管路、进样器衬管等对有机胺等含氮的碱性化合物具有较强的吸附作用,致使其检出的灵敏度降低。通常采用弱极性色谱柱或经碱处理过的色谱柱分析含氮的碱性有机溶剂,如果采用胺分析专用柱进行分析,则效果更好。

(3)制备供试品和对照品溶液:顶空进样方法通常以水为溶剂,对于非水溶性的药物,可采用 N,N- 二甲基甲酰胺、二甲基亚砜或其他适宜溶剂。溶液直接进样方法用水或合适的溶剂溶解样品。

制备供试品的溶剂的选择应兼顾供试品和被测有机溶剂的溶解度,且所用溶剂自身及其杂质不干扰被测残留溶剂的测定。水是首选溶剂,特别是顶空进样系统。因为水中不含有机溶剂,故干扰较少,且在 FID 检测器上,以水为溶剂时,各残留溶剂的检出灵敏度最高。当药物不溶于水时,可加入适当的酸或碱以增加药物的溶解度,最好选用不挥发的酸或碱。以二甲基亚砜等为溶剂时,可加入一定量的水以增加检测的灵敏度,或用盐析的方法增加灵敏度。测定含氮的碱性溶剂时,供试品溶液应不呈酸性,以免被测物与酸反应后不易汽化。

对照品的制备方法应与供试品的制备方法相同。

(4)确定供试品和对照品溶液浓度:配制供试品溶液的浓度应满足定量测定的需要,一般供试品取样量在 0.1~1g 之间。限度检查时对照品溶液的浓度可按规定的限度配制,定量测定时按实际残留量配制,浓度相差最好以不超过 2 倍为宜。

(5)检测器的选择:一般选用 FID 检测器,对含卤素的有机溶剂如三氯甲烷等,采用 ECD 检测器可得到更高的灵敏度。

(6)选择顶空温度和顶空时间:顶空进样法还要对顶空温度和顶空时间进行选择。顶空温度应根据溶解供试品溶剂的特性及供试品中残留溶剂的沸点选择。以水为溶剂及测定低沸点残留溶剂时,顶空温度不宜超过85℃;测定沸点较高的残留溶剂时,通常选择较高的顶空温度;但此时应兼顾供试品的热分解特性,尽量避免供试品产生的挥发性热分解产物干扰测定结果。以二甲基亚砜(DMSO)为溶剂时,顶空温度不宜超过115℃。例如,在申报资料中发现,以水为溶剂,顶空温度为100℃,柱温60℃,结果高浓度的乙腈比低浓度的二氯甲烷的峰面积还小,原因是顶空温度太高,大量的水被蒸发(或浓度被稀释),随着水蒸气的凝结,在水中溶解度大的乙腈的灵敏度下降,产生了与事实不符的实验结果。

顶空时间是要确保供试品溶液的气-液两相达到平衡,一般通过测定顶空时间与顶空气体的浓度-时间曲线来确定。顶空时间不宜过长,一般为30~45分钟,如果超过60分钟,可能引起顶空瓶的气密性变差,导致定量的准确性降低。如果平衡时间选择10分钟,就不能保证气-液两相达到平衡。

2. 计算法

(1)限度实验:以内标法测定时,计算单位重量样品中的色谱峰面积与内标峰面积之比;供试品溶液所得的峰面积比的平均值不得大于由对照品溶液所得的峰面积比的平均值。以外标法测定时,供试品溶液所得的单位重量中样品待测物峰的平均面积不得大于由标准溶液所得的待测物峰的平均面积。

(2)定量测定:按内标法或外标法计算各残留溶剂的量。

3. 残留溶剂检查方法的验证

(1)系统适用性试验

1)柱效:用被测物的色谱峰计算,填充柱法的理论板数应大于1 000,毛细管色谱柱的理论板数应大于5 000。

2)分离度:色谱图中被测物色谱峰与其相邻色谱峰的分离度应大于1.5。

3)重复性:以内标法测定时,对照品溶液连续进样5次,所得被测物与内标物峰面积之比的相对标准偏差(RSD)应不大于5%;以外标法测定时,所得被测物峰面积的相对标准偏差(RSD)应不大于10%。

(2)准确度:在规定的范围内,至少9个测定结果。设计三个不同的浓度进行测定,计算回收率和相对标准偏差,含量测定的回收率应大于98%。进行回收率试验时,由于采用顶空进样系统,供试品与对照品处于不完全相同的基质中,此时应考虑气-液平衡过程中的基质效应。标准加入法可以消除供试品溶液基质与对照品溶液基质不同所致的基质效应的影响,故通常采用标准加入法验证定量方法的准确性。当标准加入法与其他定量方法的结果不一致时,应以标准加入法的结果为准。

标准加入法为精密称(量)取被测定的残留溶剂对照品适量,配制成适当浓度的对照品溶液,取一定量精密加入供试品溶液中,根据外标法或内标法测定残留留剂的含量,再扣除加入的对照品溶液的含量,即得供试液溶液中残留溶剂的含量;或按下式计算残留溶剂的量。$C_x=\Delta C_x/[(A_{is}/A_x)-1]$,式中$C_x$为供试品中组分X的浓度;$A_x$为供试品中组分X的色谱峰面积;$\Delta C_x$为所加入的已知浓度的被测组分对照品;$A_{is}$为加入对照品后组分X的色谱峰面积。

(3)专属性:对各种残留溶剂定位和进行混合溶剂的分离度试验,并附代表性图谱。供试品中的未知杂质或其挥发性热降解产物易对残留溶剂的测定产生干扰。如果未知杂质或其挥发性热降解产物与被测物的保留值相同(共出峰),或热降解产物与被测物的结构相同

(如甲氧基热裂解产生甲醇)时,应通过试验排除干扰。对第一类干扰,通常采用在另一种极性相反的色谱柱系统中对相同样品进行测定,比较不同色谱系统的测定结果的方法。如两者结果一致,则可以排除测定中有共峰的干扰;如两者结果不一致,则表明测定中有共出峰的干扰。对第二类干扰,通常要通过测定已知不含该溶剂的对照样品来加以判断。

（十）含量测定研究资料的评价

1. 测定基团与方法选择的科学合理 方法选择应提供与测定药物结构、剂型等相适应的研究资料,且符合有关技术资料要求原则。当不能符合这些原则时,如原料药不采用经典方法时,则要有充分的实验数据说明其理由。

2. 方法学研究资料 应该按选定方法进行的准确度、精密度、专属性、定量限、线性、范围、回收率实验及耐用性实验的研究资料。

3. 结果计算 在结果计算中,用化学方法测定时应该有换算因素确定的理论依据;用吸收系数法计算时应该有吸收系数的来源或实验研究资料;用外标法计算时应该有对照品来源或对照品研究资料;用内标法计算时还应该有内标物来源以及换算因子计算的研究资料。

二、质量标准起草说明的评价

（一）全面性评价

质量标准起草说明书应对该药品的概况进行介绍。

在交代清楚起草用样品和检验用对照品来源与批号的基础上,用实验数据、照片和图谱等对质量标准从头至尾加以逐项全面说明:命名依据、结构式、分子式确定的实验依据、分子量计算、性状项下的实验数据、鉴别反应原理、检查项下方法选择与限度制定依据、含量测定原理、含量测定结果计算依据、类别依据、贮藏条件选择理由等。

（二）项目取舍合理性与科学性评价

结合药物结构、药物剂型与给药途径、制备工艺和稳定性实验结果等,对已收入质量标准的项目说明收入理由,对未收入质量标准的项目,说明不收入的理由。

（三）限度制定的评价

在研究物理常数时应以工作对照品或精制品作为研究用样品,并注意将研究结果与文献值比较,而在制定限度时应根据研制品的实际情况,但制定的限度也应与文献值比较;有关物质、溶剂残留量等限度制定,要根据其对人体产生的毒害、用药剂量及周期、给药途径、给药人群,在保证安全性的前提下,根据样品实际情况制定;含量限度,按药物剂型、给药途径、分析方法等制定。

（四）未收入项目研究的评价

对于质量研究中已作考察过但未收入质量标准正文的项目,除应提供相应的研究资料外,还应说明不收入标准正文的理由。

（五）与上市的同品种比较的评价

如研究的对象已在国内外上市,要有与国内外产品的对比试验,如有不一致之处,应说明其理由。用实验数据说明与已上市产品比较所具有的优点与缺点。

（六）研究图谱与参考文献评价

质量标准起草说明书的实验研究部分应有足够的图谱、照片,所附图谱或照片必须能说明问题,例如说明测定波长选择的图谱,图谱要明确最大吸收波长所在;红外鉴别图谱应标注特征吸收峰位置,强、中、弱峰在适当的范围内;高效液相色谱图标注明确,各峰分离良好,主峰保留时间适中;薄层色谱的彩色照片斑点清晰,主斑点与相邻斑点间分离应清晰。

附有主要参考文献,文献来源清楚,标注规范。

三、检验用国家药品标准物质研究资料的评价

国家药品标准物质系指供国家法定药品标准中药品的物理、化学和生物等测试用,具有确定的特性或量值,用于校准设备、评价测量方法、给供试药品赋值或鉴别用的物质。国家药品标准物质应具备稳定性、均匀性和准确性。

国家药品标准物质共分为五类:①标准品,系指含有单一成分或混合组分,用于生物检定、抗生素或生化药品中效价、毒性或含量测定的国家药品标准物质。其中生物活性以国际单位(IU)、单位(U)或以重量单位(g,mg,μg)表示。②对照品,系指含有单一成分、组合成分或混合组分,用于化学药品、抗生素、部分生化药品、药用辅料、中药材(含饮片)、提取物、中成药、生物制品(理化测定)等检验及仪器校准用的国家药品标准物质。③对照提取物,系指经特定提取工艺制备的含有多种主要有效成分或指标性成分,用于中药材(含饮片)、提取物、中成药等鉴别或含量测定用的国家药品标准物质。④对照药材,系指基原明确、药用部位准确的优质中药材经适当处理后,用于中药材(含饮片)、提取物、中成药等鉴别用的国家药品标准物质。⑤参考品,系指用于定性鉴定微生物(或其产物)或定量检测某些制品生物效价和生物活性的国家药品标准物质,其效价以特定活性单位表示;或指由生物制剂、生物材料或特异性抗血清制备的用于疾病诊断的参考物质。

(一) 国家药品标准物质制备技术要求

1. 标准品

(1)候选生物标准品的制备工艺:候选生物标准品的来源各不相同,包括合格的疫苗、人的血液、尿液等生物材料、基因工程产品及实验室培养物等。生物标准品的制备一般要经过分装、冻干及熔封等工艺,经质量检定合格后,精确分装,精密度应在 ± 1% 以内。

(2)候选生物标准品的标定:生物标准品在配制、分装前应对其原材料的生物学特征、理化性质和纯度等质量进行检验,满足制备要求后方可进行配制分装。分装完成后,从制成品中随机选择一部分进行标定,包括效价测定、特异活性稳定性试验和无菌试验。冻干标准品还应进行水分测定和真空度检查。根据标准品的性质和稳定性,确定包装和贮藏条件。标准品研制过程中还应进行加速破坏试验。标准品建立以后应定期与国际标准物质比对,观察生物学活性是否下降。

2. 对照品

(1)候选对照品的制备工艺:候选对照品的制备应对原料的选择、制备工艺及其参数进行详细的研究。

以植物或动物为原料提取制备候选对照品时,应对原料的基原(包括植物、动物的科名、拉丁学名和药用部位)、投料量、粉碎、提取的条件(包括溶剂、用量、温度、次数等)、纯化条件(包括萃取的溶剂及其用量、色谱的方法、填料、洗脱剂及其用量)、结晶和重结晶的溶剂和条件、干燥的条件等工艺参数及候选对照品的得率进行详细的研究。

以化学合成法制备候选对照品时,应对合成的原料、合成条件(包括原料的比例、加入步骤、反应条件等)、纯化的方法和条件(包括萃取的溶剂及其用量、色谱的方法、填料、洗脱剂及其用量、结晶和重结晶的溶剂和条件等)、干燥条件、各步反应的得率等工艺参数进行详细的研究。

以生物技术制备候选对照品时,应对菌种或细胞系、培养条件、提取条件(包括溶剂、用量、温度、次数等)、纯化条件(包括萃取的溶剂及其用量、色谱的方法、填料、洗脱剂及其用量)、结晶和重结晶的溶剂和条件、干燥的条件、候选对照品的得率等工艺参数进行详细的研究。

(2)候选对照品的标定

1)性状:观察候选对照品的颜色、形态、形状等特征。

2)理化常数:研究候选对照品的理化常数(溶解性、熔点或沸点、比旋度等)。

3)结构确证:应对候选对照品进行结构鉴定,并提供相应的研究数据。

4)纯度:应对候选对照品的纯度进行检查,通常采用色谱法进行实验。

5)赋值:候选化学对照品的含量,是在采用多种分析方法进行协作标定结果的基础上,按照质量平衡法原理进行赋值。

6)包装及贮藏:根据候选对照品的性质和稳定性,确定包装及贮藏条件。必要时,对包装材料的相容性和贮藏条件进行考察。

7)稳定性试验:稳定性试验包括影响因素试验、加速试验和长期试验。影响因素试验在比加速试验更激烈的条件下进行,包括高温度试验、高湿度和强光照射实验。其目的是探讨药物的固有稳定性、了解影响其稳定性的因素,为候选对照品的生产工艺、包装、贮藏条件等提供科学依据。此外,根据候选化学对照品的性质必要时可设计试验,探讨 pH 与氧及其他条件对候选对照品稳定性的影响,并研究分解产物的分析方法。加速试验与长期试验按《中国药典》(2020 年版)四部通则"原料药物与制剂稳定性试验指导原则"原料药项下要求执行。

3. 对照提取物

(1)候选对照提取物的制备工艺:候选对照提取物的制备应对所需的原料、制备工艺、工艺参数及得率等进行详细研究。以植物或动物为原料提取、纯化的候选对照提取物,应对原料的基原(包括植物、动物的科名、拉丁学名和药用部位)、投料量、粉碎、提取的条件(包括溶剂、用量、温度、次数等)、纯化条件(包括萃取的溶剂及其用量、色谱的方法、填料、洗脱剂及其用量)、干燥的条件等工艺参数及得率进行详细的研究。

(2)候选对照提取物的标定

1)性状:观察候选对照提取物的颜色、形态等特征,描述其性状。

2)溶解性:研究确定候选对照提取物易溶的溶剂和不溶的溶剂。

3)鉴别:一般采用色谱方法进行鉴别,首选 TLC 鉴别。对于 TLC 分离效果差的候选对照提取物,可考虑采用 HPLC 鉴别。对于挥发油或主要含挥发性成分的候选对照提取物,可采用 GC 进行鉴别。

4)检查:包括水分、灰分检查。

5)特征图谱或指纹图谱:供指纹图谱对照用的候选对照提取物应进行指纹图谱研究。一般采用 HPLC 或 GC 方法建立指纹图谱,并对比结构明确的主要色谱峰进行指认。候选对照提取物指纹图谱与标准图谱或首批对照提取物指纹图谱比较,其相似度应大于0.90。

6)含量测定:用于多成分含量测定用的候选对照提取物应进行含量测定。采用色谱方法测定主要成分含量。

7)包装及贮藏:根据候选对照提取物的性质和稳定性,确定包装及贮藏条件。

8)稳定性试验:按照"对照品"的研制项下稳定性试验操作,考察指标包括性状、溶解性、鉴别、检查、指纹图谱或特征图谱、含量测定等项。

以上所有项目均需对三批以上的样品进行研究。指纹图谱或特征图谱需要对十批以上的样品进行研究。

4. 对照药材

(1)候选对照药材的制备工艺:应对制备对照药材所需的原料、制备方法及工艺参数等进行详细研究。以植物或动物为原料制备的候选对照药材,应对原料的基原(包括植物、动物的科名、拉丁学名和药用部位)、投料量、粉碎方法、粒度等进行详细研究。以矿物为原料制备的候选对照药材,应对原料的来源(包括矿石类别、名称、产地等)、投料量、粉碎方法、粒度等进行详细研究。

(2)候选对照药材的标定

1)性状:观察候选对照药材的颜色、形状等特征。

2)鉴别:包括粉末显微鉴别、TLC鉴别及其他色谱鉴别。

3)检查:包括水分、灰分、酸不溶性灰分等检查。

4)浸出物:浸出物的测定方法和限度。

5)含量测定:如果《中国药典》(2020年版)一部该药材项下收载含量测定,应对候选对照药材进行含量测定,其含量测定指标和含量限(幅)度参照《中国药典》(2020年版)一部该药材项下的限(幅)度制定。

6)包装及贮藏:根据候选对照药材的性质和稳定性,确定包装及贮藏条件。

7)稳定性试验:候选对照药材在市售包装和贮藏条件下,分别在0、1、2、3、6、12、18、24个月进行测定,测定指标包括性状、鉴别、水分检查、浸出物、含量测定等项,分析测定数据,考察该品种的稳定性情况。以上所有项目均需对三批以上的样品进行研究。

5. 参考品　参考品的技术要求同标准品。

(二)药品标准物质质量研究资料

质量研究中所使用的分析方法,应进行分析方法验证。

1. 含量限度　化学药品含量测定用化学对照品含量不低于99.5%,鉴别、检查用对照品含量不应低于98.0%。中药含量测定用化学对照品含量不应低于98.0%,鉴别、检查用对照品含量不应低于95.0%。

2. 性状　外观、色、臭、味、引湿性、风化性等应如实描述。

物理常数研究包括旋光度、熔点,按《中国药典》(2020年版)规定的方法测定,当熔点不易观察时,应进行热分析研究;$E_{1cm}^{1\%}$值测定按要求应进行吸光度分别在0.3~0.4与0.6~0.8之间的高低两种浓度溶液,在5台不同型号仪器测定。

化学结构的确证应进行红外特征图谱、三种不同极性溶剂中的紫外特征图谱以及最大吸收波长处的$E_{1cm}^{1\%}$值测定;质谱;核磁共振波谱,包括碳谱和氢谱等,必要时应作二维相关谱与无畸变极化转移碳谱(DEPT谱)。

3. **纯度检查** 检查项目设定的目的是保证作为对照品使用时没有影响检验结果的杂质存在或将其控制在一定限度内,使其影响减小到可以忽略不计的程度。其中有关物质应采用两种方法进行研究,一般采用薄层色谱法和高效液相色谱法。薄层色谱法的方法学研究包括:吸附剂、展开剂(两个展开系统)、主药与已知杂质的检测限、点样量、斑点检出方法、显色剂灵敏度、显色剂用量、斑点分离情况等的研究。其中检测(显色或荧光)灵敏度要求达到检测量的 0.1%~0.2%,对照溶液的点样量应呈梯度,样品的点样量应为原料药规定点样量和规定点样量的加倍量,供试品斑点的 R_f 值一般要求在 0.2~0.8 之间,各斑点均应清晰。用于已知杂质的检查时,应采用与一定量的已知杂质对照,同时展开、检测并进行比较。用于未知杂质检查时,可用自身对照法,但必须注意杂质斑点与主成分斑点在颜色或荧光强度具有可比性。高效液相色谱法的方法学研究包括:色谱柱(两根不同型号)、填充剂、柱温、流动相(两个流动相)、流速、检测器等色谱条件和分离度、理论板数等系统适用性试验的确切内容;主药与已知杂质的检测限;主药与相邻杂质峰的分离度;峰纯度与峰漏检等方法学考察内容等。对已知的杂质检查宜采用杂质对照法。对未知杂质,如采用归一化法或自身对照法时,要研究杂质与主药相对响应值;杂质对照法中,主药与杂质的线性范围;检测限要求达检测量的 0.1%,进样量是原料药规定的进样量或规定进样量的加倍量。

4. **含量测定** 研究两种测定方法,一般用滴定法和色谱法。要求测定方法准确与简便,测定结果要有良好的重复性和重现性,使测定方法能为较多的实验室所掌握和使用,并能得到一致的结果。选择被测定基团时应考虑作为对照品起作用的部分。分析方法仍首选精密度好、操作简便、快速的经典方法,常用的有中和法、非水滴定法等,可根据分子中具有的基团特性进行选择。如用高效液相色谱法要求用三种浓度作校正因子,精密度要求 RSD<1.5%。

(三) 对照品、标准品质量标准评价

1. **质量标准完整性** 包括名称(中文名、汉语拼音名、英文名)、结构式、分子式、分子量、来源及含量限度、性状、鉴别、检查、含量测定、用途、规格、贮藏及使用期等内容。

2. **含量限度与用途相匹配性** 通常,化学药含量测定用对照品含量应不低于99.5%,鉴别与检查用不低于98.0%;中药含量测定用对照品含量应不低于98.0%,鉴别与检查用不低于95.0%。

3. **标准中选择项目的合理性** 鉴别项下能准确确定其结构特征;检查项严格控制干扰作为对照品使用的杂质。如作高效液相色谱法含量测定用对照品中有关物质等,不影响作为对照品使用的杂质则可不订入标准,如百万分之几的砷盐。又如当药物具有异构体时,由于异构体生理活性不同,在药品质量标准中必须严格控制异构体存在,而由该原料药精制而得的检验用对照品质量标准是否收入此项,则应视其用途而定,当将其作为一般高效液相色谱法测定含量的对照品时,由于一般的高效液相色谱条件不能分开异构体,所以不必检验此项,但如果作为用手性柱分开后测定有效构型时则应订入此项目。如标准制定时将不必要的项目订入标准中,将在复核检验药品标准物质时不必要地消耗大量标准物质。

4. **标准可执行性** 由于标准物质在检验中的特殊作用,对其质量标准的研究必须是严谨的、科学的、可行的,能保证检验结果的准确、可靠。

5. **药品标准物质使用前处理** 由于标准物质在贮藏中有可能存在吸附水,或在结构中有结晶水时,它们将影响测定结果的准确性。因此,研究药品标准物质中水分存在的形式,如何消除对被测成分测定结果的影响等是有必要的。即当标准物质用于含量均匀度检查、溶出度检查、含量测定时,在使用前均应作前处理。根据其水分存在的形式和标准物质对热的稳定性,选择不同的前处理方法处理。

6. 结果计算　当被测定成分以无水物计算,标准物质含结晶水时,应在使用前除去吸附水,并于质量标准中给出换算因素或在使用前将标准物质中吸附水与结晶水同时除去。当被测定成分按含有结晶水计算,而标准物质不含结晶水时,应在使用前除去标准物质中吸附水,并给出换算因素。当被测定成分按酸根或盐基计算,而标准物质为盐类时,或与此相反的情况,均应给出相应的换算因素。

7. 检验方法的可执行性　制定标准物质质量标准检验方法应具有可执行性。如红外鉴别项下不能采用再与标准物质的红外图谱一致,含量测定项下不能采用高效液相色谱外标法或内标法计算结果,也就是不能在标准物质质量标准检验中再次引入本标准物质的标准物质,否则将由于再次引入同一标准物质,使质量标准处于不可执行状态。

8. 标准物质的稳定性　当标准物质结构与原料药相同时,因为原料药已申报稳定性研究资料,如这些研究能保证作为药品标准物质的稳定性评价时,可考虑不再作稳定性研究;但因考虑包装材料对它的影响,如不能保证,则应针对其在检验中所起作用,增加必须的考察项目。

当标准物质与申报的原料药结构不同时,如已知杂质对照品,则应进行有关的稳定性研究,并通过其研究制定使用期与贮藏条件。

(四) 检验用药品标准物质申报资料评价

如果新药研究中涉及检验用药品标准物质的研究,则应将其研究资料随新药研究资料报送。

1. 制备工艺　根据来源不同提供制备方法或精制方法。

2. 质量标准　检验用药品标准物质的质量标准包括名称、结构式、分子式、分子量、含量限度、性状、检查、含量测定、用途、规格及贮藏等。

3. 质量标准起草说明　对质量标准中各项目进行说明,特别值得注意的是要根据在检验中所起的作用来说明项目的取舍与限度的宽严依据。

(五) 自检结果

按照所起草的质量标准进行自检并出示自检报告书。

四、中药指纹图谱研究资料的评价

中药注射剂指纹图谱是中药材或中药注射剂经适当处理后,采用一定的分析手段,得到能够标示该中药材特性的共有峰的图谱。指纹图谱具有系统性、特征性、重复性、模糊性、实用性的特征。

(一) 研究内容评价

1. 供试品制备方法评价　制备供试品的药材和注射剂具有代表性,能代表该药材与注射剂的真实情况。

制备方法能确保该药材中主要化学成分在建立的指纹图谱中有所体现,使建立的图谱信息量最大化。

2. 参照物选择与制备方法评价　选择作为参照物的对照品或内标物应该与供试品中

所含成分的性质具相关性；参照物的制备方法应该与检测方法和被测样品中所含成分性质具相关性。

3. 测定方法评价　经专属性、重现性和可行性试验以及测定方法的稳定性试验等分析方法验证后，证明采用的方法和试验条件能达到制备指纹图谱的要求。

（二）图谱评价

1. 记录时间　高效液相色谱法或气相色谱法指纹图谱研究时记录时间一般为 2 小时，建立的指纹图谱记录时间为 1 小时。薄层色谱法应为供试品自原点至溶剂前沿的完整图谱。光谱法为规定波长的完整图谱。

2. 技术参数

（1）共有峰标定：以 10 批以上供试品图谱进行标定。参照物峰标注为 S。

（2）共有峰面积比：以对照品作为参照物的指纹图谱，以参照物的峰面积作为 1，计算各峰面积与参照物峰面积的比值。以内标物作为参照物的指纹图谱，以共有指纹峰中峰面积相对较大较稳定的一个共有峰的峰面积作为 1，计算各峰面积与参照物峰面积的比值。

（3）共有峰相对保留时间：以对照品作为参照物的指纹图谱，以参照物的保留时间作为 1，计算各峰保留时间与它的比值。以内标物作为参照物的指纹图谱，以共有指纹峰中峰面积相对较大、较稳定的一个共有峰的保留时间作为 1，计算各峰与参照物峰的比值。

（4）非共有峰面积：中药材供试品的图谱与指纹图谱比较，非共有峰总面积不得大于总峰面积的 10%；中药注射剂及其有效部位或中间体，供试品图谱与指纹图谱比较，非共有峰总面积不得大于总峰面积的 5%。指纹图谱的相似性比较可以用"相似度"表达，相似度可以借助国家药典委员会推荐的"中药指纹图谱计算机辅助相似度评价软件"（computer aided similarity evaluation，CASE）计算，并给出结果。

（三）相关性评价

中药材、有效部位、中间体和注射剂指纹图谱间具有相关性。

五、实验原始记录的评价

鉴于药品研究实验记录是药品研究机构撰写药品申报资料的依据，真实、规范、完整的实验记录是保证药品研究结果真实可靠的基础。为了提高研究工作质量，保证研究记录的及时、真实、规范、完整，进而达到保证研究工作的真实、准确、规范、完整，对实验原始记录要求必须严格。

从《药品研究实验记录暂行规定》《新药原始试验资料复核技术要求》和《新药原始试验资料评价项目表》的内容出发，可以从以下几个方面评价原始记录。

（一）真实性评价

真实性是指实验记录为实验的真实反映。如实记录实验过程、实验现象与实验结果，尤其是失败的实验记录，除记录实验过程、现象、结果外，尚应说明与预期目的的差别以及引起原因的分析，纠正措施，纠正后的实验过程、实验现象与实验结果，是否成功以及成功与否的科学根据。除此而外，还应有：关键原料的购买发票；质量研究中，所用的研究用样品、精制品、对照品的来源、批号、标准等记录；对自行研制的或精制的对照品还应有制备或精制工艺与质量分析的记录。

(二) 原始性评价

原始性是指实验记录为实验的及时、第一、未加整理或修饰的真实反映。通常要求实验人员在实验过程中随时都对自己的操作、观察进行及时的记载,避免回忆录式的记录,也不提倡对记录进行整理,反对根据新药报批资料整理出的"记录"。在记录中允许有符合规定的修改。原始记录通常包括:方法学与各项研究中操作记录;原始数据;原始图谱和照片(均应贴在相应的位置上);关键操作的详细记录;所有数据的来源,如:溶出度要有溶出介质种类及数量、配制与稀释过程、吸收度测定结果、对照品的前处理、称样量及稀释倍数等的记录,计算公式中还应反映出标示量;干燥失重要有空称瓶恒重、样品取样、样品加称瓶恒重、计算公式与结果等的数据;又如片剂含量测定中平均片重等;不论是哪种计算或结论,其中每一个数据都有出处,如片剂的平均片重应在称取 20 片重量后再除以 20 得到。涉及对照品时还要有对照品称样量和溶解稀释情况等。总之,所有记录的数据必须是直接得到的,或写明计算公式,通过该公式从直接得到的数据计算而得。

图谱与照片除应附在相应的位置外,均应有相应的参数,如高效液相色谱图应有时间、编号、柱型号、柱温、检测波长、流动相、流速、各峰号、保留时间、峰面积等;紫外吸收图谱应有波长、吸收度、最大吸收峰的波长等;薄层色谱照片上应有品名、各点的点样量标注等;不能是只有图谱而没有必需的参数。

(三) 时间相关性与一致性评价

1. 一致性评价　主要指申报资料与原始记录的一致性,即凡申报资料上有的批号、研究试验、数据、图谱、照片等内容均应在原始记录上有记载。即使申报资料上写明研究不成功的项目在原始资料上也应该有相应的记录,即不论成功与否的结论均应是建立在实验基础上的结论,是通过实验数据得出的结论。

2. 相关性评价　购买原料发票与原料药的合成工艺研究具有时间和量的相关性,即发票时间在前,合成工艺研究在后,购买的量够合成研究用,合成的原料药满足原料药的进一步研究和制剂研究用。中药制剂中购买药材与提取工艺间具有时间和量的相关性,即发票时间在前,提取工艺研究在后,购买的量够提取工艺研究用,提取物的量满足进一步的药学和制剂研究用。

合成工艺研究中合成的量、合成的时间与原料药的质量研究具有相关性:即先合成后研究,合成量满足质量研究用。

原料药与制剂工艺研究具有相关性:即合成工艺与原料药质量研究成功后,得到质量稳定的原料药再进行制剂工艺的研究;中药制剂为提取工艺成功后,得到质量稳定的提取物再进行制剂研究。

制剂工艺与制剂质量研究要有量的相关性与时间的相关性:在处方固定的前提下,以优化得到的制剂工艺制备的制剂作为质量研究对象。

质量标准研究与药理、毒理、临床研究的相关性:质量标准研究成功后,通过检验合格的样品进行药理、毒理与临床研究。

质量研究与稳定性研究的时间相关性:质量研究成功后,再作稳定性研究,例如稳定性研究中有关物质检查、含量测定等项目的进行,必须建立在有关物质检查方法和含量测定方法已经研究成功的基础上才能完成。

资料封面上"试验起止日期"与研究时间的相关性:原始资料的整个记录时间应包含在

试验起止日期之中。

（四）数量匹配性评价

购买的原、辅料的数量足够合成原料药使用；合成的原料药足够药学（包括结构确定、理化性质、方法学研究、质量标准研究与稳定性考察等）、药理及毒理等的研究及标准复核检验用。当原料药是通过购买得到时，购买的原料药应够制剂研究用；制剂的数量要满足进一步药学（包括方法学研究、质量研究、质量标准研究、稳定性研究等）、毒理、药理、药效、临床等研究及标准复核检验用。检验用对照品要满足质量研究与复核用。

（五）书写规范性评价

通常情况下书写的主要内容有：实验名称、实验目的、实验设计或方案、实验时间、实验材料、实验方法、实验过程、观察指标、实验结果与结果分析等。

实验名称：在每项实验前写明；需要保密的可写代号。

实验目的：写明实验应达到的目的。

实验设计或方案：写在各项实验首页，设计者与审批者应签名。

实验时间：按年、月、日顺序书写。

实验材料：主要包括对照品来源、批号、效期；动物种属、品系、微生物控制级别、来源、合格证编号；菌种、瘤株、传代细胞系及其来源；仪器设备名称、型号；主要试剂名称、生产厂家、规格、批号、效期；自制试剂配制方法、时间、保存条件等。

实验环境：温度、湿度、光照、通风、洁净度等，对于研究药品与研究项目特别苛求的环境应作详细记录，如稳定性试验考察中的温度、湿度、取样时间、检验时间等。又如薄层色谱法对特殊温度等有要求时要作温度记录等。

实验方法：常规方法首次出现注明来源并简述主要步骤；改进与创新的要作详细记录。例如氯化物鉴别，如果是一般方法则只需记录取样量、加入试剂以及反应现象，当样品要求前处理，如提取、氧瓶燃烧、排除干扰物质等则必须作出详细记录。

实验过程：操作、现象尤其异常现象的产生原因及处理办法。如应该出现白色沉淀而出现了黑色沉淀，经研究发现是样品其他成分的干扰，排除后得到白色沉淀，这种情况应作出详细记录。

实验结果：定性分析记录现象与结果，定量分析记录数据、计算公式与计算结果。

结果分析：各次实验结果的分析，有明确的文字小结，对于不成功实验的结果或异常结果的分析尤为重要。

实验人员：所有参加实验的人员签字，具体项目由实际操作者签名。课题负责人或上级研究人员要定期检查实验记录，并签署意见。

注意事项：不随意涂改删除记录；必须修改的地方按要求正规修改。不能缺页、少页、漏页；热敏纸打印的实验记录应同时保留有复印件；不用圆珠笔书写；实验记录上不能出现"数滴""数小时"等不确定用语。

（六）格式规范性评价

记录用纸应是本研究机构专用的带有编码的纸；各种表格、图谱应贴在相应的位置上。

（七）原始图谱的评价

图谱纵横坐标设置合理性；图谱有代表性；图谱上标有各成分位置；有必要的参数。

第五节 从国家药品标准看药品质量标准的提高与进步

中药对中华民族的繁衍昌盛作出了伟大的贡献,为了保证其安全性与有效性,经过众多药学工作者的不断努力,中药材及中成药的质量标准,从无到有,从宏观到微观,从一般分析方法的应用到现代化分析技术的应用,从一般的大类分析到中医理论指导下的有效成分或指标成分的分析。使中药材与中成药质量标准不断标准化、规范化。

化学药品虽然有国外药典,如《美国药典》《英国药典》等可以作为借鉴,但它的质量标准也是随着人们对有关物质、异构体、晶型、有机溶剂残留量与药品质量间相关性认识的深入,提出了更高的要求;同时由于分析技术的进步,分析方法和分析仪器的问世,尤其是计算机与分析仪器的联用,分析手段的提高,为这些要求提供了实现的可能。

一、从历版《中国药典》收载品种和分析方法看药品质量标准的提高与进步

自中华人民共和国成立以来,至今共出版了十一版药典,即 1953 年版、1963 年版、1977 年版、1985 年版、1990 年版、1995 年版、2000 年版、2005 年版、2010 年版、2015 年版和 2020 年版。

1953 年版共收载药品 531 种,其中化学药品 215 种,植物药与油脂类 65 种,动物药 13 种,抗生素 2 种,生物制品 25 种。

1963 年版共收载药品 1 310 种,并分为一、二两部,且中药材与中成药自成一部。一部收载的中药材 446 种,中药成方制剂 197 种,并在具体品种下记载"功能与主治"。二部收载化学药品 667 种,并在具体品种下收载"作用与用途"。

1977 年版共收载药品 1 925 种。一部共收载 1 152 种,其中中草药材(包括少数民族药材)、中草药提取物、植物油脂、单味药材制剂等 882 种,成方制剂(包括少数民族成方制剂)270 种。二部收载化学药品、生物制品等 773 种。

1985 年版共收载药品 1 489 种。一部共收载 713 种,其中中药材、植物油脂、单味药材制剂等 506 种,成方制剂 207 种。二部收载化学药品、生物制品等 776 种。

1990 年版共收载药品 1 751 种。一部共收载 784 种,其中中药材、植物油脂等 509 种,中成药及单味制剂 275 种。二部收载化学药品、生物制品等 967 种,并将"作用与用途""用法与用量"分别改为"类别"和"剂量"。另出版了《临床用药须知》与《药品红外光谱集》。附录收载的内容中,一部制剂通则项下增加的剂型有:锭剂、糖浆剂、合剂、滴丸剂、橡胶膏剂等,附录中增加检查项目与方法有:膨胀度测定法、溶液的颜色检查法,并增加了对照品与对照药材目录。二部制剂通则项下增加的剂型有:气雾剂与膜剂,附录中增加的检查项目有:电泳法、溶液颜色检查法、澄清度检查法、氟检查法、羟丙氧基测定法、甲氧基测定法、维生素 D 测定法,并增加了标准品与对照品目录。在该版药典的增补本中还增加了最低装量检查法、细菌内毒素检查法和微生物限度检查法。

1995 年版共收载药品 2 375 种。一部共收载 920 种,其中中药材、植物油脂等 532 种,中药成方及单味制剂 398 种。二部收载化学药品、抗生素、生化药、放射性药品、生物制品及辅料等 1 455 种。附录中一部制剂通则项下较上版药典增加的剂型有:露剂、茶剂和栓剂等;附录中增加检查项目与方法有:馏程测定法、灰屑检查法、酸败度测定法、浸出物测定法、崩解时限检查法、融变时限检查法等。附录中二部制剂通则项下较上版药典增加的剂型有:颗粒剂、口服溶液剂等;附录中增加检查项目与方法有:铵盐检查法、有机溶剂残留量测定法、结晶性检查法、释放度测定法等。

2000 年版共收载药品 2 691 种。一部共收载 992 种,二部收载 1 699 种。附录中一部制剂通则项下较上版药典增加的剂型有:巴布膏剂、搽剂、滴鼻剂、滴眼剂、气雾剂、喷雾剂等;附录中增加的检查项目与方法有:有机氯类农药残留量测定法、注射剂中不溶性微粒检查法、注射剂有关物质检查法、甲醇量检查法、溶液颜色检查法,并增加了制药用水。附录中二部制剂通则项下较上版药典增加的剂型有:散剂、滴耳剂、滴鼻剂、洗剂、搽剂、凝胶剂、透皮贴剂等;附录中增加检查项目与方法有:火焰分光光度法、毛细管电泳法、多糖的分子量与分子量分布测定法、热分析法、粒度测定法、X 射线粉末衍射法、渗透压摩尔浓度测定法、片剂脆碎度检查法、吸入气(粉)雾剂有效部位药物沉积量测定法等。另增加了以下指导原则:药品质量分析方法验证;药物制剂人体生物利用度和生物等效性试验指导原则;药物稳定性试验指导原则;缓释、控释制剂指导原则;微囊、微球与脂质体制剂指导原则;细菌内毒素检查法应用指导原则等。

可见该版药典与过去的版本比较,有以下显著特征:收载品种增加,其中收载了新药品种,基因工程产品首次收入药典;收载剂型增加;质量标准的科学性和可控性增加,中药材的一名多物分别收载,如将北五味子与南五味子分别以两种药材收载,在五味子药材项下明确为北五味子,而在南五味子则直接以南五味子命名;对于多品种来源的药材,分别规定其含量限度,如葛根含量限度项下规定"本品含葛根素($C_{21}H_{20}O_9$),野葛不得少于 2.4%,粉葛不得少于 0.3%";选择了与临床疗效相关的质量评价指标;采用了多参数量化指标控制其质量,如穿心莲药材在规定测定醇溶性浸出物前提下,又分别采用薄层色谱扫描法测定脱水穿心莲内酯和穿心莲内酯的含量;使用的分析方法更为先进科学,如高效液相色谱法的大量应用等。二部增加的指导原则中:药品质量标准分析方法验证,是指分析方法的性能是否符合预定的分析要求,证明其分析方法的适用性。规定要验证的内容有:含量测定、杂质及降解产物的定性定量分析、性能特征分析、鉴别和新的或修订质量标准等。规定验证的参数有:准确度、精密度、专属性、检测限、定量限、线性、范围、重现性和耐用性等,并列表对不同检测项目与不同检测方法规定了相应验证的参数。药物稳定性指导原则,按原料药与制剂规定了应进行的试验,各具体考察条件与有效期确定的统计分析方法,并列表对原料药与不同剂型的制剂稳定性重点考察项目作了规定,由于该指导原则规范了稳定性考察的样品要求、考察条件、考察项目和结果计算等,因此能科学地考察原料药或药物制剂在温度、湿度和光影响下随时间变化的规律,从而既保证了药品在生产、包装、贮藏、运输过程中的稳定性,又保证了药品有效期的准确性。

2005 年版药典共收载药品 3 214 种。一部共收载 1 146 种,二部收载 1 967 种,药典三部收载 101 种。一部的附录制剂通则项下则较 2000 年版增加了:凝胶剂、洗剂、涂膜剂等;检查项目与分析方法则增加了:毛细管电泳法,铅、镉、砷、汞、铜测定法,农药残留量测定法,粒度检查法,膏药软化点测定法,贴膏剂黏附力测定法,电感耦合等离子体质谱法等。另外还增订了:灭菌法,中药质量标准分析方法验证指导原则,中药注射剂安全性检查法应用指导原则等指导原则。

在一部中增订的中药质量标准分析方法验证指导原则中,明确了验证的目的是证明采用的方法是否适合于相应检测要求,规定应进行验证的项目有:鉴别试验、限量检查和含量测定以及其他需控制成分的测定,中药制剂的溶出度、释放度测定中溶出量的测定等。明确了验证的内容有:准确度、精密度、专属性、检测限、定量限、线性、范围和耐用性等,并附表对质量标准中不同项目应进行验证内容加以明确。

在一部中增订的中药注射剂安全性检查法应用指导原则中,规定了异常毒性检查法、降压物质检查法、过敏反应检查法、溶血与凝血检查法等。

2005 年版药典二部的附录检查项目与分析方法则较 2000 年版增加了:制药用水中总有机碳测定法;质谱法;锥入度测定法;过敏反应检查法;降钙素生物检定法;生长激素生物测定检定法等。另在指导原则项下则增加了:药品杂质分析指导原则;正电子类放射性药品质量控制指导原则;含锝[^{99m}TC]放射性药品质量控制指导原则;药物引湿性试验指导原则等。

在二部中增订的药品杂质分析指导原则中,将杂质定义为任何影响药物纯度的物质。药品质量标准中的杂质系指在按照经国家有关药品监督管理部门依法审查批准的规定工艺和规定原辅料生产的药品中,尤其生产工艺中原辅料带入的杂质,或经稳定性试验确证的在贮藏过程中产生的降解产物。该指导原则从不同角度对杂质进行分类:按化学类别和特性分为有机杂质、无机杂质、有机挥发性杂质;按杂质来源分为有关物质、其他杂质和外来物质,其有关物质包括化学反应的前体、中间体、副产物和降解产物;按结构关系分为其他甾体、其他生物碱、几何异构体、光学异构体和聚合物等;按毒性分为毒性杂质和普通杂质。说明质量标准中杂质的项目名称应根据国家药典委员会编写的《国家药品标准工作手册》的要求进行规范。该指导原则对杂质检查项目的确定分别作了阐明:新药的杂质按国家有关新药申报要求进行研究,也可参照 ICH 的文本新原料药中的杂质(Q3A)和新制剂中的杂质(Q3B)进行研究,并对杂质和降解产物进行安全性评价。要求新药质量标准中的杂质检查项目包括:经研究和稳定性考察检出的,并在批量生产中出现的杂质和降解产物,并制定相应的限度;仿制药品中如发现杂质模式与其原始开发药品不同或与已有法定标准规定不同,需增加新的杂质检查项目,应按新药进行研究;共存的异构体和抗生素多组分一般作为共存物质,必要时在质量标准中规定比例。但当共存物质为毒性杂质时,不再视为共存物质。单一对映体药物中其他可能存在的对映体应作为杂质检查;对于有机挥发性杂质,要求根据工艺中所用有机溶剂及残留情况而定。该指导原则明确了杂质检查分析方法和杂质的限度,对分析方法的要求是:专属、灵敏,尽量采用现代分析手段,主成分与杂质和降解产物均能分开,检测限能满足限度检查要求,对于定量检查的杂质,方法的定量限应能满足相应的要求;用于杂质检查的方法要求作方法验证,可用可能存在的杂质、强制降解产物,分别加入主成分中,配制供试品溶液进行色谱分析,调整色谱条件,建立系统适用性要求;在采用现代色谱技术时,对于已知杂质和毒性杂质,使用杂质对照品定位,不能得到杂质对照品时,可用相对保留值定位;研究杂质在不同波长下的吸收情况,求得在确定波长下主要杂质或毒性杂质对主成分的相对响应因子,以确定杂质计算方法,当相对响应因子在 0.9~1.1 范围内可用主成分自身对照法,而当响应因子超出此范围时,宜用对照品计算或用验证后的相对响应因子进行校对后计算;未知杂质可用主成分自身对照法计算;一般质量标准中要求单个杂质限量和总杂质限量;用薄层色谱法要求标准中规定杂质个数及限度;可采用杂质对照品或主成分梯度浓度溶液比对,对杂质斑点作半定量评估。

2010 年版药典与历版药典比较,收载品种明显增加。共收载品种 4 567 种,其中新增 1 386 种,修订 2 237 种。药典一部收载品种 2 165 种,其中新增 1 019 种、修订 634 种;药典二部收载品种 2 271 种,其中新增 330 种、修订 1 500 种;药典三部收载品种 131 种,其中新增 37 种、修订 94 种。2010 年版药典附录一部收载附录 112 个,其中新增 14 个、修订 47 个;二部收载附录 152 个,其中新增 15 个、修订 69 个;三部收载附录 149 个,其中新增 18 个、修订 39 个。

2010 年版药典中现代分析技术得到进一步扩大应用,除在附录中扩大收载成熟的新技术方法外,品种正文中进一步扩大了对新技术的应用;药品的安全性保障得到进一步加强,除在凡例和附录中加强安全性检查总体要求外,在品种正文标准中增加或完善安全性检查项目;对药品质量可控性、有效性的技术保障得到进一步提升,除在附录中新增和修订相关的检查方法和指导原则外,在品种正文标准中增加或完善有效性检查项目;为适应药品监督管理的需要,制剂通则中新增了药用辅料总体要求;积极引入了国际协调组织在药品杂质控制、无菌检查法等方面的要求和限度。此外,2010 年版药典也体现了对野生资源保护与中药可持续发展的理念,不再收载濒危野生药材。

2015 年版药典进一步扩大药品品种的收载和修订,共收载品种 5 608 种。一部收载品种 2 598 种,其中新增品种 440 种、修订品种 517 种、不收载品种 7 种。二部收载品种 2 603 种,其中新增品种 492 种、修订品种 415 种、不收载品种 28 种。三部收载品种 137 种,其中新增品种 13 种、修订品种 105 种、新增生物制品通则 1 个、新增生物制品总论 3 个、不收载品种 6 种。2015 年版药典首次将上版药典附录整合为通则,并与药用辅料单独成卷作为《中国药典》四部。四部收载通则总数 317 个,其中制剂通则 38 个、检测方法 240 个(新增 27 个)、指导原则 30 个(新增 15 个)、标准品、标准物质及试液试药相关通则 9 个。药用辅料收载 270 种,其中新增 137 种、修订 97 种、不收载 2 种。2015 年版药典完善了药典标准体系的建设,将过去药典各部附录进行整合,归为本版药典四部。完善了以凡例为总体要求、通则为基本规定、正文为具体要求的药典标准体系。首次收载"国家药品标准物质制备""药包材通用要求"以及"药用玻璃材料和容器"等指导原则,形成了涵盖原料药及其制剂、药用辅料、药包材、标准物质等更加全面、系统、规范的药典标准体系。

2015 年版药典在保留常规检测方法的基础上,进一步扩大了对新技术、新方法的应用,以提高检测的灵敏度、专属性和稳定性。采用液相色谱法 - 串联质谱法、分子生物学检测技术、高效液相色谱 - 电感耦合等离子体质谱法等用于中药的质量控制。采用超临界流体色谱法、临界点色谱法、粉末 X 射线衍射法等用于化药的质量控制。采用毛细管电泳分析测定重组单克隆抗体产品分子大小异构体,采用高效液相色谱法测定抗毒素抗血清制品分子大小分布等。在检测技术储备方面,建立了中药材 DNA 条形码分子鉴定法、色素测定法、中药中真菌毒素测定法、近红外分光光度法、基于基因芯片的药物评价技术等指导方法。

2015 年版药典药品安全性保障进一步提高。完善了"药材和饮片检定通则""炮制通则"和"药用辅料通则";新增"国家药品标准物质通则""生物制品生产用原材料及辅料质量控制规程""人用疫苗总论""人用重组单克隆抗体制品总论"等,增订了微粒制剂、药品晶型研究及晶型质量控制、中药有害残留物限量制定等相关指导原则。一部制定了中药材及饮片中二氧化硫残留量限度标准,建立了珍珠、海藻等海洋类药物标准中有害元素限度标准等。二部进一步加强了对有关物质的控制,增强了对方法的系统适用性要求,同时还增加了约 500 个杂质的结构信息等。三部加强了对生物制品生产用原材料及辅料的质量控制,规范防腐剂的使用,加强残留溶剂的控制等。

2015 年版药典药品有效性控制进一步完善。对检测方法进行了全面增修订。一部中部分中药材增加了专属性的显微鉴别检查、特征氨基酸含量测定等;在丹参等 30 多个标准中建立了特征图谱。二部采用离子色谱法检测硫酸盐或盐酸盐原料药中的酸根离子含量;采用专属性更强、准确度更高的方法测定制剂含量;增修订溶出度和释放度检查法,加强对口服固体制剂和缓控释制剂有效性的控制。

2015 年版药典药用辅料标准水平显著提高。本版药典收载药用辅料更加系列化、多规格化,以满足制剂生产的需求。增订可供注射用等级辅料 21 种。加强药用辅料安全性控制,如增加残留溶剂等控制要求。更加注重对辅料功能性控制,如增订多孔性、粉末细度、粉末流动、比表面积、黏度等检查项,并强化药用辅料标准适用性研究的要求。

2020 年版药典稳步推进药典品种收载。本版药典收载品种 5 911 种,新增 319 种,不再收载 10 种,因品种合并减少 6 种。一部中药收载 2 711 种,其中新增 117 种、修订 452 种。二部化学药收载 2 712 种,其中新增 117 种、修订 2 387 种。三部生物制品收载 153 种,其中新增 20 种、修订 126 种;新增生物制品通则 2 个,总论 4 个。四部收载通用技术 361 个,其中制剂通则 38 个(修订 35 个)、检测方法及其他通则 281 个(新增 35 个、修订 51 个)、指导原则 42 个(新增 12 个、修订 12 个);药用辅料收载 335 种,其中新增 65 种、修订 212 种。本版品种收载以临床应用为导向,不断满足国家基本药物目录和基本医疗保险用药目录收录品种的需求,进一步保障了临床用药质量。

2020 年版药典健全了国家药品标准体系。通过完善药典凡例以及相关通用技术要求,进一步体现药品全生命周期管理理念。结合中药、化药、生物制品各类药品特性,将质量控制关口前移,强化药品生产源头以及全过程的质量管理。逐步形成以保障制剂质量为目标的原料药、药用辅料和药包材标准体系,为推动关联审评审批制度改革提供技术支撑。

2020 年版药典扩大了成熟分析技术应用。新增聚合酶链式反应(PCR)法、DNA 测序技术指导原则等,推进分子生物学检测技术在中药饮片、动物组织来源材料、生物制品起始材料、微生物污染溯源鉴定中的应用;新增 X 射线荧光光谱法、单抗制品特性分析方法、采用转基因检测技术应用于重组产品活性检测等。

2020 年版药典提高了药品安全和有效控制要求。在安全性方面,进一步加强了对药材饮片重金属及有害元素、禁用农药残留、真菌毒素及内源性有毒成分的控制。加强了对化学药杂质的定性定量研究,对已知杂质和未知杂质分别控制。对注射剂等高风险制剂增订了与安全性相关的质控项目,如渗透压摩尔浓度测定等。加强了生物制品病毒安全性控制、建立了疫苗氢氧化铝佐剂及重组技术产品相关蛋白的控制。在有效性方面,建立和完善了中药材与饮片专属性鉴别方法,部分产品制定了与临床疗效相关的成分含量控制。结合通过仿制药质量与疗效一致性评价品种的注册标准,修订了药典相关标准的溶出度项目;进一步完善了化学药与有效性相关的质量控制要求。增订了人用聚乙二醇化重组蛋白及多肽制品、螨变应原制品和人用基因治疗制品总论等,重组类治疗生物制品增订相关蛋白检测及限度要求等。

本版药典在保持药典科学性、先进性和规范性的基础上,重点加强药品安全性和有效性的控制要求,充分借鉴国际先进的质量控制技术和经验,整体提升质量控制的要求,使《中国药典》的引领作用和技术导向作用进一步体现。

由以上情况可见,不仅每版药典在收载品种和剂型上不断增加,分析方法和检项也在随之增加,而且对于药品质量与质量标准研究的方法,也在不断地规范化和科学化。

二、从同一品种在不同时期的质量标准看药品质量标准的提高与进步

(一) 六味地黄制剂

国家标准的六味地黄丸的同处方制剂有:六味地黄丸、六味地黄片、六味地黄胶囊、六味地黄颗粒等。收载于《中华人民共和国卫生部药品标准中药成方制剂》第八册的六味地黄丸质量标准,[制法]项下是将所有生药共研成细粉后制备成丸剂,未收载任何实质性质量控制项目,甚至连[性状]项也没有。收载于《中国药典》(2000年版)一部的六味地黄丸,除规定了性状外,同时收载了显微特征鉴别和以丹皮酚对照品为对照的薄层色谱鉴别法,还收载了用吸收系数测定丹皮酚含量和用薄层色谱扫描法测定山茱萸中熊果酸的含量。收载于《中国药典》(2005年版)一部的六味地黄丸,则采用高效液相色谱法在不同色谱条件下,分别测定山茱萸中马钱苷和牡丹皮中丹皮酚的含量。收载于《中国药典》(2010年版)一部的六味地黄丸,仍采用高效液相色谱法在不同色谱条件下,分别测定酒萸肉中马钱苷和牡丹皮中丹皮酚的含量,但鉴别项下增加了以泽泻为对照药材的薄层色谱鉴别法。收载于《中国药典》(2015、2020年版)一部的六味地黄丸,同样采用高效液相色谱法在不同色谱条件下(流动相相同,检测波长不同)测定含量,但酒萸肉以莫诺苷和马钱苷总量计,牡丹皮仍以丹皮酚的含量计,且鉴别项下还收载了以莫诺苷和马钱苷对照品为对照的薄层色谱鉴别法。由此可见,通过不断的修改,使质量标准得到了本质的提高,达到可以控制药品质量又与临床相关的目的。

(二) 玄麦甘桔颗粒

玄麦甘桔颗粒是常用的中成药,其组成药味有玄参、麦冬、甘草、桔梗。收载于《中华人民共和国卫生部药品标准中药成方制剂》第九册的玄麦甘桔颗粒,收载有三个理化鉴别,其制法项下未规定制成总量。随着药品标准的发展,《中国药典》(2000、2005年版)中的玄麦甘桔颗粒,收载有玄参、麦冬、甘草次酸的薄层色谱鉴别;到《中国药典》(2010)年版,玄麦甘桔颗粒项下收载有玄参、麦冬的薄层色谱鉴别,但由于标准中仍然无制成总量的规定,不同生产企业的制成总量相差将近10倍;而《中国药典》(2020年版)则收载了玄参、甘草的薄层色谱鉴别,同时增加了哈巴俄苷、甘草酸的含量测定项并统一了制成总量。由此可以看出,随着药品标准的不断完善,药品的质量得到了更好的控制。

（三）益母草颗粒

益母草颗粒是益母草的单味药制剂。收载于《中华人民共和国卫生部药品标准中药成方制剂》第七册的益母草颗粒只有一个理化鉴别，收载于《中国药典》(2010 年版)一部的益母草颗粒则取消了专属性不强的理化鉴别，增加了一个盐酸水苏碱的含量测定，采用的是薄层扫描法，同时增加了一个通过含量测定项下的薄层板进行检视的鉴别的规定；《中国药典》(2015 年版)新增无糖型规格，质量标准项目未发生变化；《中国药典》(2020 年版)益母草颗粒则取消了水苏碱的薄层鉴别，增加了一个以益母草对照药材作为对照的黄酮类成分的薄层鉴别，盐酸水苏碱的含量测定方法由薄层扫描法修订为了重现性更好的高效液相色谱法，同时再次新增两个无糖型规格。因此，随着益母草药材物质基础研究的进步和色谱检测技术的提高，让益母草颗粒的质量控制项目更全面、质量标准的可操作性更强、药品质量更稳定。

（四）头孢唑肟钠

头孢唑肟钠是抗生素原料药，是《中国药典》(2010 年版)二部新增品种，设置的检验项目较为齐全。《中国药典》(2015 年版)对头孢唑肟钠原料药标准中诸多细节进行了修订，如溶解度试验中取消毒性较大的溶剂——三氯甲烷，鉴别(1)溶剂由水修订为磷酸盐缓冲液(pH 7.0)，并明确了可见异物、不溶性微粒和无菌项仅"供无菌分装用"的原料药需控制，细菌内毒素仅"供注射用"的原料药需控制，使标准更加合理。《中国药典》(2020 年版)对头孢唑肟钠原料药标准进行了较大修订，新增了起始物料 2- 乙基己酸的气相色谱检查法；有关物质项下，新增了灵敏度溶液与系统适用性溶液(2)，修订了供试品溶液与对照品溶液的浓度，并将检查方法由等度修订为梯度，同时增加了"二聚体"的限度要求为不得过 0.1%；为避免重复控制，删除了头孢唑肟钠聚合物检查项；另含量限度由不得少于 90.0% 修订为 92.5%~96.5%。随着对头孢唑肟钠的研究愈加深入，质量控制要求不断更新提升，头孢唑肟钠质量标准更加科学规范，也不断强化了药品的安全有效保障和质量可控性。

（黄 瑛 杨 蕾）

参考文献

［1］曹文庄. 国内外药品标准对比分析手册. 北京: 化学工业出版社, 2003.

［2］郑筱萸. 化学药品和治疗用生物制品研究指导原则. 北京: 中国医药科技出版社, 2002.

［3］国家药品监督管理局药品审评中心. 化学药物制剂研究基本技术指导原则.(2005-03-18)[2023-08-10]. https://www. cde. org. cn/zdyz/domesticinfopage?zdyzIdCODE=d1eca1ff7bff465d77f8048b8d270b5b.

［4］国家药品监督管理局药品审评中心. 中药、天然产物制剂研究技术指导原则.(2015-07-01)[2023-08-10]. https://www. cde. org. cn/zdyz/domesticinfopage?zdyzIdCODE=5b62b5d05cdd24c70f1c39041758c9d7.

［5］国家药典委员会. 国家药品标准工作手册. 4 版. 北京: 中国医药科技出版社, 2013.

［6］ICH 指导委员会. 药品注册的国际技术要求. 周海钧, 译. 北京: 人民卫生出版社, 2007.

［7］谢世昌. 中药注射剂指纹图谱标准及试行标准管理的意义和要求. 中国药品标准, 2000, 1 (4): 13-21.

［8］国家药品监督管理局. 关于印发《中药注射剂指纹图谱研究的技术要求 (暂行)》的通知. 中成药, 2000, 22 (10): 671.

［9］田恒康. 中药 (新药) 注射剂指纹图谱实例分析及评价 (提纲). 中国药品标准, 2000, 1 (4): 35-36.

［10］国家药品监督管理局. 仿制药质量和疗效一致性评价工作中改规格药品 (口服固体制剂) 评价一般考虑等 3 个技术指南.(2021-12-25)[2023-08-10]. https://www. nmpa. gov. cn/xxgk/ggtg/qtggtg/20170217105901435. html.

第七章
药物稳定性评价

第一节　药物稳定性评价的意义与内容

一、药物稳定性评价的意义

药物稳定性评价是考察药物在不同条件下其质量随时间变化的规律性,为药物的生产、包装、贮存、运输及使用提供依据,并提出药物的使用期限或有效期。

作为特殊商品的药品,必然有生产、流通、贮存、使用等环节,考虑在各个环节中,药物都将有可能遇到各种条件变化,为了保证其在各环节中的质量,有必要对药物进行稳定性评价。通常是将药物置于各种设置的条件下,设置能反映药物质量变化的合理项目,利用可靠的检验方法,科学的数据分析,得到被研究药物在各条件下的质量变化情况,从而对药物的稳定性进行科学的评价。对于药物稳定性研究,还包括稳定性影响因素、稳定性变化的机制、稳定性提升的措施与方法等。

《中国药典》(2020 年版)四部通则 9001 "原料药物与制剂稳定性试验指导原则"与有关稳定性研究的技术指导原则中,阐述原料药与药物制剂稳定性试验的目的是,通过对原料药和制剂在不同条件下(如温度、湿度、光照等)稳定性的研究,考察原料药或药物制剂质量随时间变化的规律,为药品的生产、包装、贮存、运输、使用提供科学依据,同时通过试验建立药品的有效期,以确保临床用药安全性和临床疗效。因此,稳定性研究是考察药物在一定贮存条件下的变化规律,通过系统的研究,认识和预测药物的稳定趋势。

药物的稳定性评价具有阶段性,通常从药物的临床研究开始,贯穿药物研究与开发的全过程,其不同阶段的评价具有不同的目的。

二、药物稳定性评价的内容

(一) 药物稳定性评价的主要内容

药物稳定性评价的主要内容包括:①药物稳定性的影响因素及其影响规律;②药物稳定性问题的机制;③提高药物稳定性的方法。

（二）新药注册申请的稳定性试验内容

对于新药研究中药物的稳定性，主要通过以下试验进行评价：

1. 影响因素试验　影响因素试验是在比加速试验更激烈的条件下进行药物稳定性的评价，目的是探索药物的固有稳定性、了解影响药物稳定性的因素及可能的降解途径和降解产物，为制备工艺筛选、包装材料和容器选择、贮存条件确定等提供依据，还可以为建立降解产物分析方法的适用性提供依据。

（1）高温试验：将供试品开口置适宜的洁净容器中，设置温度一般高于加速试验温度10℃以上，分别于0天、5天、10天、30天等取样，按稳定性重点考察项目进行检测，如有明显变化，则适当降低温度再同法试验，以确定药品的遇热稳定性。

（2）高湿试验：将供试品开口置恒湿密闭容器中，在25℃于相对湿度90%±5%条件下放置10天，分别于第5天和第10天取样，按稳定性重点考察项目进行检测，并同时考察吸湿、潮解性能。若吸湿增重5%以上，则在相对湿度75%±5%条件下再同法试验，以确定药品的抗潮能力。

（3）强光照射试验：将供试品开口置4 500lx±500lx条件下放置10天，分别于第5天和第10天取样，按稳定性重点考察项目进行检测，以确定药品的光照稳定性。

2. 加速试验　加速试验是在超常条件下进行，目的是通过加快拟市售包装中药品的化学或物理变化速度来考察药品稳定性，对药品在运输、保存过程中可能会遇到短暂的超常条件下的稳定性进行模拟考察，初步预测药品在规定的贮存条件下长时间内的稳定性。

加速试验的具体做法为：将三批市售包装样品，在温度40℃±2℃，相对湿度75%±5%条件下放置6个月，于1、2、3、6月末分别取样一次，按稳定性重点考察项目进行检测。如在此期间供试品经检测不符合质量标准要求，则应在温度30℃±2℃，相对湿度65%±5%条件下同法试验。

对温度特别敏感的药物，可在温度25℃±2℃，相对湿度60%±5%条件下同法试验。

3. 长期试验　长期试验是在药品上市规定的贮存条件下进行，目的是考察药品在运输、保存、使用过程中的稳定性，能直接地反映药品稳定性特征，是确定药品有效期和贮存条件的最终依据。长期试验时间，应涵盖所预期药品的有效期。

长期试验的具体做法为：将三批市售包装样品，在温度25℃±2℃，相对湿度60%±5%条件下放置，于0、3、6、9、12月末分别取样一次，按稳定性重点考察项目进行检测，12个月以后，仍须继续考察的，分别于18、24、36月末取样检测。

对温度特别敏感的药物，可在温度为5℃±3℃条件下进行上述长期试验。

第二节　药物稳定性评价的基本要求

一、稳定性评价用样品的要求

为了使稳定性评价结果能代表该药物的真实稳定情况，要求供稳定性评价研究的样品必须具备一定的条件。

(一) 稳定性评价用原料药的要求

稳定性评价用原料药的合成工艺路线、方法、步骤与大生产一致,具有一定规模生产的,供试品量相当于制剂稳定性试验要求的批量。

(二) 稳定性评价用制剂的要求

稳定性评价用制剂应该是处方和工艺与大生产一致的放大试验的产品。片剂与胶囊等为 10 000 个制剂单位,大体积包装制剂每批放大规模至少为各项试验所需总体积的 10 倍。

二、稳定性评价用样品包装条件的要求

将影响因素试验用样品为裸露情况下,将一批样品置于开口容器中,摊成 ≤5mm 厚的薄层,疏松原料药摊成 ≤10mm 厚的薄层,进行试验。

注意:加速试验与长期试验用样品均为三批,原料药均采用模拟小桶,其所用材料与封装条件应与大桶一致,制剂采用拟市售包装。

第三节 药物稳定性试验的评价

一、项目选择的评价

《中国药典》(2020 年版) 四部通则 9001 "原料药物与制剂稳定性试验指导原则" 项下,列出了原料药和各种不同制剂稳定性重点考察项目,即重点评价项目。其中《中国药典》(2020 年版) 四部通则 9001 "原料药物与制剂稳定性试验指导原则" 所列的关于药品稳定性的评价项目见表 7-1。

表 7-1 原料药物与制剂稳定性重点评价项目参考表

剂型	稳定性考察项目
原料药	性状、熔点、含量、有关物质、吸湿性以及根据品种性质选定的考察项目
片剂	性状、含量、有关物质、崩解时限或溶出度或释放度
胶囊剂	性状、含量、有关物质、崩解时限或溶出度或释放度,水分,软胶囊要检查内容物有无沉淀
注射剂	性状、含量、pH 值、可见异物、不溶性微粒、有关物质,应考察无菌
栓剂	性状、含量、融变时限、有关物质
软膏剂	性状、均匀性、含量、粒度、有关物质
乳膏剂	性状、均匀性、含量、粒度、有关物质、分层现象
糊剂	性状、均匀性、含量、粒度、有关物质
凝胶剂	性状、均匀性、含量、有关物质、粒度,乳胶剂应检查分层现象
眼用制剂	如为溶液剂,应考察性状、可见异物、含量、pH 值、有关物质;如为混悬液,还应考察粒度、再分散性;洗眼剂还应考察无菌;眼丸剂应考察粒度与无菌

续表

剂型	稳定性考察项目
丸剂	性状、含量、有关物质、溶散时限
糖浆剂	性状、含量、澄清度、相对密度、有关物质、pH 值
口服溶液剂	性状、含量、澄清度、有关物质
口服乳剂	性状、含量、分层现象、有关物质
口服混悬剂	性状、含量、沉降体积比、有关物质、再分散性
散剂	性状、含量、粒度、有关物质、外观均匀度
气雾剂（非定量）	不同放置方位（正、倒、水平）有关物质、揿射速率、揿出总量、泄漏率
气雾剂（定量）	不同放置方位（正、倒、水平）有关物质、递送剂量均一性、泄漏率
喷雾剂	不同放置方位（正、倒、水平）有关物质、每喷主药含量、递送剂量均一性（混悬型和乳液型定量鼻用喷雾剂）
吸入气雾剂	不同放置方位（正、倒、水平）有关物质、微细粒子剂量、递送剂量均一性、泄漏率
吸入喷雾剂	不同放置方位（正、倒、水平）有关物质、微细粒子剂量、递送剂量均一性、pH 值、应考察无菌
吸入粉雾剂	有关物质、微细粒子剂量、递送剂量均一性、水分
吸入液体制剂	有关物质、微细粒子剂量、递送速率及递送总量、pH 值、含量、应考察无菌
颗粒剂	性状、含量、粒度、有关物质、溶化性或溶出度或释放度
贴剂（透皮贴剂）	性状、含量、有关物质、释放度、黏附力
冲洗剂、洗剂、灌肠剂	性状、含量、有关物质、分层现象（乳状型）、分散性（混悬型）、冲洗剂应考察无菌
搽剂、涂剂、涂膜剂	性状、含量、有关物质、分层现象（乳状型）、分散性（混悬型）、涂膜剂还应考察成膜性
耳用制剂	性状、含量、有关物质、耳用散剂、喷雾剂与半固体制剂分别按相关剂型要求检查
鼻用制剂	性状、pH 值、含量、有关物质，鼻用散剂、喷雾剂与半固体制剂分别按相关剂型要求检查

注：有关物质（含降解产物及其他产物所生成的产物）应说明其生成产物的数目及量的变化，如有可能应说明有关物质中何者为原料中的中间体，何者为降解产物，稳定性试验重点考察降解产物。

由表 7-1 可见，在这些稳定性评价项目中，有根据各种剂型各自特点规定的项目，并根据药品特点和质量控制的要求，尽量选择能灵敏反映药品稳定性的项目。如：原料药的熔点、吸湿性；口服固体制剂的溶出度；注射剂的 pH 值、澄明度；口服混悬剂的沉降体积比、再分散性；粉雾剂的排空率、雾粒分布等。在这些评价项目中，也有各种剂型共同的性状、有关物质和含量等。

稳定性评价中的有关物质项，在药物稳定性评价中受到了相当程度的重视，尤其是其中的降解产物，要求该项下要提供杂质峰或杂质斑点的数目和量的变化。虽然这些变化的结果,可能对药物是否符合质量标准规定不产生结果上的差异,但可以反映药物的质量变化趋势,特别是当有新的降解产物出现时,研究者很有必要进行进一步研究。此外,有关物质包含了原料药中的中间体和降解产物,由于降解产物在贮存过程中发生变化的可能性最大,所以降解产物也应该是稳定性评价中有关物质的重点考察内容。

值得注意的是,原料药考察项目中有"根据品种性质选定考察项目"这一规定,也就是说当原料药结构不同时,其理化性质差别很大,合成路线也不同,反映药物稳定性情况的项目也会随之而变。例如,贮存过程中旋光性可能有变化的原料药,应考虑是否增加其光学活性考察的项目;特定晶型、且贮存过程中晶型可能有变化的药物,应考虑是否增加晶型考察的项目等。

二、样品分析方法的评价

不仅稳定性评价所选择项目要能反映和代表药物的质量及其质量变化情况,而且执行检测这些项目的分析方法,也要能达到该项目检测的目的,并需进行分析方法的验证。例如,有关物质检查项下所使用的分析方法,最好是用实验证明能检出不同情况下的降解产物,药品的主成分峰或主斑点与各破坏条件下产生的相邻杂质峰或杂质斑点的分离度能达到要求,同时检出灵敏度也要达到一定要求,以确保各杂质的检出。在进行某药物的检测色谱条件研究时,可采用酸、碱、氧化、光、热等剧烈条件下对样品进行破坏,用破坏后的样品考察其分离度能否达到要求。除某些药物的分析方法应具有专属、灵敏的要求外,一般药物中的杂质含量的计算方式,则要根据杂质的具体情况而定,对已知杂质和毒性杂质,可用杂质对照品定位。无法得到该杂质对照品时,可用杂质的相对保留时间定位,当已知杂质与药物的主要成分的相对校正因子在 0.9~1.1 范围内时,可用主成分自身对照法计算杂质量,当超出此范围时,宜用对照品对照法计算杂质量。

三、图谱与照片的评价

稳定性试验中有关物质检查项下,常采用色谱法。因此,常常要用图谱或照片来说明杂质存在情况和量(所附图谱或照片必须符合要求)。

图谱上要有必要的参数,药物主成分与相邻杂质峰的分离度要达到要求,进样量或检测器灵敏度要能检出存在杂质。

照片上各点标注应清晰,主斑点与相邻杂质斑点分离度要达到要求,点样量要足够。

四、检测数据的评价

按照选定的评价项目与建立的评价方法对被评价药物进行检测后,可以得到一系列的测定数据,通过对这些数据的评价,可以了解药物稳定性。

药物稳定性的影响因素试验是在剧烈条件下进行的,以了解影响药物稳定性的因素及可能的降解产物,为药品生产、包装、贮存条件和建立降解产物分析方法提供科学依据。当试验发现降解产物有明显变化时,应考察其潜在的危害性,必要时对降解产物进行定性、定量分析。

加速试验是在超常条件下进行,目的是通过加速药物的化学变化或物理变化,探讨药物的稳定性,为药品审评、剂型设计、药品包装、运输、贮存提供必要条件。

长期试验是在接近药物实际贮存条件下进行，目的是为制订药物有效期提供依据。一般应在 95% 置信区间进行统计分析，可得出药物合理的有效期。例如，当对三批药物的三个有效期进行的统计分析结果差别较小时，则可取其平均值为该药物有效期；若差别大则取最短的为有效期。如测定结果变化很小，说明药物稳定，可不作统计分析。

五、直接接触药品包装材料选择的评价

根据药物稳定性试验检测数据与结果，应能得出直接接触药品的包装材料选择是否恰当的结论。

当药品包装材料选择恰当时，长期试验与加速试验结果显示各考察时间点的各项目结果无明显变化。对于影响因素试验而言，当药物在裸露条件下进行试验时，有的项目可能变化明显，甚至有的项目不符合规定；而将包装好后的同种药物再作同样试验时，会得出各考察条件下，各取样时间点的各个考察项目无明显变化的结果。

当药品包装材料选择不当时，长期试验与加速试验结果显示各考察时间点的各项目结果有可能无明显变化，也有可能出现明显变化。对于影响因素试验而言，当在裸露条件下进行试验时，有的项目可能变化明显甚至有的项目不符合规定，而将包装好后的同种药物再作同样试验时，仍然可出现有的考察条件下、有的取样时间点或有的考察项目出现明显变化的情况。

总之，一般先根据影响因素试验结果，初步确定包装材料和容器，结合加速试验和长期试验的稳定性研究的结果，进一步验证采用的包装材料和容器的合理性。

第四节　使用期限与贮存期的统计计算

利用加速试验预测药物贮存期方法有两大类：恒温法和程序升温法。

一、恒温法

(一) 经典恒温法

经典恒温法是根据反应动力学方程和 Arrhenius 指数规律，按药物或其制剂对热稳定的情况选择几个较高的温度（一般为 4~5 个温度，每个温度至少 8 个点），使样品分别在这几个温度下恒温降解，定时抽测含量或与之有关的某一物理性质。然后以浓度的某一函数 $f(c)$（零级反应为 c，一级反应为 $\ln c$，二级反应为 $-1/c$）为纵坐标，时间 t 为横坐标作图，求得药物在各试验温度下的反应速率常数 k，再根据 Arrhenius 公式作 $\ln k$-$1/T$ 图，将直线外推到室温，即可得室温的速率常数 k。将 k 值代入动力学方程，就能求得药物在室温下降解一定百分率所需的时间，即有效期。

当不知道反应级数时，可对 Arrhenius 公式作如下变通应用：测定反应物消耗一定分数所需的时间 t_α，用 $\ln t_\alpha$ 代替 $\ln k$ 对 $1/T$ 作直线图（此时直线的斜率为 E_a/R），以计算反应的活化能或预测药物的贮存期。

(二) 初匀速法

初匀速是指反应开始阶段的平均速率，即反应开始阶段单位时间内药物含量的变化。

设在某温度 T 进行反应,药物的原始含量为 c_0,时间 t 后的含量为 c,则反应的初速率 V_0 表达式见式(7-1):

$$V_0=(c_0-c)/t \qquad 式(7-1)$$

若在不同温度 $T_1,T_2\cdots\cdots T_i$(一般 i 为 8~9)做 i 次实验,得各初速率分别为 $V_{01},V_{02}\cdots\cdots V_{0i}$。以 $\ln V_0$ 对 $1/T$ 作图,得一直线,其表达方程式见式(7-2):

$$\ln V_0=\ln A-E_a/RT \qquad 式(7-2)$$

式(7-2)与 Arrhenius 方程相似,只是以 V_0 代替 k_0,从直线外推至室温的 V_0,进而可求出药物的有效期。

(三) 温度指数法

此法是根据 Arrhenius 指数规律建立起来的。设药物在室温 T_0、低温 T_1 和高温 T_2 降解 10% 的时间分别为 t_0、t_1 和 t_2,从 Arrhenius 指数规律可导出式(7-3):

$$t_0=t_1(t_1/t_2)^a \qquad 式(7-3)$$

式(7-3)中,a 称为温度指数,可由已知的 T_0、T_1 和 T_2 求出,即式(7-4):

$$a=T_2(T_0-T_1)/T_0(T_1-T_2) \qquad 式(7-4)$$

(四) Q_{10} 法

根据 Van't Hoff 规则,Q_{10} 的定义为温度增加 10℃,反应速率增加的比值。以式(7-5)表达:

$$Q_{10}=k_{T+10}/k_T \qquad 式(7-5)$$

设 $t_{10.9}$ 与 $t_{20.9}$ 分别表示在温度 T_1 和 T_2 降解 10% 所需的时间,k_2 与 k_1 分别表示温度 T_2($T_2=T_1+\Delta T$)和 T_1 时的速率常数。因为,

$$k_2/k_1=t_{10.9}/t_{20.9} \qquad 式(7-6)$$

故 $\qquad t_{10.9}/t_{20.9}=Q_{10}(T_2-T_1)/10 \qquad 式(7-7)$

通过两个温度下进行加速试验,求出速率常数后,Q_{10} 便可按式(7-7)算出。

在上述恒温法中,经典恒温法得出的结果准确,计算简单,但试验工作量和药品的消耗量大,试验周期长。为克服这些缺陷,又发展起了程序升温法。

二、程序升温法

程序升温法的最大优点是一次连续试验可得全部数据,既节约时间,又简化操作。必要时采用电子计算机或可编程电子计算器解决计算的问题。

对不同级数的化学反应,其微分速率方程式见式(7-8):

$$-\frac{dc}{c^n}=kdt \qquad 式(7-8)$$

积分后得式(7-9):

$$f(c)=-\int_0^t kdt+f(c_0) \qquad 式(7-9)$$

式(7-9)中,浓度函数 $f(c)$ 与反应级数 n 有关,对零级、一级和二级反应而言,$f(c)$ 分别为 c、$\ln c$ 和 $-1/c$。将 Arrhenius 公式 $k(T)=k'\cdot\exp\left[\dfrac{E_a}{R}\left(\dfrac{1}{T'}-\dfrac{1}{T}\right)\right]$ 和升温规律公式(例如线性升温法的升温规律公式:$T=T_0+at$),代入式(7-9),得式(7-10):

$$f(c) = - \int_0^t k' \cdot \exp\left[\frac{E_a}{R}\left(\frac{1}{T'} - \frac{1}{T_0+at}\right)\right]dt + f(c_0) \qquad 式(7-10)$$

式(7-10)中，T' 和 k' 分别为某一特定温度和在这一温度下的速率常数，为计算简便，可令其为 298.15K 和 $k_{298.15}$。可以证明，式(7-10)右边的积分函数为不可积分函数，可采用数值积分法(例如辛普森积分法)积分。对其他各类程序升温法，只需将各自的升温规律公式代入式(7-9)即可。

由于被积分函数中含活化能 E_a 这一未知数，需先在一定范围内假定一个 E_a 值代入计算。若假定的 E_a 值正确，则 $k_{298.15}$ 为一常数，可提出积分号之外，得式(7-11)：

$$f(c) = -k_{298.15} \int_0^t \exp\left[\frac{E_a}{R}\left(\frac{1}{298.15} - \frac{1}{T_0+at}\right)\right]dt + f(c_0) \qquad 式(7-11)$$

根据式(7-11)，以浓度函数 $f(c)$ 对积分值 $-\int_0^t \exp\left[\frac{E_a}{R}\left(\frac{1}{298.15} - \frac{1}{T_0+at}\right)\right]dt$ 回归，将得一直线，其斜率为 $k_{298.15}$，截距为 $f(c_0)$。若假定的 E_a 值不正确，则 $k_{298.15}$ 将不是一个常数，上述直线将发生弯曲，回归的相关系数将降低。在一定范围内假定若干个不同的 E_a 值代入进行计算，以回归的相关系数 r 大者为优，并视能使 r 达最大值的 E_a 假定值为其真实值。为减少计算次数和迅速地逼近真实值，可采用优选法(例如 0.618 法)对 E_a 假定值进行筛选。由于计算量很大，一般需用计算机或可编程电子计算器进行计算。

例 7.1　维生素 C 片在贮存过程中的含量变化远不如颜色变化明显，表面反射率 Ref (440nm)与时间 t 的关系符合一级反应规律，且当 Ref 降低至 70% 时，其溶液的吸收度(440nm)达《中国药典》(2020 年版)规定维生素 C 片的合格限 0.07。现以反射率的变化来反映维生素 C 的降解，浓度函数取 lnRef，以 Ref 降低至 70% 为合格限，采用线性升温加速试验来预测其贮存期，试验初始温度 T_0=323.15K，升温速率 a=0.117 187 5K/h，定时抽样，测得不同时刻样品表面反射率 Ref 见表 7-2，求在室温(25℃)下的贮存期。

表 7-2　维生素 C 片不同时刻样品表面反射率 Ref 测定结果

时间 /h	温度 /℃	Ref/%	lnRef	$-\int_0^t \exp\left[\frac{E_a}{R}\left(\frac{1}{298.15} - \frac{1}{T_0+at}\right)\right]dt^*$/h
0	50.0	90.87	−0.097 54	0
120	64.1	89.14	−0.114 96	−5 350
192	72.5	84.77	−0.165 23	−14 824
240	78.1	80.55	−0.216 29	−27 033
264	80.9	78.27	−0.245 01	−35 990
288	83.7	73.28	−0.310 88	−47 561
312	86.6	70.39	−0.351 12	−62 447
324	88.0	67.10	−0.398 99	−71 399
336	89.4	63.32	−0.456 97	−81 524
360	92.2	57.60	−0.551 65	−105 877

注：$^*E_a$=94.91kJ/mol。

解:线性升温法的升温规律公式为:

$$T=T_0+at$$

式中,T_0 为试验初始温度,a 为升温速率。

根据式(7-11),在 50~150kJ/mol 范围内对 E_a 进行优选,采用辛普森积分法计算积分值 $-\int_0^t \exp\left[\dfrac{E_a}{R}\left(\dfrac{1}{298.15}-\dfrac{1}{T_0+at}\right)\right]\mathrm{d}t$,结果表明,在 E_a=94.91kJ/mol 时,r 达最大值 0.998 8,见图 7-1(A)。

由 $\ln Ref$ 对 $-\int_0^t \exp\left[\dfrac{E_a}{R}\left(\dfrac{1}{298.15}-\dfrac{1}{T_0+at}\right)\right]\mathrm{d}t$ 回归,见图 7-1(B),可得直线的斜率:

$$k_{298.15}=4.307\times10^{-6}\mathrm{h}^{-1}$$

由截距可得:

$$\ln Ref_0=0.097\,54$$

则该药物室温下的贮存期为:

$$t_{0.7}=(\ln Ref_0-\ln0.7)/k_{298.15}=60\,532\mathrm{h}=6.9\ 年$$

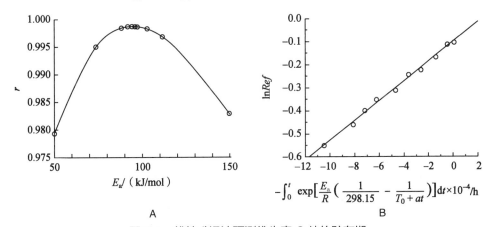

图 7-1 线性升温法预测维生素 C 片的贮存期

第五节 药物稳定性评价方法进展

一、程序升温加速试验法

用程序升温加速试验法预测药物的贮存期始于 20 世纪 60 年代。与经典恒温加速试验法相比,程序升温加速试验法可以节省时间,减少试验工作量。由于受当时技术和设备条件的限制,在常规的程序升温加速试验中,升温规律是以控温装置简单(线性升温)和计算方便(倒数升温和对数升温)为原则,而无暇顾及试验的科学性和合理性。

Borchardt 和 Daniels 最早在 1957 年提出,将差示热分析应用于化学动力学均相反应的研究,导出差示热分析曲线的形状与反应动力学参数之间的关系式。这个方法只需对样品进行一次实验即可同时得到活化能及不同温度下的反应速率常数 k,快速简便。但它的缺点是需要在非线性曲线的点上作斜率,以估计 k 值,误差大。

(一) 对数升温法雏形

1963 年,Rogers 首先将变温动力学方法应用于药物稳定性研究。控制温度 T 与时间 t 的关系为式(7-12):

$$1/T_0 - 1/T_t = a\ln(1+t) \qquad 式(7-12)$$

式(7-12)中,T_0 为反应开始时的温度,T_t 为时间 t 时的温度,a 为常数(其值可按需要选择)。此法一次实验就可估计出活化能 E_a 值及 k 值。该法简单方便,不需要特殊仪器。但是需要人工手调温度,其上升温度不易模拟准确。另外,在整个实验温度范围内,活化能必须与温度无关。

(二) 倒数升温法雏形

1965 年,Eriksen 等提出另一种升温方法——倒数升温法,其温度与时间的关系为式(7-13):

$$1/T_0 - 1/T_t = at \qquad 式(7-13)$$

a 为常数(升温系数)。该法须用减速凸轮进行反比加热模拟,装置复杂。

(三) 线型变温法雏形

线型变温法是变温法中最简便易行的一种。其温度与时间的关系为式(7-14):

$$T_t = T_0 + at \qquad 式(7-14)$$

a 为常数(升温系数)。此法比其他变温法变温规律简单,仪器容易模拟,数据处理亦不复杂。使用线型变温法如何设计一个合理的实验方案,这是个关键的问题,即如何根据不同药物的不同稳定性,选择恰当的 a 及 T_0,使误差最小。

在以上三种常规的程序升温加速试验中,数据处理方法存在一些缺点,影响计算结果的准确度,所用的控温仪器都采用了机械传动装置,尤其是非线性程序升温仪器中所用的非线性凸轮,形状复杂,加工困难,其控温精度和可靠性都难以保证。

由于电子计算机的普及,程序升温加速试验的计算方法和控温装置都得到了改进,用优选法处理倒数升温和对数升温,用优选法和辛普森数值积分法处理线性升温加速试验数据。在这些新算法中,没有作任何近似处理,克服了原有算法的缺点,使试验结果更为准确可靠。

(四) 指数升温法

与经典恒温法一样,程序升温法也是以 Arrhenius 公式为基础,在较高的温度下进行加速试验,外推求得室温贮存期。为使试验结果准确,应使温度变化范围尽可能地大一些。除此之外,还希望在高温和低温范围内,样品的降解程度尽可能一致,这样才能有效地利用全部温度变化范围。为此,有人提出了指数升温法。在这一新的程序升温方法中,温度每升高 10°C,升温速率将增大 2~4 倍,使药物在高温和低温范围内的降解程度尽可能一致,提高了试验准确度。指数升温法采用单因素优选法和数值积分法处理试验数据,避免了任何近似处理,使计算结果准确可靠。与线性升温、倒数升温和对数升温加速试验进行了对比,结果表明,指数升温法的准确性优于其他三种升温法。

(五) 程序升降温法

在程序升温药物稳定性试验中,反应级数的确定是一难点。1981 年 Yang 曾通过模拟试验从理论上指出,对于较稳定(贮存期约为 2 年)的药物,程序升温加速试验不能确定其反应级数。1991年Kipp等在研究较稳定的药物时,另采用恒温加速试验来确定其反应级数,这无疑增加了试验工作量,没有真正发挥出程序升温法的优点。Kipp等还指出,只有对不稳定的药物(这些药物在试验中可以几乎完全降解)才能用程序升温加速试验确定反应级数。

通过电子计算机模拟程序升温加速试验,研究者从理论上阐明了常规的程序升温法不能确定药物降解反应级数的原因。研究者认为同一组数据可由不同的反应级数和活化能的组合所拟合。而解决这一问题的关键,是在一个变温程序中包含升温和降温部分。据此,研究者提出了一种新的程序变温方法——程序升降温法。利用这种方法,可以真正做到只通过一次程序变温加速试验,就获得包括反应级数在内的药物降解的动力学参数,且确定反应级数的能力与恒温法相近似。

二、固体药物稳定性评价方法

对固体药物及其剂型的稳定性目前研究得不多,因为它与溶液有不同的特点。固体状态的药物分子相对固定,不像溶液可以自由移动;一些易氧化的药物,氧化作用往往限于固体表面,而将内部分子保护起来,以致表里变化不一。系统不均匀性、多相系统(气相、液相和固相),数据的重现性是不可靠的,说明了研究固体药物及其剂型的稳定性是一件十分复杂的工作。

同时,对固体制剂来说,测定药物的含量一般有两类方法。第一类方法是将固体药物溶于某种溶剂后测定溶液中药物的含量,这类方法不能区别药物表面与内部的含量差别,而且操作比较麻烦。第二类方法是在固体状态直接测定,这类方法有漫反射光谱法、差热分析法和差示扫描量热法等。

对于药物固体分解已有了大量的动力学研究,主要的动力学原理有:成核作用理论、液层理论和局部化学反应原理。但这些理论都各有其局限性。

温度和水分是影响固体药物稳定性的两个主要因素。它们往往同时影响稳定性,一般分解速率随湿度、温度的增大而增大。固体药物分解分为诱导期、加速期和衰变期。大部分分解曲线呈S形。拟合这些降解曲线,主要有两种模型。

(一) Prout-Tompkins 模型

对于固体药物的降解,类似于S形曲线的情况,多用Prout-Tompkins模型进行解释。该模型假设降解过程由组成物和活性反应中心的增长来控制。Prout-Tompkins假设反应的可能性与反应中心的数目成正比,并假设了反应中心的繁殖概率α和终止概率β。如果初始反应中心数目为N_0,时间t时为N,则有式(7-15):

$$dN/dt = \gamma(N_0-N) \tag{式(7-15)}$$

t时刻,消耗的反应中心数目为(N_0-N)。如果不考虑反应中心的湮灭,式(7-15)可被积分为式(7-16):

$$N=N_0[1-\exp(-\gamma t)] \approx N_0\gamma t \tag{式(7-16)}$$

对于小的kt值,这个近似值是有效的。它的微分式为式(7-17):

$$dN/dt = \gamma N_0 \tag{式(7-17)}$$

然而,由于每个反应中心都有繁殖概率α,且繁殖也可能湮灭(湮灭概率为β),式(7-17)改写为式(7-18):

$$\mathrm{d}N/t = (\alpha-\beta)N \qquad\qquad 式(7\text{-}18)$$

其中，α、β 是时间 t 和降解摩尔分数 x 的函数。因此式(7-18)不能直接积分。在 $x=0.5$ 时，$\alpha=\beta$；$t=0$（$x=0$）时，$\alpha=1$，$\beta=0$；$\beta=2x\alpha$ 应是一个较为合理的函数模型。因此，有式(7-19)：

$$\mathrm{d}N/\mathrm{d}t = \alpha(1-2x)N \qquad\qquad 式(7\text{-}19)$$

降解速率假设与反应中心的数目成正比，有式(7-20)：

$$\mathrm{d}x/\mathrm{d}t = \gamma N \qquad\qquad 式(7\text{-}20)$$

则有式(7-21)：

$$\frac{\mathrm{d}N}{\mathrm{d}t}=\frac{\mathrm{d}N}{\mathrm{d}x}\frac{\mathrm{d}x}{\mathrm{d}t}=\frac{\alpha(1-2x)}{\gamma}\frac{\mathrm{d}x}{\mathrm{d}t} \qquad\qquad 式(7\text{-}21)$$

因此：

$$N=(\alpha/\gamma)(x-x^2) \qquad\qquad 式(7\text{-}22)$$

假设 $N_0 \ll N$，$N=0$ 即意味着 x 近似为 0，得到式(7-23)：

$$\ln[x/(1-x)]=kt+D \qquad\qquad 式(7\text{-}23)$$

式中，D 是一个延迟时间项，与温度、湿度无关。故 $\ln[x/(1-x)]$ 对时间 t 拟合为线性关系。符合此公式的药物包括氨基水杨酸、阿司匹林等。

（二）$x=kt^n$ 模型

Yoshioka 等在进行药物温度和湿度稳定性研究时，提出用 $x=kt^n$ 拟合降解曲线，对某些药物来说，比用 Prout-Tompkins 等式拟合效果更佳。

两种模型中，速率常数 k 都与温度和湿度有关。目前有报道的两种经验公式见式(7-24)和式(7-25)：

$$k=A\cdot\exp(-E_a/RT)\cdot\exp(mRH) \qquad\qquad 式(7\text{-}24)$$

$$k=A\cdot\exp(-E_a/RT)\cdot P^s \qquad\qquad 式(7\text{-}25)$$

式(7-24)和式(7-25)中，RH 为相对湿度，P 为水蒸气压，T 为热力学温度，A 为指前因子，E_a 为活化能，m、s 为与湿度有关的常数。

研究环境相对湿度对固体药物稳定性的影响，对提高药物稳定性、提供合理的贮存条件和预测药物的贮存期等都有重要的理论和实用意义。然而，由于试验方法及技术上的复杂性，目前国内外在湿度对药物稳定性影响方面的研究无论从理论上及应用上均远不如对热降解反应的研究详尽，许多药物对湿度的稳定性尚待研究。

目前国内外在固体药物动力学研究中，都采用经典恒温恒湿加速试验。通常是选择 4~6 个试验温度和 6~8 个试验湿度，总共需做数十次试验（试验次数 = 温度×湿度数），每次试验通常又需取样 8~10 次。有人设想，在研究药物对热稳定性时，采用程序升温加速试验来代替恒温加速试验，具有减少试验次数的优点。那么，在研究药物对湿度的稳定性时，若能在依次加速试验中按一定的规律连续增大相对湿度，也可能具有同样的优点。从理论上分析，有用两次试验来取代目前的数十次试验的可能性。一次是在恒湿条件下进行的程序升温加速试验，以获得与温度有关的动力学参数，另一次是在恒温条件下进行的程序增湿加速试验，以获得与湿度有关的动力学参数。这样就可以由此预测药物在指定温度和湿度下的贮存期。

（黄瑛　杨蕾）

参考文献

［1］ ERIKSEN S P, BIRD H E. Heater control of nonisothermal temperature studies. J Pharm Sci, 1965, 54: 455-456.

［2］ GENTON D, KESSELRING U W. Effect of temperature and relative humidity on nitrazepam stability in solid state. J Pharm Sci, 1977, 66 (5): 676-680.

［3］ YOSHIOKA S, SHIBAZAKI T, EJIMA A. Stability of solid dosage forms. Ⅰ. hydrolysis of meclofenoxate hydrochloride in the solid state. Chem Pharm Bull, 1982, 30 (10): 3734-3741.

［4］ CARSTENSEN J T, ATTARCHI F, HOU X P. Decomposition of aspirin in the solid state in the presence of limited amounts of moisture. J Pharm Sci, 1985, 74 (7): 741-745.

［5］ YOSHIOKA S, UCHIYAMA M. Nonlinear estimation of kinetic parameters for solid-state hydrolysis of water-soluble drugs. J Pharm Sci, 1986, 75 (5): 459-462.

［6］ ZHAN X C, JIANG J Y, LIU S C, et al. Computer-controlled heating system and new computation for reciprocal heating stability experiment. Int J Pharm, 1995, 115 (2): 167-173.

［7］ LI L L, ZHAN X C, LI K, et al. Influence of light and heat on the stability of rotundine sulfate injection. J Pharm Sci, 2001, 90 (10): 1497-1504.

［8］ ZHAO Q, ZHAN X C, LI L L. Programmed humidifying in drug stability experiments. J Pharm Sci, 2005, 94 (11): 2531-2540.

［9］ 国家药典委员会. 中华人民共和国药典: 2020 年版. 北京: 中国医药科技出版社, 2020.

第八章
药物非临床安全性评价

随着科学技术、化学工业和制药工业等的迅速发展,新药不断问世并涌向市场,这虽给人类带来文明和疾病治疗上的福音,但亦带来了环境的污染和对人体的伤害。回顾新药评价的历史,许多的药害事件,绝大多数是由于没有进行或未充分进行非临床安全性评价造成的,尤其是 20 世纪 60 年代初的"反应停"惨案,是因未能进行完善的多种动物的致畸试验,孕妇因妊娠反应服用有镇静作用的反应停(沙利度胺),而造成约 1.2 万名出生缺陷的婴儿,引起了世界各国的极大震动。现代医学鼻祖、瑞士医生巴拉塞尔萨斯最早提出"万物皆有毒,关键在剂量",是指没有一种物质在任何条件下是对人体无害的,更何况是用来预防、治疗和诊断疾病用的药物。因此,如何使研制出来的新药,在临床上对患者显示良好的治疗作用,而不产生伤害作用,或能及时认识和掌握处理其有害作用的对策,从而保障用药的安全,是非临床安全性评价需要研究的重要内容。这一问题在"反应停"事件后,为确保人类用药安全而得以逐步完善。至 20 世纪 90 年代,美国、欧盟、日本共同发起组织的人用药品注册技术要求国际协调会议(the International Conference on Harmonization of Technical Requirements for Registration of Pharmaceuticals for Human Use,ICH,1995),其内容之一是对药物非临床安全性评价研究技术要求的协调,ICH 的成立是药物研究技术要求的国际统一化,反映了当前世界毒理学发展现状,对于非临床安全性评价研究具有重大的指导意义和现实意义。2015 年 10 月 23 日,ICH 更名为人用药品技术要求国际协调理事会(the International Council for Harmonisation of Technical Requirements for Pharmaceuticals for Human Use,ICH)。2017 年 6 月 19 日,中国国家食品药品监督管理总局(CFDA)成为 ICH 正式成员。

虽然药物非临床安全性评价研究非常重要,但因其准确性受多种因素的影响,而存在一定的局限性。诸如药物反应,人与动物存在着种属差异(头晕、头痛、耳鸣等主观性感觉的毒性反应动物无法描述);又如遵循 3R 原则,用于研究的实验动物数量总是有限的,往往不太可能满足毒性反应概率(P)达到 $P=0.05$ 或 $P<0.05$、0.01 的实验动物数量(动物数应分别需 58、299、2 995 只)等。因此,不能将动物实验的评价结果直接外推到人体。不过,从新药非临床安全性评价发展的历史看,随着相关学科的发展,新药非临床安全性评价亦将迅速的发展,绝不会停留在一个固定的水平上,相关管理部门通过管理要求的提高、评价过程的规范

来促进研究水平提升。而研究者也将努力提升具体评价方法的预测能力,并探求实验动物评价结果外推至人的方法。

第一节 药物非临床安全性评价的基本要求

新药非临床安全性评价研究,是为了充分揭示药物可能产生的毒性,使所得的实验数据适合于对人的危害性及危害程度的实际评价,从而淘汰危害性大的,保留危害性小的,甚或没有危害的理想的新药,使其真正成为人类与疾病斗争的有力武器。根据我国发布的系列药物非临床安全性研究技术指导原则及系列药物毒性研究技术指导原则的要求,应该遵循下列新药非临床安全性试验诸多方面的相关要求。

一、《药物非临床研究质量管理规范》

《药物非临床研究质量管理规范》(GLP)是国家相关管理部门颁布的管理规范,是指有关非临床安全性评价研究机构运行管理和非临床安全性评价研究项目试验方案设计、组织实施、执行、检查、记录、存档和报告等全过程的质量管理要求。要求每项试验均应按规范的要求,严格实施,并经质量保证部门(quality assurance unite,QAU)的督查和确认,确保行为规范,数据真实、准确、完整,从而提高药物非临床安全性评价研究的质量。GLP 通常包含着下列硬件、软件两方面的严格要求。

(一) 硬件方面

必须具有满足研究需要的实验设施和设备,包括动物饲育及动物用品供应设施、实验操作区域及其设施、受试物和对照品的保管及处置设施、档案保管设施、收集和处置实验废弃物的设施,并必须配备相应的仪器设备和计算机化系统以满足研究工作的需要。

(二) 软件方面

1. 必须要有全面负责研究机构运行管理的机构负责人 机构负责人必须确保研究机构的所有工作符合相关法律法规,确保所有研究工作正常开展。时代在发展,社会在进步,信息化时代已到来,机构负责人须确保研究机构计算机化系统符合相关要求,确保该机构定期参加必要的检测实验室能力验证和比对活动,以确保不同研究机构之间检测数据的可比性。

2. 必须要有一批高素质的研究人员 包括专题负责人(study director,SD)、主要研究者及试验研究人员,SD 必须是一个具有较高造诣的药理学和毒理学家,他必须对安全性研究项目全面负责,尤其是实验技术及结果的分析报告。主要研究者则在不同研究机构或同一研究机构中不同场所内代表 SD 开展研究工作。试验研究人员则在 SD 或主要研究者的指导下严格遵照设计方案和标准操作规程(standard operating procedure,SOP)有序地进行实验研究工作。

3. 必须要有独立而严格的质量保证和监督管理 为保证试验符合 GLP 要求,研究机构必须建立独立的 QAU,QAU 的人员不能参与具体研究的实施,或者承担可能影响其质量保证工作独立性的其他工作,而是独立行使对每项研究及相关的设施、设备、人员、方法、操作和记录等的检查,确保不发生任何的质量问题。

4. 必须要有一整套完善的标准操作规程　SOP 是指描述研究机构运行管理以及实验操作的程序性文件。它包括人员、废弃物、SOP 及表格、质量保证等各类管理,与常规实验密切相关的研究工作程序、技术方法、实验方案、受试物和对照品、实验动物、实验仪器、计算机化系统、各种标本的采集和取样、指标检查和测定、实验数据的管理和处理、实验报告撰写及研究资料的归档保存等方面。还包括制定、修改和实施 SOP 的相关管理规定及程序文件,如制定 SOP 的 SOP 等。

5. 实验场地规定　为申请药品注册而进行的药物非临床安全性评价研究以及以注册为目的的其他药物临床前相关研究需在 GLP 实验室中进行试验。

二、受试物

受试物包括化学药物、中药和天然药物、生物制品等。毒理试验开展前必须了解受试物的特点,如理化特性、纯度、含量等;中药、天然药物的复方制剂应了解其组方及方中是否含有毒药味,其功能主治是什么等。总之,要求受试物要有稳定的工艺路线和质量控制,并与药效学等非临床研究用受试物相一致,以利于毒理试验的设计与正确的实施。当药物进行非临床安全性评价研究时,若受试物和对照品需要与溶媒混合,应当进行稳定性分析,确保受试物和对照品制剂处于稳定状态,并定期测定混合物制剂中受试物和对照品的浓度、均一性,以保证受试物的质量和配制的准确性,为非临床安全性评价中发现的问题(如毒性与剂量关系等)提供可靠的科学参考。

三、实验动物

根据不同毒理试验的要求,选择符合规定级别的、健康的和敏感的动物,包括应明确动物的种属、品系、来源、年龄、性别及体重等。一般情况下,体重的波动范围应不超过平均体重的 ±20%,至于动物数量的要求,原则是根据实验周期的长短和尽量满足统计要求。必要时可采用转基因动物或特定年龄、性别的动物。

四、实验方法

实验的设计不但要符合统计学的要求,而且应根据受试物所要求的非临床安全性评价的内容,选择确证的实验方法。给药途径原则上应与拟用于临床的给药途径相一致。若有困难,可改用其他给药途径,但需说明理由。给药剂量应根据具体实验的要求设计相适应的剂量组。给药频率和给药期限也应根据具体实验的要求进行设计。

五、观察指标

观察指标的选择亦需根据安全性评价试验的要求,尤其是临床症状,摄食量、体温或体重等生理指标的变化,或更为重要的濒死或死亡动物的尸检和病理检查。通常可从下列方面选择确定。

1. 一般指标　如动物活动状态及行为的外观观察;动物对饲料的消耗与饮水量的情况观察;动物的毛发情况、尿、粪的色、量和质地的观察;动物体重、体温、心电图变化的观察等。

2. 死亡指标 动物给药后或濒死前出现的异常症状观察,甚至包括出现症状的起始时间、严重程度、持续时间。

3. 血、尿分析指标 应包括动物的常规血象指标、常规血液生化学指标及常规尿液分析指标的观察,甚至观察是否有神经、免疫功能方面的毒性反应。

4. 形态学指标 包括对组织器官的肉眼观察和显微观察。

第二节 药物非临床安全性评价的内容

鉴于药物的种类、临床适应证、用法及疗程千差万别,毒性作用特点亦各不相同,如毒性反应出现的快慢有异,毒性作用靶点或靶器官亦不相同,有些可能影响子代。因此,一般来讲,药物非临床安全性评价试验可分为药物早期毒性筛选、一般毒性试验、特殊毒性试验以及毒性作用机制研究等,其毒性反应可采用常规观察或检测方法和特别的技术方法进行检测。

一、发现毒理学

发现毒理学(predevelopmental toxicology)又称开发前毒理学,是指在创新药物的研发早期,对所合成的系列新化合物实体进行快速毒性筛选,指导优化筛选更安全的先导化合物,提高药物的有效性与选择性,帮助确定具有进一步开发价值的候选化合物,其最终目的是提高药物进入市场的成功率。进行快速毒性筛选的方法众多,目前较为常用的是计算机虚拟筛选、基本毒性筛选、高通量筛选、高内涵筛选、毒理组学技术预测、生物标记物筛选等。

二、一般毒性试验

一般毒性试验,包括不同种属动物和不同给药途径进行单次给药毒性试验、重复给药毒性试验,这些毒性试验不以观察和测定某种特定的毒性反应为目的,而是以整体的、广谱性和不确定性的毒性评价指标对受试物进行初步评价的毒性试验。这些评价指标包括生理学、血液学、血液生化学及病理形态学的综合性指标。

(一)单次给药毒性试验

单次给药毒性试验(single dose toxicity test)在《药物单次给药毒性研究技术指导原则》中是广义的单次给药毒性研究,即在药物毒理研究的早期阶段,动物单次或 24 小时内多次(2~3 次)接受过量药物后,至少连续 14 天内观察所产生的毒性反应或死亡情况。通过单次给药的毒性试验考察实验动物中毒表现、毒性反应出现和消失的时间过程、毒性靶器官,以及中毒死亡原因;同时可初步观察药物毒性反应与药物剂量间的关系,从而可获得最大耐受量(maximal tolerance dose,MTD)、致死量(lethal dose,LD)、近似致死量(approximate lethal dose,ALD)和半数致死量(lethal dose 50,LD_{50})。其中所得到的剂量-反应曲线斜率和实验动物的反应类型,对其在临床中可能发生的不良反应能提供一定参考。同时也可对比同类药物毒性强度,分析不同给药途径可能造成的危害,为重复给药毒性试验的剂量设计和某些药物临床试验起始剂量的选择提供信息,也可为临床安全用药及监测提供有益的参考。

单次给药毒性试验常用的研究方法有半数致死量法(LD$_{50}$测定法)、最大给药量法、固定剂量法、近似致死量法、累积剂量设计法及序贯法(上下法)等。对于不同受试物来讲,由于其化学成分及化学结构、活性成分含量的差异,造成其毒性强度的必然差异,因此需根据受试物特点选择研究方法。

依据受试物的特点,单次给药毒性试验需对下列的一般观察和指征进行全部或部分的观察。如①鼻孔呼吸阻塞、呼吸频率和深度改变,体表颜色改变;②运动功能:运动频率和特征的改变;③惊厥(癫痫发作):随意肌明显的不自主收缩或痉挛性收缩;④反射:包括牵张、翻正、对光等反射功能;⑤眼睑指征;⑥心血管指征;⑦唾液分泌及呕吐;⑧毛发、皮肤及痛反应、肌张力的改变;⑨排尿、排便(粪)等。

1. 单次经口及注射给药毒性试验　是指动物经口或注射(皮下、肌内、静脉)给药的急性毒性试验。一般常用健康成年啮齿类(小鼠、大鼠)和非啮齿类(犬、猴)动物进行研究,啮齿类动物可供LD$_{50}$、MTD、最大给药剂量和固定剂量(fixed-dose procedure)法研究用,而非啮齿类动物可供近似致死量法研究用。

(1)LD$_{50}$的测定:通常设置5~6个剂量组,小动物每组10只以上,大动物每组6~8只,每组雌雄各半。根据不同动物选择适宜的给药容量,小鼠灌胃、静脉注射、腹腔注射、皮下注射,分别为(0.2~0.4)ml/10g、(0.1~0.2)ml/10g、(0.1~0.2)ml/10g和(0.1~0.2)ml/10g;大鼠上述各给药途径分别为(1.0~2.0)ml/100g、(0.5~1.0)ml/100g、(0.5~1.0)ml/100g和(0.5~1.0)ml/100g。采用适宜的统计方法(推荐Bliss法)计算LD$_{50}$值。

(2)最大耐受剂量与最大给药剂量试验:均是指采用10~20只动物,单次或24小时内多次(2~3次)给药后,前者求得是能引起动物明显中毒反应而未发生死亡的剂量;后者是在合理的药物浓度和给药容量的条件下,以允许的最大剂量(一般化学药物经口不超过5.0g/kg,注射不超过2.0g/kg),观察实验动物出现的反应。

(3)固定剂量法:不以死亡作为终点,而是以出现明显毒性体征作为终点进行评价,一般首选大鼠,以临床拟用途径单次给予5mg/kg、50mg/kg、500mg/kg、2 000mg/kg中的任一个剂量为初始剂量,作预试验,若无参考资料可用500mg/kg作初始剂量;如无毒性反应,则用2 000mg/kg试验,若无死亡发生,即可结束预试验;若初始剂量出现严重毒性反应,可用下一个档次的剂量进行试验,若存活,则在此两剂量间选一剂量试验。预试验每个剂量一只动物,给药后观察不少于7天;而两剂量间试验时间应隔24小时以上。在预试验的基础上选择上述四种剂量中可能产生明显毒性而又不引起死亡的剂量进行正式试验,每个剂量组至少10只动物,雌雄各半,给药后至少观察两周,亦可根据毒性反应的具体特点而适当延长。对每只动物均应仔细观察和详细记录各种毒性反应出现和消失的时间、动物死亡时间,包括皮肤、黏膜、毛色、眼睛、呼吸、循环、自主和中枢神经系统及行为表现等;死亡或试验结束需处死动物均应称体重、尸检,尸检发现有异常器官,应做病理组织学检查,此试验法所获结果参考表8-1标准进行评价。

表 8-1　固定剂量法试验结果评价

剂量 /(mg/kg)	试验结果		
	存活＜100%	100% 存活,毒性表现明显	100% 存活,无明显中毒表现
5.0	高毒(very toxic)(LD$_{50}$≤25mg/kg)	有毒(toxic)(LD$_{50}$=25~200mg/kg)	用 50mg/kg 进行试验
50.0	有毒或高毒,用 5mg/kg 进行试验	有害(harmful)(LD$_{50}$=200~2 000mg/kg)	用 500mg/kg 进行试验
500.0	有毒或有害,用 50mg/kg 进行试验	(LD$_{50}$＞2 000mg/kg)	用 2 000mg/kg 进行试验
2 000.0	用 500mg/kg 进行试验	该化合物无严重急性中毒的危险性	

（4）近似致死量法：一般选用成年犬或猴 6 只,根据前期的试验结果和相关资料估计可能的毒性范围,以 50% 的递增法设计出含 10~20 个剂量的剂量序列表。根据估计,在剂量序列表中找出可能的致死剂量范围,在此范围内,每间隔一个剂量以临床拟用途径给予 1 只动物,测得最小致死量和最大非致死量,选其间的剂量给 1 只动物,此剂量即近似致死量。

（5）序贯试验：也称上下法（up and down test）。适用于能引起动物快速死亡的药物（通常为化学药物）,该法包括已有资料提示受试物毒性可能较小情况下的限度试验及对受试物毒性较为茫然时的主试验。限度试验的动物数最多为 5 只,初试剂量为 2 000mg/kg,当此剂量给予 1 只动物后发生死亡,则应进行主试验,而此动物未死亡,则第 1~2 天后,依次将受试物给予另外 4 只动物,每 1 只动物给药后的观察期应为 14 天,若有 3 只或 3 只以上的动物死亡,判受试物的 LD$_{50}$＜2 000mg/kg,若有 3 只或 3 只以上动物存活,判受试物的 LD$_{50}$＞2 000mg/kg,恰是 3 只动物死亡时,则应进行主试验。特殊情况时初始剂量可选用 5 000mg/kg,此剂量给予 1 只动物时出现死亡,则进行主试验,动物存活,则将受试物给予另 2 只动物,在给药后观察 14 天内仍存活,则可停止试验,判受试物的 LD$_{50}$＞5 000mg/kg。当这 2 只动物有 1 只或 2 只死亡时,则将受试物给予另外 2 只动物。有 3 只或 3 只以上动物死亡时,判受试物的 LD$_{50}$＜5 000mg/kg,有 3 只或 3 只以上动物存活时,则判受试物的 LD$_{50}$＞5 000mg/kg。主试验一般采用剂量级数因子为 3.2 的剂量序列（1.75mg/kg、5.5mg/kg、17.5mg/kg、55mg/kg、175mg/kg、550mg/kg、2 000mg/kg）进行试验,第 1 只动物给予低于 LD$_{50}$的最接近的估计值,无估计值时可从 175mg/kg 开始,给药后的 48 小时后动物存活,则第 2 只动物给予高于一级的剂量,若第 1 只动物死亡或濒死状态,则第 2 只动物给予低于一级剂量。当满足下列 3 种情况之一时,即可停止试验：①连续 3 只动物存活；②任意连续 6 只动物中有 5 只连续出现存活 / 死亡的转换；③第 1 只动物发生转换之后至少有 4 只动物进入试验,且其 LD$_{50}$估算值的范围超出临界值（2.5 倍）。根据终止时所有动物状态计算 LD$_{50}$估计值和可信区间,此法虽使用动物较少,但亦存在试验周期较长的缺点。

（6）累积剂量试验（pyramiding dosage test）：此法通常在非啮齿类动物中评价急性毒性,仅需 8 只动物,均分为对照组和受试物组,每组 4 只,雌雄各半,剂量系列可设计为 1mg/kg、3mg/kg、10mg/kg、30mg/kg、100mg/kg、300mg/kg、1 000mg/kg、3 000mg/kg 或 10mg/kg、20mg/kg、

40mg/kg、80mg/kg、160mg/kg、320mg/kg、640mg/kg、1 280mg/kg,每隔 1 天依次增加受试物剂量,直至动物出现死亡或达上限剂量时为止,则判定为①若无动物发生死亡时,MLD 和 LD_{50} 大于最高剂量或受限剂量;②当所有动物的死亡发生于某剂量时,则 MLD 和 LD_{50} 处于此剂量与前一低剂量之间;③当动物死亡分别于两个剂量中发生时,则 MLD 处于首次出现死亡的剂量和前一低剂量之间,LD_{50} 则处于首次出现动物死亡剂量与所有动物死亡剂量之间。

2. **单次皮肤给药毒性试验** 该试验的目的是观察动物完整或破损皮肤单次接受(视情况亦可一日内 2~3 次)受试物后,短期内(不少于 14 天)出现的毒性反应及死亡情况。常选用大鼠(中药制剂不选用)、白毛豚鼠、兔或小型猪,脱毛面积原则上约为动物体表面积的10%,破损皮肤以渗血为度,通常需 3 个剂量组,大鼠、白毛豚鼠每组至少雌雄各 5 只动物,兔或小型猪可减少动物数至每组雌雄各 2 只动物,若已超过 2.0g/kg 或达有效浓度 20 倍以上,仍未出现异常反应或死亡,则可仅设置一个高剂量组,对死亡或濒死动物需尸解,可疑病理改变器官则需进行病理组织学检查。也可采用雌雄动物各 5 只,一次剂量至少 2.0g/kg 未产生毒性反应或死亡的限量试验。

3. **单次吸入给药毒性试验** 该试验是指动物在 24 小时以内,一次性连续经口鼻或全身动态吸入受试物(气体、挥发性物质、气雾剂或微粒物等)后,动物所出现的毒性反应。一般选用大鼠或豚鼠,应设 3 个剂量组,每剂量组雌雄各 5 只,亦可用兔,动物全身暴露于不超过 20L 具有不间断空气流速的特制容器内,置于容器时间至少是受试物在容器中达平衡后 4 小时,观察期至少 14 天,逐日观察动物的全身反应,死亡或濒死动物应进行尸解,到期处死动物,对呼吸道进行大体解剖观察,有迹象表明毒性涉及其他器官,应进行病理组织学检查。若受试物浓度已达 5mg/L 或最大浓度,接触 4 小时仍未发生毒性反应或死亡,则不需设 3 个剂量组,可对观察到的毒性反应及出现的时间和消失时间等进行综合分析。亦常用半数致死浓度(IC_{50})表示,其单位是以标准容器中所含受试物的重量(mg/L)或以百万分率(ppm)表示。近年来,越来越多的机构采用口鼻吸入染毒系统进行吸入给药。

(二)重复给药毒性试验

重复给药毒性试验是描述动物重复接受受试物后的毒性特征,是药物非临床毒理学研究中综合性最强、获得信息最多和对临床指导意义最大的一项毒理学试验。试验设计要重视与其他药理毒理试验设计和研究结果的关联性,要关注同类药物临床使用情况、临床适应证和用药人群、临床用药方案,还要结合受试物理化性质和作用特点。科学的试验设计可以判断受试物的主要毒性靶器官、靶组织及其损害的可逆性,可以提供无毒性反应剂量和临床主要监测指标,为制订临床试验和人用安全剂量提供参考,并且使重复给药毒性试验结果与其他药理毒理试验研究互为说明、补充或 / 和印证。因此试验设计应包括神经病学、生理学、生物化学及相关的组织形态学指标的监测,并注意受试物在组织中可能的蓄积或可能发生的延迟性毒性作用。

1. 胃肠或注射给药的重复给药毒性试验

(1)剂量设置:一般应设受试物 3 个剂量组和一个正常对照组或溶媒、赋形剂组,低剂量组原则上应相当或高于同种动物药效的有效剂量,而动物不出现毒性反应,高剂量组原则上能使动物产生明显的毒性反应,在高、低剂量间再设一个中剂量组。

(2)动物选择：一般选择正常、健康、性成熟的相关种属动物（化学药代谢特征相似，生物药作用靶点相关），啮齿类常用 SD 或 Wistar 大鼠，非啮齿类常用 Beagle 犬或猴，必要时选用疾病模型动物。虽其年龄应依试验周期的长短和临床拟用人群而定，但通常大鼠为 6~9 周龄，Beagle 犬为 6~12 月龄，猴为 3~5 岁，啮齿类每组一般不少于 15 只 / 性别（主试验组 10 只，恢复组 5 只），非啮齿类一般不少于 5 只 / 性别（主试验组 3 只，恢复组 2 只）。

(3)给药方法：原则上应与临床拟用给药途径相同，若试验周期长，大鼠静脉注射有困难时，可用其他适宜途径代替。原则上动物应每天给药，特殊类型的受试物可根据其毒性特点或临床给药方案设计给药频率。

(4)观察周期：试验周期应根据最长临床试验期限、药物上市申请给药周期及临床拟用疗程、适应证、用药人群等进行设计，可参照表 8-2、表 8-3 和表 8-4。

表 8-2　药物重复给药毒性试验支持药物临床试验给药周期

最长临床试验期限	重复给药毒性试验的最短期限	
	啮齿类动物	非啮齿类动物
≤2 周	2 周	2 周
2 周 ~6 个月	同临床试验	同临床试验
>6 个月	6 个月	9 个月

表 8-3　药物重复给药毒性试验支持药物上市申请给药周期

临床拟用期限	啮齿类动物	非啮齿类动物
≤2 周	1 个月	1 个月
2 周 ~1 个月	3 个月	3 个月
1~3 个月	6 个月	6 个月
>3 个月	6 个月	9 个月

表 8-4　ICH 对动物重复给药毒性试验周期最低要求

临床拟用疗程	动物重复给药毒性试验最短周期	
	啮齿类动物	非啮齿类动物
单剂量	2~4 周	2 周
2 周以内	2~4 周	2 周
4 周以内	4 周	4 周
12 周以内	12 周	12 周
24 周以内	24 周	24 周
24 周以上	24 周	36 周

（5）观察指标：观察指标应是多方面的，包括饲料消耗量、体重变化、外观体征及行为活动、血液学指标、血液生化学指标、眼科检查、尿常规分析指标、骨髓涂片（非啮齿类动物一般均进行骨髓检查，但啮齿类动物只有当受试物可能对造血系统有影响时才检查）、体温（非啮齿类动物）、心电图（非啮齿类动物）、重要组织和器官的脏器系数及肉眼和病理组织学观察。还应根据受试物的特点，在重复给药毒性试验中，增加一些具有针对性的如激素六项、肝药酶等观察。给药期间或期满后可剖杀部分动物检测各指标，余下动物可作为延迟性毒性或已出现的毒性反应的可逆性的恢复期观察，恢复期的长短依据受试物体内过程、靶器官或靶组织的毒性反应及恢复情况确定，一般情况下不少于 4 周。

（6）结果评价：评价需建立在对观察指标的综合分析基础之上，确定靶器官，提供毒性反应剂量、中毒剂量、毒性可逆程度和是否存在着延迟性毒性反应等资料。注射剂给药的局部刺激性的观察以及免疫毒理等方面的指标观察，可结合于重复给药毒性试验中同时观察，并提供符合要求的试验结果。

2. **皮肤给药的重复给药毒性试验**　观察动物皮肤反复接触受试物，经皮肤渗透吸收对局部和全身产生毒性反应的可能性及其严重程度、靶器官及其损害的可逆性，确定毒性反应剂量等。

常用动物为成年健康大鼠（200~300g）、豚鼠（350~450g）、兔（2~3kg）或实验猪（7~9kg），受试动物背部需每周脱毛一次，面积约占体表面积的 10%（大鼠和豚鼠 40cm²、兔 150cm²、小型猪 500cm²）。若需观察破损皮肤的重复给药毒性，则将脱毛消毒皮肤划破，以渗血为度。

应设 3 个受试物剂量组和一个对照组或赋形剂组，动物数、给药周期与经胃肠或注射给药的重复给药毒性试验相同。受试物一般使用制剂，若属膏剂、液体制剂可直接涂抹于脱毛皮肤表面，若是固体粉末可用适量水或适宜赋形剂（羊毛脂、凡士林或橄榄油等）调制成糊状涂抹于脱毛皮肤表面，每天一次，每次接触受试物至少 6 小时。如受试物对皮肤产生严重的刺激性，则应降低浓度进行试验。给药期和停药期应每天观察一次，其指标与经胃肠或注射给药的重复给药毒性试验相同，但对皮肤的局部刺激性试验可结合此试验一并进行，并得出符合要求的试验结果。

3. **角膜、黏膜及吸入给药的重复给药毒性试验**　眼、口腔、阴道、直肠等重复给药毒性试验或吸入性重复给药毒性试验，其要求基本上与皮肤给药的重复给药毒性试验相仿，受试物的制剂应与临床用制剂基本相同，用于稀释的溶剂或赋形剂与临床用相同，给药途径和每次接触时间应模拟临床给药途径和临床用药时间。除观察全身反应的相关指标外，尚应重点观察给药局部和可能累及的周围组织的反应和病理损害程度。给药局部的刺激性可同时观察。

（三）一般药理学研究

一般药理学（general pharmacology）研究是指对主要药效学研究以外的广泛药理学研究，包含次要药效学（secondary pharmacodynamic）研究与安全药理学（safety pharmacology）研究两个内容。这里主要根据我国新药研究中及临床使用中发生不良事件或用于新人群等的上市销售药品的安全药理学研究要求进行简要介绍。药物临床前安全药理学评价的详细讨论见本书第九章。

安全药理学研究主要是研究药物在治疗范围内或治疗范围以上的剂量时，潜在的不期望出现的对生理功能的不良影响，即观察药物对中枢神经系统、心血管系统和呼吸系统影响的核心组合试验。可根据需要进行追加和／或补充的安全药理学研究。

核心组合试验中对中枢神经系统的试验需定性、定量地评价动物用药后的运动功能、行为改变及协调功能、运动反射、感觉、体温等的变化；对心血管系统的试验包括给药后，动物的血压（收缩压、舒张压、平均压）、心电图（QT间期、PR间期、ST段、QRS波等）及心率的变化；而呼吸系统的试验则是研究实验动物给药前后呼吸频率及呼吸深度的变化。当核心组合试验或临床试验及其他体内、外试验，甚至流行病学等资料提示被研究药物具有潜在的与人体安全性相关的不良反应时，应进行追加和／或补充安全药理学研究。

追加安全药理学研究是指在核心组合试验的基础上的深入研究，如对中枢神经系统应增加对行为、学习记忆、神经生化、视觉、听觉和／或电生理指标的观察；心血管系统应增加对心输出量、心肌收缩作用和血管阻力等指标的观察；而呼吸系统应观察气道阻力、肺动脉压力及血气分析等指标。

补充安全药理学研究是指核心组合试验未包括的组织器官系统的试验，如①泌尿／肾脏系统，应对尿量、比重、pH、渗透压、电解质平衡、蛋白质、细胞和血尿素氮、肌酐等反映肾功能指标的观察；②自主神经系统方面可观察对自主神经的直接刺激作用及对心血管反应性、压力反射、心率及相关受体结合的激动、拮抗的反应等；③胃肠系统的胃液分泌量和pH、胃肠损伤、胆汁分泌及对肠肌功能的影响等指标的观察；④其他诸如是否存在潜在的依赖性，对骨骼肌、免疫系统和内分泌功能等影响的观察。

安全药理学研究中，外用药和注射剂可采用制剂为受试物，剂量的选择应包括或超过主要药效学的有效剂量或治疗范围，能观察到不良反应的剂量反应关系和可能的时效关系，同时采用临床拟用给药途径的单次给药。试验可以设置溶媒、辅料阴性对照，若有必要时也可设阳性对照，通常每组小动物不少于10只，大动物不少于6只，雌雄各半。

安全药理学研究结果应结合药效、毒理、药动学／毒物动力学等研究资料进行综合评价，为临床研究设计提供参考。

造成体内血药浓度低或组织器官分布也很少的皮肤、眼科等局部用药，及仅用于晚期癌症患者的且不具有新作用机制的细胞毒类药物，可免做安全药理学研究，但如有特定风险担忧时仍需开展安全药理学研究。

三、特殊毒性试验

特殊毒性试验，是指以观察和测定受试物是否会引起某种或某些特定的毒性反应为目的而设计的毒性试验，其涉及的面较广，如遗传毒性、生殖毒性、致癌性、依赖性、过敏性、局部刺激性等。由此可看出其主要研究可能对遗传物质的影响或接触部位的毒性，与一般毒性研究密切相关。一般毒性研究获得的基本参数，亦是特殊毒性试验中不可缺少的参数，特殊毒性的研究结果又进一步丰富了整个毒理学评价的内容。

（一）遗传毒性试验（致突变试验）

遗传毒性试验是在体外或整体动物体上进行实验，检测受试物是否具有通过不同机制直接或间接造成遗传损伤的作用。遗传毒性试验种类繁多，不可能由单一的试验作出对受试物的遗传毒性评价，故通常由包括细菌回复突变试验、哺乳动物培养细胞染色体畸变试验或体外小鼠淋巴瘤细胞试验和啮齿类动物微核试验的标准组合试验来测试受试物的遗传毒性。

1. **细菌回复突变试验**　观察受试物是否具有诱发组氨酸缺陷型鼠伤寒沙门菌（*S.typhimurium*）和色氨酸缺陷型大肠埃希菌（*E.Coli*）分别在缺乏所需氨基酸培养基上细菌生长增多的情况，从而判断其是否具有致突变性。两种试验原理相似，但若无特殊要求，在常规检测中，均以鼠伤寒沙门菌作为回复突变试验的菌株。此试验因由美国加州大学 Ames 创建，故通常称其为 Ames 试验，常采用 TA_{97}、TA_{98}、TA_{100}、TA_{102} 和 TA_{1535} 菌株进行组合试验。采用标准平板法或预培养法，选择 5 个受试物剂量组，每组 3 皿，确定最大剂量时，应考虑其本身的溶解度和其对细菌的毒性，对易溶解非细菌毒性受试物一般是 5mg/皿（或 5μl/皿或 5mmol/L/皿）或为难溶解但无细菌毒性，则可用其最大溶解度，但不超过 5mg/皿或视细胞（细菌）毒性情况而定的最大浓度，最大剂量确定后，以 0.5 或 1 个 Log 数（5 或 10 倍）递减，设置 5 个剂量组，最小剂量为 0.1~1.0μg/皿，每组需设 3 皿，菌量约为 10^8 个活菌/皿，另设溶剂的阴性对照组和已知突变剂（叠氮钠、硝基芴、9-氨基吖啶、丝裂霉素 C、2-氨基芴、9-芴酮等）的阳性对照及代谢活化剂 S_9（哺乳动物肝微粒体酶混悬液）的对照试验，培养 48 小时观察结果。若菌落太小，培养可延长至 72 小时，若出现任一浓度菌落突变数大于阴性对照突变数 2 倍或菌落数呈剂量依赖关系增加，判断为阳性结果，阳性结果应呈现重复性和量效关系，并经重复试验证实。

2. **哺乳动物培养细胞染色体畸变试验**　首选中国仓鼠成纤维细胞（CHL 或 V79），但中国仓鼠卵巢细胞（CHO）和小鼠淋巴瘤细胞（L5178Y），亦已被国内外广泛使用于检测受试物引起突变的细胞系统。它们常用于胸腺嘧啶核苷激酶、次黄嘌呤-嘌呤磷酸核糖转移酶和 Na^+,K^+-ATP 酶位点的突变，CHL 和 CHO 细胞系统可供作受试物对碱基对的突变、碱基置换（框构转移）突变和染色体片段丢失的检测，而 L5178Y 细胞系统仅供作碱基突变的检测。受试物至少应设 3~4 个浓度组，浓度以倍量法稀释，高浓度组应以抑制 50% 细胞生长为基准，但最高不要超过 10mmol/L（5mg/ml，选用较低者）的极限浓度。未知分子量的受试物的极限浓度为 5mg/ml，如溶解度较低时，则可采用饱和浓度，最低浓度组的细胞存活率应接近于阴性对照组（溶剂对照组），另还应设置阳性对照组和代谢活化剂（S_9）对照组。非活化组（不加 S_9）的受试物与细胞接触作用时间先为 3~6 小时，换液弃受试物后继续培养 1.0~1.5 个细胞周期，或分别为 24 小时和 48 小时；代谢活化组则受试物与细胞接触作用 3~6 小时后，继续培养 1.0~1.5 个细胞周期，然后，各组至少显微观察 200 个中期分裂细胞的结构性染色体畸变、多倍体及畸变细胞数和畸变类型。当受试物所诱发的染色体畸变数呈量效关系，或出现可重复性的增加，可判为阳性，或者以染色体畸变率判定［<5% 阴性（-），5%~9% 可疑（±），10%~19% 阳性（+），20%~49% 阳性（++），50% 阳性（+++）］。

3. **啮齿类动物微核试验**　微核是指骨髓嗜多染红细胞中出现的圆形或椭圆形颗粒，其大小约相当于红细胞直径的 1/5~1/20，且染色与细胞核相一致。该试验是检测骨髓有核细胞染色体完整性方面的广泛改变，这种改变之初是某个或多个染色单体的断裂，若产生一无着丝点片段，则染色体或染色单体将导致微核的形成。另外该试验亦可测定小鼠外周血中未成熟红细胞（网织红细胞）带有的微核及其他种动物脾红细胞中所带微核。该试验首选 NIH 小鼠，大鼠亦可选用，每组 10 只，雌雄各半（若未出现明显性别毒性关系，一般选雄性动物），受试物至少设 3 个剂量组，最高剂量为 $1/2LD_{50}$ 或最大耐受量（MTD）（高剂量应出现明显的动物毒性反应），低剂量可采用药效学试验中的有效剂量或临床拟用剂量，中剂量则可按一定比例设置。另设溶剂阴性对照组和已知能诱发微核增加的物质作阳性对照组（如环磷酰胺、丝裂霉素 C 等）。给药途径与临床拟用途径相同，但受试物外用时，皮肤给予将影响剂量的正确性，故通常可考虑采用肌内或皮下等途径代替，一般为单次给药，有必要时可多次给药。通常于停药后 24 小时和 48 小时骨髓采样（多次给药则在停药后 18~24 小时内选一时间采样）。采样骨髓涂片后，吉姆萨染色，显微观察 2 000 个嗜多染红细胞微核出现率和嗜多红细胞与正常红细胞的比率，若诱发的微核率增加与剂量相关或仅某一剂量组出现阳性变化，且呈现可重复性，并有统计学意义，即可判定阳性，若获可疑阳性或弱阴性时，则可采用吖啶橙荧光染色进一步鉴别确定。

4. 小鼠淋巴瘤细胞试验 小鼠淋巴瘤细胞试验全称 L5178Y 小鼠淋巴瘤 TK 基因正向突变试验，该试验是以抗药性的出现作为观察突变指标，小鼠淋巴瘤细胞株（L5178Y TK+/−3.7.2C）的 TK 基因产物为胸苷激酶（TK），该酶催化胸苷的磷酸化反应，生成胸苷单磷酸（TMP），进一步生成胸苷三磷酸，若存在三氟胸苷（TFT）等嘧啶类似物，则产生异常的 TMP 导致细胞死亡，如在受试物的作用下，细胞对 TFT 发生抗药性，则说明 TK 基因发生突变。小鼠淋巴瘤细胞（L5178Y TK+/−3.7.2C）需定期检查核型或有无支原体污染等以保证细胞状态及质量，当细胞突变率偏高时，应对自发突变细胞进行清除。受试物至少应设 4 个浓度组，浓度以倍比稀释，确定最大剂量时，应考虑其本身的溶解度及其对细胞的毒性，对易溶解非细胞毒受试物一般是 5mg/ml；对难溶解但无细胞毒性的受试物，则可用其最大溶解度；对可溶性的有细菌毒性的受试物，应根据杀菌或抑菌情况确定最高浓度，常选用 80%~90% 细胞毒性的剂量，另还应设置阴性、阳性对照组和代谢活化剂（S9）对照组，将细胞用受试物处理 3~4 小时或 24 小时后，将处理的细胞经 48 小时（表达时间）培养，然后将细胞接种于含有 TFT 的 96 孔板中培养 10~14 天后计数含有细胞集落的孔数，同时测定平板接种效率以判断致突变作用。如果突变率增加与剂量相关或仅某一剂量组出现阳性变化，且呈现可重复性，并有统计学意义，即可判定阳性，若获可疑阳性或弱阴性时则需重复试验。

（二）生殖毒性试验

该试验的目的是揭示受试物对哺乳动物生殖功能和发育过程的影响。由于此试验需观察亲代怀孕到子代怀孕的连续过程，其研究结果与所有其他药理学和毒理学资料联系起来，以推测受试物对人生殖可能产生的毒性危害性。通常以一般生殖毒性试验（生育力和早期胚胎发育）、致畸敏感期毒性试验（胚胎、胎仔发育）和围产期毒性试验（胎仔出生前后的生长发育、包括母体功能）的 3 个时期的毒性试验进行评价。

生殖毒性试验必须以哺乳动物为试验对象，大鼠为首选，小鼠也可选用（通常应为毒理学试验相同种属），非啮齿类的兔可在胚胎-胎仔毒性研究中作为第二种动物选用。为进行量-效关系的分析，受试物最好设置 3 个剂量组（至少需 2 个剂量组），高剂量应在亲代中产生轻度的毒性，如体重下降或增加、阴道流血、流产、特殊的靶器官毒性、药理反应增强等，但最高剂量限定为 1.0g/（kg·d）；当然还应设置无损害作用水平的低剂量组，另设适当的阴性或阳性对照组，给药途径应与临床拟用途径相同，若采用其他途径，需有药动学资料说明。

1. 一般生殖毒性试验 观察评价受试物对胎仔的发育和成熟、交配行为、生育力、胚胎着床前的发育和着床的影响。

首选大鼠，每组雌雄各不少于 20 只，雄性鼠于交配前 4~10 周给予受试物，雌性鼠于交配前 2 周给予受试物，然后，以雌雄为 1：1 合笼 2 周作为交配期，交配期间雌雄鼠均继续给予受试物,雌鼠给药至胚胎着床($d_6 \sim d_7$),雄鼠给药至被处死。试验期间应每天观察雌、雄鼠的外观症状或死亡情况,雌、雄鼠每周称重不少于 2 次,雌鼠孕期最好每天称重,每天测摄食量,雌鼠交配期间每日进行阴道涂片检查,计算交配成功率和受孕率。雄鼠交配成功后处死,尸检肉眼观察主要脏器,剖取附睾,睾丸称重,并作组织学检查及观察附睾精子活力并计数;雌鼠孕期 13~15 天($d_{13} \sim d_{15}$)处死,解剖雌鼠检查计数黄体、着床数,吸收胎、死胎、活胎数;计算受影响窝数的比例及受影响胎仔总数的比例等;数据经统计处理后作出恰当的评价。

2. **致畸敏感期毒性试验**　该试验主要观察评价受试物对亲代和胚胎、胎儿发育的影响,包括受试物所致胚胎、胎儿死亡、生长与器官形成的影响。

通常采用两种动物,一种为啮齿类动物,首选 SD 或 Wistar 大鼠,另一种为非啮齿类动物,首选家兔。每组孕大鼠 20 只以上,孕兔 12 只以上,以查见精子或阴栓为妊娠零天(d_0)起算,于大鼠 $d_6 \sim d_{15}$ 和兔 $d_6 \sim d_{18}$ 的胚胎器官形成期连续给予受试物,途径不宜采用腹腔注射,每天观察记录孕鼠、孕兔的外观体征,孕鼠于 d_0、d_3、d_6、d_9、d_{12}、d_{15}、d_{18} 和 d_{20} 称体重,并于 d_{20} 处死,而孕兔于 d_0、d_1、d_4、d_7、d_{11}、d_{14}、d_{17}、d_{20}、d_{23}、d_{26} 和 d_{28} 称体重,并于 d_{28} 处死,剖腹检查亲代受孕情况和胎仔发育情况,记录孕鼠或孕兔体重、黄体数、死胎数(着床数、吸收胎、早期死胎、晚期死胎)、活胎数、胎仔体重、性别、外观异常等。孕鼠约 1/2 胎仔固定于 Bouin 氏液,作内脏检查,另 1/2 固定于 95% 酒精中,作骨骼畸形检查,首先进行高剂量组的评价,若与阴性对照组比较,无任何受试物相关差异时,中、低剂量组胎仔的内脏和骨骼畸形检查可不必进行,仅保留标本便于作后期检查;孕兔则各剂量组全部胎仔均需进行内脏和骨骼畸形检查。结果应提供受试物对孕期和胚胎的影响,包括上述解剖观察记录的各项指标;而对胎仔各器官的影响,则应包括外观和内部检查中发现的各种畸形,胎仔骨骼发育的影响(头颅骨、胸骨、前后肢骨和其他骨骼的骨化程度、变异和畸形等)。然后将各项数据经统计处理后,判定受试物的胚胎毒性和可能的致畸作用。

3. **围产期毒性试验**　此试验主要评价妊娠动物从胚胎着床至幼仔断奶期间给予受试物后,对妊娠、分娩、哺乳、胚胎、胎仔发育的影响,此期间毒性反应有些可延迟发生,故应连续观察到子代性成熟期的毒性评价。

至少用一种动物,通常用大鼠,每组孕鼠不少于 20 只,孕鼠于 d_{15} 开始给予受试物至分娩后 21 天(断乳),除观察记录孕鼠(亲代)的一般状况、分娩情况和抚养子代至断奶的能力外,还应观察记录每窝出生胎仔数,死、活胎数,畸胎数,胎仔存活率及子代生长、行为和其他功能的情况。因此,需从每窝中选出雌雄各 1 只幼仔配对饲养,与其余的 F_1 子代胎仔分别继续观察其存活、生长发育(行为、生殖功能等)或其他异常状况,必要时可对 F_1 代动物进行运动和学习能力的测定等。综合亲代和子代(F_1 代)的各项观察指标,判断受试物对围产期的毒性和影响程度,作出综合评价。

(三)致癌性试验

该试验是对受试物潜在的致癌性的检测,但为避免不必要的试验,根据已知的危险因素,拟用于临床适应证和疗程的长短,具有下列情况之一时才应考虑进行致癌性试验:①临床疗程在 6 个月以上的药物或需间断性长期反复治疗慢性复发性疾病(如过敏性鼻炎、忧郁症、焦虑症等)的药物及长期接触的缓慢释放的药物;②已知与人类相关的具有潜在致癌性的同类化合物或构效关系显示潜在致癌危险性的物质;③经重复给药毒性试验已显示有癌前期病变的证据或长期滞留在体内的母体化合物、代谢产物能产生局部组织反应或其他病理生理反应；④已明确有遗传毒性的物质，如果临床需长期使用，则有必要进行致癌试验，但属肿瘤治疗药或用于预期生存期短暂的人群，则无必要进行致癌试验。

1. **短期和中期致癌试验**　小鼠是目前短期和中期体内致癌试验最多选用的动物。当需要在一种以上动物中进行潜在致癌性试验时，常选大鼠进行长期致癌性试验。转基因小鼠26周体内致癌性试验是较常选用的中期体内致癌试验，受试物设3个剂量组，高剂量应是最大耐受量，另设阴性对照组，每组至少50只，雌雄各半，连续给予受试物26周。若肉眼观察到动物发生肿瘤时，应取各器官系统做病理组织学检查。根据各组肿瘤发生率、潜伏期和多发生性等作出对受试物致癌性的评价。

哺乳动物培养细胞恶性转化试验是较常选用的中期体外致癌试验，采用叙利亚地鼠胚胎细胞或其他哺乳动物细胞，一般应用受试物三种不同浓度，高浓度以能抑制细胞50%集落的形成为基准，依次半量递减，各受试物的浓度分别与细胞(约1×10^6/ml)接触24小时，弃受试物，换新培养液后继续培养7~14天，培养过程中注意观察细胞生长、集落形成和形状等变化，培养结束去培养液，细胞用甲醇固定，吉姆萨染色后，分别计数每培养皿的集落数、转化集落数，由此求出转化频度和转化率(转化频度 = 转化集落数/10^6存活细胞；转化率 = 转化集落数/总集落数)。若试验显示浓度效应关系或虽无量效关系但具2个(或2个以上)浓度中的细胞发生转化及某一个浓度中出现3个(或3个以上)的转化细胞集落时，凡其之一即可判为试验阳性，否则是阴性。

2. **长期致癌试验**　通常选用离乳后，不超过6周龄的大、小鼠，每组至少100只，雌雄各半，受试物应设至少3个剂量组，低剂量应是临床拟用剂量的1~3倍，高剂量通常选择最大耐受量、25倍AUC比值(啮齿类动物：人)、剂量限制性药效学作用、吸收饱和、最大可行剂量及剂量限度，给药途径与临床拟用途径相同，大鼠连续给受试物2年，小鼠1.5年。若肉眼观察到动物发生肿瘤时，应取各器官系统做病理组织学检查。根据各组肿瘤发生率、潜伏期和多发生性等作出对受试物致癌性的评价。

(四) 依赖性试验

药物依赖性是指药物长期与机体相互作用，使机体在生理机能、生化过程和/或形态学发生特异性、代偿性和适应性改变的特性，停止用药可导致机体的不适和/或心理上的渴求。依赖性可分为躯体依赖性和精神依赖性。躯体依赖性主要是机体对长期使用依赖性药物所产生的一种适应状态，包括耐受性和停药后的戒断症状。精神依赖性是药物对中枢神经系统作用所产生的一种特殊的精神效应，表现为对药物的强烈渴求和强迫性觅药行为。躯体依赖与精神依赖可能同时存在，也可能有分离，如兴奋剂通常表现为精神依赖，躯体戒断症状并不明显。目前已知可产生依赖性的化合物主要有阿片类、可卡因、苯丙胺类、大麻类、苯二氮䓬类和巴比妥类及某些甾体激素类等。

1. **躯体依赖性试验**　主要评价受试物的机体依赖性的潜力，需进行躯体依赖性试验的主要有镇痛药和镇静催眠药。镇痛药的躯体依赖性潜力的检测，可采用自然戒断试验(natural withdrawal test)或替代试验(substitution test)及催促试验；而镇静催眠药，则采用自然戒断试验或替代试验及诱导试验(inducing test)来测定其生理依赖性的潜在性。

(1) 自然戒断试验：自然戒断试验是连续给予动物一段时间的受试物后，突然停止，观察动物出现的戒断症状，与同类代表药物作对比，按戒断症状的严重程度判断受试物的生理依赖性的潜力。

一般设受试物 2~3 个剂量组,动物选用大鼠(每组 10 只)、小鼠(每组 20 只)和猴(3~5 只,雌雄兼用),每天测定体重 1~2 次,上、下午各给药 1 次,连续给药数周(大、小鼠 30 天,猴 90 天,但属镇静催眠药则需给药 60~90 天,猴 180 天),末次给药后每天测量体重 2 次(与给药次数相同),计算平均值,比较停药前后不同时间的体重变化。高剂量应尽可能高,但不能出现毒性反应,对依赖性潜力低的受试物可选接近毒性反应的剂量,对毒性低的可选用最大耐受量,低剂量则高于药效学有效剂量,然后在高、低剂量间确定一中剂量。另设赋形剂对照组,吗啡(镇痛药类)、苯巴比妥(镇静催眠药类)的阳性对照组,途径与临床拟用途径相同。镇痛药在停药前 24 小时和停药后 48 小时内每隔 4 小时观察记录动物的外观体征和行为活动(应激性、神情过敏、饮食、睡眠、自发运动活动、攻击性、警觉程度、神经反射、竖尾、震颤、惊厥、呼吸、体温、体重等),自主神经系统功能变化(腹泻、流涎、流泪、恶心、呕吐、瞳孔大小等),而镇静催眠药于停药前 1 天及停药后 1~2 周内每天观察外观体征和行为活动及自发惊厥发生率,然后将试验资料统计处理作出判断。

(2)替代试验:该试验是给予动物各类代表药(吗啡、巴比妥或苯巴比妥),使其产生生理依赖性后,停止给予代表药,而以受试物替代,观察受试物能否使动物发生戒断症状及其发作程度,以此来判断受试物是否具有与代表药类似的依赖性潜力。

此试验的动物选择、受试物剂量的确定及剂量组的设置、观察期、观察内容、检测指标及资料整理等与自然戒断试验同,仅给药途径可选用腹腔注射、灌胃或"药掺食"(drug-admixed food)法。

(3)催促试验:指在短期内(1 周)以剂量递增法给予动物大剂量受试物,然后注射给予受体拮抗药纳洛酮(naloxone)后 1~2 小时内,动物出现的戒断症状与其程度,但此法仅适用于对受体激动药(阿片类)的竞争性阻断。

动物选用、受试物剂量确定与剂量组的设置、观察和检测指标、给药途径确定等均与自然戒断试验法相类似。

(4)诱导试验:由于大部分镇静催眠药不具有竞争性受体阻断药的作用,故不能采用催促试验而改用诱导试验,在自然戒断试验中,需长时间给药后才能在断药后出现自发惊厥。而在此试验中,可应用各种方法(混频噪音铃声、戊四唑)诱发惊厥,采用这些阈下刺激强度,对正常动物不会引致发作,但对镇静催眠药类的受试物造成身体依赖的动物,在停药期间将出现反跳性兴奋而受阈下刺激就可能引发惊厥。

动物只选大、小鼠,不选猴,剂量与剂量设置与自然戒断法同,给药途径与临床拟用途径一致外应另选一种,给药期为 30 天,每天上、下午各 1 次,听源性引发和戊四唑所致惊厥发生率,分别于停药后的 1 周和停药后的 24 小时观察记录,与阳性(苯巴比妥或巴比妥)及阴性对照组进行比较判定。

2. 精神依赖性试验　强效镇痛药、镇静催眠药和中枢兴奋药需进行精神依赖性潜力的评价。检测方法有条件性位置偏爱试验、自身给药试验和药物辨别试验。

(1)条件性位置偏爱试验(conditioned place preference test)):这是一种非操作式行为药理学方法,方法简单,常选用雄性大、小鼠,每组 10 只,受试物设 3 个剂量组,另设阴、阳性对照组,给药途径一般采用皮下或腹腔注射,动物于每日上、下午分别注射受试物和溶剂(或生理盐水),注射受试物后,将动物置于黑白相通而又用隔板分开的白色正方形盒中(盒底面粗糙,并放置有受试物的小盒,称伴药侧),而注射溶剂后,将动物置于黑色正方形盒中(盒底面光滑,不放置受试物小盒),放置时间均为 40 分钟,这样连续训练 5 天,第 6 天不给药而将动物置于黑白盒之间的活动台上,同时用隔板将黑白盒半隔开,以动物爬到盒底的瞬间开始计时,记录 15 分钟内动物在黑白盒内停留的时间。若动物在白盒内停留时间显著延长,则表明其对伴药盒侧产生位置偏爱,该受试物具有偏爱效应,以吗啡为阳性对照时,比较它们间相似偏爱位置的药物剂量或在等效 ED_{50} 剂量条件下的偏爱效应,从而判断其精神依赖性潜力的强度。

(2)自身给药试验(drug self-administration test):这是一种操作式行为药理学和计算机自动控制科学结合的现代实验技术,是模拟人的寻药行为,通过压踏板的操作来获得药物,反映药物的强化效应(reinforcing effect),可根据动物自身给药试验结果来预测该受试物对人精神依赖性的潜力。

常用大鼠,亦可选用猴、狒狒、小鼠、鸽、猫、犬、猪等种属特性与人接近,实验结果可靠的实验动物。但因大鼠使用经济,便于做大样本实验或初步筛选评价工作,每组 10 只,受试物设 1~2 个剂量组和 1 个阳性对照组(阿片类为盐酸吗啡,镇静催眠药类为苯巴比妥钠或戊巴比妥钠)。大鼠在戊巴比妥钠麻醉下作颈外静脉(或股静脉)插管(消毒硅胶管)术,使硅胶管插入静脉后达右心房入口处见回血顺利后,固定于血管内,插管的远心端经皮下从大鼠背部(或颈后部)引出,动物可穿马甲将其固定并将插管连接于自由转轴装置上,转轴的另一端与恒速注射泵及储药系统相连。术后第 2 天实验时,将大鼠放入特制的自身给药实验箱(长 50cm,宽 30cm,高 40cm,壁厚 5cm 左右,由隔音避光材料做成,箱顶部有照明灯,后壁上部有红绿色信号灯,后壁中间离底部 15cm 处有踏板,踏板外侧可有食物强化装置,侧壁有恒定通风装置)中进行自身给药训练,亮绿灯踩踏板,即获得 1 次药物注射,直至大鼠建立自身给药(踩踏板)行为(以大鼠每天主动踩踏板趋于稳定,连续 1 周;踩踏板数可随给药剂量减少而增加,随剂量增大而减少;用生理盐水替代依赖性药物,动物产生绝望而出现自身给药行为的熄灭而判定)。实验观察形成自身给药行为的潜伏期;每个实验期内自身给药次数、行为变化、自身给药行为随药物浓度变动的变化程度;消退反应与其他药物的相互替代等。

(3)药物辨别试验(drug discrimination test):此试验是辨别刺激性质的操作式的行为药理学实验方法。因阿片类药物使人能产生欣快、满足感等主观性效应,这种效应能使动物产生辨别行为效应。因此,研究阿片类物质辨别性质的大鼠辨别实验,可测定受试物是否属阿片类,同时可判断其产生精神依赖性潜力的大小。

该试验通常由计算机按设计的程序自动控制进行,包含起动训练(initial training)、辨别训练(discrimination training)和替代试验 3 个部分的内容。常选用大鼠,每组 6 只,雌雄各半,亦可用猴、鸽,操作行为方式多采用压板,2~3 个压板设置在辨别试验箱的侧壁供动物选择,若是 2 个压板,则一侧是药物压板(drug lever,D,伴药压板),另一侧为非药物压板(nodrug lever,N,生理盐水、溶剂等);也可设计为两压板分别伴两种不同药物或分别伴同一药物的两种剂量;动物踩压板正确(伴药板),可得食物等奖赏,称食物强化型,踩压板错误(非伴药板),不但得不到奖赏,甚至反得电击惩罚,称电击回避型。动物置辨别试验箱先进行踩压板起动训练,每天对每只动物需进行 20 次(次间隔 45 秒)或最长时间 30 分钟的训练作为一个实验期,开始训练以任意踩两压板都为正确,然后固定踩 D 板为正确而获得奖赏,踩 N 板为错误遭惩罚。起动训练因大鼠学习能力存在个体差异而所需时间长短不一,但固定踩压板训练仍以经 20 次训练即为合格动物,而进入辨别训练,此训练是使动物产生稳定准确地辨别吗啡和生理盐水的能力。以吗啡为训练药物,注射常用剂量为 3mg/kg、5mg/kg、6mg/kg 和 10mg/kg,以生理盐水作为对照,在同组大鼠中只给吗啡时,训练其踩压 D 板,而给生理盐水时,训练其踩压 N 板,而另一只大鼠则与此相反,踩压 D 板不受电击,而踩压 N 板将遭电击,依次交替训练,开始训练时,正确踩压板 1 次即终止电击,算完成 1 次训练,在每天为 1 期的 30 分钟的实验期内完成 20 次的训练算合格。若大鼠连续 4 个实验期均合格,则可调整为正确踩压板 2 次才终止电击,直至正确踩压板 5 次才终止电击条件下,其正确踩压板率在连续 8 次的训练中达 90% 以上时,说明辨别训练已成功,此训练时间大约需 2~3 个月,然后进入替代试验阶段,此试验是动物注射不同剂量的受试物替代吗啡,观察动物的辨别能力,可作出踩压板正确率与剂量间的量 - 效曲线,求得受试物辨别刺激的半数有效量(ED_{50})。ED_{50} 愈小,则受试物精神依赖性愈大,若受试物不产生训练中所用吗啡的辨别反应,则说明该受试物不属于吗啡类物质。

(五)过敏性试验

过敏反应又称超敏反应,是指机体受同一抗原再次刺激后产生的一种表现为组织损伤或生理功能紊乱的特异性的异常病理性免疫反应。试验方法的选择则应根据给药途径及需考察过敏性发生的可能机制而确定,如经皮给药的药物选择豚鼠最大化试验(guinea-pig maximization test,GPMT)、Buehler 试验(BT);注射给药则需选择全身主动过敏试验(ASA)和皮肤被动过敏试验(PCA);吸入给药需做豚鼠吸入诱导和刺激试验。

1. 全身主动过敏试验(active system anaphylaxis reaction,ASA) 药物的过敏性在临床上对人将产生严重的危害,因而各种注射用的药物制剂需进行全身主动过敏试验。药物制剂中存在的抗原或半抗原物质与机体内抗体形成复合物,导致机体组织细胞损伤,促使肥大细胞释放组胺等物质,可导致动物咳嗽、呼吸困难、抽搐,甚至休克死亡。

此试验通常设受试物高、低剂量组,低剂量为临床拟用最高剂量或浓度,高剂量是低剂量的数倍,另设阴性对照组(同体积溶媒或生理盐水)和阳性对照组(1~5mg/只牛血清白蛋白或卵白蛋白或已知阳性致敏物)。每组宜选用体重 300~400g 的豚鼠,动物数至少 6 只,各组豚鼠分别隔日静脉或肌内、腹腔、皮下注射受试物 1 次,共 3~5 次进行致敏。注射容量宜为 0.5ml,遂于末次注射后的 14 天、21 天时,以致敏剂量的 2~5 倍,容量为 1~2ml 快速地静脉激发注射,注射后即刻至 30 分钟按表 8-5 过敏反应症状,仔细观察每只豚鼠的反应以及症状的出现及消失时间(最长观察 3 小时)。以不同症状的发生情况,评价受试物的全身过敏性,还可结合过敏反应发生率(过敏反应症状发生的豚鼠数除以受试豚鼠数)进行综合评价判断。

表 8-5 全身主动过敏反应症状及致敏性评价标准

指标级	症状	评判	指标级	症状	评判
0	正常	过敏反应阴性(-)	3	发抖	过敏反应弱阳性(+)
1	不安宁		4	搔鼻	
2	竖毛		5	喷嚏	

续表

指标级	症状	评判	指标级	症状	评判
6	咳嗽		14	步态不稳	过敏反应强阳性(+++)
7	呼吸急促		15	跳跃	
8	排尿	过敏反应阳性(++)	16	喘息	
9	排粪		17	痉挛	
10	流泪		18	旋转	
11	呼吸困难		19	潮式呼吸	
12	哮鸣音		20	死亡	过敏反应极强阳性(++++)
13	紫癜				

2. **豚鼠最大化试验和 Buehler 试验** 该两种方法是给脱毛豚鼠皮内注射或皮肤涂贴受试物,经 8~15 天的诱导期,然后给予受试物激发剂量,以观察是否发生过敏反应。

两种方法均需设阴性对照组(溶媒、生理盐水、赋形剂等)、阳性对照组(巯基苯并噻唑、苯佐卡因、2,4-二硝基氯苯、331 环氧树脂或其他已知阳性致敏物等)及受试物组(致敏剂量应能发生轻或轻 - 中度的刺激性,激发剂量则为不发生刺激性的最大剂量)。选用成年白毛豚鼠,受试物组不少于 20 只,对照组不少于 10 只。

Buehler 试验的致敏给药宜于豚鼠背部脱毛皮肤,于试验开始的第 0、6~8 和 13~15 天局部贴敷(可采用封闭贴片),第 27~28 天在未给药的肋腹部脱毛区贴敷持续 6 小时进行激发,遂去除封闭贴片,采用水或适当溶剂洗去皮肤残留受试物后的 24 和 48 小时,按表 8-6 皮肤过敏反应评分标准,观察记录皮肤红斑、水肿和其他异常情况的评分,根据受试物组与对照组豚鼠皮肤反应的差别而判断受试物过敏反应的性质。同时计算过敏反应发生率(出现皮肤红斑或水肿不论程度轻重的豚鼠只数除以受试豚鼠只数),并按表 8-7 皮肤过敏反应评价强度评判标准,判定受试物的过敏性反应发生的程度和致敏强度。

表 8-6 皮肤过敏反应评分标准

皮肤反应强度	分值	皮肤反应强度	分值
红斑:		水肿:	
无红斑	0	无水肿	0
轻微可见红斑	1	轻度水肿	1
中度红斑	2	中度水肿	2
严重红斑	3	严重水肿	3
水肿性红斑	4		
最高总分值			7

表 8-7 皮肤过敏反应评价强度评判标准

致敏率 /%	分级	过敏反应强度
0*~8	I	弱致敏
9~28	II	轻度致敏
29~64	III	中度致敏
65~80	IV	强致敏
81~100	V	极强致敏

注:* 当过敏反应率为"0"时,可判未见皮肤过敏反应。

最大化试验则采用豚鼠背部脱毛皮内注射受试物致敏,受试物可加入和不加入佐剂进行致敏注射,于注射后的 5~8 天再次注射致敏,第 20~22 天给予激发剂量,遂于 24 小时和 48 小时后,按表 8-6 皮肤过敏反应评分标准,观察记录皮肤红斑、水肿和其他异常情况,判断受试物过敏反应的性质,同时计算过敏反应率,按表 8-7 判定受试物过敏反应发生的程度和致敏强度。

两种方法试验开始和结束时应测定豚鼠的体重,在致敏后 1 小时和 24 小时及激发后 24 小时和 48 小时应观察皮肤红斑、水肿和其他异常反应。

3. 被动皮肤过敏性试验(passive cutaneous anaphylaxis,PCA) 致敏动物血清内含有丰富的 IgE 抗体,给正常动物皮内注射此血清后,IgE 与皮肤肥大细胞特异受体结合,造成正常动物的被动致敏,当用致敏抗原激发时,促使局部肥大细胞释放过敏介质,使局部血管通透性增加,随致敏抗原注入的染料渗出皮丘,形成蓝斑,则可根据蓝斑的大小判定过敏反应发生和其强度。

PCA 试验常选用大鼠,视试验需要亦可选用小鼠与豚鼠。设阴性对照组(给等体积溶媒或生理盐水)、阳性对照组(给 1~5mg/ 只牛血清白蛋白或卵白蛋白或已知阳性致敏物)、受试物不同剂量组(低剂量组给予临床最大用量,高剂量为低剂量的数倍量),每组大鼠至少 6 只。然后于各组大鼠背部脱毛区(3cm × 4cm)皮内注射各相应组的致敏血清(给大鼠静脉、腹腔或皮下注射各组相应受试物,隔日 1 次,连续 3~5 次致敏,于末次致敏给药后 10~14 天左右采血,2 000r/min 离心 10 分钟,分离得致敏血清),经生理盐水稀释成 1 : 2、1 : 4、1 : 8、1 : 16、1 : 32 等浓度各 0.1ml 进行被动致敏,经被动致敏后的 24 小时或 48 小时后,各组大鼠静脉注射与致敏剂量相等的并加入等量的 0.5%~1% 伊文思蓝染料,其容量为 1.0ml 进行激发,激发注射 30 分钟后,麻醉处死各组大鼠,切取大鼠背部注射致敏血清部位的皮肤,测量皮肤内层斑点大小(不规则斑点的直径取长、短径之和的 1/2),直径大于 5mm 者判为被动皮肤过敏反应阳性。

4. 皮肤光过敏性试验 该试验是预测动物皮肤接触受试物后,药物受阳光照射成激活态,并与皮肤中的胶原蛋白或角蛋白结合成具有抗原性质的药物 - 蛋白质复合物,经表皮的朗格罕氏细胞传递使 T 细胞致敏,当再次接触药物和光照射作用 24~48 小时之内发生过敏反应,初为皮炎,继而可发生皮肤局部红肿、硬结、水疱,甚至严重的剥脱性皮炎,所以与药物的光毒性作用较难区分。不过,光毒性反应不仅限于皮肤途径给药,其他给药途径亦同样可发生此反应。

皮肤光过敏性反应属Ⅳ型迟发性变态反应,故其发生时间较长,有一定的潜伏期,通常需 5~10 天的连续用药和光照射才可诱导免疫系统发生光过敏反应。

皮肤光过敏性试验应设阴性对照组(溶媒、生理盐水或赋形剂)、阳性对照组(6-甲基香豆素或 3,3′,4′,5-四氯水杨酸苯胺等)及受试物组,每组不少于 5 只健康白毛豚鼠,体重 300~500g,雌雄不拘。

由于皮肤过敏性试验方法有多种,现根据《药物刺激性、过敏性和溶血性研究技术指导原则》简要介绍如下:

(1) Adjuvant and Strip 法:每只背部脊柱两侧去毛(约 3cm×6cm),皮内注射弗氏完全佐剂约 0.1ml,擦伤皮肤角质层,涂敷受试物(每只豚鼠 0.1ml 或 0.1g),以紫外线照射涂敷受试物部位,每日 1 次,反复共 5 次致敏,2 周后再次同样操作进行激发。

(2) Jordan 法:豚鼠背部皮肤脱毛后擦伤,涂敷受试物后 1 小时紫外线照射,每周 5 次重复操作,连续 3 周进行致敏,2 周后再涂敷受试物后 6 小时以紫外线照射,需连续 2 日如此激发操作。

(3) Maurer 法:豚鼠脱毛皮肤涂敷受试物后 1 小时,以紫外线及可见光线照射进行致敏,遂于 6 周和 9 周后,分别连续 3 日涂敷受试物,并于 30 分钟后用紫外线照射激发。

(4) Harber 法:豚鼠脱毛皮肤隔日 1 次涂敷受试物,并以紫外线照射,共 3 次进行致敏,3 周后再次涂敷受试物,30 分钟后用紫外线照射激发。

(5) Morikawa 法:此法为 Harber 法的改良法,豚鼠涂敷受试物后 30 分钟以紫外线照射,每周连续 5 次,共 2 周重复操作致敏,致敏 2 周后再次涂敷受试物及 30 分钟后用紫外线照射进行激发。

(6) Vinson 法:豚鼠皮肤每天 1 次涂敷受试物及紫外线照射,连续 5 天进行致敏,7~10 天后再次重复此操作进行激发。

(7) Horio 法:豚鼠皮肤在涂敷受试物前先涂 20% 十二烷基硫酸钠,每天 1 次共 3 次进行致敏,14 天后重复此操作进行激发。

5. 皮肤光毒性试验　皮肤光毒性是指皮肤局部或全身接触或应用受试物后,暴露在阳光或紫外线下引起的皮肤损伤性毒性反应。光过敏性是此毒性反应中最常见的一种反应,皮肤光毒性反应具有剂量依赖性,表现为红斑、水肿、皮肤瘙痒、色素沉着,甚至局部坏死、溃烂或表皮脱落。

皮肤光毒性试验应设阴性对照组(溶媒或赋形剂)、阳性对照组(8-甲氧基补骨脂素)、受试物低剂量组(临床用药浓度)和高剂量组(不引起皮肤刺激反应的浓度)。每组白毛成年豚鼠,雌雄各半。试验前 18~24 小时,豚鼠背部脊柱两侧脱毛,并保持皮肤完整无损,以头前位固定将脱毛皮肤划分为 4 个区域(左上、左下、右上、右下),每个区域面积约为 2cm×2cm,按表 8-8 方案涂敷给药,涂敷受试物或阳性对照药为 0.2ml(g),而赋形剂或溶媒为同容量或同重量,涂敷 30 分钟后,一侧(如左区)用铝箔遮盖并胶带固定,另一侧(如右区)以波长为 320~400nm 的紫外线 A 照射,通过控制照射区光强度与照射时间,使照射剂量达到 10J。照射剂量(10J)=照射区的光强度×照射时间(s)。豚鼠背部照射区的光强度采用辐射剂量测定。紫外线照射结束后的 1 小时、24 小时、48 小时和 72 小时观察皮肤反应,并依据表 8-9

给各豚鼠评分,当未受紫外线 A 照射的一侧皮肤反应为 0 分,而涂受试物后经紫外线 A 照射出现皮肤反应分值之和为 2 分或 2 分以上的豚鼠是 1 只或 1 只以上时,则判该受试物具有光毒性。

表 8-8　豚鼠脱毛区皮肤涂敷给药方案

脱毛区及编号	涂敷受试物	紫外线照射
1. 左上区	涂敷受试物或阳性对照药	否
2. 右上区	涂敷受试物或阳性对照药	是
3. 左下区	涂敷溶媒或赋形剂	否
4. 右下区	涂敷溶媒或赋形剂	是

表 8-9　豚鼠皮肤反应评分标准

红斑与焦痂形成	分值	水肿形成	分值
无红斑	0	无水肿	0
非常轻微的红斑,勉强可见	1	非常轻微的水肿,勉强可见	1
明显的红斑	2	轻度水肿(边缘清晰)	2
中度至重度的红斑	3	中度水肿(皮肤隆起约 1mm)	3
重度红斑(鲜红色)至轻度焦痂形成(深度损伤)	4	重度水肿(皮肤隆起大于 1mm),并超过涂受试药物区域	4

6. 皮肤刺激性试验　观察受试物与动物皮肤接触后所产生的可逆性的刺激性反应,若这种刺激反应已造成不可逆的组织损伤,则可称为腐蚀性。

皮肤刺激性试验通常选兔、小型猪,一般包括受试物对完整皮肤和破损皮肤的刺激性反应。除临床婴儿的皮肤用制剂需选用刚成年的动物皮肤作试验外,余均可采用成年动物的皮肤。首选成年健康兔,一般雌雄各半,完整皮肤与破损皮肤(受试局部用砂纸摩擦或用消毒大头针划“#”字,以渗血为度)的试验每组兔 4~8 只,脱毛面积兔背部脊柱两侧各约 3cm×3cm,采用同体左、右侧自身对照,即在任一侧脱毛区的皮肤涂抹赋形剂 0.5ml(0.5g),另一侧脱毛区皮肤涂抹受试物 0.5ml(0.5g),并用两层纱布(2.5cm×2.5cm)和一层玻璃纸或类似物遮盖,再用无刺激胶布和绷带加以固定,使其有较好的接触,作用持续时间至少 4 小时,然后用温水或无刺激溶剂洗去赋形剂和受试物,分别于 0.5~1 小时、24 小时、48 小时和 72 小时肉眼观察涂抹部位皮肤发生红斑、水肿情况,并按表 8-10 评分标准记录评分,计算各剂量组平均分值,再按表 8-11 评价其刺激强度。除此单次给受试物试验外,还可每日给药 1 次,连续给药不超过 4 周的多次给受试物的皮肤刺激性试验,但在每次去除药物后 1 小时以及再次用药前,应观察及记录红斑及水肿、用药部位是否有色素沉着、出血点、皮肤粗糙或菲薄及其发生和消退时间,并同样按表 8-10 计算每一观察时间点各组积分均值,然后计算观察期内每天每只动物积分值,再按表 8-11 评价刺激强度。

若出现损伤的持久性,则有必要延长观察期,以评价刺激性反应恢复情况及时间,但延长期不宜超过 14 天,且同时对出现中度及以上皮肤刺激性的动物应于观察期结束时对给受试物局部组织进行病理学检查。

表 8-10 皮肤刺激反应评分标准

刺激反应	分值	刺激反应	分值
红斑:		水肿:	
无红斑	0	无水肿	0
轻度红斑(勉强可见)	1	轻度水肿(勉强可见)	1
中度红斑(明显可见)	2	中度水肿(明显隆起)	2
重度红斑	3	重度水肿(皮肤隆起 1mm,轮廓清楚)	3
紫红色红斑到轻度焦痂形成	4	严重水肿(皮肤隆起 1mm 以上并有扩大)	4
最高总分值			8

表 8-11 皮肤刺激性评价强度评价标准

平均分值	评价判定
0~0.49	无刺激性
0.50~2.99	轻度刺激性
3.00~5.99	中度刺激性
6.00~8.00	重度刺激性

7. 肌肉刺激性试验 这是适用于注射剂的刺激性试验方法,取一定量受试物注射入动物的股四头肌后,观察注射肌肉局部是否产生充血、红肿、变性及坏死等刺激反应。

试验通常选兔,也可选用大鼠。每组不少于 3 只。设生理盐水对照或 / 和溶媒对照组,可采用同体左右侧自身对比法。根据受试物的特点和刺激性反应情况选择观察时间,观察期结束时应对部分动物进行组织病理学检查。分别在左右两侧股四头肌内注射给药,观察给药后不同时间的局部反应,如充血、红肿等。给药后 48~72 小时剖检观察注射局部的刺激反应,按表 8-12 观察并记录注射局部刺激反应级数,按表 8-13 判定刺激等级。需进行局部组织病理学检查,提供病理照片。若 4 块股四头肌中最高与最低刺激反应级数之差大于 2,应另取动物重新试验。

表 8-12 肌肉刺激性评价分级标准

刺激反应	反应级数
无明显变化	0
轻度充血,范围在 0.5cm×1.0cm 以下	1
中度充血,范围在 0.5cm×1.0cm 以上	2

刺激反应	反应级数
重度充血,伴有肌肉变性	3
出现坏死,有褐色变性	4
出现广泛性坏死	5

表 8-13 肌肉刺激性评价平均分值和等级

平均分值	等级
0.0~0.4	无
0.5~1.4	轻微
1.5~2.4	轻度
2.5~3.4	中度
3.5~4.4	重度
4.5 及以上	严重

8. **血管刺激性试验** 这是静脉注射剂需要进行的试验。

血管刺激性试验通常选兔,每组不少于 3 只。设生理盐水和 / 或溶媒对照,可采用同体左右侧自身对比法。给药部位根据临床拟用途径确定,一般选用耳缘静脉。可设多个给药浓度,应至少包括临床最大拟用浓度,给药容积、速率和期限一般根据临床拟用法用量,并根据动物情况进行调整,给药体积不可太低。多次给药时间一般不超过 7 天。

根据受试药物的特点和刺激性反应情况选择观察时间和剖检时间,至少观察 72 小时。应观察注射局部红斑、水肿或组织血管坏死情况并对部分动物进行组织病理学检查。恢复期动物根据受试物的特点和刺激性反应情况,继续观察 14~21 天,进行组织病理学检查。在耳血管注射部位前后切取每段 0.5cm 的耳片,组织病理学检查应无组织变性或坏死等显著性反应。根据肉眼观察和组织病理学检查结果,综合判断受试物的血管刺激性及刺激性恢复情况。

9. **注射给药部位刺激性试验** 原国家食品药品监督管理总局发布的"药物研究技术指导原则"中将注射剂造成的刺激性试验综合为"注射给药部位刺激性试验"。该试验是根据不同的给药途径适用于血管(兔为耳静脉、耳中心动脉,其他动物可为前、后肢静脉或股动脉等)、肌肉(肌及背部肌肉)、侧胸壁皮下组织、静脉旁组织等的刺激性观察。

试验设生理盐水和受试物组,动物首选兔,每组 3 只以上,以同体左右侧自身对照进行试验。按临床给药途径给药,给药容积和给药速度根据给药途径选择确定,给药期虽可依据拟用于临床的疗程确定,但多次给药一般不超过 7 天。单次给药后的 48~96 小时,对动物及其注射部位进行肉眼观察;多次给药则在每天给药前及末次给药后 48~96 小时,对动物和注射部位进行肉眼观察;观察期结束应取部分动物对注射部位组织进行病理学检查,余下动物继续 14~21 天的观察后,进行注射部位组织病理学检查,观察受试物刺激性的可逆性程度。

10. 眼刺激性试验 是指受试物经眼给予动物后,在眼前部表面出现的可逆性改变,若是不可逆的组织损伤,则为腐蚀性。

选用体重 2.0~3.0kg 的成年健康兔至少 3 只,于一侧眼结膜内滴入或涂抹受试物 0.05~0.1ml 或 0.1g(固体或半固体),另一侧眼为空白或给赋形剂作对照。给受试物后被动闭合眼 5~10 秒,然后,单次给药观察记录(采用裂隙灯、手持裂隙灯、放大镜或生物显微镜等)给受试物后 1 小时、2 小时、4 小时、24 小时、48 小时、72 小时的眼局部反应(观察的整个过程应进行荧光素染色检查),按表 8-14 记录反应分值,各动物的总分之和除以试验动物总数,即得眼刺激性程度评价的平均分值,再依表 8-15 眼刺激评分标准判定受试物对眼刺激的程度。凡临床用药超过 1 周的受试物,应每天给受试物 1 次,每天给药前和末次给药后 1 小时、2 小时、4 小时、24 小时、48 小时、72 小时对动物眼局部反应进行检查。无论单次或多次给药造成持久损伤,则可延长观察期,但不宜超过 21 天。

表 8-14 眼刺激反应评分标准

眼刺激反应	分值	眼刺激反应	分值
角膜:		B. 水肿:	
无混浊	0	无水肿	0
散在弥散性混浊,虹膜清晰可见	1	轻微水肿(含眼睑)	1
半透明区易分辨,虹膜模糊不清	2	明显水肿、伴有部分眼睑外翻	2
出现灰白色半透明区,虹膜细节不清,瞳孔大小勉强可见	3	水肿至眼睑近半闭合	3
角膜不透明,虹膜无法辨认	4	水肿至眼睑超过半闭合	4
虹膜:		C. 分泌物:	
正常	0	无分泌物	0
皱褶明显加深、充血、肿胀,角膜周围有轻度充血,瞳孔对光仍有反应	1	少量分泌物	1
出血、肉眼可见坏死、对光无反应(或其中一种)	2	分泌物使眼睑和睫毛潮湿或粘着	2
结膜:		分泌物使整个眼区湿润粘着	3
A. 充血(指睑结膜、球结膜):			
血管正常	0		
血管充血呈鲜红色	1		
血管充血呈深红色,血管不易分辨	2		
弥漫性充血呈紫红色	3	最大总积分	16

表 8-15 眼刺激性评价程度标准

总积分	刺激程度
0~3	无刺激性
4~8	轻度刺激性
9~12	中度刺激性
13~16	重度刺激性

11. 吸入剂和滴鼻剂的毒性及刺激性试验 观察受试物在短时间内给动物 1 次或多次滴鼻或吸入后所产生的刺激性或异常反应。

选用 200~300g 的豚鼠、大鼠或 2.5kg 左右的兔,豚鼠、大鼠每组 10 只,兔每组 3~5 只,一般设 2~3 个剂量组(浓度组),另设赋形剂或空白对照组。受试物给予滴鼻或喷雾吸入,使其与黏膜接触 4 小时,观察给受试物 24 小时后的全身状况及局部黏膜有无充血、红肿等变化,然后处死部分动物,观察内脏和呼吸道局部黏膜(鼻、喉、气管、支气管)及进行组织学观察,剩余部分动物观察至第 7 天处死,进行同样观察。也可采用每天给 1 次受试物,连续 7 天的多次给药的观察试验。

另外,口腔用药、滴耳剂的毒性及刺激性试验参照此试验实施,病理组织学检查的组织仅为喉(或外耳道、鼓膜)及主要内脏器官。

12. 直肠、阴道用药的毒性及刺激性试验 观察将受试物由动物直肠、阴道给予后所产生的刺激性和毒性反应。

直肠刺激性试验通常选兔或犬。给药容积可参考临床拟用情况或不同动物种属的最大可行量。给药频率根据临床拟用情况,通常每天 1~2 次,至少 7 天,每次给药与黏膜接触至少 2~4 小时,必要时可封闭一定时间。观察内容:包括肛门区域和肛门括约肌,给药后临床表现(如疼痛症状)和粪便(如血、黏液),给药后死亡和剖检结果,局部组织有无充血、水肿等现象,并进行肛周组织的病理组织学检查。

阴道刺激性试验通常选用大鼠、兔或犬。给药容积可参考临床拟用情况或不同动物种属的最大给药量。给药频率根据临床拟应用情况,通常每天 1~2 次,至少 7 天,每次给药与黏膜接触至少 4 小时。观察内容:阴道部位、临床表现(如疼痛症状)和阴道分泌物(如血、黏液)等,给药后动物死亡和剖检结果,局部组织有无充血、水肿等现象,并进行阴道和生殖系统病理组织学检查等。

13. 溶血试验 溶血性是指药物制剂引起的溶血和红细胞凝聚等反应。溶血性反应包括免疫性溶血与非免疫性溶血。溶血性试验是观察受试物是否能够引起溶血和红细胞凝聚等。凡是注射剂和可能引起免疫性溶血或非免疫性溶血反应的其他局部用药制剂均应进行溶血试验。

溶血试验包括体外试验和体内试验,常规采用体外试管法评价药物的溶血性。若结果为阳性,应与相同给药途径的上市制剂进行比较研究,必要时进行动物体内试验或结合重复给药毒性试验,应注意观察溶血反应的有关指标(如网织红细胞、红细胞数、胆红素、尿蛋白,肾脏、脾脏、肝脏继发性改变等),如出现溶血时,应进行进一步研究。

体外溶血性试验取试管 7 只,按表 8-16 先将 2% 红细胞混悬液与生理盐水配比混匀后,于孵箱37℃放置30分钟,然后再加入配比的受试物(非血管内给药途径的注射剂试验浓度取说明书临床使用浓度以生理盐水1:3稀释液作试验用,而血管内给药途径的注射剂直接以说明书临床使用浓度作试验用),摇匀后,置(37±0.5)℃孵箱中,先每隔15分钟观察1次,1小时后,每隔1小时观察1次,连续观察3小时,若溶液呈透明红色或溶液中有棕红色或红棕色絮状沉淀,则分别表示溶血和红细胞凝聚作用,而凝聚物不能被振摇分散或在玻片上不被冲散者为真凝聚,在3小时的观察期内有此两种情况之一,提示受试物是不能供临床静脉注射使用的。

表 8-16　溶血试验 2% 红细胞混悬液与生理盐水配比量表

试管编号	1	2	3	4	5	6	7
2% 红细胞悬液 /ml	2.5	2.5	2.5	2.5	2.5	2.5	2.5
生理盐水 /ml	2.0	2.1	2.2	2.3	2.4	2.5	
蒸馏水 /ml							2.5
受试物 /ml	0.5	0.4	0.3	0.2	0.1		

四、毒代动力学

毒代动力学是运用药动学的原理和方法,定量地研究在毒性剂量下药物在动物体内的吸收、分布、代谢、排泄过程和特点,了解其毒性靶器官,进而探讨药物毒性的发生和发展的规律。毒代谢动力学是药动学研究的延伸,亦是新药非临床安全性评价研究的一个组成部分。毒代动力学研究在非临床安全性评价研究中的主要价值体现在:一是阐述毒性试验中受试物和/或其代谢物的全身暴露及其与毒性反应的剂量和时间关系;评价受试物和/或其代谢物在不同动物种属、性别、年龄、机体状态(如妊娠状态)的毒性反应;评价非临床安全性评价研究的动物种属选择和用药方案的合理性。二是提高动物毒性试验结果对临床安全性评价的预测价值,依据暴露量来评价受试物蓄积引起的靶部位毒性(如肝脏或肾脏毒性),有助于为后续安全性评价提供量化的安全性信息。三是综合药效及其暴露量和毒性及其暴露信息来指导人体试验设计,如起始剂量、安全范围评价等,并根据暴露程度来指导临床安全监测。

毒代动力学研究的基本原理与血药浓度的分析方法和药动学研究是相同的,仅对实验程序的安排和对实验数据的要求不完全一样而已。大多数情况下,毒代动力学试验可与其他毒性试验同步进行,因而常被称为伴随毒代动力学试验,开展研究时可在所有动物或有代表性的亚组或卫星组动物中进行,以获得相应的毒代动力学数据;但有些毒代动力学试验也可早于其他毒性试验或于临床研究后再补充进行研究。毒代动力学侧重观察动物长期反复用药后血药浓度的变化,且不要求提供全部药动学参数。总之,其最终是要求提供该受试物的应用危险性与安全性的充分研究资料。

毒代动力学研究在不同试验中的应用包括:单剂量或多剂量的毒性研究、生殖毒性研究、遗传毒性研究、致癌性研究以及为改变给药途径提供有价值的参考。其测定的主要参数有 AUC、C_{max} 或特定剂量、特定时间的血药浓度(C_t)及 $t_{1/2}$。通过评估受试物和/或其代谢物的在毒性试验中不同剂量水平下的全身暴露程度和持续时间,预测受试物在人体暴露时的潜在风险。暴露评估应考虑血浆蛋白结合、组织摄取、受体性质和代谢特征的种属差异、代谢物的药理活性、免疫原性和毒理学作用。在血浆药物浓度相对较低时,特殊的组织或器官也可能会有较高水平的受试物和/或其代谢物。对于血浆蛋白结合率高的化合物,用游离(未结合)浓度来表示暴露更为合适。

毒代动力学试验的给药方案设计应完全参照毒性试验研究方案,包括给药剂量、途径、动物种属选择和给药频率、周期等。样品采集的时间点应尽量达到暴露评价所需的频度(一般大动物6~8点,小动物4~6点),但不可过于频繁,避免干扰毒性试验的正常进行并引起动物过度的生理应激反应。一般情况下,受试物的每个剂量组至少每性别4只动物。若有证据提示受试物在性别间有明显毒性差异,试验中可选择敏感性别的动物。毒代动力学研究的分析方法应基于早期建立的分析物和生物基质(生物体液或组织)的分析方法,且要根据代谢和种属差异而定。分析方法应具有特异性,并且有足够的精确度和精密度,检测限应满足毒代动力学研究时预期的浓度范围。分析物和生物基质分析方法的选择应排除样本中内源性物质可能引起的干扰。

毒代动力学研究结果中应比较分析受试物和/或其代谢物的药效、毒性、药动学和临床拟定用药的暴露量,采用暴露量来评估受试物的安全范围,并对毒性反应的作出相关解释。

毒代动力学研究的基本原理、研究内容、研究方法及生物样本检测方法等内容可以参考本书第十一章"药物临床前体内过程评价"中的相关内容。

五、儿科用药非临床安全性评价

由于儿童处于发育中,其器官、系统或代谢途径等与成人相比尚未成熟,可能对药物产生不一样或者完全不同的反应。未成熟机体往往更易受环境中药物或化学物质的毒性作用的影响,因而出现成熟机体中观察不到的药物毒性或毒性的耐受程度不同。多种因素与这种差异有关,如:儿科人群的脏器结构和生理功能成熟的差别影响药物的安全性,出生后生长和发育可影响药物的处置和作用,包括可能影响代谢酶活性(包括Ⅰ相和Ⅱ相酶活性的成熟速率)、身体组成(如水和脂质的比例)、受体表达与功能、生长速率和器官功能性容积等。

利用动物来评估药物毒副作用是保障人类临床用药安全和评估用药风险的一个重要环节。许多传统的毒理研究设计仅能提供成年动物给药的安全性评价资料,无法充分提供儿科用药的安全性数据。此外,许多药物儿科临床数据的缺乏也是导致儿科用药不良反应发生的重要原因。

近年来,随着儿科用药量的增加,幼龄动物非临床安全性评价也越来越受到关注。一个药物是否需要开展幼龄动物非临床安全性评价,要考虑以下几个方面:①首先分析拟评价药物已有的动物数据和成人临床数据是否足以支持儿科临床,获得其现有的毒性特点资料临床和非临床数据的信息以及特定的观察终点,明确成人临床试验是否有毒性、前期的成年动物毒性评估中是否有明确的毒性靶器官、生殖毒性试验中是否存在发育毒性现象等;②明确药物的预期作用和预期的目标人群,如是否仅仅是儿科用药、其药理学作用特点、服药儿科人群的最小年龄等;③考虑到临床药物的使用期间、给药的持续时间(如单次还是多次)、动物研究是否有合适的暴露时间、动物模型中受试物的给药方案能否对应预期目标人群的给药途径和给药时间;④在可能的情况下,应清楚种属内和种属间的生理、药理和毒理特点,是否存在种属特异性毒性(如仅仅作用于犬),不同种属成年动物(如大鼠、犬或其他种属)和人类的药动学和代谢情况的支持依据等。

幼龄动物非临床安全性评价的试验设计,应该在对受试物认知的基础上,遵循"具体问题具体分析"的原则,进行科学、合理设计,符合随机、对照和重复的基本原则。

受试物应采用能充分代表临床试验拟用样品和/或上市样品质量和安全性的样品。种属选择时需要考虑受试物的药理学、药动学、毒理学特征等多个因素,所关注的主要器官在幼龄动物和儿科患者中具有相当的发育阶段,所选择的动物种属对某特定的毒性具有敏感性。实验动物数应基于评价的需求,采用足够数量的动物来评价是否有受试物相关的影响。给药途径一般应采用临床拟用途径。剂量选择与常规动物毒理学试验相似,应尽量建立不良反应/毒性的剂量反应关系。

幼龄动物研究给药动物的起始年龄应根据种属之间器官发育的比较和拟用儿科人群的年龄来确定,应与临床试验方案临床拟用最小年龄相当。给药期限至少应包括所选择动物种属出生后发育明显相关的阶段,覆盖关注的发育中的器官系统和靶器官发育的敏感阶段,并考虑连接一般毒理学试验中给药动物的起始年龄。当试验目的是评估潜在的长期影响时,应根据拟定的治疗用药时间相对增加给药持续时间,如毒性预计发生在发育持续较长的系统时,可能需要给药至成年。恢复期的设置根据其研究目的的不同,每个试验可进行针对性的灵活设计。

幼龄动物非临床安全性评价试验应包含与成年动物一般毒理学试验相同的评价指标,还应包括总体生长检测(如体重、每单位时间的生长速率、胫骨长度),神经行为功能测试,必要时性成熟的外部指征和生殖功能评估(交配、生育力)。此外,基于对药理学和毒理学靶点的认知,可根据个案原则来设计更特异性的观察指标。

幼龄动物非临床安全性评价试验也应关注毒代动力学暴露量的检测。由于离乳前的啮齿类动物血液量有限,此时,可考虑采用微量采样技术进行。

幼龄动物非临床安全性评价试验分组时应减少窝效应(遗传效应和哺育效应),达到各组间母鼠窝别及每窝仔鼠相互均衡,同时避免受试物的交叉污染。可采用的方式有窝内设计、整窝设计等。

幼龄动物毒理学试验可能出现与成年动物毒理学试验不同的暴露量和毒性敏感性增加,少数情况下能发现新的毒性靶器官。幼龄动物毒理学试验的结果应当与成年动物的毒性结果进行对比,进行详细分析和评价。

(姜德建)

参考文献

[1] 国家药品监督管理局. 药物非临床研究质量管理规范.(2023-07-01)[2023-08-29]. https://www.nmpa.gov.cn/directory/web/nmpa/images/1674115799236082348.docx.
[2] 秦伯益. 新药评价概论. 2版. 北京: 人民卫生出版社, 1998.
[3] 袁伯俊, 王治乔. 新药临床前安全性评价与实践. 北京: 军事医学科学出版社, 1997.

［4］NOHYNEK G J. 毒理学报告撰写指南. 王宏涛, 姜德建, 译. 北京: 北京科学技术出版社, 2017.

［5］徐叔云, 卞如濂, 陈修. 药理实验方法学. 3 版. 北京: 人民卫生出版社, 2002.

［6］HASCHEK W M, ROUSSEAUX C G, WALLIG M A. 毒理病理学基础. 2 版. 刘克剑, 王和枚, 杨威, 等译. 北京: 军事医学科学出版社, 2014.

［7］张均田. 现代药理实验方法. 北京: 北京医科大学协和医科大学联合出版社, 1998.

［8］ICH. ICH M3 (R2) Nonclinical Safety Studies.(2009-06-11)[2023-08-29]. https://database. ich. org/sites/default/files/M3_R2__Guideline. pdf.

［9］FDA. Guidance for industry nonclinical safety evaluation of pediatric drug products.(2006-02)[2023-08-29]. https://www. fda. gov/media/119658/download.

［10］European Medicines Agency (EMA). Committee for Human Medicinal Products (CHMP). Guideline on the need for non-clinical testing in juvenile animals on human pharmaceuticals for pediatric indications. (2008-01-24)[2023-08-29]. https://www. ema. europa. eu/documents/scientific-guideline/guideline-need-non-clinical-testing-juvenile-animals-pharmaceuticals-paediatric-indications_en. pdf.

第九章
药物临床前安全药理学评价

新药非临床研究中的药理学（pharmacology）研究,包括主要药效学（primary pharmaco-dynamics）、次要药效学（secondary pharmacodynamics）和安全药理学（safety pharmacology）研究。主要药效学研究药物期望的、与治疗目的相关的效应和作用机制,次要药效学则研究药物非期望的、与治疗目的不相关的效应和作用机制,安全药理学主要是探索治疗范围内或高于治疗剂量暴露时潜在的或不希望的对生理功能的不良影响。一般药理学（general pharmacology）指药物主要药效学作用以外的广泛的药理作用,包括次要药效学和安全药理学。

在新药研究中,一般药理学属于安全性研究评价的范畴,随着安全性研究评价在新药研究中的地位逐渐升高,其概念逐渐被安全药理学所替代。从国际上看,一般药理学仅出现在较早的新药研究资料中,近年来该名词已经不再出现在新药申报资料和相关指南中,中国的药物研究技术指导原则体系中,从 2014 年后更改为安全药理学。因此,本章主要介绍安全药理学相关内容。

第一节 安全药理学的发展概况

安全药理学的概念最早由瑞士毒理学家 Gerhard Zbinden 博士在 20 世纪 70 年代提出。他认为药物对机体功能性毒性反应是不能用经典的毒理学检测手段来检测的。临床上用来评价药物不良反应的体征指标通常是血压、心率、呼吸频率、体温以及相关生化检查指标等,一般情况下很难采用组织病理学检查等非临床毒性试验中常用的手段来衡量,非临床毒理学评价与临床安全性观察之间存在明显差异。药物的一些不良反应也是其广泛的药理学效应。

1975 年,日本发布了一些有关安全性和药理学特性研究方面的指导原则,来规范新药对器官功能影响的研究,包括 A、B 两类。A 类是对心血管系统、呼吸系统、中枢和外周神经系统、胃肠道系统和肾脏进行评估;B 类是当 A 类研究中出现明显或者重要的不良反应时,补充进行的对其他器官功能的研究。1994 年,Kinter 等首次将上述日本发布的指导原则中的"次要药效学"和"安全药理学"这两个概念区分开来。这两个概念成为 ICH 安全性与药理学专家工作组制定与药理学特性相关的 3 个概念的依据：即主要药效学、次要药效学和安全药理学（ICH S7A）。

安全药理学作为药物评价的术语最早于 1997 出现在 ICH 指导原则《M3 非临床安全性研究》中。1998 年，ICH 执行委员会开始采纳安全药理学，并在 ICH S7 中，将安全药理学定义为"研究药物在治疗剂量范围内或高于治疗剂量暴露时潜在的或不希望的药理学效应的学科"。2000 年 ICH 安全药理学指导原则定稿，并更名 ICH《S7A 人用药物的安全药理学研究》，同时设立针对 QT 间期延长方面的 ICH 指导原则《人用药物延迟心室复极化（QT 间期延长）潜在作用的非临床评价指导原则》，即 S7B。S7A 和 S7B 全面阐述了安全药理学的定义、目的、推荐的研究方法和内容及相关的研究原则。随后，欧洲、美国和日本的药监部门以指导原则的形式起草了一般药理学的草案性文件。

我国 1999 年发布的《新药审批办法》及后续《药品注册管理办法》中明确要求，申报新药需要提供一般药理学资料。2005 年国家食品药品监督管理局发布了《中药、天然药物一般药理学研究技术指导原则》和《化学药物一般药理学研究技术指导原则》。但是，上述两个指导原则并非涵盖广义的一般药理学研究内容，而明确说明仅限于安全药理学，属于安全性评价范畴，应遵照 GLP 规范，类似于 ICH S7A 部分，这是首次在我国药物研究领域的规范性文件中提出安全药理学的概念。2014 年上述两个指导原则修订合并为《药物安全药理学研究技术指导原则》，同时发布《药物 QT 间期延长潜在作用非临床研究技术指导原则》。至此，我国新药研究中安全药理学方面的技术指导原则涵盖 ICH S7A 和 S7B 两部分，基本满足了新药研究评价的需要。

第二节 安全药理学评价与传统毒性评价

在药物安全性评价过程中，传统毒性评价方法是以病理学和生物化学损害为基础的，偏重于组织形态学的变化，以病理学结果作为安全性评价主要的评判依据。而生理功能的变化往往并没有器官结构的改变，且通常发生在较低的剂量，这些剂量并不引起组织结构的变化。并且，不是所有的组织结构变化都会引起明显的机体功能反应，加之药物对生理功能的影响，缺乏有效的检测方法和观察手段，无法进行全面的研究，导致传统毒性评价并不能检测出药物的大部分功能性不良反应。但临床观察结果提示，药物引起的功能性变化发生频率比药物引起的病理学和生物化学改变发生频率更高。可见，药物对于生理功能毒性的评价亦具有极其重要的意义，是对以病理学和生物化学损害为基础的传统毒性评价方法的加强和补充。安全药理学作为一门研究和评价与药物治疗作用无关的药理作用的学科，在传统毒性评价和临床安全性评价之间起到了重要的桥梁作用。

安全药理学通过对治疗剂量和开始出现毒性剂量的这段剂量范围之间，药物对机体功能和生理学系统的不良效应观测，重点关注药物对中枢和外周神经系统、心血管系统、呼吸系统、肾脏和胃肠道功能的影响，以此进行药物非临床安全性评价。与传统毒性评价方法进行的非临床安全性评价相比，安全药理学评价通常是在与临床拟定用药量接近的剂量下进行,而传统毒性评价方法进行的非临床安全性评价则主要考察在高于临床剂量下出现的毒性反应;安全药理学研究药物对分子靶器官和主要器官系统的功能作用,而传统毒性评价方法进行的非临床安全性评价偏重药物对临床化学、组织病理学和总体生存率的影响。安全药理学作为整个药物安全性评价体系的重要组成部分,是补充病理学和生物化学评价的关键项目,其目的就是鉴别并定性影响药物临床安全性的药理学活性,这些非期待的药理学作用通常是不希望发生的,甚至对机体是不利的。因此,安全药理学评价与传统毒性评价在药物非临床安全性评价中相互补充,为新药的安全性评价提供更加丰富的信息。通常,临床药理学家在进行临床试验设计时更看重安全药理学的结果,而将传统毒性评价观察的药物对组织器官的影响结果作为参考。

大量的临床试验结果提示,有些药物严重的、甚至是危及生命的不良反应有可能在上市前进行的临床试验中不会被观察到,而是在上市后扩大使用人群后逐渐展现出来。如抗组胺药物——特非那定就是因为引发致命的心律失常而撤市。之前一般认为只有心脏或心血管系统用药才有引起心脏风险的可能性。在当时的条件下还没有"安全药理学"这个概念存在,故未能在传统非临床毒理学评价中观察到特非那定的心律失常不良反应。

第三节　安全药理学研究

安全药理学主要是研究药物在治疗范围内或高于治疗剂量暴露时潜在的或不希望的对主要生理功能的不良影响,核心观察涉及药物对中枢神经系统、心血管系统和呼吸系统的影响,根据实际需要可追加和/或补充研究。安全药理学的研究目的包括以下几个方面:确定药物可能关系到人安全性的非期望药理作用;评价药物在毒理学和/或临床研究中所观察到的药物不良反应和/或病理生理作用;研究所观察到的和/或推测的药物不良反应机制。

在新药研发过程中,如果对已经获得的动物试验和/或临床试验结果有怀疑,可能会影响人的安全性时,应追加进行安全药理学研究,即对中枢神经系统、心血管系统和呼吸系统等核心系统进行深入的研究,称之为追加的安全药理学研究(follow-up safety pharmacology studies)。

除中枢神经系统、心血管系统和呼吸系统外,评价药物对其他器官功能的影响称为补充的安全药理学研究(supplemental safety pharmacology studies),如泌尿系统、自主神经系统、胃肠道系统和其他器官组织等。

一、安全药理学研究的基本原则

(一) 试验方法

在进行试验前,应充分了解药物的特点和临床使用的目的,确定研究的内容,合理地进行试验设计。试验方法应选用经过验证的方法,也包括科学而有效的新技术和新方法。某些安全药理学试验可根据药效反应的模型、药动学的特征、实验动物的种属等来选择试验方法。

安全药理学试验可采用体内和/或体外的方法。

（二）阶段性

安全药理学研究贯穿于新药研究全过程中，可根据拟进行的临床试验方案和临床开发计划分阶段进行，加快开发进程并降低风险。通常情况下，在药物首次进入人体试验前，应获得对中枢神经系统、心血管系统和呼吸系统影响的核心组合（core battery）试验结果。追加和/或补充的安全药理学研究视具体情况，根据需要可在进入人体试验前、临床试验过程中或药物上市前完成。

（三）试验质量控制

根据我国药物注册管理法规，药物的安全性研究评价必须执行《药物非临床研究质量管理规范》（GLP）。执行 GLP 是药物安全性研究评价的基础，是试验数据真实、可靠、可溯源的保障，所有支持药品注册的安全性试验均应在 GLP 机构进行。安全药理学研究属于安全性研究评价的范畴，研究原则上须执行 GLP。对一些难以满足 GLP 要求的特殊情况，也要保证适当的试验管理和数据保存。

（四）受试物

为了实现安全药理学试验的目的以及结果的可重现性，每一项目所评价的受试物应该是明确固定的，通常应该是有确定的结构或组成、确定的制备条件与确定的质量标准。安全药理学试验的记录与报告都应该对受试物相关信息有详细的记载。对于新药的研究开发，应该满足以下的基本要求。

中药、天然药物：受试物应采用能充分代表临床试验拟用样品和/或上市样品质量和安全性的样品。应采用工艺路线及关键工艺参数确定后的工艺制备，一般应为中试或中试以上规模的样品，否则应有充分的理由。应注明受试物的名称、来源、批号、含量（或规格）、保存条件、有效期及配制方法等，并提供质量检验报告。由于中药的特殊性，建议现用现配，否则应提供数据支持配制后受试物的质量稳定性及均匀性。当给药时间较长时，应考察配制后体积是否存在随放置时间延长而膨胀造成终浓度不准的情况。如果由于给药容量或给药方法限制，可采用原料药进行试验。

化学药物：受试物应采用工艺相对稳定、纯度和杂质含量能反映临床试验拟用样品和/或上市样品质量和安全性的样品。受试物应注明名称、来源、批号、含量（或规格）、保存条件、有效期及配制方法等，并提供质量检验报告。由于试验中所用溶媒和/或辅料对试验结果会有影响，为了试验结果的可重现性，需要在试验中详细记录溶媒和/或辅料名称、标准、批号、有效期、规格及生产单位。

在药物开发的过程中，若受试物制备工艺等发生可能影响其安全性的变化，应进行相应的安全性研究以支持新产品的安全性评价。

试验过程中应进行受试物样品分析，并提供样品分析报告。试验结果可能需要根据样品分析结果进行讨论。

二、安全药理学研究的基本内容

（一）试验设计的基本要求

1. 试验所需的生物材料　生物材料有以下几种：整体动物，离体器官及组织，体外培养的细胞、细胞片段、细胞器、受体、离子通道和酶等。

整体动物常用小鼠、大鼠、豚鼠、家兔、犬、非人灵长类动物等。动物选择应与试验方法和研究内容相匹配,同时还应注意动物的品系、性别及年龄等因素可能带来的影响,特别关注是否有充足的背景数据作为结果分析的参考。

生物材料选择应注意敏感性、重现性和可行性,以及与人的相关性等因素。体内试验通常采用清醒动物。如果使用麻醉动物,应注意麻醉药物的选择和麻醉深度的控制。麻醉状态下,动物的心率、血压、体温等有逐渐降低的趋势,可能会影响某些试验指标的测定。一些麻醉药物如戊巴比妥等能影响心血管系统,深度麻醉可见 QT 间期延长等。对使用麻醉动物获得的试验结果进行分析时,应充分考虑动物状态对试验结果的影响。由于实验动物对于安全药理学评价结果的重要性,通常,对实验动物应详细记载实验动物品种、品系及亚系的确切名称;遗传背景或来源;性别、年龄、体质量及健康状况;微生物检测结果;质量等级及合格证书号;饲养与实验环境;对实验动物的处理方式等。医学实验动物分四级:一级为普通级;二级为清洁级;三级为无特定病原体(SPF)级;四级为无菌级。

实验动物应符合国家对相应等级动物的质量规定要求,并具有实验动物质量合格证明。

2. 样本量　一项安全药理学试验的分组数及每组动物数的设定,应以能够科学合理地解释所获得的试验结果,恰当地反映有生物学意义的作用,并符合统计学要求为原则。通常情况下,小动物每组一般不少于 10 只,大动物每组一般不少于 6 只。动物一般雌雄各半。

3. 剂量　体内安全药理学试验要对所观察到的不良反应的剂量反应关系进行研究,如果可能也应对时间效应关系进行研究。一般情况下,安全药理学试验应至少设计 3 个剂量,产生不良反应的剂量应与动物产生主要药效学的剂量或人拟用的有效剂量进行比较。由于不同种属的动物对药效学反应的敏感性存在种属差异,因此安全药理学试验的剂量应包括或超过主要药效学的有效剂量或治疗范围。如果安全药理学研究中缺乏不良反应的结果,试验的最高剂量应设定为相似给药途径和给药时间的其他毒理试验中产生毒性反应的剂量。

体外研究应确定受试物的浓度 - 效应关系。若无明显效应时,应对浓度选择的范围进行说明。

安全药理学试验一般可选用溶媒和 / 或辅料作为阴性对照。如果为了说明受试物的特性与已知药物的异同,也可选用阳性对照药。

4. 给药途径　整体动物试验,首先应考虑与临床拟用途径一致,可以考虑使药物能充分暴露的给药途径。对于在动物试验中难以实施的特殊的临床给药途径,可根据受试物的特点选择可行的给药途径,应有充分的科学依据。

5. 给药次数　安全药理学试验一般采用单次给药进行试验。但是,若主要药效学研究提示药物在给药一段时间后才能起效,或者重复给药的非临床研究和 / 或临床研究结果出现需要关注的安全性问题时,应根据具体情况合理设计给药次数。

6. 观察时间　结合药物的药效学和药动学特性、受试动物、临床研究方案等因素选择观察时间点和观察时间,以能观察到可能的效应及其转归过程。

(二) 安全药理学的主要研究内容

1. 核心组合试验　安全药理学的核心组合试验的目的是研究受试物对主要生命功能的影响。中枢神经系统、心血管系统、呼吸系统通常作为重要器官系统考虑,也就是核心组合试验要研究的内容。根据科学合理的原则,在某些情况下,可增加或减少部分试验内容,但应有科学依据。

(1)中枢神经系统:定性和定量地评价给药后动物的运动功能、行为改变、协调功能、感觉/运动反射和体温的变化等,以确定药物对中枢神经系统的影响。可进行动物的功能组合试验。

(2)心血管系统:测定给药前后血压(包括收缩压、舒张压和平均压等)、心电图(包括 QT 间期、PR 间期、QRS 波等)和心率等的变化。应采用清醒动物进行心血管系统指标的测定(如遥测技术等)。

如药物从适应证、药理作用或化学结构上属于易于引起人类 QT 间期延长类的化合物,例如:抗精神病类药物、抗组织胺类药物、抗心律失常类药物和氟喹诺酮类药物等,应进行深入的试验研究,观察药物对 QT 间期的影响。对 QT 间期作用的研究见本章第四节及我国新药研究相关指导原则。

(3)呼吸系统:测定给药前后动物的各种呼吸功能指标的变化,如呼吸频率、潮气量、呼吸深度等。

2. 追加和/或补充的安全药理学试验　当核心组合试验、临床试验、流行病学、体内外试验以及文献报道提示药物存在潜在的与人体安全性有关的不良反应时,应进行追加和/或补充的安全药理学研究。追加的安全药理学试验是除了核心组合试验外,反映受试物对中枢神经系统、心血管系统和呼吸系统的深入研究。追加的安全药理学试验根据已有的信息,具体情况具体分析而选择追加的试验内容。补充的安全药理学试验是,出于对安全性的关注,在核心组合试验或重复给药毒性试验中未观察泌尿/肾脏系统、自主神经系统、胃肠系统等相关功能时,需要进行的研究。

(1)追加的安全药理学试验:追加的安全药理学试验包括以下几个方面。①中枢神经系统:对行为、学习记忆、神经生化、视觉、听觉和/或电生理等指标的检测;②心血管系统:对心输出量、心肌收缩作用、血管阻力等指标的检测;③呼吸系统:对气道阻力、肺动脉压力、血气分析等指标的检测。

(2)补充的安全药理学试验:补充的安全药理学试验包括以下几个方面。①泌尿/肾脏系统:观察药物对肾功能的影响,如对尿量、比重、渗透压、pH、电解质平衡、蛋白质、细胞和血生化(如尿素、肌酐、蛋白质)等指标的检测;②自主神经系统:观察药物对自主神经系统的影响,如与自主神经系统有关受体的结合,体内或体外对激动剂或拮抗剂的功能反应,对自主神经的直接刺激作用和对心血管反应、压力反射和心率等指标的检测;③胃肠系统:观察药物对胃肠系统的影响,如胃液分泌量和 pH、胃肠损伤、胆汁分泌、胃排空时间、体内转运时间、体外回肠收缩等指标的测定。

(3)其他研究:在其他相关研究中,尚未研究药物对上述器官系统的作用但怀疑有影响的可能性时,如潜在的药物依赖性、骨骼肌、免疫和内分泌功能等的影响,则应考虑药物对这方面的作用,并作出相应的评价。

三、结果分析与评价

根据详细的试验记录,选用合适的统计方法,对数据进行定性和定量分析。

应结合药效学、毒理学、药动学以及其他研究资料进行综合评价,为临床研究设计提出建议。

第四节　药物 QT 间期延长潜在作用研究

心电图(ECG)中 QT 间期(从 QRS 波群开始到 T 波结束)反映心室去极化和复极化所需的时间。当心室复极化延迟和 QT 间期延长,尤其伴有其他风险因素(如低血钾、结构性心脏病、心动过缓)时,患者发生室性快速心律失常的风险增加,包括尖端扭转型室性心动过速(torsade de pointes, TdP),严重者危及生命。

本节主要是关于评价药物延迟心室复极化潜在作用的非临床研究策略,以及对非临床研究信息的分析和综合风险性评估。QT 间期研究结果可以和其他信息一起,用来阐明药物作用机制,以及对人体的延迟心室复极化和延长 QT 间期的风险评估。

一、基本原则

(一) 试验方法

药物安全药理学研究中所遵循的关于研究设计的基本原则和推荐方法,也适用于药物 QT 间期延长潜在作用研究。建议采用体内和体外的方法进行研究。

应基于受试物的药效学、药动学、安全性的特点对研究方法设计、风险性证据进行个体化分析。

(二) 执行 GLP 的要求

体外试验建议执行《药物非临床研究质量管理规范》(GLP)规范,体内试验遵循 GLP,追加研究(follow-up studies)应在最大可行限度内遵循 GLP。

(三) 受试物

中药、天然药物:受试物应采用能充分代表临床试验拟用样品和 / 或上市样品质量和安全性的样品。应采用工艺路线及关键工艺参数确定后的工艺制备,一般应为中试或中试以上规模的样品,否则应有充分的理由。应注明受试物的名称、来源、批号、含量(或规格)、保存条件、有效期及配制方法等,并提供质量检验报告。由于中药的特殊性,建议现用现配,否则应提供数据支持配制后受试物的质量稳定性及均匀性。当给药时间较长时,应考察配制后体积是否存在随放置时间延长而膨胀造成终浓度不准的因素。如果由于给药容量或给药方法限制,可采用原料药进行试验。试验中所用溶媒和 / 或辅料应标明名称、标准、批号、有效期、规格及生产单位。

化学药物:受试物应采用工艺相对稳定、纯度和杂质含量能反映临床试验拟用样品和 / 或上市样品质量和安全性的样品。受试物应注明名称、来源、批号、含量(或规格)、保存条件、有效期及配制方法等,并提供质量检验报告。试验中所用溶媒和 / 或辅料应标明名称、标准、批号、有效期、规格和生产单位等,并符合试验要求。

在药物研发的过程中,若受试物的工艺发生可能影响其安全性的变化,应进行相应的安全性研究。

化学药物试验过程中应进行受试物样品分析,并提供样品分析报告。成分基本清楚的中药、天然药物也应进行受试物样品分析。

二、基本内容

(一) 试验设计的基本要求

1. 生物材料选择　生物材料应选择合适的试验体系和动物种属。体外研究可采用离体心肌细胞、培养心肌细胞系或克隆的人离子通道的异种表达体系、离体心脏标本。用于体外研究的组织和细胞标本可来源于不同的实验动物,包括兔、雪貂、豚鼠、犬、猪。当采用原代组织或细胞时,应考虑所用标本的特点及来源,因为离子通道的分布可因组织和细胞类型而不同。

用于整体研究的动物包括犬、猴、猪、兔、雪貂以及豚鼠。

成年大鼠和小鼠复极化的离子机制不同于包括人在内的大动物种属(在成年大鼠、小鼠,复极化的主要离子流是 I_{to}),因此用这些种属的组织或动物是不合适的。

实验动物应符合国家对相应等级动物的质量规定要求,并具有实验动物质量合格证明。

2. 样本量　体外试验:样本量每组不少于 4 个平行样本,一般 3~5 个组。体内试验:试验组的组数及每组动物数的设定,应以能够科学合理地分析所获得的试验结果,恰当地反映有生物学意义的作用,并符合统计学要求为原则。小动物每组一般不少于 10 只,大动物每组一般不少于 6 只,一般雌雄各半。

3. 剂量　体外研究中,受试物的浓度应涵盖和超过预期临床最大治疗血药浓度。试验中逐步提高药物浓度直到出现特征性的浓度-反应曲线或达到因受试物理化特性所限的最高浓度。除了受到细胞或组织活性的限制外,理想状态下应有充分的药物暴露时间以获得稳态电生理效应,应注明药物暴露时间的长短。体外研究中应使用合适的阳性对照药,以确认该体外试验系统的敏感性。

体外研究应确定受试物的浓度-效应关系。当体外研究无明显作用时,应对浓度选择的范围进行说明。

整体试验剂量范围,如果可能,剂量范围应包括和超过预期的人暴露水平。当给药剂量可能会因动物的耐受性而受到限制时,如动物出现呕吐、震颤、活动过度等,可采用静脉给药或麻醉动物进行研究。当研究用于评价延迟心室复极化程度与原药及代谢产物浓度关系时,可采用持续静脉滴注的方式控制药物暴露水平。监测受试物及其代谢产物的暴露量有助于解释药物的量效关系或剂量或浓度-反应,也为设计可能追加的试验提供信息。

4. 对照　体外离子通道和动作电位时程试验中应采用次最大有效浓度(即药物对通道的抑制率达 70%~80% 时的浓度)的阳性对照药说明试验系统的反应性,并且应用于每项试验。整体试验研究中使用阳性对照药则是为了验证试验系统的敏感性,但不必在每一项试验中都使用阳性对照药。

如受试物在化学结构/药理分类上属于与延长人体 QT 间期或促心律失常有关的药物类似时,在体内外研究中应与现有同类药物比较作用强度大小。

5. 给药途径　整体动物试验,通常首先应考虑与临床拟用途径一致,也可以考虑充分暴露的给药途径。对于在动物试验中难以实施的特殊的临床给药途径,可根据受试物的特点选择充分暴露的途径。

6. 观察时间　结合受试物的药效学和药动学特性、实验动物、临床试验方案等因素选择观察时间点和持续时间。

(二) 主要研究内容

1. **主要研究** 可采用体内外方法从以下 4 个不同方面对受试物的 QT 间期作用进行深入研究,不同方面的研究相互之间有互补作用。

(1)采用离体动物或人心肌细胞、培养心肌细胞系或克隆的人离子通道的异种表达体系测定离子流。

(2)采用清醒动物或麻醉动物测定 ECG 参数。

(3)采用离体心脏标本进行动作电位参数测定,或在麻醉动物中进行能体现动作电位时程的特异性电生理参数检测。

(4)采用离体心脏标本或整体动物进行致心律失常作用测定。

2. **追加研究** 当非临床研究的结果不一致和 / 或临床研究结果与非临床研究结果不一致时,可通过回顾性评价和追加研究进行分析。此种情况下,追加的研究结果可能成为综合风险评估的重要组成部分。

追加研究是为了能更深入地了解或提供更多的关于受试物潜在的延迟人心室复极化和延长 QT 间期的作用。这些研究可以提供更多有关作用强度、作用机制、剂量反应曲线的斜率或最大反应幅度的信息。追加的研究可以针对某一特殊问题设计试验,因此各种体外或体内的研究设计都可应用。

在选择和设计追加研究时,以下内容需与已有的非临床和临床信息一并考虑:①采用离体心脏测量动作电位以评价心室肌复极化;②在麻醉动物用一些能反映动作电位时程的特殊电生理参数;③动物的种类和性别的选择;④用代谢诱导剂或抑制剂;⑤用目前已知阳性对照物或参比物;⑥未研究的对其他通道的抑制作用;⑦多时间点测定电生理参数;⑧在清醒动物难以解释的作用,如受试物对心率、自主神经紧张的影响,或受试物的毒性,如震颤、抽搐或呕吐;⑨如药物有蓄积、临床长期使用,需考虑多次给药的观察。

三、结果分析与评价

综合风险评估应基于科学的、对受试物个性化的考虑。综合风险评估有益于临床研究设计和其结果的分析,应结合药效学、毒理学、药动学以及其他研究资料进行综合评价,为药物应用于人体的安全性提出建议。

风险评估应考虑受试物是否在化学结构或药理分类上属于可延长人 QT 间期作用的药物,如某些抗精神病类药物、组胺 H_1 受体拮抗剂、氟喹诺酮类等。这可能会影响参比物的选择并会纳入综合风险评估中。

四、相关试验方法

(一) 体外试验

评价药物对离子电流的影响,主要包括 I_{Kr} 和其他几种参与心肌电活动的重要离子通道。体外 I_{Kr} 试验是采用原代心肌细胞或表达 I_{Kr} 通道蛋白(如由 *hERG* 编码的蛋白)的细胞系,评价药物对离子电流的影响。

(二) 整体研究

整体 QT 间期作用的研究主要是测定心室复极参数,如 QT 间期。该试验可结合在安全药理学研究中同时进行。

QT 间期和心率是相反的、非线性的关系,且两者之间的关系在不同的种属和动物甚至同一种属之间都不相同。因此心率改变会影响 QT 间期,这会干扰对受试物影响心室复极化和 QT 间期的评价。故在 QT 间期分析时,应采用心率校正 QT 间期(QTc)来进行,常用的有 Bazett 和 Fridericia 法;心率校正公式的选择须根据试验系统得来的数据加以判断,如果给药组和对照组心率差异较大,可能校正公式对于评价 QT 间期延长风险是无效的,此时可改用心脏起搏器来获得固定的心率。对 QT/RR(心电图中 R 波与 R 波的距离)关系进行分析可能更合适,包括用公式对个体动物 QT 间期数据进行校正。

在犬或猴等大动物记录 ECG,是安全性评价的基本组成部分。药物引起 QT 间期显著延长将使致命性心律失常 TdP 发生的风险显著增加,因而 ECG 的 QT 间期被作为预测新化合物引起 TdP 的重要风险因素。鉴于犬、猴和小型猪等大动物在心肌离子通道构成和功能方面与人类具有高度相似性,通常用于整体 QT 分析研究中。整体 QT 分析试验可在麻醉和清醒动物进行。

(三) 追加的研究

药物对心肌动作电位(action potential,AP)的影响:心脏的正常功能依赖于心肌细胞动作电位的产生和传导。药物引起细胞膜离子通道表达或功能异常是其导致心律失常的重要病理生理基础。因此,在离体心脏标本进行动作电位参数测定,是 ICH 推荐的 QT 间期延长药物安全性评价体系中的重要组成之一。

(王庆利)

参考文献

[1] 赵琪, 汪溪洁, 石磊, 等. 综合性离体致心律失常风险评估的研究进展. 中国新药与临床杂志, 2016, 35 (12): 850-854.

[2] 刘雁, 阳海鹰, 王国强, 等. 清醒 Beagle 犬呼吸和循环系统功能监测模型建立及生物学特性分析. 中国新药杂志, 2012, 21 (2): 134-137, 169.

[3] 王维刚, 刘震泽, 吴文婷, 等. 小鼠动物实验方法系列专题 (七)——旷场实验在小鼠行为分析中的应用. 中国细胞生物学学报, 2011 (11): 1191-1196.

[4] YANG X, PAPOIAN T. Moving beyond the comprehensive in vitro proarrhythmia assay: Use of human-induced pluripotent stem cell-derived cardiomyocytes to assess contractile effects associated with drug-induced structural cardiotoxicity. Journal of Applied Toxicology, 2018, 38 (9): 1166-1176.

[5] GARG P, GARG V, SHRESTHA R, et al. Human induced pluripotent stem cell-derived cardiomyocytes as models for cardiac channelopathies: a primer for non-electrophysiologists. Circulation Research, 2018, 123 (2): 224-243.

[6] SHAHEEN N, SHITI A, HUBER I, et al. Human induced pluripotent stem cell-derived cardiac cell sheets expressing genetically encoded voltage indicator for pharmacological and arrhythmia studies. Stem Cell Reports, 2018, 10 (6): 1879-1894.

[7] CARR D F, AYEHUNIE S, DAVIES A, et al. Towards better models and mechanistic biomarkers for drug-

induced gastrointestinal injury. Pharmacology and Therapeutics, 2017 (172): 181-194.

［8］ BHUSHAN A, MARTUCCI N J, USTA O B, et al. New technologies in drug metabolism and toxicity screening: organ-to-organ interaction. Expert Opinion on Drug Metabolism&Toxicology, 2016, 12 (5): 475-477.

［9］ WILMER M J, NG C P, LANZ H L, et al. Kidney-on-a-Chip Technology for Drug-Induced Nephrotoxicity Screening. Trends in Biotechnology, 2016, 34 (2): 156-170.

［10］ BOVE G M. A non-invasive method to evaluate gastrointestinal transit behavior in rat. Journal of Pharmacological and Toxicological Meth, 2015 (74): 1-6.

［11］ DU C, NARAYANAN K, LEONG M F, et al. Induced pluripotent stem cell-derived hepatocytes and endothelial cells in multi-component hydrogel fibers for liver tissue engineering. Biomaterials, 2014, 35 (23): 6006-6014.

［12］ SAGER P T, GARY G, TURNER J R, et al. Rechanneling the cardiac proarrhythmia safety paradigm: a meeting report from the cardiac safety research consortium. American Heart Journal, 2013, 167 (3): 292-300.

［13］ YAMADA M, UTOH R, OHASHI K, et al. Controlled formation of heterotypic hepatic micro-organoids in anisotropic hydrogel microfibers for long-term preservation of liver-specific functions. Biomaterials, 2012, 33 (33): 8304-8315.

［14］ 郭健敏, 许彦芳, 马玉奎, 等. 新药非临床安全药理学研究进展. 中国药理学与毒理学杂志, 2019, 33 (12): 1013-1025.

第十章
药物临床前药效学评价

第一节　临床前药效学评价概述

一、临床前药效学评价的内涵和重要性

如本书第九章所述,新药非临床研究中的药理学研究,包括主要药效学、次要药效学和安全药理学研究。其中次要药效学和安全药理学是一般药理学研究的内容,属于药物安全性研究评价的范畴。本章所述新药的临床前药效学评价主要是指临床前的主要药效学研究。临床前的主要药效学评价是研究期望的药物与治疗目的相关的效应和作用机制,评价对象是除人体外的动物或其他生物体,评价内容包括:药物对生物体(体内、体外)的作用、作用规律及机制;生物体对药物的处置(吸收、分布、代谢及排泄)情况。新药临床前药效学评价的目的是发现和证实评价对象是否具有潜在的防治疾病的作用,结合临床前安全性的研究预测其在临床应用于防治疾病的潜在价值。药物在被批准为药品上市之前,必须进行临床前药效学评价,原因如下:①严禁在尚未证明评价对象的有效性及安全性前直接进行临床评价(临床试验);②对动物病理模型的疗效或对病原体作用的实验研究,与临床药效学研究有着较好的或一定的相关性、相似性或类同性。由此可见,临床前药效学评价的重要性和必要性,在于能为临床药效学研究提供评价对象有效性或安全性的重要参数,为临床试验提供可靠的依据和基础。当然,动物研究的结果与药物对人体的作用、临床疗效仍存在种属差异,动物病理模型与临床病证存在差异,因而临床前药效学评价存在必然的局限性。虽然临床前药效学评价非常重要,但其研究结果绝不可以简单地外推至人体。

二、临床前药效学评价的基础

在进行临床前药效学评价时,受试药物必须合成工艺路线稳定,质量可控,即包含合成工艺、提取方法、理化性质及纯度、剂型选择、处方筛选、制剂工艺、检验方法、质量指标、稳定性等;中药制剂尚应有药材来源、加工及炮制等;生物制品还需包括菌毒种、细胞株、生物组织等材料的质量标准、保存条件、遗传稳定性及免疫学研究等。这些都是进行临床前药效学评价的前提条件和重要物质基础。以质量不合格的"药物"进行临床前药效学

评价没有实际意义。

（一）中药、天然药物类

1. 复方制剂的组方合理 由于中药、天然药物类中复方制剂居多，则需要注意：组方是否符合中医药理论，君、臣、佐、使药味的排位及用量是否合理恰当，是否存在有毒药味或十八反、十九畏的现象；采用古方或其化裁加减方和临床实践经验方为宜；组方药味不宜过多；不能任意采用拼凑药味之方；组方不合理者不宜进行临床前药效学评价研究。

（1）传统中药复方制剂：是在传统医药理论指导下组方，以传统工艺制成，方中药材必须有法定标准。若组方中的药材已有法定标准，且该制剂的主治病证在国家中成药标准中没有收载，则可免做临床前药效学研究，不过组方中含有毒药材或含有十八反、十九畏的配伍禁忌，则需进行临床前安全性评价研究。

（2）现代中药复方制剂：应在传统医药理论指导下组方，可以采用非传统工艺制成。组方中若有无法定标准的药材，则需进行临床前药效学和安全性评价，如含天然药物、有效成分或化学药品时，不但需进行临床前药效学和安全性评价，还需研究复方成分之间的增效、减毒等相互作用关系。

（3）天然药物复方制剂：应在现代医药理论指导下组方，其适应证用现代医学术语表述。主要研究其多组分之间的药效学、安全性相互影响，不过如有无法定标准的成分时，还需进行相应的临床前药效学和安全性评价。

（4）中药、天然药物和化学药品组成的复方制剂：应包括中药和化学药品，天然药物和化学药品以及中药、天然药物和化学药品三者组成的复方。复方制剂中的药用物质必须具有法定标准，且需进行药用物质之间的药效学和安全性相互影响（增效、减毒或互补作用）的比较性研究以及中药、天然药物对化学药品生物利用度影响的研究。

2. 功能主治的确定 中药新药功能主治的确定须有针对性，不宜定得过宽，即不要臆想一个药物能用来治疗许多种疾病，这不但增加临床前药效学评价的观察内容和指标，而且临床评价的病种（证）也将大大地增加。

3. 制剂与剂型的选择 是指不同制剂或剂型经过合理科学稳定的工艺路线制备，且已对该制剂与剂型进行某种或某些成分的含量测定，从而能控制其质量。制剂的稳定亦是进行临床前药效学评价的重要基础或前提条件。

4. 临床拟用剂量与疗程的确定 由于临床前药效学评价中动物采用的剂量往往是以临床拟用剂量参考而设计的，若临床拟用剂量相对不固定，则动物实验研究中的用量可能会出现选择过大或过小，剂量过大可能伴随药效发生的同时出现毒性反应，剂量过小时可能不能反映出该制剂的药理作用。疗程不确定尤其将影响临床前安全性评价的给药周期，因为临床前安全性评价的给药周期是以拟用于临床的疗程来确定的，过长或过短都将影响安全性评价的正确性和可靠性，而且实验研究的剂量最好以原生药量表示，这是由于一方面实验研究时的受试物以浸膏居多，另一方面中成药的临床剂量也采用原生药计算，这可避免和弥补相等生药量投料而获得不等量浸膏的弊病，且与临床应用剂量标示相一致。

（二）化学药品类与生物制品类

1. 理化特性恒定 新化合物的溶解度、熔点、pH值、纯度（含量）、稳定性、红外和紫外光谱、质谱和核磁共振波谱等理化特性必须恒定，由此说明其已有稳定的工艺路线（最好是中试工艺路线），为临床前药效学评价奠定可靠的物质基础。

2. 制剂或剂型的确定 一般用于临床前药效学评价的化学药物是原料药,而用于临床评价的化学药物必须是制剂。但有时需用制剂作临床前药效学评价时,制剂必须要符合《中国药典》规定的制剂通则要求,即制剂生产工艺路线稳定、制剂质量可控。少数特殊情况如抗心肌缺血药,除可采用消化道给药制剂、栓剂、气雾剂、缓释制剂等外,也可用原料药进行临床评价。

3. 复方制剂的认定 化学药物组成的复方制剂在进行临床前药效学评价时,首先对组方的合理性要有充分的依据,而且对其中多种成分药效、毒性、药动学的相互影响,需进行拆方对比分析研究,以期证明其组方的合理性、有效性及安全性。

4. 麻醉药品等研制的立项认定 凡属麻醉药品、精神药品、医疗用毒性药品、放射性药品在需进行临床前药效学评价或在立项研制时,必须要具备主管部门对研制立项的批复文件,否则不能随意进行研制或不可能进入临床前药效学评价。

5. 生物制品类 研制新的治疗用生物制品和预防用生物制品,除与化学药品类相类似的临床前药效学评价前提条件外,尚需对菌毒种、细胞株、生物组织等起始材料的质量标准、保存条件、遗传稳定性及免疫学进行研究,待其恒定后方可进行临床前药效学评价。

三、临床前药效学评价的主要内容

(一)主要药效学研究

临床前药效学评价是新药评价工作中的根本任务,其目的是发现新药和评选新药。发现新药是根据实验药物的来源(化学和生物合成思路、天然产物药用记载等),运用各种技术手段,充分了解原来作用不明物质的有效药理作用;评选新药是将有效的物质通过严密的科学研究,弄清其优缺点,从而决定取舍。在我国《药品注册管理办法》中强调主要药效学研究的内容是,对化学药品类(含生物制品类)的药物来讲,是研究其与治疗、预防、诊断作用密切相关的药理作用,而对中药、天然药物类来讲,是指与其功能主治较为密切相关的药理作用的研究。例如,抗菌药物主要研究其抑菌、杀菌作用;活血化瘀的药物主要研究其对血液流变学相关的作用。通过研究,明确药物的作用强度和特点,与已上市销售的同类药品(阳性对照药)相比,有什么独特的优点,从而决定其是否有必要作进一步系统深入的药效学评价研究;当然在药效学研究的同时,若有可能,可在有药效学评价的基础上研究其作用部位(靶点)和作用机制。关于各类药物主要药效学评价的要求,可按国家药品监督管理局颁布的新药(化学药物)临床前药理研究指导原则和中药新药研究指南的要求进行,指导原则具有权威性、适用性和指导性,须参照实施。

较之于单体药物,复方药的临床前药效学评价有其特殊性和复杂性。在我国,复方药可以由化学药、中药或化学药中药混合而成。根据《药品注册管理办法》要求,化学药的复方申报需要提供"复方制剂中多种组分对药效或毒性影响的试验资料及文献资料"。复方药根据组方中的单方药不同,在新药审批方面需要的有关药效学资料也不尽相同,既要避免过度的动物实验,也要提供详尽可靠的药效学评价资料。用于支持复方药研发的临床前研究内容和设计,取决于组方中化合物的现有资料及拟用临床用途。复方药分为以下几种可能的组方类型:①由已上市单药组成,且联合用药信息已得到充分认可;②由已上市单药组成,但联合用药未经许可;③由一个/多个新化合物与一个/多个已上市单药组成;④由两个或多个新化合物组成。如果复方中所有的单药已经按同样的组合进行了长期广泛的临床联合用药,且联合用药的安全性已得到了充分的证明,可不提供临床前药效学评价资料,如第①种组方类型的复方药,提供联合用药的文献资料即可。在有些情况下需要进行桥接试验(bridging studies),比如对单药之间以新的比例混合的制剂。对第②种组方类型的复方药,虽然组方的单药已具有满足上市许可的安全性和有效性资料,原则上仍须阐明单药之间预期的以及潜在非预期的药物相互作用。对第③和④种组方类型的复方药,复方中含有一个或多个新化合物,首先新化合物应该按照Ⅰ类新药单独申报,批准后才能进行复方研发。复方药中各单药药效相加和 / 或协同经常是开发复方药的依据。复方药药效学评价主要是检验各组分的不同剂量组成的量 - 效关系,以便于选择具有良好反应效果的固定复方制剂。复方药基于药物分类及各组分不同,具体药效学评价的要求和内容也不尽相同,例如复方降压药、抗 HIV 复方药和抗菌药复方药的研究内容均不一样。复方药的临床前药效学评价,既要进行组方评价,也要进行拆方评价。

(二) 一般药理学研究

新药临床前药效学评价除了完成主要药效学研究,同时应完成一般药理学(次要药效学和安全药理学)研究。一般药理学是指研究药物预期用于临床预防、治疗和诊断主要药效作用以外的广泛的药理作用,通过研究了解新药的全面药理作用,为全面开展安全性评价做准备。在新药研究中,一般药理学属于药物安全性评价的范畴,是药物安全性评价的重要组成部分。药物作用虽有其一定的选择性,但也不可避免地会有可能具有多方面的药理作用,一般药理学的研究可用于预测和阐明药物的不良反应,也可用于预测和评价其新的适应证,做到一药多用(多个适应证)。尤其新中药,其组成多为复方,药味多,成分亦多而复杂,因此根据其功能主治研究其主要药效学的同时,研究观察其对机体的其他系统或方面的全面药理作用是非常必要的,有助于不良反应的预测和评价,也有利于药物作用多靶点的发现和评价。一般药理学研究可以比较全面地普查药物的主要作用部位、作用性质和作用特点,这为临床前安全性评价,尤其是对重复给药毒性试验设计提供重要参考。一般药理学研究的基本原则和基本内容详见本书第九章。

(三) 作用机制的研究

在新药作用机制不明确的情况下,只要其符合有效、安全的要求就可上市并在临床使用,这一现象在中药新品种的开发中尤其明显,因此在新药研发中,作用机制研究往往被忽视。在我国《药品注册管理办法》中对作用机制研究的规定亦不多,但药物作用机制的研究在新药研发中有着重要的意义。作用机制的研究有助于发现新药的作用靶点。在作用机制研究的过程中,靶点的发现可以促进系列药物的研发,有利于筛选出疗效好、不良反应少的药物。例如,喹诺酮类抗菌药的抗菌作用机制(抑制细胞 DNA 回旋酶)阐明后,作用更强、更安全的新一代喹诺酮类药物相继研制成功并投入临床使用。作用机制的研究亦可以发现新药与以往所用药物的区别,有助于认识疾病的发病机制,更好地防治疾病。例如,他汀类药物是目前临床常用的降低低密度脂蛋白胆固醇(LDL-C)的调脂药物,通过抑制胆固醇合成的限速酶 3- 羟基 -3- 甲基戊二酰辅酶 A 还原酶,使肝细胞内胆固醇合成减少、含量降低;也可激活转录因子 SREBP2,上调肝脏 LDL 受体(LDLR)表达,从而清除血浆 LDL-C。由肝细胞合成与分泌的 PCSK9 可促进 LDLR 的细胞内降解,是调控肝细胞膜 LDLR 表达的重要蛋白。研究发现,*PCSK9* 与 *LDLR* 同为 SREBP2 的转录调控靶基因,他汀类药物在上调肝脏 LDLR 表达的同时亦诱导 PCSK9 的表达,从而降低他汀类药物降胆固醇净效应。由于他汀类药物诱导的 PCSK9 表达增高成为减弱其降胆固醇作用的重要机制缺陷,因此开发靶向 PCSK9 抑制药具有十分重要的临床意义。当前批准用于临床的两种 PCSK9 抑制药 Alirocumab 和 Evolocumab,通过阻断 PCSK9 与肝细胞膜 LDLR 的结合从而发挥降胆固醇作用,属于新型的调脂药物,与他汀类药物合用可更好地发挥调脂作用。若新药不但较已上市的同类药疗效好、毒性低,而且作用机制也不相同,则此新药开发更具有理论意义与临床价值,例如上述 PCSK9 抑制药就是调脂药物研发的新成果。

(四) 临床前药动学研究

临床前药动学研究,即非临床药动学研究,是通过动物的体内、体外及人体外的研究方法,获得药物的基本药动学参数,全面了解药物的体内过程(吸收、分布、代谢和排泄),是属于对新药有效性与安全性评价的重要组成部分。药物本身或活性代谢产物的药动学参数是产生、决定或阐明药效或毒性大小(对靶器官效应)的基础,亦是评价药物制剂特性和质量的重要依据,还可为设计和优化临床研究给药方案提供有关参考信息。药动学研究可描述血药浓度 - 时间曲线(C-t 曲线),根据血药浓度 - 时间曲线数据,求得受试物的药动学参数。静脉注射给药者,则应提供血药浓度 - 时间曲线下面积(AUC)、表观分布容积(V_d)、消除半衰期($t_{1/2}$)及清除率(Cl)等。血管外给药者,除提供上述参数外,尚须提供血药峰浓度(C_{max})和达峰时间(T_{max}),以反映药物吸收的规律,另外提供统计矩参数,如平均滞留时间(MRT)、$AUC_{0 \to t}$ 和 $AUC_{0 \to \infty}$ 等,而且要求尽可能提供绝对生物利用度或在体、离体肠道吸收试验结果。选择一个动物研究的有效剂量进行组织分布试验,并依据血药浓度 - 时间曲线选择代表吸收相、平衡相和消除相三个时间点,至少测定药物在心、肝、脾、肺、肾、胃肠道、生殖腺、脑、体脂、骨骼肌及骨髓中的浓度。排泄试验是当给予动物一个有效剂量后,按一定的时间间隔分段收集尿、粪的样品并测定其药物浓度,样品应收集至测不出药物为止。胆汁中药物的排泄,应以清醒动物胆管插管引流,并以合适的时间间隔收集胆汁测定其药物浓度。关于药物与血浆蛋白结合可选择采用平衡透析法、超过滤法、凝胶过滤法、光谱法等方法,但需选择包括有效浓度的三个浓度,重复三次试验;蛋白结合率高于 90% 的尚可开展体外药物竞争试验。对于创新药物,应了解其体内生物转化情况,包括转化类型、转化途径及可能涉及的代谢酶。若该药物经体内代谢原型药排泄少于 50% 时,生物转化研究则采用色谱法或放射性核素标记法分析、分离可能存在的代谢产物,并用色谱 - 质谱联用等方法初步推测其结构;若经 II 期临床试验提示其具有开发前景,则可进一步研究代谢产物的可能代谢途径、结构及代谢酶,而当代谢产物具有较强生物活性时,则应开展活性代谢产物的包括药动学试验的研究。另外,创新药物应观察其对药物代谢酶,尤其是细胞色素 P450 同工酶的诱导或抑制作用。

化学药物中,速释、缓释及控释制剂与新生物制品的非临床药动学研究则参照国家药监局药审中心 2022 年 1 月发布的《改良型新药调释制剂临床药代动力学研究技术指导原则》进行。目前,中药天然药物的类别中,除尚未在国内上市销售的从中药、天然药物中提取的有效成分及其制剂外,其他各类新中药的药动学研究,尚未做出具体要求。中药新药绝大多数是复方制剂,药味多,成分复杂,尚缺少较好的精密的研究方法,但有些已采用血清药理学、体征指标等方法研究新中药的药动学。

复方药的临床前药动学研究是通过动物体内、体外和人体的研究方法,比较复方药与单药在体内的动态变化规律,获得基本的药动学参数,阐明药物的体内过程特点,研究其组方单药之间的相互作用,以考察组方的合理性。

临床前药动学研究的详细内容见本书第十一章。

四、临床前药效学评价的实验设计

临床前药效学评价必须遵循"随机、对照、重复"的三大实验设计原则。在实验设计中贯彻这三大原则需要注意下列问题。

(一) 动物的选择

动物选择的依据必须符合具体实验研究的要求,首先应该是健康的动物,不健康的动物不可能出现正常的反应(除病理模型动物)而获得正确的结果。目前我国新药研究中要求二级(清洁级)以上的动物才能供实验研究使用。另外,应选择对实验研究反应敏感的动物种属、品系、年龄和性别等,如通常供实验用的要求是成年动物,但观察药物对生长发育、内分泌等器官系统的影响,则采用幼年动物为好。壮年动物不如老年动物能正确反映免疫修饰药、延年益寿药的药理作用。一般实验研究需在动物性别上要求雌雄各半,但是热板法镇痛实验、安胎保婴药的研究或对雌性内分泌和雌性生殖系统影响的研究,就专需采用雌性动物。

动物选择除上述一些基本的考虑外,最主要需考虑动物与人、不同种属动物之间和同种属不同品系动物之间对药物反应的差异性问题。例如,环丝氨酸对动物结核感染无作用,但对结核病患者有效;苄基青霉素对动物细菌感染有效,对人的细菌感染疗效较差;吗啡对猴、犬、兔可引起中枢神经系统的抑制,而对猫、小鼠、老虎则造成中枢神经系统的兴奋;啮齿类动物没有呕吐反应,而鸽子呕吐反应敏感。因此,为了使动物实验结果尽量与临床试验结果相接近,在实验研究开始时可多选用几种动物进行,对药物在不同种动物中的反应性可作定性或定量的比较,从而选出最适合的动物来进行实验研究。当在比较同一药物不同批号产品的药理活性或毒性时,往往需要采用同一种属同一品系的动物,这是为避免不同品系动物间对药物反应性的差异,在抗癌药物的筛选中尤为突出。如路易士肺癌模型动物以 C_{57} 小鼠为最佳,而肝癌模型动物则以 DBA/2 小鼠为宜。纯系动物用于比较性研究是完全恰当的,而不问实验研究目的一律采用纯系动物亦无必要,因为若某种药物对多种动物都能产生作用,则在人体产生相同药理作用的可能性也愈大,其临床意义也就较大。

(二) 病理模型的选择

新药拟通过临床前药效学评价揭示其可能的预防、治疗和诊断疾病的作用,需要建立实验动物病理模型。动物病理模型应尽量依据人体发病机制来建立,如果建立的动物病理模型不能很好地模拟临床病理,在动物病理模型获得的结果在临床试验时就可能不能很好地重复。由于种属差异的客观存在,以及造模方法的局限,动物病理模型与临床疾病存在差异也是客观现象,因此一个药物的作用往往需要运用几个动物病理模型来证实。我国对临床前药效学评价的技术要求规定:"新药的主要药效作用应当用体内、体外两种以上试验方法获得证明,其中一种必须是整体的正常动物或动物病理模型"。病理模型以整体动物为宜,但也可以运用体外实验模型(包括离体器官模型、细胞水平模型和分子水平模型),只要其特异性好,能反映其药理作用的本质就行。例如,离体豚鼠肠肌实验可证实药物对胆碱受体有否影响;抗寄生虫药、抗微生物药大部分可以先在体外培养体系观察其作用;对胆碱酯酶、单胺氧化酶等酶活性的影响可先在试管内观察其作用强度等。药物在体外试验模型的作用或影响的性质宜与整体情况下相一致,但应认识到各种体外试验模型与整体动物病理模型的药理反应之间往往会有差别。例如,磺胺类药物在体外没有显著的抑菌作用,可对动物细菌感染性病理模型具有较好的治疗作用;抗疟药、抗锥虫病药的药效学评价只能采用在体试验,原因是在体外虫体很难生存。另外在建立整体的动物病理模型时尚需考虑到中药天然药物类与化学药品、生物制品类的一些不同的特点。中药天然类药物应在中医药理论的指导下,严格按照被研究新药的功能主治,选用传统和现代科学相结合的方法,有针对性地选用符合中医"证"的动物模型进行药效学评价,如运用大黄、皮质激素造成动物的脾虚证,使动物失血造成血虚证等。然而,在动物制造非常符合中医"证"的模型存在较多的实际困难,则仍可以与化学药品类、生物制品类药物研究一样,采用清醒、麻醉动物制造与现代医学临床相同或相类似的"病"的模型,来进行中药天然类药物的药效学评价。例如,以戊巴比妥钠制作猫、豚鼠、犬急性心力衰竭模型,观察中药天然类药物对心功能不全是否有治疗作用;以佐剂所引致大鼠的关节炎模型,观察中药天然类药物的抗风湿性关节炎作用,此模型与临床风湿性关节炎病极为相似。除对病理模型外,尚可选择在药物影响下的生理机能、组织形态、生化代谢方面的变化,观察其敏感的、特异的、客观的、可精确测定的指标,不宜单一但需是主要药效学的研究。例如,保肝药的研究可用四氯化碳造成动物慢性肝损害病理模型,除观察药物对谷草转氨酶、谷丙转氨酶的活性降低和肝损伤减轻的程度外,尚可观察血清白蛋白、球蛋白含量的改变,唾液酸及肝脏组织中羟脯氨酸含量的改变,以此判断肝纤维化形成程度改善或差别。

(三) 剂量的选择

药物作用具有剂量(浓度)依赖性,存在量 - 效关系,药物临床前药效学评价必须有适宜的剂量(浓度)概念。临床疗效是指在人体所能接受或耐受的剂量下药物所产生的药理作用。在进行药物临床前药效学评价时,必须设置适宜的剂量(浓度)范围。实验者总期望出现"阳性"结果,但药物剂量(浓度)设置应该有严格的限制,尤其在离体实验中,如果剂量(浓度)不受限制,就可观察到药物的许多特殊药理作用,但这种高剂量(浓度)状态下的离体实验药理作用,并没有实际临床意义,因为临床实际用药时往往可能达不到离体实验时的高剂量(浓度)水平,即使能达到离体实验时的高剂量(浓度)水平,可能患者也不能耐受。剂量(浓度)设置应能反映量 - 效关系,即从无作用的阈下剂量(浓度)开始,随剂量的递增做到最大反应的剂量(浓度),以反应强度作纵坐标,剂量作横坐标,可绘制量 - 效曲线,曲线中点即是产生药物最大反应一半所需的药物剂量,称其为半数有效量(ED_{50}),ED_{50}愈小,表明其作用愈强。在急性毒性试验获得药物半数致死量(LD_{50})时,可计算治疗指数(LD_{50}/ED_{50}),其值愈大则表明药物愈安全,过渡到临床使用的可能性亦就大。通常离体实验宜设五个浓度组,整体实验至少要求设三个剂量组。药物单一剂量仅能反映定性质量,即"有"或"无"作用的问题,"无"作用时,还往往较难下结论就是无作用,因为可能选用的剂量(浓度)属于阈下剂量(浓度),即使有作用,也不能反映随剂量(浓度)的变化而药理作用强度或性质的改变,更不可能确定该剂量(浓度)就是最佳或最适宜的剂量(浓度)。一般来讲,药效学评价应作出量 - 效关系,离体实验应尽量求出 ED_{50},整体实验应找出有效剂量的范围,没有量 - 效关系应说明原因。例如,中药天然类药物还往往出现作用的双向性,即作用强度并不一定完全随剂量增加而增加。药效学评价时不能因为追求最佳疗效而刻意提高剂量,因为高剂量时除了原有药理作用外,还可能出现其他药理作用,甚至毒性反应;同时,还应考虑临床应用时患者对剂量的耐受程度,高效、低毒的剂量范围是临床应用时安全、有效的重要保证。药效学评价的剂量选择较为重要而又是一个较为复杂的问题,下列方法可作为剂量选择的参考。

1. 递增法 若没有临床拟用剂量或相关动物实验剂量作参考时,则可先预设一个比较小的剂量称其为"开始试用剂量(ds)",此剂量如未出现作用或疗效,亦未出现任何毒性和不良反应,则可按 ds、2ds、3ds 递增剂量,在 2~4 次递增而达预期剂量后,则每次可以 30%~40% 剂量递增至作出最大反应,即可求出 ED_{50} 值。

2. 同种动物间等效剂量的换算 若从文献或手册中获得同类药物的某种动物的剂量时,则可采用同种动物来进行药效学评价,其选用的剂量可按式(10-1)推算:

$$D_1 : D_2 = A_1 : A_2 = W_1^{2/3} : W_2^{2/3} \qquad \text{式(10-1)}$$

式(10-1)中,D_1、D_2 为同种不同动物的剂量;A_1、A_2 为同种不同动物的体表面积;W_1、W_2 为同种不同动物的体重。

但式(10-1)中动物体表面积(A_1、A_2)不容易直接测得,而根据动物体重和动物体型按式(10-2)进行近似推算获得:

$$A = R \times W^{2/3} \qquad \text{式(10-2)}$$

式(10-2)中,A 为动物体表面积(m^2);W 为动物体重(kg);R 为动物体型系数,不同动物体型系数由表 10-1 查得。

表 10-1 不同动物体型系数

动物	小鼠	大鼠	豚鼠	兔	猫	犬	猴	人
体型系数	0.06	0.09	0.099	0.093	0.082	0.104	0.111	0.10~0.11

3. 不同种属动物间剂量的换算

(1)标准动物的等效剂量的折算系数法:若从文献或手册中查得同类药物的不同种属动物的剂量时,则可采用表 10-2 中的折算系数按式(10-3)换算获得供实验的剂量。

$$D_A = K \times D_B \qquad \text{式(10-3)}$$

式(10-3)中,D_A 为 A 种动物剂量(mg/ 只);D_B 为 B 种动物的剂量(mg/ 只),K 为折算系数,不同动物等效剂量(mg/ 只)的折算系数由表 10-2 查得。

表 10-2 不同动物等效剂量(mg/ 只)的折算系数(K)

A 种动物 \ B 种动物	小鼠 20g	大鼠 200g	豚鼠 400g	兔 1.5kg	猫 2kg	猴 4kg	犬 12kg	人 70kg
小鼠 20g	1.0	7.0	12.25	27.8	29.7	64.0	124.0	388.0
大鼠 200g	0.14	1.0	1.74	3.9	4.2	9.2	17.8	56.0
豚鼠 400g	0.08	0.57	1.0	2.25	2.4	5.2	9.2	31.5
兔 1.5kg	0.04	0.25	0.44	1.0	1.08	2.4	4.5	14.2
猫 2kg	0.03	0.23	0.41	0.92	1.0	2.2	4.1	13.0
猴 4kg	0.016	0.11	0.19	0.42	0.45	1.0	1.9	6.1
犬 12kg	0.008	0.06	0.10	0.22	0.23	0.52	1.0	3.1
人 70kg	0.002 5	0.018	0.031	0.07	0.078	0.16	0.32	1.0

（2）不同动物等效剂量的直接折算法：可运用表10-3的主要相关参数，以式（10-4）、（10-5）、（10-6）和（10-7）计算，不但可获得标准体重动物相应的供用剂量，而且亦可直接计算不同种类动物及任何实际体重的选用剂量。

表 10-3　不同种属动物的剂量折算系数

	动物种属	小鼠	大鼠	豚鼠	兔	猫	猴	犬	人
标准体重	K	1	7	12.3	27.8	29.7	64	124	388
	k	1	0.71	0.62	0.37	0.30	0.32	0.21	0.11
任何体重	R	0.059	0.09	0.099	0.093	0.082	0.111	0.104	0.1
	W	0.02	0.2	0.4	1.5	2	4	12	70

注：K：每只动物剂量折算系数；k：每公斤体重剂量折算系数；R：动物体型系数；W：标准体重（kg）。

1）标准体重动物选用剂量的直接计算法：

$$D_B = D_A \times K_B \div K_A \qquad \text{式（10-4）}$$
或
$$d_B = d_A \times k_B \div k_A \qquad \text{式（10-5）}$$

D_B、d_B：欲求算的B种动物的每只剂量或公斤体重剂量（mg/只、mg/kg）。
D_A、d_A：已知A种动物每只剂量或公斤体重剂量（mg/只、mg/kg）。
K_B、k_B：B种动物的每只剂量折算系数或公斤体重剂量折算系数（由表10-3查得）。
K_A、k_A：A种动物的每只剂量折算系数或公斤体重剂量折算系数（由表10-3查得）。

2）任何体重动物选用剂量的直接计算法：

$$D_B = D_A \times (R_B \div R_A) \times (W_B \div W_A)^{2/3} \qquad \text{式（10-6）}$$
或
$$d_B = d_A \times (R_B \div R_A) \times (W_A \div W_B)^{1/3} \qquad \text{式（10-7）}$$

R_A、R_B：A、B种动物的体型系数。
W_A、W_B：已知A、B种动物的标准体重（kg）。

4. 最适剂量选择　一般选用中效剂量进行药物作用强度比较，但对于拮抗性或协同性试验的比较可分别略高或略低于中效剂量进行比较；当摸索最适宜剂量时，应从小剂量开始，体外试验可3~10倍量递增，体内试验则以2~$10^{1/2}$倍量递增。

（四）给药途径的选择

不同的给药途径影响药物的吸收量与吸收速度，从而影响药物药理作用出现的快慢与强度，这当然与药物的剂型有关，不同的剂型则有不同的给药途径，不同给药途径的药物吸收速度通常由快至慢的顺序为：静脉注射＞吸入＞肌内注射＞皮下注射＞舌下＞口服＞直肠＞贴皮。近年来，随着生物药剂学与药动学的发展，为临床提供了许多新的制剂，如缓释、控释制剂，其吸收速度是以较长的时间内能维持有效血药浓度为准，控制制剂的有效成分被缓慢或恒速释放吸收。有些药物因给药途径的不同，可出现不同的药理作用，如硫酸镁口服给药可引起腹泻，若肌内注射，则可产生降压、抗惊厥、麻醉的作用。因此，在新药临床前药效学评价时一般要求采用两种给药途径，其中一种途径必须是与推荐临床使用的给药途径相同，但如治疗胸痹心痛证的中药天然类药物，在麻醉犬、猫消化道给药往往难于观察到其药理作用，所以也可选用其他给药途径，但需说明原因。对于水溶性好的药物还应采用静脉注射途径观察其药理作用。中药的粗制剂一般水溶解性差,则可仅采用一种与临床拟用途径相同的或其他适宜途径进行药效学评价。

(五) 观察指标的选择

药效学评价时观察指标的确立至关重要,宜依据不同药物和不同动物模型的实验要求,选用灵敏、特异和客观的多种指标进行观察。指标的灵敏度应注意选择恰当,因为方法的过分灵敏,易出现"假阳性"结果,若方法不灵敏,就易出现"假阴性"结果,因此在确定观察指标和方法灵敏度以前,先做些预试性实验,并与阳性药或阴性药对照比较,验证方法的可靠性与确立观察指标是否合适。为避免各种因素对观察指标灵敏性的影响,不但考察指标的特异性,还应严格控制实验条件,如动物品系、实验操作规程标准化、实验试剂、仪器质量的保证及实验室外环境条件的控制等,总之,尽量保证使观察的指标能反映主要药效作用的药理本质,且能进行定量或半定量分析为宜。在进行结论时应综合评价,尤其是中药天然类药物的研究,更需多些指标的观察,这是由于中药天然类药物从总体上来讲其作用力度较弱,但其作用往往是多靶点的,所以观察其综合作用尤为重要。例如,治疗消渴证药物的研究,不单是观察其是否具有降血糖的作用,还应观察其对动物耐糖量的影响,甚至应观察对动物体内血清胰岛素水平的影响等。即使是化学药物也应如此,如对子宫收缩药物的研究,观察其对子宫收缩能力、强度、频率、幅度及最高幅度的变化,若收缩频率及幅度均有增加,说明药物对子宫具有兴奋性,若收缩频率增加,而收缩幅度降低,说明药物不但具有兴奋子宫肌的作用,且增加其张力。又如对有机磷农药中毒具有解毒作用的抗胆碱药,要求其对中枢和外周中毒症状综合观察均有很强的药理作用,才有过渡到临床更好的前景。

(六) 对照药的选择

新药临床前药效学评价与其他任何实验一样,都必须设置严格的对照,缺乏对照,就无法得出可靠而科学的结论。对照实验应包含两个或两个以上相似的组群,通常需设置不给药组(阴性对照组)、标准药物组(阳性对照组)、受试药物组(试验组),有些甚至还设置标准药物加受试药物组,这称为析因设计。阴性对照组虽不给药,但通常可根据实际情况给蒸馏水、生理盐水、羧甲基纤维素溶液或在实验中用作配制药物的其他溶媒和赋形剂等。阳性对照组给的所谓标准药物是选择已上市销售的具有与受试药物相同或相类似的功能主治、药理作用或临床治疗作用的药品,受试药物组通常要设置 3 个以上的剂量组,无论是阴性对照组、阳性对照组均须与受试药物组同时、同地、同条件下平行地进行实验,否则将失去对照的意义。

设置对照的目的尚有:①消除或降低实验过程中的生物差异,受试药物是否具有相应的药理作用是与阴性对照组比较才能确定的,当然,阴性对照组需相对地获得阴性的结果;②验证试验方法是否正确,尤其是设置阳性对照组的意义,若具有已知和公认药理作用的已上市销售的标准药品在实验中未出现阳性结果,这多数表明实验方法有问题,或实验操作不规范、条件控制不严格所致;③经实验,若受试药物获得预想的药理作用,其强度可与标准药物的作用进行比较,若与其等效甚至更强,结合安全性研究,则其成为新药上市的可能性就更大;④对照的析因设计不但能确定受试药物的作用和与标准药物比较作用强度,且尚能证实受试药物合并标准药物的联合用药效果(相加、协同或拮抗)。若实验发现阴性对照出现"阳性"结果,阳性对照出现"阴性"结果,则新药临床前药效学评价的实验结果是不可能被认可的,需找出原因,重新进行实验。

(七) 随机化方法的选择

随机就是指在同一批实验中,对每个实验组及每个实验动物或实验样本的处理程序(包括分组、给药、取样、测定与外环境条件等)都具相等的机会,随机可减轻或避免生物个体差异以及操作等误差,从而可减少或减轻主观臆断性,这称其为完全随机或绝对随机。即使这样,也常常会出现某些系统误差,或者仍不能完全保证主要影响实验的因素对实验各组来说是均匀分配的,故提倡"分层随机"或"均衡随机",即较易而又能控制的主要影响因素,如性别、年龄、体重等先均衡地分档(分层),然后在每一档中随机抽取等量的动物或样本被分配到各个实验组中去,而将稍难于控制的影响实验的因素,如动物的活泼程度、饥饿程度、疲劳程度、性周期等甚至不能被观察出的动物疾病情况、取材、组织器官的新鲜程度、细胞的活力等进行随机化的分配安排。实验中贯彻随机化原则的手段可采用编号卡片抽签法、随机数字表或计算器的随机数字键。

(八) 重复的选择

在类似或同样的条件下,能完全、充分重复的实验,才能称之为科学、可靠和可信的实验。实验的重复性可反映实验变异情况、实验的稳定性。在进行新药临床前药效学评价时,应注意实验的重复数,即实验的次数与实验的例数或样本数是否足够多。例如,对抗癌药物的评价,在其研究指导原则中明确规定,必须至少重复三次细胞实验,提供三批实验数据,若三次细胞实验结果较为接近,说明其重现性好,结果可靠;同时,还要求每次实验每组的动物或样本数不能过少,决不能单凭 3~5 只小动物的观察结果,就草率地下结论。为此,指导原则亦明确规定,一般小动物每组需 10 只以上,大动物需每组 6~8 只,才能体现重复数的要求,即使是体外抑瘤、抑菌实验,亦往往要求每个药物浓度须做至少三个平行复孔或复管。为使实验有较好的重复性,为此,应对动物(性别、年龄、体重、品系等)、药物(纯度、理化特性、批号、稳定性、pH、剂量等)、仪器(灵敏度、精确度、标准操作规程的执行等)、环境(光照、温度、湿度、季节等)等方面严格地控制基本一致,才能符合要求。

(九) 统计选择

新药临床前药效学评价中所观测的实验数据,根据实验指标的性质,可分为量反应、质反应与时反应资料。

1. 量反应资料　又称计量或定量资料,如血糖值、血细胞数、心率、血压值等,其特点是每一被观察的对象可获得一个定量的数据,带有度量衡单位(cm、mg、ml 等),通常是以均数($\overline{X}$)作为一组数据的集中性参数,以标准差(S、SD)表示其离散程度的参数,可分别用式(10-8)和式(10-9)计算。

$$\overline{X} = \frac{\sum X}{n} \qquad\qquad 式(10\text{-}8)$$

$$S = \sqrt{\frac{\sum X^2 - \frac{(\sum X)^2}{n}}{n-1}} \qquad\qquad 式(10\text{-}9)$$

$\sum X$:各个实验数据(X)的总和。$\sum X^2$:各个实验数据(X)平方的总和。

$(\sum X)^2$:各个实验数据(X)总和的平方。n:动物数或例数或样本数。

2. 质反应资料　又称计数资料,是指某一特定反应出现与否,如动物死亡或不死亡、睡眠或不睡眠、呕吐或不呕吐等,其特点就是此类资料对于每一观察个体而言,只有质的区别而无量的差异,通常记录各组总动物数(或总样本数,n)中发生阳性反应(或阴性反应)的例数(频数,γ),而以发生率($P=\gamma/n \times 100\%$)来表示。

3. 时反应资料　又称计时资料,是观察某种质反应出现所需的时间或者持续的时间,如给药后动物的生存时间、死亡时间,某一特定反应出现所需时间(潜伏期)等。其特点是每一观察对象可得一个时间数据,是一种以时间为指标的特殊计量资料。

获得的实验资料,需要借助统计学方法,定量分析变异对实验结果的影响,而获得规律性的信息和得出具有普遍意义的结论。统计学中是采用显著性检验来进行判断的,统计分析时,通常假设 A、B 两组样本来自同一总体,则两组间应该是无差异的,而两组实际测定值的出现差别,仅是抽样误差引起的偶然现象,这称其为无效假设,那么在实验中这种情况发生于同一总体中的可能性有多大呢? 即其概率(以 P 表示)有多大呢? 这可通过适当的统计学方法计算,如计量资料中用 t 检验、计数资料中用卡方检验、计时资料中用秩和检验等方法计算获得 P 值,然后根据选定的显著性水平,决定承认或否定无效假设,如 $P>0.05$,说明由抽样误差造成的偶然现象的可能性大于 5%,不能否定而承认无效的假设,其统计学的意义为两组间差别无显著性意义;若 $P<0.05$ 或 $P<0.01$,分别表示由抽样误差造成的偶然现象的可能性分别小于 5% 和 1%,也就可认为差别不由抽样误差引起,此两种情况均可否定无效假设,而统计学意义可分别称其为差别有显著性意义和差别有非常显著意义。需要注意的是,显著性检验仅是统计学结论,判断其作用的强弱,尚需根据专业知识,如两组血压降低的差值的均数仅为 0.5kPa,尽管显著性检验为 $P<0.01$,统计学上的差别具非常显著意义,但实际两组的降压作用差异是没有临床意义的。

第二节　临床前药效学评价的常用药理学方法简介

一、分子药理学方法概要

分子药理学是药理学的一门分支学科,从分子水平阐述药物的作用部位和机制。随着分子生物学方法和技术在药理学各个领域的应用,分子药理学得到了极大的发展,也逐渐形成了较为系统的分子药理学技术。当前,分子药理学技术应用的热点主要集中于:①阐述药物对靶基因转录水平的调节作用(药理作用的分子机制);②治疗基因的克隆及基因药物有效性评价;③先导化合物活性的高通量筛选(基于特定药物靶点的新药研究)。

(一) 药物对靶基因转录水平的调节作用

应用的技术主要有 Northern 印迹法、PCR 技术、基因芯片技术。Northern 印迹法用来检测样品中是否含有基因的转录产物(mRNA)及其水平;PCR 技术用于扩增位于两段已知序列之间的 DNA 区段。基因芯片技术主要用于基因转录水平的检测、基因组分析和后基因组研究。

1. Northern 印迹法　1977 年由 Alwine 建立并经 Thomas 改进,是用 DNA 探针来检测特异序列的 RNA,分析该基因的表达及 mRNA 的分子大小,特别用于对细胞生长、分化、发育过程中有关基因的表达和检测。其过程是:在变性条件下将待检的 RNA 样品进行琼脂糖凝胶电泳进行分离,继而将其变性并按其在凝胶中的位置转移到硝酸纤维素薄膜或尼龙膜上,固定后再与同位素或其他标记物标记的探针进行反应。如果待检物中含有与探针互补的序列,则两者通过碱基互补的原理进行结合,游离探针洗涤后用自显影或其他合适的技术进行检测,从而显示出待检的片段及其相对大小。

其中较为关键的核酸探针,可以是较短的,如 20bp 寡核苷酸片段;也可以是较长的,如 5kb 的核酸分子。探针的标记方法可以用放射性核素如 ^{32}P、^{35}S 和 ^{3}H 标记,也可以用非放射性基团生物素、地高辛、荧光素标记。标记可以是均匀的,即每个核苷酸均连接标记物,也可以是非均匀标记,即 3′ 或 5′ 末端标记。

Northern 印迹法是一种很常用的方法,但是一些因素也可能限制其使用:①它仅是一种半定量方法,而且很不精确;②如果被检测的 mRNA 在组织细胞中的表达水平很低,为了满足实验中的需要的大量总 RNA 或 poly(A$^+$)-RNA,需要的组织量大;③如果亚型间同源性较高,探针的亚型特异性要求不易达到。

2. PCR 技术 聚合酶链式反应(polymerase chain reaction,PCR)又称基因体外扩增特异序列方法。由 Dr.Kary Mullis 于 1985 年发明并命名,获 1993 年度诺贝尔化学奖,该法是 20 世纪核酸分子生物学研究领域中重大的发明之一,对生物科学发展具有不可估量的作用。

PCR 技术是体外扩增有引物介导的特定 DNA 序列的酶扩增,能将皮克(pg)水平的 DNA 特异性扩增 100 万倍,而达到微克(μg)水平。这种体外扩增技术与体内复制相类似,主要是根据碱基配对原理,在 DNA 聚合酶催化和 dNTP 的参与下,引物依赖于 DNA 模板特性引导 DNA 的合成。其有三个基本步骤组成循环反应。

(1)变性(denaturation):将待扩增基因片段加热到 94℃,1 分钟,使双链 DNA 解离成单链 DNA,作为 DNA 聚合酶链式反应的模板。

(2)退火(annealing):当温度降低到 55~60℃,1 分钟时,使用化学合成的方法合成的寡核苷酸链(20bp 左右)引物与变性后两条模板链两侧 DNA 相结合,配对复性。

(3)延伸(extension):将反应体系调整到 TaqDNA 聚合酶作用最适温度 72℃,在合适缓冲液、Mg^{2+} 及四种 dNTP 存在下处理 1.5 分钟左右,TaqDNA 聚合酶能严格地根据模板碱基序列合成互补链,即从引物的 3′ 端 -OH 进行延伸,合成方向为 5′ → 3′,从而合成两个分子与原来基团结构相互补的片段。

以上 3 步为一个循环,每一循环的产物可以作为下一个循环的模板,产物 DNA 的量按 2^n 方式扩增,数个小时之后,介于两个引物之间的特异性 DNA 片段得到大量复制,数量可达 2×10^6 拷贝。

随着相关技术的发展,PCR 已经形成了一系列的适用于不同目的的特殊方法。现列举在药理学研究中应用得比较广泛的两种方法:①逆转录 PCR(reverse transcription PCR,RT-PCR),由于 Taq 只能以 DNA 为模板进行 DNA 复制,以 RNA 为模板经逆转录获得与 RNA 互补的 DNA 链,即 cDNA,然后以 cDNA 链为模板进行 PCR 反应,从而从 RNA 中获得大量特异 DNA 序列的拷贝;②实时荧光定量 PCR(real time PCR),是指在 PCR 反应体系中加入荧光基团,利用荧光信号累积实时监测整个 PCR 进程,最后通过标准曲线对未知模板进行定量分析的方法。

在药理学领域,PCR 技术在基因结构、基因表达与调控、基因工程等方面都有广泛的应用。PCR 扩增大量目的产物是理想的结果,但在未找到最佳扩增条件时可能产生许多不需要的非特异性产物或没有扩增到任何产物,因此对 PCR 反应条件的优化就显得尤为重要。定量 PCR 方法比 Northern 印迹法精确,但终究还是一种半定量方法,而且有时会由于错配而引起假阳性,或由于所采用引物的条件不够或种系不合引起假阴性。

3. 基因芯片技术　基因芯片(gene chip)就是利用点样机等机械装置,在玻璃等支持物表面整齐地点上高密度的、成千上万个“点”,每个“点”含有可与一种基因杂交的一条 DNA 探针。由于芯片上有序地排列着 DNA 探针,因此也被称为微阵列(microarray)。在芯片上滴加样品后,在合适的条件下,样品中含有的各种核酸片段(cDNA 或 cRNA)就与相应的探针杂交。由于核酸片段上已标记有荧光素,激发后产生的荧光强度就与样品中所含有的相应核酸片段的量成正比,也就代表该基因的表达量。经激光共聚焦扫描仪等装置扫描后,所获得的信息经专用软件分析处理,即可获得成千上万种基因的表达情况。正因为这种特点,基因芯片技术已成为当前生命科学研究的重要技术。

基因芯片技术的操作流程大致可以分为四步:①探针的设计、合成与芯片的制作,现在很多这方面的商业化产品,大大方便了实验的使用;②靶基因样品的制备,通过 RT-PCR 技术制备,实验中设实验组和对照组,分别进行荧光素标记;③生化杂交反应,与常规的分子杂交过程基本相似,经封闭、预杂交、杂交、洗脱处理完成;④杂交信号的检测与结果的分析,用计算机控制的高分辨荧光扫描仪可获得结合于芯片上的目的基因的荧光信号,通过计算机处理即可给出目的基因的结构或表达信息。

目前,基因芯片在药物研究中的应用主要有:疾病相关基因的检测;基因表达方式与水平的测定;用于定位克隆,进行新基因的寻找;病原体的致病机制及耐药性研究;药物筛选等。基因芯片技术目前取得了长足的发展,但也存在一些问题,主要表现在:①基因芯片的特异性有待提高,寡核苷酸存在高级结构和自身配对,会影响分子杂交;规模制备中错误的核苷酸和杂质掺入都会降低特异性和信噪比;一个基因芯片存在多种探针,杂交条件难以优化;②样品制备有待简化,待测靶基因标记方法比较烦琐;③信号检测灵敏度有待提高;④目前,由于基因专利垄断,公众可得、序列确认的人类 cDNA 克隆还相当缺乏;⑤模型动物基因组研究很少,已知病原体基因的种类和数量远远满足不了需求;⑥硬件昂贵,一套完整配置售价在几十万美元;⑦生物信息学研究急需加强,行业标准急需建立。上述问题不仅是当前和今后一段时间内国内外基因芯片技术研究的焦点,同时也是基因芯片能否从实验室研究推向广泛的临床应用的关键问题。虽然基因芯片技术尚存在许多问题,但随着技术研究的不断进步和广泛应用,基因芯片技术将日臻完善。在可以预见的时间内,基因芯片将在很大程度上改变医学的研究模式,革新医学诊断和药物研究,从而进一步促进人类健康水平的提高。

(二)治疗基因的克隆及基因药物有效性评价

生物多数是在靠有性生殖传递信息。由于限制性核酸内切酶的发现和 DNA 重组技术的发展,目前可以将任何生物包括人的 DNA 片段连接在载体如细菌质粒或病毒 DNA 分子上,即在体重组,随后引入适当的受体细胞进行无性繁殖,这一过程称为基因克隆。在基因克隆的研究工作中,涉及核酸的分离、剪切、重组等实验技术,必须使用核酸限制性内切酶、连接酶、聚合酶、反转录酶等工具酶。将外源性 DNA 片段直接引入宿主细胞,会被细胞内 DNA 酶降解,因此必须选择一种能够在细胞内稳定存在并具有独立复制能力的媒介,这种媒介通常称为载体。外源 DNA 与载体结合后再引入细胞,不仅能在细胞内稳定存在而且能够增殖。在基因克隆初期,多是利用天然质粒和噬菌体作为载体,但是它们本身存在许多缺点,如复制率低,无合适选择标记,没有一个质粒带有含两个以上的克隆酶切位点。随着研究的深入,已设计、改造和构建了许多更加合适人们需要的新载体。

基因克隆的基本程序如下:

(1)分离或合成外源基因:外源基因又称为目的基因或靶基因。目的基因有以下几种来源:①从基因组文库中筛选;②从 cDNA 文库中筛选;③人工合成目的基因;④ PCR 扩增目的基因。

(2)目的基因与载体重组:靶 DNA 片段与载体分子的末端往往不能直接进行连接,为了满足设计上要求,通常需对两种不同来源的 DNA 片段中的一个或多个末端加以改造和修饰,才能将两者有效地连接起来。

(3)基因导入:在基因克隆技术中,将质粒 DNA 及其重组体导入细菌称为转化(transformation);病毒及其重组体导入受体细胞称为转染(transfection);噬菌体及其重组体导入受体细胞称为转导(transduction)。主要有氯化钙法、电穿孔法、转染试剂法、显微注射法。电穿孔法中细菌细胞的制备比氯化钙法中感受态细菌的制备容易;操作比氯化钙法简单;转化效率比氯化钙法高 1 000 倍,可达 10^8~10^9 转化子 /μg DNA。但电穿孔法需要特殊的仪器,影响因素很多,最适条件不易掌握,细胞杀伤率高(30%~70%)。转染试剂法中的阳离子型脂质体转染效率高,细胞毒性小,转染细胞类型广泛,操作十分方便且简便易行,唯一的缺点就是价格昂贵。DEAE- 葡聚糖一般只用于克隆基因的瞬时表达,不易形成稳定转化细胞系;它对细胞有毒性作用,某些细胞系(BSC-1、CV-1、CoS 等)转染效率很高,但其他类型的细胞转染效率不满意。显微注射法是将 DNA 准确注入细胞核中最可靠的方法,现借助于电脑更为精确快速,一次实验注射的细胞数为以前的 10 倍,它是转基因植物和动物研究的最佳手段,但显微注射的仪器昂贵,一般实验室难以承受,同时每次注射的细胞数有限。目前已研究出枪装置,也可用于转基因研究。

(4)重组体的筛选与鉴定:基因克隆最后一道工序就是从转化菌落中,筛选含有阳性重组体的菌落并鉴定重组体的正确性,通过细菌培养,重组体的扩增,获得足量靶基因片段,供进一步研究该基因及其表达产物的结构、功能的需要。不同的克隆载体及其相应的宿主系统,其重组体的筛选、鉴定方法不尽相同,概括起来有以下几种筛选鉴定法:①抗生素平板筛选,即利用载体的表型特征或遗传标记直接筛选,如质粒和黏粒具有抗药性标记,经转化宿主细胞后,含重组体的菌落能在有抗生素的培养平板上生长,而未转化的细胞则不能生长;对噬菌体来说,噬菌斑的形成就是选择的特征;②菌落杂交筛选阳性克隆,依据阳性克隆可以采用相应的核酸探针作菌落杂交进行筛选;③限制性内切酶图谱鉴定,对初步筛选鉴定含有重组体的菌落,应小量培养后再分离重组 DNA,用 1~2 种相应限制性内切酶切下插入片段,经凝胶电泳,首先确定有插入片段而且其长度相符的菌落,再用适当的内切酶鉴定插入方向,用多种酶制作和分析插入片段的酶谱图;④ PCR 筛选重组体,一些载体的外源 DNA插入位点两侧,存在已知序列,如 pGEM 载体系列的多克隆位点(MCS)两侧为 S96 及 T7 启动子序列,设计并合成与 S96 及 T7 启动子序列互补的 PCR 特异引物(15~20bp),对小量抽取的重组 DNA 进行 PCR 分析,不但可迅速扩增插入片段,而且可以直接进行 DNA 序列测定;⑤外源基因 DNA 序列分析无论原核或真核系统 cDNA 克隆或表达型重组体,只有经插入外源基因 DNA 序列才能最终确定。

(三) 先导化合物活性的高通量筛选

1. **人类基因组计划的完成使生命科学发展到新阶段** 人类对生命科学的认识随着人类基因组计划的完成而不断深入,同时对生命现象的认识也提出了新的概念,如基因决定着人类的遗传过程,但是生命现象的复杂性已经不能完全用基因的学说来解释。后基因组学或称蛋白质组学的研究已经成为面临的复杂课题,在人类疾病的研究中,多基因多靶点多功能的变异将是医学研究的重点。药物作为治疗疾病的重要手段,人类在研究和应用药物方面也出现了新的认识。如基因组药物学(称基因组药理学或遗传药理学 pharmacogenomics)为新型药物的研究创造了新的契机,未来的药物不仅以治疗疾病的类型作为研究的基因,同时将全面考虑患者的病理特点,包括患者个体的基因特点、代谢特点和功能变化特点,使药物的应用真正实现“量体裁衣”,从而实现个体化治疗(精准治疗)。基因组药物学的研究,将会出现大量的新型药物,包括对传统药物的再评价和新型药物的研究与开发。目前国际上的医药开发、研制、生产机构已经认识到这一新的发展领域,积极参与前期的研究。

2. **蛋白质组学的研究将为新药的开发研究提供新的途径** 随着人类基因组计划的初步完成,蛋白质组学(proteomics)已经成为研究的新热点。蛋白质组学的研究,将使人们更多地认识具有特定功能的蛋白质。众所周知,在药物发挥作用的过程中,药物与体内功能性物质的作用点,或称药物作用靶点一般并不是基因,而是具有特定功能的蛋白质。药物作用靶点是指存在于组织细胞内,与药物相互作用,能赋予药物特殊效应的特定分子。作为药物靶标的蛋白质是在病变细胞或组织中表达,并且在细胞培养时,可以通过调节靶标活性改善相关表现,并且这些效应还能在疾病动物模型中再现,据此,我们就可以开发出作用于这些靶点的药物。可见,药物靶点作为创新药物的研发源头,对创新药物研制具有重要意义。蛋白质组学的研究将为新药开发提供更多新的药物作用靶点,这将为新药的开发研究带来新的契机。目前,人类有较多认识的疾病约有 100~150 种,每一种疾病的相关基因大约 5~10 个,所以疾病的相关基因数有 500~1 000 个。可作为药物作用的靶蛋白可能是致病基因的 5~10 倍,那么潜在药物作用的分子靶就可以有 $100 \times 10 \times 5 = 5\ 000$ 个。在新药创制中,寻找药物新靶点,一直是焦点和难点,而如何高效地评价药物和靶点的意义,仍然需要进行探讨。

3. **新技术为新药的开发研究提供有效的手段和方法** 分子生物学和细胞生物学在近年来的发展极大地推动了药物研究的发展,但应用只限于具体方法,而不是系统和全面的研究,因而表现出极大的局限性。随着计算机技术、生物芯片技术、组合化学合成与组合生物合成技术等的发展,药物高通量筛选(high throughput screening)技术迅速地发展起来。药物高通量筛选与普通的筛选方法一样,也是由四个主要部分组成,即被筛选的样品、药理活性评价方法或称药物筛选模型、筛选的实施过程和筛选结果的分析。但是药物高通量筛选技术是将多种技术方法进行有机结合而形成的新的技术体系,它以分子水平和细胞水平的实验方法为基础,以微板形式作为实验工具载体,以自动化操作系统执行实验过程,以灵敏快速的检测仪器采集实验结果数据,以计算机对实验获得的数据进行分析处理,在同一时间内对数以千万计的样品进行检测,并以相应的数据库支持整个技术体系的正常运转。

分子水平和细胞水平的实验方法(或称筛选模型)是实现药物高通量筛选的技术基础。

分子水平和细胞水平的筛选模型建立的基础是对药物作用靶点的认识,因此在建立药物高通量筛选模型的过程中,最基本的工作是通过各种信息资料,其中包括生物信息学技术,研究药物作用的机制和药物作用的靶点;在获得了相关靶点的基本知识以后,再根据药物作用靶点的特点和药物与靶点作用的可能方式,建立相应的筛选模型,由于药物高通量筛选要求同时处理大量样品,实验体系必须微量化,因此对于模型的灵敏度、特异性、稳定性、可操作性都有较高的要求。这些微量化的实验方法有些是应用传统的实验方法加以改进建立的,更多的是根据新的研究成果建立的。药物高通量筛选应用的实验方法对总体积一般要求在2~250μl,常用的药物高通量筛选模型可以根据其生物学特点分为以下几类:①受体结合分析法;②酶活性测定法;③细胞因子测定法;④细胞活性测定法;⑤代谢物质测定法;⑥基因产物测定法。建立药物筛选模型的主要环节有以下几个方面:①基本材料的获得;②检测方法的应用;③实验条件的确定;④基本参数的确立;⑤操作步骤的简化和规范化。

与整体动物和组织、器官水平的筛选模型相比较,细胞、分子水平的药物筛选模型具有材料用量少、药物作用机制比较明确、可实现大规模筛选等特点。分子水平的筛选模型的最大特点是药物作用靶点明确,应用这种方法筛选可以直接得到药物作用机制的信息。但是,分子、细胞水平筛选模型获得的结果,对于评价药物的整体药理作用也存在着明显的不足。尽管应用分子、细胞水平的筛选模型也可以对药物的毒性和吸收情况进行评价,但由于药物发挥治疗作用要受到机体整体调节和多种因素的影响,仅仅依靠分子细胞水平筛选模型的筛选结果判断其临床治疗作用还是有一定的局限性,离不开整体动物实验的结果和临床实验。将不同水平的筛选模型合理、有机地结合,才能真正有效地发现新型治疗药物。

二、生化药理学方法概要

生化药理学(biochemical pharmacology)是药理学的一个重要分支,主要研究受体、离子通道、酶和自由基等在生理和病理过程中的作用以及药物对它们的影响。近年来,随着生物化学、细胞和分子生物学理论和技术的迅猛发展及其在药理学研究中的广泛应用,生化药理学有了长足的进步。许多受体、离子通道、酶和自由基在机体生理和病理过程中的作用得到了阐明,以受体、离子通道和酶为药物作用靶点,已研究和开发出多种新型药物。生化药理学一直是探求药物在各类作用靶点上的生化与分子生物学机制的重要领域。

1990年启动了人类基因组计划(HGP),2000年6月26日完成了人类基因组草图。2001年2月12日参加HGP的6个国家(包括中国)宣布了人类基因组"初步解析",从而开创了人体生物学和生物医学研究的新纪元。随着人类基因组的突破性发展,有关检测新技术也有了长足的发展。目前,用于生化药理的检测技术主要有免疫组织化学技术、免疫杂交技术、酶联免疫吸附试验、放射免疫测定等。

(一)免疫组织化学技术

免疫组织化学是免疫学与组织化学相结合的一个分支学科,以免疫学的抗原抗体反应为其理论基础,把免疫反应的特异性和组织化学的可见性、显微镜的精确性巧妙地结合起来,进行医学、生物学的研究。利用标记的抗体(或抗原)对细胞或组织内的相应抗原(或抗体)来定性、定位或半定量检测了解靶蛋白(特定抗原)在组织切片或细胞原位的表达水平,经过组织化学的呈色反应之后,用显微镜、荧光显微镜或电子显微镜观察,在组织切片上寻找出抗原物质、抗体、免疫复合物等。免疫组织化学技术具有很高的特异性和敏感性,而且操作方法也比组织化学简便,这是其他组织化学难以相比的。同时,在细胞、染色体或亚细胞水平原位检测抗原分子是其他任何生物技术难以达到和代替的,能在细胞、基因和分子水平同时原位显示基因片段及其表达产物。在病理学的研究中,常用于肾炎发病机制的探讨、自身免疫性疾病的实验诊断、肿瘤及转移瘤的鉴别诊断、恶性淋巴瘤的诊断、乙型肝炎和肝癌的免疫病理研究等。还应用肌红蛋白的免疫组织化学方法进行染色,诊断大面积的挫伤所致的肌红蛋白尿性肾病。在法医学中,也有运用免疫组织化学技术对甲基苯丙胺、苯巴比妥、百草枯、地高辛、眼镜蛇毒等中毒实例进行实验研究的报道。从观察毒物的组织定位帮助尸检诊断。在法医病理学的工作中免疫组织化学技术运用更为广泛.已逐渐成为常规使用的检验技术方法之一。

(二) 放射免疫测定法

放射免疫测定法(radioimmunoassay,RIA)是经典的放射免疫标记技术。1959年,首先由 Yalow 和 Berson 建立了血浆胰岛素的放射免疫分析法。1960年,Ekins 又报道了甲状腺激素的竞争性蛋白结合分析法。其原理是应用被测定药物(Ag)、标记药物(多为 ^{125}IAg)与抗体(Ab)的竞争性结合反应,然后测定放射性活性。放射免疫测定法是将同位素分析的高灵敏度与抗原抗体反应的特异性相结合,以放射性同位素作为示踪物的标记免疫测定方法。放射免疫测定法又可分为液相中竞争抑制法和固相放射免疫测定法。该技术具有灵敏度高(可检测出 ng 以下的超微量物质)、特异性强(可分辨结构类似的抗原)、重复性好、样品用量少、高敏感度(pg/ml)、方法易规范化和自动化等诸多优点,适用于多种微量蛋白质、激素、肿瘤标记物、神经肽等的分析与定量测定。但由于放射免疫测定法中标记的同位素难以寻找,且仪器比较贵,使这一技术受到了一定的限制。

(三) 酶联免疫吸附试验

1971年,瑞典的 Engvall 等人分别以纤维素和聚苯乙烯试管作为固相载体吸附抗原/抗体,建立了酶联免疫吸附试验(enzyme linked immunosorbent assay,ELISA)。1974年 Voller 等人改用聚苯乙烯微量反应板作为固相免疫吸附载体,使其该方法得到了推广。ELISA 是应用酶标记的抗体(或抗原)在固相支持物表而检测未知抗原(或抗体)的方法。酶与抗体(或抗原)交联后,再与结合在固相支持物表面的相应抗原或抗体反应,形成酶标记抗体 - 抗原复合物,此时加入酶底物和显色剂,在酶催化底物液体后呈现显色反应,液体显色的强弱和酶标记抗体 - 抗原复合物的量成正比,借此反映出待检测的抗原或抗体量,以检测样品中靶蛋白的含量。

ELISA 检测通常分为直接法、间接法、双位点法和竞争法。直接法的基本原理是利用待测抗原吸附在固相支持物表面,直接加入酶标记抗体,利用酶催化底物液体显色的强弱反映抗原的浓度,主要用于体液中可溶性抗原或抗体的测定。间接法的基本原理是将定量的可溶性抗原吸附在固相支持物表面,使待测抗体与之反应,再加入酶标抗抗体,显色的程度与待测抗体浓度成正比,适用于对各种抗体的检测。双位点法的基本原理是将待测抗原夹在针对抗原不同决定簇的两种抗体之间,并加入酶标抗抗体,利用显色的程度反映待测抗原的量,其基本过程为:将已知的定量单克隆抗体包被固相支持物,加入待测抗原,并在其上加入另一已知抗体后,再加入酶标抗抗体,酶显色的程度与待测抗原的量成正比,适用于测定大分子抗原。竞争法通常是将已知定量的抗原吸附在固相支持物表面,同时加入可溶性抗原和定量的特异性抗体,可溶性抗原与吸附在固相上的抗原竞争结合抗体,因此加入酶的显色程度与待测抗原浓度成反比,适用于测定小分子抗原或半抗原及抗体。

ELISA 检测的酶标记物成本较低、制备容易、试剂安全、稳定、保存期长、重复性好,而且没有放射源,已成为生化药物和基因工程药物常用的检测方法。ELISA 除保留抗原、抗体反应的高度特异性外,由于标记酶的酶促反应的放大作用,使测定的灵敏度较高,可达到 ng 甚至 pg 的水平,不仅接近 RIA 测定的检出水平,并且还可避免使用同位素所需的种种条件和产生的弊病。目前,ELISA 已在医学临床、生物学研究中测定各种抗原、半抗原和抗体,特别是在单克隆抗体研究中,为杂交瘤细胞株的筛选,提供了简便、灵敏、快速的测定方法。但蛋白质对热敏感,在加热过程中容易变性,使其使用受到一定的限制。

(四) 免疫杂交技术

免疫杂交技术(immunoblotting)将通过聚丙烯酰胺凝胶电泳分离的蛋白质转移到硝酸纤维素或聚偏氟乙烯(polyvinylidene fluoride,PVDF)膜上,然后与能特异性识别待检蛋白的抗体进行反应,洗涤去除没有结合的特异性抗体后,加入标记的、能识别特异性抗体的种属特异性抗体,反应一段时间后再次洗涤去除非特异性结合的标记抗体,加入适合标记物的检测试剂进行显色或发光等,观察有无特异性蛋白条带的出现,也可通过条带的密度大小来进行特异性蛋白的半定量,以了解药物对组织、细胞样品中靶蛋白表达的影响。其主要检测方法为增强化学发光法(enhanced chemiluminescence,ECL)。ECL Western 印迹系统是所有蛋白检测系统中最为广泛使用的系统。根据某些免疫分析研究中所使用的酶也能够催化化学发光反应,如果在反应中添加一些增强剂,以加强反应的发光强度,提高灵敏度等,此方法比显色方法灵敏度高;快速(在 X 光胶片上几分钟内得到结果);在 imager 仪器上可直接得到结果;可重复杂交;节约时间和材料;无放射性,方法安全、无害。

三、细胞药理学方法概要

细胞药理学是采用细胞生物学技术,研究药物在细胞水平的药效学、药动学及作用机制的一门新兴药理学分支学科。细胞药理学发展迅速,在很多研究领域中已经取得了较大的成绩,特别是在促进新药研发方面,以细胞体系为研究对象建立的药物高内涵筛选(high content screening)方法,从多靶点、多通道的细胞整体反应出发,发现和研究新药,具有快速、高效的特点。高内涵筛选是指在保持细胞结构和功能完整性的前提下,同时检测被筛样品对细胞形态、生长、分化、迁移、凋亡、代谢途径及信号转导等方面的影响,在单一实验中获取大量与基因、蛋白质及其他细胞成分相关的信息,确定被筛样品生物活性和潜在毒性的过程。高内涵筛选应用高分辨率的荧光数码影像系统获得被筛样品对细胞产生的多维立体和实时快速的生物效应信息。一个全新的化合物,具有什么样的药理作用以及发挥作用的潜在机制是什么? 可以通过高内涵筛选获得重要而丰富的评价信息。

常用的细胞药理学技术主要包括细胞培养技术、形态学观察技术(ADME/Tox 平台实验技术)、细胞化学技术及细胞化学计量术等。

(一) 细胞培养技术

细胞培养技术是随着病毒学及移植外科的发展而建立起来的一种方法和技术,是细胞药理学形成和发展的基石,是生命科学和医学基础研究中最常用的手段之一。其含义是指从活体取出组织或细胞,模拟体内生理环境,在体外建立无菌、室温和一定营养的条件,使之生存和生长,并维持其结构与功能的方法。

细胞培养分为两种,一种是原代培养,一种是传代培养。

1. **细胞培养的准备** 细胞培养实验的整个过程中必须认真贯彻无菌观念,因此在实验开始前,需要做大量的准备工作,包括清洗、消毒细胞培养用的器皿,如培养瓶、玻璃器皿、弯头、直头滴管、离心管、青霉素小瓶等;配制细胞培养所需液体,如培养基、平衡盐液、血清、消化液、pH 调整液等,根据液体对热稳定性的不同选择高压或滤过除菌的方法进行处理后,才能用于细胞培养;在细胞培养实验操作前,超净台必须用紫外线照射 20~30 分钟进行消毒灭菌,参与实验人员需洗手、更换无菌衣,最好戴乳胶手套,用 75% 乙醇消毒。实验过程中,动作要稳、要准、动作幅度尽可能小,一切操作都要在酒精灯或煤气灯的火焰近处进行。

2. **原代培养** 原代培养,又名初代培养,是从供体获取组织后的首次培养,常用的原代培养法有胰酶消化法和组织块培养法。原代培养的最大优点是细胞刚刚离体,生物性状尚未发生很大变化,具有二倍体的遗传性,而且大多数细胞表现出来源组织的特性,因此可用于药物实验,尤其是药物对细胞活动、结构、代谢、毒性或杀伤作用等评价。原代细胞的缺点是,生命期限有限,不能长期保存。

3. **传代培养** 传代培养又名再培养,是指当细胞在培养瓶中长满后,无论是否稀释,将细胞从一个培养瓶转移或移植到另一个培养瓶的过程。传代培养的目的,一方面是借此繁殖更多的细胞,另一方面是防止细胞退化死亡。传代细胞的特性是染色体组型为非整倍体,在体外具有无限传代的生命力,通常具有异种移植的能力和广泛的病毒敏感性,可用于抗癌和抗病毒药物的体外药敏试验及其作用机制的研究。由于传代细胞具有繁殖迅速、易获取、易保存特性,目前已为实验室广泛采用。传代细胞培养法分为贴壁细胞(如人宫颈癌细胞)和悬浮细胞(如人类白血病细胞、小鼠乳腺癌细胞)传代培养两种。传代培养的缺点是细胞株在传代中其特性易发生改变,且有被污染的危险。

4. **细胞冻存与复苏** 细胞不用或保种时,一般将细胞冷冻保存在 −196℃ 的液氮中,此低温条件下,可以使细胞暂时脱离生长状态而将其细胞特性保存起来,该方法可实现细胞的长期贮存。细胞冻存时,应在培养基中加入终浓度为 5%~15% 的甘油或二甲基亚砜作为保护剂,使冰点降低,在缓慢降温条件下,能使细胞内的水分在冻结前透出细胞外,减少冰晶的形成,从而避免细胞损伤。细胞复苏时,将细胞冻存管置于 37℃ 水浴解冻,速度要快,使之迅速通过细胞最易受损的 −5~0℃,解冻后,细胞仍能生长,活力不受任何损害。细胞的冻存和复苏应坚持慢冻快融的原则。标准的降温速度是 −1~−2℃/min,当温度达到 −25℃ 时,降温速度可加快至 −5~−10℃/min,到 −80℃ 时可直接入液氮,目前已经有专门为细胞冻存而设计的程序冷冻仪。复苏时最好在 30 秒内将细胞融化。

(二) ADME/Tox 平台实验技术

此前,有统计数据报道,已进入临床试验的药物最终失败率约为 60%,其中因吸收、分布、代谢、排泄(ADME)性质不佳占 39%,不良反应过多、过强占 10%。毫无疑问,在创新药物开发过程中,候选化合物 ADME 和毒性(tox)特性是决定其应用于临床成功与否的关键。为解决新药研发失败率高这一问题,经过 20 多年的努力,已经在细胞水平建立了 ADME/Tox 整合研究平台。主要利用 Caco-2 单层细胞模型研究候选化合物的吸收特性,利用肝细胞或提取的肝微粒体研究药物代谢以及药物间的相互作用,利用 MDCK 细胞研究药物再吸收、转化及排泄特性,药物毒性通常用肝细胞或其他组织靶细胞的生长抑制和凋亡为衡量指标,综合以上多种体外试验数据可很好地预测药物在人体内的药动学特性和毒性。

ADME/Tox 平台的主要特点包括:是由人源细胞或组织建立的体外模型,可以消除动物模型和人体的巨大差异;可以同时考察候选化合物的 ADME、tox 及活性特性,具有高通量、节省时间、资金的特点,有利于对组合代谢产物进行分析;也有利于探讨药物的定量构动关系。ADME/Tox 平台是药理学、毒理学研究的重要手段,主要应用在以下方面:①用于新药筛选研究,对候选化合物的 ADME/Tox 进行综合评价,预测和完善化合物的最佳结构,ADME/Tox 平台逐渐成为当代药物发现策略中最重要的组成部分之一;②揭示药物吸收和代谢的化学机制,从天然产物(如中药)中寻找具有发展前景的先导化合物;③为复方中药的现代化研究提供一个较为可靠的评价模型;④用于无机药物和矿物药中的研究,可控制化合物的毒性,并实现理想的药物生物利用度。

1. Caco-2 单层细胞模型　Caco-2 单层细胞模型是 ADME/Tox 平台研究中的重要组成部分,是药物吸收研究的一种快速筛选工具,可在细胞水平上提供药物分子透过小肠黏膜的吸收、分布、代谢、转运以及毒性的综合信息,为药物研究提供依据。Caco-2 细胞模型的优点是:来源于人结肠腺癌细胞,同源性较好,与肠上皮接近,可用于区分肠腔内不同吸收途径的吸收差别,且体外试验重现性好,条件易控制,与动物实验相比更省时、更经济,可测定药物的细胞摄取及跨膜转运,已成为药物研究的重要手段。Caco-2 细胞模型的缺点:与小肠上皮细胞存在一些差别,如缺少肠壁的黏液层、缺少某些代谢酶,细胞培养和代系不同对于 Caco-2 细胞形态学和生理性质的影响,这些都会引起细胞对药物转运产生差别。但随着新一代细胞模型(如加速的 Caco-2 细胞穿透模型、P- 糖蛋白和代谢酶高度表达的 Caco-2 细胞模型)的建立,可使原有的 Caco-2 细胞模型中的一些缺点得到克服,现在美国 FDA 已批准使用 Caco-2 细胞模型筛选药物。总之,在当前药学研究朝着分子水平和细胞水平发展的今天,Caco-2 细胞模型的应用范围正在不断拓宽。Caco-2 细胞模型的更多介绍可参见本书第十一章相关内容。

2. 细胞毒性检测的常用方法　药物毒理学筛选技术已经成为新药发现中的一个非常重要的内容,在很大程度上可以认为是新药开发成功的一个瓶颈,ADME/Tox 平台的应用将毒理学研究和筛选整合到新药发展的早期阶段,促进了发现毒理学的形成,并向成熟化发展。在 ADME/Tox 平台中,细胞毒性实验的应用可反应药物对细胞的毒性大小,也可揭示影响细胞增殖状态相关药物的有效性。常用的细胞毒性检测方法有以下几种:

(1)形态学观察:细胞形态学观察方法是在光镜、电镜或倒置显微镜下观察细胞的形态,与正常对照组进行比较,观察不同稀释度的药物对细胞是否出现毒性反应,如细胞固缩、空泡增多、细胞连接不紧密,甚至死亡脱落等。形态学观察法方便、快捷,可粗略地估计药物毒性大小,但此方法主观性强,且不能进行精确的定量分析,限制了其应用。但该方法是药物体外抗病毒研究过程中最为常用的方法,因为很多病毒引起的细胞病变具有特异性,如疱疹病毒典型表现为融合型,柯萨奇病毒典型表现为全变形。

(2)MTT 比色法:MTT 比色法是一种检测细胞存活和生长的方法。实验所用的显色剂四唑盐是一种能接受氢原子的染料,化学名为 3-(4,5- 二甲基噻唑 -2)-2,5- 二苯基四氮唑溴盐,商品名为噻唑蓝,简称为 MTT。活细胞线粒体中的琥珀酸脱氢酶能使外源性的 MTT 还原为难溶性的蓝紫色结晶物(formazan)并沉积在细胞中,而死细胞无此功能。二甲基业砜

（DMSO）能溶解细胞中的蓝紫色结晶物，用酶联免疫检测仪在 490nm 或 570nm 波长处检测其吸光值，可间接反映活细胞数量。在一定细胞数范围内，MTT 结晶物形成的量与细胞数成正比。此法具有简便、快速、经济并易自动化，所需细胞数较少，灵敏度高，重复性好，人为误差较小而且较精确，没有放射性污染等特点。此方法应用较为广泛，可用于各种肿瘤体外药敏谱的研究、新药筛选、交叉耐药研究及多药耐药机制的研究。

MTT 比色法具体操作见本书第四章相关叙述。

（3）^{3}H-TdR 掺入法：^{3}H-TdR 掺入法原理是细胞增殖前必须复制 DNA，而胸腺嘧啶是 DNA 的特异碱基。用 ^{3}H 标记的胸腺嘧啶脱氧核苷（TdR）掺入到新合成的 DNA 中后，会均匀地分布于子细胞中。此时只要用液体闪烁仪测定 ^{3}H 的放射性脉冲数便可比较不同细胞的增殖活性，反应药物的细胞毒性作用。^{3}H-TdR 掺入法测定结果稳定可靠，但其操作烦琐，需要昂贵的仪器和特定的环境，易造成放射性污染，近年来已较少采用。

（三）细胞化学技术

1. 电镜酶细胞化学技术　电镜酶细胞化学技术是电镜细胞化学技术的一种，是在光镜组织化学技术基础上发展起来的新技术，其任务是研究细胞内各种酶在超微结构水平上的分布情况，以及这些酶在细胞活动过程中的变化，从而了解细胞功能和活动规律。电镜酶细胞化学的原理是电镜下无法直接观察细胞内的酶，只能通过酶的细胞化学反应间接地证明酶的定位。常用的方法是，在一定条件下，使细胞内的酶作用于酶的底物，再将酶反应的产物作为反应物质，在酶的作用部位进行捕捉，使易溶的酶反应产物（初级反应产物）迅速转变成不溶解的沉淀（最终反应产物），并利用电镜在超薄切片上观察。电镜酶细胞化学技术具有操作易于掌握、费用适中、结果稳定、准确的特点，是药理学、生理学、生物化学等学科以及临床各科研究必须考虑使用的现代研究手段。采用电镜酶细胞化学方法观察的酶主要包括酸性磷酸酶、碱性磷酸酶、葡萄糖 -6- 磷酸酶、琥珀酸脱氢酶、过氧化物酶及细胞色素氧化酶。曾经有关于采用电镜酶细胞化学技术对四君子汤进行药效学研究的报道，该研究在电镜下观察实验小鼠肝细胞内线粒体内膜琥珀酸脱氢酶的分布及活性情况，以此判定肝细胞功能活动强弱，并以此为客观指标评价四君子汤的药效。

2. 免疫细胞化学技术　免疫细胞化学是免疫学与细胞化学相结合的一个分支学科，以免疫学的抗原抗体反应为其理论基础，把带有标记的抗体与待检细胞共同孵育，于是抗体与相应抗原结合，通过标记物质的位置和数量，即可确定抗原在组织细胞中的定位和分布。根据标记物的不同，免疫细胞化学技术可分为免疫荧光细胞化学技术、免疫酶细胞化学技术、免疫铁蛋白技术、免疫金 - 银细胞化学技术、亲和免疫细胞化学技术、免疫电子显微镜技术等。核酸分子原位杂交技术采用生物素、地高辛等非放射性物质标记探针，和免疫细胞化学技术密切结合，发展为杂交免疫细胞化学技术，还有双重和多重标记技术也有重要的用途。不同的免疫细胞化学技术，各具有独特的试剂和方法。但其基本技术方法是相似的，都包括抗体的制备、组织材料的处理、免疫染色、对照试验、显微镜观察等步骤。免疫细胞化学技术具有高度的特异性、极强的敏感性、方法步骤的统一性，以及形态、功能和代谢密切结合的特性。正是这些突出的优点，使得该技术能够在药学研究中得到推广应用。众所周知，蛋白质是很好的抗原，最适合用免疫细胞化学技术进行定位、定性和定量的三维研究；同样，药动学、药理学和毒理学研究中的许多其他指示分子（例如多肽、核酸、酶、激素、磷脂、糖复合物和受体等）也都可以用免疫细胞化学法检测与分析，尤其是在免疫药理学研究中，免疫细胞化学技术更是一个常用的研究手段。免疫细胞化学技术在药学领域的广泛应用,使得免疫学方法与经典的药理学方法融为一体,成为现代药理学研究的强大工具,同时也将推动新药的研究与开发。

(四)膜片钳技术

膜片钳技术是在电压钳技术的基础上发展起来的,是一种以记录离子通道的离子电流来反映细胞膜上单一的(或多个的)离子通道分子活动的技术。该技术可将一端经加热抛光的玻璃微电极吸管吸附一片只有几平方微米的细胞膜,形成吸管内外近似电密封。自 1976 年由德国马普生物物理化学研究所的 Neher 和 Sakamann 报道了应用膜片钳技术在蛙胸皮肌细胞膜上记录到单通道电流。至今,膜片钳技术不断完善,其实用、快速、灵敏、准确及重复性好等技术优势已经在大量的研究中得到证实。对细胞和分子水平的生理学研究发挥了革命性的推动作用,成为生命科学研究的巨大动力。近 50 年来,膜片钳技术的理论和方法学快速发展,与其他技术(如共聚焦显微技术、PCR 技术)的结合,拓宽了其在药理学研究领域的应用,已在不同动物的肝、脾、胃肠、心肌、骨骼肌、神经系统、内分泌等各类细胞上应用,为从分子水平了解生物膜离子通道的门控动力学特征及通透性、选择性等膜信息提供了最直接的手段,使人们对细胞膜通道功能的认识进入了一个崭新的阶段。

(五)细胞化学计量术

计量细胞化学物质含量是一个完整的连续的过程,凡是能影响细胞化学物质含量的因素均会对计量结果产生影响,如细胞形态和大小、测量仪器的可靠性、计量方法和计量参数的科学性等。细胞化学计量术包括细胞图像光度术和非成像细胞测量术两类。

1. 细胞图像光度术　细胞图像光度术(image cytophotometry,ICM)以显微成像设备为基础,以光学原理为依据,测定载玻片上细胞学、组织学样品中单个细胞或细胞切面所成图像的光度,以评估单个细胞及其群体的化学物质含量。以不同光学原理形成的细胞图像,应分别采用显微吸收光度术或显微荧光光度术等不同的方法进行测量。这两种光度术应用对象的不同之处在于,前者直接测量的是组织、细胞的化学物质或其反应产物吸收的照射光前、后的强度;而后者直接测量的是组织、细胞化学物质或其反应产物产生的荧光的强度,包括自发荧光、诱发荧光和标记荧光的强度。

ICM 的最大优点是能在显微镜下较好地保持待测组织、细胞的形态特征、比邻关系,为准确选择组织原位待检测细胞和不同类别的细胞提供直观的条件;另一个优点是可以分析极小体积和极少比例待检测细胞的组织,因此被广泛用于组织和细胞化学物质含量的定量分析。ICM 的最大缺点是检测速度较慢。目前,应用 ICM 的主要仪器有显微图像分析仪、显微分光光度计和共聚焦扫描显微镜。

2. 非成像细胞测量术　非成像细胞测量术(n-ICM)以悬液或不透明固相物为组织细胞的载体,使用不同的仪器检测悬液或固相物内非成像的单个细胞或细胞群体的某种化学物质的光度或放射线强度,以表述单个细胞或单位细胞群体内某化学物质的含量。由于 n-ICM 不能直观地区分悬液和固相物中不同形态特征的细胞种类,所以在检测和分析单一种类细胞或具有特征标记细胞的化学物质含量中具有独到的优越性,且具有快速分析的优点。目前,应用 n-ICM 的主要方法有流式细胞术、酶标法和液闪计数法等。流式细胞术(flow cytometry,FCM)是应用流式细胞仪检测细胞等单分散颗粒的细胞生物学分析方法,不仅能定性检测细胞表面分子、细胞因子的表达情况,还能定量检测细胞 DNA、RNA 和蛋白质含量以及钙离子浓度、pH、酶活性等,并能分选出具有特定特征的细胞进行深入分析,其基本原理是:流式细胞仪将单细胞悬液压入流动室,形成极细的样品液流,与高速流动的鞘液以一定角度交汇,鞘液包裹单行排列的细胞,形成中间慢、周边快的稳定圆形流束,经过测量区时,在激光管发出的激光束照射下,细胞等单分散颗粒产生散射光和荧光。散射光强度与细胞大小、形态和结构等相关。光信号经过一系列滤光片和反射镜分离后,由不同通道接收并转换为电信号后,再转换成数字信号存储于计算机,并由计算机分析获取细胞的特征性信息,从而对细胞进行定性和定量检测。此外,配备分选装置的流式细胞仪,还可依据计算机发出的指令分选出特定参数的细胞。流式细胞术是分析细胞学中的一个重要领域,该技术为细胞学研究手段之一,能够对细胞和细胞器及生物大分子进行高达每秒上万个染色体的分析,这种以流动方式测量细胞与传统的用荧光镜检测细胞比较,具有速度快、精度高、准确性好的特点,是目前十分先进的细胞定量分析技术,被广泛地用于细胞动力学、肿瘤学、血液学、免疫学、生物学、药理学、毒理学等生物医学研究领域。

四、研究技术展望

伴随着新技术革命的来临,许多新技术和新方法层出不穷,将被用于新药临床前药效学评价。除了上述方法/技术,其他方法如原位杂交组织化学技术、激光扫描共聚焦显微技术、转基因小鼠及小鼠基因剔除技术的应用均促进了新药的评价研究。此外,随着计算机技术的发展、疾病发病机制和上市药物实验数据的增加及相关数据库的建设与开放,基于数据库和软件系统的生物信息学、人工智能方法可能成为预测和研究新药作用机制的重要途径。基于药物的构效关系分析、构动关系分析和药物多靶点作用的新理念,应用系统生物学和网络药理学的理论和技术手段,通过药物作用机制(靶点)的计算机模拟和理论分析(大数据和虚拟/人工智能筛选),然后结合高通量/高内涵筛选验证,最终可"锁定"新药的作用靶点,从而进行深入的机制研究。系统生物学在新药研发领域的应用,将缩短药物发现的进程、促进靶点的发现与确认、加速标志物的发现,系统评价药物的毒副作用。网络药理学作为药物研究的新模式,其整体性、系统性的特点与中医药整体观、辨证论治、组方配伍的原则不谋而合,从整体的角度探索中药与疾病间的关联性,强调从"单靶标"向"网络靶标"研究模式的转变,将是中药药效学评价的一个重要发展方向。基于网络靶标的效应"开、关模型"也作为一种新思路,为优化中药组方、促进药物研制进行了有益探索。

(胡长平)

参考文献

[1] 国家市场监督管理总局. 药品注册管理办法.(2020-01-22)[2021-11-15]. http://www. gov. cn/zhengce/zhengceku/2020-04/01/content_5498012. htm.

[2] 李晓辉, 杜冠华. 新药研究与评价概论. 北京: 人民卫生出版社, 2013.

[3] 魏伟, 吴希美, 李元建. 药理实验方法学. 4 版. 北京: 人民卫生出版社, 2010.

［4］陈奇. 中药药理研究方法学. 3 版. 北京: 人民卫生出版社, 2011.

［5］LI S. Mapping ancient remedies: applying a network approach to traditional Chinese medicine. Science, 2015, 350 (6262): S72-S74.

［6］丁健. 高等药理学. 2 版. 北京: 科学出版社, 2019.

［7］NEHER E, SAKMANN B. Single-channel currents recorded from membrane of denervated frog muscle fibres . Nature, 1976, 260 (5554): 799-802.

第十一章
药物临床前体内过程评价

　　药物临床前体内过程评价是通过体外和动物体内的研究技术,预测或阐明药物吸收、分布、代谢和排泄(absorption,distribution,metabolism,excretion,简称 ADME)的过程和特征,揭示药物体内过程的影响因素及药物体内的动态变化规律,分析体内过程与药物效应间关系的药物评价工作。

　　药物临床前体内过程评价采用生物药剂学与药动学研究方法,揭示药物 ADME 过程的基本规律及其影响因素,进行非临床药动学研究,阐明药物体内动态变化规律及其分子机制。药物临床前体内过程评价对新药的研发发挥着重要作用,是药物进行临床试验前必不可少的研究内容。在创新药物研究中,作为成药性评价、先导化合物结构优化的决策依据;在药物制剂学研究中,是选择给药途径、设计剂型及评价药物制剂特性和质量的重要依据;在药效学和毒理学研究中,是解释研究结果、进而深入阐明药物作用机制,同时也是药效和毒理研究动物选择的依据之一;药物或活性代谢产物浓度数据及其相关药动学参数是产生、决定或阐明药效或毒性大小的基础,可提供药物对靶器官的作用及其效应(药效或毒性)的依据;在临床试验中,为临床试验给药方案的设计和优化,提供有关参考信息,有的研究结果不仅是药物临床应用方法设计的基础,也可以为药物应用结果的解释提供有益的信息。

　　近年,在药物体内过程研究中,与药物靶标、药效、毒性、临床合理用药的融合研究;药物代谢酶和转运体的调控机制研究;靶组织、靶器官和细胞内的药物分子与药物代谢酶和转运体的相互作用研究;人肠道菌群对药物 ADME 和疗效的影响研究;药物与内源性活性分子代谢和处置的交互作用研究等成为关注的热点。通过研究药物体内过程的一些关键因素与疾病发生、发展及药物干预过程的相互作用及其分子调节机制,发现药物作用新靶点或者生物标志物,让药物体内过程评价成为新药发现和疾病治疗方案优化或创新的有效途径。

　　本章的主要内容包括临床前药物的吸收、分布、代谢、排泄等过程在体内外的评价技术,以及这些技术在新药上市前研究开发中的应用等内容。

第一节 药物胃肠道吸收评价

药物吸收（absorption），是指药物从给药部位进入体循环的过程。根据给药途径和吸收部位的不同，药物吸收途径可分为经胃肠道吸收（如口服给药、直肠给药等）与胃肠道外吸收（如经皮给药、皮下注射、肌内注射、经鼻吸入给药等）。药物吸收决定了非血管内给药时，进入体循环的药物量与速度。对药物吸收的评价，主要是揭示吸收过程的构动关系、吸收机制、吸收过程的影响因素及吸收过程的调控途径与方法。在新药的发现之初，研究对象的吸收特性成为其成药性评价最重要内容；在先导化合物的结构优化中，透膜吸收成为一个优化的重要目标；在此后的给药途径选择、剂型设计与制剂质量评价等药学研发工作中，药物的吸收都是其研究基础或评价的指标；在新药临床评价中，药物的吸收也是重要的评价内容之一；在上市后的药品临床应用中，药物的吸收是药品安全性与有效性的考虑因素，成为给药方法的重要决策依据。

药物胃肠道吸收评价是揭示药物胃肠道吸收规律、机制及其影响因素的药物评价工作。如今，面对大量合成的化学实体与天然产物中筛选出的活性化合物，早期药动学特性的高通量筛选成为新药开发面临的一个重大挑战。特别是随着存在于生物膜的转运体（transporters）与机体组织细胞中各种代谢酶（metabolic enzymes）的深入研究，人们发现药物的体内药动学性质并不是简单地由化合物的结构和理化性质决定，体内众多的转运蛋白系统、代谢酶系统及胃肠道菌群均广泛地参与了药物的体内药动学过程，而这些转运系统与酶系统相关蛋白的基因多态性（geneticpolymorphism）及胃肠道菌群差异可能是某些药物体内药动学过程个体差异的重要原因，也是临床联合用药时药物体内过程相互作用的重要原因。目前发展较快的活性化合物高通量筛选技术主要有生物芯片技术和基于细胞水平的 G- 蛋白偶联受体（GPCR）药物筛选技术，而这些新技术在药物体内过程评价中的应用才刚刚开始。

在新型给药系统高速发展的今天，口服给药仍然是首选的给药途径。口服药物的吸收是指药物透过胃肠道上皮细胞膜进入体循环的过程。药物透过胃肠道上皮细胞膜的过程是一个复杂的动态过程，其中涉及的转运机制有被动转运（passive transport）、载体转运（carrier transport）和膜转运（membrane transport）等。被动转运又包含单纯扩散（simple diffusion）与膜孔转运（pore transport），载体转运又包含促进扩散（facilitated diffusion）与主动转运（active transport），膜转运又包含吞噬（phagocytosis）与胞饮（pinocytosis）等。这些跨膜过程可以使药物由膜外进入膜内，也可以使药物由膜内外排至膜外。药物跨膜转运示意图见图 11-1。正是由于药物胃肠道吸收机制的多元性，使得目前难以用一种模型来预测药物在胃肠道的透膜特性。

小肠是营养物质与药物的主要吸收部位，肠道上皮黏膜由肠上皮细胞（enterocytes）、杯状细胞（goblet cells）、内分泌细胞（endocrine cells）、帕内特细胞（Paneth cells）与 M 细胞（M cells）等组成，其中肠上皮细胞占 90% 以上。肠上皮细胞在肠道黏膜中由顶侧（apical）到基底侧（basolateral）极化排列，紧密连接为各细胞的分界线。透过肠上皮细胞的吸收过程是营养物质或药物小肠吸收的主要机制，其中包括被动扩散（包括透细胞扩散与细胞旁路扩散）、载体转运与细胞内吞作用。

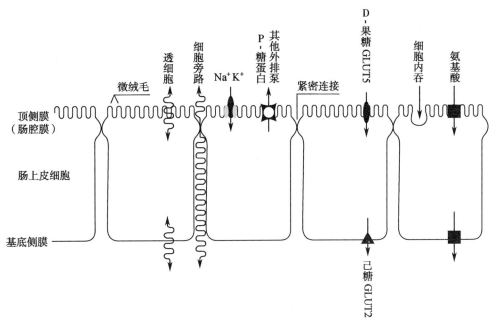

图 11-1　药物跨膜转运示意图

　　一种药物能否口服取决于药物在胃肠道的物理化学稳定性、肠道菌群酶系与肠道上皮酶系对药物的代谢及屏障作用(首过效应)以及药物透过胃肠道黏膜的能力。因此,明确了药物在胃肠道的物理化学稳定性后,在研究药物吸收特性之前,还需要关注药物在胃肠道微生态的生物转化情况。在此基础上利用科学的肠吸收研究方法可以使我们了解肠上皮酶系及其细胞的屏障作用对药物吸收的影响,获得药物在肠道的吸收形式、吸收动力学、有效吸收部位、吸收机制、影响吸收的因素等信息。这些信息对给药途径选择、剂型选择、制剂处方设计及临床给药方案确定等都有重要意义,尤其是新型给药系统设计的重要基础。

一、药物透膜特性的物理化学评价方法

　　药物的物理化学性质有分子量、pK_a、脂溶性($\log P/\log D$)、解离度、溶解性等。胃肠道的 pH 与药物的分子大小是决定药物在胃肠道透膜能力的重要因素。用于预测药物吸收的最基本的物理化学参数包括药物分子的氢键数目、分子量与分子形状、分子的极性、分子的刚性、解离度,这些最基本的物理化学参数可组合为更为复杂的参数,如脂水分配系数($\log P$)。药物透膜特性的物理化学评价方法具有高效率、重现性好、可实现高通量筛选的特点,此外,该方法消耗的人力、物力资源也较少。然而,此方法仅基于药物的物理化学因素,没有考虑过程复杂而极为重要的药物与生物膜的相互作用以及胃肠道生理因素对药物透膜过程的影响,使用该评价方法只能初步推测药物在体内的透膜特性,需结合实验研究来进一步评价药物的透膜能力。

(一) 脂溶性

　　脂溶性是评价药物透膜能力最重要理化参数。早期的研究认为,药物的吸收主要由药物的脂溶性决定。历史上曾将药物的 $\log P$ 作为评价药物吸收的参数,而现代大量研究

已证实,仅以 log$P$ 作为评价复杂的药物吸收过程的指标存在很多缺点,以此预测药物的吸收程度准确率极低。log$P$ 仅能评价药物被动扩散透过肠道细胞的能力,对于某一系列结构相近的、主要以被动扩散方式透膜吸收的药物而言,这种评价方法可以有效地评价药物胃肠道吸收的情况。而大多数药物的胃肠道吸收过程除被动扩散外往往还有其他多种机制参与,如细胞摄取与外排载体,因此,仅以脂溶性来评价药物胃肠道透膜吸收是远远不够的。

(二)溶解度

溶解度是指在一定温度下、一定溶剂中达到饱和时溶解的最大药量,是反映药物溶解性的重要指标。一般常用一定温度下 100ml 溶剂中溶解溶质的最大克数来表示。药物的溶解度有特性溶解度和平衡溶解度两种。

特性溶解度是指药物中不含任何杂质,且在溶剂中不发生解离或缔合,也不发生相互作用时所形成饱和溶液的浓度,它是药物的重要理化参数之一。由于常用的药物多为弱酸性或弱碱性药物,因此,要完全排除药物解离和溶剂的影响是不易做到的。所以一般情况下测定的溶解度多为平衡溶解度。药物的平衡溶解度测定可参考《中国药典》(2020 年版)中的相关内容。测得的药物溶解度,可利用式(11-1)大致估计药物在体内理论最大吸收量(MAD):

$$MAD = S \times k_a \times SIWV \times SITT \qquad 式(11-1)$$

式(11-1)中,S 为 pH 6.5 时药物的溶解度(mg/ml),k_a 为药物在肠道中的吸收速率常数(1/min 或 1/s),$SIWV$ 为小肠体液的容积(一般假设为 250ml),$SITT$ 为药物在小肠中运行的时间(一般假设为 4.5 小时,即 270 分钟)。

(三)吸收能力

1985 年,Dressman 等提出以药物吸收能力(absorption potential,AP)作为评价药物吸收程度的指标,AP 为药物分子多种基本物理化学参数的综合指标,其计算见式(11-2):

$$AP = \log\left(P \times F_{non} \times \left[\frac{S_0 \times V_L}{X_0}\right]\right) \qquad 式(11-2)$$

式中,AP 为吸收能力,P 为药物的脂水分配系数,F_{non} 为药物在 pH 6.5 时的解离度,S_0 为非解离型药物在 37℃ 时的溶解度,V_L 为胃肠道液体体积,X_0 为给药剂量。对于主要以被动扩散方式透膜吸收的药物,AP 与其胃肠道的吸收情况呈良好的相关关系。但同样由于 AP 未考虑除被动扩散外的其他跨膜转运机制,仅适用于评价主要以被动扩散方式透膜吸收的药物的胃肠道吸收。

(四)固定化人工膜色谱法

1995 年,Beigi 等首次采用凝胶作为载体,利用固定化的脂质体作为固定相,模拟小肠上皮细胞来研究药物的被动吸收过程。固定化人工膜色谱法(immobilized artificial membrane chromatography,IAM)是将磷脂以单分子层共价键合在硅胶上,可模拟细胞膜的极性头部的亲水作用和尾部碳链的疏水作用。固定化人工膜色谱柱可以包含单一的或者混合的磷脂,单一的磷脂有 PC、PE、PG、PA、PS。Shin 等用 IAM 卵磷脂柱色谱法对 15 种药物的口服生物利用度进行预测,发现预测值与实测值具有良好的相关性。Muriel 等用 IAM PC DD2 色谱柱结合药物的理化参数模拟药物经大鼠肠的被动吸收,得到了 12 个不同结构化合物的色谱容量因子(logK_{IAM}),与经大鼠肠渗透系数的相关性良好。如果用药物摩尔体积对容量因子作校正,相关性增强。IAM 的优点是实验简单,可用于药物开发研究初期的大量筛选;其缺点仍然是仅考虑了药物被动扩散吸收的机制。磷脂膜色谱柱模拟药物与生物膜相互作用的示意图见图 11-2。

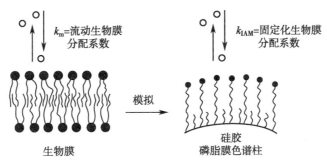

k_{m}=流动生物膜
分配系数

k_{IAM}=固定化生物膜
分配系数

模拟

硅胶
磷脂膜色谱柱

生物膜

图 11-2　磷脂膜色谱柱模拟药物与生物膜相互作用示意图

(五) 固定化脂质体色谱法

脂质体混悬于水中,化合物在脂质体双分子层和水之间进行分配可得脂质体 - 水分配系数。固定化脂质体色谱法(immobilized liposome chromatography,ILC)的固定相是脂质体以位阻、疏水、静电作用或者以共价键固定在凝胶颗粒上。与 IAM 相比,ILC 所用流动相不含有机溶剂,不会对疏水药物保留值的测定造成干扰。用于制备脂质体的材料,如磷脂、蛋白、胆固醇的比率可以调节到与生物膜的组成很相似的程度。盛亮洪等人使用 ILC 测定了当归补血汤在 ILC 上的保留成分与保留值,并与动物小肠吸收模型上测得的吸收值进行比较,发现当归补血汤在 ILC 上保留成分的保留值与其通过大鼠在体小肠灌流和离体小肠实验测得的吸收值具有良好的相关性。

(六) 胶束液相色谱法

胶束液相色谱法(micellar liquid chromatography,MLC)是以高于临界胶束浓度的表面活性剂溶液作为流动相的一种反相液相色谱技术。该系统是一种多相分散体系,溶质的保留行为受固定相 - 水、胶束 - 固定相和胶束 - 水三个分配系数决定,如图 11-3 所示。用胶束溶液可以使表面活性剂单体吸附到固定相上,因而提供药物相互作用的疏水和静电作用位点。Waters 等使用 MLC 考察了在胆盐存在的条件下,14 种药物的人小肠吸收值(HIA),发现该方法得到的预测值与实测值相关性良好,且较平行人工膜渗透模型(parallel artificial membrane permeability assay,PAMPA)所获结果更为准确。

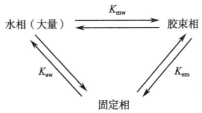

K_{mw}

水相(大量)　　　　　　　　胶束相

K_{sw}　　　　　　　K_{sm}

固定相

1. K_{mw} 为溶质在胶束相与水相间的分配系数;2. K_{sw} 为溶质在固定相与水相间的分配系数;3. K_{sm} 为溶质在固定相与胶束间的分配系数。

图 11-3　胶束液相色谱中的三个分配系数

(七) 生物分配胶束色谱法

生物分配胶束色谱法（bio-partitioning micellar chromatography，BMC）指用 C18 柱作为固定相、表面活性剂聚氧乙烯月桂醚（Brij35）溶液为胶束流动相形成的色谱系统。BMC 系统与生物膜及细胞外液的特性相似——Brij35 以疏水作用吸附在固定相上模拟了生物膜的有序碳氢链，其亲水亲油特征模拟了生物膜结构，药物分子的色谱行为模拟了透膜过程，见图 11-4。药物分子在色谱系统的保留主要依靠疏水作用、静电作用及较弱的空间位阻作用，这些性质同时也是影响药物经被动扩散穿过细胞膜的因素。

Molero 等选择了 74 个结构不同的、经被动扩散、口服吸收分数 16%~100% 的药物作为研究对象，系统地评价了 BMC 用于药物在体内吸收程度的预测能力。这些药物的物理化学特性也存在明显差异，主要表现在疏水性（$\log P$ 从 0.34~5.20 不等）和电离程度不一样。结果表明，药物在 pH 6.5 与 pH 7.4 的 0.04mol/L Brij35 作为流动相的 BMC 中的保留参数与药物吸收分数的相关性呈双曲线模型。比较药物 BMC 保留值与 PAMPA 渗透系数、Caco-2 细胞表观渗透系数及药物吸收分数的相关性，结果相似，但以 BMC 保留值与药物吸收分数的相关性最好。

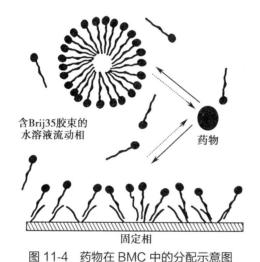

含Brij35胶束的
水溶液流动相

药物

固定相

图 11-4 药物在 BMC 中的分配示意图

(八) 平行人工膜渗透模型

1998 年 Kansy 等报道了使用平行人工膜渗透模型（parallel artificial membrane permeability assay，PAMPA）作为早期新药开发中化学实体透膜能力高通量筛选的模型。该模型采用脂性物质或溶解有脂性物质的溶液来分隔两个 pH 缓冲液，并以此液态膜代替细胞膜。装置示意图见图 11-5。聚四氟乙烯（PTFE）接收板（下层板）和 96 孔滤板（上层板）的每个小孔分别作为供体管和受体管。将磷脂溶在链烷烃中，滴加在受体管的亲脂性滤膜上以模拟生物膜。在受体管中加入缓冲液，在供体管中加入样品液。放置 96 孔滤板于 PTFE 接收板上，使磷脂膜能接触到供体液，如此形成三明治结构——底部是待测物的供体液，中间是人工磷脂膜，待测药物分子从供体管中扩散，穿过磷脂膜，进入到上层受体管中。待扩散完毕分别吸取受体液和供体液，用紫外 - 分光光度计测定浓度，依据公式得出有效透过率（Pe），对于没有发色团的化合物，可以用 LC/MS 进行测定。

PAMPA 使用的界面膜为表面覆盖磷脂的疏水性膜,PAMPA 配合 96 孔板与高效、高速的分析检测方法可实现大量化合物透膜能力的高通量筛选。与 Caco-2 细胞相比,优点在于省时、省力、成本低,适用的 pH 范围广,对二甲基亚砜耐受性较高,方法容易改进。缺点为穿透速率依赖于磷脂膜材料的性质,实验仍需要较长的温孵时间,穿透数值的测定要求准确地测量释放池和接收池的药物浓度,模型未考虑药物的主动转运吸收等其他吸收机制。尽管 PAMPA 有诸多的缺点,仍然不失为早期新药开发中药物透膜能力高通量筛选的有效工具。

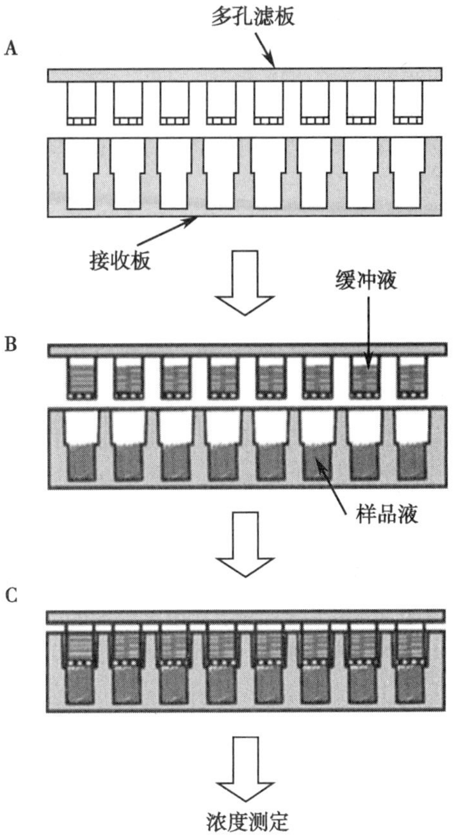

二、体外评价方法

多种体外模型可用于评价药物在胃肠道的吸收特性,体外模型与体内评价方法比较具有省时省力的优点;但体外模型未能再现体内模型的某些生理因素,如胃排空速度、肠蠕动、胃肠道 pH 等。体外模型与体内真实情况的相似度越大,此种方法对药物吸收的评价效能就越高,但仅以一种体外模型模拟胃肠道的各种生理、生化环境在技术上是难以实现的,因此,根据不同的研究目的,可采用一种或多种体外模型来综合评价药物的吸收特性。

图 11-5　PAMPA 实验装置示意图

资料来源:【 Chen X,Murawski A,Patel K,et al. A novel design of artificial membrane for improving the PAMPA model.Pharmaceutical Research,2008,25(7): 1511.】

(一) 基于离体器官组织的评价方法

人体胃肠道组织的获得受到诸多因素的限制,于是与人体结构、生理、生化性质类似或基因型类似度高的实验动物,如大鼠的胃肠道组织,成为评价药物胃肠道吸收的首选。自 20 世纪 50 年代以来,研究者开始使用离体动物组织模型来评价药物或营养物质的胃肠道吸收机制。1961 年,Quastel 等采用离体动物组织模型发现了葡萄糖逆浓度梯度转运的主动吸收机制,这一发现有力地推动了这类模型技术的创新与发展,为药物胃肠道吸收的评价提供了更多的实验模型与方法。虽然离体器官组织评价方法比较简单易行,但是离体组织的血供与氧气供应难以保证,因此离体组织在体外的生物活性难以维持,并且不同个体的实验动物所获得的组织之间的生物差异较大,使得此种模型的应用受到了一定的限制。

1. 外翻肠囊法(everted gut sac technique)　1954 年,Wilson 等首次报道了外翻肠囊法的应用,研究糖与氨基酸从黏膜侧到浆膜侧的转运过程。经过几十年的发展,许多改进技术的应用提高了该方法中组织的体外生物活性的保持能力,例如使用的组织培养液由简单的盐溶液改为更适合肠组织的培养液,如 Krebs-Ringer 溶液,在温孵培养介质中充以氧气以及振摇技术的应用等。

该方法可综合考察药物吸收的被动转运机制与主动转运机制;通过比较 P- 糖蛋白

（P-glycoprotein，P-gp）抑制剂存在或不存在的情况下药物的吸收动力学过程，可用于研究 P-gp 等药物外排泵在药物吸收过程中的作用。与其他体外研究模型相比，外翻肠囊法中处于浆膜侧的液体体积较小，便于药物浓度的分析检测。此方法主要问题有：肠组织缺少血液供应与神经支配而快速失活，在翻转肠道时易发生肠壁形态学的损坏而得到错误的实验结果等。

外翻肠囊法的一般操作方法如下：将麻醉动物（常用大鼠、兔）开腹取出肠段（约 10cm），用 Krebs-Ringer 溶液（pH 7.4）冲洗，将肠段套于玻璃棒上外翻，一端固定于聚乙烯试管上，另一端结扎，向肠段内注入 7~10ml Krebs-Ringer 溶液后，置于含有药物的 Krebs-Ringer 溶液中，在 5% 二氧化碳气流下，37℃ 恒温放置，定时从肠管内外两侧取样，测定药物浓度的变化，考察药物吸收情况。应用此法时，应注意组织活性的保持，实验时间不宜过长。

2. 分离胃肠黏膜及 Ussing 扩散池法　分离胃肠黏膜于 Ussing 扩散池上研究药物的透膜转运过程，也是研究药物胃肠道吸收常用的体外模型。1951 年 Ussing 等首次报道了此种实验模型，相对于传统模型基于药物在黏膜侧的消失速率评价药物的透膜性能，该模型主要基于浆膜侧接收池的药物蓄积速率来评价药物的透膜特性。此外，该模型首次引入跨膜电阻（transepithelial electrical resistance）作为评价模型中使用离体组织的活性与完整性的指标。该模型得到的表观渗透系数（apparent permeability coefficient，P_{app}）的计算如式（11-3）：

$$P_{app} = \left(\frac{V}{A \times C_0}\right)\left(\frac{dC}{dT}\right) \qquad 式（11-3）$$

式中，V 为接收池液体的体积，A 为离体肠组织的表面积，C_0 为供给池中药物的初始浓度，dC/dT 为接收池中药物浓度的变化速率。

Ussing 扩散池模型极为适用于研究药物在不同肠段肠道组织透膜特性的差异，使用该模型同样可以评价药物在人肠道与动物肠道组织中的透膜特性的种属差异。该模型使用的药物量较少（一般为毫克级），从分析的角度而言，所采集的样品较其他体内外模型更为干净，便于分析测定。该方法的一般操作过程如下：麻醉状态下的大鼠开腹，在肠腔插管，用生理盐水冲洗净内容物，取出肠段置于 Krebs-Henseleit pH 7.4 的缓冲液中，套在一个直径约 0.3~0.5cm 的玻璃棒上。用解剖刀小心刮掉上皮下层组织，制得分离肠黏膜，固定于扩散池上，测定药物透过上皮细胞的情况，研究药物吸收的情况。

此方法的优点主要有：可以通过改变扩散池供药室溶液组成，考察离子、pH 及制剂辅料等对透膜吸收的影响；通过改变取样部位（黏膜侧或浆膜侧）则可考察药物不同方向转运情况，了解转运机制是被动扩散或载体介导；此外，还可以进行药物肠道代谢的考察。此方法在实验中因黏膜易于破损，分离黏膜的操作较困难；不同肠段因组织结构的差异表现出对药物透过的屏障作用不同，如上段肠道的细胞旁路通道（paracellular pathway）多于下段肠道；由于血流供应缺乏，对细胞旁路通道和药酶活性有影响，从而影响吸收研究结果。

3. 膜囊法　膜囊（membrane vesicles）为细胞膜机械性破坏后自发形成的微小的脂质双分子层闭合囊，见图 11-6。构成膜囊的物质来源于细胞膜，因此膜囊中的成分与母代细胞膜完全一致，包括各种营养物质的转运蛋白与药物外排泵等。1973 年 Hopfer 等首次将膜囊应用于药物透膜转运研究，随后该模型快速发展，由各种属动物（包括人）胃肠道上皮刷状缘组织分离得的膜囊广泛地应用于药物透膜特性的研究。由各种胃肠道组织层如刷状缘膜、基底层膜与肠上皮细胞膜等制得的膜囊，可分别适用于研究药物与相应组织的相互作用。在膜囊的制备过程中,可完全控制膜囊内侧与外侧的溶质环境,因此膜囊是研究药物与营养物质吸收机制的理想模型。膜囊法最显著的优点是可特异性研究某些跨膜转运蛋白的转运特性与机制,也可用于特异表达于刷状缘或基底层的跨膜转运蛋白的分离与鉴定。此外,分离制备成型的膜囊还可冷冻保存长期使用。

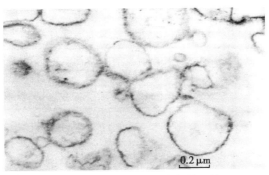

图 11-6　肠刷状缘膜囊电镜照片

一般制备的膜囊纯度均不高,常含有其他细胞膜与细胞器成分,通过多种改进的纯化方法可提高膜囊的同质性与均一性。而高度纯化的膜囊又可能缺少与该模型研究目的相关的其他物质,如跨膜转运蛋白与酶。如刷状缘中缺乏这些相关物质,则由刷状缘制备的纯化膜囊中的离子梯度会很快改变,而正常刷状缘中的离子梯度主要由肠上皮细胞中的 Na^+,K^+-ATP 泵维持,因此,该膜囊与正常刷状缘的生理环境存在较大的差异,膜囊中许多依赖于离子梯度吸收的物质的转运将发生变化。此外,膜囊的制备过程中也不可避免地造成跨膜转运蛋白与酶活性的降低或数量的减少,该模型也依赖于高灵敏度的检测方法进行定量分析。

(二) 细胞模型法

目前多种单层细胞模型可作为模拟人肠道上皮细胞的体外模型,这些细胞大多由恶性肿瘤组织分化而来,繁殖生长速度很快,在人工载体上可自发分化形成单层膜,是理想的药物透膜转运研究体外模型。一些常用于研究肠道透膜转运的细胞模型见表 11-1。

表 11-1　研究药物小肠透膜转运的常用体外培养细胞模型

细胞模型	种属 / 细胞来源	细胞特征
Caco-2	人 / 结肠	绒毛上皮细胞样,自分化
HT-29	人 / 结肠	杯状细胞样,具有黏液层
T84	人 / 结肠	隐窝细胞样
MDCK	犬 / 肾上皮	外排转运体表达量较低
LLC-PK$_1$	猪 / 肾小管上皮	外排转运体表达量较低

细胞模型的建立涉及的操作步骤、培养试剂、培养材料、培养时间与细胞模型的一般评价指标很多,各种因素的改变均会造成所建立的细胞模型的特性发生改变。因此,细胞模型的成功应用有赖于细胞培养的标准化,见图 11-7。Wunderli-Allenspach 的综述中详细讨论了细胞培养技术及其标准操作流程。

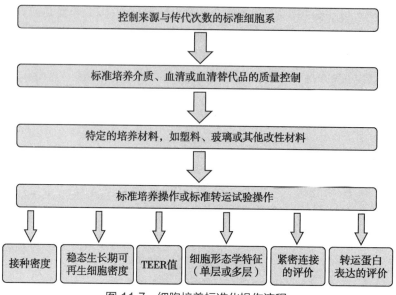

图 11-7　细胞培养标准化操作流程

细胞模型需要严格控制其来源与传代次数,无特殊原因不得改变标准细胞培养介质的成分及比例,若培养介质因实验要求而发生改变,则应在新的培养条件下详细评价细胞的生长特性。实验中使用的胎牛血清及其他血液制品在用于细胞培养之前应当再检查其中毒素与激素对细胞生长的影响,根据具体的实验目的可以采用无血清的培养介质。支持膜材料也是影响细胞生长与分化的重要因素,无特殊原因也不得改变标准支持膜材料,在培养膜材料发生改变时也应详细评价细胞的生长与分化特性。此外,细胞汇合并不能作为细胞模型成熟可应用于转运实验的唯一标准,因为指数生长期的汇合细胞与稳态生长期的汇合细胞的各种性质,如跨膜转运蛋白系统的性质与量、跨膜电阻(transepithelial electrical resistance,TEER)值均存在较大的差异。例如,EVC304 细胞模型的 TEER 值在指数生长期逐渐增加,细胞汇合后几天达稳态生长期,其 TEER 值则基本保持恒定;而MDCK 细胞的 TEER 值起初呈现一个峰值变化,在指数生长期与稳态生长期则基本保持恒定。

在评价各种培养条件下细胞生长特性时,激光扫描共聚焦显微镜(confocal laser scanning microscope,CLSM)具有很高的应用前景。CLSM 可透过单层细胞膜对其各方位包括 z 轴进行全面的扫描,从而可得到包括 z 轴(即药物的转运通路)的细胞膜全面的影响信息,如通过 z 轴扫描可评价细胞膜的构成结构是单层细胞或是多层细胞排列。此外,CLSM也可评价细胞紧密连接的完整性。CLSM 结合特异性抗体的荧光免疫组化方法还可用于研究转运蛋白如 P-gp 在细胞内的定位,可分辨其在细胞顶侧均一表达还是细胞内随机性表达。

1. Caco-2 细胞模型与 TC-7 克隆株　Caco-2 细胞来源于人的结肠腺癌细胞株,其增殖产物在形态学与生化特性上具有表达不同分化程度细胞的特性,因此被广泛用于研究肠上皮细胞对机体内源性与外源性物质的转运与代谢。电镜照片与示意图见图 11-8。

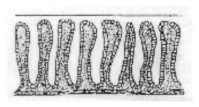

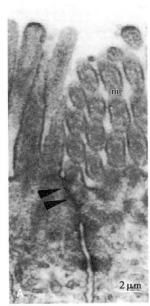

A. 肠上皮组织电镜照片（m，微绒毛；黑色箭头，紧密连接）；B. 正常肠上皮组织
结构示意图（吸收表面积 ≫ 解剖学表面积）；C. Caco-2 细胞模型结构示意图。

图 11-8　Caco-2 细胞电镜照片及 Caco-2 细胞与正常肠上皮组织的形态学差异模式图

与正常的成熟小肠上皮细胞在体外培育过程中出现逆向分化（反分化）不同，Caco-2 细胞在传统的细胞培养条件下，生长在多孔的可渗透的聚酯（polycarbonate）膜上可自发融合并分化为类似肠上皮细胞的细胞，按照正常肠上皮细胞的极性排列形成连续的单层（monolayer），各细胞间具有完整的紧密连接（tight junction）。培育约 10~14 天后，单层的跨膜电阻将达到一个峰值，约为 200~600Ω·cm^2，细胞密度约为 0.9×10^6cells/cm^2，此时 Caco-2 细胞单层对漏出标志物如聚乙二醇或甘露醇是不渗透的，该模型在 21~25 天之间可以用于进行药物的跨膜转运实验。

电子显微镜进行的亚显微结构研究表明，Caco-2 细胞与人小肠上皮细胞在形态上十分相似，具有相同的细胞极性和紧密连接（见图 11-8A）。对于难以穿过小肠上皮细胞屏障的相关物质，如荧光黄 CH、菊粉、聚乙二醇或甘露醇等，也难以透过 Caco-2 细胞在聚酯膜上形成的单层膜，胞饮功能的检测也表明 Caco-2 细胞与人小肠上皮细胞类似。存在于小肠上皮中的各种转运系统和代谢酶等，在 Caco-2 细胞中都有相似的存在，如谷氨酰胺转肽酶、碱性磷酸酶、蔗糖酶、葡糖醛酸酶、CYP450 同工酶及糖、氨基酸、二肽、维生素 B$_{12}$ 等多种主动转运系统在 Caco-2 细胞中都有与小肠上皮细胞类似的表达。因此，Caco-2 细胞模型的跨膜转运实验可以用来模拟药物在体内的经小肠上皮吸收过程。

Caco-2 细胞模型作为药物吸收研究的一种快速筛选工具，能够在细胞水平提供关于药物分子通过小肠黏膜的吸收、代谢等信息，较之以往的翻转囊、肠袢实验及在体肠吸收模型更适合药物吸收进入黏膜细胞的研究；同时，它提供了关于治疗药物可能引起的黏膜毒性的信息，以及药物结构与转运关系方面的信息，对于组合化学药物库的高通量筛选（high-throughput screening）是一个很好的工具；Caco-2 细胞来源于人体，不会造成上皮细胞的形态学和生理学性质上的种属差异，也不会像许多其他的体外小肠吸收模型一样要求使用实验动物,其结果具有较好的重现性。

Caco-2 细胞模型的缺点或限制在于:分化的 Caco-2 细胞单层中的紧密连接比在小肠上皮细胞中更有特征性,其 TEER 值较正常小肠上皮细胞稍高;Caco-2 细胞单层缺乏能够生成黏蛋白的细胞,因而缺乏在小肠上皮中的黏液层;此模型不能说明生理特征如小肠运动或肠输送时间在药物吸收中的作用;细胞培养的时间和代系对 Caco-2 细胞的形态学和生理学性质有影响,从而影响细胞对药物的转运,不同实验室之间由于培养条件的差别,使结果有时缺乏可比性;Caco-2 细胞单层膜的表面积计算与基于离体肠组织的实验模型中肠组织表面积的计算存在较大的差异,因此,在评价两种模型实验结果的相关性时存在较大的困难(见图 11-8B、C)。而且尽管 Caco-2 细胞中具有大多数的转运体表达,但其表达水平均与体内肠道上皮细胞具有一定的差异。如 β- 内酰胺类抗生素与血管紧张素转化酶抑制剂(ACEI)为二肽转运体的底物,其在体内可基本完全吸收,而在 Caco-2 细胞模型中的透过性很低。因此,使用 Caco-2 细胞模型研究某些主动转运吸收药物的透膜特性时,会出现错误的结果。此外,低分子量亲脂性化合物(如雷尼替丁、阿替洛尔、呋塞米、氢氯噻嗪等)在 Caco-2 细胞模型中的透过率很低(大概相当于甘露醇),而这些药物的口服生物利用度均大于 50%。所以,使用 Caco-2 细胞模型若得到药物的透过率高的结果,可以判断其在体内的吸收也较为良好,而对于透过率低的结果则不能断定其口服吸收差。

(1)TC-7 克隆:与 Caco-2 细胞传代不同,其在药物跨膜转运与酶活性等方面具有一定的差异,传代早期(29 代)的两株分别为 PD-7 与 PF-11,后期(198 代)的一株为 TC-7。TC-7 克隆株在药物转运和生物转化等方面较其他克隆株更具特异性,显示出回肠上皮细胞的多种特性。TC-7 克隆株与原代 Caco-2 细胞在形态学上基本类似,但 TC-7 克隆株的 TEER 值显著高于原代 Caco-2 细胞,在培养 21 天后基本保持恒定。TC-7 克隆株的出现,使 Caco-2 细胞模型的使用更为标准化,可基本克服细胞培养的时间、代系与不同实验室之间,由于培养条件的差别所造成 Caco-2 细胞模型的差异。

(2)Caco-2 细胞模型中常用的助溶剂:对许多药物而言,Caco-2 细胞模型转运实验结果与其体内吸收实验结果具有良好的相关性,但这些药物大多为水溶性的药物,而许多药物与新的化学实体的脂溶性很强、水溶性很差。因此,目标化合物的水溶性较差成为限制 Caco-2 细胞模型广泛应用的最大障碍。为此,使用助溶剂提高目标化合物的水溶性是提高 Caco-2 细胞模型应用范围的重要手段。

丙二醇(PG)、羟丙基 -β- 环糊精(HP-β-CD)、聚乙二醇 400(PEG 400)、吐温 -80(Tween-80)、泊洛沙姆 F68(Pluronic F68)、十二烷基硫酸钠(SDS)等为 Caco-2 细胞模型中脂溶性化合物常用的助溶剂。Yutaka 等评价了 PG、HP-β-CD、PEG400、Tween-80 对生长 3 天 Caco-2 细胞单层膜 TEER 值的影响,结果表明这些助溶剂即使在低浓度时对其 TEER 值影响也较大,即这些助溶剂对生长 3 天的 Caco-2 细胞活性具有显著影响。而对生长 21 天的 Caco-2 细胞,20% PG、5% Tween-80、5% PEG 400、5% HP-β-CD 与 5% Tween-80+5% PEG 400 对其活性无显著影响,并且使用以上助溶剂时,普萘洛尔、纳多洛尔的表观渗透系数(P_{app})与对照组(无助溶剂)无显著差异。表明 PG、Tween-80、PEG 400 或 HP-β-CD 可作为助溶剂应用于难溶性化合物在生长 21 天的 Caco-2 细胞模型的转运研究。然而,近年来大量研究证实,Tween-80、PEG 400 等药用辅料可造成细胞膜亲脂性环境破坏,使 P-gp 的二级结构与三级结构发生可逆变化而丧失功能。因此,助溶剂在 Caco-2 细胞模型及其他细胞模型转运实验中的适用性还需要深入地研究。

尽管 Caco-2 细胞模型有许多限制,但是在阐明药物吸收机制、预测体内吸收和药物相互作用、评价口服药物或制剂的设计与安全性等方面仍然是一个很好的工具。随着新一代细胞模型的建立,如加速的 Caco-2 细胞穿透模型与 TC-7 克隆株,原有的 Caco-2 细胞单层模型的一些缺点将得到克服。细胞模型在药物开发研究中将发挥愈来愈大的作用,Caco-2 细胞模型的研究与应用则为其他细胞模型的建立奠定了良好的基础。

2. IEC 6/18/17 细胞株　　IEC 6/18/17 细胞株为大鼠回肠上皮细胞分化细胞株,也与正常人小肠上皮细胞的形态与功能极其类似。该细胞株于聚酯膜上生长、分化形成单层细胞膜,具有紧密连接、刷状缘等人小肠上皮细胞的重要特征,且其中存在的酶系和多种跨膜转运蛋白与人小肠上皮细胞相似。

IEC-18 细胞模型 TEER 值为 $5\,025\,\Omega\cdot\text{cm}^2$,而 Caco-2 细胞模型的 TEER 值为 $234\,\Omega\cdot\text{cm}^2$;某些低透过性的化合物如甘露醇与肌酐在 IEC-18 细胞模型中的透过率与其在空肠的透过率基本相等,约为 Caco-2 细胞模型的 300 倍。IEC-18 细胞模型的紧密连接较 Caco-2 细胞株更为接近人小肠上皮细胞紧密连接的实际情况,因此,特别适用于研究药物通过细胞旁路的被动扩散转运吸收。两种细胞电镜照片的比较见图 11-9。

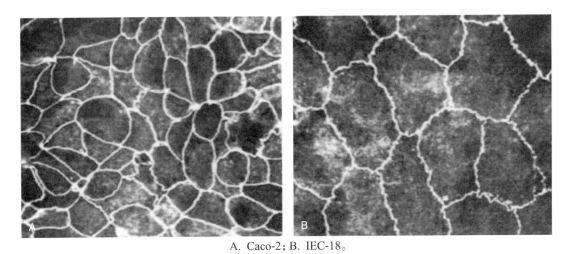

A. Caco-2; B. IEC-18。

图 11-9　IEC-18 细胞单层膜与 Caco-2 细胞单层膜的电镜照片对比

3. MDCK 细胞模型　　MDCK(Madin-Darby canine kidney)细胞系在 20 世纪 50 年代即已建立成功,由于当时还没有冷冻保存技术,因此,现使用的 MDCK 细胞的传代次数均很高。1989 年 Cho 等首次将 MDCK 细胞模型用于评价化合物小肠吸收特性。1999 年 Irvine 等讨论了将 MDCK 细胞模型用于早期新药开发化合物透膜特性的快速筛选的可行性,取得了满意的结果。MDCK 细胞在 transwell 聚酯膜上高密度培养 3 天后用于化合物透膜特性的筛选,研究中测定了 55 种已知人体吸收常数的化合物在 MDCK 细胞模型中的表观渗透系数(P_{app}),同时测定各种化合物在 Caco-2 细胞模型中的 P_{app} 作为对照,结果表明 MDCK 细胞模型得到的 P_{app} 与 Caco-2 细胞模型得到的 P_{app} 同样与人体吸收情况相关性良好。MDCK 细胞模型较 Caco-2 细胞模型最大的优点是其培养周期短(MDCK:3 天,Caco-2:2~3 周),可显著缩短新药筛选的周期。

MDCK 细胞在体外半透膜上培养可分化为柱状上皮细胞并形成完整的细胞紧密连接。根据 TEER 值的不同可将 MDCK 不同亚克隆分为 Ⅰ 型(TEER 值约为 4 000 Ω·cm²)与 Ⅱ 型(TEER 值约为 200~300 Ω·cm²)。药物转运研究一般使用 Ⅱ 型 MDCK 亚克隆细胞,Ⅱ 型 MDCK 细胞以 5×10^4 cells/cm² 接种于聚酯膜生长 2~3 天后汇合(confluency),即可用作药物转运的实验模型。

由于 MDCK 细胞来源于肾脏组织,其跨膜转运蛋白表达水平与 Caco-2 细胞或正常肠上皮细胞相比必然存在较大的差异。如接种后 20 天,尽管免疫组织化学研究表明 MDCK 细胞中具有少量的 P-gp 表达,但在转运实验中 P-gp 并不表达活性;25 天后才出现少量 P-gp 活性表达。

4. 转染 MDCK 细胞模型　将人 MDR1、MRP2 或其他特定的转运蛋白基因转染 MDCK 细胞,即可获得特定转运蛋白高度表达的 MDCK 细胞,其目的是建立用于特定转运蛋白如 P-gp、MRP2 底物与抑制剂高通量筛选的细胞模型。

一般来说,在标准培养条件下,转染 MDCK 细胞的生长曲线与原代 MDCK 细胞基本一致,接种后达稳态生长期的时间较原代 MDCK 细胞长(例如 MDR1-MDCK 细胞约为 10 天)。培养过程中转染 MDCK 细胞的接触抑制特性较原代细胞降低,易于形成不规则的多层细胞膜,细胞排列的极性部分丢失;紧密连接不仅存在于细胞顶侧,也存在于细胞之间的其他部位。MDR1-MDCK 细胞膜的 TEER 值大于 1 000 Ω·cm²,最高可达 10 000 Ω·cm²;甘露醇的 P_{app} 约为 3×10^{-6} cm/s,约为原代 MDCK 细胞的 10 倍。CLSM 结合荧光免疫组织化学研究 MDR1-MDCK 细胞发现,P-gp 在细胞膜顶侧高度均一性表达,但是在下层细胞的细胞质内也检测到少量表达。

5. M 细胞模型　1972 年 Oven 等发现小肠淋巴滤泡表面存在一种特殊的细胞,从扫描电子显微镜观察,其表面与一般肠上皮细胞的微绒毛不同,存在许多的微皱褶,因此,将其命名为微皱褶细胞(microfold cell,M cell),简称 M 细胞。M 细胞与小肠上皮细胞一样,通过紧密连接与相邻的细胞交错排列,M 细胞的形态结构与小肠上皮细胞完全不同,M 细胞的结构示意图见图 11-10。M 细胞的微绒毛较小肠上皮细胞更短、更少,M 细胞的基底侧膜内陷形成一个袋状结构,其中占据着 B 淋巴细胞、T 淋巴细胞与巨噬细胞。M 细胞表面缺乏多糖、黏液层与分泌型 IgA,刷状缘酶系与溶酶体酶系的表达都很低。M 细胞的结构决定了其可避免各种酶系的降解作用,通过内吞摄取大分子化合物与微粒,因此,肠道中 M 细胞为蛋白质与微生物的门户性细胞,调节机体对这些物质的免疫反应。

M 细胞的表面仍具有少量多糖表达,其结构与组成均与肠上皮细胞不同,利用特定的凝集素与 M 细胞表面的特异多糖结合,可设计大分子药物特异地在 M 细胞处转运的给药系统。因此,对 M 细胞体外培养模型的建立和评价与寻找高效、特异与 M 细胞结合的凝集素成为大分子药物及疫苗口服给药系统设计的热点。

将鼠淋巴细胞或人 Raji B 细胞、Jurkat T 细胞与 Caco-2 细胞共同培养,Caco-2 细胞可分化为类似 M 细胞的细胞,具有 M 细胞的形态与生理特性。Caco-2 细胞传代 30~40 次后接种于聚酯膜上生长,Raji B 细胞或 Jurkat T 细胞混悬于 RPMI : DMEM(1 : 2)的介质中后接种于孵育 14 天的 Caco-2 细胞单层膜基底侧,共培养 4~6 天即可分化出占细胞总数约 20% 的 M 细胞。该细胞与 Caco-2 细胞之间存在紧密连接,在聚酯膜上形成单层膜。聚苯乙烯微粒与高分子右旋糖苷在此种共培养细胞模型中的转运与微粒的大小相关,转运速率显著

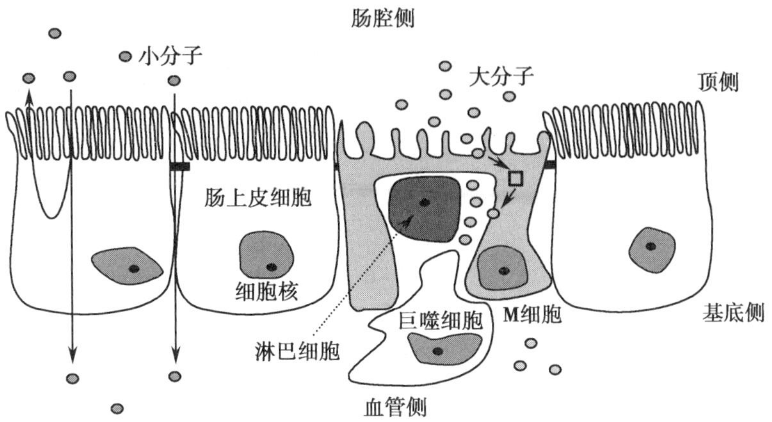

图 11-10　M 细胞的结构示意图

引自 Liang E，Kabcenell A K，Coleman J R，et al.Permeability measurement of macromol-ecules and assessment of mucosal antigen sampling using in vitro converted M cells.Journal of Pharmacological&Toxicological Methods，2001，46（2）：93-101.

高于 Caco-2 细胞模型，右旋糖苷的转运与温度及其浓度相关。此种体外培养细胞系统可用于系统性评价大分子药物在胃肠道的转运，其广泛应用还需要明确 Caco-2 细胞分化为 M 细胞的影响因素及 M 细胞识别与转运大分子物质的机制，大分子物质在此种模型中转运的体内外相关性也有待于评价。

由上述体外转化的 M 细胞形态并不规则，微绒毛较 Caco-2 细胞短，且微绒毛的缺失不均匀，表明一部分内皮细胞并没有发生转化。虽然这种不均匀的转化可能代表了胃肠道中 M 细胞和上皮细胞的实际分布，但 M 细胞的形成发生在单层细胞膜的顶侧和基底侧，这在体内模型中并不具有代表性。

基于以上缺点，Des R A 等开发了一种倒置的共培养模型。该方法首先将 Caco-2 细胞接种在 transwell 多孔膜上，将膜倒置 3~5 天，将一个硅橡胶管放置在内置膜底侧，并于 9~11 天后在膜底侧加入 Raji B 细胞。继续共培养 5 天后，取出硅橡胶管，将 transwell 放回原来的方向继续培养。倒置培养模型中 Caco-2 细胞与 Raji B 细胞的接触更加紧密。该模型在用于研究细胞转运机制时更具有生理性、功能性以及可重复性。

6. Caco-2/HT29 细胞模型　尽管 Caco-2 细胞模型具有诸多优点，但仍存在不足之处。如在小肠中，分散在吸收细胞之间的杯状细胞能够持续分泌黏液蛋白而形成黏液层，该黏液层对营养物质、药物、离子、毒素、重金属和大分子物质等的扩散与吸收起到屏障作用。小肠的吸收作用与黏液层有密切关系，单纯的 Caco-2 细胞模型缺乏黏液层，难以准确模拟小肠上皮的生理条件。且由于缺乏杯状细胞，Caco-2 细胞模型的细胞旁路扩散能力也低于机体正常水平。为解决这一问题，发展了 Caco-2 与 HT29 细胞共培养模型。

HT29 是一种人结肠癌细胞，在甲氨蝶呤（MTX）的存在下，HT29 细胞分化为成熟的杯状细胞，使 HT29 细胞系具有形成黏液层的重要能力。除上述方法外，其亚克隆株 HT29-H 细胞也可分泌黏液，但此两种细胞生长速度非常缓慢，且 TEER 值过低，不能单独作为细胞模型。与 Caco-2 细胞共培养能够较好地克服上述缺陷。Caco-2 与 HT29-MTX 的共培养通常是通过以适当的比例混合两种细胞，并接种在 transwell 的微孔膜上，模型适用性同样使用 TEER 值评价。Mahler 等人通过建立 HT29-MTX/Caco-2 共培养细胞模型预测铁的生物利用度,发现黏液层在铁的吸收过程中起重要作用,与单纯的 Caco-2 细胞模型相比能更准确地预测铁的生物利用度,是一种更加优良的体外评价模型。

三、在体原位评价方法

(一)在体原位灌注模型

啮齿类动物各小肠节段的原位灌注模型(in situ perfusion model)是研究药物小肠透过性与吸收动力学的常用方法。在体原位灌注模型较以上体外评价方法最大的优点为该方法保持了实验动物小肠的血液供应与神经支配。经过多年的发展,出现了各种改进的原位灌注模型,如单向灌注模型、循环灌注模型、振荡灌注模型与闭合环模型,Lennermas 等 1997 年将此灌注技术应用到人体。该模型用于评价被动转运化合物的透膜过程较为准确,用于评价化合物载体介导的转运过程时推荐引入缩放因子(scaling factors)。

原位肠灌注模型是在动物(大鼠)麻醉状态下不切断血管和神经,打开腹腔,在待研究的肠节段两侧插管,等渗生理盐水洗净肠腔内容物,用恒速泵使灌注液(缓冲肠营养液)在肠腔内循环灌流,药物透过上皮细胞后进入血液循环,于不同时间测定灌注液内药物的浓度变化,通过剩余药物量来计算吸收参数的吸收研究方法。在体灌注方法可进一步分为:单向灌流、循环灌流和振动灌流等类型。

实验中应用各种方法保证打开腹腔的肠组织的温度与湿度;由于灌注液内药物浓度受肠组织对水分吸收或分泌的影响,常在灌注液中加入不吸收的酚红或 ^{14}C 标记 PEG4000 进行矫正,或用重量法进行浓度校正。由于灌注肠段保留了血液供应与神经支配,因此,该方法更为接近体内的真实情况。同时,该方法可严格控制灌注液中药物的浓度、pH、灌注液的流速与灌注的肠节段,便于操作。单向灌注模型的药物表观吸收系数(P_{eff})的计算如式(11-4):

$$P_{eff} = \left[-Q_{in} \times \ln\left(\frac{C_0}{C_i}\right) \right] \times 2\pi RL \qquad 式(11\text{-}4)$$

式(11-4)中,C_i 与 C_0 分别为达稳态时流入液与流出液中药物的浓度,Q_{in} 为入口处的灌注液流速,$2\pi RL$ 为与灌注小肠区域长度 L 与肠道内径 R 相关的药物吸收区域总表面积。

原位灌注模型中灌注液体积的变化一般通过测定灌注液中体积标记化合物的浓度来监测。对体积标记化合物的首要要求为其不由肠道吸收或吸收极少,胰岛素、T-1824、甘露醇、酚红、磺溴酞钠、甲基纤维素与 PEG 4000 都为报道使用过的体积标记化合物。然而酚红会干扰一些药物的转运和分析,灌流过程中酚红往往也存在一定程度的肠吸收。研究发现 PEG 4000 在大鼠、狗、兔的小肠不吸收,是原位灌注模型理想的体积标记化合物,但由于标记的 PEG 具有放射性,存在人体安全性问题,且检测方法特殊,不易在普通实验室广泛使用。重量法简单方便,在校正肠道对水分的吸收方面具有可行性和精密性,被越来越多地采用。

原位灌注模型最大的缺点为该方法将灌注液中药物量的减少速率作为评价药物吸收的指标,但灌注液中药物量的减少不仅与药物吸收有关,灌注过程中,影响灌注液中药物浓度降低的所有因素均可造成灌注液中药物量的变化,如肠道的代谢、肠道的药物分泌、肠壁或灌注模型中使用的材料与仪器对药物的吸附、药物在灌注液中的稳定性等。同时该方法需要使用大量的动物来评价一种药物具有统计学意义的吸收常数,灌注液中使用的药物量也相对较大(大于 10mg),因此,难以满足早期药物开发的药动学筛选要求。此外,还应考虑模型建立时的麻醉手术过程是否改变小肠的血流动力学情况,进而改变药物的吸收速率。

在体原位灌注模型中运用最广泛的是大鼠肠道单向灌注技术。此外,已有的研究中报道的还有闭环肠道灌注技术、静脉取样肠道灌注技术、离体静脉血管灌注肠模型、肠系膜淋巴管插管麻醉大鼠模型、麻醉的大动物模型等,关于各技术或模型的操作方法及运用简单介绍如下:

1. 闭环肠道灌注技术 进行闭环肠道灌注实验,通常选取体重250~350g的大鼠;先对大鼠适应性饲养一周,然后在实验前一天禁食(不禁水)过夜。实验时麻醉大鼠,将其放在加热垫上以保持37℃的恒定体温,然后进行剖腹探查以识别小肠。通过十二指肠和回肠末端的小缝隙插入两个L形插管,尽力使小肠的处理最小化并且将手术减少到最小以维持完整的血液供应。套管通过结扎固定,将4cm长的聚乙烯管连接到两个插管的裸露端,并将装有三通旋塞阀并已加热至37℃的灌注溶液的30ml皮下注射器连接至十二指肠插管。然后使灌注液通过该段以清除肠内容物,并丢弃流出物直到清除干净。灌注完后,将剩余的灌注溶液小心地排出,通过从肠内泵入的空气将10ml药物溶液引入隔离的肠段,再将第二个皮下注射的注射器连接到回肠套管上。以预定的时间间隔(例如每隔5分钟或30分钟间隔一次)将内腔溶液泵入十二指肠或回肠注射器中,吸取0.1ml溶液,并在10~15秒内补足等体积溶液。该法需使用在线蠕动泵,其可促进内腔中介质的恒定和逐渐混合,而不会在每次更换注射器内容物时(即再循环设备)使肠组织受到机械损伤。假定"封闭"肠段中的药物浓度随时间 t 呈一阶下降趋势,则肠段内实时药物浓度可以式(11-5)表示:

$$C=C_0 e^{-K_a t} \tag{式(11-5)}$$

式(11-5)中,C_0 为初始药物浓度,K_a 为一级吸收速率常数。

2. 单向肠道灌注技术 单向肠道灌注技术(也称开放肠道灌注技术),可分为急性插管与慢性插管两种,前者实验动物是在麻醉状态下进行,而后者动物则是在清醒状态下,并可自由活动,相对而言更符合正常生理条件。单向肠道灌注技术急性插管时,首先将实验前禁食(至少约12小时)的大鼠称重,作腹腔注射麻醉,并背位固定于手术台板上,保持37℃体温,沿腹部正中线切开腹部(约3cm),对需要考察的部位,在两端剪切后插管,结扎,先用37℃生理盐水以恒定的流速冲洗肠管,充分洗涤后,再以空气排出生理盐水。用含有待测药物的灌注液以恒定的速度单向灌注,灌注速度一般由注射泵维持在0.2ml/min。定时取样测定灌注液中的药物含量。考察不同肠段的药物吸收量时,考察的肠段区间长度约为10cm,各肠段区间如下:十二指肠自幽门2cm处开始;空肠段离幽门15cm处开始;回肠段离盲肠上行20cm处开始;结肠段从盲肠后段开始。

测定药物经过分离肠段后从灌注液消失的量是估计药物 P_{eff} 的最常用方法。大鼠肠段原位单向灌注实验是在手术后动物处于完全麻醉的状态下进行的。大鼠原位空肠单向灌注模型有效地对应于人体空肠灌注模型。用这种模型时,大鼠的体重一般为200~350g(年龄为7~10周)。对于5~30周的大鼠,不论药物是被动扩散还是通过载体介导转运,年龄对其空肠 P_{eff} 没有影响。但是对于年龄很小或很大的大鼠,肠 P_{eff} 可能与年龄有关。

而对于慢性插管的单向灌注,首先也要对已禁食的大鼠进行适度麻醉并暴露小肠,在不影响血流供应和神经支配的前提下,分离开6~8cm的小肠,剩余肠段部分首尾相连缝合。穿透皮肤插入两根聚四氟乙烯插管并通过结扎与腹壁相连。在动物体外,将硅灌注管与这些插管相连;在动物体内,确保肠段被丝缝线固定。手术结束后,等大鼠清醒时用分离肠段模型进行单向灌注,速度为 1.0ml/min。在灌注实验间隙大鼠可自由活动,实验时大鼠置于特制笼中限制其活动。该肠段灌注法可保持肠道神经和内分泌输入的完好无损以及肠道内容物中酶的活性,也保证了血液及淋巴液供应不变,生物活性有所提高,能够综合反映药物在肠道中的吸收情况。慢性插管法动物可保持清醒状态,并能够自由活动,更符合正常生理条件。

3. 静脉取样肠道灌注技术 前面介绍的肠灌注技术(闭环肠灌注或单向肠灌注),可根据经过肠段后药物减少的量计算药物吸收速率与吸收百分数。但是该模型的应用也有一定局限性,如:其对药物吸收的预测是通过量化进入肠上皮细胞的净药物摄入量而非通过细胞的净通量。而通过应用血浆采样技术,可以根据药物在肝前血液中的表观动力学变化对经肠细胞吸收的药物进行量化分析。因此,相较于闭环或单向肠灌注技术,静脉取样肠道灌注技术的主要优势在于,它既可以量化肠道内腔的药物消除动力学,也可以同时对进入肝前血液中药物进行量化分析。基于肝前血液中药物变化情况的渗透系数测定,反映了药物吸收到顶侧膜和透过肠上皮细胞的药物通量的净效应。

在 Windmuller 和 Spaetht 的改进后,这种方法又称为"自动灌注"法,包括从肠段进行静脉插管和引流,并通过可持续的血管(如颈静脉)进行供血。文献中报告最多的插管部位是肠系膜静脉。插管按如下步骤进行:

在大鼠腹中线打开约 4cm 的切口,并在回肠的 8~12cm 处定位,以方便检查从肠段流出的整个肠系膜血流,并为肠系膜插管提供最佳位置;肠段插管同前述肠道灌注技术。将血液从分离的肠段中抽出,再小心把覆盖肠系膜的小静脉取出。在插管部位的肠系膜静脉下方穿过 4~0 缝合线,用 24 号导管插入肠系膜静脉,切开顶端的 1cm 斜尖端,使这个 1cm 的尖端保留在肠系膜静脉中,并用前面穿过肠系膜静脉下面的 4~0 丝线固定在肠系膜周围;由此阻断血液向体循环的流动。使用氰基丙烯酸酯胶将套管固定在适当的位置,并将其与硅橡胶管相连以便于血液收集。一旦建立了从肠系膜静脉的血流通路,就可以通过颈静脉插管匀速(0.3~0.5ml/min)输注供体血液。此外,其他未插管肠段肠系膜小静脉的血流则全部阻断。

4. 离体静脉血管灌注肠模型 离体静脉血管灌注肠模型的构建包括拟考查肠段的分离与导管插入,以及相应肠段的肠系膜动静脉置管;比较通过肠腔内灌注液与血管中药物量的变化来考查肠道对药物的摄取。一般动物在灌注开始后就被处死,因此,该模型的成功与否很大程度上取决于是否能维持分离肠段适当的氧气/葡萄糖供应。另一种类型的实验装置是离体血管灌注大鼠肠肝模型,该法用两只大鼠,一只作为肠供体,另一只作为肝供体,对肠系膜上动脉和肝动脉进行分别置管,以使灌注液流入肠和肝脏,该法中幽门静脉插管多用于门静脉采样,而全身采样则需通过肝静脉插管。

该模型可以用于进行全身和腔内给药的单向或循环灌注实验。实验时可使用氧气交换室对灌注液(95%O_2/5%CO_2)重新充氧,这样可使胃肠道和肝脏保持长达 2 小时的活性。除组织学或形态学检查外,还可以通过监测氧气和葡萄糖的消耗、灌注液的 pH、葡萄糖的主动转运以及大分子标志物的转运来评估组织的活性。该模型可在考查特定实验环境中肠相对于肝首过代谢的相对贡献方面发挥重要作用。当然,该法的缺点,也就是离体组织模型共有的缺点,即体液/神经源性切除对组织生存力的影响以及所涉及的实验操作难度较大。

5. 肠系膜淋巴管插管麻醉大鼠模型 肠道淋巴管在食物中脂质和脂溶性营养物质或

药物的吸收上具有重要作用。

已有的研究报道了许多可用于评估肠内淋巴管对药物转运的方法,其中报道最多的为三重插管技术,包括颈动脉插管(用于收集全身血样)、肠系膜淋巴管插管(用于收集淋巴液)和十二指肠插管(用于给药)。在这里,选择肠系膜淋巴管而不是胸腔淋巴管是因为从肠道排出的所有淋巴液都聚集在肠系膜淋巴管中,相比之下,出现在胸管中的淋巴液可能掺杂了淋巴液在体内重新分布的干扰,因此,肠系膜淋巴管是收集淋巴液的最佳选择。下面对肠系膜淋巴管的插管过程作简要介绍:

麻醉大鼠,暴露腹腔;将肠轻轻推向左侧(进入体腔);然后将一对尖头镊子放入右肾下方的脂肪垫中。将镊子连同尖端一起轻轻推入腔静脉下方的脂肪中,抬高腔静脉另一侧的腹膜;将其切开以使肠系膜动脉和肠系膜淋巴管暴露。当镊子位于腔静脉下方时,可以将淋巴管穿过。使用装有肝素化生理盐水(1 000IU/ml)的注射器冲洗套管以防止淋巴液凝结。切开淋巴管顶部,将套管的聚乙烯末端插入淋巴管约3~4mm。切除动脉右侧的所有辅助淋巴管,以确保所有淋巴液流入肠系膜主导管。将从腹壁切下的5mm×5mm肌肉组织放在套管上方,并用氰基丙烯酸酯胶固定,以固定套管并防止肠粘连。

迄今为止,已有多项研究运用该模型考查药物的淋巴转运。研究结果表明,脂溶性高的药物($\log P > 5$)给药后,最多约有15%~20%的药物(以给药剂量计)经淋巴道转运。值得注意的是,该模型动物处于麻醉状态,故实验结果与实际情况会有偏差。有项研究报道,在清醒的肠系膜淋巴管插管狗模型中,亲脂性化合物氟替林淋巴转运的水平要比其他麻醉动物模型中报道要高得多(约占给予剂量的54%)。由此可见,淋巴转运在正常生理状态下,对药物肠道的吸收具有重要意义。因此,在早期候选化合物筛选时,特别针对亲脂性药物的筛选,肠道淋巴转运是不可忽视的。研究者在进行药物淋巴转运相关研究时,可考虑应用该肠系膜淋巴管插管动物模型。

6. 麻醉的大动物模型　相对于前面讨论的大鼠模型,大动物在生理状态方面更接近于人体。因此,也有学者尝试运用大动物(如猪、狗等)构建肠道灌注模型来研究药物的吸收。例如,Petri 等报道了一种新的猪模型,该模型涉及空肠单次灌注,除了胆管收集外,还从门静脉和上腔静脉采血。肠道灌注和肝胆联合采样方法是一种有用的方法,可以定量比较肠、肝、肝胆介导的低通透性化合物(如非索非那定)的消除。在该模型中测得的非索非那定 P_{eff} 值与人体体内报道的 P_{eff} 值相似。但是,两种高渗透性化合物维拉帕米和安替比林的 P_{eff} 却是人相应值的 1/7~1/9,可能是由于手术和/或麻醉引起的灌注段内有效吸收面积的变化所致;也有可能与物种间的生理差异有关,这些差异会影响药物在生物膜上的分配、扩散系数和/或扩散距离等。大动物模型用于药物吸收研究的不足在于,该模型需耗费较高的成本且模型构建的操作难度大。

(二) 肠袢法

肠袢法是将大鼠麻醉,开腹结扎肠腔,需作部位研究时,可分段结扎肠腔,将含有一定浓度药物的人工肠液注入肠袢中,经过一定时间吸收后,取出肠袢,收集冲洗肠腔内肠液,测定药物剩余量,进而了解药物肠吸收情况的吸收研究方法。该方法一百多年前即用于研究水、蛋白胨与碳水化合物的吸收,近年来已用于研究各种药物对微生物毒素导致的肠道分泌增加的抑制作用。该法较在体肠灌流法操作简单,但由于肠腔内容物存在,分析样品处理较复杂。

(三）造瘘技术

麻醉状态下的实验动物开腹后分离一段肠道(小肠或结肠),保持血液供应与神经支配,切断已分离的肠段,将未分离的肠道缝合在一起,分离肠段的一端或两端通过导管引出腹腔外,然后缝合腹腔。待实验动物由手术状态恢复后(一般为 10~14 天),可在动物清醒状态下使用灌注技术通过体外瘘管进行肠吸收试验,此种造瘘技术称为 Thiry-Vella 瘘管模型(Thiry-Vella fistula),所使用的实验动物一般为狗。此种模型的优点是研究的肠段位于体内,具有血液供应与神经支配,且实验期间动物处于清醒状态,适用于研究食物对药物吸收的影响。

四、体内评价方法

用整体动物进行药物体内过程评价是最常用的方法。药 - 时曲线下面积(AUC)、达峰时间(T_{max})、峰浓度(C_{max})、吸收速度常数(K_a)等药动学参数都常用于药物吸收特征描述。需要说明的是,血药浓度不仅与药物吸收程度和吸收速度有关,还与药物体内过程的其他环节有关,不是最佳的吸收特征描述参数,但药物应用的安全性与有效性(治疗窗)与峰浓度关系密切,是药品应用关注的主要药动学参数。此外,吸收速度常数与药学研究时在吸收相设置的取样点有关,也与药动学模型拟合有关,影响因素较多,应用时需加注意。该方法一般通过比较药物静脉给药、口服、肌内注射或腹腔注射后的 AUC 来评价药物体内吸收的程度,从整体水平上直观反映药物体内过程的特征,可表征药物通过不同给药途径进入体内的真实暴露情况。

以整体动物筛选的方法预测被筛选化合物的开发价值和应用前景是十分重要的,但需消耗大量的样品和实验动物,且筛选的样品数量有限,成本较高,很大程度上影响了新药开发速度。现今用于药物吸收高通量筛选的体内模型一般采用仅在口服给药后 1 小时或 2 小时取单次血样分析,以此初步评价大量药物口服吸收的特性,可快速筛选出口服生物利用度差的药物,然而单次取样分析的缺点显而易见,难以获得准确的结果。

由于种属差异的存在,将基于动物组织或动物的透过或吸收实验数据外推到人体需要特别谨慎。哺乳动物的上皮细胞膜均具有相似的结构,而吸收是基于药物与生物膜的相互作用,因此,各种属哺乳动物胃肠道对药物的通透性应当相似。但是各种生理因素如 pH、胃肠道的运动、药物在胃肠道的存留时间、酶系与转运蛋白分布的不同也可造成药物吸收的种属差异。Toutain 等详细讨论了药物在哺乳动物、鸟类和鱼类中对药动学过程和药效学的差异,探讨了将动物实验数据外推到人体的可行性。尽管存在种属差异的影响,目前利用实验动物体内试验评价候选药物的吸收特性仍然是预测其人体吸收的常用方法。

五、药物的外排泵转运评价

小肠上皮细胞中存在多种药物外排泵,如 MDR1、MRP2 为人小肠上皮细胞中的药物外排泵;mdr1a/mdr1b、mrp2 为啮齿类动物小肠上皮细胞中的药物外排泵。这类跨膜转运蛋白的底物很广泛(见表 11-2),可水解 ATP 供能将上皮细胞内的底物分子排出到肠腔内(示意见图 11-11),从而限制了某些药物的口服生物利用度,特别是某些给药剂量小、脂溶性强的药物。因此,很有必要深入研究药物外排泵介导药物外排的分子生物学机制,明确其参与药物吸收过程的机制，以期利用调节药物外排泵功能，改善药物体内动力学过程，提高药物使用的有效性与安全性。

表 11-2　具有 P-gp 底物活性的化合物

药理学分类	药物
抗心率失常药物	胺碘酮、利多卡因、奎尼丁
抗菌药物与抗真菌药物	头孢哌酮、头孢曲松、红霉素、依曲康唑、酮康唑、依托泊苷
抗寄生虫药物与抗疟药物	氯喹、依米丁、羟氯喹、奎纳克林、奎宁
钙通道阻滞剂	苄普地尔、地尔硫䓬、非洛地平、硝苯地平、尼索地平、尼群地平、噻烷丙胺、维拉帕米
肿瘤化疗药物	放线菌素 D、秋水仙碱、柔红霉素、多柔比星、依托泊苷、丝裂霉素、普卡霉素、鬼臼毒素、博罗霉素、紫杉醇、托泊替康、氨苯蝶啶、长春碱、长春新碱
荧光染料	BCECF-AM、Fluro-2、Fura-2、罗丹明 123、Hoechst 33342
HIV 蛋白酶抑制剂	茚地那韦、奈非那韦、利托那韦、沙奎那韦
激素	醛固酮、氯米芬、皮质醇、去氧皮质酮、右苯丙胺、泼尼松、黄体酮类似物、他莫昔芬、氢化可的松、睾酮
免疫抑制剂	环孢素、环孢素 H、他克莫司、西罗莫司
吲哚生物碱	利血平、育亨宾
局部麻醉药物	布比卡因
表面活性剂 / 溶剂	聚氧乙烯蓖麻油、乙二醇辛基苯基醚(triton X-100)、吐温 80
细胞毒性多肽	N- 乙酰蛋白酶体抑制剂、短杆菌肽 D、真菌霉素
三环类抗抑郁药物	地昔帕明、曲唑酮
其他	葡萄与柑橘果汁组分、溴化乙锭、依克立达、伊维菌素、脂质体、唑喹达、槲皮素、特非那定、肿瘤坏死因子、维生素 A

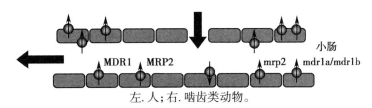

左. 人；右. 啮齿类动物。

图 11-11　小肠中的药物外排泵示意图

　　许多体外、在体原位或体内试验的方法或技术可用于研究 P-gp 或多药耐药相关蛋白（MRP）与其抑制剂的抑制活性。这些技术可以作为新药开发的研究方法或外排泵转运过程的研究方法，也可以用于研究底物与外排泵结合的特异性，或外排泵功能的改变对药动学过程的影响，各自有其优缺点。某些技术深入研究后可以应用于 P-gp 抑制剂的高通量筛选，而某些技术的联合应用可解决现今外排泵抑制剂筛选中的关键问题，并对其机制作出更合理的解释。

外翻小肠囊吸收实验、离体小肠吸收实验与在体肠灌流实验是研究外排泵转运与外排泵抑制的经典在体原位与离体组织实验方法。此外，离体组织体外扩散池模型也广泛地用于研究外排泵转运与外排泵抑制。研究外排泵转运与外排泵抑制的体内的实验方法也与常规方法基本相同，这几种常用方法在此不再赘述。本部分以 P-gp 为例，主要讨论用于 P-gp 转运及 P-gp 抑制研究的技术、方法、适用范围与其用于高通量筛选的可行性。

(一) 细胞模型法

单层细胞模型是 P-gp 抑制的体外研究中应用最广的方法，该方法可比较在 P-gp 抑制剂存在或不存在的情况下，某些 P-gp 底物如罗丹明 -123、地高辛与长春碱从基底侧 (basolateral) 到顶侧 (apical) (B-A) 透过细胞的速率与从顶侧到基底侧 (A-B) 透过细胞的速率的比值，观察比值的变化即可初步判断化合物的透膜过程是否有 P-gp 等外排泵参与。P-gp 抑制剂与 P-gp 的亲和力可通过测定在其存在与否的情况下，底物 B-A 的透过量来评价；作用强度可通过测定 P-gp 抑制剂的 IC_{50} 值来评价；P-gp 抑制剂对 P-gp 作用的特异性可通过竞争抑制法评价。

竞争抑制法是指在待测化合物与某种已知特异作用于某些跨膜转运蛋白的抑制剂共同存在的条件下，观察底物的转运情况，与特异性抑制剂单独存在下底物的转运情况相比较，即可判断待测化合物与已知 P-gp 抑制剂对底物转运的抑制是否有竞争现象或协同现象，即可初步评价待测化合物对 P-gp 作用的特异性。现已证明，长春碱与蒽环类抗生素为 P-gp、MRP1 与 MRP2 的底物，紫杉醇仅是 P-gp 的底物；MDR 调节剂如 PAC 833、VX-710、GF120918 与 MS-209 均可作用于两种或两种以上的 ABC 转运蛋白；第三代 P-gp 抑制剂如 LY335979 则特异性抑制 P-gp。因此，利用以上已知 P-gp 底物与 P-gp 抑制剂设计合理的竞争抑制转运模型即可研究化合物对 P-gp 作用的特异性。

许多体外培养细胞模型均可用于 P-gp 抑制的研究，如 Caco-2、HCT-8、T8、MDCK、K562/DOX、KB/VJ-300、KB/VP-4、KBV1 与 NCI/ADR 等。但是大部分细胞模型具有多基因表达，存在多种转运系统同时进行的转运过程，其中以 Caco-2 细胞模型最为典型。

Caco-2 细胞模型广泛应用于研究 P-gp 抑制剂在促进药物肠道吸收中的作用，也广泛用于 P-gp 抑制剂的高通量筛选。但是 Caco-2 细胞的培养条件、传代次数不同，P-gp 表达水平也不同，与胃肠道上皮细胞实际的 P-gp 表达水平差异较大；此外，某些 P-gp 底物或抑制剂也可能会导致 Caco-2 细胞 MDR1 基因表达上调。通常，Caco-2 细胞生长 21~28 天后细胞完全汇合，17~27 天后 P-gp 功能完全成熟，可用于 P-gp 抑制的研究。此外，Caco-2 细胞中还具有其他多药耐药相关蛋白如 MRP1、MRP2 等表达，需采用竞争抑制转运法等方法来研究 P-gp 抑制的特异性。

Madin-Darby 犬肾细胞 (MDCK) 可在短时间 (3 天) 内分化为具有完整紧密连接的柱状上皮细胞。人 MDR1 基因转染 MDCK 后其单层细胞膜顶侧具有高度表达的 P-gp，可作为 P-gp 底物与 P-gp 抑制剂的高通量筛选模型，也可用于新药研发早期阶段发现可能存在的 P-gp 介导的药物相互作用。已有研究使用 MDR1 与 MRP2 基因转染的 MDCK 细胞研究其相应转运蛋白作用的底物特异性。MDCK 转染后其 P-gp 或 MRP2 的表达水平较 Caco-2 细胞或正常细胞的表达水平高许多，更易于筛选 P-gp 或 MRP2 底物与抑制剂。

(二) 细胞毒性法

细胞毒性 IC_{50} 值是指底物(细胞毒性药物)抑制 50%MDR 表达细胞生长的浓度,为广泛用于评价 P-gp 抑制剂抑制效率的方法。通常情况下,通过比较细胞毒性药物单独存在下的 IC_{50} 值与在另一种非细胞毒性 P-gp 抑制剂定量存在的情况下,此种细胞毒性药物的 IC_{50} 值来评价此种 P-gp 抑制剂的活性,以两个 IC_{50} 值的比来表示,称为 MDR 比(MDR ratio),见式(11-6)。方法中使用不同的细胞模型或药物本身的细胞毒性的差异会造成测得的 MDR 比发生很大的变化,另外与方法中使用的非细胞毒性 P-gp 抑制剂的浓度有关。

$$MDR 比 = \frac{细胞毒性药物单独存在下的 IC_{50} 值}{细胞毒性药物 + 非细胞毒性 P\text{-}gp 抑制剂共存时的 IC_{50} 值} \quad 式(11\text{-}6)$$

(三) 药物蓄积法与药物流出法

药物蓄积法通过比较某种 P-gp 抑制剂存在或不存在的情况下,某种 P-gp 底物被细胞摄取的量来研究 P-gp 抑制剂的抑制强度。在无 P-gp 抑制剂存在的情况下,细胞内存在的药物量与药物被动扩散透过细胞膜的速率及 P-gp 介导的药物外排速率有关;当加入 P-gp 抑制剂后,由于 P-gp 功能被削弱或阻断,细胞内蓄积的药物量增加,增加的程度与 P-gp 抑制剂的作用强度与药物的透膜能力有关。体外培养的细胞、单层细胞膜、膜囊或 P-gp 重组脂质体均可用于此方法,首先需进行药物的定量预载过程,实验过程中测定介质中的药物量即可知药物在细胞内的蓄积程度。通常,某种 P-gp 抑制剂的 MDR 比与其细胞内蓄积程度具有一定的相关性,通过比较这两种方法的实验数据可以推断某种药物与 P-gp 作用的机制。

药物流出法使用单层细胞膜或离体组织,可更好地研究 P-gp 介导的药物逆流现象。细胞膜顶侧介质中的药物量与药物被动扩散及 P-gp 介导的药物逆流有关,而细胞膜基底侧介质中的药物量主要由被动扩散决定,通过比较顶侧与基底侧的药物量可初步判断药物转运过程中是否有 P-gp 参与;加入 P-gp 抑制剂后观察顶侧与基底侧药物量的变化,可了解 P-gp 抑制对药物转运过程的影响,也可确认之前的判断。此种方法可模型化用于研究药物转运过程及 P-gp 抑制对转运过程的影响。

(四) 荧光法

某些荧光化合物如罗丹明染料、Fure-4 与 BCECF 和某些基因荧光染料如钙黄绿素 AM(calcein AM)是 P-gp 的底物,作为荧光标记物可用于 P-gp 介导的药物外排及 P-gp 抑制剂的动力学研究。选择的荧光标记物首先必须是 P-gp 底物,其与 P-gp 转运过程明显受其他 P-gp 底物和 / 或抑制剂的影响;其次还要求其具有足够的被动扩散速率,细胞能摄取足够的药物,能更明显地检测到 P-gp 功能的变化。该方法可使用 96 孔板,易于使用流式细胞仪测定,可用于 P-gp 抑制剂的高通量筛选。

calcein AM 本身没有荧光,脂溶性较强,易于透过细胞膜,在细胞内由胞内的内源性酯酶水解为水溶性的强荧光化合物——钙黄绿素。P-gp 可快速地将无荧光的 calcein AM 排出细胞外,因此,细胞内蓄积的钙黄绿素相应地减少。钙黄绿素用于 P-gp 抑制剂的研究已有商业化产品,如 Molecular Probes、Eugene(Vybrant™ MDR assay kit)与 SOLVO Biotechnology、Hungary(MultiDrugQuant™assay kit)成功地应用于 P-gp 抑制剂的高通量筛选中。此外,使用荧光分光光度法研究 P-gp 抑制的动力学过程,可为解释 P-gp 抑制的机制提供信息。

但是某些荧光化合物在细胞内易发生荧光淬灭,难以进行定量分析,如蒽环类抗生素在细胞核内发生荧光淬灭,因此,难以真实地评价细胞内或者排出细胞的药物量。

（五）放射性标记法

放射性标记物如 ^{3}H-azidopine 与 ^{125}I-arylazidoprozosin 为 P-gp 的底物,可与 P-gp 某一底物结合位点结合;底物与放射性标记物竞争与 P-gp 结合后,通过测定 P-gp 的放射性标记率可研究底物与 P-gp 某些结合位点的亲和力。实验中将放射性标记物与细胞共同孵化,同时加入 P-gp 底物,以紫外线照射诱导 P-gp 与放射性标记物结合,孵化结束后以放射自显影法测定放射性标记的 P-gp 量,比较不同底物实验获得的 P-gp 放射性标记率即可比较底物与 P-gp 的亲和力。Hendrikse 与 Vaalburg 使用正电子发射断层成像（PET）研究了 P-gp 转运的动力学过程。PET 是一种非侵入性技术,可在正常生理条件下检测发射正电子的放射性化合物,该技术用于研究 P-gp 转运及 P-gp 抑制更接近体内的真实情况。

放射性标记法的特点很适用于 P-gp 底物 / 抑制剂的高通量筛选,然而由于现阶段对 P-gp 转运的机制及 P-gp 底物结合位点认识的局限性使本方法受到了一定的限制。此外,P-gp 的放射性标记率受 P-gp 的构象影响较大,也使此方法的应用受到了一定的限制。

（六）三磷酸腺苷（ATP）酶法

P-gp 为 ATP 依赖性跨膜转运蛋白,P-gp 的两个核苷（ATP）结合位点都必须结合并水解 ATP 后才能行使其功能,P-gp 每转运一分子底物需要消耗两分子的 ATP。因此,监测某些作用于不同 P-gp 结合位点的药物（如维拉帕米、黄体酮、长春碱）由 P-gp 转运时的 ATP 酶活性的变化,即可鉴定化合物是否具有 P-gp 抑制功能。

使用细胞膜、体外培养细胞与胞膜小囊均可测定 ATP 酶的活性,如 Sf9 昆虫细胞经杆状病毒导入人 *MDR1* 基因后其胞膜可表达 P-gp,此种细胞已有商业化产品,可用于 P-gp 底物和 / 或 P-gp 抑制剂的筛选。通常以泛酸酯存在与不存在时测得的 ATP 酶的活性之间的差异作为 P-gp 功能是否完全抑制的标志;泛酸酯可与 ATP 结合,使 P-gp 的某个核苷酸结合结构域（nucleotide-binding domain,NBD）结合过渡态的二磷酸腺苷（ADP）联合体,而未能与 ATP 结合,因此完全阻断了 P-gp 的功能。测定 ATP、ADP、NADP 或者测定游离的无机磷酸盐均可评价 ATP 酶的活性。离子交换 HPLC 可用于检测 ATP 与 ADP,若使用硫酸氢四丁基季铵盐与磷酸二氢四丁基季铵盐等离子对试剂采用反相高效液相色谱法（RP-HPLC）测定,可获得更好的重现性与更快的测定速度。

ATP 酶法存在一些缺点。第一,它仅能间接研究 P-gp 转运与 P-gp 抑制,并且不能提供有关动力学的信息。第二,如前所述,P-gp 底物 / 抑制剂与 P-gp 的作用存在多种机制,某些 P-gp 底物 / 抑制剂作用于 P-gp 后可能不会改变其 ATP 酶活性。P-gp 具有转运某些内源性化合物与脂质的功能,即使在无 P-gp 底物存在时,P-gp 仍然保持某一基础的 ATP 酶活性。环孢素、柔红霉素与秋水仙碱等 P-gp 底物存在时,P-gp 的 ATP 酶活性仍然保持基础值;而维拉帕米等能使 P-gp 的 ATP 酶活性增加,因此,并不是所用的 P-gp 底物 / 抑制剂都能改变 ATP 酶的活性,这与其对 P-gp 的作用机制有关。所以,此方法一般不单独用于 P-gp 底物 / 抑制剂的筛选。

（七）基因敲除动物模型法

靶向破坏小鼠的 *mdr1* 基因,可得到 *mdr1* 基因敲除小鼠［*mdr1* knockout mice,*mdr1*（–/–）mice］,Schinkel 等首次报道了敲除 *mdr1a* 基因纯合子的小鼠,这种小鼠除缺乏 *mdr* 基因表达产物 P-gp 之外,其生理、生殖与遗传特性均与正常小鼠无异。小鼠体内 *mdr1a*、*mdr1b* 基

因分别编码两种 P-gp,其功能与人 *MDR1* 基因编码 P-gp 类似。选择性敲除 *mdr1a* 和 / 或
mdr1b 基因的小鼠体内缺乏某种 P-gp 表达或没有 P-gp 表达,而其他跨膜蛋白转运系统与酶
系统均正常表达,因此,更适用于 P-gp 抑制剂的筛选及研究 P-gp 抑制的特异性,也是研究
P-gp 抑制剂的最佳体内试验方法。P-gp 抑制剂可提高正常小鼠体内某些作为 P-gp 底物的药
物的口服生物利用度,而对其在 *mdr1a*(-/-)小鼠体内的动力学过程无影响。因此,*mdr1*(-/-)
小鼠是研究 P-gp 抑制及其对药动学过程影响的最佳、最接近体内真实环境的实验动物模型。

利用这类转基因动物建立的体外试验模型则较一般的体外试验模型更利于 P-gp 抑制
的研究。首先,不必再使用竞争抑制的方法,同时也避免了现有单层细胞模型的培养过程
中涉及的烦琐步骤与诸多的严格要求。其次,该方法更易于研究某种化合物对除 P-gp 之外
的其他转运蛋白的抑制能力及其在化合物的整体抑制能力中的比例。此外,该方法允许在
正常生理条件下直接定量研究某种化合物的 P-gp 抑制能力,可更准确地预测在人体内的情
况。尽管 *mdr1* 敲除小鼠用于 P-gp 抑制的研究有诸多优点,但由于动物体内试验操作烦琐,
且实验动物个体之间存在较大的差异,不适用于 P-gp 抑制剂的高通量筛选。

CF-1 基因变异小鼠体内缺乏 *mdr1* 基因,无 P-gp 表达,与上述 *mdr1* 敲除小鼠一样,可
用于建立研究 P-gp 抑制的体内或体外动物模型。已经有报道将其用于研究 P-gp 在脑啡肽
类物质体内分布过程中的作用。

但是,这类基因敲除动物或基因变异动物体内有可能存在由于某种基因缺失而导致其
他基因表达水平上调的现象。小鼠 *mdr1a* 基因与 *mdr1b* 基因编码的 P-gp 在各组织中的表
达不同,如脑与小肠中仅存在 *mdr1a* 编码的 P-gp,而肝肾中同时存在 *mdr1a* 与 *mdr1b* 编码
的 P-gp。由于 *mdr1a* 与 *mdr1b* 编码的 P-gp 具有相同的功能,使用 *mdr1a* 基因缺失小鼠有
可能使 *mdr1b* 基因表达增加,从而使研究结果复杂化,为此,科学工作者又培育了 *mdr1a* 与
mdr1b 基因同时缺失的转基因小鼠。然而,*mdr* 基因的缺失有可能影响小鼠体内其他蛋白
转运系统的表达与功能,甚至影响到小鼠的药物代谢酶系统。已有 *mdr1a* 缺失与 *mdr1a/*
mdr1b 双缺失小鼠体内肝 CYP2B 与 CYP3A 蛋白表达增加的研究报道。

第二节 药物体内分布评价

一、概述

药物分布(drug distribution)是药物在血液或其他循环液与体内各脏器组织(或靶器官)
间的动态平衡过程。药物体内分布评价(evaluation of drug distribution)是对试验药物在生
物体内的分布规律、机制及其影响因素的药物评价工作。重点关注药物进入机体后的组织
器官蓄积情况,主要蓄积的器官或组织、蓄积程度及分布与药物效应间的关系。由于药物的
理化性质及生理因素的差异,药物在体内的分布是不均匀的,处于一种动态平衡,不同的药
物具有不同的分布特性。

理想的制剂及给药方法,应使各种药物(尤其是抗肿瘤药物)能选择性地送至欲发挥治
疗作用的靶点,在必要的时间内维持一定的血药浓度,然后迅速排出体外,在保证药物治疗

作用发挥的同时拥有高度的安全性。

组织分布实验一般选用小鼠或大鼠,选定一个有效剂量给药后,参考血药浓度 - 时间曲线的变化趋势,选择至少3个时间点取样,分别代表吸收相、平衡相和消除相的药物分布。若某组织的药物浓度较高,应增加观测点,进一步研究该组织中药物消除的情况。每个时间点,至少应有6个动物(雌雄各半)的数据。测定的样本包括心、肝、脾、肺、肾、脑、胃、肠、体脂、生殖腺(卵巢或睾丸)和肌肉等重要组织,通过测定这些组织中的药物浓度,了解药物在体内分布的主要组织器官。特别注意药物浓度高、蓄积时间长的组织和器官,以及在效应靶器官和毒性靶器官的分布(如对造血系统有影响的药物,应考察在骨髓的分布)。正式实验前,应作好方法学研究,作一定的预实验,以保证结果的可靠性;实验采样要有代表性和一致性,如取1/2或1/4个肾脏时,应注意取样对称性,最好将整个组织匀浆后,取一定量作药物含量测定。

同位素标记物的组织分布实验,应提供标记药物的放化纯度、标记率(比活性)、标记位置、给药剂量等参数;提供放射性测定所采用的详细方法,如分析仪器、本底计数、计数效率、校正因子、样品制备过程等;提供采用放射性示踪生物学实验的详细过程,以及在生物样品测定时对放射性衰变所进行的校正方程等。尽可能提供给药后不同时相的整体放射自显影图像。

二、药物在组织器官的分布

(一) 药物向组织内分布

在血液中存在大量的血细胞和血浆蛋白等成分,一些药物进入血液后,会与这些血浆成分发生不同程度的结合,成为结合型药物。而只有不与红细胞、血浆蛋白等血液成分相结合的药物,即非结合的药物(游离型药物)才能通过毛细血管壁向组织细胞外液分布,然后透过组织细胞膜向细胞内分布。

多数组织毛细血管的内皮细胞间结合并不牢固,显示出多孔性膜的状态,其细孔的大小在各组织中有差异,如肌肉内毛细血管上皮细胞间的小孔半径估计为3nm。分子量为200~300的游离型药物分子可以很容易地通过。有一定程度脂溶性的药物,同时透过毛细血管内皮细胞向组织细胞外液转运。具有能透过内皮细胞的脂溶性药物透过组织细胞膜向组织内液转运,有时还会与细胞内成分结合,分布才算完成。上述各个步骤都是可逆的。药物向组织的分布过程示意图见图 11-12。

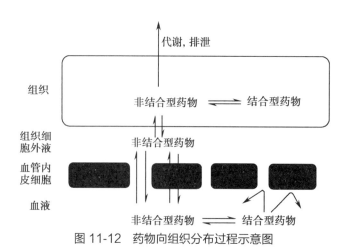

图 11-12 药物向组织分布过程示意图

定量评价药物在体内分布情况的指标，可以采用两个药动学参数：一个是表观分布容积（apparent volume of distribution，V），另一个是药物组织/血浆分配比（K_P）。V是描述药物在体内分布状况的重要参数，也是药动学的重要参数，它是假设在药物充分分布的前提下，体内全部药物按血中同样浓度溶解时所需的体液总容积。用式（11-7）表示为：

$$V = \frac{X}{C}$$
式（11-7）

式（11-7）中，V是表观分布容积，X为体内药量，C是血药浓度。V是药物的特征参数，对于一具体药物来说，V是个确定的值。V不具有直接的生理学意义，不是体内含药物的真实容积，但从某些药物所求出的V值，通过与人血浆量比较，可以了解药物分布的某些特点和程度，亦可以用来推测该药在体液中的分布量和组织摄取量。如V值接近人体血液容积，表明药物主要在血中分布；V值超出血液容积越多，表明药物在组织中分布越多。

K_P是指药物从给药部位进入血液后，在各脏器组织与血浆中进行分配的比率，可定量评价药物的体内分布。一般K_P值越大，表示药物在组织中分布多，反之在血中分布多。总之，V和K_P值的大小能够表示出药物的分布特性。

药物由于自身结构与机体条件的影响，从速度论的观点看，药物体内分布可分为两种类型：①药物进入体内后能立即均匀分布到机体各部位，即瞬间完成分布，整个机体在各部位之间的药物转运均处于一个动态平衡的"均一"状态，可以将整个机体作为一个隔室处理的模型叫"单室模型"（single compartment model）。血浆中药物浓度的变化，基本上只受消除速度的支配。②药物进入体内后能迅速均匀分布到机体一些部位（中央室，主要是一些血流丰富的组织器官），但对另一些部位（周边室，血流较慢的组织器官）则需要一段时间才能完成分布，这样将机体分为药物分布程度不同的两个系统，称为"二室模型"（two compartment model）。在二室模型的周边室又有一部分组织器官或细胞内药物的分布更慢，则可以划分为第三室，按此方法根据分布速率快慢继续分为多个隔室，由此形成"多室模型"（multiple compartment model），又叫延迟分布模型。

上述隔室模型是人们用数学方法模拟药物在体内吸收、分布和消除的速度过程而建立起来的数学模型。隔室模型是为区分各种转运（包括分布）性质而设置的，是以药物分布的速度和完成分布所需时间来划分的，具有抽象意义而不具有解剖学的实体意义。单室模型可以认为在体内无分布相。二室模型和多室模型在体内存在分布相，其分布速率常数α可反映药物在体内的分布快慢程度。其计算公式可参阅有关药动学书籍。

目前，还没有药物向组织分布的有效体外模型，比较类似的是考虑各组织的生物膜组分不同，建立相应的人造生物膜，用于分析药物在血液与人造生物膜的分布系数，从而衡量药物向组织分布的能力。但由于生物膜上的蛋白受体不可能很好的模拟，这样的结果可信度并不高。主要用于分析药物的理化性质参数与分布之间的关系。

（二）药物向脑内分布

1. 药物通过脑毛细血管的转运　据认为形成血脑屏障（blood brain barrier，BBB）的内皮细胞的血液一侧表面积是脉络丛的5 000倍，所以它在脑的药物转运中起关键作用。影响血脑屏障中药物转运的主要因素为：①与血液成分的相互作用；②局部脑血流量；③血脑屏障固有的转运能力；④脑细胞内药物的结合等。血液中药物向脑内的转运速率（V）等于表观单向清除率[Cl：ml/（min·g脑）]与动脉血中药物浓度（C_a）的乘积。

$$V = C_a \cdot Cl = C_a \cdot Q_{Br} \cdot \left[1 - \exp\left(\frac{-PS}{Q_{Br}} \right) \right] \qquad 式(11-8)$$

式(11-8)中,Q_{Br} 为脑血流量;PS 为透过性 $P(\text{cm/min})$ 与毛细血管表面积 $S(\text{cm}^2/\text{脑})$ 的乘积。当 $PS \ll Q_{Br}$ 时,近似有 $Cl=PS$,则摄入速率不受脑血流量的影响。若 $PS \gg Q_{Br}$,近似有 $Cl=Q_{Br}$ 时,则摄入速率受脑血流量影响极大。属于固有的转运清除率的 PS,因与血液中的蛋白结合而受到影响。

如果只转运非结合型药物,则式(11-9)成立:

$$PS = f_u \cdot (PS)_u \qquad 式(11-9)$$

式(11-9)中,f_u 为血液中药物非结合型百分率;$(PS)_u$ 为与非结合型药物有关的单向转运清除率。如 $(PS)_u$ 一定,则对蛋白质结合性高的药物,即 f_u 小的药物其 PS 也小。若在不存在蛋白质结合的情况下,则 PS 最大。

另外,有人指出如仅仅以非结合型药物无法对转运进行说明,则应选用脑摄取指数(brain uptake index,BUI)的方法来研究证明结合型药物也参与转运的可能性。BUI 法为用注射器将对照药物(可迅速通过血脑屏障的放射性标记的丁醇或碘安替比林)与试验药物同时注入大鼠等动物的颈动脉,而计算出试验药物的单向输送速率常数的方法。并且,Pardrige 等假设注射之后药液浓度能维持不变到达毛细血管,对各种药物的血脑屏障透过性进行了解析。但是关于该假设是否妥当目前仍有争论。

另一个重要因素是 Q_{Br} 值的大小因在脑内位置不同而有很大差异,当药物转运与血流量有关时,则受 Q_{Br} 值的影响极大。

血脑屏障中药物从脑内返回血液的过程可以用式(11-10)表示:

$$K_2 = \frac{Cl}{\lambda} \qquad 式(11-10)$$

式(11-10)中,K_2 为从脑内到血液的流出速率常数(ml/min);λ 为血液对组织的分配系数(ml/g 脑)。λ 受药物的组织结合率的影响,对于组织结合率高的药物,λ 变大,则流出速率常数变小。

2. 药物在脑内分布模型　迄今为止尚未揭示出药物在脑内分布各过程的动力学模型。不过 Collins 与 Dedrick 从图 11-13 所示毛细血管透过系数与恒定状态的脑脊液(CSF)/血液中药物浓度之比的关系中考查了①到④的分布情况。以脑内的扩散,脑脊液从脑室中的流出、血液向脑脊液的转运,对称的血脑屏障透过性(从血液到脑,从脑到血液的透过速率相同)等组合模式为基础。该模型只考虑药物从血液到脑脊液的分布过程。

$$\text{CSF 与血液间的交换速率} = Q_{CSF} \cdot f \cdot \frac{C_P}{V_{CSF}} \qquad 式(11-11)$$

式(11-11)中,Q_{CSF} 为与脉络丛相关的脑脊液产生的速率;C_P 为血液中药物浓度;V_{CSF} 为脑脊液容积;f 为在 C_P 中有多少浓度的药物进入脑脊液的有关重要参数。

图 11-13 表明毛细血管透过系数与恒定状态的脑脊液 / 血液中药物浓度之比有关,以 f 值表示。由图 11-13 可见,血脑屏障透过性小时,f 值变化较大,认为 f 值受分子的电荷、大小和脂溶性的影响,或随时间而变化。

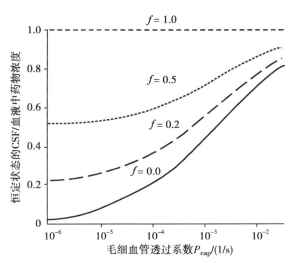

图 11-13　毛细血管透过系数与恒定状态的 CSF/ 血液中药物浓度之比的关系图

以上阐述了与药物的脑内运行相关的各复杂过程,为了定量地评价药物对脑功能的作用,有必要对局部脑内药物动态进行研究。因此,精确测定局部脑组织中药物浓度的经时过程极为必要。不少测定人或动物局部脑药物浓度的技术已被开发,如后边将要提到的正电子发射断层成像(positron emission tomography,PET)。利用该装置可以在不损害机体的条件下连续测定局部脑内药物浓度,该新技术的开发应用可以进一步研究药物在脑内的分布情况。

3. 透血脑屏障模型　血脑屏障(BBB)是中枢神经系统与血循环的分界面,主要由脑血管内皮细胞、Ⅰ 型星型胶质细胞足板及血管基膜组成。药物要透过血脑屏障才能进入脑组织。体外常用大鼠脑微血管内皮细胞(brain microvascular endothelial cells,BMEC)与大鼠 Ⅰ型星形胶质细胞(type-Ⅰ astrocytes,TIA)共同培养于 transwell 多聚酯膜的两侧,建立体外血脑屏障模型。在体 BBB 和 BBB 模型对比示意图见图 11-14。

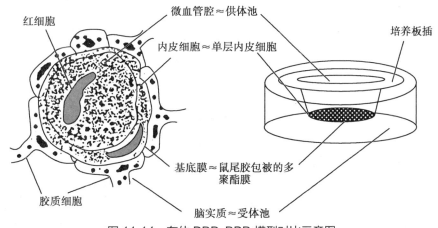

图 11-14　在体 BBB、BBB 模型对比示意图

(1)BMEC 的培养:取出生 1~3 天 SD 乳鼠大脑制成脑组织匀浆,匀浆液先后通过孔径 200 目、100 目的筛网,洗脱、收集筛网上的微血管段,以 1% Ⅱ型胶原酶消化,所得沉淀

组织用低分子右旋糖酐液(相对分子质量 40 000Da,国产分析纯)分离,获得的低层细胞置于含 10% 胎牛血清、10% 小牛血清、肝素 50mg/L、ECGF 1mg/ml 的 DMEM 培养基中,以 $2.5 \times 10^5/cm^2$ 的细胞密度接种于明胶包被的塑料培养瓶中,置于 37℃、5%CO₂ 培养箱中静置培养,4 小时后换全液,此后每 3 天换液一次,直至细胞生长铺满瓶底后进行传代培养,台盼蓝法进行活细胞计数。将扩增培养的 BMEC 接种于盖玻片上,待细胞贴壁牢固后,进行第 Ⅷ 因子相关抗原(ⅧF:Ag)染色。

(2)TIA 的培养:取出生 1~3 天的 SD 大鼠大脑数个,加入 D-Hank's 液,用巴斯德吸管吹打,静置 5 分钟收集上清液,过 200 目滤网,离心滤过液,获得的细胞以 $1 \times 10^5/ml$ 的密度种植于涂有多聚赖氨酸的培养瓶中。置于 37℃、5% CO₂ 培养箱中孵育 45 分钟,轻轻翻转瓶并吸出细胞悬液再接种在培养瓶中,以去除成纤维细胞。继续培养,每 3 天换液一次,9~11 天时细胞分为两层,下层含 TIA,然后置于 37℃恒温摇床振荡(200r/min,2 小时),去除小胶质细胞,D-Hank's 液洗 2 次,加培养液继续振荡 10 小时,弃去培养液,此时所剩贴壁细胞为 TIA。用 D-Hank's 液洗 2 次,加培养液继续培养,待铺满瓶底后进行传代培养。TIA 的鉴定用小鼠谷氨酰胺果糖 -6- 磷酸转氨酶(GFAT)免疫组织化学染色法。

(3)细胞共同培养建立 BBB 模型:无菌条件下用吸管吸取鼠尾胶原溶液,在 transwell 多聚微孔酯膜的两侧均匀地涂上薄薄的一层。超净台内鼓风,紫外线照射过夜,自然干燥后无菌保存备用。将纯化后融合成片的 TIA 用 0.25% 胰酶 -EDTA 消化后以 $5.0 \times 10^5/cm^2$ 的密度接种于 transwell 的下层。倒置于一体积适合的无菌器内培养 4 小时后,将 transwell 按正常位置置于 6 孔培养板中,加入约 2.5ml DMEM 完全培养液继续培养,2~3 天换全液一次。培养 7 天后,接种第二代 BMEC 于 transwell 的上面,接种密度 $2.5 \times 10^5/cm^2$,培养液不变,体积为 1.5ml,保证 transwell 培养板插内外两侧液面相等,每 2~3 天换液一次。一周后,取出一孔,剪下多聚酯膜,多聚甲醛固定,HE 染色观察细胞在膜两侧的生长情况。然后通过分别检测共培养后 BBB 特异性酶 γ- 谷氨酰转肽酶(γ-GT)含量;测定荧光素钠(FLU)、^{125} I - 牛血清白蛋白(BSA)在该模型上的通透量评价所建立的 BBB 模型。

鉴定体外构建 BBB 模型是否拥有良好的屏障特性,能较好地模拟体内 BBB 限制物质通透的功能,一般通过以下 3 种方法:一是利用冷冻断裂复型电镜技术显示紧密连接;二是利用细胞微电极测量跨内皮细胞膜电阻(TEER)的高低;三是测量荧光素或同位素标记的指示剂通透 BBB 模型的量。测量指示剂的方法简单,液闪计数同位素标记的指示剂法非常敏感,能记录到极微小量的变化,可以进行适时监测,而且对仪器设施要求不高,适合大多数实验室。

BMEC 与 TIA 共同培养建立的 BBB 模型能够达到在体外模拟 BBB 的目的,同时程序简单、容易复制,是研究 BBB 的一个简单、有效、易复制的工具。

4. 药物透血脑屏障分布的研究方法 药物通过血脑屏障的分布研究方法有体外法(*in vitro*)和在体法(*in situ*)。体外法又有离体脑微血管片技术(isolated brain microvessels)、原代(牛)脑微血管内皮细胞(BCEC)培养技术等;在体法又有快速颈内动脉注射技术(rapid intracarotid injection techniques)、静脉注射脑部取样技术(brain sampling techniques after intravenous injection)、在体颈内动脉灌流技术(*in situ* rat brain perfusion techniques)和在体脑血管灌流 / 除去毛细血管技术(*in situ* vascular brain perfusion/capillary depletion techniques)等,在体法最常用的实验动物为大鼠。以下是对药物通过血脑屏障分布研究方法的简单描述。

（1）原代 BCEC 培养技术：以原代 BCEC 培养技术可以进行细胞摄取实验、释放实验和转运实验。

细胞摄取实验：将分离的 BCEC 接种在涂有鼠尾胶原的培养板（24 或 12 孔），37℃、95% 空气和 5%CO_2 环境中培养 12~24 天，备用。将培养的细胞用 1ml 冷 pH 7.4 温孵缓冲液（10mmol/L HEPES，141mmol/L NaCl，24mmol/L $NaHCO_3$，4mmol/L KCl，2.8mmol/L $CaCl_2$，1mmol/L $MgSO_4$，10mmol/L D- 葡萄糖）洗三次。每孔中加入 250μl 含药温孵缓冲液和参比物，37℃水浴温孵至规定时间后，加入 1ml 冰温孵缓冲液终止摄取过程，用冰温孵缓冲液洗三次，测定药物浓度，计算细胞与介质的比值和药物摄取速度。

细胞 / 介质 = 细胞药物摄取量 / 介质中药物量

释放实验：以上摄取药物后的细胞，除去含药温孵液，加入新鲜温孵液，温孵不同时间后，测定细胞中药物量，计算释放速度。

转运实验：将分离的 BCEC 接种在涂有鼠尾胶原的多聚碳纤维滤膜（孔径 10μm）上，培养 10~12 天，形成单层细胞。将长有单层 BCEC 的多聚碳纤维滤膜置双侧扩散池（side-by-side diffusion cell）中，维持 37℃。供侧与受侧均加入 2~3ml 缓冲液。将药物加入供侧池中，不同时间由受侧池取样进行药物浓度测定，并补充等量缓冲液以保证体积恒定。同时以参比物进行实验。计算表观渗透性系数（apparent permeability coefficient，P_{app}）。此试验也可以在涂有鼠尾胶原的多聚碳纤维 transwell 滤膜上进行。由于药物加入侧的不同可以进行正向转运和逆向转运。正向转运（血液侧→脑侧）：药物加入腔面侧，脑侧取样；逆向转运（脑侧→血液侧）：药物加入脑侧，腔面侧取样。

（2）快速颈内动脉注射技术：对麻醉动物作右颈动脉插管术或用针头穿刺到右颈动脉内，快速静脉注射药物与参比物，5~15 秒后处死动物，取注射侧脑组织，测定脑组织中药物浓度，计算脑摄取指数。实验选择的参比物常为一种不能透过 BBB 的物质，如 EDTA、蔗糖、菊糖等。

（3）静脉注射脑部取样技术：对麻醉动物作动脉与静脉插管术，快速静脉注射药物与参比物后，按一定时间间隔从动脉取样，在规定时间 T 时处死实验动物。测定脑组织与血液中药物浓度，计算 $AUC_{0 \to t}$、通透性 - 表面积之积（permeability-surface area product，PS）。

（4）在体颈内动脉灌流技术：分离麻醉后动物右侧颈动脉，枕动脉、翼突腭动脉和甲状腺动脉，均结扎。静脉注射 300IU 肝素后，颈外动脉插管，以备逆向灌流。灌流液为人工血液或 pH 7.4 碳酸盐生理溶液（128mmol/L NaCl，24mmol/L $NaHCO_3$，4.2mmol/L KCl，2.4mmol/L NaH_2PO_4，1.5mmol/L $CaCl_2$，0.9mmol/L $MgSO_4$，9mmol/L D- 葡萄糖）。将药物或参比物溶于灌流液，经滤过、O_2 和 CO_2 饱和并预热至 37℃。在心脏摘除并结扎颈右总动脉后，用恒流泵以 4.5ml/min 速度灌注，1~2 分钟后，处死动物，取灌注侧相应脑组织，称重。测定相应脑区和灌流液中药物浓度，计算表观单向转运速度常数。

（5）在体脑血管灌流 / 除去毛细血管技术：分离麻醉后动物右侧颈动脉，枕动脉、翼突腭动脉和甲状腺动脉，均结扎。静脉注射 300IU 肝素后，颈外动脉插管，以备逆向灌流。灌流液为人工血液或 pH 7.4 碳酸盐生理溶液（128mmol/L NaCl，24mmol/L $NaHCO_3$，4.2mmol/L KCl，2.4mmol/L NaH_2PO_4，1.5mmol/L $CaCl_2$，0.9mmol/L $MgSO_4$，9mmol/L D- 葡萄糖）。将药物或参比物溶于灌流液，经滤过、O_2 和 CO_2 饱和并预热至 37℃。用恒流泵以 1.0~1.2ml/min 速度灌注,在不同时间停止灌注,10 秒后迅速处死动物并立即分取同侧脑组织,去除脑膜和脉络丛,称重。取脑组织,加 3.5ml 生理缓冲液(10mmol/L HEPES,141mmol/L NaCl,4mmol/L KCl,1mmol/L NaH$_2$PO$_4$,1mmol/L CaCl$_2$,1mmol/L MgSO$_4$,10mmol/L D- 葡萄糖),以玻璃匀浆器匀浆 8~10 次,制成匀浆,加 26% 葡聚糖使终浓度为 13%,再匀浆 3 次。上述过程均在 4℃ 条件下进行,1 分钟内完成。取部分匀浆于 4℃ 条件下,5 400g,离心 15 分钟,分离上清液和沉淀小片(台盼蓝染色后,光镜检查显示沉淀小片为脑微血管、红细胞、脑核等;上清液则不含脑微血管),测定脑微血管特异性酶 γ- 谷氨酰转肽酶(γ-glutamyl transpeptidase,GGTP)的活性,考查上清液被脑微血管污染的程度。测定匀浆、上清液、沉淀小片和灌流液中的药物浓度,计算分布容积。

三、药物体内分布的评价方法

(一) 研究方法

研究动物体内药物分布主要有两种方法:静态法和动态法。

静态法是给药一定时间后处死动物,摘取各主要脏器并设法测定出其中的药物含量以判断药物在体内分布的大致情况。特点:静态法操作较简单,但得到的信息量少,同时因难以确定药物体内分布何时达到平衡,故误差较大,重复性差。

动态法是采用同位素标记药物并结合放射自显影等有关技术,以判断药物在动物体内的动态分布情况。特点:动态法可得知药物在体内分布的详细情况,但实验要求高,花费大。

研究人体药物分布则主要通过测定血药浓度,求出表观分布容积,以判断药物在体内分布的可能情况。

从制剂评价角度进行的靶向制剂体内分布评价,见本书第四章相关内容。

(二) 体内药物分布的检测技术和方法

1. 放射自显影技术 放射自显影的原理是利用放射性同位素所发射出来的带电离子(α 或 β 粒子)作用于感光材料的卤化银(AgBr 或 AgCl)晶体,从而产生潜影,这种潜影可用显影液显示,成为可见的"像",因此,它是利用卤化银乳胶显像检查和测量放射性的一种方法。此技术虽能直观地看出分布概况,但由于动物是放在 X 胶片上曝光、显像,X 胶片对 ^{14}C、^{3}H 产生的 β 射线不敏感,因此,通常曝光时间长达几个月,定量程度很低,不适宜进行分布的定量评价。

1979 年新的整体自显影定量技术(quantitative whole body autoradiography,QWBA)采用磷显像板显像,板上涂有光敏磷,可检测和储存离子射线,因此又称为磷显像技术。动物样品置于磷显像板上后,用一束激光照射,板上的放射能量即转化为光能,发光强度与放射强度成正比,从而定量生成了放射性样本的图像,该图像可通过系统软件进行定量分析,获得药物在动物各组织中分布的药动学数据,可用于预测 ^{14}C 标记药物在人体内的分布。

QWBA 测定的线性范围可达 5 个数量级,能同时测定高、低强度的放射活性;样品曝光时间由原来的几个月缩短为几小时,极大地提高了分析速度与质量。常用的放射性标记同位素有 ^{14}C、^{3}H、^{125}I、^{99m}Tc 等。进行实验动物整体放射自显影,由闪烁扫描图观察分布,也可作活体动态显影,考察不同时间的分布情况。此外,由标记微球、纳米粒或标记载体后制备微球和纳米粒,给药后在适宜时间处死实验动物,测定各组织或器官放射性强度,考察体内过程,此方式是以微球、纳米粒或载体的体内过程间接描述药物的体内过程。

放射自显影是研究药物分布的好方法,特点是直观、分辨率好、定位精确,灵敏度和准确性高。放射自显影可分为宏观自显影、光镜自显影和电镜自显影 3 种类型。其中,宏观自显影中的整体放射自显影法可以一目了然地看出药物在动物体内的分布。光镜与电镜自显影能在正常生理条件下提供组织或细胞水平的结构和功能相关的信息,在组织细胞水平上显示标记药物的存在部位、数量及特性。另外,受体放射自显影技术为药物研究提供了一种重要手段,是放射自显影技术的新进展。它是采用放射性核素标记受体的特异性配体作为示踪剂,用自显影技术来显示受体分布部位和分布量的技术。

2. 液闪测量技术　组织样品中药物浓度可采用液体闪烁光谱测定法(液闪法)测定。液闪测量技术是一种利用液体闪烁计数器进行体外放射性测量的技术,它是指将放射源置于某种闪烁液中,通过闪烁剂将放射能转变为光能,再利用对光特别敏感的光电倍增管将之转变为电脉冲,从而分析射线的能量和数量的测量方法。该方法已广泛用于物质的吸收、分布、代谢、排泄、受体的确定、生物大分子物质结构和功能的关系等方面,具有灵敏度高、特异性强等优点。

3. 核成像 / 示踪技术　放射性核技术可应用放射性示踪剂(如 ^{18}F)研究很少量的化合物体内命运,而且无须改变化合物药剂学、生物学和生物化学性质。核检测器能够绘制放射性示踪剂的体内形态图,并获得成像以显示其在体内的分布。这种方法很灵敏,但缺乏体内的化学分辨率,仅能检测放射性核本身,无法将药物和其携载标记放射性示踪剂的体内代谢产物区分开。目前,有几种成像方法可无创伤性地监测体内药物分布。在这些方法中,有两种非常重要的技术用于体内药物测定:发射型计算机断层成像(emission computed tomography,ECT)和核磁共振波谱法(NMR)。

ECT 是基于将放射性核素标记药物引入实验动物或人体后,监测由体内发出的放射线来进行的。由于很多药物可被 γ- 射线或正电子发射放射性核素标记,通过探测 γ 辐射(60~600keV)或正电子湮没辐射(511keV)可提供药物在体内的三维分布图像。辐射断层成像分为三种:① γ 照相机;②单光子发射计算机断层成像(single-photon emission computed tomography,SPECT);③正电子发射断层成像,又称为正电子发射体层成像(positron emission tomography,PET)。SPECT 与 PET 是核医学的两种 CT 技术,由于它们都是对从体内发射的 γ 射线成像,故统称发射型计算机断层成像技术。

随着 PET、SPECT 和 NMR 技术及各种化合物标记技术的不断发展,已经产生了对体内化合物进行准确测定的新技术。由于这些技术具有无损伤性特点,使重复和 / 或持续测量变成了可能。这些成像技术能够精确地,无损伤性监测活体组织内药物的三维分布。药物分布的无损伤性成像技术的发展对体内药物评价已经产生了重要影响。

(1)γ- 闪烁显像法:γ- 闪烁显像法已成功地用于研究药物制剂的体内过程。实验动物或人体给予放射性药物后放射出 γ 粒子,经准直器入射到闪烁晶体上。闪烁晶体紧贴在准直器的后面,将入射的 γ 粒子转换为光电子。由于光电子的能量很低,不能用于照相,因此,在检测介质后面用光电倍增管阵列将输入的光电子信号放大。形成 γ 相机的图像信号,图像既可以显示在监视器的屏幕上,也可以用光学照相机把显示图像记录在胶片上。

优点:①灵敏度高,空间分辨率可达到 5~10mm,有效视野大,成像速度快,能量测量范围在 50~600keV,最大计数率容量 100~200kcps(20% 视窗);②可用短半衰期或超短半衰期核素,可用来拍摄反映脏器内放射性核素动态分布的连续照片,经数据处理后可用来观察药物分布的动态变化。缺点:γ照相机既是显示仪器,又是功能仪器,由于γ照相机的成像是二维投影图像,不同层次的放射性重叠的干扰会造成成像器官组织的重叠。

Kotmakçı等人使用 ^{99m}Tc 对于丝裂霉素 C 进行标记,考察了丝裂霉素 C 溶液和 O/W 型丝裂霉素 C 微乳在兔子体内的分布特征。如图 11-15 所示为两种制剂在兔子体内分布的 γ 照相机图像。结果显示,丝裂霉素 C 溶液在 30 分钟时已开始经尿液清除,而微乳制剂在 90 分钟内未发现明显的清除现象。此外,丝裂霉素 C 微乳组在肝脏内发现了持续稳定的放射性,提示此微乳制剂可能是一种可用于肝癌治疗的载体。

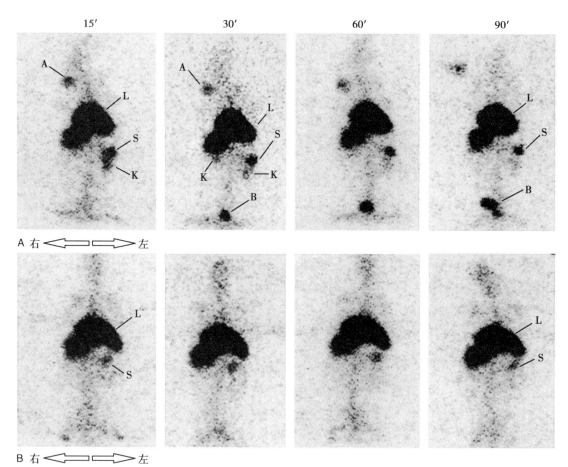

A. 丝裂霉素 C 溶液组;B. 丝裂霉素 C 微乳组
(L. 肝脏;S. 脾脏;K. 肾脏;B. 膀胱;A. 给药部位:右侧耳缘静脉)。

图 11-15 丝裂霉素 C 溶液和 O/W 型丝裂霉素 C 微乳在兔子体内分布的 γ 照相机图像

引自 Kotmakçı M,Kantarcı G,Aşıkoğlu M,et al.Determination of in vivo behavior of mitomycin C-loaded o/w soybean oil microemulsion and mitomycin C solution via gamma camera imaging.Cancer Biotherapy & Radiopharmaceuticals,2013,28(7):530.

(2)单光子发射计算机断层成像:单光子发射计算机断层成像(single-photon emission computed tomography,SPECT)是在 γ 照相机的基础上发展起来的,探测光子的原理与 γ 照相机相同。由体内放射性标记的药物发射的 γ 粒子,通过横向断层扫描检测,再用滤波反投影法采集数据,经过预处理电路,吸收校正、衰减校正,然后用迭代法重建图像,通过显示设备显示图像。

优点:①SPECT成像设备是利用γ照相机围绕着研究者关注的部位,采集各种不同角度上放射出的γ粒子并计数,然后利用X-CT中所使用的图像重现方法,得到机体某一体层上的放射性药物浓度的分布,即可得到多层面的各方位的体层图像或三维立体像;②目前,SPECT的能量测量范围为50~600keV,固有空间(横向)分辨率在6~11mm。缺点:①SPECT构成图像的变量即发射的γ射线不但同脏器的深度有关,而且与组织内γ射线的衰减因素也有很大的关联,成像只用了很少的一部分剂量,大部分被机体带走,因此,SPECT的图像比较粗糙,空间分辨率比PET要差;②尽管SPECT可用于监测体内药物分布,但它是半定量性质,难以进行动态扫描,而PET却能做到这一点。

有研究者使用⁹⁹ᵐTc对多奈哌齐进行标记,通过SPECT技术考察了多奈哌齐溶液和多奈哌齐聚乳酸-羟基乙酸共聚物(polylactic-co-glycolic acid,PLGA)纳米粒在SD大鼠的体内分布特征。如图11-16所示为两种剂型在大鼠体内分布SPECT成像结果。结果表明,较多奈哌齐游离型药物相比,PLGA纳米粒组在脑部检测到更强的放射性,表明PLGA纳米粒能够将多奈哌齐递送至脑部,具有脑靶向性。

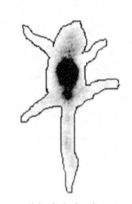 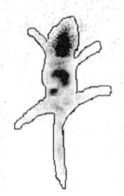

药物溶液(i.v)5min　　　　　　　脑靶向PLGA纳米粒(i.v)5min

图11-16　多奈哌齐溶液与多奈哌齐PLGA纳米粒尾静脉注射5分钟后
在大鼠体内分布的SPECT成像图示

引自Md S,Ali M,Baboota S,et al.Preparation,characterization,in vivo biodistribution and pharmacokinetic studies of donepezil-loaded PLGA nanoparticles for brain targeting.Drug Development and Industrial Pharmacy,2014,40(2):278-287.

由于SPECT的成像不够清晰,单一的SPECT显像逐渐被SPECT/CT所取代。SPECT/CT为单光子发射型计算机断层显像仪和CT一体化组合的影像诊断设备,SPECT/CT采用不依赖回旋加速器的长半衰期核素标记的示踪剂进行在体显像,不仅融合了SPECT反映活体代谢的高灵敏度和CT显示生理组织及精细解剖结构的高分辨率的优势,而且其放射性示踪剂研究成本低,更易获得。如今SPECT/CT已成为目前人类最先进的医学影像设备之一,是进行活体疾病诊断和新药研究的理想工具。

为同时考察载体材料与药物的体内分布特征,Sonaje等人使用⁹⁹ᵐTc对聚γ-谷氨酸壳聚糖纳米粒进行标记,而其中包载的门冬胰岛素使用 ^{123}I 进行标记。纳米粒口服后体内分布情况使用双同位素动态 SPECT/CT 分析,结果如图 11-17 所示。从图 11-17 中可看出壳聚糖从胃到小肠再到大肠的转运过程,而药物在肾脏和膀胱的显影表明药物具有更快的清除速率。

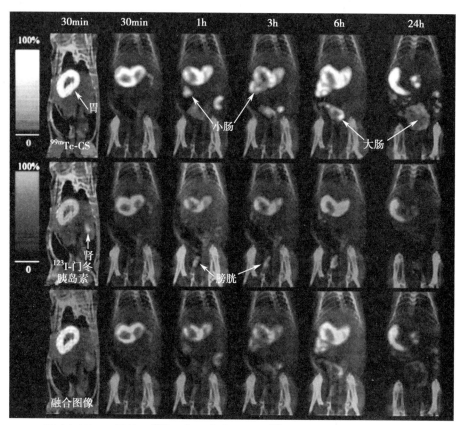

图 11-17　口服给予 ^{99m}Tc 标记的壳聚糖与 ^{123}I 标记的门冬胰岛素在大鼠
体内分布的双同位素动态 SPECT/CT 分析图示

引自 SonajeK,Lin K J,Wey S P,et al.Biodistribution,pharmacodynamics and pharmacokinetics of insulin analogues in a rat model:Oral delivery using pH-responsive nanoparticles vs.subcutaneous injection.Biomaterials,2010,31(26):6849-6858.

(3)正电子发射断层成像:正电子发射断层成像(positronemission tomography,PET)是较 SPECT 更为先进的影像诊断设备。PET 扫描装置是一个圆形的检测器阵列,用于检测正电子湮灭过程中辐射出的 γ 粒子对,当检测器阵列中的检测器在规定时间间隔内,同时记录到 γ 粒子,该检测器的连线与加正电子标记的分子应相交。如果 γ 射线的位置能够精确测出,则发生湮灭的那条线就确定,这条线对应于组织中正电子标记的分子的浓度。利用符合检测电路对所记录的 γ 射线判定是否真实符合,两路检测信号之和反映光子的量。把各个角度的射线组合起来得到的投影数据,由甄别电路排除 511keV 以外的本底干扰,然后送入计算机进行处理、图像重建等工作。

PET 中应用正电子核素标记所要研究的新药,可无创性、连续、动态、定量地观察药物在整体动物(生理和病理状态下)体内的吸收、分布、代谢、排泄和靶器官反应等一系列数据,获得剂量反应曲线,代替了过去给药后不同时间采血的方法,使数据的体内真实性大大提高。

PET 能够获得药物在各种组织中(包括中枢神经系统)详细的药动学和药效学定量信息。与传统药动学分析方法及其他无损伤技术相比较,PET 具有明显且重要的优势:① PET 是无损伤性的;②灵敏度非常高,能准确地显示受检组织器官内示踪剂的浓度,允许测定的药物浓度低至 10^{-12}mol/L(检测灵敏度 1nCi/cm³,标记药物的放射性强度 1 000mCi/μmol),可获得动态数据;③探测效率高,C、N、F 等正电子发射性放射核的可利用率使 PET 几乎可跟踪任何药物;④由于 PET 通过成像技术定量测定组织中药物浓度的性质,可直接测定离体组织样品的放射活性;⑤ PET 空间分辨率高(约 3mm),其解剖学分辨率使其可测定小体积的组织,其高的生化分辨率可以区分纳米尺度的生理改变;⑥大多数 PET 示踪器的物理半衰期较短,能进行良好的放射剂量测定,而且这种测定经生理学和药理学干预后可对单份样品进行重复测定;⑦由于大多数 PET 示踪器具有特殊的高放射活性,因此生理或药理影响可以忽略;⑧最为重要的是,经过适宜的毒性研究和严格的过程控制处理,PET 可用于健康志愿者和病人研究。

Sun Yun 等人使用 PET 技术及 PET/CT 技术观察了 ¹⁸F 标记的稀土纳米粒尾静脉注射 2 小时后在裸鼠体内的分布情况,如图 11-18 所示。由图 11-18 可看出,稀土纳米粒主要分布在肝和脾中,心、肺、肾及其他器官中的纳米粒摄取量很低。

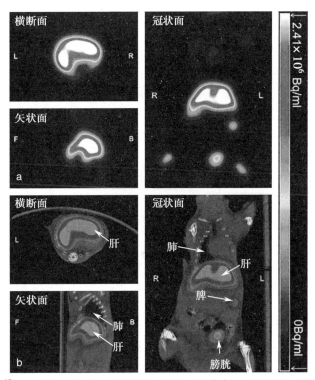

图 11-18　¹⁸F-UCNPs 给药 2 小时后的 PET 成像(a)与 PET/CT 成像(b)结果图
引自 Sun Y,Yu M,Liang S,et al.Fluorine-18 labeled rare-earth nanoparticles for positron emission tomography(PET)imaging of sentinel lymph node.Biomaterials,2011,32(11): 2999-3007.

（4）磁共振成像：磁共振成像（magnetic resonance imaging，MRI）是以射频脉冲为能量，激发机体中含有奇数核子的原子核，在脉冲能量撤销后，激发的原子核释放脉冲信号而形成层面像的一种成像技术。它没有 X 线辐射，可进行机体任何部位任意层面的成像，成像参数多，反映机体组织的病理、生理信息多，能早期发现机体生理生化及病理方面的变化，是一种无创伤影像学检查方法，成为研究药物体内分布的一种工具。

核磁共振波谱法（NMR）和动态增强磁共振成像（dynamic contrast-enhanced magnetic resonance imaging，dMRI）技术提供了无损伤性研究药物分布的方法。NMR 最适于研究含氟药物，不过也可用于一些有机药物分子，这些药物分子有同组织背景分开的 H 响应信号，或者能被无放射性的 ^{13}C 标记。由于 NMR 仅能测定浓度变化，不能测定绝对浓度，这就要求提供特殊的药动学模型。母体药物及其代谢产物能被同时监测，使得这种方法特别适合于代谢产物的研究。

目前为止，在所有检测方法中核磁成像方法是最灵敏的——所研究的药物被分解到单个分子水平，并依赖于被放射性同位素标记的药物的特殊活性，可以检测到 10^{-15}mol 水平。核磁成像方法局限之一是由于此种方法仅能检测放射性核本身，因此，无法将药物和其代谢产物区分开。而且被放射性标记的药物用于人体时还存在离子的放射性问题。

NMR 是目前最精致的化学药物检测方法之一。NMR 不仅能鉴别每个特殊化合物，而且能提供每个化合物所处的环境（自由基、化学键等）。但是 NMR 主要的缺陷是其固有的不敏感性，仅能检测到体内大约 10^{-4}mol/L 水平的药物浓度。不管怎样，如果所研究化合物的组成原子有磁力矩，如 ^{1}H、^{13}C、^{19}F、^{31}P 等，NMR 则无须合成被标记化合物。

MRI 是一种基于 NMR 的无离子放射性的无创技术，是现在临床广泛应用于组织功能特征测定的工具，也是监测药物及其制剂在机体分布的工具。

dMRI 通过成像给出与药物分布有关的信息，其成像显示了组织中造影剂的分布。组织和近动脉中造影剂的绝对浓度可以持续进行监测。大多数实验通过低分子量的亲水的 Gd-DTPA 造影剂进行。对于非活性药物，可以考虑作为探针监测低分子量药物期望到达的靶组织的空间间隙的组织变化。这在固体实体瘤的药物治疗方面特别有利。dMRI 可作为固体实体瘤治疗效果早期监测的有用工具。

NMR 是目前测定体内化学物质唯一的非损伤性技术，已成为研究蛋白质、核酸、多糖等生物大分子及组织、器官活性状态的有力工具，是结构与功能关系研究中的重要工具。该方法可以从生化、细胞水平及分子水平提供正常及疾病状况下体内功能信息，又可对相应靶区进行成像，为疾病的早期发现提供了可能。

由于磁共振检测固有的不敏感性，NMR 的应用大多没有报道。其灵敏度（10^{-5}~10^{-3}mol/L）比 PET（10^{-12}mol/L）低得多。尽管灵敏度比较低，NMR 在药动学分析的一些特殊领域有大量的应用：①尽管 PET 能够精确测定少量组织中样品的总浓度，但 NMR 能够确定不同分子的贡献率，且能够区别细胞内和细胞外的药物；②与 PET 相比，用于 NMR 研究的示踪剂可能不受限制，尽管 NMR 能对大多数自身结构包含 ^{19}F 的药物进行研究，但是药物分子仍需具有非零自旋（non-zero spin）的同位素，如 ^{1}H、^{13}C、^{15}N、^{17}O 和 ^{31}P 等；③与 PET 示踪剂相比，用于 NMR 研究的药物是不受屏蔽效应限制的稳定化合物，并避免了电离辐射的潜在危险。尽管机体接触 NMR 时能产生射频能和强电磁场，但用传统的成像系统进行药物研究未见产生重大的健康损害；④用 NMR 进行药动学研究，时间间隔不受限制——当研究不同步时,使示踪器的半衰期与研究的进程相匹配。

总之,PET 和 NMR 技术可无侵害性(无损伤性)地监测人、动物等活体系统中的药物,而 dMRI 可无侵害性地提供有关药物分布的生理信息。PET 能够产生系列截面图像,可监测组织样品的绝对放射性浓度,但不能直接鉴定所提供的每份样品。NMR 能够产生一些频谱可用来分离检测原型药及其代谢产物的微量浓度变化,但不能提供一种简单的方法来测量药物的绝对浓度。dMRI 能够测定水的弛豫的变化速率及适宜比例对照品(通常用 Gd-DTPA)的浓度变化。可以容易地从截面成像到像素 × 像素水平上测定机体功能变化。这三种方法特别有利于评价到达靶组织的药物量、渗透性,药物在靶位滞留足够时间的残存量及药物是如何代谢的等。

4. 荧光成像技术 荧光成像技术对药物体内传输研究的很多领域都产生了重要影响,从处方设计到药物传输载体的分布分析及药物传输的细胞屏障特征等。随着荧光探针技术和光学显微镜技术的快速发展,荧光成像技术在药学领域的应用获得进一步发展,如药物的细胞内传输、分布、病毒基因传输等。常用的荧光成像技术主要包括:用于细胞或亚细胞器成像的激光扫描共聚焦荧光显微镜成像技术和用于整体成像的活体成像系统(*in vivo imaging system*,IVIS)。

运用激光扫描共聚焦荧光显微镜成像技术进行观察的一个先决条件是被研究对象必须在受到激发后能发射荧光。如果分泌物或囊泡内物质本身具有荧光,就可用荧光显微镜对其胞内传输过程进行直接观察。然而在大多数情况下,囊泡本身是没有荧光的,必须用荧光染料或荧光探针对囊泡膜或囊泡内物质进行预先标记。目前在囊泡分泌研究中常用的荧光标记方法有以下几种:

(1)免疫荧光标记:该技术可用来定量分析与胞吐有关的形态变化和蛋白运动。

(2)荧光染料标记:有两种方法,一是使用能选择性地标记膜表面的荧光标记物,如苯乙烯基染料 FM1-43 和 FM4-64。利用此染料标记细胞后能够实时观察细胞的胞吐及胞吞过程。二是使用吖啶橙负载嗜铬细胞,因它只在酸性环境中才有荧光,因此,胞吐后囊泡荧光会消失。用全内反射显微镜跟踪囊泡的移动过程,就可实现对囊泡转运、停定、锚定和分泌的整个过程进行研究。

(3)绿色荧光蛋白(GFP)标记:通过基因转染方法将 GFP 基因转入标本细胞中并使它在囊泡中特异性表达,用激光扫描共聚焦荧光显微镜特别是多光子荧光显微镜可监测囊泡的运动过程。

用激光扫描共聚焦荧光显微镜成像技术监测细胞的分泌活动具有如下优点:①非侵入性检测,对细胞没有损伤;②由于使用动态成像检测技术,给人的感觉更直观、逼真;③通过长时间三维立体成像,不仅可观察囊泡从转运到与细胞膜融合的整个过程,还可观察囊泡的回收过程;④多光子技术,空间分辨率高,能进行长时间实时动态监测。缺点是:①不能检测囊泡中信息物质的化学性质和量子含量;②时间分辨率不够高,不能检测囊泡与细胞膜融合瞬间的动力学过程。

激光扫描共聚焦荧光显微镜成像技术可以提供关于纳米微粒载体(如脂质体和胶束)和靶细胞间的相互作用及它们在细胞内的命运。荧光显微镜术也用于证明装载聚合胶束(以 PEG-PE 为载体材料)的内吞体(endosomal)逃逸及 TAT-脂质体细胞内成功转染(GFP 标记)等。

活体动物体内光学成像主要采用生物发光与荧光两种技术。生物发光是用荧光素酶基因（luciferase）标记细胞或 DNA，而荧光技术则采用绿色荧光蛋白（green fluorescent protein，GFP）、红色荧光蛋白（red fluorescent protein，RFP）等荧光报告基因和 FITC、Cy5 等荧光素及量子点（quantum dot，QD）进行标记。当进行药物体内分布研究时通常使用荧光技术，将荧光染料通过共价结合方式与药物链接或将荧光染料包载在纳米粒内部等。由于红光的穿透性在体内较蓝绿光的穿透效率高，近红外光成为成像观察的最佳选择。

活体成像技术方便、便宜、直观、标记靶点多样，且可以对同一个研究个体进行长时间反复跟踪成像，既可以提高数据的可比性，避免个体差异对实验结果的影响，又不需要杀死模式动物，降低了实验成本。然而，虽然荧光信号远远强于生物发光，但非特异性荧光产生的背景噪声使其信噪比远远低于生物发光。虽然许多公司采用不同的技术分离背景光，但是受到荧光特性的限制，目前的技术很难完全消除背景噪声。这些背景噪声造成荧光成像的灵敏度较低。

Lee 等人使用 IVIS 技术考察了 Cy5.5 标记的纳米级和亚微米级氧化锌（ZnO）纳米粒在 SD 大鼠体内的分布情况。如图 11-19，IVIS 成像结果显示在大鼠肝脏和肾脏部位检测到较强的荧光，表明 Cy5.5 标记的 ZnO 纳米粒主要聚集在这两种器官。通过在不同时间点进行成像，可观察到纳米粒在体内的运输过程，结果显示，纳米级 ZnO 纳米粒较亚微米级 ZnO 纳米粒通过胃肠道系统的速度更快。

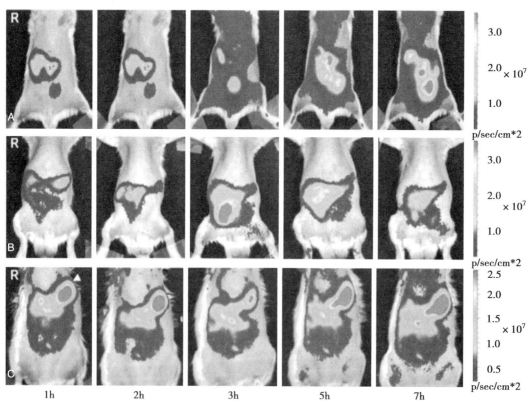

图 11-19　SD 大鼠口服给予（A）Cy5.5-NHS（游离荧光标记物）；（B）Cy5.5 标记的纳米级 ZnO 纳米粒；
（C）Cy5.5 标记的亚微米级 ZnO 纳米粒后，分别于 1，2，3，5，7 小时的 IVIS 成像图

引自 Lee C M，Jeong H J，Yun K N，et al.Optical imaging to trace near infrared fluorescent zinc oxide nanoparticles following oral exposure.International Journal of Nanomedicine，2012，7（default）：3203-3209.

5. **实时多微粒追踪技术** 细胞内外的生物屏障在控制载体微粒,如脂质体或聚合微球/纳米粒进行药物传输有着重要的作用。通过这些屏障的药物微粒和治疗基因传递载体的动态转运过程很难了解,过去主要应用静态法,诸如电子显微镜法(EM)和固定细胞共聚焦显微镜法。然而,细胞质转运是一个高度动态过程,它要求使用实时活细胞技术。

实时多微粒跟踪技术(real-time multiple-particle tracking technology)用于定量研究在复杂的生物屏障,如细胞质或胃肠道或肺呼吸道表面的黏液中的单个药物和基因载体的转运情况(包括药物分布)。多微粒跟踪可以用显微镜跟踪多个微粒的微观运动,同时实时地应用视频显微镜显像,能够获得单个微粒及整体微粒在不同环境中的转运特征,如转运速度、转运轨迹、转运方向、转运模式、位置参数、有效扩散系数等。微粒跟踪研究提供了关于药物和基因载体通过这些屏障转运的相互作用和作用过程的信息,有助于给药系统的体内过程评价。

(三)微透析技术

药物体内分布研究一般是以处死实验动物,收集动物脏器的体液(血液),采取组织匀浆的方法来研究。这种方法所得到的数据比较间接、粗糙,且实验动物消耗大。20世纪80年代中期兴起的微透析(microdialysis,MD)技术给研究者带来了希望。这项技术是由早期神经化学实验室中的灌流取样技术延伸和发展而来的新技术。微透析法可直接测定体内血浆、组织和其他生理体液(如脑脊液)中药物游离浓度。实验时,将探针植入透析部位(如脑、体液、组织等),目标药物在浓度梯度的作用下穿过透析膜,进入透析液,而透析液又不断被移走以保持膜两侧药物浓度差,从而达到从活体组织中动态连续取样的目的。

微透析系统一般包括:①微透析探针,通常是由一管式透析膜装于由钢、石英毛细管或塑料制成的双层套管构成,不同几何形状的探针适于从体内不同部位取样;透析膜常由聚碳酸酯、再生纤维素或聚丙烯腈等具有生物相容性且为惰性的材料制成,截留分子量在5 000~30 000D;②连接管;③收集器;④灌流液,在体取样时,灌流液是生理性溶液且与细胞外溶液渗透压相等;⑤微量注射泵,如图11-20所示。

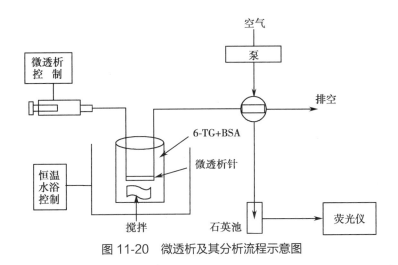

图 11-20 微透析及其分析流程示意图

近年来,原位微透析取样技术在药动学领域,尤其是在药物分布和代谢的研究方面,开始发挥重要的作用。微透析技术是以透析原理作为基础的在体取样技术,是在非平衡条件下,将具有半透膜性质的导管插入被研究的活体组织内,用恒流泵将灌注液(如生理盐水或人工脑脊液或含有治疗药物的溶液)注入导管中。根据渗透和扩散原理灌注液通过导管中的透析膜与细胞外液中的物质进行交换。组织中的可溶性分子经半透膜弥散进入灌注液而被连续不断地带出,从而达到在体取样的目的。然后采用各种精密仪器对所收集的样品进行测定。

微透析技术是一种在体取样技术,其最大优点是可在基本不干扰体内正常生命过程的情况下进行体内(in vivo)、实时(real time)和在线(on linc)取样。它具有以下特点:①时间分辨性,可连续跟踪体内多种化合物量随时间的变化;②空间分辨性,取样即时即测,可真实代表取样位点目标化合物的浓度,同时在体内不同部位插入探针可研究目标化合物的体内分布;③可直接测定生物体内的游离态小分子化合物,对药物研究更有意义;④样品因不含蛋白质、酶等大分子物质,可不经预处理直接用于测定;⑤不需处死动物和制备组织匀浆,不破坏机体完整性,可维持实际生理条件;⑥可从同一动物收集大量样本而不损失体液量,避免了传统研究方法中因采血后血容量减少所造成对药物分布及消除的影响,其时间分辨性可使药动学资料更准确;⑦样品体积恒定,样品中各成分浓度基本不变,膜对药物的非特异性吸附较少,不会因在室温取样而酶解,提高样品稳定性,可从容地进行分离和测定;⑧损伤小,使取样可在清醒、自由活动的动物体内多个器官以及同一器官多个位点连续取样,且动物本身自成空白对照,能准确及时掌握到药物体内过程的中间动态信息。

微透析技术已广泛应用于人体和多种实验动物,如猴、鼠、猫、羊和兔等,取样部位几乎遍及体内各种组织,如脑、心、肝、肺、肾、皮肤、血液和肌肉等。微透析技术在生物药剂学研究中的应用,最早主要应用于研究药物向脑部的分布和转运。脑微透析技术比其他方法测定药物向脑组织分布和转运具有明显优点,如在单一动物连续取样测定中枢神经系统中游离型药物浓度具有极好的时间和空间分辨性,而且在测定有关药物时选择性好,不受代谢产物的干扰。脑微透析技术特别适合于研究抗癌药物向脑肿瘤部位的分布及其在肿瘤部位的药动学,也是研究药物在血脑屏障的穿透性,抗生素和中枢性止痛药等在中枢神经系统分布的有用工具。

第三节　血浆蛋白结合实验

药物血浆蛋白结合实验是揭示药物与血浆蛋白结合规律、机制及其影响因素的药物评价工作。药物与血浆蛋白结合的现象称为蛋白结合(protein bind)。大多数药物都能不同程度地与血浆蛋白(如白蛋白、α1 酸性糖蛋白等)结合,结合型药物和游离型药物之间保持一种动态平衡关系。通常,只有游离型的药物分子才能透过生物膜到达其作用的靶部位发挥药理效应,而与蛋白结合的药物不易通过细胞膜向组织转运,从而直接或间接地影响了药物的分布、代谢和排泄过程。可以说,作为药物体内处置的重要环节,药物与血浆蛋白的结合导致体内药物存在状态的变化,影响了药物的配置及药理作用,也影响了药物临床应用的有效性与安全性。因此,对药物与血浆蛋白结合的评价,成为药物体内评价的重要内容之一。

药物和蛋白的可逆性结合遵循多重平衡理论,每个蛋白分子结合的药物分子平均分子数 r 为式(11-12):

$$r = \frac{C_b}{[P_t]} = \sum_{i=1}^{m} n_i \frac{K_{ai} C_f}{1 + K_{ai} C_f} \qquad 式(11-12)$$

式(11-12)又叫兰缪尔(Labgmuir)吸附等温式,是兰缪尔在 1916 年提出的一个单分子层吸附模型。应用此方程的前提是蛋白分子的表面是均匀的,吸附层是单分子层,且吸附的分子间无相互作用。这里,C_b 是结合药物的浓度,$[P_t]$ 是蛋白质的总浓度,C_f 是游离型药物的浓度,m 是独立的结合位点的种类数,n_i 是 i 类位点每个蛋白分子结合的药物分子数,K_{ai} 是相应的亲和常数。解析此方程的关键:一个是确定结合作用的模型;另一个是测定药物的游离浓度。通常认为蛋白分子中有两种类型的结合位点,即 $m=2$。由式(11-12)可见,研究药物-蛋白结合作用需要测定游离型药物浓度或结合型药物的浓度。

目前,研究药物与血浆蛋白结合的实验方法有平衡透析法、超滤法、超速离心法、动力学透析法、酶动力学法、体外竞争抑制法、光谱法、色谱法等。此外,还有发展迅速的毛细管电泳法、质谱法等。

一、平衡透析法

平衡透析法(equilibrium dialysis)简单、经济,是测定药物血浆蛋白结合率的经典方法之一。通过透析袋分隔成两室,通常袋内装入蛋白质溶液(如血浆、血清),袋外是含有药物的缓冲液,利用游离型药物可通过半透膜,而蛋白质(包括与药物结合的蛋白质)及其他大分子物质不能通过半透膜的原理,当透析达到平衡状态后,膜两侧的游离型药物浓度相等,用适当的方法测定透析袋内药物总浓度和袋外游离型药物浓度,按式(11-13)即可计算出血浆蛋白结合率。

$$血浆蛋白结合率 = \frac{袋内药物浓度 - 袋外药物浓度}{袋内药物浓度} \times 100\% \qquad 式(11-13)$$

使用该法,半透膜的选择是关键因素,其孔径与厚度应根据截留的分子量大小确定,一般需截留的分子量愈小,所需的平衡时间愈长。常用醋酸纤维膜制成透析袋,容积一般为 0.5~10ml。醋酸纤维素膜含 10% 水、25% 甘油和 0.1% 硫,实验前,应用蒸馏水或 0.01mol/L 的醋酸溶液冲洗半透膜以除去黏附于其上的杂质,并将膜浸泡于实验用的缓冲液中,以防止膜破裂。为检查膜是否渗漏蛋白质,可取袋外缓冲液用 3% 三氯醋酸试验有无沉淀,若出现沉淀,则表明蛋白质已渗漏。实验中蛋白质溶液最常用的是人或动物血浆,但不同个体的血浆蛋白组成和含量存在差异,可以用多个个体的混合血浆进行研究,以减少结果变异。此外,也可以用结晶白蛋白(如人血白蛋白、牛血白蛋白及 α1 酸性糖蛋白)进行实验。白蛋白含量可以用 UV 法在 280nm 处测定,人血白蛋白与牛血白蛋白的 $E_{1cm}^{1\%}$ 分别是 5.5 和 6.6。实验采用的缓冲液最常用的是 0.13mol/L 磷酸盐缓冲液,内含 0.15mol/L 氯化钠并调节 pH 至 7.5。但是对于酸性药物,由于磷酸盐缓冲液中的磷酸钠有抑制酸性药物与蛋白结合的作用,宜降低缓冲液浓度(0.06mol/L),并应加入适量中性盐以消除 Donnan 效应(即由于蛋白和药物均带电荷,使得平衡时膜两侧的游离型药物浓度不相等的情况)。透析时的温度与平衡时间也是实验的重要条件,一般常在 37℃(体温)进行恒温实验。当药物稳定性不好或其他特殊情况下,也可以在20℃或4℃恒温条件下进行测定。通常,透析达到平衡所需的时间往往较长。静置透析,37℃约需16~48小时;4℃约需60小时达扩散平衡。可采用振荡方式加速平衡或加入适量防腐剂,以防止加热条件下长时间实验对药物与蛋白稳定性的影响。具体平衡时间的确定,可用与血浆相同体积的缓冲液置透析袋内进行对照实验,测定袋内外药物浓度达平衡的时间。此外,还应注意药物在透析膜上的吸附、缓冲液体积变化的校正等影响因素。

平衡透析法存在耗时过长的缺点,通常需要12~48小时。此外,体积迁移效应、Gibbs-Donna效应以及非特异性的透析设备表面的药物吸附效应均对测定产生影响。商品化96孔平衡透析装置可应用于血浆蛋白结合率的测定,该装置能够减少非特异性的透析设备表面的药物吸附,并且能够加速待测样品的溶解,缩短平衡时间,提高样品分析的通量。

二、超滤法

相对于平衡透析法,超滤法(ultrafiltration)简便快捷,从样本处理到测定结束耗时仅1~1.5小时,且结果稳定、可靠。其方法为将蛋白质溶液(如血浆或血清)与药物混合,恒温振荡,平衡后,用离心力或加压使溶液中的游离型药物通过半透膜,分别测定超滤液和超滤前蛋白质溶液中药物浓度,最终计算出药物与血浆蛋白的结合率。

采用超滤法主要应考虑超滤膜的选择、超滤速度和时间、超滤温度、超滤液收集体积等。实验时,根据药物的性质及分子量大小,选择截留相对分子量为 1×10^4~3×10^4 的低蛋白吸附型滤膜为宜。如果证明超滤膜对药物有吸附,应考虑改换其他种类的超滤膜或改用其他不需要膜分离的方法。超滤速度和时间通常应根据样品性质和需收集的超滤液体积确定,常用速度为3 000~10 000r/min,时间为5~15分钟。超滤温度会影响药物蛋白结合常数,一般选择在37℃、25℃和4℃进行实验。超滤液体积与超滤前蛋白溶液体积之比以0.3~0.6为宜,应避免超滤过分而将蛋白质溶液浓缩,引起结合常数变化或膜上黏附蛋白过多对游离型药物透过产生影响的问题。超滤法所需血样量少,尤其适合临床病人血样分析。现已有市售一体化微型超滤器,可对少量(0.4ml)血清进行离心超滤。

三、超速离心法

超速离心法(ultracentrifugation)的基本原理是当药物与蛋白结合达到平衡后,在高速离心力作用下,利用分子大小受力不同,使蛋白质分子与游离型药物靠分子大小差异而分离,测定并计算出血浆蛋白结合率。此法的优点是克服了Gibbs-Donna效应以及膜吸附效应等与透析膜有关的缺点。

有研究表明,用本法测得的蛋白结合率与用平衡透析法测得的结果存在明显差异,这种差异可能与离心分离过程中的反扩散、溶液黏度、上层离心液中残存脂蛋白与药物结合等有关。本法不需用半透膜及缓冲液,但需使用高速离心机,并耗费较长时间,在实际工作中已较少采用。

平衡透析法、超滤法和超速离心法的简单比较见表11-3。

表 11-3 三种蛋白结合测定方法的比较

干扰因素	平衡透析法	超滤法	超速离心法
平衡时间	长(可长达 20 小时)	短(10~15 分钟)	较长(12~15 小时)
样品数量	500~1 000μl	小于 1ml,依 K_a 而定	大于 1ml
温度控制	可加以控制	常不控制	常不控制
pH 控制	必要	不需要	必要
Donnan 效应	有	有	无
膜及仪器的吸附	有	有	无
样品的稀释	有	无	无
膜选择渗透性	分子筛效应	一般较满意	—
其他缺点	不适合在血浆中水解的药物的测定;血浆蛋白复合物稳定性问题	分离过程中可能发生吸附与解吸附及药物或蛋白的渗漏等问题	设备昂贵;在分离过程中可能发生吸附与解吸附

四、色谱法

(一) 凝胶过滤法

凝胶过滤法(gel filtration)由于蛋白用量较大、费时,不适合药物蛋白结合体容易解离的药物的测定。实验时,将药物与蛋白质溶液混合,平衡后,通过多聚糖凝胶柱,由于分子量大的蛋白质及药物与蛋白质的结合物不能进入凝胶孔隙内,从而可进行游离型药物与蛋白结合药物的分离测定,然后计算出血浆蛋白结合率。应用此法应注意选择凝胶类型、柱类型、柱温、洗脱液种类与量、洗脱速度、药物浓度测定方法等。G-25、G-50 和 G-125 为常用的多聚糖凝胶柱,柱内径一般为 0.4~1.0cm,柱长 25~300cm;柱温多控制在 20~37℃之间;洗脱液常用缓冲液,如 pH 7.4 的磷酸盐缓冲液,用于酸性药物洗脱的 pH 5.5 的缓冲液;洗脱速度一般为 0.3~1.0ml/min。

(二) 亲和色谱法

亲和色谱法(affinity chromatography,AC)主要应用于生物活性复合物的纯化与分离。以生物聚合物(如白蛋白、酶、受体、离子通道、抗体等)为配位体的亲和色谱法是分析小分子配体(如药物)与生物大分子(如蛋白质)物质相互作用的有利工具。该法是利用蛋白质等生物大分子能够通过范德瓦耳斯力、疏水力、空间和静电相互作用,与配体特异、可逆地结合在一起的特性,从复杂的生物样品中分离得到所需目标产物的分离检测方法。如以人血清白蛋白(HSA)为配位体的蛋白固定相,用于研究多种药物的蛋白结合行为,研究结果表明,在药物的蛋白结合率大于 60% 以上时,HSA 亲和色谱法可定量研究药物和白蛋白的结合行为以及药物之间的相互作用。

方法的优点主要有:固定化的生物高聚物具有良好的稳定性,因此与配体结合稳定;色谱系统良好的精密度和重现性可供大量结合作用的对比研究;血液样品用量少;可了解结合部位以及亲和性等参数;可进行立体选择性的研究,这是常规方法难以办到的。但本法仅适用于血浆白蛋白的研究,不适用于 α1 酸性糖蛋白的研究。实验过程中,非生理的因素

(pH、有机改性剂)可能改变蛋白质的构象和本来的结合行为,当解释实验结果时,需考虑这些因素对测定结果的影响。

(三)高效前沿分析法

高效前沿分析法(也有称高效迎头分析法)(high performance frontal analysis,HPFA)是在分子排阻色谱法上发展起来的,测定药物血浆蛋白结合的新方法。

1985 年,Pinkerton 等首次合成了内表面反相固定相。这种固定相具有亲水的外表面和疏水的内表面。蛋白质由于分子尺寸太大而不能进入固定相颗粒微孔的内部,而且不被固定相的外表面吸附,因此在色谱分离中不被保留或变性。小分子的药物及其代谢产物等可以进入到固定相颗粒微孔内部,并在疏水的内表面上进行分配,因而在色谱分离中被保留和分离。因此,血浆样品在这种固定相上可不经预处理直接进样。

药物 - 人血清白蛋白混合液进入色谱柱时,样品中结合型药物迅速在流动相的稀释作用下,渗透进入柱填料微孔中,保留在其固定配基上。若进样量少,样品溶液被流动相稀释,结合的药物不断从蛋白复合物中释放,这时测得的是样品溶液中的药物总浓度。随着进样体积的增大,流动相中游离型药物的浓度逐渐升高。当足够量的样品溶液进入色谱柱时,在色谱柱的顶端,游离型药物浓度达到稳定状态,从而产生一平衡区带。在此区域存在两种平衡:填料间隙中的药物 - 蛋白结合平衡和微孔中药物的色谱分配平衡。间隙中蛋白质浓度与样品溶液相同,微孔流动相中药物浓度等于间隙中游离型药物浓度。因此,平衡区域间隙中的药物 - 蛋白结合平衡与样品溶液中一致。进一步的进样不会干扰结合平衡,但可使平衡区扩展。蛋白的柱中迁移比游离型药物快,而结合型药物由于与蛋白结合,只能与蛋白共同迁移。当结合型药物随着蛋白的迁移从平衡区域中洗脱出来后,迅速从蛋白中释放出来,转变成游离型,这种释放有助于平衡区域的扩展,形成峰形上的平台区。进样结束后,蛋白首先被洗脱,然后药物以具有平台区域的梯形峰的形式被洗脱出来,形成 HPFA 的基本峰形。平台区域的出现是由于平衡区域中游离型药物的洗脱,平台区域的药物浓度与样品溶液中的游离型药物浓度一致,因此游离型药物浓度能根据平台高度测定。如果药物峰能与蛋白峰完全分离,则可根据平台区的峰高和峰面积同时分别测定得到游离型药物浓度和总药物浓度。平台区域的出现是 HPFA 研究蛋白结合的必要条件(如图 11-21 所示)。

有作者用 HPFA 测定了酮基布洛芬 -HSA 和头孢哌酮 -HSA 两种混合液中游离型药物的浓度,并与超滤法进行了比较。结果表明,HPFA 与超滤法测得的游离型药物浓度相同,并且具有相似的精密度。

本法的优点是:①能避免平衡透析法和超滤法的不足,即药物易被膜吸附和膜可能使结合药物泄漏;②尤其适合于药物蛋白结合率高、游离型药物浓度低的样品的测定,可测定毫微摩尔级或更低浓度的游离型药物,并且药物 - 蛋白结合率越高,所需进样体积越小;③血浆样品不需预处理可直接进样分析,易于与 HPLC 系统联用,实现样品分析自动化,结合手性 HPLC 柱,可测定光学异构体药物浓度。

此外,高效分子排阻色谱法还包括空位峰法(vacancy peak method,VP)、保留值分析法(retention analysis)和 HummeL-Dreyer 法。这些方法的原理大同小异,均是使用内表面反相固定相,根据分子排阻原理使蛋白分子不能进入固定相内部,也不被外表面吸附,而被直接洗脱;小分子药物则进入多孔固定相内,在其反相内表面上进行分配。

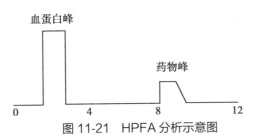

图 11-21 HPFA 分析示意图

五、毛细管电泳法

毛细管电泳(capillary electrophoresis,CE)能对溶液中所有的复合物进行分析(排除变性和蛋白质构象改变),可用于药物蛋白复合物结合行为的分析。

已经用于表征药物 - 蛋白结合的毛细管电泳方法有:亲和毛细管区带电泳法(ACZE)、亲和毛细管凝胶电泳法(CAGE)、亲和毛细管等电聚焦电泳法(CIEF)、胶束电动毛细管色谱法(MECC)和固定化蛋白质做固定相的填充柱毛细管电色谱法(CEC)。其中 CAGE 有大量凝胶基质的存在、CIEF 往往需要在非生理 pH 条件下进行、MECC 存在表面活性剂以及 CEC 蛋白质的固定化都会影响药物与蛋白质的相互作用,因而应用较少。最常用的是ACZE。

根据药物与人血清白蛋白结合生成的复合物的稳定性,或 / 和根据结合反应过程的动力学性质,可将药物与人血清白蛋白的结合作用体系粗略地分为两个模型,相应地应用不同的 CE 分离模式获得分子间相互作用的定量和定性信息:一种模型为高亲和势体系,其药物与人血清白蛋白形成的复合物的半衰期大于 10 秒(即复合物足够稳定),相互作用的亲和常数在 $(nmol/L)^{-1}$ 级,动力学范畴内属慢平衡体系;另一种模型为快平衡体系,药物与人血清白蛋白形成的复合物的半衰期小于 10 秒,相互作用的亲和常数在 $(mmol/L)^{-1} \sim (mol/L)^{-1}$ 范围,又称低亲和势体系。

根据实验操作、参数提取方法,特别是被分析物所在体系的动力学和热力学本质的不同,可采用 6 种与 CE 相关的方法:毛细管电泳 - 前沿分析法(CE-FA)、毛细管电泳 -Hummel Dreyer 法(CE-HD)、毛细管电泳 - 空位峰法(CE-VP)、亲和毛细管电泳法(ACE)、空位亲和毛细管电泳法(VACE)和毛细管电泳 - 配体分离法(CE-LS)。前 5 种方法适用于快平衡体系,而 CE-LS 法适用于慢平衡体系。值得一提的是,应用液相预柱毛细管电泳法(LPC-CE),可进行药物对映体与人血清白蛋白的竞争性结合作用考察。Shibukawa 等采用 CE-FA 法测定蛋白结合平衡中游离型维拉帕米(verapamil,VER)的浓度。将毛细管内表面用聚丙烯胺处理,以磷酸钠缓冲液(pH 7.4,离子强度 0.17)为电泳背景。毛细管充填缓冲液后,其进样末端浸入样品液,进样 10 秒,然后将进样端浸入流动相缓冲液中,施加 +10kV 电压洗提,后得VER 呈带状峰,根据其峰高即可计算出游离 VER 浓度。这是由于毛细管内表面用聚丙烯胺处理过,硅和碳之间以 Si—C 键结合,在 +10kV 电压和 pH 7.4 条件下不会产生电渗流动,带负电荷的蛋白(HSA 和 α1 酸性糖蛋白)不向测量端泳动,而只有带正电的游离型 VER向测量端泳动,出现 VER 峰。在 HPFA 中,药物的平台峰形是前沿分析测定游离型药物的必要条件,而 HPCE 仅需 80nl 样品就足以获得平台峰。用 HPCE/FA 法测定了 5 种比例的

VER/HSA 溶液中游离 VER 浓度,与用超滤 HPLC 测定的结果相符,估算出的结合常数及每个蛋白分子的结合部位数也与文献值相符。

ACZE 在研究药物—蛋白结合作用方面的优点是:分离效率高,这是由于分离效率(或柱效)与扩散系数成反比,而药物与蛋白质相互作用后形成的复合物等均为生物大分子,扩散系数小;可以采用与活体生理条件相同(或相似)的体系进行研究,例如 CE-LS 法,可直接使用人血浆(正常人或病人)来研究两者结合作用的差异;样本量小(仅需几百 nl 样品);同时测定总的游离型药物浓度;同时测定手性药物各对映体浓度;对于稀少或难获得的蛋白结合研究如唾液酸蛋白和脂蛋白特别有用;水性介质,接近生理环境。

采用 ACZE 进行研究时要注意的一个主要问题是毛细管壁的蛋白质吸附。由于蛋白质和毛细管内壁之间存在相互作用,经常出现蛋白峰的显著拖尾和蛋白质与毛细管内壁之间的不可逆吸附,这会影响分离效率和测定结果的准确性和重现性。有效的解决方法是对毛细管进行修饰,如毛细管内壁的物理涂层或永久共价键合。另一个问题是毛细管电泳的灵敏度不够高。但是各种新的检测技术,如激光诱导荧光(LIF)、原子荧光、化学发光、电化学和质谱等与 CE 的联用,特别是酶标记放大法的引入,使得 CE 的灵敏度显著提高,甚至使得检测单个分子成为可能。

六、微透析技术

微透析技术用于药物血浆蛋白结合率测定,基于药物与大分子蛋白结合后不能穿透具有一定相对分子质量截留值的微透析的半透膜,而游离型药物可通过半透膜,从而间接测定药物的血浆蛋白结合率。因其采集的多为不能透过透析膜的小分子物质,即游离型药物,故可以进行实时的蛋白结合率研究。

应用微透析技术进行体外药物与血浆蛋白结合研究的一般步骤为:

第一步,微透析针的校准(即透析率的确定)。实验前,将微透析针放入水中浸泡 0.5 小时,然后进行实验。实验中,将透析针放入 37℃左右恒温的药物溶液中。在微量注射泵推动下,灌流液由微透析泵泵入透析针。其透析膜的相对透析率由式(11-14)确定:

$$R = \frac{C_{out}}{C_{in}} \qquad \text{式(11-14)}$$

式(11-14)中,R 为透析膜的相对透析率,C_{in} 为透析针周围溶液中药物浓度,C_{out} 为透析针中游离型药物的浓度。

第二步,药物—蛋白结合测定。将 BSA 与药物混合液恒温 37℃反应 1 小时,接着将经过校正透析率的透析针浸入上述混合液中,按步骤 1 进行测定。各药物浓度测定 3 次,取其平均值定为 C_{out},透析针外游离型药物浓度 C_{in} 根据式(11-15)确定。

$$C_{in} = \frac{C_{out}}{R} \qquad \text{式(11-15)}$$

药物的蛋白结合率 $P\%$ 按式(11-16)计算。

$$P\% = \frac{C_t - C_{in}}{C_t} \times 100\% \qquad \text{式(11-16)}$$

C_t 为溶液中所加入药物的原始浓度,即结合型与游离型药物的总浓度。

结合参数由式(11-17)所示的 Scatchad 方程确定。

$$\frac{v}{C_{\text{out}}} = nK_{ai} - vK_{ai} \qquad\qquad 式(11-17)$$

v 为结合比,即结合药物与白蛋白摩尔浓度比;n 为一个蛋白质分子上的结合位点数;K_{ai} 为结合常数。

微透析可在宽的药物浓度范围和宽的蛋白结合范围内保持结合平衡。样品的流出速率通常为 0.1~10μl/min,获得 20~50μl 样品的取样时间可控制在 2~5 分钟,因此,可连续研究在生理条件下体内药物与蛋白(或其他血浆成分)的结合作用。利用该法研究体外药物与血浆蛋白结合时,因研究过程中样品体积恒定、样品中各成分浓度维持基本不变;探针膜面积较小,膜对药物的非特异性吸附较少,与分离结合型与游离型药物的传统方法相比,测定结果更准确。但是,该法只能测定药物游离浓度,得不到总浓度或结合药物浓度的信息。此外,体外测定方法忽视了代谢产物和母体药物对蛋白结合部位可能存在的竞争,使测得的游离分数有低于体内实际结果的可能。可利用在未麻醉动物静脉内微透析测定结果和同时采集全血标本进行的体内药物结合研究来验证。

这一极具前景的方法的主要限制是缺少足够灵敏的分析方法。微透析探针得到的样品适合采用 HPLC 或 CE 系统进行测定,微透析和 HPLC 相结合已成功用于药物、金属离子等与蛋白质或酶相互作用的研究。另外,荧光检测及电化学检测也已成功用于微透析样品的定量测定。已有研究表明,微透析技术用于体外药物与血浆蛋白结合研究的结果与传统的平衡透析和超滤法测定结果是一致的。

七、光谱法和质谱法

光谱法主要用于蛋白亲和力强的药物的测定。常用的光谱法包括紫外 - 可见吸收光谱法(UV-visible)、荧光光谱法(fluorescence)、红外光谱法(infrared)、圆二色谱法(circular dichroism,CD)、旋光法(optical rotatory,ORD)以及核磁共振波谱法(NMR)。利用这些方法除了可以测定药物与蛋白质结合率,还可以获得蛋白质和药物的结合位点数、结合位置、作用力类型以及在药物作用下蛋白质结构与功能变化的信息。

其中,荧光光谱法具有灵敏度高、选择性强、样品用量少等优点,在研究小分子与蛋白质的相互作用中,荧光光谱法占有重要地位。实验中,将特异性的荧光标记物标记于白蛋白或 α1 酸性糖蛋白上,通过测量药物蛋白结合物的克分子荧光度可定量估计出药物蛋白结合常数。但该法需要经过大量的计算,较其他方法不简便、不直观。

NMR 能获得接近生理状态下生物大分子溶液的三维结构信息及其动力学行为,其中杂核多维 NMR 方法提供的结构信息量最大,复杂程度也最高。NMR 能够得到的结构信息类型包括蛋白 - 药物复合物的构象、与生物大分子发生反应的配体的质子化状态及配体的结合位点的位置和结构。但此法不适宜定量研究结合参数。亲和磁共振波谱法是以研究药物和受体之间的相互作用为主的光谱学方法。其原理是结合态与游离态药物分子中原子核自旋的核磁共振参数(弛豫时间、化学位移和扩散系数等)存在较大差异,这些差异可以用 NMR 准确测定,进而可以研究药物与受体分子的结合特性(结合点的位置和数目,离解常数等)以及药物分子的构效关系。

质谱法中的电喷雾离子化质谱法(ESI-MS)可用来表征药物等小分子与蛋白或核酸的弱非共价复合物,灵敏度较高。应用 ESI-MS 已成功地准确测定了脱氧核糖核酸(DNA)与系列化合物的结合计量学相关数据及相对亲和势。配体的亲和势和化学计量学信息可从得到的复合物的质量和丰度直接测得。基本原理是当一种（或几种）药物与人血清白蛋白混合达平衡后，结合模式便可从各自的三级或四级复合物的丰度和毛细管-过滤器交界区域的气相裂解活化能得到。实验要注意的问题是要精密调节毛细管-过滤器间的位差，以提高ESI过程的精度。使用ESI-MS检测弱的非共价复合物时，要特别注意溶液条件和一些参数的选择。为减少在溶液状态下非特异性静电作用和氢键聚合物的形成，建议使用高浓度的缓冲盐溶液。

将质谱法和核磁共振波谱法联用，能对药物-蛋白的结合作用进行多层次、全方位研究，可同时获得配体的亲和势、化学计量学及结构相关信息。

八、其他方法

其他用于研究药物-蛋白结合作用的方法有极谱法、荧光偏振免疫法、微量热法、表面等离子体共振技术等。此外，近期随着分离分析技术的迅猛发展，各种新方法不断涌现，如昙点萃取法（cloudpoint extraction）、生物传感器法、原子力显微法等。昙点萃取法主要应用于从生物和环境介质中，有选择性地提取各种化合物。某些含聚氧乙烯基的非离子型表面活性剂的溶解度会随温度升高而增大，到某一温度后，其溶解度反而会急剧下降，使溶液变混浊，这种由澄明变混浊的现象称为起昙（clouding formation），这个转变温度则称为昙点。

昙点萃取法的一般过程如下：由一定量的非离子性表面活性剂与待分析物制得的凝胶水溶液，在高于昙点温度的条件下发生相分离，由于疏水相互作用，非极性分析物被凝胶囊吸引聚集在富含表面活性剂相（即血浆蛋白和蛋白-结合药物转移至富含表面活性剂相），游离型药物则被留在水相，其浓度可由液液萃取及高效液相色谱法来测定。常用的非离子性表面活性剂为 Tween-80、Triton X-100、Triton X-45 和 Triton X-114。

第四节　药物代谢评价

药物代谢评价是揭示药物的代谢规律、机制及其影响因素的药物评价工作。代谢（metabolism）指药物在体内的结构变化过程，又称药物的生物转化（biotransformation）。代谢使药物结构发生改变，理化性质与体内过程发生变化，产生的代谢产物可引起其药理和毒理活性的改变。代谢的临床意义因代谢途径与代谢产物的活性不同而异。在新药研发过程中，为了避免代谢多型性、代谢过程的相互作用等潜在风险，药物代谢评价须提前采用高通量的方法在早期阶段进行，这是从斥巨资进行临床前研究而缺乏药物代谢研究导致临床研究失败的教训中总结出的经验。

研究药物的代谢，明确其代谢途径，揭示代谢产物的可能活性对制订合理的临床用药方案、剂型设计及新药开发工作都具有重要的指导意义。在药物代谢研究中，由于影响因素多，结果常具有局限性。这些原因有①研究对象个体差异：不同受试者或同一受试者在不同条件下应用同一药物，其代谢常常表现出显著的定量差别，甚至有定性的差别；②研究大多以选定的实验动物或满足一定纳入标准的受试者进行；③不同的个体，对其代谢的预测要考虑到年龄、性别、疾病状态、遗传因素、诱导和抑制引起的酶改变、食物的影响等多因素;④绝大部分代谢产物存在于尿液中,往往是最终产物,确定代谢途径只能据此逆向推测;⑤体液中分离、鉴定代谢产物并对其进行定量研究构成了对现代分析技术的挑战;⑥大部分代谢产物难以分离获得纯品,其化学结构往往通过合成与分析相结合的方法推断;⑦代谢机制在分子水平上的研究以及代谢过程中不稳定中间体的研究,均有待深入。在细胞生物学、分子生物学技术推动下,药物代谢酶领域的研究因其对临床药物间相互作用的研究有着积极的意义,已得到广泛的重视。药物代谢评价筛选模型正逐步走向微型化、自动化和高通量化。

药物的体内代谢过程可以发生在胃肠道、血浆、肝脏、肺、皮肤、鼻黏膜等不同部位或几个不同部位,其中以肝脏的药物代谢最多,本节主要讨论胃肠道药物和肝脏药物代谢研究方法,并介绍无菌动物和悉生动物、"人源化"整体动物在代谢中的应用、代谢产物组学的应用、药物基因组学关于药物代谢的发展以及对药物相互作用的一些认识。

一、胃肠道药物代谢研究

(一) 胃液的药物代谢研究

由于正常胃酸性环境下大多数微生物均不能生长,因此,除多肽等生物大分子药物之外,至今尚未发现在胃中存在的酶的作用下发生显著生物转化的化学药物与中药成分。

研究药物在胃液中的生物转化一般采用将胃内容物与药物共同孵化的方法,其方法如下:在正常饲养条件下饲喂大鼠,禁食过夜,按35mg/kg剂量腹腔注射苯巴比妥钠施行麻醉。待麻醉后,开腹、取胃。将胃内容物全部取出,黏附在胃壁上的内容物用生理盐水(或磷酸缓冲液)洗下,与胃内容物合并,放入温孵培养管内、用生理盐水(或磷酸缓冲液)定容,在37℃预温孵培养30分钟(或根据实际需要而定)。然后,加入一定浓度的待研究转化药物,再在37℃温孵培养一定时间或定时取样分析。此法适合研究胃内酶类的药物结构转化。如研究胃酸条件下的药物的转化,可直接取未稀释的胃内容物与待研究药物在37℃温孵培养。也可采用传统的人工胃液分析法,即将人工胃液(加胃蛋白酶或不加胃蛋白酶)在37℃预温孵培养30分钟后,加入一定浓度的待研究药物,再于37℃温孵培养一定时间后取样分析或定时取样分析。《中国药典》(2020年版)规定了人工胃液的配制方法:取稀盐酸16.4ml,加水约800ml与胃蛋白酶10g,摇匀后,加水稀释成1000ml,即得。此法较为简便,但与药物在胃液中转化的实际情况具有一定的差异,尤其不能反映药物在胃液中的生物转化的情况。

(二) 肠液的药物代谢研究

传统的肠液药物转化研究中,一般使用人工肠液,其方法与药物在人工胃液中的转化研究方法基本相同。《中国药典》(2020年版)规定的人工肠液是磷酸盐缓冲液(含胰酶)(pH 6.8),配制方法:取磷酸二氢钾6.8g加水500ml使溶解。用0.1mol/L氢氧化钠溶液调节pH至6.8;另取胰酶10g,加水适量使溶解,将两液混合后,加水稀释至1000ml即可。该方法虽简便,但不能反映肠液中真实的药物转化情况,尤其是涉及消化酶、肠道上皮酶系、肠道菌群酶系对药物的生物转化。

因此,将动物的肠液或肠道内容物与待研究药物共同孵化来研究药物在肠液中的生物转化,较使用人工肠液的方法更为接近肠道内的真实情况。其方法为:在厌氧环境条件下按上述方法处理大鼠或小鼠,取出肠液,用厌氧稀释液稀释后在厌氧菌培养基内37℃厌氧预温孵培养30分钟(或根据实际需要而定)。继续培养后加入一定浓度的待研究药物,再在

37℃温孵培养一定时间或定时取样分析。此法适合研究肠内细菌的药物代谢,适合大规模制备转化产物。对于研究多细菌或混合细菌或肠内菌丛的药物转化尤为适合,在肠内细菌的中药成分代谢或生物转化研究工作中被广泛应用。

（三）肠内细菌代谢研究

自20世纪60年代起,肠内菌群代谢已逐渐为人们认识并得到重视。菌群的构成受宿主和环境的影响较大,菌群对药物的代谢作用也受这些因素的影响,结果较为复杂。

为了使人肠内菌丛体外重现,首先把粪便灭菌,调制成培养基。然后,把粪便离心取上清液作为培养基应用。应用此种方法,肠内菌丛在体外呈现非常好的再现性。但是,如果用同一培养基继代培养,肠内菌丛的再现性会逐渐降低或失去。在代谢研究中,粪便培养基所致人肠内菌丛在体外的再现性需高度重视。

人肠内菌丛体外(in vitro)和体内(in vivo)模型的建立是肠内细菌代谢研究的基础。就人肠内菌丛的生态、转化活性研究来说,还存在着许多问题。克服技术上的问题,建立实验研究模型是十分必要的。现已建立不受宿主影响、适合研究微生物相互作用、细菌对药物转化活性的厌氧性连续培养系统。该系统的细菌菌丛在主要菌种、菌种多样性、细菌酶活性等方面与接种粪便菌丛类似。此外,无盐酸症胃的细菌丛连续培养系统模型也已建立。

把人粪便菌丛定植在无菌动物,然后在隔离器内饲育的整体人肠内菌丛系统模型也在开发中。这个方法由于把细菌放置在与人肠道类似的环境,有益于对肠内菌丛化学物质毒性影响的研究。该法选择的动物其肠道内含有的细菌酶类与人粪便酶类相似。对于食饵变化的菌丛应答也与人的应答类似。

这些体外和体内模型组合起来应用,有益于对人肠道菌丛的总体转化活性以及药品、食品添加物的肠内菌丛作用的详细评价。

Rowland等探讨了把具有人粪便菌丛的大鼠作为人菌丛的在体模型来应用的可能性。这个方法把细菌维持在与人肠管类似的在体环境,在研究肠内细菌对外来化学物质转化方面的作用上起到了相当好的效果。同时也能够用于研究肠管内人肠内菌丛间的相互作用。而实际上,在较多情况下仅有有限种类的菌株能够被使用。

人结肠菌丛的体外模型装置示意图如图11-22所示。菌体再循环过程由二阶段厌氧性连续培养系统组成,二阶段系统是在研究大鼠结肠菌丛过程中开发的。首先,从pH、稀释速度的各种组合等方面进行一阶段培养的探讨。这种培养系统不能保持全部肠内菌。为了创造与大鼠结肠酷似、细菌学意义上的菌丛能够在体外维持和有适宜的生长环境,连续相连的2个培养容器是必要的。

二阶段培养的两个容器的培养量分别为600ml新鲜培养基和矿物类。氯化血红素-维生素K的稀释速度为每小时0.07g,在第一阶段按每小时42ml速度连续输送到培养容器内。整个系统流过无氧气体(氮气、二氧化碳和氢气,体积比为85∶10∶5)。在上部通一接收管,利用其正压使培养物从第一阶段向第二阶段移动,最后作为废液排出。环境有不均匀性,第一阶段的pH是5.0~5.2,第二阶段的pH是7.0~7.3,维持两个容器有不同的pH。进一步改良的方法是把第二阶段的培养物返回到第一阶段,其量是新鲜培养基流量的1/10,进行细菌的再循环。这样菌种保持在培养系统内的时间较长,能够明显改善最终菌丛中菌种的多样性。把新鲜人粪便悬浊液(相当于0.5g粪便)接种在二阶段培养器里,菌丛开始增殖。

为使其稳定,约需培养 2~3 周。第二阶段的培养物在细菌组成、生理生化条件等方面与大肠内的极其相似。所以用此装置进行转化实验比较适宜。

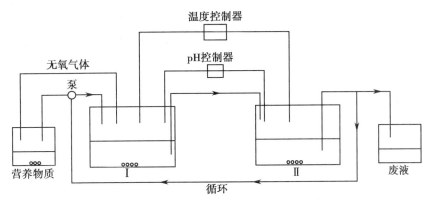

图 11-22 人结肠菌丛的体外模型装置示意图

人结肠菌丛的体外模型把粪便样品悬浊在培养基里温孵培养的方法不能控制营养物质的供给、废弃产物的蓄积、pH、氧化还原电位等非生物条件,在温孵过程中它们不断地发生着变化。而实际上,肠内菌丛利用的营养物质基本恒定且连续流动。从胃排出、蠕动、排便的过程中,菌丛的一部分从肠道被排出。残存的细菌受控于肠内营养物质和宿主的生理过程而增殖。肠道内自然存在的这种动态平衡,由体外连续培养法和连续添加新鲜培养基来保持,各种物质以相同的速率被微生物所利用。去除培养基,模型可以再现。这种类型的培养系统,可用于大鼠、小鼠、人等的大肠存在的细菌混合菌丛的体外保持。上述结肠菌丛的连续培养模型,对于研究在长时间内细菌的相互关系以及转化是十分有用的模型。但是这种体系条件与自然的生态系统相比,在营养利用上(例如:黏蛋白、胆汁酸分泌、肠管蛋白质、脱落的上皮细胞)、肠管生理的影响(蠕动)以及宿主免疫系统等方面有较大的区别。故此,体外系统在研究哺乳类以及微生物等的酶所致外来化合物转化、毒性和药效方面都是受限的模型。

(四) Caco-2 细胞模型

Caco-2 细胞模型被广泛用于药物肠道转运研究,也用于药物的肠道代谢研究。

Caco-2 细胞微粒体存在多种 UDP- 葡糖醛酸转移酶(UGT)同工酶、药物代谢 I 相反应中的羧酸酯酶和 II 相反应中的 N- 乙酰化酶,并且 N- 乙酰化酶 1 的活性比 N- 乙酰化酶 2 的活性强。在 I 相代谢酶中,研究最多的是 CYP 代谢酶,其中最主要的是 CYP3A 家族,尤其是 CYP3A4 亚型。然而某些 CYP 代谢酶 Caco-2 细胞并不表达或表达量很低。Sun 等人的研究发现 CYP3A4 酶在 Caco-2 细胞中的表达量较人十二指肠中的表达量低很多。而另一些 CYP 代谢酶表达量较高,如 CYP1A1、CYP2E1 和 CYP2B6。由于 CYP3A4 的低表达,Caco-2 细胞模型在药物肠道代谢研究上存在一定的局限性。

人肠道内主要表达有 UGT、硫酸转移酶(SULT)、乙酰转移酶(ACT)和谷胱甘肽 S- 转移酶(GST)等 II 相代谢酶,这些酶的表达量有较大的个体差异,且在小肠内的表达量远高于结肠。众多研究表明,Caco-2 细胞系中 II 相代谢酶的活性较小肠中低,因此,该模型并非研究药物代谢的最佳模型。

(五) 肠微粒体法

Ⅰ相代谢酶中 CYP450 是催化药物氧化和还原代谢的最主要的代谢酶,肠微粒体 CYP450 混合功能酶系统在药物肠道代谢研究中被广泛应用。肠微粒体法(intestinal microsomes)是由制备的肠微粒体与 CYP450 特定的探针药物在模拟生理条件下进行药物转化研究的体系。肠微粒体通常使用差速离心法制备。目前,人、鼠、犬等肠微粒体都可直接购买。

与其他肠代谢方法相比,肠微粒体体外温孵法具有酶制备技术简单,代谢过程快,结果重现性、一致性好,易大量操作,便于积累代谢产物样品供结构研究等优点。同时也可用于药物代谢酶抑制剂的筛选、药物肠首过效应和清除的研究,其应用范围更广。但同时也存在一些不足,如缺乏膜转运体和某些酶系统,使得该方法得到的结果与体内结果存在一定的差异。

(六) 完整小肠 / 结肠组织切片法

与肝切片法相同,都属于组织切片法,方法及特点详见本章"二、肝脏药物代谢研究中(二)11. 肝切片"。

二、肝脏药物代谢研究

(一) 药物代谢研究的整体实验方法

整体实验方法在整体用药的基础上进行,可以直观地反映作为生命机体的整体在生理状态下的药物代谢情况,但结果易受个体的健康状态、合并用药的影响,试验的实施受伦理的限制。

整体实验方法中,可以根据 C、AUC、Cl、$t_{1/2}$ 等药动学参数间接反映机体对药物的代谢情况;也可以用已知酶的底物作为特定的工具药来鉴别个体的代谢类型,从而获得个体对于该酶所有底物的代谢水平信息;还可用特异的诱导剂或抑制剂来判断某 CYP450 同工酶在所研究底物代谢中的作用。如奎尼丁是 CYP2D6 的特异性抑制剂,同时服用可使多种药物代谢明显减慢,以此鉴定出该酶的许多底物如异喹胍、司巴丁(sparteine)、普萘洛尔、美托洛尔等。此外,微透析技术可通过在血液、胆管或肝脏中植入探针,实时监测药物在靶组织的代谢过程。

(二) 药物代谢研究的体外代谢模型

肝脏是进入体内的外来物质发生生物转化的最主要器官。理论上,药物代谢的体外模型应精确模拟体内肝脏的代谢,目标是建立一个有效的、对人体代谢预测力强的研究模型。过去几十年间,一些人肝代谢模型得以发展,包括超微粒(supersomes)、肝微粒体、细胞胞质溶胶(cytosol)、S9 亚细胞成分(S9 fraction,肝组织匀浆 9 000~20 000g 沉淀核与线粒体后的超浮游物)、细胞系、转基因细胞系、原代肝细胞、肝切片、肝灌注等。这些模型的优势在于简化了研究系统,可获取代谢途径早期信息并预测代谢水平上的药物相互作用。另外,每个模型或多或少存在缺陷,尚有待完善。最佳模型选定取决于一系列因素,如模型的有效性、花费、与体内的相似性及伦理。下面介绍人体代谢的几种体外模型。

1. 昆虫细胞 - 杆状病毒表达系统 昆虫细胞缺乏内源性 CYP450 和 UGT 转移因子,因此人 CYP 或 UGT 转染的昆虫细胞微粒体在人药物代谢研究中是一个有用的工具。由于该表达由杆状病毒介导,这些细胞的微粒体有时被称为杆状微粒体,但通常称作超微粒体。

特殊表达人源化 CYP 和 UGT 的超微粒体可用于研究单一代谢酶对某一化合物在昆虫体内代谢起的作用。目前,常用的人 CYP 与还原型烟酰胺腺嘌呤二核苷酸磷酸 CYP450(NADPH-CYP450)还原酶以及任意的 CYP 和 UGT 可以共同表达的微粒体都有供应。对照实验(非转染超微粒体的孵育)必须平行进行。NADPH 再生系统,包括 β-烟酰胺腺嘌呤二核苷酸磷酸(β-NADP)、葡萄糖 6-磷酸盐和葡萄糖 6-磷酸盐脱氢酶或 NADPH 须提供 CYP 所需的能量。尿苷二磷酸葡糖醛酸(UDPGA)是 UGT 的辅酶因子。

特殊的 CYP 和 UGT 活性可用各种模型底物测量,如咪达唑仑 C'-氢化用于测量 CYP3A4;雌二醇 3-葡萄糖用于测量 UGT1A。CYP 和 UGT 活性通常由超微粒体供应商提供。微粒体可从不同公司买到。

克隆和异源表达人的 CYP450 基因,可使涉及药物代谢酶的反应工程化,使在体外模拟整体药物代谢过程或根据需要模拟几步关键反应成为可能。同时,实验材料可建立在人源基础上,避免了动物种系差异导致的错误结论,将大大缩短创新药物研究与开发以及推向市场的周期。异源表达系统的应用如图 11-23 所示。

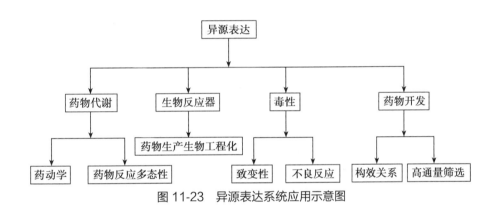

图 11-23 异源表达系统应用示意图

超微粒体主要的优点在于他们不仅能用于研究具有特异性同工酶的药物,还能研究药物相互作用。近年来新 UGT 和 CYP 的发现增长迅速。不同基因型的同工酶(如 CYP2C9*1、CYP2C9*2 和 CYP2C9*3)亦有出售。因此,可以研究不同多态性 CYP 对药物代谢的影响。其缺陷是在 UGT 超微粒体中活性位点被隔离在疏水屏障后,导致葡萄糖酯化的滞后。然而,此缺点可用致孔剂克服,如丙甲菌素。超微粒体是人肝微粒体的一种有效补充,未来的应用应该会增加。

2. 肝微粒体(liver microsomes,LM) 人肝微粒体(human liver microsomes,HLM)仍然是最常用的体外模型,可很好地说明 CYP 和 UGT 代谢特征。特异性酶的影响可在特异性抑制剂存在的情况下研究。由于人肝微粒体成本很高且不易获得。动物肝微粒体成为常用的模型。

肝微粒体包含肝内质网的小囊泡,用差速离心法制备,基本上只含有 CYP 和 UGT。制备一般步骤为:取禁食 24 小时的雄性 SD 大鼠,快速处死,剖取肝脏,用冰凉等渗 KCl 溶液洗去表面血污;用含等渗蔗糖(0.25mol/L)的 0.01mol/L 磷酸盐缓冲液(pH 7.4)或含 1.15% KCl 的 0.01mol/L 磷酸盐缓冲液(pH 7.4)作为匀浆介质,低温条件下制备 10% 的肝匀浆;经 12 000r/min 低温离心 30 分钟,取上清液再经 15 000r/min 低温离心 60 分钟,取沉淀物即肝微粒体组分。所得肝微粒体组分主要是匀浆过程产生的内质网碎片,它保持了完整膜的大部分形态与功能特征,含丰富的药物代谢酶。在肝匀浆获取时,应选用松紧适度的匀浆管,特氟隆杆与玻璃匀浆管间隙约 0.10~0.15mm 为宜,操作时先慢后快,将匀浆管顺固定杆上下移动 6~8 次。获得的肝微粒体宜即刻使用,避免存放后药酶活性降低;若存放,应在 −70~−40℃低温冰柜存放,并在使用时检测酶活性。CYP 和 UGT 酶活性可用各种酶底物测量。

HLM 体系的活性个体差异大。这个问题可用混合的微粒体解决,因此提出酶活性概念。混合微粒体可从各公司买到。个体的 HLM 也可用来筛选一个药物的个体差异。使用 HLM 库中的个体 HLM 体系,将特殊 CYP 酶活性与药物代谢联系起来,可以确认参与药物代谢的重要的 CYP。性别对药物代谢的影响可用具性别特异性的 HLM 混合物加以研究。不同动物肝微粒体(小鼠、大鼠和猴)均可购买。获得的数据可用于筛选最佳药物代谢人体内模型。

动物来源的 LM 最大的优势在于低成本、操作方便,是药物代谢最具特性的体外模型之一。其缺陷表现为,微粒体获得的结果不能用于定量测量体内药物代谢,因为 CYP 酶系和 UGT 酶系在微粒体部分被人为地增多了,并且没有其他酶的竞争。这导致在微粒体中代谢率比体内、原代肝细胞和肝切片都高。上述缺陷使得微粒体仅用于药物研发早期阶段的定性,而常规 CYP 和 UGT 筛选不宜用于代谢的定量预测。尽管有一些公式可用体外 HLM 数据推断人药动学参数,但对最佳公式存在争议。

3. 人肝细胞胞质溶胶　肝细胞胞质溶胶含有可溶性 Ⅱ 相酶系,如 NAT、GST 和 SULT。同微粒体一样,通过全肝的差速离心制得。对 Ⅱ 相酶系酶活性而言,加入外源性辅酶因子如乙酰辅酶 A(acetyl CoA)、二硫苏糖醇(DTT)、NAT 的乙酰辅酶 A 再生系统、SULT 的 3′-磷酸腺苷 -5′-磷酰硫酸(PAPS)、GST 的谷胱甘肽(GT)等是必要的。

特定的 NAT 同工酶可通过购买没有其他可溶性 Ⅱ 相酶系的细胞胞质溶胶获得。这些酶由重组棒状病毒转染的昆虫细胞胞质溶胶制得。该系统可以研究 NAT1 和 NAT2 同工酶对代谢的影响。

人肝细胞胞质溶胶的主要优势是胞质溶胶在比人肝 S9 亚细胞成分更高的浓度时,只存在三种酶。NAT、SULT 和 GST 按所加辅酶因子不同可以单独或联合研究。缺陷在于仅可溶性 Ⅱ 相酶系存在于肝细胞胞质溶胶,因而内质网上的 UGT 的代谢途径不能用该模型研究。目前,胞质溶胶在药物代谢研究中并不常用,但它可能在将来发挥重要作用,因为在药物代谢评价中,不仅要关注参与代谢的 CYP,对整个代谢途径的认识也很重要。

4. 人肝 S9　肝 S9(hepatic post-mitochondrial supernatant)微粒体混合功能氧化酶是肝匀浆液的去线粒体上清液,包含了大量的 CYP 等药物代谢酶,对于研究化合物的代谢和考察潜在的药物 - 药物相互作用是非常有用的研究工具。与超微粒体及微粒体类似,NADPH 再生系统或 NADPH 溶液提供 CYP 酶系需要的能量。为了 Ⅱ 相酶系的催化能力,添加外源性辅酶因子是必要的:UGT 的 UDPGA 和丙甲菌素;NAT 的乙酰辅酶 A,DTT 和 NAT 的乙酰辅酶 A 再生系统;SULT 的 PAPS 以及 GST 的 GT。

人肝 S9 主要和埃姆斯实验(这是一个简单迅速测定化学试剂诱变性的方法)联合应用。该实验在新药研发中有重要作用,用于预测化合物诱变性。然而很多前致癌剂在酶生物转化前无活性,因此,生物转化激活系统如人肝 S9 不仅在测试药物遗传毒性时必要,测试其代谢产物时也必要。

人肝 S9 和微粒体、胞质溶胶相比,提供了更详尽的生物转化特性,因为它具有 Ⅰ 相和 Ⅱ 相代谢酶系活性。在某些有 S9 参与的情况下,代谢产物不仅仅由胞质溶胶和超微粒体产生,因为 Ⅱ 相代谢总伴随 Ⅰ 相代谢。然而,缺陷在于 S9 与微粒体或胞质溶胶相比整体的较低酶活性将使某些代谢产物被忽略。

人肝 S9 作为研究药物代谢的有力工具,从 1970 年开始被应用,但不如微粒体广泛,更多是将它作为微粒体和胞质溶胶的补充。S9 在未来可能有更广泛的应用,因为阐明整体的生物转化途径很重要,不仅是 Ⅰ 相代谢或 Ⅱ 相代谢产生代谢产物,更是两者联合产生代谢产物的过程。

5. 肝细胞系　肝细胞系应用较其他体外模型少,这主要是由于它们已发生去分化且不能够完整表达所有代谢酶。人肝细胞系可从肝实质原发性肿瘤(慢性肝炎或肝硬化引起)中分离。

人肝细胞系用作体外模型的重要条件是它们必须与正常的人肝细胞相似,且应具有一定表达 Ⅰ 相和 Ⅱ 相酶系的能力。目前获得的人肝细胞系列于表 11-4,仅有一小部分用于代谢研究。也有不同动物的肝细胞系,但在人药物代谢研究中不常用。已确立的细胞系可从美国标准菌库(Manassas,VA)等特殊公司获得。

表 11-4　已知人肝癌细胞系的概况

名称	来源	酶活性(组成)
HepG2	肝细胞癌	CYP1A,CYP3A,UGT
Hep3B	肝细胞癌	
C3A	肝母细胞瘤细胞	CYP1A1
PLC/PRF/5	肝癌	CYP3A
SNU-398	肝细胞癌	GST
SNU-449	肝细胞癌	
SNU-182	肝细胞癌	
SNU-475	肝细胞癌	
SK-Hep-1	肝癌	

注:HepG2 细胞系是人药物代谢研究最常用的细胞系。

6. HepG2 细胞系　最常用的人肝癌细胞系为 HepG2 细胞系。该细胞系建立于 1979 年,具有许多肝特异性的生物转化功能。在标准培养条件下,该细胞系显示出微量级的 CYP 功能。用诱导剂预处理可得到各种同工酶,例如暴露于 3- 甲基胆蒽和利福平的 HepG2,比未处理的 HepG2 细胞系有更高水平的 CYP1A 和 CYP3A 功能。然而与新鲜分离的人肝细胞相比,HepG2 细胞系总体的 CYP 活性较低。而且培养基混合物能显著影响 HepG2 细胞系代谢酶的活性。Earle's 培养基比 Dulbecco's 和 Willianms'E 培养基能更强地增加 CYP1A 和 CYP2B 活性。

直接比较 HepG2 细胞、人肝切片和 HLM,HepG2 细胞并不适合作环孢素(主要由 CYP3A 代谢)的代谢模型。与人肝切片及微粒体不同,该细胞仅产生环孢素三个初级代谢产物中的一个。这再次突出了须谨慎解释用人肝细胞系获得的实验结果。

7. HepaRG 细胞株　HepaRG 细胞模型由 Guillouzo 等人于 2007 年首次建立,该细胞是从慢性丙型肝炎病毒感染的肝癌患者体内非瘤组织分离而得的细胞株,能表现原代人肝细胞的大多数特征,包括药物关键代谢酶系、药物转运蛋白、核受体的表达等。

HepaRG 细胞与 HepG2 细胞最大的区别是 HepG2 细胞不表达 CYP2B6、CYP2C9、CYP2E1 和 CYP3A4,即使使用利福平等强诱导剂也仅有微量 CYP3A4 表达,而 HepaRG 细胞经 DMSO 诱导后,就能表达 CYP1A2、CYP2B6、CYP2C9、CYP2E1 和 CYP3A4;HepaRG 细胞处于分化的大多阶段,其表达的 CYP 能与原代人肝细胞相媲美,且整体稳定性较人原代肝细胞高。除Ⅰ相代谢酶外,HepaRG 细胞中也表达如 GSTA1/A2、GSTA4、GSTM1 和 UGT1A1 等Ⅱ相代谢酶,且均高于 HepG2 细胞。

由于人原代肝细胞难以获得,且 HepaRG 在冻存后并不丧失正常肝细胞的特异性生物学功能,因此,HepaRG 细胞株有望替代人原代肝细胞作为药物代谢研究的体外细胞模型。

8. 其他肝癌细胞系 其他用于细胞毒研究的人肝癌细胞系有 PLC/PRF/5 和 Hep3B 细胞系。因它们的酶表达水平很低且难以诱导,这些细胞系很少用于药物代谢研究。

和原代肝细胞相比,细胞系普遍更易于培养,有相对稳定的酶浓度。主要缺陷为缺乏重要的Ⅰ相酶系和Ⅱ相酶系或表达水平低,这限制了它们的应用。另外,在细胞系中难以对代谢产物进行测定,且由于表达水平低也难以单独对 CYP 酶系或其他酶系进行研究。细胞系很可能仅用于药物代谢研究的酶诱导阶段,且最可能联合用于药物及其代谢产物的细胞毒研究。

9. 转基因细胞系 另一个获得表达Ⅰ相酶系和Ⅱ相酶系的途径是在细胞系中重组表达人肝药酶。目前,所有已知的药物生物转化酶已经在细胞中得到成功表达并可购买。人 UGT 酶系已成功转染到 V79 细胞系。

用原生质融合可高效地转染细胞系,即在聚乙二醇环境下离心溶菌酶处理过的细菌(用母细胞作设计的带菌体)。Crespi 等人在 1993 年首次获得可稳定表达人 CYP 酶系的细胞系。此后,V79 中国仓鼠细胞系和 HepG2 细胞系用来稳定表达一个或多个 CYP 和 UGT 酶系,同时其他细胞系也用来研究药物代谢。Gentest 公司研发出了 MLC-5 人淋巴母细胞系,可以稳定表达 CYP1A2、CYP2A6、CYP2E1、CYP3A4 和微粒体的环氧化物水解酶。

转染的细胞系常常和未转染的细胞系一样易于培养,相对于未转染细胞系的优势在于其 CYP 和 UGT 同工酶的表达水平更高。转染细胞系的表达水平足够进行生物转化实验。转基因细胞系可从公司获得。不过转基因细胞系和其他体外模型相比昂贵得多。转基因细胞系和超微粒体一样可用来研究单个酶反应。它可以阐明一个或一系列同工酶对生物转化的影响,还可以筛选代谢产物细胞毒的不同。转染细胞系还能用来对代谢产物进行结构和药理性质的考察,且能评估代谢产物可能的药物相互作用。其局限在于转染细胞系中仅存在一个或一些同工酶的表达,这并不能代表实际体内复杂的情况。由于转基因细胞系表达的酶的水平较高且稳定,同时表达几种同工酶的细胞系也将会具有合适的价格,有望更多地用于研究人体内生物转化。

10. 肝实质细胞 肝实质细胞是肝的主要结构组成,是组成肝小叶的特化上皮细胞。

原代肝细胞:原代肝细胞由于和人体内肝脏非常类似,在药物生物转化研究中相当常用。关于该系统的详尽的综述已有不少,此处仅简要提及一下。

各种动物的肝细胞可用 Howard 和 Pesch 发明的传统的胶原酶灌注法分离。该法要求全肝,这对人来说难以获得。人肝的主要来源是肝部分切除病人如肝移植者。因此开发了人肝的获得方法和改进的胶原酶灌注法。灌注最好在切除后立即进行,或可在 UW 液 4℃ 储存 48 小时,不损失相关的活性。

肝实质细胞培养:一旦分离,肝实质细胞可置于混悬液,该条件下活性仅可维持几小时,或置于单层培养环境,则最长可达4周。肝实质细胞是分析许多药物特异性生物转化的利器,具有良好的体内外相关性。

然而,培养的肝实质细胞会逐渐丧失肝特异性功能,特别是CYP表达水平的降低。不同CYP亚型降低情况不同。某些亚型(CYP2E1和CYP3A4)在培养几天后表达明显降低,而其他亚型(CYP1A2和CYP2C9)几乎不受分离及培养的影响。已经建立了维持肝实质细胞功能的各种培养方法,包括复层培养床(即双层胶原结构,不仅可用于生物转化研究,还可用于载体介导的胆汁排泄);培养基中加入特殊添加剂如营养素、激素和诱导剂;或者与其他细胞(如肝巨噬细胞)一起培养。

肝实质细胞主要用于定性研究(代谢产物确证、比较动物和人的代谢模式),但用于清除率和K_i的计算尚待完善。分离的肝实质细胞与肝切片和肝灌注相比优势在于冷冻保存能力。冷冻保存的肝实质细胞可在最大程度上保持Ⅰ相酶系和Ⅱ相酶系活性。由于冷冻保存技术的成功,人肝实质细胞已可用于商业。由于在药物生物转化研究中的广泛应用,分离肝细胞已成为成熟的体外模型,并且通过特殊技术可维持4周的活性。然而,因结果易受培养条件的影响,培养时间越长数据解释越复杂。肝实质细胞用于代谢研究的缺陷在于缺乏除肝实质细胞以外的其他肝细胞。尽管肝实质细胞占肝体积的绝大部分(约80%),其他细胞如肝巨噬细胞提供的辅酶因子不可完全忽略。人肝实质细胞和HLM一样存在个体间差异大的问题,可通过混合多个捐赠者的肝实质细胞以制备一个均匀的酶体系解决。动物原代肝细胞也在药物代谢研究中使用,它们可以如HLM一样选择与人生物转化途径有最好的相关性的动物体内模型。

分离肝实质细胞尽管有缺陷(见表11-5),仍不失为预测人药物生物转化的常用工具,并将得到更广泛应用。来源于人肝胚细胞瘤的C3A细胞株作为细胞水平的药物代谢与生物转化模型更具有前景。该细胞株有许多优点:没有组织来源限制,且细胞株可在任何细胞培养基中生长,培养基可含血清也可不含血清;不存在动物种属差异;重现性好;不存在个体差异;已有GMP标准,可进行大规模生产;已建立标准的细胞库,可进行严格的质量控制管理。

表11-5 药物代谢研究中原代肝细胞的优势和缺陷

优势	缺陷
方法成熟	分离复杂耗时
特征明显	仅能研究预先选定的细胞
存活时间达4周	分离中细胞受损
能研究培养基和诱导剂	细胞相互作用更难以研究
可富集活细胞	
能冷冻保存	
药物载体存在,可操作	

11. 肝切片 组织切片培养由Otto Heinrich Wartburg于1920年发明。后来的研究者包括Hans Adolf Krebs用组织切片技术研究不同种属不同器官的氨基酸的生物转化。器官

组织切片法不破坏器官的组织结构与细胞构成,研究结果与整体实验结果相近。相对于纯化的 CYP450 同工酶、CYP450 混合酶、肝微粒体及游离的肝细胞来说,肝切片不仅完整保留了所有肝脏药酶及各种细胞器的活性,而且保留了细胞间的联系及一定的细胞间质,更能反映药物在体内生理情况下的实际代谢过程,且可在较长的孵育时间内保持代谢活性(可达8~24 小时)。如今,肝切片培养成为体外研究药物生物转化强有力的方法。

最初制作统一的切片较困难,难以取得一致结果。即使在 1970 年早期出现了更精密的切片装置,该技术仍未广泛使用。部分原因是利用原代肝细胞的研究可取得良好结果,成为药物生物转化研究的常用模型。因此,肝切片作为药物生物转化研究的模型被弃用。

高精度组织切片在药物生物转化体外模型的应用近来有了新发展。Krumidieck 组织切片能够迅速制作薄于 259μm 的大小一致的切片。Brendel-Vitron 只是一个简单的切片设备却能制备同质的切片。用 Krumidieck 和 Brendel-Vitron 切片可真实可靠地反映体内情况,已用于许多化合物的生物转化研究。一般过程是:用冰冷的缓冲液灌洗肝脏或冲洗肝脏组织,制备直径约 8~10mm 的圆柱形肝组织芯,用 Krumdieck 或 Brendel-Vitron 组织切片机切片,厚度在 200~300μm 范围(切片太厚,氧气与培养液中营养物质进入切片困难,24 小时即可见明显的组织学改变;切片太薄,无营养物质进入障碍,但可培养时间短,不利于实验考察),将切片置缓冲液中,冰上保存 1 小时后进行预培养,预培养时间是通过细胞内钾离子含量、乳酸脱氢酶(LDH)外漏、三磷酸腺苷(ATP)含量、脂质过氧化等检测或 MTT 法、荧光染色法测定细胞活力来确定,常为 15~60 分钟,预培养液中可加入一定的抗氧剂提高切片活力。预培养的切片可以选用持续组织培养系统(continuously submerged culture system, CSCS)或动态组织培养系统(dynamic organ culture system, DOCS)进行切片培养和药物生物转化评价,CSCS 将多孔培养板置 37℃振荡水浴,持续通入 O_2 与 CO_2;DOCS 是将闪烁瓶置 37℃恒温旋转器,间歇通入 O_2 与 CO_2。通过对肝切片培养系统中药物及其代谢产物的测定,可以进行代谢途径与代谢速度的研究。

切除组织可于 UW 液 4℃储存 48 小时而不损失 Ⅰ 相和 Ⅱ 相生物转化酶活性。然而,肝切片在液氮中的长期储存较复杂,尚无最佳冷冻方法。因此,人肝细胞切片尚未商业化。CYP 活性持续时间短,可能是因为组织切片中氧气和营养素的扩散被削弱了。一项大鼠肝切片研究表明,24 小时内 CYP 总量比初始值低一半。有 CYP 诱导剂的报道,如利福平可诱导人 CYP3A,Aroclor 1254(多氯联苯)、奥美拉唑、2,3,7,8-四氯二苯并对二噁英和二吲哚甲烷可诱导人 CYP1A。

在药物生物转化定性定量两方面,切片技术和肝灌注大致相当。

肝切片的优势和缺陷见表 11-6 所示。主要优势之一是不需消化酶,可保持细胞组织完整性,可观察非肝细胞的药物生物转化;另一优势是可用新药研究 CYP 同工酶诱导剂。最大的缺陷包括培养液难以渗入切片内部,切片边缘的受损细胞生物转化能力削弱,生存时间太短(仅 5 天)。最佳的孵育方法高度取决于肝切片的应用设备。

组织切片培养是研究药物生物转化的强有力的体外模型,但它的缺陷使它不能大范围的应用。

12. 离体肝灌注 利用完整肝脏、采用肝灌注技术进行药物代谢或生物转化研究是传统、经典的方法之一。该方法的优点是能够获得较完整的药物代谢或生物转化信息;辅助因子补给充足,与药物代谢有关的酶系统仍保持天然的定位关系。采用完整肝脏进行药物代谢或生物转化研究,兼顾了宏观解剖的划分也兼顾了微观肝小叶的考虑,局限性小;虽然灌流增加了外源作用,仍接近于真实情况。

表 11-6　药物代谢精细肝切片的优势和缺陷

优势	缺陷
不受蛋白酶伤害	培养基渗透不充分
细胞相互作用不受影响	外侧细胞受损
正常的空间排布	存活时间有限
能够进行形态学研究	技术仍不完善
	活细胞难以富集
	不被 CYP 诱导剂诱导
	冷冻保存条件需优化
	需要昂贵的设备

尽管离体肝灌注最能代表体内环境,但仅在小范围应用动物肝脏,从未使用人肝。一些特殊的缺陷使动物肝灌注用于药物生物转化研究的机会变小。

1959 年 Brauer 等详尽描述了大鼠全肝灌注过程。用 Hank's 缓冲液作灌注液,也有研究者用稀释血作灌注液。受试药物溶于灌注液,而肝保持活性时间仅 3 小时。离体肝灌注法的基本装置见图 11-24。装置分 B 和 C 两部分,B 部分保持灌注液(Hank's)压力在 150mm 汞柱,过多的灌注液通过 E 侧管流至 C 部分;C 部分的上端为灌注室,有一玻璃门 G 便于安装肝脏,顶上为软木塞 H,中间插入一长 12cm 的塑料管 P,并连接 1cm 长 16 号的针头 I。C 的中段为通气室,95% O_2 和 5% CO_2 混合气体经 K 通入、经 L 通出。下端为灌注液贮藏室。在灌注室和通气室之间有一多孔的玻璃隔 D,使下腔静脉流出的液体分散成为细流。B 和 C 部分安放在 38℃的恒温箱中,药物由三通管 M 注入。灌注液通过恒速灌流泵 A 进入 B 部分。

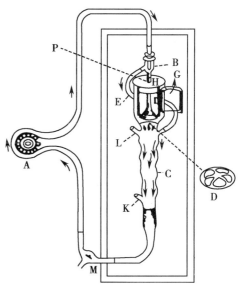

图 11-24　离体肝灌注装置示意图

实验时,将实验动物(常用大鼠)以戊巴比妥钠 50mg/kg 腹腔注射麻醉,腹部切开术,暴露门静脉并结扎胃静脉,以避免灌注液回流;在脾静脉分支以下的门静脉处剪一小口插入带有 16 号针头的塑料管,结扎;取出肝脏移至灌注装置,悬挂的肝脏应轻轻地接触在玻璃格上,开始循环灌注。在不同时间点取出灌注液测定药物或代谢产物浓度,评价代谢速度、途径等。

离体肝灌注法具有器官水平的优势,兼具离体试验与整体实验的优点,是经典的药物代谢研究方法。与肝微粒体体外温孵法、肝细胞体外培养法相比,保留了完整细胞的天然屏障和营养液补充,能在一定时间内保持肝脏的生理活性与生化功能,同时实验结果也能排除其他器官组织的影响,可方便地控制受试药物浓度,定量地考察药物对肝脏的作用。肝灌注不被广泛应用有几个原因。人肝难以获得,而动物肝脏所得结果用于人体时价值有限。而且肝灌注工作量大,重现性差且时间限定为 3 小时。其优缺点见表 11-7。因为全肝灌注较精细肝切片而言优势不大,后者因操作简便而更可取。以动物伦理的观点看,肝灌注也不太合适,因实验动物仅能使用一次。通常,肝灌注模型仅在以胆汁分泌为主或需验证其他体外模型的情况下使用,多用于胆汁排泄的研究,并非是研究药物代谢的理想方法。

表 11-7　药物代谢研究中离体肝灌注模型的优势和缺陷

优势	缺陷
最能代表体内环境	精细,处理困难
能收集分析胆汁	存活时间有限
三维结构	重现性差
所有的细胞型,包括非肝细胞	难以获得人肝

　　13. 各种体外模型的比较　尽管离体肝灌注可很好反映体内环境,但操作不便,例如不能获得人肝,重现性差,受试时间仅 3 小时等阻碍了该法的大范围应用。肝切片对体内的模拟仅略次于肝灌注,因此更受偏爱。肝灌注模型仅在以胆汁分泌为主的时候选用。

　　肝切片和原代肝细胞混悬液也能很好反映药物体内代谢特性,对组织的使用效率更高。但缺陷在于活性和代谢能力在分离后几小时内迅速下降。原代细胞培养存活时间要长一些,但某些酶失活仍较迅速。延长存活时间并保持肝特定的功能的方法却又使数据处理变得复杂。原代肝细胞培养不如肝切片之处是不能维持正常肝的完整性。然而,原代肝细胞培养的优势之一就是酶活性的降低问题可通过在培养基中添加酶诱导剂来解决,这在肝切片中是不可能的。

　　与原代培养肝细胞、肝切片以及灌注的肝脏相比,目前已经建立起来的肝细胞系具有相对稳定的表型,但它们常常缺乏或过表达一些肝脏特异性的酶,从而又限制了其应用。可表达 CYP 的转基因细胞系是一种更理想的选择,但目前尚无能够替代人肝细胞的转基因肝细胞系。已经建立起来的肝细胞系和转基因肝细胞系为联合研究药物生物转化和细胞毒性提供了一个理想模式。

　　肝亚细胞成分广泛地用于研究创新药物的代谢特征。微粒体可用于研究 CYP 和 UGT 介导的药物代谢相关信息,而胞质溶胶可用于研究可溶性 II 相酶(如 NAT、GST 及 SULT)的 II 相生物转化特征。CYP 和 UGT 超微粒体以及 NAT 胞质溶胶则可提供 CYP、UGT 或 NAT 同工酶的有关信息。S9 亚细胞成分则可用来同时对 I 相和 II 相生物转化进行研究。超微粒体以及其他可人工表达 CYP 的模型可用来鉴定新的代谢产物,阐明个体的 CYP、UGT 以及 NAT 在化学物质生物转化过程中的作用。然而,在完整的细胞和器官中药物的代谢通常受到药物转运的影响,利用亚细胞成分进行研究时却不存在药物转运过程的影响,因此也存在不利的方面。

　　研究一个新药的代谢时可首先从一个简单的模式开始,在后期阶段所用的研究模型则越来越复杂。最好的研究次序是先利用微粒体和胞质溶胶进行研究,接着使用 CYP 和 UGT 超微粒体以及 NAT 胞质溶胶、S9 亚细胞成分,然后再用(转染的肝)细胞系以及原代培养的肝细胞,最后再利用肝切片进行研究。也可利用不同的体外研究技术对药物间的相互作用、多态性的影响进行研究。

因原代肝细胞来源稀缺,且其在体外培养中很难在维持其形态和功能的前提下进行可观的增殖,成为其在药物代谢研究中应用的主要制约因素。如何在体外获取可增殖的功能型肝细胞,是迫切需要解决的问题。正常情况下干细胞可以自我更新并保持其未分化状态,在一些特定的诱导环境下,干细胞可以分化成多种其他类型并且具有功能的成体细胞,因此,以易于获取或培养的干细胞为起源细胞,诱导其形成成熟的肝细胞或肝样细胞被认为是最切实可行的办法,目前这方面的研究也取得了许多进展。较为成熟的是通过胚胎干细胞(ES)、诱导多能干细胞(iPSC)分化成肝细胞样细胞。且已有报道由小鼠纤维母细胞(TTF)分化为肝细胞样细胞(iHep)的方法。

尽管体外研究模式目前尚不能完全替代体内方法,但仍具有显著的优势,它们可减少所需动物的数量,并可提供一种相对简单的方法来阐明某种新药在人体内的代谢途径。除了肝灌注外,其他用于研究药物在体内代谢过程的不同体外方法很可能在药物进行体内试验前的药物研发初期会越来越重要,从而可选择最有希望的药物,并尽可能有效地进行体内试验。

不同体外模型的优势和缺陷小结见表 11-8;不同体外研究方法在药物代谢研究不同阶段的应用推荐见表 11-9。

表 11-8 不同体外模型的优势和缺陷

模型	优势	缺陷
人 CYP 和 UGT 超微粒体	存在同工酶 不同的基因型,酶活性高	难以外推到 HLM 和体内 UGT 超微粒体葡萄糖酯化反应滞后 不能完全反映体内环境 作为人肝微粒体的补充
人肝微粒体	价格适中 可研究不同个体、性别和种属的代谢	不适合定量测定 仅 CYP 和 UGT
人肝细胞胞质溶胶	NAT、SULT 和 GST 活性取决于存在的辅酶因子,酶活性高 可研究不同个体、性别和种属的代谢	仅 NAT、SULT 和 GST
人肝 S9 亚细胞成分	Ⅰ相代谢和Ⅱ相代谢 可研究不同个体、性别和种属的代谢	酶活性比微粒体和胞质溶胶的低
人肝细胞系	易于培养,酶表达水平相对稳定 可诱导 CYP	表达水平低
转基因细胞系	易于培养,表达水平高 可研究 CYP 的同工酶	不能完全反映体内环境 仅表达少量同工酶
原代肝细胞	成熟,可研究培养基和酶诱导剂 药物载体存在,可操作	分离复杂耗时 仅能研究预先选定的细胞 分离中细胞受损
肝切片	细胞相互作用不受影响,能够进行形态学研究,可研究个体差异	培养基渗透不充分,外缘细胞受损,存活时间有限,设备昂贵
离体肝灌注	用于胆汁分泌为主时 三维结构	操作要求高,存活时间有限,重现性差,不能获得人肝

表 11-9 不同体外研究方法在药物代谢研究不同阶段的应用

药物研究	体外研究方法	评价
药物代谢	1. 富集的微粒体和胞质溶胶 2. 超微粒体和 NAT 胞质溶胶 3. 人肝 S9 亚细胞成分 4. (转基因)细胞系和原代培养的肝细胞 5. 肝切片 6. 动物肝灌注	1. 某一模式中酶的联合作用,微粒体中的 CYP 和 UGT 以及胞质溶胶中的 Ⅱ 相酶 2. 存在一种特殊的同工酶 3. Ⅰ 相和 Ⅱ 相酶 4. 研究完整的细胞 5. 完整的肝结构 6. 仅用于胆汁排泄
代谢产物的分离	1. CYP 或 UGT 超微粒体或 NAT 胞质溶胶 2. 微粒体或胞质溶胶 3. S9 亚细胞成分	1. 某种特殊同工酶的代谢产物(大量生成) 2. 仅在分离出的酶中无同工酶时 3. 仅在代谢产物为 Ⅰ 相和 Ⅱ 相代谢的联合作用时
药物间的相互作用	1. 微粒体或胞质溶胶 2. CYP 或 UGT 超微粒体或 NAT 胞质溶胶 3. 原代培养的肝细胞	1. 酶的联合作用 2. 与特殊同工酶的相互作用 3. 完整细胞
多态性的影响	1. 超微粒体 2. 微粒体或胞质溶胶 3. 原代培养的肝细胞	1. 超微粒体中存在 CYP 多态性 2. 来自显示出多态性的一个患者 3. 来自显示出多态性的一个患者
药物的毒性及其人代谢产物	1. 原代培养的肝细胞 2. (转基因)细胞系 3. 肝切片	1. 可测定完整的肝细胞和细胞毒性 2. 可研究一种酶或多种酶联合作用对细胞毒性的影响 3. 完整的肝结构
选择动物作为体内研究模式	1. 微粒体和/或胞质溶胶 2. 超微粒体 3. S9 亚细胞成分 4. 原代培养的肝细胞	1. 已经存在不同的动物模型 2. 已经存在大鼠 CYP 超微粒体 3. 已经存在不同的动物模型 4. 已经存在完整细胞以及不同的动物模型

三、无菌动物、悉生动物在药物代谢评价中的应用

无菌动物是指从动物体(体表和体内)检不出其他种生命体的实验动物。也有将带有可通过胎盘屏障,或由亲代传递的微生物及各种寄生虫的动物列入无菌动物,如白血病病毒、卡氏肺囊虫等。悉生动物是指带有明确其他生命体的实验动物。通常要根据获得所需悉生动物的使用目的,向无菌动物植入特定的正常细菌,以有益于动物的正常生长发育或便于饲养管理。

利用无菌动物、悉生动物研究药物的肠内细菌代谢有重要意义。将药物口服给予无菌动物,然后测定动物组织或血液中的药物含量或代谢产物,可排除药物经肠内细菌生物转化的可能。对照组动物应是同种类的普通动物。与同种类悉生动物配合应用可判断肠内细菌转化药物的种属特异性或生物转化和/或代谢反应的连锁性。

某些研究证明,无菌动物和普通动物之间药物体内过程的差异源于肠内菌丛的直接作用,而不是继发性代谢的差异。口服药物如果吸收不良会滞留在肠道,然后转移到肠后段。

人的肠内细菌大量植生于回盲瓣根末尾,因此,口服的药物可能在与肠内细菌接触前即已被吸收。对胃肠道前段具有异常集成菌丛的患者以口服给药,药物容易与肠内细菌接触。因此由于隐藏袢或肠郁滞等其他原因的结果,口服药物可以与肠内菌丛有较多机会接触,对药物进行生物转化和/或代谢。

不同种属动物肠内细菌栖生的部位不同对药物生物转化和/或代谢有较大的影响。如大鼠胃肠道上段的菌丛是正常的,对药物生物转化和/或代谢的结果类推到人会产生很大的偏差。因此,研究药物的肠内细菌生物转化要考虑种系间的差异。同时,非肠内给药也会造成药物与菌丛接触。因为无论是胆汁分泌的结果还是直接经过肠壁时都能接触到菌丛。因此,通过悉生动物来判断药物是否经肠内细菌生物转化是必要的。

当将药物给予无菌动物并且未发现生物转化产物而在普通动物却发现了生物转化和/或代谢产物时,提示这一反应涉及肠内菌丛。在无菌动物体内环境,药物代谢或者是药物本身自发的结果,或者就是哺乳动物酶活性作用的结果。而悉生动物在药物代谢研究领域主要的用途之一,就是明确药物是否因肠内细菌而发生生物转化。

在药物代谢Ⅱ相反应中,药物或其代谢产物与葡糖醛酸或磺酸或谷胱甘肽结合而失活,然后从尿或胆汁中排出。如果从胆汁中排出,这些结合物与肠内细菌接触,被肠内细菌所具有的相应水解酶水解,释放出药物或生物转化和/或代谢产物,从胃肠道重吸收。在肠内菌丛药物生物转化研究中,无菌动物、悉生动物和普通动物联合应用可得到十分可靠的结果,对揭示药物作用机制有十分重要的意义。

四、"人源化"整体动物在药物代谢研究中的应用

"人源化"整体动物模型是采用基因敲除与转基因技术,制备的具有人类药物代谢种属特性的整体动物模型。将特定的人类 CYP450 基因转入动物并进行繁殖,可在动物体内稳定表达。如小鼠表达的人细胞色素 CYP1A1、CYP2E1 和 CYP1B1。在药物生物转化研究中,"人源化"整体动物模型是一种新的更为可靠的评价手段。

由于医学伦理的原因,长期以来,药物代谢与新药的其他体内过程评价一样,难以实现在人体直接进行观察,需借助其他实验动物进行实验,而以通常实验动物为对象的研究又由于药物代谢酶系种属差异的问题,无法将结果直接推及于人。近年来,通过基因操作技术而建立的 CYP 基因敲除(geneknockout 或 P450-null)以及基因敲入(gene knockin)小鼠整体模型,为药物体内过程评价提供了极大的便利。

CYP 基因敲除整体动物模型的建立,是将连接在载体上的改造后的目的基因导入靶细胞后,基因整合成功的靶细胞将发育成转基因动物。当靶细胞为胚胎干细胞(ES 细胞)时,外源基因与靶细胞染色体可发生同源重组而实现外源基因的定点、单拷贝整合,被称为"基因打靶"。在外源基因的 3′ 外显子编码区插入编码新霉素抵抗性蛋白(Neo-G418)的标志基因,5′ 端启动子区插入编码胸苷激酶 - 环氧鸟苷(TK-GCV)的基因,导入 ES 细胞后,发生正确同源重组的细胞具 G418(+)/GCV(−)抗性,能在条件培养基中存活,且其目的基因被定点灭活,经此筛选的克隆以显微注射法导入动物胚胎发育成杂合子,再经过传代筛选得到纯合子,即为"人源化"整体动物模型中的"基因敲除"动物。利用基因敲除小鼠可观察在特定基因缺失的条件下动物对药物的代谢情况。目前已建立了多种 CYP-null 小鼠整体动物模型。

CYP 基因敲除小鼠为研究在哺乳动物组织中表达方式与催化活性高度保守的、无显著种属差异的 CYP450 酶提供较理想的整体模型。采用基因打靶技术，还可在敲除小鼠内源性基因的基础上转入人类 CYP 基因，制备"人源化"整体动物模型中的基因敲入动物。"人源化"CYP 转基因动物模型是将特异性启动子与目的基因组成融合基因制备的转基因小鼠，还可调控 CYP 的时间或组织细胞特异性表达。缺陷是不适于研究某些人类特异表达的 CYP450 酶，模型制备周期较长，转入的外源性基因拷贝数和整合位点随机性大，以及由于传代难而无法大规模生产。

"人源化"整体动物模型法应用于药物代谢的研究，已成为生物工程研究领域的热点。基因敲除和转基因动物为药物体内过程评价提供了可靠的"人源化"整体动物模型，也为新药开发提供了一条与人体内环境近似，而又基于整体动物水平的高通量筛选途径。虽然目前仍存在诸多有待于克服的问题，但随着研究的深入上述问题将逐步得到解决。

五、器官芯片的应用

器官芯片是近年发展起来的一门新的交叉学科，在新药的研发等领域具有重要的前景。该技术是由哈佛大学威斯研究所的生物工程师们结合生物技术与电子技术创造出的，目的在于使用微芯片技术在体外复制人体器官的功能，既解决了动物实验的伦理问题，也使得医学实验变得更加简便和易于观察。器官芯片是一种含真正人体活细胞的生物芯片，截至目前，哈佛工程师们已经制造出了肠芯片、肝芯片、肺芯片及心脏芯片。而肠芯片与肝芯片的使用为药物的口服吸收与代谢的研究提供了新的思路。

由于肠道菌群是正常肠道生理的重要组成部分，肠芯片还可用于肠道微生物与 Caco-2 细胞的共培养，可用以研究药物经肠道微生物的代谢。如鼠李糖乳杆菌是一种从人体肠道中分离出的益生菌，将此益生菌加入 Caco-2 单层细胞上培养可更好地模拟人体肠道。通过结合 Caco-2 细胞和微生物群、机械刺激以及液流的控制，肠芯片装置提供了一个与人肠道生理、形态、转运以及病理生理特点相匹配的模型。

在药物测试方面，器官芯片的优点显而易见，他们可以极高程度地模拟真正的人体测试，同时透明的芯片能让观测变得非常容易。当研究人员需要测试一种药物时，只需要将药物所含化合物加入芯片，再观察芯片中的肠道细胞（或是心、肺细胞）如何反应即可。人们也可以利用器官芯片测试药物（或者食物）的吸收速度，或是益生菌对人体器官的作用等。

更重要的是，这些器官芯片可以帮助人们更好地了解和处理疾病。很多种人类疾病是没有动物模型可供测试的，比如克罗恩病——这种病也称为节段性肠炎，多发于青年女性身上，但至今发病原因不明，也缺乏有效的治疗手段，最大的原因就是无法找到同样患有这种疾病的动物来进行药物测试，而利用肠芯片这个问题就迎刃而解了。同时，在医学界也经常遇到这样一种情况：某种药物通过了动物实验，却无法通过人体实验，因而无法真正投产上市，还造成了严重的成本浪费。如果药物研发机构直接使用器官芯片进行测试就可以省去动物实验步骤，节省大量的时间和金钱，还避免了许多动物保护方面的道德问题。

目前看来器官芯片只能植入单一类型的或某几种器官细胞，而人们利用动物进行药物测试的一大原因是可以观察到药物对整个生命系统的作用，各种器官之间的相互作用是其中非常重要的因素,而器官芯片能不能进行组合实验仍是个未知数。所以,这种新型实验芯片未来能否真正取代动物实验,还有待时间验证。

器官芯片能准确反映人体生物学的局限,在生物医药研发中已经看到了越来越多的应用,虽然人类离再造整个器官还需努力,但器官芯片毋庸置疑拥有十分广阔的应用前景。

六、代谢组学的应用

代谢组学(metabolomics/metabonomics)是对某一生物体组分或细胞在特定生理时期或条件下所有代谢产物同时进行定性和定量分析,以寻找出目标差异代谢产物并揭示其与功能关系的学科。代谢组学研究已用于疾病机制研究、疾病诊断及药物靶点发现等。代谢组学的基本研究方法分为靶向代谢组学(targeted metabolomics)和非靶向代谢组学(untargeted metabolomics)两类。完整的代谢组学分析的流程包括样品采集和预处理、数据的采集和数据分析及解释。代谢组学力求分析生物体系(如体液和细胞)中的所有代谢产物,整个分析过程应能尽可能地保留和反映总的代谢产物的信息。①样品采集和预处理:代谢组学测定的对象是生物体液(如血液、尿等)、细胞提取物、细胞培养液或组织中分子量在 1 000 以下的小分子化合物的组成。代谢组学研究常用的检测技术,一般不需要对标本进行特别的分离、纯化等,但注意离体条件下细胞或组织内的代谢状态可迅速改变,代谢产物的质与量亦随之变化,为正确反映在体的真实信息,须立即阻断内在酶的活性。最为常用的是冰冻 / 液氮降温法及冷冻、干燥的保存技术,尽管如此,细胞仍始终有一低水平的代谢活动,需尽量避免氧化等活化因素。②数据的采集:代谢组学所分析对象的组成成分的种类、浓度、官能团、溶解性、挥发性、带电性等物理化学性质相差很大,要对它们进行无偏向的全面分析,单一的分离分析手段难以胜任。色谱、质谱、核磁共振波谱、红外光谱、库仑分析、紫外吸收、荧光散射、发射性检测、光散射等分离分析手段及其组合都出现在代谢组学的研究中。其中,核磁共振波谱、色谱、质谱是代谢组学研究分析中最主要的工具。

由于代谢组学的实验样品多为外周性生物样品(如血液),便于连续多次获取,样品处理简单,适用于 HPLC、LC-MS 和 NMR 分析;可以根据代谢组图的变化,发现毒性的化学或生物标志物。以此作为体内药物安全性有效性评价的方法,可更快、更准确地揭示药物作用靶点或作用机制,发现毒性物质和毒性规律。

代谢组学结合药物代谢和内源性物质代谢两方面的代谢网络来考察药物作用的机制,对药物在体内的代谢和药物干预引起的内源性物质代谢两个过程中产生的所有低分子代谢产物进行高通量的定性、定量分析,揭示在药物治疗和干预生命体的过程中药物的代谢随时间和空间(各个组织)的动态变化情况,获得药物各种代谢途径、方式的信息和药动学的各种参数;或者揭示生命体内源性物质代谢的各种变化情况,确定新的、灵敏的药物作用靶点,以及将这两种代谢过程结合探明药物作用机制、药物效应以及毒副作用。

代谢组学可用于药物作用机制的研究。它不仅研究药物本身的代谢变化,更重要的是研究药物引起的内源性代谢产物的变化,能更直接地反映体内生物化学过程和状态的变化。通过两者结合研究所得到的体液"代谢指纹图谱"的变化,能系统全面地反映体内生物化学过程和状态的变化,进而讲清药物活性部位与药效的关系、药效基团作用于病变靶点的本质过程。

Beaudry 等应用了几种串联质谱技术,以大鼠为测试对象,对分子结构中含有大量的氧化位点的药物——普萘洛尔进行了代谢轮廓分析,通过系统的实验设计,在尿液中检测到了单羟基化和二羟基化的代谢产物以及有立体异构体的单羟基化和二羟基化的普萘洛尔葡糖苷酸,根据这些结果,提出了普萘洛尔的生物转化途径。从成功的实例不难看出,用代谢组学方法研究所揭示的生物化学变化很容易与传统手段的测定结果联系,更容易评价药效作用和发现药物作用的生物化学物质基础和作用机制。

代谢组学对中药现代临床研究亦有较大意义。人体是由 10% 的真核细胞与 90% 的原核细胞组成的"超生物体"。共生菌群通过与肝脏和免疫系统的相互作用,直接影响人体健康并参与完成药物代谢,传统中药方剂的药效大多需要肠道菌群的代谢转化,人体对药物的反应有 60% 以上与其共生菌群的结构有关。药物进入体内后,很多都经过肝脏中 CYP 的代谢转化。CYP 同工酶能代谢药物使其失活,也能使某些无活性的物质转化成活性物质而产生药理作用或毒性。肝脏中 CYP 的不同类型及不同含量直接影响药物的代谢转化和药物间相互作用。同时,外源性化合物也能影响 CYP 在肝脏的表达,从而诱导或抑制其活性。药物组分在各个代谢池间的转移靠血液的输送完成,因此,血液成分变化在一定程度上也能反映出药物代谢的变化规律。

充分利用代谢组学技术建立新的中药研发模式的中心任务是建立考虑共生菌群代谢作用和 CYP 代谢特性的新研发平台,构建带有人体菌群或代谢酶系的动物模型,实现宿主遗传特性和菌群及酶系结构的标准化,如此,则可通过对体液和组织的代谢组学特征研究,准确评价中药的药效,建立相应的标准和操作规范,有助于临床合理用药及预防疾病,从而为中药代谢机制和研发技术的标准化研究奠定基础。已有研究人员应用代谢组学方法对钩藤等多味中药组成的多动合剂的药效机制研究,采用高效液相色谱法跟踪给药动物血清中多种内源性神经递质(ACh、DA、5-HT 等)的动态变化,从而发现了具有疗效的生物标记物,认为药物的整体作用所产生的生物化学物质(神经递质)是其药效的基础物质,证明多动合剂的作用机制与 DA 受体有关。

由于代谢组学还处在发展阶段,还有许多问题值得探讨和完善,如同类生物体液个体间的差异造成代谢表型的差异、代谢组分析测定的灵敏度尚待提高、模式识别技术使用的局限性,以及如何把药物自身代谢组学数据和内源性代谢的转录组学,蛋白质组学、遗传学、酶学、代谢途径和表型分析的数据整合在一起,并给出生物学功能解释等方面是目前代谢组学研究亟待解决的问题。

生命科学的多个领域相继参与到代谢组学的研究中,随着代谢组学检测技术、代谢组学数据的生物信息学和统计学分析方法的不断改良和创新,在对疾病状态机体内源物质代谢谱和药物作用代谢谱的筛选中可能会发现更多更灵敏的、预示疾病或疗效或毒性的生物标记物,甚至是生物标记物群,也可以为新药研发提供新的药物作用靶点。代谢组学将在药物相关基因功能研究、药物作用发生机制以及药物个体化治疗方面的研究中具有广阔的应用前景。

七、药物基因组学的应用

药物基因组学(pharmacogenomics)是研究基因变异所致不同人群对疾病的易感性差异、对药物处置的差异及对药物作用的反应差异的学科。药物基因组学在广义上是指决定药物行为和敏感性的所有基因,而狭义上是指药物代谢和处置的遗传差异。

药物基因组学以基因多态性为基础,而基因多态性是指群体中正常个体的基因在相同位置上存在差别(如单碱基对差别,或单基因、多基因以及重复序列数目的差别),这种差别出现的频率大于1%。研究表明基因的多态性是造成药物反应个体差异的主要原因,具体地说是由于药物代谢酶、药物转运体、药物作用靶标(如受体)等药物相关基因具有多种等位基因造成的。

(一) 药物代谢的基因多态性

药物代谢的基因多态性在人群中显示为个体的表型差异。一种基因的多态性有没有临床意义,取决于基因多态性的分子基础、其他药物代谢酶的表达、同服的其他药物、伴发疾病以及影响药物效应的其他多基因的临床特征。事实上,多数药物代谢酶都表现出有临床意义的基因多态性。

(二) 药物转运体的基因多态性

细胞通过被动转运摄入某些药物,大部分药物通过主动转运发挥作用。在这些过程中,膜转运体具有重要的作用,某些转运体如 P-gp 的基因多态性对于药物的吸收和消除具有显著影响,但药物转运体的多态性与临床的相关性揭示,尚需进行更多研究。

(三) 药物靶点的基因多态性

多数药物通过与特异的靶蛋白,或介入信号转导、细胞周期控制和其他细胞之间的蛋白相互作用而产生药理作用。分子研究显示,编码药物的靶点呈现基因多态性,对特定的药物有特定的敏感性。如 β 受体具有多态性,不同的 β 受体在治疗哮喘时相对于 β 受体激动剂有不同的敏感性。

药物基因组学目前发展的趋势是将最近几年由研究人类基因组与功能基因组而发展起来的许多新技术,如高通量扫描、生物芯片、高密度单核苷酸多态性(SNP)、遗传图谱、生物信息学等,与相关知识融入到分子医学、药理学、毒理学等诸多领域,并运用这些技术与知识大规模、系统地从整个基因组层面去研究不同个体的基因差异与药物效应的关联,侧重于了解有重要功能意义和控制药物代谢与排泄的多态性基因,以求探明药理学作用的分子机制以及各种疾病致病的遗传学机制,最终达到精确指导药物临床应用与开发的目的。

八、对药物相互作用的一些认识

细胞色素 P450(cytochromes P450,CYP450)酶系是广泛分布于动植物、微生物等不同生物体内的一类代谢酶系,由多种组分组成,其中以 CYP450 氧化还原酶最为重要。CYP450 的一个重要特征是既可减少外源性化合物的毒性,也可催化某些化合物生成毒性更强的代谢产物,导致肿瘤、出生缺陷和其他不良反应。CYP450 的另一重要特征是可被底物诱导或抑制并加速或减缓底物和其他物质代谢。这些构成了药物体内过程和相互作用的物质基础。药物在体内的许多药动学特征,如药物半衰期、肝脏首过效应、药物相互作用、清除率和生物利用度均和与其代谢的 CYP450 有关。

药物与 CYP450 酶的关系可以表现为三个方面:酶的底物(substrates)、抑制剂或诱导剂。某个药物作为某一 CYP450 酶的底物的同时,可能还会对该酶具有抑制或诱导作用,如氟西汀既是 CYP2D6 的底物同时也是该酶的强抑制剂。两个以上药物合用时有时可能存在竞争性抑制作用,尤其是对具有饱和性的酶。例如,某些抗精神病药与三环类抗抑郁药合用时,由于 CYP2D6 的饱和性而出现竞争性抑制。许多药物具有手性特征,即立体对映异构,对映体可以由不同 CYP450 酶代谢,如华法林的 R2 对映体由 CYP1A2 代谢,而 S2 对映体由 CYP2C9 代谢；对映体还可以具有不同程度的酶抑制作用，如氟西汀的 S2 对映体对 CYP2D6 的抑制作用比 R2 对映体强 5~6 倍。

人体 CYP450 酶的药物氧化代谢研究可以分为两类，一类是体外人体肝脏氧化代谢研究，主要采用重组酶和肝微粒体等实验材料以及酶促动力学、酶抑制剂、特异性抗体和酶活性相关等不同研究手段。另一类是体内人体氧化代谢研究，包括酶抑制对照、强弱代谢者对照以及酶活性相关等方法。

大多数情况下，药物的体内代谢研究反映的是 CYP450 的总体活性。通过诱导剂或抑制剂影响 CYP450 的转录过程或影响转录后 CYP450 蛋白水平调节，观察 CYP450 底物的代谢过程变化是药物代谢研究手段之一。确定了最初的代谢条件和酶动力学参数后，代谢涉及的 CYP450 酶系可用特异性或专一性的化学抑制剂和抗体抑制剂来研究。正确选择底物的浓度很重要，如果测定条件允许，应该接近或低于测定的米氏常数（K_m）。如果体内浓度已知，建议底物浓度接近治疗水平。表 11-10 列出了部分人肝中 CYP450 酶亚型对应的诱导剂、抑制剂及代谢特点。

一般而言，体外试验可以提供药物代谢途径及药物相互作用的实验证据，并且可以用于预测体内药物的氧化代谢情况；体内试验可以进一步确定药物的体内代谢途径，结合病例报道可揭示药物代谢个体差异和药物代谢相互作用的临床意义。

表 11-10　部分人肝中 CYP450 酶亚型对应的诱导剂、抑制剂及代谢特点

酶亚型	诱导剂	抑制剂	代谢特点
CYP1A1	β-萘基黄酮，3-甲基胆蒽	α-萘基黄酮	在肝脏中含量很低，极容易被多环芳香烃类物质诱导活化，使其含量迅速增加
CYP1A2	多环芳烃，奥美拉唑	α-萘基黄酮，氟伏沙明	参与了咖啡因、非那西汀、普萘洛尔、维拉帕米、丙米嗪等二十几种药物的代谢，另外在十几种前致癌物的激活或灭活中发挥重要作用，且与药物疗效或毒性及某些肿瘤的易感性密切相关
CYP2A6	巴比妥，地塞米松		可催化香豆素的羟化反应及 7-乙氧基香豆素的 O-去烷基反应
CYP2C	苯巴比妥	22-氨-23,24-联去甲-5-胆烯-3β-醇	神经系统药物主要由 CYP2C 代谢，主要有巴比妥类、地西泮、丙米嗪等，另外甲苯磺丁脲、奥美拉唑、萘普生、布洛芬等镇痛药、S-华法林等 30 种药物亦由 CYP2C 代谢
CYP2D6	巴比妥类	奎尼丁、奎宁	可代谢某些环境中的毒性化合物，并在八十多种重要药物的氧化代谢中起作用，如阿米替林、氧丙米嗪、氟哌啶醇、苯乙双胍等
CYP2E1	乙醇、异烟肼	奎尼丁	是许多低分子有机化合物及药物在体内的主要代谢酶，如乙醇、蒽氟烷、对乙酰氨基酚、烟草中的许多成分等均通过 CYP2E1 在体内进行生物转化
CYP3A4	苯巴比妥类，苯妥英，利福平，地塞米松	17-炔雌二醇，槲皮素	在许多内源性化合物的代谢中起着重要作用，可参与化合物红霉素、尼莫地平、利多卡因、环孢素、奥美拉唑等 38 个类别，共 150 多种药物在体内的代谢

（一）体外试验的标准化

1. 期望的标准　公认理想的标准化是不同实验室有相同的定性观测指标；相似的定量或半定量观测指标；相同的推导和通用的结论，可以得出相同的开发和管理决定。

2. 可以接受的准确度　探针底物的 K_m 或已知抑制剂的 K_i 值应该在文献值中间值的 3 倍范围内，尽管后者变动经常有 10 倍。通常，中间值相对可信，特别是考虑到非特异性结合时，并且极端值可能由试验设计缺陷引起。

3. 可以接受的精密度　同一化合物 K_m 和 K_i 排除生物学变异影响后标准差小于 20% 可以接受。

4. 可以选择的底物和抑制剂探针　重要的人 CYP450 酶都有公认的探针。这些探针被选作提供体外参数最好的工具，而不是因为它们的体内相关性或方便高通量筛选。这些探针被分为"首选"探针，反映在文献的优先报道和长期应用，其他"可接受"探针，使用不那么广泛，某些方面不理想。

（二）体内外试验的相关性

普遍认为正在进行和尚未进行的药物体内相互作用的研究不应仅基于体外数据，除非数据确切显示无抑制作用。讨论了 $[I]/K_i$ 值（$[I]$ 为暴露于酶活性位点的抑制剂的浓度，K_i 为抑制常数）和相关酶引起的代谢的比例，但难以确定一个普遍适用的界值。抑制剂（竞争性抑制）存在与否时 $[I]/K_i$ 对底物 AUC 比率的影响如图 11-25 所示，但中间"灰色区域"界限模糊。事实上，必须应用常识并考虑药物相互作用的药动学和药效学。

体外试验得出的重要的阳性临床结果必须用体内试验验证。体内试验应该使用药物代谢酶的一个或多个敏感的底物或高效而特异的抑制剂/诱导剂。实验结果可以定性外推于酶的其他抑制剂、诱导剂或底物。

如果其他代谢或排泄途径在药物体内清除时发挥了重要作用，体外试验可能不能准确预测体内药物相互作用。

当体内外结果冲突时，在临床相关条件下进行的体内试验结果优先考虑。

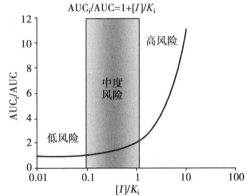

图 11-25　抑制剂存在与否时 $[I]/K_i$ 对底物 AUC 比率的影响（$[S]<K_m$）

混杂因素可能导致体内外结果不相关，包括但不限于下面情况：

血浆游离型药物浓度可能比肝巨噬细胞中药物浓度低，因为肝摄取了许多亲脂性化合物不一定受蛋白结合的限制。

当药物相互作用同时涉及诱导和抑制时，对药物清除的影响可为阴性或阳性，可能时间依赖（即单剂量实验时代谢抑制而多剂量实验时诱导）。

抑制肠 P-gp 转运体的药物的体外药物相互作用结果可能低估实际体内结果，如果伴随用药是此机制的外排底物时，伴随服用药的生物利用度会增强。

（三）体外试验的管理

1. 评价药物相互作用的条例要求　在上市前充分评价药物相互作用极其重要。由三个机构（欧洲 EMEA；美国 FDA；日本 MHLW）制定的指导文件对定位代谢引起的药物相互作用给出了相似的提议,均强调使用一套规定的程序。例如,FDA(2012 年 9 月)提倡使用一套完整的程序。该程序在药物研发各阶段验证是否有药物相互作用很有用,包括：①临床前药物代谢体外研究和药物相互作用研究,可决定哪些体内研究应该进行；②体外数据显示有药物相互作用的药物的早期体内研究的评价；③后期整体药动学研究,扩展药物相互作用研究的范围,并检查药效学。

2. 药物体内相互作用研究　三个机构推荐的试验设计相似。EMEA/FDA 赞成"系统普遍强化(stress the system)"的方法,例如,FDA 建议最初的体内研究使用最高推荐剂量,最短的给药间隔,最敏感的底物或最有潜力的抑制剂 / 诱导剂。MHLW 对使用"探针底物"来评价新分子实体(NME)未作评价。

3. 体外代谢资料　上述三个机构都强调作用途径和抑制 / 诱导力的体外测定是评价的基本要素。例如 FDA 建议主要 CYP450 酶系的体外研究应先于具体的临床试验。应估计重要的 CYP450 酶(即 CYP1A2、CYP2C9、CYP2C19、CYP2D6、CYP2E1、CYP3A) 的 $[I]/K_i$ 值,$[I]/K_i$ 值低的酶可能无必要进行体内试验。

准确预测体内相互作用目前还很难,尚需探索新的思路或方法。

4. GLP 是否是进行药物体外代谢研究所必须的　目前为止,三个机构对非临床安全性研究都没要求 GLP。然而,日本开始着手体外试验的监察,美国 FDA 正关注非 GLP 监察,而 MPA(瑞典医药品协会)尚无进行监察的计划。FDA 提出这些研究应该按 GLP 进行,这意味着研究者应采取必要措施保证结果的准确性和有效性。这些措施包括制订研究计划,标准操作规程,对分析方法验证和清楚的结果以及试验中遇到的任何问题的记录。

第五节　药物排泄评价

药物排泄评价是揭示药物及其代谢产物排泄规律、机制及其影响因素的药物评价工作。药物排泄是直接影响血中药物量的重要因素,与药效、药效维持时间和毒副作用密切相关。药物或其代谢产物的排泄途径有多种,如肾、胆汁、消化道、呼吸系统、乳腺、汗腺、唾液腺、泪腺等,针对不同途径有不同的药物排泄实验方法。最常用的包括尿排泄、胆汁排泄和粪排泄实验。

一、尿排泄实验

取实验动物,收集空白尿样后给药,收集不同时间段的尿液。测定尿液中药物或其代谢产物浓度,评价药物经尿排泄的速度与程度。当药物或其代谢产物以葡糖醛酸结合物、硫酸酯等形式排泄入尿时,可以用 β- 葡糖醛酸酶或硫酸酯酶进行结合物的水解,而后进行测定。

尿样收集方法主要有以下几种：

(一) 代谢笼法

此法常用于大鼠、小鼠。在代谢笼内,动物排便时,可以通过笼子底部的大小便分离漏斗将尿液与粪便分开,方便分离采集尿液。实验时,应保证粪便和尿液的分离收集,尿液不被粪便污染,不因挥发造成体积误差。如发现尿、粪互混,应把样品弃去后再收集。做代谢产物结构分析时应把收尿容器放在冰浴中并注意避光。

(二) 导尿法

导尿法较适宜于犬、兔等实验动物。一般不需要麻醉或轻度麻醉,导尿时将实验动物仰卧固定,用甘油润滑导尿管。对雄性动物,操作员用一只手握住阴茎,另一只手将阴茎包皮向下,使尿道口张开,将导尿管缓慢插入,导尿管推进到尿道膜部时有抵抗感,此时注意动作轻柔,继续向膀胱推进导尿管,即有尿液流出。雌性动物尿道外口在阴道前庭,导尿时于阴道前庭腹侧将导尿管插入阴道外口,其后操作同雄性动物导尿法。

用导尿法导尿可采集到没有污染的尿液。如果严格执行无菌操作,可收集到无菌尿液。

(三) 压迫膀胱法

动物轻度麻醉后,实验人员用手轻柔而有力地在动物下腹部加压,当加的压力足以使动物膀胱括约肌松弛时,尿液会自动由尿道排出。此法适用于犬、兔等实验动物。

(四) 输尿管插管法

动物麻醉后仰卧固定于手术台上,在耻骨联合以上腹部备皮。自耻骨联合上缘约0.5cm处沿正中线向上作3~4cm的皮肤切口,用止血钳提起腹白线两侧的腹壁肌肉,再用手术剪沿腹白线剪开腹壁及腹膜(注意勿伤及腹腔脏器)。将膀胱翻出切口外(勿使小肠外露,以免血压下降),在其底部两侧找到两条透明、光滑的小管,此即输尿管。细心地分离出两侧输尿管,分别在靠近膀胱处穿线结扎。在离此结扎点约2cm处的输尿管近肾段下方穿一丝线。用眼科剪在管壁上剪一斜向肾侧的小切口,分别插入充满生理盐水的细塑料管(插入端剪成斜面),用留置的线结扎固定。尿滴从插管中流出,记录尿量。此过程中应经常活动一下输尿管插管,以防阻塞。术中及术后注意用温热盐水纱布覆盖手术切口以保持腹腔内的温度与湿度。术后也可用皮钳夹住腹腔切口关闭腹腔。

(五) 反射法排尿收集尿液

这种方法适用于小鼠,因小鼠被抓住尾巴提起时排便反射较明显。当实验需要采取少量尿液时,可提起小鼠,将其排出的尿液收集。也可抓取小鼠引起小鼠反射排尿。

(六) 膀胱插管法

腹部手术同输尿管插管。将膀胱翻出腹外后,用丝线结扎膀胱颈部,阻断它同尿道的通路。然后在膀胱顶部避开血管剪一小口,插入膀胱漏斗,用丝线做荷包缝合固定。漏斗最好正对着输尿管的入口处。注意不要紧贴膀胱后壁而堵塞输尿管。下端接橡皮管插入带刻度的容器内以收集尿液。

(七) 穿刺膀胱法

动物麻醉后固定于手术台上,在耻骨联合之上腹正中线剪毛,消毒后进行穿刺,入皮后针头应稍改变一下角度,以避免穿刺后漏尿。

(八) 剖腹采尿法

同穿刺法做术前准备,皮肤准备范围应大一点。剖腹暴露膀胱,操作者的左手用无齿小平镊夹住一小部分膀胱,右手持针在小镊夹住的膀胱部位直视穿刺抽取尿液。可避免针头贴在膀胱壁上而抽不出尿液。

二、胆汁排泄实验

常通过对胆总管插管而获得胆汁。

以大鼠为实验动物的方法为例:大鼠隔夜禁食,腹腔注射乌拉坦 1g/kg 进行动物麻醉,仰面固定。自剑突下作腹部正中切口(切口长约 2~3cm)将肝脏轻轻上翻,找到并分离出胆总管(存在于肝脏与十二指肠连接的结缔组织中,为一条粗大呈黄绿色的管道),在胆管远端作一小切口,向肝方向插入聚乙烯导管,结扎,固定,分时段收集一定体积的胆汁,测定胆汁中药物或其代谢产物浓度,评价药物经胆汁排泄的速度与程度。对结合型药物或其代谢产物仍可用酶水解方法水解后测定。

因大鼠没有胆囊,也可通过制备胆管瘘以获得胆汁。大鼠腹腔注射 50mg/kg 戊巴比妥钠进行麻醉,仰面固定,在剑突下作纵行切口 2~3cm,从十二指肠上段肠系膜找到胆管,分离,在胆管远端作一小切口,向肝方向插入塑料导管,结扎,固定,导管另一端穿透腹腔肌层,通过皮下空间从背部中间穿出,末端接一小管,固定在皮肤收集胆汁,缝合腹腔,即得胆管造瘘动物模型。

三、粪排泄实验

采用尿排泄实验所用代谢笼,可以分离收集粪样,经处理后,可以测定粪中药物或其代谢产物浓度,评价药物经粪排泄的速度与程度。粪样中药物或其代谢产物来源于消化道排泄与胆汁排泄,有时尚有消化道给药未吸收部分,在结果的解释时应加以注意。

单纯的胃肠道排泄可以用胆管造瘘动物模型的非胃肠道途径给药进行考察。将此胆管造瘘动物置代谢笼内,以非胃肠道途径给药后,分别收集不同时段粪与胆汁,测定粪与胆汁中药物或其代谢产物浓度,评价药物经胃肠道排泄的速度与程度。由于此法可同时收集测定胆汁中药物浓度,也可以评价药物或其代谢产物的胆汁排泄。

第六节 新药开发研究中的非临床药动学评价

新药研发过程通常分为临床前研究与临床研究两个主要阶段,与之对应,药物体内过程评价也分为非临床药动学研究和临床药动学研究。非临床药动学研究通过动物体内、外和人体外的研究方法,揭示药物在体内的动态变化规律,获得药物的基本药学参数,阐明药物的吸收、分布、代谢和排泄(ADME)的过程和特征。非临床药动学研究受试对象是实验动物及动物组织、器官、细胞等,早期又被称为动物药动学试验或临床前药动学研究;临床药动学研究的受试对象是人,又被称为人体药动学试验。除了在 I 期临床药动学研究与生物等效性研究中受试对象以健康人为主外,II 期以后的临床试验中或药品应用过程中进行的药动学试验都以特定群体的疾病患者为受试对象。

一、新药非临床药动学研究的基本内容

新药非临床药动学研究内容包括血药浓度 - 时间曲线、吸收、分布、排泄、与血浆蛋白的结合、生物转化、药物代谢酶及转运体研究、物质平衡等。主要内容有①动物药动学研究:单剂量给药的药动学研究,尽可能选用与药理研究同种的动物进行;高中低剂量对药动学参数的影响,提供药动学模型和主要参数;静脉外途径给药要做吸收实验,也要做高中低三个浓

度。②组织分布实验：通过新药的组织分布实验，研究药物在实验动物体内的分布规律、蓄积情况、主要蓄积的器官或组织、蓄积程度等；③血浆蛋白结合实验：人或动物的血浆蛋白结合实验方法很多，如平衡透析法、超滤法、分配平衡法等；④排泄实验：新药排泄实验的目的是确定药物的排泄途径、排泄速率和各排泄途径的排泄量；⑤结构转化实验：对于创新药物，需了解其在体内的代谢（生物转化）情况。

二、非临床药动学研究在新药开发研究中的作用

非临床药物体内过程评价的目的，是揭示新药在动物体内的动态变化规律，阐明药物的吸收、分布、代谢和排泄的过程和特点，并根据药动学模型提供重要的药动学参数，为药理学、毒理学、药效学、临床试验，以及临床合理用药提供参考信息。

非临床药动学研究在新药研发和评价过程中起着重要的桥梁作用。在新药设计之初，已有的构动关系研究成果与构效关系一样，成为新药设计的重要依据；在药物研发早期，可为研发对象的成药性进行考察，为先导化合物（lead compound）的确定提供信息；通过对先导化合物体内过程评价，初步判断是否具有进一步开发研究的必要，参与先导化合物的筛选与结构优化；在药物制剂学研究中，非临床药动学研究结果是剂型选择、剂型设计的基础，并提供制剂体内质量评价的指标与方法；在药效学和毒理学研究中，药物体内处置是产生、决定或阐明药效或毒性大小的基础，通过测定体液、组织和器官中的药物浓度，分析药物效应、药物毒性与体内药物浓度间的相关关系，进行药物体内分布与药物效应靶器官相关性分析，提供药物对靶器官效应（药效或毒性）的依据，为阐明药物作用机制提供信息，同时也是药效和毒理研究动物选择、给药途径与给药方法的依据之一；通过对不同种属动物体内过程评价，了解药物体内过程的种属差异，为药物药效种属差异的分析提供依据；在临床试验和药品临床应用中，非临床药动学研究结果能为设计和优化临床试验方案或临床给药方案提供参考信息。

三、新药非临床药动学研究的基本要求

(一) 实验药品的要求

对非临床药动学研究的实验药品，基本要求是：质量稳定且与药效学或毒理学研究所用实验药品一致，应提供实验药品的名称、来源、批号、纯度、保存条件、有效期及配制方法等，并提供质量检验报告。尽量避免因处方工艺变动，使制剂质量水平波动，导致研究结果产生大的变异而不可靠。

实验中所用溶媒和/或辅料应标明名称、标准、批号、有效期、规格和生产单位等，并符合实验要求。

新药非临床药动学研究结果一方面可用于指导处方筛选和制备工艺优化，另一方面是用于揭示新药的药动学特征及其与药物效应间的相关关系。但体内过程评价方法的复杂性和高要求使其作为常规指标广泛用于指导处方筛选和制备工艺优化是困难的；而以揭示新药的药动学特征为目的的药动学研究，应该保证试验药品具有稳定的质量，因而处方与制备工艺确定后提供的试验药品才能满足试验要求。

实验样品与药效学或毒理学研究所用实验样品一致的要求，使体内过程评价结果对药理学和毒理学研究有直接的参考意义，可为解释药物效应产生的机制提供帮助。

（二）实验动物的选择

一般采用成年和健康的动物。常用动物有小鼠、大鼠、兔、豚鼠、犬、小型猪和猴等。选择动物的一般原则如下：首选动物与动物性别在考虑与人体药动学性质相关性的前提下，尽可能选择与毒理学和药效学研究相同的动物；动物进实验室应饲养 3~5 天，尽量在动物清醒状态下进行试验；创新药物应选用两种或两种以上的动物，其中一种为啮齿类动物，另一种为非啮齿类动物（如犬、小型猪或猴等），其他药物可选用一种动物，建议首选非啮齿类动物，如犬或猴等；通常受试动物采用雌雄各半，对限定为单一性别用药的，可选择与临床用药一致的性别；经口给药不宜选用兔等食草类动物，且一般在给药前应禁食 12 小时以上，以排除食物对药物吸收的影响；在速释、缓释、控释制剂药动学研究时，需保持剂型的完整性，宜采用成年 beagle 犬或杂种犬，体重差值一般不超过 1.5kg。

在动物选择上，宜采用体外模型比较动物与人代谢的种属差异性，包括代谢反应类型的差异和代谢产物种类及量的差异。通过比较，选取与人代谢性质相近的动物进行非临床药动学评价；同时尽可能明确药物代谢的研究对象（如：原型药物、原型药物与代谢产物或几个代谢产物同时作为药动学研究观察的对象）。

（三）非临床药动学研究

1. 受试动物数量确定　应从同一动物多次采样测得血药浓度 - 时间曲线，并获取药动学参数，尽量避免用多只动物合并样本。用狗、猴等大动物进行实验，同一动物多次采样，不得少于 3 只动物数据。多只动物合并样本应相应增加动物数，以血药浓度 - 时间的每个时间点不少于 5 只动物数据为限计算所需动物数，以减少个体差异对实验结果的影响。若发现药动学存在明显的性别差异，应增加动物数以便了解药物在雌雄动物体内的药动学差异。

2. 给药途径与给药剂量确定　给药途径和方式应尽可能与临床用药一致（如有特殊情况，要加以说明），并兼顾药效学研究和毒理研究的给药途径。单次给药的药动学研究时，至少应设 3 个剂量组，低剂量与动物最低有效剂量基本一致，中、高剂量按一定比例增加，高剂量一般接近于最大耐受量（MTD），以了解药物在体内的药动学过程是否有非线性动力学特征；如为非线性动力学，还应研究剂量对体内过程的影响；不同物种之间可根据体表面积或药物暴露量进行剂量换算。多次给药的药动学研究时，一般可选用一个剂量（有效剂量）。根据单次给药药动学实验结果求得的消除半衰期，并参考药效学数据，确定药物剂量、给药间隔和连续给药的天（次）数。

在剂量确定时应尽量避免为了适应检测方法的灵敏度而任意加大剂量。

3. 采样点的确定　采样点的确定对药动学研究结果有重大影响，若取样点过少或选择不当，得到的血药浓度 - 时间曲线可能与药物在体内的真实情况产生较大差异，由此计算的药动学参数也就失去了意义。给药前采血作为空白样品，给药后的一条完整的血药浓度 - 时间曲线，应包括药物的吸收相、平衡相和消除相，采样点的设计应兼顾这 3 个时相。一般在吸收相至少需要 2~3 个采样点，平衡相至少需要 3~4 个采样点，消除相至少需要 4~6 个点。对于吸收快的血管外给药药物，应避免第一个点是峰浓度（C_{max}）；在 C_{max} 附近需要 3 个时间点，尽可能保证 T_{max} 和 C_{max} 的可靠性。整个采样时间至少应持续到 3~5 个药物半衰期，或持续到血药浓度为 C_{max} 的 1/10~1/20。为保证最佳采样点，建议在正式实验前，选择 2~3 只动物进行预实验，然后根据预实验的结果，审核并修正原设计的采样点。应注意采血途径和整个试验周期的采血总量不影响动物的正常生理功能和血液动力学，一般不超过动物总血量的 15%~20%。例如,每只大鼠 24 小时内采血总量不宜超过 2ml。在采血方式上,同时也要兼顾动物福利(animal welfare)。

4. **药动学参数的估算** 根据血药浓度 - 时间数据,可采用适宜的房室模型或非房室模型进行数据处理,求算药动学参数。对于线性房室模型,通常要求提供的基本药动学参数有:静脉注射给药的 $t_{1/2}$、V、AUC 和 Cl 等;血管外给药的 K_a、C_{max}、T_{max}、$t_{1/2}$ 和 AUC 等。对于水溶性药物,还应提供血管外给药的绝对生物利用度。对缓、控释制剂,应根据多次给药达稳态时完整给药间隔的血药浓度 - 时间数据,提供稳态时 T_{max}、稳态峰浓度(C_{max}^{ss})、稳态谷浓度(C_{min}^{ss})、AUC_{ss}、波动度(DF)和稳态平均血药浓度($\overline{C}_{ss}$)等参数,并与被仿制剂或普通制剂比较吸收程度、DF 及 $\overline{C}_{ss}$ 是否有差异,考察实验制剂是否具有缓、控释特征。非线性过程常以 Michaelis-Menten 式表达,要提供 V_m 及 K_m 值。以统计矩处理结果时,应提供参数,如 MRT、$AUC_{0→t}$ 和 $AUC_{0→\infty}$ 等。

单次给药药动学实验结果的报告至少要包括:每只动物、每个时间点的原始数据、均数和标准差及血药浓度 - 时间曲线;比较曲线拟合值与观测值的符合程度;各受试动物的主要药动学参数及各组平均值、标准差;对药物单次给药非临床药动学的规律和特点进行讨论和评价;应报告处理数据所用程序的名称和版本。

多次给药药动学实验结果的报告至少要包括:每只动物首次给药后的血药浓度 - 时间数据及血药浓度 - 时间曲线;首次给药后的血药浓度 - 时间数据处理得到的主要药动学参数及各组平均值、标准差和曲线;各个受试动物的 3 次稳态谷浓度数据及各组平均值、标准差;各个受试动物血药浓度达稳态后末次给药的血药浓度 - 时间数据和血药浓度 - 时间曲线;达稳态后末次给药的血药浓度 - 时间数据处理得到的主要药动学参数,及各组平均值、标准差和曲线;首次与末次给药的血药浓度 - 时间曲线和有关参数的比较与分析;对药物多次给药非临床药动学的规律和特点进行讨论和评价。

(四) 吸收实验

对于经口给药的新药,进行整体动物实验时应尽可能同时进行血管内给药的试验,提供绝对生物利用度。如有必要,可进行体外细胞实验、在体或离体肠道吸收实验等以阐述药物的吸收特性。

对于其他血管外给药的药物及某些改变剂型的药物,应根据立题目的,提供绝对生物利用度或相对生物利用度。建议采用非啮齿类动物(如犬或猴等)自身交叉实验设计,用同一受试动物比较生物利用度。

(五) 组织分布实验

组织分布实验一般选用小鼠或大鼠,必要时也可在非啮齿类动物(如犬)中进行。选定一个剂量(一般选择有效剂量)给药后,分别在吸收相、分布相和消除相各选一个时间点取样测定。每个时间点至少应有 6 只动物(雌雄各半)的数据。测定的样本包括心、肝、脾、肺、肾、脑、胃、肠、体脂、骨骼肌、生殖腺(卵巢或睾丸)等重要组织,通过测定这些组织中的药物浓度,了解药物在体内分布的主要组织器官,特别是效应靶器官和毒性靶器官的分布特征。特别注意药物浓度高、蓄积时间长的组织和器官,以及在药效靶组织或毒性靶组织的分布(如对造血系统有影响的药物,应考察在骨髓的分布),必要时应增加观测点,进一步研究药物在该组织器官的消除情况,建立和说明血药浓度与靶组织药物浓度的关系。组织分布实验必须注意取样的代表性和一致性,如取 1/2 或 1/4 个肾脏时,应注意取样对称性。

以下情况可考虑进行多次给药后特定组织的药物浓度研究：药物／代谢产物在组织中的半衰期明显超过其血浆消除半衰期，并超过毒性研究给药间隔的两倍；在短期毒性研究、单次给药的组织分布研究或其他药理学研究中观察到未预料的，而且对安全性评价有重要意义的组织病理学改变；定位靶向释放的药物。

当药物的检测选择同位素测定技术，进行同位素标记物的组织分布实验时，应尽可能提供给药后不同时相的整体放射自显影图像。

（六）血浆蛋白结合实验

新药的体内过程评价应根据药理毒理研究所采用的动物种属，进行动物与人血浆蛋白结合率比较实验，以预测和解释动物与人在药效和毒性反应方面的相关性。

血浆蛋白结合实验方法很多，如平衡透析法、超滤法、分配平衡法、凝胶过滤法、色谱法等。可选用一种方法至少进行 3 个浓度（应包括有效浓度在内）的血浆蛋白结合率实验，每个浓度至少重复实验 3 次，以了解血浆蛋白结合率是否有浓度依赖性。

对血浆蛋白结合率高且安全范围窄的药物，建议开展体外药物竞争结合实验，即选择临床上有可能合并使用的高蛋白结合率药物，考察对所研究药物蛋白结合率的影响。

（七）代谢实验

对于创新药物，需了解其在体内的代谢（生物转化）情况，包括代谢类型、主要代谢途径及其可能涉及的代谢酶表型。对于新的前体药物，除对其代谢途径和主要活性代谢产物结构进行研究外，还应对原型药和活性代谢产物进行系统的药动学研究。

新药代谢实验中，微量代谢产物的分离、纯化及结构确证是十分困难的。对主要在体内以代谢消除为主的药物（原型药排泄＜50%），代谢实验则可分阶段进行：临床前可先采用色谱方法或放射性同位素标记方法分析和分离可能存在的代谢产物，并用色谱 - 质谱联用等方法初步推测其结构。如果临床研究提示其在有效性和安全性方面有开发前景，需进一步研究并阐明主要代谢产物的代谢途径、结构及酶催化机制。但当多种迹象提示可能存在有较强活性或毒性的代谢产物时，应尽早开展活性或毒性代谢产物的研究，以确定开展代谢产物动力学实验的必要性。

体内药物代谢实验可考虑与血药浓度 - 时间曲线和排泄实验同时进行，应用这些实验采集的样品进行代谢产物的鉴定及浓度测定。

应尽早考察药效和毒性实验所用的实验动物与人体代谢的差异。这种差异有两种情况，其一是量的差异，动物与人的代谢产物是一致的，但各代谢产物的量不同或所占的比例不同；其二是质的差异，即动物与人的代谢产物是不一致的，这时应考虑这种代谢的种属差异是否会影响到其药效和毒性，并以此作为药效和毒性实验动物选择的依据。在早期非临床药动学研究时，进行药物体外（如动物和人肝组织匀浆、原代肝细胞、肝 S9、肝微粒体等）代谢实验，以预测动物与人体体内代谢有无差异。

（八）药物代谢酶及转运体研究

代谢酶和转运体是影响药物体内过程的两大生物体系，是药物 ADME 的核心机制之一。因此，创新药物的研究开发应该重点关注代谢酶和转运体在药物体内过程中的作用，获得其对药物处置相对贡献，并进行基于代谢酶或转运体的药物 - 药物相互作用评估等。

体外试验体系是评价药物代谢酶和转运体作用机制的有力手段，应结合体内试验，综合评价药物的处置过程。非临床 ADME 研究应主要采用人源化材料（如人肝微粒体、肝 S9、原代肝细胞及 CYP450 重组酶等),鉴定药物是否是代谢酶的底物或抑制剂。CYP450 同工酶之外的药物代谢酶,如葡糖醛酸结合酶、硫酸转移酶等,也应该在适当的情况下进行评估。

对 CYP450 同工酶(CYP1A2、CYP2B6、CYP2C8、CYP2C9、CYP2C19、CYP2D6、CYP3A4 等)抑制的考察可以通过使用类药性探针底物(drug-like probe substrate)完成。抑制实验应该在酶动力学线性范围进行,即探针底物药物的浓度 $\leqslant K_{\mathrm{m}}$(米氏常数),抑制强弱通过 IC_{50} 或 K_{i} 判断。CYP450 同工酶抑制实验的思路与方法适用于其他药物代谢酶和转运体的研究评价。药物对 CYP450 酶的诱导应该重点对人 CYP3A4 以及 CYP1A2、CYP2B6 进行评估。体外诱导实验可运用人肝细胞多次给药后相关 mRNA 表达和 / 或酶活性的变化进行评价。

应针对具有重要临床意义的转运体进行研究,主要包括 P-gp、BCRP、OATP1B1、OATP1B3、OAT1、OAT3 和 OCT2 等。除此之外的其他转运体研究,在必要时也可予以考虑。

创新药物非临床 ADME 研究还应该考虑到代谢酶与转运体之间的相互影响及潜在的相互作用、人特异性代谢产物的评估等。

(九) 排泄实验

新药排泄实验应同时选择啮齿类和非啮齿类动物,啮齿类如大鼠、小鼠等,非啮齿类如犬,每类动物 6 只(雌雄各半)。根据药物特性,也可选择单一性别动物,但需说明。

在进行尿和粪的药物排泄实验时,是将实验动物置代谢笼内,选定一个有效剂量,给药后按一定的时间间隔分段收集全部的尿液、粪便,直至收集到的样品中药物和主要代谢产物低于定量下限或小于给药量的 1% 为止。尿、粪应每隔一定时间收集 1 次,以测定药物和主要代谢产物经此途径排泄的速度与排泄量。记录各时间段尿液总体积,混匀,供测定;粪样品记录总重量与总体积,制成匀浆,供测定;取尿样与粪样测定药物和主要代谢产物浓度或进行代谢产物谱(metabolite profile)分析。每个时间段至少有 5 只动物的实验数据。粪与尿样在测定前应置 −20℃冻存。

胆汁排泄实验时,一般在动物麻醉下作胆管插管引流,待动物清醒且手术完全恢复后,以选定的途径给药,并以合适的时间间隔分段收集胆汁,进行药物和主要代谢产物测定,研究药物经胆汁排泄规律。

在临床前和临床早期阶段,特别是毒性剂量和有效治疗剂量范围确定的情况下,宜采用放射性同位素标记技术与检测技术研究药物的物质平衡。

新药排泄实验应提供药物及主要代谢产物自粪、尿、胆汁排出的速度及总排出量(占总给药量的百分比),提供物质平衡的数据。

第七节　药物体内过程评价中的生物样品检测方法

一、生物样品检测的特点与方法

药物体内过程评价结果的正确与否,在很大程度上取决于测定数据的准确程度。因此,建立准确可靠的生物样本中药物及其代谢产物的分析检测方法,成为体内过程评价的重要条件。与通常的药品质量检验工作相比,体内过程评价的分析对象有全血、血浆、血清、各种组织等,以及尿、粪等排泄物,其中血液为最主要的检测对象。这些生物样本均具有药物浓度(含量)低、样品不能重复获得且采集量有限、干扰组分多且不确定等特点。由于生物样本的特殊性,生物样品检测的特点可概括为:①样品中药物浓度低且波动范围大;②样品采集量有限且不易重复获得;③样品中内在的干扰组分多且不确定,测定前一般需要经过预处理。因此,药动学研究要求测定方法有良好的选择性、足够高的灵敏度、较宽的线性范围和足够的准确度。

常用的生物样品检测方法可分为三类。①光谱分析法:包括比色法、紫外分光光度法和荧光法;②色谱分析法:包括高效液相色谱法、气相色谱法及色谱质谱联用法;③免疫分析法:包括放射免疫分析法、酶免疫分析法和荧光免疫分析法等。其他的一些分析方法还有放射性同位素测定技术、生物检测技术、免疫测定技术和毛细管电泳等。

色谱分析法由于对组分具有分离和分析的双重作用,能排除与药物结构相近的代谢产物和某些内源性杂质的干扰,具有良好的分离能力和适宜的检测灵敏度,成为药动学研究最常用的测定方法。

免疫分析法利用半抗原药物与标记药物竞争抗体结合原理,具有快速、简便和精密度高的特点,应用较多的有放射免疫分析、酶免疫分析及荧光偏振免疫分析。这些方法多已实现自动化,常用于血药浓度快速测定。在免疫分析法中,荧光偏振免疫分析在治疗药物监测(therapeutic drug monitoring,TDM)的应用倍受关注,该方法将荧光偏振方法及抗原、抗体之间竞争结合的免疫反应相结合,计算机程序化控制,从而使方法的自动化程度高,表现出快速、简便、准确的特点。

放射性同位素测定技术因灵敏度高、样品前处理简单和可以进行批量检测而适用于药物吸收、分布或排泄实验,对内源性生物活性物质的药动学研究具有特殊的意义。理想的核素标记物应该是药物骨架的定位标记,避免侧链或官能团的非定位标记,核素标记物在应用前应进行纯度检查和比放射性测定,放化纯度应大于95%,而比放射性的大小以具有足够灵敏度并不影响药物结构及其性质为宜,当放射性同位素测定技术用于药学研究时,应配合色谱技术,阐明总放射量与原型药物放射量的关系。

生物学方法(如微生物法)通常以药物效应(如抗菌活性)为测定信号,使测定的结果更直接地与临床应用相关,但生物测定的选择性与重现性限制了本法在药动学研究中的广泛应用。

液相色谱串联质谱法(liquid chromatographic tandem mass spectrometric method,LC-MS/MS)是目前药物体内过程评价的最佳分析检测方法。20 世纪 90 年代发展成熟的液相色谱串联质谱法,将液相色谱的分离功能与质谱的检测和结构分析功能结合起来,具有高选择性与高灵敏度的卓越优点,使快速获得大量信息成为可能。LC-MS/MS 技术的主要离子化方式是电喷雾(ESI)和大气压化学电离(atmospheric pressure chemical ionization,APCI)。生物样本的定量测定时,通常采用三重四极杆串联质谱的选择反应监测(SRM)方式,它在第一级质谱选定准分子离子,第二级质谱选定某一碎片离子,两级质谱使化学噪音显著降低。与HPLC 的常规光学检测器或单四极杆质谱检测器相比,串联质谱检测的选择性大大提高,对色谱分离效果和样本前处理要求都降低,缩短了检测方法建立的时间,提高了分析检测效率。但是在 LC-MS/MS 应用时,为了克服离子抑制现象,对主要的内源性和强极性组分进行色谱分离仍然是必要的步骤。

二、生物样品前处理方法

生物样品的前处理是生物样品分析测定过程中的一个重要环节,这是因为:①多数样品(组织、器官等)要经过均匀化处理才能测定;②可以排除内源性杂质和代谢产物的干扰;③浓集被测样品;④对成结合状态的药物进行水解。

生物样品前处理目的可归纳为:改善分析结果的准确度与精密度;延长色谱柱的寿命(如除去固体杂质);改善组分的可测定性(如组分的富集);改善选择性(例如排除基质的干扰);改变样品中组分的色谱行为。对色谱分析技术的样本,前处理要求去除 98% 以上的蛋白。

在生物样品的前处理中,必须遵循的原则有:尽可能防止和避免测定组分发生化学变化或者损失;要防止和避免欲测定组分的玷污,尽可能减少无关化合物引入样品;预处理过程应当尽可能简单易行,所用样品处理装置及其规格应当与预处理的样品量相适应。

(一) 样品均匀化

取样时,半固体样品如肌肉、组织等可置于匀浆机中磨成匀浆,粪便可加入少量甲醇或其他液体混悬均匀;黏稠的样品如痰液和性腺分泌液等可用超声波匀化;均匀样品如体液等可直接取样分析,但体液冷贮后出现不均匀的混浊时,应混匀后再取样。

(二) 沉淀蛋白

1. 加入与水能混溶的有机溶剂　一些极性大的有机溶剂,如甲醇、乙腈、乙醇和丙酮等,能与水互溶,可使样品中的蛋白质脱水沉淀下来,而且离心后的上清液能和 RP-HPLC流动相互溶,不影响药物的色谱行为。甲醇和乙腈为最常用溶剂。甲醇与血浆形成的绒毛状沉淀易于离心分离,得到澄清的上清液,沉淀通常不会带走药物;乙腈形成的沉淀致密,易于离心除去。通常 1 体积血浆中应加入 1.5 体积以上的乙腈或加入 2 体积以上的甲醇,方能保证除去 98% 以上的蛋白。当被测物浓度很低时,可以将提取液挥干,用小体积甲醇、乙腈或流动相溶解进行浓集。有机溶剂直接沉淀蛋白的方法存在的不足是:所得上清液仍含有微量蛋白,将其引入色谱柱后会引起色谱柱阻塞而导致柱压升高(因此,分析了一定量样品后要用 0.2mol/L 的醋酸水溶液冲柱数小时);沉淀剂加入后的稀释效应会使上清液中药物浓度降低(但只要绝大多数样品中药物浓度不低于定量限,可不考虑);上清液中为水和有机溶剂的混合物,不易挥干浓集;不方便再用有机溶剂萃取浓集;凡能溶于沉淀剂的内源性杂质,均混存于上清液,可干扰分析检测。本方法适用于含强极性药物的生物样品去除蛋白,因为此类样品中的水溶性被测组分无法按常规的液-液萃取方式自生物样品中萃取出来。

2. 加入酸性沉淀剂　在溶液的 pH 低于蛋白的等电点时,酸性沉淀剂能同蛋白质的阳离子形成不溶性盐而沉淀。常用的酸性沉淀剂有三氯醋酸和高氯酸,此外有钨酸、钼酸、磷钨酸、磷钼酸和苦味酸。0.2 倍血浆体积的三氯醋酸(常用 10% 溶液),蛋白去除率达 99% 以上,稀释效应小,因而最常用。采用高氯酸作为蛋白沉淀剂时,残留在上清液中的高氯酸根离子可加入钾盐除去。

3. 加入无机盐类　无机盐能使蛋白质胶体脱水并中和其电荷,使蛋白质失去胶体性质而沉淀下来。常用的无机盐有硫酸铵、硫酸钠和氯化钠等。

4. 加入重金属盐类　重金属盐能与蛋白质形成不溶盐而沉淀。常用的重金属盐类有汞盐、铜盐和锌盐等。

（三）被测组分的萃取分离与浓集

1. 液 - 液萃取（liquid-liquid extraction，LLE）　液 - 液萃取常用于生物基质中被测物质与基质的分离，该技术利用样品中不同组分分配在两种不混溶的溶剂中溶解度或分配比的不同达到分离、提取或纯化的目的。通常，用有机相将生物基质中欲测定物质分离出来，然后挥干溶剂浓集待测物质。

液 - 液萃取的主要优点是：方法简单、快速、经济且适用；可将被测组分自大量内源性物质中选择性地萃取分离，且很多被测组分经过一次萃取后可获得 50% 以上的萃取回收率；可将萃取液挥发，使被测组分浓集；可以进行批量样品的萃取。

常用溶剂选择时主要应考虑的问题有：溶剂的极性、溶剂的沸点、溶剂的毒性、与水的互溶性及萃取操作时的乳化现象等。

2. 固相萃取（solid phase extraction，SPE）　固相萃取技术利用固体材料作为固定相，利用固定相对各组分具有不同的亲和性，使用流动相冲洗时，由于流动相对组分的亲和性更强，按组分洗脱的难易，将组分依次携带出柱，从而达到分离。一般有四个步骤：活化、上样、淋洗、洗脱。不同药物应选择适合的固相以及相应的洗脱溶剂系统。

固相萃取的主要优点是：萃取回收率高；固相与血浆样品接触时很少引入外源性杂质；不易产生乳化现象；洗脱溶剂多是以水、甲醇为主的溶剂系统，使用较安全；便于自动化操作。目前固相萃取的主要问题是：商品小柱使用寿命有限，导致实验成本较高；同一厂家不同批号的固相小柱之间萃取结果变异较大；用于反复冻融后的血浆样品时，会因絮状蛋白沉淀阻塞固相小柱等。

（四）冷冻干燥

冷冻干燥是贮存和预处理某些生物样品的有效方法，适用于处理大批量的样品。

（五）结合物水解

药物在体内有时以结合物的状态存在，若需测定母体药物浓度时，可将其水解后测定。常用的结合物水解方法有：①酸水解；②酶水解；③溶剂解。

三、生物样品检测方法的评价指标与要求

由于生物样品分析检测方法，与新药的药动学研究和生物利用度评价工作可否进行及研究结果的可靠程度密切相关，涉及临床用药的安全性和有效性，因而生物样品检测方法应该满足研究工作的要求，并在严格的质量控制条件下实施。

对于常用的高效液相色谱 - 质谱分析方法，方法验证至少应包括以下内容：特异性、标准曲线、定量下限、准确度、精密度、稳定性、基质效应、稀释可靠性、残留、提取回收率等。

（一）特异性

特异性（selectivity）是指样品中存在干扰成分的情况下，分析方法区分和测定分析物的能力。药动学研究的分析方法必须能证明所测的物质为原型药物或特定的活性代谢产物，并能排除其他代谢产物、杂质、分解产物、基质组分等的干扰。在分析方法的建立过程中，特异性评价就是要证明收集的信号为分析物的特殊信号。对于色谱法，应在所建立方法条件下，使用至少 6 个不同个体空白生物样品色谱图、空白生物样品外加对照物质色谱图（注明

浓度)及用药后的生物样品(注明样品来源、基质、用药后的时间)色谱图来证明方法的特异性,用它们分别分析并评价干扰情况。干扰组分的响应应低于分析物定量下限响应的 20%,并低于内标响应的 5%。应该考察药物代谢产物、经样品预处理生成的分解产物以及可能同服的药物所引起干扰的程度。在适当情况下,也应评价代谢产物在分析过程中回复转化为母体分析物的可能性。对于以软电离质谱为基础的检测方法(LC-MS、LC-MS/MS 等),应注意考察分析过程中的基质效应,如离子抑制等。

(二) 标准曲线的线性程度与线性范围(linearity and range of calibration curve)

标准曲线反映了所测定物质浓度与仪器响应值之间的关系,一般用回归分析方法(如加权最小二乘法)所得的回归方程来评价,标准曲线应是连续的和可重现的,应以回归计算结果的百分偏差最小为基础。其方法是取不同量的被测组分对照品或标准品加入相应的空白生物基质中,用所建立的生物检测方法测定,用对照品或标准品量与测定信号大小作图,可以得到一条标准曲线;用对照品或标准品量与测定信号大小进行直线回归,可以得到标准曲线方程。标准曲线线性范围,是指测定信号与被测组分量具定量关系(通常是直线关系)的区间;线性程度则是指测定信号与被测组分量定量相关程度,通常用标准曲线方程回归处理所得的相关系数 "r" 表示。检测方法的定量范围,是指包括定量上限(ULOQ)和定量下限(LLOQ)的浓度范围,在此范围内采用浓度 - 响应关系能进行可靠的、可重复的定量,其准确度和精密度可以接受。对不同的样品与不同的方法,r 的要求是有差异的。当 r 的绝对值愈接近 1,则对照品或标准品量与测定信号大小间相关关系愈好;若标准曲线在较宽的对照品或标准品量范围内有良好的线性关系,则方法的适用范围就愈宽。药动学研究中,不同生物样品应制备各自的标准曲线。标准曲线至少应有 6 个浓度点(不包括零点)组成,并应覆盖全部待检测生物样品浓度范围,不得用外推的方法计算样品浓度。每个分析批生物样品测定时均应随行新的标准曲线。标准曲线相关系数要求:色谱法 r 的绝对值>0.99,生物检测方法 r 的绝对值>0.98。建立标准曲线时应随行空白生物样品,但计算时不包括该点。

(三) 灵敏度与定量下限

检测限(limit of detection,LOD)和定量下限(lower limit of quantitation,LLOQ)都反映分析方法的灵敏度(sensitivity)。LOD 是指分析方法能够从背景信号中区分出待检物信号时,所需的样品中待检物的最低浓度。LLOQ 是指具有一定可靠性(一定的精密度和准确度)的前提下,能够测定出的待检物的最低浓度。通常是标准曲线上的最低浓度点。要求所建立的方法的 LLOQ 能检测 3~5 个消除半衰期时样品中的待检物浓度或 C_{max} 的 1/10~1/20 时的待检物浓度,且其准确度应在真实浓度的 80%~120% 范围内,RSD 应小于 20%。应由至少 5 个标准样品测试结果证明。

(四) 准确度与精密度

准确度(accuracy)指用生物样品检测方法测定的被测定组分浓度与真实浓度的符合程度。由于生物样品中被测定组分的真实值通常是未知的,因而方法准确度常采用回收率试验测定的回收率(recovery)作为评价指标。回收率实验是将被测组分对照品准确地加入空白样品或已知含量样品(此样品称质控样品)中,按选定方法进行测定,以测定值与加入值之比的百分率作指标进行准确度评价的方法。测定值与加入值之比的百分率即称回收率。对照品加入空白样品中测得的回收率称空白回收率或回收率;对照品加入已知含量样品中测得的回收率称加样回收率。

精密度(precision)是指分析方法对同一样品进行多次测定时结果重复出现的性能。药动学研究的分析方法的精密度常用于证明准确度相同分析批样品的结果,获得在同一批内和不同批间定量下限以及低、中、高浓度质控样品的精密度。

准确度与精密度考察通常要求 4 个浓度,每个浓度至少 5 个样品,同时进行考察。4 个浓度的设定为:定量下限;低浓度选择在定量下限的 3 倍或 3 倍以内;高浓度接近于标准曲线的上限;中间选一个浓度。每一浓度每批至少测定 5 个样品,为获得批间精密度,应至少 3 个分析批合格。精密度用质控样品的批内和批间相对标准差(RSD)表示,相对标准差一般应小于 15%,在定量下限附近相对标准差应小于 20%。准确度一般用质控样品的回收率表示,应在 85%~115% 范围内,在定量下限附近应在 80%~120% 范围内。

(五) 稳定性

稳定性(stability)包括方法稳定性与样品稳定性。

生物样品分析方法的稳定性,指分析方法的各步骤操作或操作条件,对测定结果的影响程度。对于药物体内过程评价研究而言,稳定性指按所建立方法操作,测得浓度与采样时刻分析物浓度的符合程度。评价方法常以低和高浓度质控样品(空白基质加入分析物至定量下限浓度 3 倍以内以及接近定量上限),在预处理后以及在所评价的条件储存后立即分析。由新鲜制备的校正标样获得标准曲线,根据标准曲线分析质控样品,将测得浓度与标示浓度相比较进行评价。通常,要求每一浓度的均值与标示浓度的偏差应在 ±15% 范围内。

样品稳定性指分析物在确定条件下,一定时间内在给定基质中的化学稳定性。生物样品的稳定性常指含分析物生物样品在室温、冰冻或冻融条件下以及不同存放时间分析物浓度的变化程度。同时,还应注意储备液的稳定性以及样品处理后的溶液中分析物的稳定性。通过稳定性考察,以确定适宜的生物样品的存放条件和时间。

样品稳定性通常应该进行下列内容的评价:①分析物对照品和内标的储备液和工作溶液的稳定性;②从冰箱储存条件到室温或样品处理温度,基质中分析物的冷冻和融化稳定性;③基质中分析物在冰箱储存的长期稳定性;④处理过的样品在室温下或在实验过程储存条件下的稳定性等。

药动学研究需要测定的样品量较大,在实验中,获取的生物样品通常不可能即时测定,常需要冷冻/冷藏条件下运送或贮存,临测定时解冻。因此,进行生物样品分析,应根据具体情况,对含药生物样品在室温与冰冻条件下不同存放时间进行稳定性考察,对冻融操作次数(3 次以上)进行稳定性考察,确定生物样品的存放条件和时间,以保证检测结果的准确性和重现性。

(六) 基质效应

液质联用(LC/MS,LC/MSn)技术用于生物样品中药物及其代谢产物浓度检测时的基质效应(matrix effect,ME)。ME 是指在样品测试过程中,因待测物以外的其他物质的存在,直接或间接影响待测物响应的现象。由于质谱检测的高选择性,基质效应的影响在色谱图上往往观察不到,即空白基质色谱图表现为一条直线,但这些共流出组分会改变待测物的离子化效率,引起对待测物检测信号的抑制或提高。这些基质成分包含了生物样品中的内源性成分和样品前处理过程中引入的外源性成分。内源性组分包括无机盐或者胆汁中的有机盐、各种有机化合物(糖类、胺类、尿素、类脂类、肽类)和分析目标物的同类物及其代谢产物。

外源性组分可以由处理样品的塑料管中残留的聚合物、离子对试剂、有机酸、缓冲液、SPE 柱材料、抗凝管中的抗凝剂（EDTA 或肝素钠）等引入生物样品中，产生基质效应。为此，生物分析方法建立时，对于基于 LC/MSn 的方法，需要在整个分析过程中通过适当的方法减少基质效应的影响，从而保证方法的灵敏度和选择性，同时对基质效应进行评价。

目前，评价基质效应的方法主要有两种：①柱后灌注法（post-column infusion method）；②提取后加入法（post-extraction spiking method）。其中柱后灌注法能直观地显示基质效应对被测物色谱保留时间的影响范围和影响程度，适合在色谱方法筛选过程中评估基质效应的影响情况，为色谱条件的优化提供信息。而提取后加入法不仅能量化绝对基质效应的程度，也能提供相对基质效应的数据，因此广泛运用于方法学验证过程。

1. 柱后灌注法　柱后灌注法属于动态分析基质效应的方法，将针泵及液相色谱系统通过 T 型进样阀与质谱仪相连。将空白样品按待测样品的处理方法处理后，利用待测样品的洗脱条件通过 HPLC 进行色谱洗脱，同时用针泵将特定浓度的被测物以恒定速度从柱后注入，两种溶液一并通过 T 型进样阀进入质谱仪，进行待测物离子信号强度检测。被测物信号响应的变化将直接反应生物基质对于被测物的影响，同时信号强度随时间的变化关系也有助于色谱条件的优化。

2. 提取后加入法　提取后加入法在评定 LC-MSn 基质效应中使用的最多，而且此法还可用于评价绝对基质效应（absolute ME，基质效应影响分析的程度）和相对基质效应（relative ME，样品间基质效应大小的差异）。

（1）绝对基质效应的评价：利用下述方法制备两组待测样品。

Set1：将待测物和内标溶于非生物基质的空白溶液，如用甲醇、乙腈等溶剂直接配制待测物或内标的溶液。

Set2：提取空白生物基质，浓缩复溶形成溶液，将待测物与内标加入此溶液中。

将上述 Set1 和 Set2 样品引入 LC/MSn 系统进行分析，获得待测物和内标的信号强度，其中待测物或内标在 Set2 和 Set1 中信号强度的比值（Set2/Set1）为绝对基质效应，可以用基质效应因子（matrix factor，MF）来表示，待测物与内标 MF 的比值称为内标归一化基质效应因子（IS-normalized MF）。绝对基质效应结果主要影响分析方法的准确度。

（2）相对基质效应的评价：相对基质效应大小可以用 IS-normalized MF 的变异系数（CV）来判断。具体步骤如下：选择至少六个不同来源的生物基质，利用前述的绝对基质效应的评价方法测定上述生物基质中待测物和内标的 MF（待测物浓度通常选择一个低浓度即可，其浓度应在 3 倍 LLOQ 以内），并计算内标归一化基质效应因子，利用获得的 6 个内标归一化基质效应因子计算变异系数，其值应小于 15%。

如果由于某些特殊情况比如全自动在线样品处理、收集和测定过程，无法中断程序按照上述流程制备得到 Set1 和 Set2，则需要考察待测物和内标在不同生物样品（至少 6 个不同个体的来源）中响应强度的差异，以此来证明基质效应对于未知生物样本的测定结果影响可以忽略。具体步骤如下：①利用至少 6 个不同来源的生物样品制备一定浓度（3 倍 LLOQ 以内）的待测物对照品溶液（每个生物样品同时至少制备 3 份）；②按正常样品测试方法测定这些待测物对照品溶液的浓度；③计算精密度（CV 表示）和准确度，其中 CV 应小于 15%；而准确度平均值的偏差应在 15% 以内，对任何样品，如果其准确度偏差超过 20% 则需要额外考察并判断原因。

对于方法验证而言,相对基质效应的结果直接影响方法的准确度和精密度,较绝对基质效应更为重要,因此 EMEA 在《生物样品分析方法验证指导原则(草案)》中并没有就绝对基质效应作出限制标准,而是要求 6 份内标归一化基质效应因子的 $CV<15\%$。不过需要注意的是如果绝对基质效应影响过大,通常会表示基质对于方法的影响很大,往往导致精密度的实验结果不符合要求,因此,在方法建立之初,如果条件允许,应尽可能降低绝对基质效应。

(七) 稀释可靠性

样品稀释不应影响准确度和精密度。应该通过向基质中加入分析物至高于定量上限浓度,并用空白基质稀释该样品(每个稀释因子至少 5 个测定值),来证明稀释的可靠性。准确度和精密度应在 ±15% 之内,稀释的可靠性应该覆盖试验样品所用的稀释倍数。

可以通过部分方法验证来评价稀释可靠性。如果能够证明其他基质不影响准确度和精密度,也可以接受其使用。

(八) 残留

生物样品分析方法建立时,应考察残留情况并使之最小。应通过在注射高浓度样品或校正标样后,注射空白样品来估计残留。高浓度样品之后在空白样品中的残留应不超过定量下限的 20%,并且不超过内标的 5%。如果残留不可避免,应考虑特殊措施,在方法验证时检验并在试验样品分析时应用这些措施,以确保不影响准确度和精密度。这可能包括在高浓度样品后注射空白样品,然后再分析下一个试验样品。

(九) 提取回收率

药动学研究中分析方法面对的生物样品多需分离纯化,为了评价分离纯化过程中被测组分的损失大小,即分离的定量程度,常用萃取(提取)回收率指标来进行。萃取(提取)回收率是指样品经萃取(提取)后进行测定时,引入测定仪器中供测定的被测组分占样品中原有被测组分的百分率,萃取(提取)回收率也被称为绝对回收率。萃取(提取)回收率的一般获得方法,是将生物样本基质中萃取(提取)得到分析物质的响应值除以纯对照品 / 标准品产生的响应值计算得到。通常应考察高、中、低 3 个浓度的萃取(提取)回收率。由于药动学研究需对大量生物样品进行检测,所采用的萃取方法多为简单萃取(一次萃取),因此,绝对回收率只要求大于 50%,但必须相对恒定,即萃取(提取)回收率结果应当精密和可重现。如达不到此要求,应加以说明。

四、生物样品检测方法的应用与质量控制

药物体内过程评价所用生物样品测定方法应根据各实验室的自身条件进行质量控制。通常采用的方法是实验室内的单盲控制和实验室外质控两种方法。单盲控制方法是指当生物样品中药物浓度的检测方法基本建立后,由项目负责人或指定独立人员提供 5~10 个已知的不同浓度样品,以单盲法(方法学研究者或操作者盲)考察方法的可靠性。实验室外质控是由多个实验室在中心实验室的组织下,定期分发质控样品,考评各实验室技术水平和检测质量的实验室质量控制方法。

应在生物样品分析方法验证完成之后开始测试未知样品。每个未知样品一般测定一次,必要时可进行复测。药动学比较试验中,来自同一个体的生物样品最好在同一分析批中测定。

每个分析批均应建立标准曲线,随行测定高、中、低 3 个浓度的质控样品,每个浓度至少

双样本,并应均匀分布在未知样品测试顺序中。当一个分析批中未知样品数目较多时,应增加各浓度质控样品数,使质控样品数大于未知样品总数的5%。质控样品测定结果的偏差一般应小于15%,最多允许1/3质控样品的结果超限,但不能在同一浓度中出现。如质控样品测定结果不符合上述要求,则该分析批样品测试结果作废。

同一天内进行不同组织样品测试时,用代表性组织作为基质建立标准曲线,但质控样品应采用目标空白组织制备。根据当日标准曲线计算质控样品的浓度,若相对偏差在±15%之内,则可共用一条标准曲线,否则采用与待测组织样品相同的空白组织建立标准曲线。

浓度高于定量上限的样品,应采用相应的空白基质稀释后重新测定。对于浓度低于定量下限的样品,在进行药动学分析时,在达到C_{max}以前取样的样品应以零值计算,在达到C_{max}以后取样的样品应以无法定量(not detectable,ND)计算,以减小零值对AUC计算的影响。

第八节 生理药动学模型简介

一、生理药动学模型的概念

经典房室模型是药动学中采用的基本分析方法。最简单的房室模型是一室模型。用一室模型意味着将机体看成一个动力学单元,它适用于给药以后药物瞬即分布到血液、其他体液及各器官组织中,并达成动态平衡的情况。二室模型是从动力学角度把机体设想为两部分,分别称为中央室和周边室。中央室一般包括血液及血流丰富的组织(如心、肝、肾、肺、脑、消化器官等),周边室一般指血流供应少,药物不易进入的组织(如肌肉、皮肤、脂肪、毛发等)。

尽管经典房室模型在临床中已有广泛的应用,但是这种模型并不能描述组织间浓度差异较大的生理系统。对药理活性不高的药物而言,可以忽略房室之间的差异,但是对于具有高亲和力的药物,或对于某些组织具有毒性,有特殊的目标器官的药物,经典的房室模型就无法描述这种特殊的现象。经典房室模型还存在着一些明显的缺点,如:分析结果依赖于房室模型的选择,而房室模型的选择带有一定的不确定性。同一种药物可用不同的房室模型来解释,相应的参数可以显著不同。因而要判断哪一个模型最适宜,有时是困难的甚至是不可能的。

为了克服经典房室模型的缺点,近年来药动学研究继经典房室模型之后又提出了生理房室模型。生理房室模型简称生理药动学模型(physiologically based pharmacokinetic model,PBPK model),是一种整体模型。它是根据生理学、生物化学和机体解剖学的知识,模拟机体循环系统的血液流向并将各器官或组织相互联结。每一房室代表一种或一组特殊器官或组织,每一器官或组织(房室)在实际血流速率和组织/血液分配系数以及药物性质的控制下遵循物质平衡原理进行药物运转。因此,生理模型可描述任何器官或组织内药物浓度的经时变化,以提供药物体内分布的资料,并可以模拟肝、肾等代谢、排泄功能,提供药物体内生物转化的资料,从而得到药物对靶器官作用的信息,有助于药物作用机制的探讨。

依据生理药动学模型,通过模拟可以验证、补充和预测体内药量的经时变化规律。对新药研究开发、临床药物治疗均有理论指导意义和实用价值。在指导新药开发方面,如指导药物剂型设计,改进药物剂型;对指导临床用药方面,如应用药动学参数设计给药方案,并进行治疗药物监测,使用药个体化、合理化,并最终获得最有效的药物治疗,为开展临床药理学研究提供基础理论和科学依据。

二、生理药动学模型的基本特点

生理药动学模型是一种整体模型,是根据生理学、化学和解剖学的理论,模拟机体循环系统的血液流向,将各器官、组织相互连接,每一房室(compartment)即代表一种或一组特殊的器官或组织,每一器官或组织(房室)在实际血液流速和药物的组织/血液分配系数以及药物理化性质的控制下遵循物质平衡(mass balance)原理进行物质转运,并据此评价药物体内过程的方法。

与经典房室模型比较,生理药动学模型具有以下特点。

优点:模型的建立基于可测定或预期的生理参数(比如器官血流灌注速度),在疾病状态下或不同的生理条件下,机体的生理改变可通过这些参数表达出来。因而较之经典房室模型,参数具有更为现实,易于理解的含义;可描述任一器官或组织内药物及其代谢产物浓度的经时变化,以提供药物体内分布的资料;模拟肝脏等代谢转化的功能,提供药物体内生物转化的资料,便于考察药物在机体特定器官的消除机制;各种哺乳动物的多数生理参数都是体重的函数,因而可将动物实验结果进行"种属间外推(interspecies extrapolation)";也可以实现不同生理条件下,不同剂量、不同给药途径和给药方案之间的"种属内推(intraspecies extrapolation)"。

缺点:为尽可能的模拟机体真实情况,要求按照机体解剖结构和生理功能建立模型,使得模型结构复杂,其数学计算和方程求解困难。尽管现代计算机技术的飞速发展和数学软件设计的成熟已使模型涉及的数学计算大大简化,也使得我们能够建立更加复杂和精密的模型,但要很好的理解模型及其工作机制仍需要较多的相关数学知识。

对于一个药物(或一类药品),一种动物(考虑到种属差异),需要大量的生理参数(如:器官的血流灌注速度、器官的血液容积、药物的器官/血浆分配系数等)。这些参数一般能通过文献资料获得,但是在一个新药的模型建立过程中,药物的器官/血浆分配系数等专属性参数仍需靠实验得到,从而增大研究的工作量和难度。

虽然模型能给出多个器官组织的药物浓度经时变化情况,但在模型的验证和调整时,需要得到不同时间间隔的大量组织样品(这对人体而言几乎是不可能办到的),独立的不混有血液的组织样品更难获得。因此,往往只能靠血液中药物浓度的实测值对模型进行验证,使模型难于有效地用于人体。发展中的在体检测技术的进步,正在为获得准确的模型参数创造条件。

模型建立时仍然需要做一些假设,以简化模型和计算。

由上述生理药动学模型特点不难看出,生理药动学模型比较复杂,实验要求较高,并非解决药动学问题时常规的、一般的方法。它适用于解决那些分布和消除部位具有重大意义的药物的药动学问题。因而,生理药动学模型特别适用于靶向给药系统、抗肿瘤药物、心血管系统药物、作用于中枢神经系统的药物以及毒物,实际的研究报道也以这些对象最多见。

三、生理药动学模型的建立

建立和发展一种生理药动学模型,必须清楚研究的目的和实际需要解决的主要问题,然后按照图 11-26 所示的步骤进行。

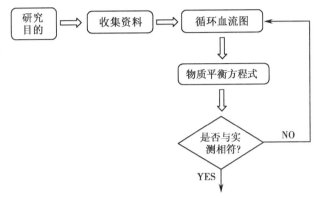

图 11-26 生理药动学模型建立流程示意图

(一) 资料的收集

表 11-11 所列几类资料是必须的。其中,多数资料可从文献查得,但也有一些需要通过实验得到。

表 11-11 生理药动学模型所需资料

类型	资料
解剖学方面	器官的容积、组织大小、器官(组织)的重量等
生理学方面	器官的血流灌注速率、酶反应等
热力学方面	药物晶型、相变温度、稳定性、与蛋白结合的等温线等
体内过程	膜的通透性、转运机制及特点、生物转化和排泄等
理化性质	溶解度、电离平衡常数、pH、脂水分配系数、血浆蛋白结合率等

(二) 循环血流图的设计

设计好的模型应该以生理药动学模型循环血流图表示出来,如图 11-27 所示。模型的设计需要根据机体真实的解剖和生理状况,并考虑到药物的作用部位和特性。设计模型所选择的器官至少应该包括:药物作用部位;药物积蓄部位;药物消除部位。模型不仅包括各重要器官,还与机体一样,各器官(房室)间通过循环系统相互连接,如有需要,还应具备肠肝循环、肠道消除等重要的药物处置过程。对于具有膜限速转运过程的药物,还可以在每个房室下继续划分 3 个亚室(即:毛细血管床、细胞间隙、细胞内)。

一个循环血流图是否成功,应该根据能否达到研究的预期目的,并取得实际成效来评价。设计必须突出重点,去繁存精。对于要解决的关键问题,应按照解剖学、生理学知识,尽量反映机体的真实情况,以满足研究目的的要求;其他方面则应该尽可能简化,以利于实际运用,不应过分强调模型的复杂精细和多室性。在同一生理模型中,可针对具体问题同时使用血流限速性房室(perfusion-limited compartment)和膜限速性房室(membrane-limited compartment)。对某些非主要研究部位,也可以将一组转运或血液流速类似的器官归并为一个房室。图 11-27 所示为某一整体生理药动学模型(18 隔室)结构示意图。

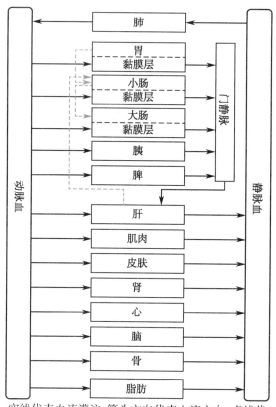

实线代表血流灌注,箭头方向代表血流方向,虚线代
表药物的胃肠道转运和肝肠循环。

图 11-27 整体生理药动学模型(18 隔室)结构示意图

(三) 物质平衡方程式

物质平衡方程式(即前面的药物变化速率方程)的建立在一些讨论生理药动学模型原理的文献中有详细说明,通常药物在某一组织隔室 t 时刻的量变速率可用式(11-18)描述:

$$V_t \frac{dC_t}{dt} = Q \times C_b - \frac{Q \times C_t \times B/P}{K_p} - \text{Cl}_{\text{int}} \times \frac{C_t \times f_u}{K_p} \qquad \text{式(11-18)}$$

式(11-18)中,Q 为该组织的血流灌注速率,C_b 为动脉血浆中药物浓度,C_t 为药物在组织的浓度,B/P 为血液/血浆分配比,K_p 为组织/血浆分配系数,Cl_{int} 为药物在该组织的内生清除率,f_u 为未结合药物比例。

需要注意的是:写出的物质平衡方程式必须与所设计的循环血流图严格一致。

(四) 模型的验证和修订

建立的模型必须通过实际应用和考察来确认。常常是通过求解模型的物质平衡方程式,得到预测的各组织器官的药物浓度经时变化曲线,并同实际实验所得的血药浓度-时间数据进行比较分析,以验证模型的准确性和灵敏度。如果预测值与实验值不符则需要对模型进行修订。事实上,任何一个具创造性和实用价值的模型在建立上都不是一次就成功的,都需经历反复验证、反复修订、不断完善的过程。在验证和修订的同时，还应考虑研究目的是否内容过多，要求太高。尽量由少而多，由简入繁，分阶段改进模型，以达到最终目的。

四、生理药动学模型的应用前景

(一) 种属间外推和种属内推

生理药动力学模型的最终目的是根据临床前的动物数据，通过种属间的外推或从临床数据进行种属内推，预测人类的药动学或药效学。各种哺乳动物的多数生理参数，如组织容积、血液流量等都是体重的函数，这是将不同种属的动物实验(或临床前研究)结果外推到人类(或临床试验)的基础，称为种属间外推。对于同一动物(包括人类)也可将健康个体的实验结果外推到生理条件改变(如血液速率变化、高龄或幼龄、体重过重等)或不正常生理条件下(如肝、肾功能减退，器官移植等)的个体；还可以在不同剂量、不同给药途径和方案之间进行内推，称之为种属内推。

众所周知，药物的吸收依赖于器官消除率、组织容积和其他的生化和生理参数。在物种间，生理参数(如组织容积、血流速率等)可以根据体重之间的比例进行推算。如果大小物种之间的吸收相似，那么生化和物化参数就可以在物种间进行推算。然而，从经典房室药动学模型获得的参数几乎不含生理意义。所以为了用经典房室药动学模型描述具有高毒性的药物，必须对特定的物种(包括人)进行实验，这是不现实的。不同哺乳动物的药动学曲线的相似性说明物种间的药动学有一定的相似性，为物种间药动学外推提供了基础。近年来还提出了基于生理房室模型的生理类比法。

生理类比方法是基于解剖、生理、生化的生理房室模型，必须考虑流向消除器官的血流，组织和体液容积，血液/原生质、组织/原生质的药物浓度的比值，药物蛋白结合的酶动力学等。模型的复杂性依赖于药物分布的方式，一旦在一种哺乳动物上建立了药动学模型，那么就可以用人的生理、解剖、生化参数的值代替测试动物相应的值，从而对人体的药动学进行预测。当药物分布的细节很重要，或中间室不是活性点，或药物的脂溶性很高，或与蛋白质的结合能力很强，或药物的代谢和排泄为非线性的，或药动力学的数据只可以从一种动物获得时，便可选用生理类比方法。从实验动物中形成的生理房室模型可用于人体药动学的预测，目前尤在抗肿瘤药的研究中应用较为广泛。

(二) 药动学和药效学联合模型

近年来，生理药动学模型与药效学模型相结合，可使剂量-效应的评估得到改善和提高，但这必须从作用机制这个基本点来解决效应的问题。若效应机制不完全明确，当高剂量向低剂量外推时，或种属间外推时会与实际产生很大差异。研究表明，氯基烷-谷胱甘肽(CM-GHS)在肝、肺中的浓度与肿瘤发生率有关，Reitz，Mendrala，Park 早在 1998 年已建立了生理药动学模型。1994 年，Dankovic 将此模型不加变动，只改变一些参数使其与实际实验条件相一致，结果表明，人类肺和肝中的结合代谢产物剂量比原来模型外推至人类的剂量大 3~5 倍。这种差异显然是由于效应机制不清所致。可见，从效应机制出发，引入更多、更精细的生理、生化参数使剂量-效应评估更为完善是值得关注的重要发展方向。在药理学和毒理学方面，生理药动学模型非常有用，与经典房室药动学模型相比，当构建全面的药动学和药效学联合模型时，生理药动学模型具有无可比拟的优越性。这是因为，尽管根据剂量可用经典房室模型预测血药浓度，但是在描述作用部位的药物浓度时经典房室模型具有难以克服的困难，能够预测效应点浓度的生理药动学模型为药动学和药效学的联合模型提供了理论基础。

（三）新药研究开发

生理药动学模型还有助于正确掌握某些药物及其制剂的特殊药动学性质,如非线性药动学、脂质体和微粒载体等。通过生理药动学模型的敏感性分析则可掌握对药动学性质最有意义的参数,这对新药的开发和毒物的控制极有帮助。生理药动学模型还有助于从动力学角度比较同类系列药物某些作用上的差异,在新药开发过程中可与已上市的同系列药物相比较,以评估其异同,预测临床应用的前景。

（四）药物相互作用和特殊人群药动学的预测

药物相互作用(DDI)是目前生理药动学模型应用最广泛和成熟的一个方面。统计显示,从 2008—2017 年美国 FDA 临床药理办公室审查的 94 个新药共 254 个项目申请中 PBPK 的应用有 67% 属于药物相互作用的预测,其中绝大部分是基于药物代谢酶的相互作用,有 25% 属于特殊人群如儿童和肝肾功能受损患者的用药方案调整。生理药动学模型可以模拟各种类型的酶诱导/抑制动力学过程,相关参数可以通过体外研究获得,从而前瞻性地预测药物相互作用,为不可避免的共同给药提供剂量调整方案。通常,模型只需少量的临床 DDI 数据以作验证,为药物临床评价省去大量时间和金钱的投入。特殊群体一般在普通成人模型的基础上,考虑解剖生理学参数、药物血浆蛋白结合、药物代谢和排泄的变化,即能实现向特殊群体的外推。儿童和肝肾功能异常群体的生理学数据较丰富,也有一定数量的药动学报道,因此,生理药动学模型方法外推已被验证可靠,对于帮助实现特殊人群的合理用药有重要意义。

（五）生态环境中的危险性评估

除工业污染外,在农业、养殖业、畜牧业中使用各种抗菌、抗寄生虫药物以及农用杀虫剂、除草剂等,这些药物或毒物的残留物便会在水、生物之间和禽、兽之间相互传播并通过食物链进入人体。这种由于生态环境污染而使各种水、生物和禽、兽类间接触、摄取、吸收的药物或毒物水平及其危险性,可利用生理药动学模型在不同种动物间的外推法来加以评估。现已有人研究水中污染物对敏感性水生物(如鱼类)的反应,并用统计学外推法估测药物或毒物的残留物在水中的安全容许量。

（蒋学华　王　凌）

参考文献

［1］盛亮洪,李萍,邹汉法.固定化脂质体色谱与动物小肠吸收模型的相关性研究方法及其应用.分析化学,2005,(1): 13-16.

［2］WATERS L J, SHOKRY D S, PARKES G M. Predicting human intestinal absorption in the presence of bile salt with micellar liquid chromatography. Biomed Chromatogr, 2016, 30 (10): 1618-1624.

［3］CHEN X, MURAWSKI A, PATEL K, et al. A novel design of artificial membrane for improving the PAMPA model. Pharm Res, 2008, 25 (7): 1511-1520.

［4］ TAMBE A, MOKASHI P, PANDITA N. Ex-vivo intestinal absorption study of boswellic acid, cyclo-dextrin complexes and poloxamer solid dispersions using everted gut sac technique. J Pharm Biomed Anal, 2019, 167: 66-73.

［5］ KOTMAKÇıM, KANTARCıG, AŞıKOĞLU M, et al. Determination of in vivo behavior of mitomycin C-loaded o/w soybean oil microemulsion and mitomycin C solution via gamma camera imaging. Cancer BiotherRadiopharm, 2013, 28 (7): 530-533.

［6］ MD S, ALI M, BABOOTA S, et al. Preparation, characterization, in vivo biodistribution and phar-macokinetic studies of donepezil loaded PLGA nanoparticles for brain targeting. Drug Dev Ind Pharm, 2014, 40 (2): 278-287.

［7］ SONAJE K, LIN K J, WEY S P, et al. Biodistribution, pharmacodynamics and pharmacokinetics of insulin analogues in a rat model: Oral delivery using pH-responsive nanoparticles vs. subcutaneous injec-tion. Biomaterials, 2010, 31 (26): 6849-6858.

［8］ SUN Y, YU M, LIANG S, et al. Fluorine-18 labeled rare-earth nanoparticles for positron emission tomog-raphy (PET) imaging of sentinel lymph node. Biomaterials, 2011, 32 (11): 2999-3007.

［9］ LEE C M, JEONG H J, YUN K N, et al. Optical imaging to trace near infrared fluorescent zinc oxide nanoparticles following oral exposure. Int J Nanomedicine, 2012, 7: 3203-3209.

［10］ KIM H J, HUH D, HAMILTON G, et al. Human gut-on-a-chip inhabited by microbial flora that experi-ences intestinal peristalsis-like motions and flow. Lab Chip, 2012, 12 (12): 2165-2174.

［11］ JONES H M, CHEN Y, GIBSON C, et al. Physiologically based pharmacokinetic modeling in drug discovery and development: a pharmaceutical industry perspective. Clin Pharmacol Ther, 2015, 97 (3): 247-262.

第十二章
药物临床评价

第一节 药物临床评价概述

一、药物临床评价及其目的

药物临床评价（drug clinical evaluation）是以临床研究方法评价药物安全性、有效性、经济性等价值，为药品临床应用与药品管理提供信息或依据的药物评价工作。

药物临床评价包括所有在人体（患者或健康志愿者）进行的药物的任何系统性研究，以证实或揭示药物的作用、不良反应及 / 或其吸收、分布、代谢和排泄的过程，目的是确定药物的疗效与安全性，以及合理的用药方案。

二、药物临床评价的意义

药物临床评价是药学活动中最重要的内容之一，因为药物的临床价值需要临床评价来揭示，药物最基本的有效性和安全性最终都需要靠临床评价来检验。由于种属差异，药物的作用与效应可能因实验动物的不同而不同，更可能在动物和人体的作用与效应有所不同，致使临床前的药物评价工作所获得证据，在临床应用时都只能是间接的证据，只能作为临床决策与药品管理决策的参考依据。有研究者对临床试验获取批准时间不确定的情况，将药物的不良反应分成 16 大类，一般动物毒性实验可发现 5 类不良反应，扩大考察指标的毒性实验可发现 9 类不良反应，而小样本的人体耐受试验仅出现 3 类不良反应，较大范围的人体疗效试验可出现 6 类不良反应，大范围人体临床试验时可出现 11 类不良反应，而到药品上市后则几乎全部不良反应都会陆续出现。说明动物实验只能发现 1/3~2/3 的药物不良反应，而且诸如恶心、上腹不适、头昏、头痛、疲乏、皮疹、忧郁、耳鸣等人体常见不良反应几乎不可能在动物实验发现。因此，动物实验和体外实验不能代替临床试验，必须通过严密的科学设计和严谨的临床研究，才能对药物的有效性和安全性得出可靠的结论。

三、药物临床评价的发展历程

人类在药物发展过程中所经历的沉痛教训，使人们逐步认识到一个新药上市前，必须经过科学的、规范的药物临床评价,以充分证明其安全性和有效性,这对于保障人民生命健康至关重要。也正是对药物安全性和有效性认识的不断深入,推动了世界各国新药研究的思路、方法及管理体系的持续进步与发展,尤其集中表现在临床试验方法、临床试验伦理要求、管理法规及监督管理体系的不断发展和完善。

目前,世界各国政府及其药品监管部门均以《药物临床试验质量管理规范》(GCP)的法规形式具体管理药物临床评价,以保障人民用药安全、有效。药物临床试验和管理体系发展的历史大致经历了三个时期:第一个时期(20世纪初—20世纪60年代)是管理体系从无到有逐步形成的时期。1938年的磺胺事件造成107人死亡,美国国会通过了由食品药品管理局(Food and Drug Administration,FDA)强制实施的《食品、药品和化妆品法》,规定药品上市前必须进行安全性临床试验,并通过"新药审批"程序提交安全性临床试验结果。20世纪60年代震惊世界的"反应停"事件,致使20多个国家上万名畸形胎儿出生,也使世界各国政府充分认识到必须通过立法,赋予药品监管部门审批新药和行使强制性检查的权力及职能,并要求药品上市前必须经过临床试验以评价其安全性和有效性。第二个时期(20世纪70年代—20世纪80年代)是管理体系逐渐规范化和法制化的时期。20世纪70年代,一些发达国家逐步发现了药物临床试验中方法科学性、数据可靠性及伦理道德等方面存在的各种问题。由世界医学大会制定和修订的《世界医学大会赫尔辛基宣言》(简称《赫尔辛基宣言》),详细规定了涉及人体试验必须遵循的原则,即必须把受试者或患者利益放在首位,对药物临床试验的全过程进行严格质量控制,以确保受试者或患者的权益受到保护。美国、韩国、北欧、日本、加拿大、澳大利亚等国先后制定和颁布了各自的GCP,使世界药物临床试验进入了一个法规化管理的新时期。第三个时期(20世纪90年代至今)是国际药物临床试验及其管理体系统一标准逐步形成的时期。20世纪90年代初,世界卫生组织(WHO)根据各国的GCP,制定了适用于各成员国的《WHO药物临床试验规范指导原则》。由欧盟、美国和日本三方成员国发起的ICH于1991年在比利时布鲁塞尔召开了第一次大会,以后每两年1次,共同商讨GCP国际统一标准,据第四届ICH会议统计,共制定疗效指导原则12份、质量指导原则14份、安全性指导原则13份和多学科指导原则4份,其中包括ICH、快速报告定义和标准、临床试验报告内容与格式等。目前,世界各国的药物临床试验,特别是国际多中心临床试验,均以WHO和ICH的GCP为参照标准,从而使全世界的药物临床试验规范化管理进入了国际统一标准的时期。

中国最早关于药物临床试验的规定是1963年由原卫生部、化工部、商业部联合下达的《关于药政管理的若干规定(草案)》,对新药的定义、报批程序、临床试验、生产审批及设立药品审定委员会等均予以了明确规定。1978年国务院批准颁发的《药政管理条例》和1979年原卫生部组织制定的《新药管理办法(试行)》,对新药的定义、分类、科研、临床、鉴定、审批以及生产管理做了全面具体的规定。1985年7月1日颁布了由全国人民代表大会常务委员会讨论通过的《中华人民共和国药品管理法》,对新药管理和审批做了法制性的规定。1985年,原卫生部制定颁布了《新药审批办法》,对各类新药的安全性、有效性评价及有关技术要求作出了具体规定,为新药审批建立了一套比较完整明确的科学指标,使我国新药的管理、审批从此进入法制化时期。1988年,为提高和保证药物临床试验水平,原卫生部颁发了15类药物的临床试验指导原则,并于1993年进行了修订,共颁发了28类药物的临床试验指导原则。1998年8月,国家药品监督管理局(State Drug Administration,SDA)挂牌成立。

1999 年 5 月 1 日,SDA 正式颁布了《新药审批办法》《新生物制品审批办法》《进口药品管理办法》《仿制药品审批办法》《新药保护和技术转让的规定》五个法规,标志着我国的药品管理进入了国际化时代。1998 年 3 月 2 日,《药品临床试验管理规范》(试行)颁布,并于 1999 年 9 月 1 日正式实施;2003 年 4 月 16 日,国家食品药品监督管理局(State Food and Drug Administration,SFDA)挂牌成立,2003 年 9 月 1 日,SFDA 重新颁布药物临床试验管理规范并更名为《药物临床试验质量管理规范》(GCP),此次 GCP 的制定参照了 WHO 和 ICH 的 GCP 指导原则,其中各项要求基本实现与国际接轨。2013 年 3 月 22 日,国务院在 SFDA 基础上组建了国家食品药品监督管理总局(China Food and Drug Administration,CFDA)。2017 年 6 月 14 日,CFDA 正式成为 ICH 成员。CFDA 加入 ICH,意味着中国的药品监管部门、制药行业和研发机构将逐步转化和实施国际最高技术标准和指南,并积极参与规则制定,将推动国际创新药品早日进入中国市场,满足临床用药需求,同时提升国内制药产业创新能力和国际竞争力。为此,我国包括 GCP 在内的药品监管政策,将逐渐与 ICH 同步。新版《中华人民共和国药品管理法》(以下简称《药品管理法》)于 2019 年 8 月 26 日第十三届全国人民代表大会常务委员会第十二次会议通过,并于 2019 年 12 月 1 日起实施,新版《药品管理法》实施了药品上市许可持有人制度这一当今国际社会普遍采用的现代药品管理制度,将其确定为我国药品管理的基本制度和核心制度,并在药品临床试验管理制度中,实施了默示许可、生物等效性(bioequivalence,BE)试验备案、机构备案、暂停、拓展试验等新规定,在药品审评审批中建立了优先审评与附条件批准等制度。《药品管理法》为鼓励药物创新,实现管理升级奠定了法律基础。

2018 年 3 月,在改革监管体系的大背景下,考虑到药品监管的特殊性,国家单独组建了国家药品监督管理局(National Medical Products Administration,NMPA),由国家市场监督管理总局管理。现行版 GCP 是 2020 年 4 月 23 日由 NMPA 与国家卫生健康委员会联合印发,自 2020 年 7 月 1 日起施行的。现行版 GCP 将 2003 版 GCP 因我国药品研发的快速发展和药品审评审批制度改革的深化,而已经不再适用的内容进行了修订,纳入了基于风险的质量管理、电子数据等药物临床试验领域新概念和新技术;将 2003 版 GCP 与 ICH GCP 指导原则在体例上存在的差异做了相应的修改和增补;对近年药物临床试验数据核查中发现比较集中的申办者、研究者、伦理委员会等各方的责任理解不清晰,试验操作不够规范,对受试者的权益、安全保障不足等问题明确和细化了要求。现行版 GCP 贯彻了国家对药物临床试验管理的基本要求:建立最严谨的标准、实施最严格的监管、实行最严厉的处罚和落实最严肃的问责,必将进一步推动我国临床试验规范研究和提升质量发挥积极作用。

第二节 药物临床评价的主要内容

药物临床评价包括药物临床试验和药物生物等效性试验,均必须执行 GCP。另外,药品上市后再评价也是广义的药物临床评价。本章将重点介绍药物临床试验,生物等效性试验将在本书第十四章介绍,药品上市后再评价将在本书第十五章介绍。

一、药物临床试验

(一) 药物临床试验的相关定义

1. 药物临床试验　指以人体(患者或健康受试者)为对象的试验,意在发现或验证某种试验药物的临床医学、药理学以及其他药效学作用、不良反应,或者试验药物的吸收、分布、代谢和排泄,以确定药物的疗效与安全性的系统性试验。

2. GCP　GCP是药物临床试验全过程的质量标准,包括方案设计、组织实施、监察、稽查、记录、分析、总结和报告。我国现行的GCP是2020年4月23日由NMPA与国家卫生健康委员会联合印发的部门规章,自2020年7月1日起施行,是我国药物临床试验各参与方必须严格遵守的准则。

3. 药品与药物　药品是一个法律学的概念,我国2019年12月1日起实施的新版《药品管理法》对药品的定义如下:药品,是指用于预防、治疗、诊断人的疾病,有目的地调节人的生理机能并规定有适应证或者功能主治、用法和用量的物质,包括中药、化学药和生物制品等。

药物涵盖的范围要大于药品,药品是药物的一个子集。药物包括药品,对于处于研发状态,一些研究已证实其有可能具有预防、治疗、诊断人疾病的物质,属于药物范畴。但只有获得政府监管部门批准之后才能成为药品。所以《药品管理法》中对于上市前的管理称药物,如药物临床试验机构、《药物非临床研究质量管理规范》、《药物临床试验质量管理规范》等。对上市后的管理则称药品,如药品生产企业、《药品生产质量管理规范》、《药品经营质量管理规范》等。

4. 药品注册　2020年1月22日,国家市场监督管理总局以总局27号令公布新版《药品注册管理办法》,并于2020年7月1日起正式施行。新版《药品注册管理办法》规定,药品注册是指药品注册申请人(以下简称申请人)依照法定程序和相关要求提出药物临床试验、药品上市许可、再注册等申请以及补充申请,药品监督管理部门基于法律法规和现有科学认知进行安全性、有效性和质量可控性等审查,决定是否同意其申请的活动。申请人取得药品注册证书后,为药品上市许可持有人。

(二) 药物临床试验的分类

1. 按试验阶段分类　药物临床试验按试验阶段可分为Ⅰ、Ⅱ、Ⅲ、Ⅳ期临床试验。根据药物特点和研究目的,研究内容包括临床药理学研究、探索性临床试验、确证性临床试验和上市后研究。

Ⅰ期临床试验:初步的临床药理学及人体安全性评价试验。观察人体对于新药的耐受程度和药动学,为制订给药方案提供依据。

Ⅱ期临床试验:治疗作用初步评价阶段。其目的是初步评价药物对目标适应证患者的治疗作用和安全性,也包括为Ⅲ期临床试验研究设计和给药剂量方案的确定提供依据。此阶段的研究设计可以根据具体的研究目的,采用多种形式,包括随机盲法对照临床试验。

Ⅲ期临床试验:治疗作用确证阶段。其目的是进一步验证药物对目标适应证患者的治疗作用和安全性,评价利益与风险关系,最终为药物注册申请的审查提供充分的依据。试验一般应为具有足够样本量的随机盲法对照试验。

Ⅳ期临床试验:新药上市后应用研究阶段。其目的是考察在广泛使用条件下的药物的疗效和不良反应,评价在普通或者特殊人群中使用的利益与风险关系以及改进给药剂量等。

2. 按试验研究目的分类 按试验研究的目的,药物临床试验可以分为如下五类。

耐受性试验:以揭示剂量-人体反应为目的临床药理学研究。

药动学(pharmacokinetics,PK)研究:以揭示人体对药物处置规律,包括药物吸收、分布、代谢和排泄的研究。

药物临床研究:以评价药物对目标适应证患者的安全性和有效性为目的的人体药物学研究。

药物相互作用研究:以评价其他药物、食物、环境等因素对试验药物的效应或药动学的影响为目的的临床研究。

生物利用度研究:以PK参数作为临床终点的替代指标,并由此评价不同制剂吸收程度和速度的临床研究。

药物临床试验应当在具备相应条件并按规定备案的药物临床试验机构开展。其中,疫苗临床试验应当由符合国家药品监督管理局和国家卫生健康委员会规定条件的三级医疗机构或者省级以上疾病预防控制机构实施或者组织实施。

(三) 不同的药物注册分类对临床试验的要求

药品注册按照中药、化学药和生物制品等进行分类注册管理。中药注册按照中药创新药、中药改良型新药、古代经典名方、中药复方制剂、同名同方药等进行分类。化学药注册按照化学药创新药、化学药改良型新药、仿制药等进行分类。生物制品注册按照生物制品创新药、生物制品改良型新药、已上市生物制品(含生物类似药)等进行分类。

以化学药品为例,分为以下5个类别。

1类:境内外均未上市的创新药。指含有新的结构明确的、具有药理作用的化合物,且具有临床价值的药品。

2类:境内外均未上市的改良型新药。指在已知活性成分的基础上,对其结构、剂型、处方工艺、给药途径、适应证等进行优化,且具有明显临床优势的药品。

3类:境内申请人仿制境外上市但境内未上市原研药品的药品。该类药品应与参比制剂的质量和疗效一致。

4类:境内申请人仿制已在境内上市原研药品的药品。该类药品应与参比制剂的质量和疗效一致。

5类:境外上市的药品申请在境内上市。

药物临床试验的受试例数应当符合临床试验的目的,考虑药物的安全性和有效性,结合统计学要求和相关临床试验指导原则进行设计。罕见病、特殊病种及其他情况,要求减少临床试验病例数或者免做临床试验的,必须经国家药品监管部门审查批准。

在菌毒种选种阶段制备的疫苗或者其他特殊药物,确无合适的动物模型且实验室无法评价其疗效的,在保证受试者安全的前提下,可以向国家药品监管部门申请进行临床试验。

二、药物生物等效性试验

药物生物等效性试验,是指在相似的试验条件下单次或多次给予相同剂量的试验药物后,受试制剂中药物的吸收速度和吸收程度与参比制剂的差异在可接受范围内。生物等效性研究方法按照研究方法评价效力,其优先顺序为药动学研究、药效学研究、临床研究和体外研究。

药物生物等效性试验的内容将在本书第十四章中详细论述。

三、上市药品的再评价

上市药品再评价是指药品完成新药注册、上市后,根据医药学领域的新思想、新方法、新技术,或者药品监督管理部门的要求,对药品在实际应用人群时的安全性、有效性、质量可控性进行的评价工作,目的是提供上市药品在真实世界应用时的安全性、有效性、质量可控性等方面的所有信息以及与药品应用方法相关的所有信息。关于上市药品再评价的内容将在本书第十五章中详细论述。

第三节　药物临床评价的基本原则与要求

一、受试者保护基本原则

医学伦理学基本原则是反映某一医学发展阶段及特定社会背景之中的医学道德的基本精神。药物临床试验的伦理学是医学伦理学的一个研究分支,其与医学伦理学的理论基础、主要原理和基本原则都是完全统一的。它的首要目的是维护受试者的权利、尊严、安全和利益,同时又要维护临床研究的科学与规范,保护和促进临床研究的健康发展。药物临床试验的伦理学遵循以下基本原则。

(一) 受试者利益优先原则

2013 年第 64 届世界医学大会通过的《赫尔辛基宣言》中,世界医学大会的《日内瓦宣言》用下列词语约束医生:"患者的健康是我最首先要考虑的"。《国际医学伦理标准》宣告:医生在提供医护时应从患者的最佳利益出发。在涉及人类受试者的医学研究中,个体研究受试者的福祉必须高于所有其他利益。我国在现行版 GCP 第三条明确规定:"药物临床试验应当符合《赫尔辛基宣言》原则及相关伦理要求,受试者的权益和安全是考虑的首要因素,优先于对科学和社会的获益。伦理审查与知情同意是保障受试者权益的重要措施"。第四条又进一步规定:"药物临床试验应当有充分的科学依据。临床试验应当权衡受试者和社会的预期风险和获益,只有当预期的获益大于风险时,方可实施或者继续临床试验"。

药物临床试验涉及众多利益,除受试者利益之外,还包括企业利益、公共健康和福利等社会利益、医药学发展进步等科学利益以及研究参与者的个人利益。国际上许多准则和我国相关法规和准则都将受试者的个人利益置于首要地位,优先于对其他利益的考虑。

因此,在整个药物临床试验过程中均应该严格执行这一最基本的原则。

(二) 知情同意原则

"知情同意"是为了尊重受试者的人格权而设立的。我国 GCP 中明确指出"伦理审查与知情同意是保障受试者权益的重要措施"。现行 GCP 定义的知情同意是"指受试者被告知可影响其作出参加临床试验决定的各方面情况后,确认同意自愿参加临床试验的过程。该过程应当以书面的、签署姓名和日期的知情同意书作为文件证明"。知情同意是一切涉及人体研究活动和行为的伦理学基础,目的是确保受试者能够在排除外界压力的前提下了解临床试验主要过程,真正愿意同研究者配合。具体体现在:申办者、研究人员需将有关试验的目的、方法、预期好处、潜在危险等如实告知受试者和/或其法定代理人,并征得受试者和/或其法定代理人同意,签订参加试验的知情同意书。需要强调的是,受试者有权在临床试验的任何阶段不需要任何理由退出临床试验。对中途退出临床试验的受试者应该一如既往地给予关心和治疗,不应歧视他们。

确定受试者知情同意的依据就是"知情同意书"。只要受试者签订了知情同意书,对于研究者和伦理委员会即认为研究者已经履行了告知义务。由于研究者与受试者在药物临床试验环节上信息不对称,在前期药物背景和药物有效性和安全性,以及试验目的、相应的风险等信息的获取上,受试者处于绝对弱势,因此,知情同意是一个交流和教育的过程,而不是单纯的签字仪式。研究者应采用受试者或其法定代理人能理解的语言和文字,说明有关试验的详细情况,使受试者充分理解后作出决定。因此,知情同意书是知情同意的一个结果。

知情同意又是一个连续的过程。当受试者确定参加试验后,研究者还要继续向受试者提供更多的相关信息,如研究方案发生变更,有更新的信息,或出现较多的非预期风险或严重不良反应,应将最新的方案或信息及时告知受试者,重新获取知情同意,或将试验的风险告知受试者,让受试者知晓。

(三)有利且伤害最小化原则

有利且伤害最小化原则是医学伦理学的另一基本原则,是指解除或减轻受试者痛苦,治愈疾病或缓解症状,同时在经济上减少开支,尽可能避免受试者的损害与残疾甚至死亡的发生。因此,试验方案制订时应该收集详细的资料,充分考虑方案对受试者的安全性;同时应建立不良事件(adverse event,AE)的监测系统,避免未知的不良反应发生和长时间接受疗效较差的治疗;另外还应针对可能的风险制订医疗对策,允许研究者根据自己的判断终止该病例的临床试验或改用其他治疗方法。

(四)保护弱势受试者原则

现行 GCP 定义的弱势受试者:"指维护自身意愿和权利的能力不足或者丧失的受试者,其自愿参加临床试验的意愿,有可能被试验的预期获益或者拒绝参加可能被报复而受到不正当影响。包括:研究者的学生和下级、申办者的员工、军人、犯人、无药可救疾病的患者、处于危急状况的患者、入住福利院的人、流浪者、未成年人和无能力知情同意的人等"。当涉及弱势受试者时,常可能出现受试者负担和利益分配不公平的问题。一般而言,临床研究应先从弱势程度较小的人群开始,再涉及弱势程度较大的人群,如遇到某些特殊例外情况时,则应确保弱势受试者入组研究的伦理合理性。

邀请弱势受试者参加临床研究,需要特殊的理由证明纳入这些弱势受试者是正当的,并且切实履行保护他们权利和健康的措施。药物临床研究一般可以参照以下情况纳入弱势受试者:①研究是否针对该弱势受试者所特有的疾病;②若针对弱势受试者以外的受试者(例如老年人),则研究不能进行(或者没有代表性);③对弱势受试者不提供直接受益可能,研究风险一般不得大于最小风险;④注意当弱势受试者不能给予充分知情同意时,要获得其法定代理人的知情同意。

(五)合理使用安慰剂原则

关于药物临床试验中安慰剂对照研究一直存在伦理学方面的争议。一般认为,在危重患者和病情发展变化较快的患者中使用安慰剂是存在伦理学问题的。安慰剂的使用主要适合以下情况：①所研究的疾病目前尚无特效治疗，安慰剂使用不会增加严重风险；②所研究的疾病有明显自愈趋势；③所研究的疾病个体疗效差异较大，短时间不治疗对预后无明显影响；④所研究疾病的发生发展受精神因素影响，疗效评价指标受精神因素影响较大；⑤在标准治疗基础上，增加安慰剂对照研究。

(六) 独立伦理审查原则

《赫尔辛基宣言》及其他国际与国内法定文件要求在研究开始以前进行伦理审查，并且对已批准的研究进行定期跟踪审查。伦理委员会的决定必须独立于申办者、研究者，并避免任何利益冲突和不适当影响。

严格的、科学的伦理审查是上述受试者保护五个原则得以合理使用的关键，是受试者权利得到尊重和保护的最重要环节。我国现行 GCP 中，定义的伦理委员会及其职责是："指由医学、药学及其他背景人员组成的委员会，其职责是通过独立地审查、同意、跟踪审查试验方案及相关文件、获得和记录受试者知情同意所用的方法和材料等，确保受试者的权益、安全受到保护"，并单列了"第三章伦理委员会"，强调"伦理委员会的职责是保护受试者的权益和安全，应当特别关注弱势受试者"。药物临床试验受试者的相关伦理保护职责由机构的独立伦理委员会负责审查，其中包括对药物临床试验方案进行科学性和伦理性评估，对试验中受试者权益是否得到保护作出评估，最终作出对临床试验申请综合评价的决定。这里应该特别强调伦理委员会应具备独立的伦理审评能力，能够真正对试验方案、研究者资格能力以及知情同意及知情同意内容、方式、方法，通过审阅、批准或提出建议的方式，确认临床试验所涉及的人类受试者的权益、安全性和健康受到保护，同时对此保护提供公众保证。

二、试验设计的基本原则

严格的药物临床试验主要是采用随机对照试验（randomized controlled trial，RCT）设计，RCT 设计遵循的三个基本原则是设置对照组（control）、研究对象的随机化分组（randomization）和盲法试验（blind）。

实验设计奠基人 Fisher 首次提出保证实验结果正确性的"重复、随机、对照"三大原则。随着科学的发展、时代的进步，三大原则精神不变，但为了避免医生和患者在评价治疗结果时的主观因素和偏向以及安慰剂效应，以便获得可靠的试验数据，临床试验常常要采用盲法进行，试验设计又加上盲法这一原则。因此，临床试验设计的四大基本原则为随机、对照、盲法和重复。

(一) 随机化原则

在通常的医疗实践中，是由开处方的医生来确定每个患者用什么药治疗的。但在设有对照的临床试验中，医生仅仅决定某一患者是否满足试验的入选标准，但入选后，患者成为临床试验的受试者，受试者用什么药或先用什么药，却是按照预定的试验方案随机分配的。

随机化（randomization）是使临床试验中的受试者有同等的机会被分配到试验组或对照组中，而不受研究者主观意愿的影响，可以使各处理组的各种影响因素（不论是已知或未知）分布趋于相似。随机化包括分组随机和试验顺序随机，与盲法合用，有助于避免在受试者选择和分组时因处理分配可预测性而导致的可能偏倚（bias）。

临床试验可采用分层、分段随机化方法。分层随机有助于保持层内的均衡性，特别在多中心临床试验中,中心即是一个分层因素,另外也可按影响疗效的主要因素分层。分段随机有助于减少季节、气温及疾病流行波动等因素对疗效的影响。根据不同试验的要求,当样本大小、分层因素及分段长度决定后,由生物统计学专业人员在计算机上使用统计软件产生随机数字表,即用文件形式决定出受试者接受处理措施的序列表。随机数字表的产生必须具有可重复性,即当产生随机数字的初值、分层、分段长度决定后,就能使这组随机数字重复产生。

(二) 对照原则

对照是指对受试对象不施加处理因素的状态,是控制各种混杂因素造成的系统误差的基本措施。只有设立了对照,使对照组与试验组的非处理因素相同,抵消其影响,才能消除非处理因素对试验结果的影响,从而把处理因素的效应充分显示出来。设对照组的目的在于尽可能避免或减少由于各种因素干扰而造成的误差,排除一切非药物因素对药物临床评价所造成的影响。很多因素可能影响疾病的过程,也有可能干扰药的疗效或加重药物的不良反应,包括:①患者的个体差异,如年龄、性别、种族、遗传特性、代谢类型等;②环境中物理、化学和营养因素等的差异;③患者依从性的差异,如是否按要求服药、对医务人员的信心、是否与医务人员合作等;④疾病的差异,如病期不同、病情轻重不同、有无并发症等;⑤安慰剂效应的差异,大量观察表明安慰剂疗效可达35%,甚至更高,安慰剂也可引起嗜睡(50%)、头痛(25%)、乏力(18%)、注意力涣散(15%)、恶心(10%)、失眠(10%)、口干(9%)等不良反应。因此,设置对照组是药物临床试验必不可少的条件。

严密的对照设计应包括:①不加药的空白对照;②已知有效药的标准对照;③受试药物加已知有效药物的综合对照;④安慰剂对照。空白对照有助于判断新药是否有效;以临床公认的有效药物或疗法作为对照,则可分析新药是否具有优越性。采取安慰剂作对照必须十分慎重,应以对患者不造成损害为前提,通常只用于慢性轻症或功能性疾病患者,急重症患者不允许采用。

设置阳性对照组时,选择的阳性对照药物应是公认、有效、已获准上市的药品,宜首选同类药物,相同剂型、相同给药途径者,最好为原研厂家的产品。若选国外产品,应具有合法性,必须为已获准我国审批进口者。

阳性药物对照试验根据试验目的分为优效性试验和非劣效性或等效性试验两种。试验设计的关键,是通过阳性药物对照来证明受试药物与对照药物之间的差别(优效性),或证明两药之间的非劣效性或等效性。

常用对照试验类型包括平行对照试验和交叉对照试验。平行随机对照试验设计在Ⅱ期临床试验中最常用,随机分配可以使组间各种干扰因素的影响较为均衡,组间可比性强,试验结果及结论较可靠,具有说服力。交叉对照试验设计是随机对照试验的一种特殊形式,两组受试者在两个不同阶段交替接受试验药物和对照药物,通过自身对照,可以减少个体差异的影响,也可以减少样本量。但交叉对照试验观察期长,为清除治疗残余效应影响,需设残效清除期,清除期无任何治疗,可能对某些病例病情不利,且同一病例不可能在两个阶段保持完全相同的病情,故本法常以某些病情较稳定的慢性疾病为宜(用药后病情控制,停药后病情重现),对急重症病例不宜采用。以药动学指标进行生物等效性评价时,常要求以自身对照方式进行试验设计。

(三) 盲法原则

为了消除受试者心理影响或试验者评估处理效应的主观偏向性,药物临床试验可以采用盲法进行研究。盲法试验可分为三种情况：

1. 开放试验（open trial）　这是一种不设盲的试验。所有的人，包括受试者、研究者、医务人员、监察员、数据管理人员和统计分析工作者都知道受试者接受的是何种处理。开放试验中，由于所有人员都知道盲底，所以主观因素对试验结果的影响比较大，试验结果的偏倚也比较大。因此，只有在无法设盲的情况下，才进行开放试验。在开放试验中，最好研究者与参与评价疗效和安全性的医务人员不是同一个医务人员，使得参与评价的人员在评判过程中始终处于盲态，就能将偏倚状态尽可能地缩小，以达到科学和可靠。必须指出开放试验并不是只有试验组，在疗效评判时仍然需要设置对照组。

2. 单盲试验（single blind 或 single masked clinical trial）　这是一种规定受试者不知道治疗分配程序的试验，而研究者、医务人员、监察员、数据管理人员和统计分析工作者可以知道盲底，即除了受试者本人不知道接受何种处理外，其他参与试验的人员都知道受试者接受何种处理。单盲试验消除了受试者的心理因素对试验结果的主观影响，能客观地反映药物的疗效和安全性。在实际工作中，参与评价药物疗效和安全性的医务人员往往就是研究者本人，研究者能直接了解药物的作用，同时也容易造成研究者对药物的作用产生主观偏向。所以，参与观察疗效和统计分析的人员应持客观的态度参与试验。

3. 双盲试验（double blind clinical trial）　这是指临床试验中受试者、研究者、参与疗效和安全性评价的医务人员、监察员、数据管理人员及统计分析人员都不知道治疗分配程序，即都不知道哪一个受试者接受哪一种处理。这种试验能将偏倚降低到最低限度。

有些人员为了获得所愿望的试验结果而任意选择和挑选病例，修改病例报告表（case report form，CRF），如果使用双盲试验将能避免这种弊端。当一个临床试验反映疗效和安全性的主要变量是一个受主观因素影响较大的变量时，如神经精神病科中的各种量表，又如在某些情况下需要用临床全局评价指标评价疗效和安全性，这时必须使用双盲试验。即使一个主要变量是客观指标（如生化指标、血压测量值等），为科学、客观地评价疗效和安全性也应该尽量使用双盲试验。

双盲试验的盲法应自始至终贯穿于整个试验中，从受试者入组，研究者对受试者的观察治疗，登录 CRF，研究人员对受试者疗效和安全性的评价，监察员的监察，数据的输入计算机和管理，直至统计分析都需保持盲态。在统计分析结束后才能在监视下最后揭盲。双盲试验需要研究者会同药品管理人员、统计学家，制定严格的操作规范，防止盲底编码的不必要扩散。在试验进行中，破盲超过 20%，试验将被视为无效，需重新实施新的试验。

（四）重复原则

重复的目的是估计试验误差，提高试验结果的可靠性。对于多中心临床试验来说，相同处理的试验单位不止一个，每个处理组要有一定数量的例数，又称样本量。样本量越大越能反映变异的客观真实性。但是，无限地增大样本量也是不可取的，这会加大试验规模，延长试验时间，浪费人力物力，增加系统误差的干扰。样本量过少，往往所得统计指标不稳定，即不能真实地反映药物的有效性和安全性，而且统计检验效能太低，结论缺乏充分依据。为此，可利用统计学的知识和方法对临床试验所需的样本量作出估算，使样本量减到满足统计设计需要的程度。

每个处理组究竟需要多少例数的样本，可根据不同试验设计的要求，用专门的统计方法估计。决定临床试验样本含量估计的要素主要包括临床试验设计类型与检验假设、终点指标类型及效应测定指标、试验的变异度、统计界值(可接受最大允许范围)、第Ⅰ/Ⅱ类错误水平、各组的例数分配比例等。一般来说,如为计量资料、观察指标个体变异小、观察指标组间差别大、观察指标间相关密切、对非处理因素控制严格、设计方法合理、各比较组间例数相同或接近者,则所需样本量可少些;否则,要增大样本量。

样本量的估算方法可用公式计算或直接用查表或查图法确定。实际中,对样本量给出恰当的估计绝非易事:一是许多事件的信息事先难以估计;二是受影响因素多;三是众多的结果因素,以何为准,这仅靠一个公式是难以解决的,况且已给出的公式都是在相当严格的假设条件下导出的。故样本量的估计需要经验与规定并用,实际和理论结合。

基于统计学的准确性考虑,进行临床试验研究所需的样本量可通过公式或查表估计。如果进行统计学方法估计,通常必须具备下列5个方面的条件。

1. 第一类错误的概率 α　即检验水准,是指对所比较的两组作显著性检验时,发生所谓"假阳性"错误的概率,统计学上称Ⅰ型错误的概率。α越小,所需的样本量越多。一般取值0.05或0.01。

2. 检验效能 $1-\beta$　即把握度,β是指当比较的两组差别是真实存在的,而被错误地认为没有差别的概率(Ⅱ型错误),$1-\beta$就是若两组确有差别,能够判断出两组差别的概率。把握度越大,所需样本的含量越多。一般把握度取值80%或90%,不低于75%。

3. 允许误差或差值　即确定希望发现两组差值有多大。凡是小于这样差值的称为允许误差。这个差值究竟要有多大,需根据专业知识并参照研究目的来确定。一般允许误差越小,所需样本量越大,反之亦然。

4. 总体标准差、总体率或总体均数　这些数据通常是根据以往的实践、前人的经验或文献得到,如果以前没有的资料,可先做预备试验(预试验),根据预试验的结果来确定。一般观察指标的变异程度越大,抽样误差也就越大,所需样本量越大。

5. 单侧或双侧检验　假设检验应说明所采用的是单侧还是双侧检验,如果采用单侧检验,应说明理由。单侧检验的Ⅰ类错误概率往往选择为双侧检验的一半,以保证单双侧检验的逻辑性。一般来说双侧检验所需样本量较大。

三、试验实施的基本要求

(一)依从 GCP 及相关法规

药物临床试验作为在人体进行的试验和新药研究与注册最重要的阶段,必须严格遵循监管部门制定的一系列法规和指导原则。世界大多数国家和一些世界性组织均制定了相应的法规或指导原则,来规范药物临床试验的设计与实施过程。GCP 是世界上用于规范药物临床试验的通行规则,每一位药物临床试验的参与人员都必须牢牢掌握。研究者的试验操作和质控、伦理委员会的伦理审查、申办者的监察和稽查、监管部门的检查等,均是以 GCP 为基本准则。除了 GCP 外,药物临床试验必须遵守其他的相关法规。

《中华人民共和国药品管理法》(以下简称《药品管理法》)是我国药品管理领域的最高法律,现行版本为 2019 年 8 月 26 日由第十三届全国人民代表大会常务委员会第十二次会议第二次修订通过并颁布,由 2019 年 12 月 1 日开始实施。《药品管理法》明确要求"从事药品研制活动,应当遵守药物非临床研究质量管理规范、药物临床试验质量管理规范,保证药品研制全过程持续符合法定要求"。规定了我国药物临床试验的准入,包括试验项目的审批和临床试验参加单位的资格准入,即进行药物临床试验的项目必须按规定如实报送研制方法、质量指标、药理及毒理试验结果等有关资料和样品并获得国家药品监管部门的临床批件,同时这些项目必须在获得药物临床试验机构(以下简称机构)和专业资格的医疗单位进行。

2020 年 5 月 28 日第十三届全国人民代表大会第三次会议通过,2021 年 1 月 1 日起施行的《中华人民共和国民法典》第一千零八条规定:"为研制新药、医疗器械或者发展新的预防和治疗方法,需要进行临床试验的,应当依法经相关主管部门批准并经伦理委员会审查同意,向受试者或者受试者的监护人告知试验目的、用途和可能产生的风险等详细情况,并经其书面同意。进行临床试验的,不得向受试者收取试验费用。"可见,经主管部门批准,并经伦理委员会审查同意,规范开展临床试验不仅是专业领域的要求,而且已成为全社会的共识与要求,这就要求我们专业人员更要依法依规开展临床试验。

对于药物临床试验项目准入的具体规定的法规文件是《药品注册管理办法》。现行《药品注册管理办法》是 2020 年 1 月 22 日由国家市场监督管理总局以总局 27 号令公布,2020 年 7 月 1 日起正式施行。该办法第三章"药品上市注册"中第一节"药物临床试验"共 14 条,针对药物临床试验作出了具体的规定。

2019 年 11 月 29 日,根据新修订《中华人民共和国药品管理法》的规定,药物临床试验机构由资质认定改为备案管理,NMPA 会同国家卫生健康委员会制定了新的《药物临床试验机构管理规定》,自 2019 年 12 月 1 日起施行。这是临床试验参加单位资格准入具体规定的法规文件。对机构及专业的设定条件、备案、运行管理、监督检查等做了详细的规定。

对于药物临床试验的技术操作,国家药品监管部门还制定了一系列的技术指导原则,如《化学药物临床试验总结报告的结构与内容技术指导原则》《化学药物和生物制品临床试验的生物统计学技术指导原则》等,要求申办者和研究者参照执行。这些技术指导原则具有一定的强制性,但其强制性不如法规。申办者和研究者在临床试验操作中如有正当理由可以不完全遵守,但必须提供相关依据。

(二)依从试验方案

试验方案(protocol)是指说明临床试验目的、设计、方法学、统计学考虑和组织实施的文件。试验方案通常还应当包括临床试验的背景和理论基础,该内容也可以在其他参考文件中给出。试验方案包括方案及其修订版。

试验方案是药物临床试验的主要文件,是实施 GCP 的重要环节,是伦理审核的重要内容,是进行研究、监察、稽查的重要依据,也是对药品进行有效性、安全性评价的可靠保证。现行版的 GCP 明确要求"试验方案应当清晰、详细、可操作。试验方案在获得伦理委员会同意后方可执行"。

在国外,试验方案一般由申办者制订,而我国的现行法规允许试验方案由申办者和研究者共同协商制订。试验方案实施前必须得到伦理委员会和药品监管部门的批准。研究者应该严格按照经国家药品监管部门和伦理委员会批准的试验方案进行临床试验,不能根据自己的经验和医疗常规随意操作。需要注意的是,如果入选试验的受试者不符合入选标准或符合排除标准,或没有按照试验方案的要求给药和检验,或没按试验方案要求进行疗效评价和安全性评价,或做了未在试验方案上规定的其他额外评价,都属于严重违背试验方案的范畴。

按照 GCP 的要求,试验方案的修改要仔细记录在案。如果研究者认为试验方案有修改的必要,必须与申办者的监察员协商,然后得到伦理委员会的批准。较大的修改还应得到国家药品监管部门的批准。

(三) 依从标准操作规程

标准操作规程(standard operation procedure,SOP)是为保证某项特定操作的一致性而制定的详细的书面要求。药物临床试验中,为了有效地实施和完成临床试验,申办者和机构应针对每一工作环节或操作制定相应的 SOP,对每一个临床试验制定并实施一整套 SOP。SOP 详细地规定了该公司或机构是如何严格按照 GCP 原则来进行其临床试验的。如果说试验方案规定了在研究过程中研究者应当做什么,那么各项 SOP 则规定了具体如何做。SOP 的制定应当基于 GCP 的原则,但比 GCP 更具体,更具可操作性。如果说 GCP 的各项原则是"树干"的话,那么各项 SOP 就是"树干"上的"枝叶"。SOP 一经制定就具有内部法规性质,有关人员必须知晓并严格遵守。

制定 SOP 最根本的目的就是保证临床试验按照 GCP 规范地实施,有助于严格控制在临床试验中存在的或出现的各种影响试验结果的主、客观因素,尽可能地降低误差或偏差,确保得到真实可靠的研究资料,提高临床试验各项结果的评价质量。按照 SOP 进行标准化操作,既有利于研究者判断现行方法是否可靠,也有利于实验室自身查找分析误差的原因,以保证研究过程中数据的准确性。

原则上讲,SOP 应当覆盖临床试验的所有实践活动。每项临床试验和每个实验室的各操作环节,都要有相应的 SOP。所有相关人员,包括研究者、研究助理、药品及资料保管人员、统计人员、监察员、稽查员、机构管理人员、伦理委员会委员等都应当熟悉并遵循各自的SOP。

SOP 一经生效必须严格执行。因此,在制定并生效后要对有关人员进行培训,所有新进或更换工作岗位的人员必须经有关 SOP 的培训才能上岗。SOP 的放置地点要方便有关人员随时查阅参考。任何偏离行为都要经机构负责人和质量保证部门的批准,并在原始资料中记录。SOP 的制定、修改、生效及分发、销毁情况应当记录并存档备查。

(四) 依规记录

在药物临床试验操作过程中应当特别强调试验记录尤其是原始记录的重要性。各国GCP 都遵循"没有记录就没有发生"的原则。记录既是对药品的安全性、有效性进行评价的依据,也是临床试验是否依从 GCP、依从试验方案和依从 SOP 的主要证据。我国现行 GCP中规定的源文件是指"临床试验中产生的原始记录、文件和数据,如医院病历、医学图像、实验室记录、备忘录、受试者日记或者评估表、发药记录、仪器自动记录的数据、缩微胶片、照相底片、磁介质、X 光片、受试者文件,药房、实验室和医技部门保存的临床试验相关的文件和记录,包括核证副本等"。源文件包括了源数据,可以以纸质或者电子等形式的载体存在。源数据是指"临床试验中的原始记录或者核证副本上记载的所有信息,包括临床发现、观测结果以及用于重建和评价临床试验所需要的其他相关活动记录"。研究者要按 GCP 和SOP 要求将任何试验数据和结果及时、准确、完整、规范、真实地进行记录;而监察员则应督促研究者按要求进行记录。准确、真实而完整的记录是保证临床试验质量和数据可靠性的基础。在现行 GCP 第二十五条详细规定了试验的记录和报告应当符合以下要求:"①研究者应当监督试验现场的数据采集、各研究人员履行其工作职责的情况。②研究者应当确保所有临床试验数据是从临床试验的源文件和试验记录中获得的,是准确、完整、可读和及时的。源数据应当具有可归因性、易读性、同时性、原始性、准确性、完整性、一致性和持久性。源数据的修改应当留痕,不能掩盖初始数据,并记录修改的理由。以患者为受试者的临床试验,相关的医疗记录应当载入门诊或者住院病历系统。临床试验机构的信息化系统具备建立临床试验电子病历条件时,研究者应当首选使用,相应的计算机化系统应当具有完善的权限管理和稽查轨迹,可以追溯至记录的创建者或者修改者,保障所采集的源数据可以溯源。③研究者应当按照申办者提供的指导说明填写和修改病例报告表,确保各类病例报告表及其他报告中的数据准确、完整、清晰和及时。病例报告表中数据应当与源文件一致,若存在不一致应当作出合理的解释。病例报告表中数据的修改,应当使初始记录清晰可辨,保留修改轨迹,必要时解释理由,修改者签名并注明日期。申办者应当有书面程序确保其对病例报告表的改动是必要的、被记录的,并得到研究者的同意。研究者应当保留修改和更正的相关记录"。

四、数据管理的基本要求

药物临床试验规范化最基础的工作就是保证原始试验资料和档案的真实、科学、规范和完整。数据管理的目的是将受试者的情况迅速、完整、无误地纳入报告,数据管理的数据来源于根据试验方案所制订的病例报告表(CRF),研究者是数据填写的第一执行者,监察员核实研究者所填写数据的真实性及依据。我国现行GCP中规定的必备文件是"指能够单独或者汇集后用于评价临床试验的实施过程和试验数据质量的文件",在第二十五条对必备文件的管理提出了具体要求:"研究者和临床试验机构应当按临床试验必备文件和药品监督管理部门的相关要求,妥善保存试验文档;在临床试验的信息和受试者信息处理过程中应当注意避免信息的非法或者未授权的查阅、公开、散播、修改、损毁、丢失。临床试验数据的记录、处理和保存应当确保记录和受试者信息的保密性;申办者应当与研究者和临床试验机构就必备文件保存时间、费用和到期后的处理在合同中予以明确;根据监察员、稽查员、伦理委员会或者药品监督管理部门的要求,研究者和临床试验机构应当配合并提供所需的与试验有关的记录"。临床试验的数据管理员(data manager)应按照GCP要求,保证将CRF中的数据完整真实地输入计算机,生物统计学家对数据的逻辑合理性进行检查,并对数据进行锁定(data locked)直至作出统计分析,写出统计分析报告,协助主要研究者完成试验总结报告的统计学部分。

(一)建立数据库

数据管理员应该在第一份CRF送达前准备好数据库,数据库要求保密性强、可靠。在第一份CRF到达之后对数据库进行试运行,在试运行过程中做进一步必要的完善,以便在大批CRF到达后,数据库能顺利运行。所以,监察员应该在第一份CRF完成后尽快及时送交数据管理员,保证数据管理员有充分的时间试用、修改、完善数据库。数据库内容在任何改变时应将老版本妥善保存以备核查。

(二)进一步检查核对病例报告表

数据管理员应对数据进行核对检查,对日期、入组标准、排除标准、脱落、缺失值等作进一步检查。当发现疑问时,可填写疑问表(query form)返回监察员,通知研究者作出回答,研究者的回答应填写疑问表,由监察员交回数据管理员。疑问调查表是临床试验的一种文件,应妥善保存。疑问表内容包括临床试验日期、题目、分中心、病例编号、受试者姓名等,其主要内容为数据管理员或监察员所提出的问题及研究者对此问题的回答。

填写疑问表的人员必须签名,疑问表能保证 CRF 的修改、数据库的修改都有据可查,又可避免数据被人为任意修改的可能。

(三) 双份输入

对每份 CRF 进行检查且表明数据无误后,可着手计算机的处理工作,先按 CRF 设计数据录入系统,建立录入项目词典,包括每一项定义名称、类型(数字、字符、日期等)、长度、数值的范围(如年龄 18~65 岁)、跳跃规则(如未出现不良反应,则不良反应的名称、出现时间就可跳过,直接进入下一个问题)以及项目的编码说明(如病情 1=轻、2=中、3=重)等。根据要求,将 CRF 中的每个数据录入计算机,并可用光盘、硬盘等以文件形式进行储存,以备统计分析和存档。

对于完成的 CRF,必须使用双份输入方式输入计算机数据库中,即有两个输入员独立地分别将 CRF 输入数据库中,再用统计软件包将两份独立的数据库文件进行逐项对比,如果发现不一致,就由输入员对照原始的 CRF 找出原因,加以修改。双份输入能基本保证数据库的数据和 CRF 的数据完全一致。

(四) 人工核查

对于试验方案中所规定的主要变量(primary variable)(指标),必要时可进行人工核对(visual checking),即将双份输入后被判断为两份输入完全一致的主要变量,输入计算机,再与 CRF 中的数据进行人工核对。这样就进一步保证了数据库中的数据与 CRF 上的数据完全一致。

(五) 计算机核对

计算机核对(computer checking)是指由数据管理员或生物统计学家使用编制好的程序对数据库中的数据做进一步的检查和核对。注重于入排标准、脱落、违背试验方案(protocol violator)、AE 及不良反应等。

为了对数据库进行质量控制(quality control,QC),还可以从全部病例中随机抽取一部分,随机抽取的样本大小为 5% 的病例数,当全部病例数不足 100 例时,至少应随机抽取 5 份病例。对于随机抽取得到的病例中的所有参数(parameter),将 CRF 中的数据与数据库中的数据进行人工比较(manual compare)。如果 10 000 个数据中发现 15 个以上的错误,表明应对数据库中的全部数据进行人工比较。

五、统计分析的基本要求

在完成上述数据录入、核查过程后,数据库中的数据已具备了进行统计分析的条件,生物统计学家在进行统计分析直至临床试验总结报告完成的过程中,还应按照要求开展必要的相关工作。

(一) 统计分析相关工作

1. 统计分析计划 统计分析计划(statistical analysis plan)是由生物统计学家配合主要研究者写成的,其初稿的书写是在试验方案和 CRF 设计完成后、正式临床试验开始前。统计分析计划是比设计方案中统计分析部分所规定的更为详细的统计分析执行步骤,还包括表达统计分析结果的空白的统计表格或图形。随着临床试验的进行,统计分析计划可不断地修改完善,但其正式执行版本应在盲态审核、数据锁定前定稿。

2. **盲态审核** 盲态审核(blind review)是指最后一份 CRF 输入数据库以后,直到第一次揭盲之前,对数据库内数据进行的核对和评价。通常是由主要研究者、生物统计学家、数据管理员和申办者共同进行。

盲态审核的内容包括:对统计分析计划书的修改和确认,对试验方案中主要内容的确认。如果欲作出修改,应以文件形式写入修改方案。对全部入组病例的确认,和全部数据的确认(包括脱落病例、主要疗效、安全性数据等)。盲态审核后数据将予以锁定。

3. **数据锁定和揭盲** 在盲态审核后,对数据进行锁定,数据锁定之前,也就是统计分析计划正式版本定稿之时。锁定后,统计分析计划和数据不允许再作修改。这时由保存双盲临床试验盲底的工作人员做第一次揭盲,即将每位受试者所分配的组别按 A、B 两组列出,但不标明 A、B 中 A 代表试验组还是对照组;宣布 A、B 中哪一个为试验组称为第二次揭盲,是由保存盲底的工作人员在统计分析完成和临床试验总结报告完成后实施的。

(二)统计分析方法

临床试验中数据分析采用的统计方法取决于研究目的、研究设计方案和观察资料的性质。以选择适当的统计模型,并根据统计学原理决定采用参数统计还是非参数统计分析。统计分析应由两个程序员独立地编制统计分析程序,并且获得同样的计算结果。统计分析方法的选择必须按照研究设计即统计分析计划书的安排进行。根据药物临床试验的目的和指标的性质,对试验前组间的均衡性及用药后疗效和安全性、多中心试验资料的中心效应的一致性作出评价。数据分析包括阶段性分析(期中分析)和试验终止的数据分析,是否需要做期中分析应事先制订计划并在方案中说明。

1. **统计分析的内容**

(1)描述性分析:根据资料的类型和观测数据的性质及其相应分布是否明确,恰当地选择描述该资料的集中趋势和离散趋势的指标,也可用图表表达数据分布的情况,常用统计表描述试验疗效的有效性和安全性的频数分布,用恰当的统计图直观表达数据的频数、分布集中和离散或变动趋势。统计图应当简明扼要,一目了然。

(2)推断性分析:推断性分析包括假设检验(hypothesis test)和参数估计(parameter estimation),两者是统计推断(statistical inference)的重要组成部分。假设检验是对总体的参数和分布先作无效假设,然后根据样本对总体提供的信息,推断是否拒绝或不拒绝无效假设。根据分布已知与否,假设检验有参数法和非参数法,根据样本提供的数据信息及其相应分布类型,恰当地运用统计方法。参数估计是通过样本所提供的信息,对总体参数作出估计以描述总体的特征。统计分析报告中根据统计分析结果作出的统计结论,称为统计表达。其内容应该包括应用何种统计分析方法,统计量大小及其相应确切的概率值(P 值)大小。在完成临床试验全部统计分析后,根据设计要求作出统计结论后,统计学家应协助主要研究者按专业的实际意义作出专业结论,综合各项研究结果,对药物的有效性和安全性作出综合评价。

2. **药物临床评价的统计方法应用**

(1)组间均衡性检验:在临床试验设计中,试验组和对照组要求除试验处理因素不同之外,其他主要的影响药物疗效和安全性的非处理因素应当一致或相近,如不一致便无法正确判断试验组和对照组的真正差异。检查试验组和对照组非处理因素是否一致,应作两组非处理因素的均衡性检验。如检查两组性别、年龄、病种、病情、病型、中医证型、病程、有关生理、生化指标的基线情况是否一致等。两组比较经统计学检验差别应无统计学意义,最好 $P>0.05$,只有在两组有关非处理因素均衡性好、具有可比性的基础上,才可对试验药与对照药的疗效和安全性进行对比性分析。对凡是可能影响疗效和安全性的非处理因素均应进行均衡性检验,常规使用组间差别比较的假设检验法,不同的资料类型需选用不同的统计分析方法。

(2)疗效的统计分析:当对试验组和对照组受试者一些主要的非处理因素进行均衡性检验后,若具有均衡可比性,可接着进行试验药和对照药疗效(efficacy)的对比分析,一般分为①对症状和体征疗效的对比分析;②对生理、生化指标的疗效对比分析;③对整个受试者的疗效(综合疗效)对比分析。

(3)安全性评价:在进行疗效分析之后,还要分析试验药和对照药的安全性(safety)。新药临床试验中安全性评价的统计分析是一个主要的内容,主要包括两个方面:①比较试验药或对照药用药后对患者生理、生化指标有哪些影响,并进行两组对比;②比较试验药与对照药用药后不良反应的发生情况。因安全性分析和疗效分析同等重要,故对生理、生化指标的异常改变及不良反应除进行上述分析外,必要时还需对其轻重程度、发生时间、持续时间、是否终止治疗、是否给予处理等进行更深入、详尽的分析。

（三）统计分析报告

根据统计分析计划书和统计分析结果,生物统计学家写出统计分析报告,提供给主要研究者作为撰写临床试验总结报告的素材。统计分析报告的内容应包括以下几部分:

1. 对整个临床试验中资料的收集和整理过程的描述　内容包括:入选病例是否符合入选、排除标准;各试验中心有无按照试验设计方案规定的观察病例数完整地收集到相应的数据;试验过程中有无增加新的观察指标;对脱落病例的处理方案和处理理由;如果是盲法试验应对盲态审核作出交代;在资料整理过程中有无按需要对指标进行数据变换等内容。

2. 统计分析方法的选择及其理由　内容包括:随机分组方法(简单随机、分层随机);设盲水平(双盲、双盲双模拟、单盲、开放);设计方法(平行设计、交叉设计、析因设计、成组序贯设计);对照形式(空白对照、阳性对照、安慰剂对照、多剂量对照)等。

3. 各组病例入选时的基本特征描述及其统计检验　内容包括:病例数、脱落数、剔除数的描述;指标缺失情况;分析数据集(ITT、PP)的描述;数据类型(定量、定性、等级)及其统计检验方法(χ^2 检验、t 检验等)。

4. 疗效统计分析情况　内容包括:各组病例的主要指标、次要指标和全局评价指标的统计描述(均数、标准差)、参数估计(估计值、95% 可信区间)及其假设检验(χ^2 检验、t 检验、方差分析、多元分析等)。

5. 安全性评价　内容包括:不良反应发生率及其 AE 的具体描述;生理、生化检查指标前后的变化情况,以及发生异常改变时与试验药物的关系。

以上结果应尽可能采用统计表、统计图表示。统计检验结果应包括统计意义的水平(significant level)、统计量(statistic)值和精确的 P 值。应注明所使用的统计软件及其版本,所有统计计算程序应以文件形式保存以便核查。

（四）统计软件

近几十年来,统计软件(statistical software)在数量上和质量上均有了很大的发展。药物临床试验从设计到数据处理及统计分析的全过程均可使用统计软件,尤其是其中涉及大量统计计算的内容几乎已离不开统计软件。

目前应用较广的统计软件首推 SAS、SPSS 和 BMDP,这三种软件的开发始于 20 世纪 60 年代,由于开发时间较长,经历了众多用户在不同机型上的考验,用户与开发商及用户与用户之间均建立了广泛的交流,开发者投入了大量的人力和物力专门进行维护和更新。因此,其功能越来越强,使用越来越方便,性能更趋于完善,而且在某些方面各有独到之处。SYSTAT、STATA 软件的开发稍晚,但其统计功能亦较强。STATISTICA 则是近年来出现的一种大型统计软件,因其在高起点上开发,各方面功能均较为突出,目前已成为倍受人们青睐的大型统计软件。另外,从小巧、方便且不失通用性考虑,MINITAB 及近年推出的 KWIKSTAT 统计软件应属其中较好的一类,它们不仅基本功能齐备,且许多方法的统计结果更深入更细致,能满足大多数的小型数据统计分析的要求。StatXact 可提供各种假设检验的精确概率 P 值,具有准确性高的特点。这些软件均为美国开发,其他国家虽然也有许多的统计软件面世,如英国发行的 GLM、Genstat 等软件功能强大,但应用面较窄,且需要雄厚的数理统计知识为基础,故不能面向大众,存在难以推广的问题。国内统计软件的开发起步较晚,在功能和灵活性以及软件的进一步开发维护等方面逊于国外的软件。最近几年,有关的统计人员和计算机编程人员合作,结合我国的国情及实际需要,编制了一些面向广大基层人员、操作灵活、简便、实用的统计软件,为人们借助计算机进行统计分析提供了方便,较具有代表性的有 POMS、PEMS、SPLM、SDAS、Exact-P、NDST 等。

第四节　药物临床评价的实施

药品注册尤其是药物临床试验阶段需要花费越来越多的时间、精力和费用,满足越来越严格的法规管理要求。因此,要求科学地设计药物临床试验,严格按规定的时限实施。发现并及时解决临床试验每一个实施环节中产生的各种问题是临床试验成功的重要保证。

本节将讨论临床试验实施过程中的各个环节,并介绍各环节可能发生的普遍性问题及其预防性措施。

一、制订研究计划

在过去,大型制药公司的临床试验计划往往由药品的研究开发部门独立制订。近年,许多国外制药公司在制订临床计划时往往由公司医学部的代表、统计人员、数据管理部门的人员、注册部的代表和市场部的产品经理共同组成课题小组来协作制订。各部门间的合作能够有效地保证为获得药品注册而进行的临床试验在较短的时间内完成,而且可以使临床试验成果更好地为以后药品的上市与市场开拓提供技术支持。制订计划时要认真考虑时间、进度和经费支出情况,并确定优先进行的项目。要预计每一步骤可能发生的问题、预防措施和解决方法,以保证能够遵守商定的期限。

虽然研究计划是由项目小组制订的,但是保证每一步骤顺利完成却是临床试验监察员的职责。

二、设计试验方案

(一)试验方案设计的一般要求

在国外,临床试验方案一般由负责组织该研究的临床研究助理或医学顾问起草。而在我国的现阶段,临床试验方案则由申办者和主要临床研究者共同起草。

试验方案起草后要广泛听取统计人员、研究者的意见并在此基础上进行适当的修改。申办者和研究者应当详细研讨患者的入选和排除标准,以及研究中的各个具体的环节。在多中心试验中,最好由两到三个研究者组成代表全体研究人员的协调小组来协调并改善整个研究的可行性。为了减少延误,在征求意见时要对答复时间设立期限,必要时可叙述延误的后果。这些均可在研究委托合同中列明。试验方案定稿后,要提交伦理委员会和国家药品监管部门批准。

临床试验成功的关键是制订科学、周密、清楚和适用的试验方案。尽管撰写临床试验方案的风格、方式因人而异,但都应当包括上述内容并遵循下面几条通用的原则:依据基于GCP原则所制定的本单位的SOP撰写;避免重复;整体结构要组织良好,标题要清晰,这将有助于研究者遵循;提供试验方案摘要,用流程图来表示重要步骤的时间顺序;不要忘记在试验方案的后面附上必要的文件,如《赫尔辛基宣言》、GCP等,以方便研究者随时阅读并遵守。

在起草试验方案时,应当避免对过去制订的相似试验方案进行"生搬硬套",以防止在新方案中保留了原方案中可能包括的纰漏或错误而不能发现,从而在本次研究甚至以后的研究中保留下去。对方案中的每一句话均要仔细推敲,保证叙述得当清晰。例如,普遍存在的现象是对患者的排除标准从一个试验方案照搬到另一个试验方案,而没有考虑对每一个试验方案的适用性如何。这样做的后果是将某些本不该排除的患者排除出去,从而减少了可得到的病例数,延长了入选患者的时间。延长了研究的时间,对申办者来讲就意味着延长了产品上市的时间,从而降低了药品整体收益。有关研究管理的大批文本内容、不良反应报告等可以在计算机上设置为"宏",以供在不同的方案中采用,但方案起草人要注意检查这些内容和每一方案的相关性。

试验方案是所有研究者进行临床试验时必须严格遵守的"处方"或工作文件。关键是研究者要认真研读并理解试验方案。好的试验方案应当由研究者参与制订,这样有助于提高其适用性和可操作性。为了便于阅读和掌握,试验方案要采用明显的标题、短的段落且印刷清晰。

我国现行GCP中,第六章为试验方案,对试验方案的内容及撰写提出了明确的要求。规定试验方案通常包括基本信息、研究背景资料、试验目的、试验设计、实施方式(方法、内容、步骤)等内容。

(二)Ⅰ期药物临床试验方案设计原则与要点

Ⅰ期药物临床试验方案设计,包括单次给药耐受性试验方案设计、连续给药耐受性试验方案设计、单次给药药动学试验方案设计、连续给药药动学试验方案设计。

1. 单次给药耐受性试验方案设计要点

(1)一般采用无对照开放试验,必要时设立安慰剂对照组进行随机双盲对照试验。

(2)最小初始剂量:确定耐受性试验的初始剂量,必须十分慎重,以保障受试者的安全。

一般可参考同样药(国外文献)临床耐受性试验资料,取其起始量 1/2 作为起始剂量;或参考同类药物临床耐受性试验资料,取其起始量 1/4 作为起始剂量;或采用同类药物临床治疗量的 1/10 作为最小初试剂量。无同类药物可参照者,可根据临床前药理、毒理研究结果,参考改良 Blackwell 法计算初始剂量,即采用两种敏感动物 LD$_{50}$ 值的 1/600 或亚急性毒性试验中最小中毒剂量的 1/60,取以上 4 个剂量中的最低值作为最小初始剂量。还可用 Dollery 法,即采用最敏感动物最小有效量的 1%~2%。

(3)最大耐受剂量:试验开始前,应规定耐受性试验的最大剂量,即临床应用该类药物的单次最大剂量。一般动物采用长期毒性试验中引起功能或脏器可逆性损害剂量的 1/10,或同类药物的临床单次最大治疗量作为估计的最大耐受量。Dollery 法估计的最大剂量为不大于动物最大耐受量的 1/5~1/2。

(4)从初始剂量到最大剂量之间可分为几个剂量组。常设 5 个单剂量组,最小与最大剂量之间设 3 组,剂量与临床用量接近者每组 8~10 人,其余每组 5~6 人。组间剂量差距视药物安全范围大小而定,凡毒性大的药物,剂量差距应缩小,以免出现严重不良反应。当初试剂量应用后如无不良反应,就可逐步递增剂量,以尽快找出最大耐受剂量。毒性小的药物可成倍增量,毒性较大的药物递增幅度应小些;初期增加幅度可较大,后期则应较小。另外,也可按改良 Fibonacci 法递增,即当初试剂量为 n(g/m^2)时,其后按顺序递增的剂量分别为 $2n$、$3.3n$、$5n$、$7n$,此后则依次递增前一剂量的 1/3。

(5)方案设计时需对试验药物可能出现的不良反应有充分的认识和估计,方案应包括处理意外的条件与措施。

(6)试验期间应进行临床及实验室观察,包括受试者一般情况、呼吸、血压、心率、心律、心电图、血尿常规、肝肾功能等。根据药物特点尚需包括与药物药理、毒理作用有关的特殊检查。同时也需对试验药物可能出现的不良反应有充分认识与估计,试验方案还应包括处理意外的条件与措施的说明。并应同时设计 CRF 和流程图(flow chart)。

2. 连续给药耐受性试验方案设计要点

(1)受试者选择 8~10 名健康男性青年志愿受试者,筛选前签署知情同意书,各项健康检查观察项目同单次给药耐受性试验。

(2)受试者于给药前 24 小时、给药后 24 小时、给药后 72 小时(第四天)及给药 7 天后(第八天即停药后 24 小时)进行全部检查,检查项目与观察时间点应符合审评要求。

(3)全部受试者试验前 1 日入住 I 期病房,接受给药前 24 小时各项检查,晚餐后禁食 12 小时。试验当天空腹给药,给药后 2 小时进标准早餐。剂量选用准备进行 II 期临床试验的剂量,按照临床给药方案,连续给药 7 天。

3. 单次给药药动学试验和连续给药药动学试验方案设计要点详见本书第十三章,这里不再赘述。

(三)II 期药物临床试验方案设计原则与要点

1. 随机对照盲法设计　II 期临床试验设计必须进行随机化分组。多采用区组随机化、分层随机化等分组方法,当样本大小、分层因素及分段长度确定后,由生物统计学专业人员在计算机上使用统计软件产生随机数字表。

II 期临床试验必须设置对照。对照试验主要可分 2 种类型,即平行对照试验与交叉对照试验。前者同时设试验组与对照组,将病情相同的受试者分为 2 组(试验组与对照组)。

交叉试验则在同一组受试者中先后试验 2 种或 2 种以上不同药物,如试验 2 种药物则同一组受试者等分为 2 组,第一组先服用 A 药,间隔一定时间后试 B 药;第二组则先试 B 药,间隔一定时间后试 A 药。各组试药的顺序通过随机化方法确定。对照药物的选择分为阳性对照药(即有活性的药物)和阴性对照药(即安慰剂)。新药为注册申请进行临床试验,阳性对照药原则上应选同一药物家族中公认较好的品种。新药上市后为了证实对某种疾病或某种病症具有优于其他药物的优势,可选择特定的适应证和选择对这种适应证公认最有效的药物(可以和试验药不同结构类型、不同家族但具有类似作用的药物)作为对照。而安慰剂对照仅用于轻症或功能性疾病患者。

在 Ⅱ 期临床试验中,为有效地避免研究者或者受试者的测量性偏倚和主观偏见,常采用盲法设计。盲法设计包括单盲法、双盲法和双盲双模拟法。单盲法不能排除医护人员的主观偏倚。双盲法试验的前提是能够获得外观与气味等均无区别的 A 与 B 两种药,医护人员与受试者均不知 A 与 B 哪种为试验药,哪种为对照药。双盲双模拟法用于 A 与 B 两种药的外观或气味均不相同又无法改变时,可制备两种外观或气味分别与 A 或 B 相同的安慰剂,分组服药时,服 A 药组加服 B 药安慰剂,服 B 药组加服 A 药安慰剂,则两组均分别服用一种药物和另一种药物的安慰剂两种药,且外观与气味均无不同,受试者与临床医生均无法区别。

2. 多中心临床试验 多中心临床试验(multicenter clinical trial)是由多位研究者按同一试验方案在不同地点和单位同时进行的临床试验,由一位主要研究者总负责。多中心临床试验有利于保证样本量的均衡性,保证试验数据与结论的科学性、客观性与可靠性。为保证各分中心试验数据的一致性,要保证不同中心以相同程序管理试验用药,要建立标准化评价方法。对于各分中心的测量仪器、CRF、临床观察数据记录、量表中各项含义、观察值单位等,需进行质量控制,对于分中心工作人员事先应进行培训。疗程较长的试验,试验中期还需增加培训,以维护各中心的一致性,必要时应作中期分析。

3. 病例数估计 病例数应根据研究目的,符合相关的统计学要求,以保证有效性与安全性评价并重,并符合不同专业新药类型等因素的要求。罕见病、特殊病种及其他特殊情况,要求减少临床研究病例数者,必须经国家药品监管部门审查批准。

病例数估计应根据试验的主要目的、试验设计类型、主要考察变量的性质(数值变量或分类变量)、临床上认为有意义的差值、检验统计量、检验假设的 Ⅰ 型和 Ⅱ 型错误的规定等确定。样本含量的具体计算方法以及计算过程中所需用到的估计值应根据预试验或文献资料的结果估算,且确定样本含量的依据应在试验方案中阐明。Ⅰ 型错误常用 5%,Ⅱ 型错误应不大于 20%。

$$n = \frac{P_1 \times (100-P_1) + (100-P_2)}{(P_2-P_1)^2} \times f_{(\alpha,\beta)}$$

式中,n 为估算的应试验病例数,P_1 为标准药(对照药)估计有效率;P_2 为试验药预期优于标准药的有效率;α 为 Ⅰ 型误差(常定为 0.05);β 为 Ⅱ 型误差(常定为 0.10,$1-\beta=0.90$)。

4. 病例选择 Ⅱ 期临床试验一般在 18~65 岁的成人患者中进行,仅适用于儿童或老年患者的某些药物可选择儿童或老年病例为受试对象,但必须报国家药品监管部门批准。男女患者均可入选(只限于男性或女性患者使用的药品除外),但应排除妊娠与哺乳期妇女。

目标适应证的诊断标准应明确,受试对象必须符合临床上普遍接受的诊断标准,并属于新药的治疗作用范围。尚应明确制定严格的排除及剔除标准。

5. 有效性评价　我国规定疗效采用4级评定标准：痊愈、显效、进步、无效。

(痊愈例数＋显效例数)/可供评价疗效总例数 ×100%＝总有效率(%)

6. 安全性评价　每日观察并记录所有AE,应尽可能确定各种异常与所述药物之间的相关性。AE与所疑药物的因果关系判断依据如下：AE是否符合可疑药物常见不良反应类型；可疑药物与AE的出现是否有合理的时间关系；停药后AE是否有所缓解或消失；重复用药时AE是否重现(应尽量不重复用药)；AE是否与原发病、并发症、合并用药及食物、环境等有关。

AE与试验药的关系评定标准有5级评定标准与7级评定标准。5级评定标准包括：肯定有关、很可能有关、可能有关、可能无关、肯定无关；7级评定标准包括：肯定有关、很可能有关、可能有关、很可能无关、可能无关、肯定无关、无法评定。

试验方案中尚应明文规定严重不良事件(serious adverse event,SAE)报告制度。SAE包括：死亡、威胁生命、致残或丧失(部分丧失)生活能力、需住院治疗、延长住院时间、导致先天畸形。

(四) Ⅲ期药物临床试验方案设计原则与要点

1. 试验设计要求　原则上与Ⅱ期盲法随机对照试验相同,但Ⅲ期临床的对照试验可以设盲也可以不设盲,进行随机对照开放试验。

某些药物类别,如心血管疾病药物往往既有近期的试验目的,如观察一定试验期内对血压、血脂的影响；也有长期的试验目的,如比较长期治疗后疾病的死亡率或严重并发症的发生率等,则Ⅲ期临床试验就不单是扩大Ⅱ期临床试验的病例数,还应根据长期试验的目的和要求进行详细的设计,并作出周密的安排,才能获得科学的结论。

2. 病例数要求　Ⅲ期药物临床试验的病例数可根据试验药适应证的多少、患者来源的多寡来考虑。若试验组大于等于300例,单一适应证,一般可考虑试验组100例、设对照组100例(1:1),试验组另200例不设对照,进行无对照开放试验。有2种以上主要适应证时,可考虑试验组与对照组各200例(1:1),试验组另100例不设对照,进行无对照开放试验。若有条件,试验组300例全部设对照当然最好。若国家药品监管部门根据品种的具体情况明确规定了对照组的例数要求,则按规定例数进行对照试验。小样本临床试验中试验药与对照药的比例以1:1为宜。

(五) Ⅳ期药物临床试验方案设计原则与要点

Ⅳ期药物临床试验为上市后开放试验,不要求设对照组,但也不排除根据需要对某些适应证或某些试验对象进行小样本随机对照试验。Ⅳ期药物临床试验病例数也可根据需要对某些适应证或某些试验对象进行小样本随机对照试验。Ⅳ期药物临床试验虽为开放试验,但有关病例入选标准、排除标准、退出标准、疗效评价标准、不良反应评价标准、判定疗效与不良反应的各项观察指标等,都可参考Ⅱ期药物临床试验的设计要求。

需要指出的是,Ⅰ期临床试验的研究内容并非全部都必须在Ⅱ期之前完成。以揭示特殊人群对其药动学为目的的Ⅰ期临床研究,如老年人、儿童、肝功能不全人群和肾功能不全人群的药动学研究等,一般要在Ⅲ、Ⅳ期的时候进行。有时利用群体药动学的研究方法,在参与Ⅲ、Ⅳ期临床试验的患者中同时进行药动学研究,以获取特殊人群的药动学参数,已成为一种趋势。

(六)单臂试验设计

原则上,单臂试验(single arm trial,SAT)适用于在严重危及生命且缺乏标准治疗手段的难治疾病背景下,具备突出疗效的单药治疗。相比随机对照试验,单臂试验不仅可以减少样本量,也可缩短疗效评价时间,显著缩短临床研发时间。随机、盲法、平行对照试验是确诊药物安全有效性的金标准,因此,如期望采用单臂试验支持加速上市应充分评估其可行性,将重点评估疗效是否具备显著优于现有治疗的潜力,值得采用单臂试验加速研发,如某些特定抗肿瘤药物的研发。对于计划以单臂试验支持上市的抗肿瘤药物,在进入临床试验申请前、临床试验过程中以及上市许可申请前等关键阶段,应就重大问题与药品审评中心等专业技术机构进行沟通交流,确保临床试验及上市审批顺利进行。

(七)药物临床试验设计的新理念和新方法

药物临床试验作为以注册为目的的药物评价的至关重要阶段,其试验设计的严谨性是毋庸置疑的,在新理念和新方法的应用上也是非常审慎的。但随着药物研发的发展,传统的试验设计方法已不能满日益增长的药物临床试验设计需求,新的试验设计理念和方法在近年来不断得到应用。

1. 基于模型的药物研发理念在药物临床试验设计中的应用 当前药物研发与使用均呈现出效率不足的问题,一方面,药物研发持续高投入、长周期和低效率的状态;另一方面,临床使用却未能发挥出药物的最高效用。美国 FDA 非常重视药物研发的高成本及长周期的现状,2004 年发布《创新/停滞:新医药产品关键路径上的挑战与机遇》白皮书,将基于模型的药物研发(model based drug development,MBDD)理念作为影响关键路径的机遇之一。MBDD 理念的核心是注重药物研发过程中的模型思维,将现有信息通过模型分析出相应的特征,如药物剂量、血浆浓度、生物相浓度(即 PK)、药物疗效或不良反应(即药效学,pharmacodynamics,PD),以及它们之间的关系特征,并能模拟药物临床试验中的各种情形,预测药物的有效性和安全性。

MBDD 是建立在 Sheiner 提出的学习-证实(learning-confirming)两个循环的理论之上。第 1 个循环(Ⅰ~Ⅱa 期)中,Ⅰ期在健康志愿者中学习、探索耐受剂量等,Ⅱa 期在有选择患者中证实药物是否有效;如果第 1 个循环的结果令人满意,则进入更大规模的第 2 个循环(Ⅱb~Ⅲ期),Ⅱb 期在靶患者群体中学习使用药物,然后在大型的Ⅲ期中证实在合适剂量下新化合物对于合适的患者群体既安全又有效。学习的问题多为"多少"型,如"效应大小是多少?""剂量-反应的曲线如何?""为达到预期效应,需要多大的剂量?"等;证实的问题常为"是/否"型,如"效应大小是否足够大?"等。Sheiner 强调,学习和证实分别需要不同的方法(统计及其他定量方法),而现在一些以学习为目的的研究往往误用了太多的证实型的方法。MBDD 则对两个循环的理论加以改进,认为所有的研究中都应纳入学习的机会,是学习和证实迭代反复的过程,有学者称之为"学习-证实-学习"的过程。

MBDD 模式是新药研发强有力的工具,正逐渐被监管、企业、学术等各界所接受,已有一些应用实例。但 MBDD 目前刚起步,尚未完全常规化、规范化。

2. 定量药理学在药物临床试验设计中的应用 定量药理学(pharmacometrics,PM)是与 MBDD 理念一起发展起来的交叉学科,FDA 对其定义为:PM 是量化疾病、药物和试验信息,用以帮助有效地解决药物研发和审批决策的一门新兴学科。PM 是一门多学科交叉的综合学科,研究内容涉及 PK、PD、生物标记物(biomarkers)、PK/PD 关联模型、群体药动学模型

(population pharmacokinetics, PPK)、随机模拟、模型的建立与确认、PM 的知识发现与标准等多方面的内容。下面简单介绍一下 PM 与药物临床试验设计密切相关的三个方面。

(1)临床试验模拟：临床试验模拟(clinical trial simulation, CTS)通过数学模型和数值方法来近似地反映试验设计、人体行为、疾病进程和药物行为，由此模拟产生虚拟研究对象的反应。其中试验设计提供剂量算法、试验对象选择标准、人口统计学信息等；人体行为包括试验执行情况，如服药依从性(与研究对象有关)和记录缺失(与研究者有关)等；疾病状态在试验过程中可能变化，因此需要建立疾病进程模型；体内的药物行为则用 PK 和 PD 模型来描述。上述模型均基于既往的数据或经验以及假设。

新药研发中很多试验未达到统计显著性而失败，究其原因有多种，包括药物确实无效、试验设计有缺陷、研究群体选择错误、剂量选择错误、统计分析错误、指标选择错误、统计功效(power)低、药动学特性差、缺乏药物的有用信息等。CTS 让研究者对新化合物的所有知识和假设有了清晰的理解，从而降低了研发中的不确定性，并通过回答一系列的"what if"问题提高试验的成功率，例如，如果出现如下情况，试验结果会如何：如果非依从率提高 10%？如果最大效应比预期低？如果纳入标准有变化？模拟需要数学模型来充分反应实际情况。临床试验模拟的模型基于剂量 - 浓度 - 效应关系，主要由三部分组成：输入 - 输出模型(input-output model)、协变量分布模型(covariate distribution model)和试验执行模型(trial execution model)。Holford 等认为有三种层次的模拟项目：第一层次着重于统计特点及数据分析的方法学研究；第二层次研究试验设计的某种特性；第三层次对特定药物或特定设计进行全面的临床试验模拟。试验模拟的作用包括：统计特性及数据分析的方法学研究、对变异进行建模、评估临床操作因素的影响、评估假设、比较和优化试验设计、区分竞争性药物等。

(2)疾病进程模型和试验模型：从反应面建模的角度，可认为临床药理学是疾病过程和药物作用的结合。疾病进程指疾病随着时间的发展进程，或者说疾病轨迹，表现为生物标记物或其他临床终点的时间过程，这些生物标记物或临床终点反映了疾病状态，是患者临床状态的测量。患者状态是某个时间点疾病状态的反映。疾病状态可能随着时间好转或恶化，也有可能是循环现象(如抑郁的周期性)。疾病进程模型(disease progress model)用数学模型来描述在没有治疗(或至少没有所研究的治疗)的情况下患者状态随着时间的变化。疾病进程模型可扩展为研究药物治疗或药物作用影响的疾病过程的变化，这里药物作用指对于疾病进程产生药物效应的所有药动学和药效学过程。除了疾病和药物的性质，纳入 / 排除标准、脱落率、依从性等患者特性和行为是试验结果的重要影响因素。脱落率可用参数风险模型等表达，可用于模拟未来试验的脱落率。依从性模型目前讨论较少，在艾滋病等研究领域有少量应用。

(3)新药临床试验新型设计：近年出现的一些新型研究设计非常灵活，更大程度地提高了新药临床研发的效率，减少了受试样本，如富集设计(enrichment design)和适应性设计(adaptive design)等。富集研究中的研究群体只纳入那些在一定范围内有可能出现反应的个体，或在预试验中显示具有较好反应的个体。富集试验可更有效地用于研究 PK/PD 关系，但是把富集研究的 PK/PD 关系外推至一般群体比较困难。适应性设计指在临床试验开始后，根据试验中已积累的信息，动态修改试验设计的某些方面，而不破坏试验的有效性、科学性、完整性的一种设计方法。适应性修改指调整或改变如下内容：样本含量、组间治疗分配比例、治疗组数量、纳入/排除标准、统计方法、临床终点、试验目的(如非劣改成优效)等。适应性研究的优点在于强调了有用剂量区域的药物研究,从而减少了药物无效区域的研究对象数量。当每个个体的反应被观察后,PK/PD 模型被持续不断地更新、修正,然后被用于产生将每个新个体分配到一个治疗组的概率,以支持将新病例更多地随机分配到优效治疗组。除了适应性响应的随机化外,还可通过在试验进程中舍弃低效治疗组的方法来提高试验设计的效率。适应性设计可减少临床研究的持续时间和研究对象数量。当患者累积率很慢时,适应性设计最为有效。

3. 药物基因组学在药物临床试验设计中的应用　药物基因组学(pharmacogenomics)是研究基因变异所致不同人群对疾病的易感性差异、对药物处置的差异及对药物作用的反应差异的学科。旨在预测药物疗效及毒性,阐释药物反应的个体差异并指导临床个体化用药(individualized treatment)。最初的研究只针对单个基因与药物的联系,随着人类基因组计划(human genome project,HGP)的完成,人们发现整个基因组的变化都可能与药物的疗效及安全密切相关。这其中既包括先天性变异如单核苷酸多态性和基因拷贝数改变,又包括后天的获得性改变如肿瘤基因突变等。恶性肿瘤是机体由于外界刺激或自身生理缺陷导致细胞发生基因突变后异常增殖的结果。多年来,虽然手术、放疗和化疗取得长足进步,但都难以取得根治肿瘤的效果。手术后的肿瘤转移、复发,用药后的耐药性和不良反应均十分普遍,特别是同一种化疗药物用于不同患者取得的效果也千差万别。基于此,药物基因组学与肿瘤临床用药的有机结合备受瞩目。

目前,除极少数抗肿瘤药物是在药物基因组学的指导下进行研发,大部分药物仍遵循传统的研发路线,缺少了药物相关遗传标志物的数据。然而,将药物基因组学全面应用到药物研究各阶段十分必要:对于新药研发,从新化合物的发现直至临床试验的结束,均可进行药物基因组学的相关研究,从而缩短药物研发的周期,降低药物研发成本;对于上市药物,尤其是价格低廉疗效确切但具有潜在风险的药物,进行药物基因组学的再评价,可以发现潜在的风险基因位点,增强药物安全性,避免撤市,甚至可以使撤市药物重新上市。下面简要介绍一下药物基因组学在药物临床试验设计中的应用。

(1) Ⅰ、Ⅱ期临床试验设计中,应当选择具有药物相关的代谢酶和转运体的多态性的受试者,对临床前研究中发现的药物代谢转运相关基因靶点进行验证,更加精确地预测药物的个体化使用剂量。由于Ⅰ、Ⅱ期临床试验的人数有限,可采用回顾性研究的方法对相关性不强的生物标记进行研究,初步推测及估计各生物标记在药物反应中的作用。

(2) Ⅲ期临床试验提供很多药物在患者体内的疗效、毒性及 PK 方面的数据,为确保数据的准确性,在该期应更多地采用前瞻性研究策略,选取潜在可获益(疗效好,毒性可能性低)的特定基因型人群,排除潜在不可获益(无效和毒性可能性高)人群。由于入组的病例具有较大的一致性,所需的病例数较传统Ⅲ期临床试验有所降低,例如,克唑替尼临床试验只招募 255 例局部晚期或转移的间变性淋巴瘤激酶(ALK)阳性非小细胞肺癌(NSCLC)患者,由于其疗效明显,该药很快被 FDA 批准上市。而在威罗菲尼Ⅲ期临床试验中,入组的患者仅为 132 例 BRAF-V600E 黑色素瘤患者,患者使用威罗菲尼后,总体生存期延长至 16 个月。此外,该期也可以对一些基因的突变进行回顾性研究,如抗肿瘤药西妥昔单抗和帕尼单抗可以靶向表皮生长因子受体(EGFR)受体,而 KRAS 是 EGFR 下游信号,*KRAS* 基因 12 号外显子突变,则导致 EGFR 靶向药物敏感性降低,若Ⅲ期临床试验能对 *KRAS* 突变进行回顾性研究,必然会节省大量时间和经费,精确定位 EGFR 靶向药物的获益人群。Ⅲ期临床试验融入药物基因组学的主要任务在于评估基因型与药物效应之间的关系;同时,其另一个重要任务是开发相关基因分析的方法及试剂盒,并进行质量评价,确保基因分型专属性和准确性。

(3)药物毒性过敏反应应该是Ⅳ期临床试验关注的重点。Ⅳ期临床试验应针对药物毒副作用进行药物基因组学的再评价(如过敏相关的 *HLA* 基因突变位点),发现药物毒副作用的遗传标记物,最终完善药物标签,避免药物因严重药害事件而退市。

4."Basket Trial"与"Umbrella Trial" "Basket Trial"与"Umbrella Trial"也称"篮子试验"与"雨伞试验",实质是基因分型研究的进一步延续。

2014 年,美国癌症研究协会(American Association for Cancer Research,AACR)特别指出,针对精准癌医学的创新性临床试验可分成两大类,一类称为"Basket Trial",即篮子试验。具体地说,某种靶点明确的药物就是一个篮子,将带有相同靶基因的不同癌症放进一个篮子里进行研究就是篮子试验,本质就是一种药物应对不同的肿瘤。第二类临床试验称为"Umbrella Trial"(雨伞试验),即撑起一把大伞,把具有不同驱动基因的肺癌,如 *KRAS*、*EGFR*、*ALK* 拢聚在同一把雨伞之下,这把大伞,就是将不同的靶点检测在同一时间里完成,然后根据不同的靶基因分配不同的精准靶药物。雨伞试验的最大优势,在于将非常少见的突变事件集中起来,变少见事件为"常见"事件,这无论对加速少见疾病的临床试验还是对于某一个个体获得精准治疗的机会,都具有特别的意义。

篮子试验最有代表性的例子就是 ALKoma。*ALK* 基因突变不但是非小细胞肺癌的驱动基因,也是其他恶性肿瘤包括肺癌、淋巴瘤、肾癌、神经母细胞瘤等的驱动基因。这意味着通过对于同一分子事件的管理,使得带有这种驱动基因的不同肿瘤都能用同一种药物进行治疗。除了 *ALK* 之外,*EGFR*、*HER2*、*BRAF* 等基因都可能在不同的肿瘤中发挥驱动的作用,可以往篮子里面装。*BRAF* 突变可以在多发性骨髓瘤、黑色素瘤、卵巢癌、结肠癌、甲状腺癌、绒毛膜癌、胃肠肿瘤、肺癌等多个癌种中被检出。BRAF-V600E 的篮子试验已结束。另外,NCI 发起的 MASTER 试验(clinical trials.gov identifier: NCT02154490)就是典型的雨伞试验。该研究专门针对鳞癌患者,将其按照不同的生物标志物分为 4 组,分别给予这 4 种生物标志物相应的药物治疗。

"篮子试验"与"雨伞试验"是对精准治疗药物加速开发和临床肿瘤学发展的革命性创新,可以加速药物上市,让患者更快用上有效治疗药物。

任何研究都有优点也有缺点。这种研究设计的缺点在于,要把不同的肿瘤类型相比较,涉及数据分析统计的问题,临床试验的入组人数较少,那么结果的置信区间就会变大,降低了研究的可应用性。

三、设计病例报告表

病例报告表(case report form,CRF)指按照试验方案要求设计,向申办者报告的记录受试者相关信息的纸质或者电子文件。CRF 在试验方案起草后准备。设计良好的 CRF 可保证研究者的填写方便、快捷和准确,同时也能够节省研究结束后处理数据的时间。为此,最好在 CRF 设计完成后征求一下研究者的意见。设计适当的 CRF 是试验成功的必要条件之一。设计良好的 CRF 还可以减少监察时用于核准的时间,并节约研究的费用。

在设计 CRF 时,应当仔细斟酌,既要考虑表格的简单明了,又要考虑填写人的可接受程度。

临床试验人员往往工作繁忙,表格的填写越容易、越省时,才越能提高他们填写的认真程度。

总之,临床试验的成功与否在很大程度上取决于 CRF 的设计。设计蹩脚的表格可能会导致填写的内容不可靠、收集的数据不准确,从而可能得到错误的试验结果。认真谨慎地设计 CRF 是临床研究成功的又一关键因素。

四、获得监管部门和伦理委员会的批准

(一) 获得监管部门的批准

在临床研究过程中,最可能延误时间的环节是获得药品监管部门的批准。在美国,FDA收到临床试验申请(investigational new drug, IND)后,一般在 30 天左右就会对该申请作出批准与否的决定。在我国现行的《药品管理法》第十九条规定“开展药物临床试验,应当按照国务院药品监督管理部门的规定如实报送研制方法、质量指标、药理及毒理试验结果等有关数据、资料和样品,经国务院药品监督管理部门批准。国务院药品监督管理部门应当自受理临床试验申请之日起六十个工作日内决定是否同意并通知临床试验申办者,逾期未通知的,视为同意。其中,开展生物等效性试验的,报国务院药品监督管理部门备案”。为尽快获得临床试验获得批准,申办者应通过充分的准备、周密的计划,严格按照《药品注册管理办法》及临床试验的技术要求去准备资料,争取将获得批准过程的延误减小到最低限度。

(二) 获得伦理委员会的批准

我国现行的《药品管理法》第二十条规定“开展药物临床试验,应当符合伦理原则,制定临床试验方案,经伦理委员会审查同意”。在现行的 GCP 中,也规定“临床试验实施前,研究者应当获得伦理委员会的书面同意;未获得伦理委员会书面同意前,不能筛选受试者”。在国际上药物临床试验通常是先通过伦理委员会的批准后才提交药品监管部门审批。在我国,药物临床试验则是先获得药品监管部门批准后,其试验方案及相关文件要送选定机构的伦理委员会审查并签发同意的意见后,才能开始试验。在多中心试验时,药物临床试验要经组长单位的伦理委员会同意,并经其他参与单位的伦理委员会备案后方可开始试验,在研究计划中应为此留出时间。

五、选择研究者和研究机构

(一) 选择研究者

研究者是临床研究的主体,也是临床试验取得成功的关键因素,在试验方案的定稿阶段应确定研究者。选择研究者时,应当优先考虑和申办者有过很好的合作关系、而且具有良好研究记录的研究者。

目前,大多数申办者在选择研究者时,往往把目光集中在一些临床权威或业内名人身上。无疑这些权威具有很高的学术造诣和专业经验,对所承担临床试验在研究水平与视野上有利,其研究的结果容易得到同行与药品监管部门的认可。但另一方面,却可能造成研究课题过度集中,主要研究者花费在每一课题上的时间和精力相对不足,也可能对试验质量带来负面的影响,例如有时会导致入选受试者方面的困难,从而使试验延误。申办者需要权衡利弊,合理选择。

(二) 选择研究机构

现行的《药品管理法》要求“开展药物临床试验,应当在具备相应条件的临床试验机构进

行""药物临床试验机构实行备案管理"。因而,临床试验应在能很好执行 GLP,保证药品研制全过程持续在符合法定要求的医疗单位进行。申办者应当在医疗机构中选择临床试验承担单位,商定临床试验的组长单位、主要研究者及临床参加单位。这也是我国不同于国际上大多数国家之处,在我国实际上对研究者的选择在某种程度上变成了对机构及专业的选择。

在选定了研究者和机构后,申办者应委派监察员对研究场所进行现场评估,目的在于保证所选择的研究者所在的机构具有良好的医疗设施和试验设备、人员配备,具有足够的病例数,有充分的时间在规定的时间内进行本研究课题。对多中心临床试验,应当对每一中心进行评估。临床试验开始前,申请人应当与选定的临床试验组长单位和参加单位签订临床试验合同,并就试验方案、试验的监察、稽查和 SOP 以及试验中的职责分工等达成书面协议。

六、准备试验用药品和研究材料

(一) 准备试验用药品

申办者应按 GCP 的要求设计药品包装及标签。要准备好具有易于识别、正确编码并贴有特殊标签的试验用药。药品应当按试验方案的要求(如盲法)进行包装,并应用批号和系列号加以保存。要建立药品登记、保管、分发、记录的管理制度。

对于双盲试验而言,需要申办者和生物统计学家一起对试验药物进行编盲,具体实施步骤为:按处理编盲对药物进行包装→填写应急信封及信纸→确定中心受试者药物编号→盲底的保存→揭盲的规定→双盲试验终止和失效的规定→处理编码和药品分装的报告文件→包装好的药盒的分发。

(二) 准备研究材料

除了试验用药品外,申办者应当尽早准备并印刷研究资料,例如受试者知情同意书、受试者资料袋、CRF 和研究者手册等;另外,有些特殊的试验如疫苗临床试验还需要准备体温计、低温运输箱等物品,有些试验需要特殊检查的需准备相应的诊断试纸等材料。许多临床试验的延误是由于试验材料的准备不充分引起的。

七、试验开始前的初次访视

在开始试验前,监察员和研究者要召开启动会。在会上要详细讨论受试者的入选和排除标准、CRF 的填写方法及注意事项、各研究步骤的 SOP 等;评价研究者对试验方案、承担职责和对试验药物的了解程度;就受试者的入选目标和进度达成一致意见。在该启动会上还要讨论一些其他有关事项,如研究中收集的数据的监察、研究经费的支付以及研究的日程表等。

在上述的七个步骤中除了等待国家药品监管部门和伦理委员会批准外,进展速度主要由申办者及其具体的项目负责人员(如监察员)控制。研究计划和准备阶段的拖延往往是由于在工作繁忙时没有处理好轻重缓急的关系,以及没有协调好各方人员的关系。应将各种准备工作统筹安排,对申办者而言,如可以在起草研究计划的同时,选择研究者和临床机构;而在起草试验方案和等待国家药品监管部门批准时,可投入人力准备研究资料和材料;研究者则可以利用这段时间去考虑受试者入选的事宜,即用受试者入选和排除标准衡量日常临床患者来预测入选速度等。

药物临床试验的注册申请一经国家药品监管部门批准和伦理委员会的同意,即可立即开始入选受试者。

八、入选受试者

如果对合适患者的预测准确,而且试验方案、特别是受试者的入选和排除标准适当的话,入选受试者的过程就会比较顺利。

但在实际操作中,入选受试者时常常遇到困难,这正是由于对研究者能够入选的患者数估计不准确造成的。在讨论时,研究者常常根据自己的临床经验来预测可收集的患有某种疾病的病例总数,但往往忽视了下面的事实:严格的入选和排除标准会把许多患者排除在外,而且还会有一些预期的患者不愿意参加研究。实际上预期的患者可能仅仅会有50%~60% 真正进入试验,从而导致实际入选人数的短缺。不仅如此,少数合格的受试者有时也会在试验开始后脱落,这将进一步增加入选受试者的难度。很显然,将不合格的受试者入选,多是不完善的试验计划和对潜在的合适受试者的数目未能正确估计的结果。

因此,在选择研究者及试验中心时,能否入选充足合格的受试者也应当是申办者必须考虑的因素。例如,患有高泌乳素血症的受试者是在妇产科多见还是在内分泌科多见,每天有多少病例(门诊、病房或医生到基层医疗单位普查),传统的疗法、疗程如何,有什么优缺点,受试者对医生的依从性如何等等,都应当一一考虑。如果医生是到工厂、部队或农村去入选受试者,还应考虑相应医疗设备的运输、化验条件以及随访受试者的交通问题等。

任何试验的成功都必须依赖入选一定数量的合格受试者,但并不是入选数量越多越好。严格地讲,入选受试者的数量不能超过试验方案规定的数量。众所周知,试验药物的不良反应在试验阶段对申办者和研究者都是未知数,只能通过临床前动物实验和收集前期的试验结果预测,因此试验药物对受试者可能存在不可预料的危险性。按 GCP 规定申办者应为受试者提供意外补偿和保险服务。申办者只根据试验方案中规定的数目为受试者上保险,超过规定数目的受试者将得不到适宜的补偿。例如在一项试验中,试验方案规定应入选 200 名受试者,并保证能从其中的 128 名受试者中收集到完整的资料。研究者为确保有效的病例而入选了 205 名受试者,那么将有 5 名受试者没有被上保险。如果这 5 名受试者中有人发生了 SAE 或意外情况,不管与试验药物是否有关,申办者就可能不愿意承担任何责任,受试者可能得不到适宜的补偿。

研究者在入选受试者时,必须保持一定的进度。这样做是为了入选受试者有条不紊地按时、按质完成。如果仅规定完成时间而不规定进度,那么就可能出现研究者为了完成任务而"赶",即集中入选受试者的情况,这样做的结果一方面可能保证不了入选的质量,另一方面可能会给后勤工作带来压力。研究者门诊时间延长、试验或化验室工作量骤增、随访过于集中,监察员也需要增加访视次数来核对突然增加的 CRF。

在入选受试者时不得给患者施加任何压力,一定要得到他们的知情同意才能入选试验。申办者对研究者入选受试者也不能施加压力,否则将可能会增加不合格受试者入选的可能。

九、定期监察和稽查

(一) 定期监察

监察(monitoring)是指监督临床试验的进展,并保证临床试验按照试验方案、标准操作规程和相关法律法规要求实施、记录和报告的行动。监察计划是指描述监察策略、方法、职责和要求的文件。监察报告是指监察员根据申办者的标准操作规程规定,在每次进行现场访视或者其他临床试验相关的沟通后,向申办者提交的书面报告。

在研究过程中,监察员应当根据研究持续的时间,每隔 4~8 周访视每位研究者一次,检查研究的进度。所有的申办者应当具有 SOP,在 SOP 中应当说明:监察员访视每一研究中心的频率,每次访视的任务和检查内容。按照 GCP 的要求,监察员要监察患者的入选率和是否按照试验方案入选,监察 CRF 的填写情况,确认所有数据的记录与报告正确、完整。要审核研究者收集的资料,确认所有病例报告表和原始资料(例如患者病历,实验室打印仪器结果等)一致。所有的错误或遗漏均已改正或注明,经研究者签名并注明日期。每一受试者的剂量改变、治疗变更、合并用药、伴发疾病、失访、监察遗漏等均已确认并已记录。入选受试者的退出与失访核实后已作报告并记录在案。还要确认所有的 AE 已在规定的时间内作出报告并记录在案。核实试验用药品是否按照有关法规进行供应、储藏、分发、收回并记录,并证实此过程安全适当。在每次访问后要向申办者提交书面报告。

在每次访视时,监察员也可以将已完成并经监察的 CRF 收集并转交申办者作数据处理前的进一步核查。

在现行 GCP 中,第五十条提出了监察员的 11 项职责。第五十一条又明确要求监察员在每次监察后,应当及时书面报告申办者。报告应当包括监察日期、地点、监察员姓名、监察员接触的研究者和其他人员的姓名等;报告应当包括监察工作的摘要、发现临床试验中问题和事实陈述、与试验方案的偏离和缺陷,以及监察结论;报告应当说明对监察中发现的问题已采取的或者拟采用的纠正措施,为确保试验遵守试验方案实施的建议;报告应该提供足够的细节,以便审核是否符合监察计划。中心化监察报告可以与现场监察报告分别提交。

(二) 稽查

稽查(audit)是指对临床试验相关活动和文件进行系统的、独立的检查,以评估确定临床试验相关活动的实施、试验数据的记录、分析和报告是否符合试验方案、SOP 和相关法律法规的要求。申办者为评估临床试验的实施和对法律法规的依从性,可以在常规监察之外开展稽查。现行 GCP 明确要求,"申办者选定独立于临床试验的人员担任稽查员,不能是监察人员兼任。稽查员应当经过相应的培训和具有稽查经验,能够有效履行稽查职责"。

稽查员设置及要求是为确保其所做稽查评估的客观真实性。稽查过程在很大程度上是重复监察员的工作,其目的是最大限度地减少试验中产生错误的可能性,保证试验结果的可信度。

稽查内容包括研究项目(稽查试验方案和 CRF、申办者按 GCP 保存的文件、临床试验中心等)、试验设备、数据库、统计系统等。稽查报告是指由稽查员撰写的,关于稽查结果的书面评估报告。

十、试验结束的访视

在每一中心完成研究后,所有的试验材料,包括未用完的试验用药品、已用过的受试者资料袋、记录表格、破盲密码信封和其他的文件,应当由监察员收集。研究者应当保留知情同意书和参加研究的受试者的登记簿,以及研究结果、试验方案和所有有关通讯联系信件、传真件。研究的结束阶段还应当对数据的监察和稽查过程发现的不一致和遗漏作出说明。

如果监察员在研究过程中尽职尽责并勤奋工作,那么试验结束时的数据处理耽误的时间就会很少。

十一、数据管理和统计分析

数据处理的目的在于把来自受试者的数据迅速、完整、无误地收入报告，所有涉及数据管理的各种步骤均需记录在案，以备审核人员对试验实施过程和收集的数据的质量进行稽查或检查。申办者应当保证有满意的计算机数据库的维护和支持程序。开始试验前需设计可被计算机阅读与输入的临床报告表及相应的计算机程序。

在临床试验的设计与结果的表达与分析过程中，必须采用规范的统计学分析。因此，临床研究从设计试验方案到完成总结报告的各阶段，都要有生物统计学专业人员参加。

关于数据管理和统计分析的基本要求，在本章第三节已作介绍，在此不再赘述。

十二、总结报告

临床试验的总结报告是以试验方案、试验记录和统计报告为根据的，包括对研究方法和结果的综合性叙述、对研究发现的解释、对所收集数据的完整列表和归纳。总结报告可以和统计报告合二为一，也可以独立撰写。

撰写总结报告所需花费的时间相对较短，但经多方磋商和一致通过却很费时间。研究者必须审阅整个总结报告并签字以示同意。

对申报新药来讲，总结报告中所呈现的数据是用来支持新药报批的。但同时也将为该药品上市后的临床用药提供依据。因此，研究报告必须客观、可靠而且完整。入选试验的所有病例的情况都必须得到解释，表格和文字要一致。决不允许在总结报告中有任何扩大疗效或降低不良反应的描述。

第五节　影响药物临床评价结果的因素

一、受试者样本量

药物临床评价的结果与受试者样本量有很大关系。样本量越大越能反映变异的客观真实性，但样本量过大会加大试验规模，延长试验时间，浪费人力物力，增加系统误差的干扰；样本量过少则往往所得统计指标不稳定，即不能真实地反映药物的有效性和安全性，且统计检验效能太低，结论缺乏充分依据。每个处理组究竟需要多少例数的样本，应根据不同试验设计的要求，用专门的统计方法估计。关于受试者样本量的估算，在本章第三节中有详细的论述，在此不再赘述。

二、试验方案的设计

(一) 试验类型

1. 按照试验药与对照药的疗效对比类型分类　有以下 3 种试验类型：优效性试验、等效性试验和非劣效性试验。

（1）优效性试验：优效性试验（superiority trial）包括试验药优于安慰剂的试验，或试验药优于阳性对照的试验，或有剂量反应关系证实效果是最可信的试验。临床优效性试验采用安慰剂对照或阳性对照，应按试验要求并符合伦理原则科学地安排。

（2）等效性试验：等效性试验（equivalence trial）包括生物等效性试验和临床等效性试验。临床等效性试验是将试验药与相应的临床已证实有效的阳性药物进行比较，检验两者药效是否具有等效性。研究者应根据药物性质确定等效界限（临床上能接受的最大差别范围），并明确列入试验计划。

（3）非劣效性试验：非劣效性试验（non-inferiority trial）是显示试验药的治疗效果在临床上不劣于阳性对照药的试验。非劣效性试验对阳性对照药的要求是与试验药具有相同的适应证、临床疗效明确、作用机制尽量一致。

2. **按临床研究的目的分类**　有以下 2 种试验类型：探索性试验和确证性试验。

（1）探索性试验：探索性试验（exploratory trial）的目的是初步评价药物对患者的治疗作用和安全性，也包括为后期临床试验研究设计和给药方案的确定提供依据。一般指 II 期临床试验。

（2）确证性试验：确证性试验（confirmatory trial）是在探索性试验基础上，进一步验证所确定的治疗剂量药物与阳性对照药物对患者的治疗疗效和安全性，评价试验药物的利益与风险关系，为药物有效性和安全性提供有力证据。一般指 III 期临床试验。

（二）常见设计类型

1. **平行组设计**　平行组设计（parallel group design）在确证性临床试验的设计中最常见。将来自同一总体的受试者随机地分配到试验各组中，各组同时进行，平行推进，各组受试者不仅在试验前保持同质，而且进行中也处于相同的条件，唯一不同的是各个组别施加的处理不同，有的是试验药组，有的是对照药组，最后根据试验结果作出统计分析，这称为平行组设计。可以为试验药设置一个或多个对照组，试验药也可按若干剂量分组。

平行组设计的优点是：①由于贯彻随机化的原则，有效避免了非处理因素的影响。非处理因素一般是指影响药物疗效评价和安全性评价的一些其他主要因素。如性别、年龄、病种、病型、病情、病程、发病至用药时间、是否伴有其他疾病、用药前是否用过其他药物和疗法、医护照顾等因素。②由于贯彻了随机化原则，增强了试验组和对照组的均衡可比性，而均衡可比性则是试验药与对照药进行疗效和安全性评价比较的前提条件。③设立对照组，有效地控制了误差和偏性，有利于揭示需要比较总体间存在的真实差异。④满足了统计学假设检验必须贯彻随机化的要求。

2. **交叉设计**　交叉设计（crossover design）是指每个受试者随机地在两个或多个不同试验阶段分别接受指定的处理（试验药或对照药）。这是一种特殊的自身对照设计。最简单的是"2×2"交叉设计，指每个受试者安排两个试验阶段，分别接受两种不同处理。首先将条件相近的受试者配对，再用随机分配的方法决定其中一组受试者先接受一种处理 A（试验药或对照药），结束处理后，经过一段时间，等该处理的效应消除后，然后接受另一种处理 B；另一组则先接受处理 B，再接受处理 A。两种处理在研究过程中交叉进行。由于 A、B 两种处理先后处理的机会均等，因而平衡了试验顺序的影响。

每个受试者需经历如下几个试验过程：即准备阶段、第一试验阶段、洗脱期（washout period）、第二试验阶段。在两个试验阶段分别观察两种药物的疗效和安全性。每个试验阶段的处理对后一阶段的延滞作用称为延滞效应(carry over effect),采用交叉设计时应避免延滞效应,资料分析时需检验是否有延滞效应存在。在"2×2"交叉设计中,统计学上难以区别究竟是延滞效应还是处理与时期的交互作用(interaction),在高阶交叉设计中这一问题虽不严重,但不能完全消除。延滞效应的存在,对后续处理出现的 AE 时,难以判断何种处理所致,即延滞效应的存在足以使结论无效。因此,在每个试验阶段受试者在接受后一种处理时,其前一种处理不能留有延滞效应,故应有一个足够长的延滞效应的消除间隔期(洗脱期)以消除该阶段对后一试验阶段处理的延滞效应,否则将不便于比较处理组间的直接效应。同时,由于同一受试者先后接受两种或多种处理,故要求试验在短期内完成,若时间延长,受试者本身条件可能发生变化,以致影响处理因素的效应,有时也无法坚持。所以在进行临床试验时,不适于急性病,而适于慢性病,且在一定时期内病情较为稳定的疾病。

交叉设计的优点在于:①能够控制时间因素及个体差异对处理因素的影响;②减少样本量;③每个受试者同时接受试验因素和对照因素(有时为安慰剂),从伦理角度出发,均等地考虑了每个受试者的利益。

3. 析因设计　在临床试验中,许多因素之间往往是互相联系,互相制约的,有时当一种因素的质和量改变时,另一种现象的质和量也随之改变。析因设计(factorial design)是解决上述现象的一种试验方法,它是一种多因素的交叉分组试验,通过处理的不同组合,对两个或多个处理同时进行评价。它不仅可以检验每个因素各水平间的差异,而且可以检验各因素间的交互作用,两个或多个因素如存在交互作用,表示各因素不是各自独立的,而是一个因素的水平有改变时,另一个或几个因素的效应也相应有所改变;反之,如不存在交互作用,表示各因素具有独立性,一个因素的水平有所改变时不影响其他因素的效应。

析因设计的优点在于:①在一个规模不太大的试验中,可以比较经济地获得各因素的平均效果;②使一个因素在其他因素变动的条件下进行试验;③可估计各因素所产生效果间相互影响情况,即可检验各因素间的交互作用;④增加了统计检验的灵敏度。

4. 成组序贯设计　成组序贯设计(group sequential design)不像一般的固定样本试验把受试者分到几个试验组,而是每进行一个试验后,及时对主要指标(包括疗效和安全性)进行分析,一旦可以作出结论(无论是有统计学意义还是无统计学意义)立即停止试验。

成组序贯设计常用于大型的、观察期较长的或事先不能确定样本量的临床试验,成组序贯设计的盲底要求一次产生,分批揭盲。每一批受试者中试验组与对照组的比例相同,每批例数不宜太少,批次以不大于 5 为宜,以减少多次揭盲带来的信息损耗。应用成组序贯设计时,试验者可根据试验要求所确定的 I 型和 II 型错误大小、主要指标的性质(定量或定性指标)、试验比较的两种处理是单向或双向、结束试验所需的最大样本数等条件,确定相应的成组序贯试验类型。试验计划中需写明可变动的 α 消耗函数(alpha spending function)的计算方法。

成组序贯设计的优点在于:只要两组疗效的差别存在,试验即可在例数最少、耗时最短的情况下得到确切结论并终止试验;反之,若两组差别不显著,也可在一定的条件下尽快判别出无疗效或与对照组相当。这不仅节省了样本,从伦理学的角度考虑,也更切合实际。

无论采用何种设计方法,因药物临床试验中受试者一般不能同时入选,出于伦理的需要也不能等到确定符合入选标准时再予以治疗,加上可能出现的脱落,故设计方案时均要给予充分考虑,提供足够的随机分组余数。

三、观察指标

能够直接描述预计治疗效应的临床相关参数或变量称为终点指标(end point)。临床试验指标的选择与设置,是影响试验结果的主要因素之一。通常,选择终点指标时需回答如下问题:测量什么? 如何测量? 何时测量? 指标改变多少才有意义? 如何对指标进行分析?

(一) 主要指标

主要指标又称主要变量(primary variable)、目标变量(target variable),是能够为临床研究主要目的提供可信证据的指标。一个临床研究根据其主要目的,一般选择 1~2 个主要指标。主要指标一般为疗效指标,有时也可采用安全性指标。所选择的主要指标应考虑到是在相关研究领域中已有公认的准则、标准。可以采用前人在相关研究领域中已采用过的已有实践经验的指标。应选择易于量化、客观性强的指标作为主要指标。在研究方案中需确定有明确的定义,并说明选择的理由。主要指标常常是估计样本含量的依据。

(二) 次要指标

次要指标是指与试验主要目的有关的附加支持指标,也可以是与试验次要目的有关的指标,在设计方案中也需明确说明与定义。

在评价临床试验的疗效或安全性时应以主要指标为依据。例如在一个减肥药物的临床研究中可以用体重、体重指数(BMI)作为主要指标,腰围、臀围作为次要指标观察疗效。

(三) 复合指标

如果从与试验主要目的有关的多个指标中难以确定单一的主要指标时,可用预先确定的计算方法,将多个指标组合起来构成一个复合指标(composite variable),临床上常采用的量表(rating scale)就是一种复合指标。当组成复合指标的某些单项指标具有临床意义时,也可以单独进行统计分析。例如简易痴呆筛选量表,其由定向能力、识记能力、计算能力、物品回忆能力和语言能力五个部分组成,各个组成部分又由若干个规定好的项目组成。在统计分析中总分为一个指标,各个单项能力也可以作为评价患者状态的指标予以分析。

(四) 全局评价指标

将客观指标、研究者对患者的病情及其改变总的印象综合起来所设定的指标称为全局评价指标(global assessment variable),它通常是有序分类指标(scale of ordered categorical ratings),全局评价指标往往都有一定的主观成分。如除主要指标外,还需使用全局评价指标作为评价疗效或安全性的指标时,则必须在方案中明确规定,它与试验的主要目的相关,并有选择的依据和可靠的基础,同时具有明确判断等级的方法。其中,全局评价指标中的客观指标应该单独加以考虑,作为主要指标之一,至少应看作一个重要的次要指标。

四、病例报告表设计

设计适当的 CRF 是试验成功的必要条件之一,可保证研究者的填写方便、快捷和准确,从而在一定程度上影响药物临床评价。关于 CRF 设计已在本章第四节进行阐述,在此不再赘述。

五、统计方法

统计方法对药物临床评价的影响无疑是至关重要的。关于统计方法已在本章第三节进行了详细的阐述,在此不再赘述。

六、质量管理体系

临床试验的质量管理体系应当覆盖临床试验的全过程,重点是受试者保护、试验结果可靠,以及遵守相关法律法规。质量保证是指在临床试验中建立的有计划的系统性措施,以保证临床试验的实施和数据的生成、记录和报告均遵守试验方案和相关法律法规。现行 GCP 在质量管理体系建设中,要求申办者建立临床试验的质量管理体系,基于风险进行质量管理,加强质量保证和质量控制,建立独立数据监察委员会,开展基于风险评估的监察;要求研究者监管所有研究人员执行试验方案,并实施临床试验质量管理,确保源数据真实可靠。

除了保护受试者的权益外,GCP 作为一种质量管理规范,必须保证药物临床试验的质量,即设计的科学性、试验操作的规范性和数据的可靠性。这既是 GCP 的宗旨和目标,也是 GCP 的主要内容。GCP 是如何来达到保证临床试验质量的目标呢? 除了对药物临床试验参与机构的硬件设施、研究人员资质及 SOP 的规定外,GCP 对质量管理体系的规定是药物临床试验质量的关键保证。GCP 对药物临床试验的质量管理体系的规定包括 3 个环节: 机构的质量保证和研究者的质控(含机构的质量保证)、申办者的监察和稽查以及监管部门的检查。

(一) 机构的质量保证和研究者的质控

现行 GCP 要求研究者和临床试验机构"应当建立完整的程序以确保其执行临床试验相关职责和功能,产生可靠的数据"。同时要求"临床试验机构应当设立相应的内部管理部门,承担临床试验的管理工作"。因此,机构应首先建立起质量保证体系,涉及项目立项、启动、实施、质量控制、结题、归档等涵盖临床试验的全过程,同时还应包括人员培训、药品管理、档案管理、设备管理等内容。只有机构建立好质量保证体系,才能规范地开展临床试验。质量控制(quality control,QC)是指在临床试验质量保证系统中,为确证临床试验所有相关活动是否符合质量要求而实施的技术和活动。QC 是贯穿临床试验始终的发现问题、寻求问题的原因和解决方法并最终解决问题的一个连续过程。

对于研究者进行临床试验或机构对临床试验进行的管理而言,QC 一般包括如下内容: 要定期验证试验系统和校准仪器设备;所有人员严格按照各项 SOP 和试验方案进行操作;数据的记录要及时、直接、准确、清楚,签名并注明日期;要经常自查数据记录的准确性、完整性,更正错误时要按照规定的方法进行;数据的统计处理采用经验证的、可靠的统计软件,数据的输入采用有效的质控措施,如双人或双次录入等。

(二) 申办者的监察和稽查

申办者应建立质量管理体系,对药物临床试验进行监察和稽查。

现行 GCP 在第三十条规定:"申办者应当建立临床试验的质量管理体系。申办者的临床试验的质量管理体系应当涵盖临床试验的全过程,包括临床试验的设计、实施、记录、评估、结果报告和文件归档。质量管理包括有效的试验方案设计、收集数据的方法及流程、对于临床试验中作出决策所必须的信息采集。临床试验质量保证和质量控制的方法应当与临床试验内在的风险和所采集信息的重要性相符。申办者应当保证临床试验各个环节的可操作性,试验流程和数据采集避免过于复杂。试验方案、病例报告表及其他相关文件应当清晰、简洁和前后一致。申办者应当履行管理职责。根据临床试验需要可建立临床试验的研究和管理团队,以指导、监督临床试验实施。研究和管理团队内部的工作应当及时沟通。在药品监督管理部门检查时,研究和管理团队均应当派员参加"。

监察由申办者委派的监察员来完成。监察的目的是保证临床试验中受试者的权益受到保护,试验记录与报告数据准确、完整并与原始资料一致,确保试验遵循 GCP 及现行有关法律法规、试验方案和 SOP。申办者为评估临床试验的实施和对法律法规的依从性,可以在常规监察之外开展稽查。与监察不同的是稽查的对象既可以针对某一具体的项目,也可以针对机构,评价机构的质量体系。

关于监察和稽查已在本章第四节进行了阐述,在此不再赘述。

(三) 监管部门的检查

检查即"视察"(inspection),是指药品监督管理部门对临床试验的有关文件、设施、记录和其他方面进行审核检查的行为。检查可以在试验现场、申办者或者合同研究组织所在地,以及药品监督管理部门认为必要的其他场所进行。

GCP 检查是药品监管部门通过对药物临床试验系列活动的检查来督促试验机构和申办者遵守和执行 GCP 及药物临床试验相关法规,以达到保护受试者安全和权益并保证临床试验质量的目的。因此,检查的首要目的是督促各方保护受试者,即通过检查伦理委员会是否依照 GCP 要求在临床试验过程中履行保护受试者的职责,检查临床试验中的知情同意过程是否符合 GCP 要求。检查的第二个目的是督促各方保证临床试验质量,即通过检查申办者和临床试验机构的质量管理体系是否能满足试验质量的要求,通过检查试验项目的试验文件资料和试验过程是否符合 GCP 和试验方案要求来促使申办者和研究者保证临床试验的规范性、真实性和科学性。

检查的作用之一是评价,即通过对机构、试验项目和申办者质量体系的检查,评价临床试验符合 GCP 的程度;检查的作用之二是"以查促建",通过检查发现的问题、提出的建议,促进被检查单位改进和提高药物临床试验的实施水平和管理水平,以达到提高我国药物临床试验总体水平的目的。

总之,药物临床试验的质量和所有其他质量问题一样,关键要防患于未然。实施 GCP 就是要在临床试验从准备、方案设计、实施到数据处理和总结报告的全过程中,消除各种影响数据可靠性的因素,保证药物有效性和安全性的临床评价数据质量。为此,建立严格的质量管理体系和质量监督制度,实施严格的质量控制、监察 / 稽查和检查是保证药物临床试验质量的 3 个重要环节,后边的环节要对前面的一个或几个环节负责,环环相扣,构成了保证临床试验质量的有机整体。在大的质量管理体系中,试验的质量是核心,质量控制是关键,监察、稽查和检查是保障。同时所有的环节中涉及的人员及行为都应当遵循 SOP,并且必须有认真的书面记录。

第六节 药物临床评价的管理要求

一、药物临床评价对药物临床试验机构的要求

药物临床试验机构是指具备相应条件,按照 GCP 和药物临床试验相关技术指导原则等

要求,开展药物临床试验的机构。在现行 GCP 的第四章研究者中,第十六条明确了研究者和临床试验机构应当具备的六项资格和要求;第十七条又明确了研究者和临床试验机构应当具有完成临床试验所需的六项必要条件。明确要求临床试验机构应当设立相应的内部管理部门,承担临床试验的管理工作。

临床试验机构是具有中国特色的药物临床试验监管的产物,世界上其他国家并没有类似的组织。我国现行的《药物临床试验机构管理规定》是 2019 年 11 月 29 日由 NMPA 同国家卫生健康委员会联合制定并发布的,自 2019 年 12 月 1 日起施行。药物临床试验机构采用备案制,NMPA 负责建立"药物临床试验机构备案管理信息平台"用于药物临床试验机构登记备案和运行管理。药物临床试验机构应自行或者聘请第三方对其临床试验机构及专业的技术水平、设施条件及特点进行评估,评估符合《药物临床试验机构管理规定》要求后备案。

《药物临床试验机构管理规定》要求,药物临床试验机构应当具备的基本条件包括:①具有医疗机构执业许可证,具有二级甲等以上资质,试验场地应当符合所在区域卫生健康主管部门对院区(场地)管理规定。开展以患者为受试者的药物临床试验的专业应当与医疗机构执业许可的诊疗科目一致。开展健康受试者的 I 期药物临床试验、生物等效性试验应当为 I 期临床试验研究室专业。②具有与开展药物临床试验相适应的诊疗技术能力。③具有与药物临床试验相适应的独立的工作场所、独立的临床试验用药房、独立的资料室,以及必要的设备设施。④具有掌握药物临床试验技术与相关法规,能承担药物临床试验的研究人员,其中主要研究者应当具有高级职称并参加过 3 个以上药物临床试验。⑤开展药物临床试验的专业具有与承担药物临床试验相适应的床位数、门急诊量。⑥具有急危重病症抢救的设施设备、人员与处置能力。⑦具有承担药物临床试验组织管理的专门部门。⑧具有与开展药物临床试验相适应的医技科室,委托医学检测的承担机构应当具备相应资质。⑨具有负责药物临床试验伦理审查的伦理委员会。⑩具有药物临床试验管理制度和标准操作规程。⑪具有防范和处理药物临床试验中突发事件的管理机制与措施。⑫卫生健康主管部门规定的医务人员管理、财务管理等其他条件。并明确药物临床试验机构为疾病预防控制机构的,应当为省级以上疾病预防控制机构,不要求本条前款①、⑤、⑥条件。

药物临床试验机构在运行与管理中的职责要求概括如下:

(一)项目管理职责

负责各专业承担的药物临床试验项目的组织协调和运行管理,对各专业承担的药物临床试验项目的数量、进度、问题以及质量进行动态的监管,保证药物临床试验的所有过程均在符合 GCP 的情况下顺利实施。

(二)培训职责

制订并实施选派药物临床试验各级管理和专业技术人员参加院外系统的 GCP 等相关法规和技术培训的计划,并保留有相关培训记录和证书;组织本机构人员在院内进行 GCP 及相关法规、药物临床试验技术和 SOP 的培训和考核,并有相关培训和考核记录。

(三)制定管理制度与 SOP 的职责

制定本机构的管理制度及 SOP,并指导和督促各专业制定其管理制度和 SOP。

(四)质量管理职责

对机构质量管理职责的要求在本章第五节已作介绍,在此不再赘述。

(五) 试验资料管理和试验药物管理职责

机构必须建立试验资料管理体系和试验药物管理体系。其中试验资料管理体系包括：有专人负责并按 SOP 的要求进行管理；有资料归档目录，有档案查阅的详细记录；试验归档资料完整且资料保存时间符合 GCP 要求，抽检项目能及时提供完整资料；有专用的档案储存设施并有防虫、防火、防潮、防盗等安全措施等。试验药物管理体系包括：机构配备试验用药物管理或监管人员，对各专业试验药物的管理人员进行系统培训；有专用的试验药物储存设备设施并有防火、防潮、防盗等安全措施；有各专业试验用药物接收、储存、发放的检查记录，有试验药物返还或销毁的检查记录等。

二、药物临床评价对研究者的要求

研究者是指实施临床试验并对临床试验质量及受试者权益和安全负责的试验现场的负责人。研究者在临床试验过程中应当遵守试验方案，凡涉及医学判断或临床决策应当由临床医生作出。参加临床试验实施的研究人员，应当具有能够承担临床试验工作相应的教育、培训和经验。在现行 GCP 中，单列了第四章研究者，有 15 条相关管理要求，明确了研究者具有临床试验分工授权及监督职责。第十六条明确了研究者和临床试验机构应当具备的六项资格和要求；第十七条又明确了研究者和临床试验机构应当具有完成临床试验所需的六项必要条件。

负责临床试验的研究者应具备相应的资质条件。研究者必须详细阅读和了解试验方案的内容，并严格按照方案执行。研究者应了解并熟悉试验药物的性质、作用、疗效及安全性（包括该药物临床前研究的有关资料），同时也应掌握临床试验进行期间发现的所有与该药物有关的新信息。研究者必须在有良好医疗设施、实验室设备、人员配备的医疗机构进行临床试验，该机构应具备处理紧急情况的一切设施，以确保受试者的安全。实验室检查结果应准确可靠。研究者应获得所在医疗机构或主管单位的同意，保证有充分的时间在方案规定的期限内负责和完成临床试验。研究者须向参加临床试验的所有工作人员说明有关试验的资料、规定和职责，确保有足够数量并符合试验方案的受试者进入临床试验。研究者应向受试者说明经伦理委员会同意的有关试验的详细情况，并取得知情同意书。研究者负责作出与临床试验相关的医疗决定，保证受试者在试验期间出现 AE 时得到适当的治疗。研究者有义务采取必要的措施以保障受试者的安全，并记录在案。在临床试验过程中如发生 SAE，研究者应立即对受试者采取适当的治疗措施，同时报告药品监管部门、卫生行政部门、申办者和伦理委员会，并在报告上签名及注明日期。研究者应保证将数据真实、准确、完整、及时、合法地载入病历和 CRF。研究者应接受申办者派遣的监察员或稽查员的监察和稽查及药品监管部门的稽查和检查，确保临床试验的质量。研究者应与申办者商定有关临床试验的费用，并在合同中写明。研究者在临床试验过程中，不得向受试者收取试验所需的费用。临床试验完成后，研究者必须写出总结报告，签名并注明日期后送申办者。研究者中止一项临床试验必须通知受试者、申办者、伦理委员会和药品监管部门，并阐明理由。

三、药物临床评价对伦理委员会的要求

伦理委员会指由医学、药学及其他背景人员组成的委员会，其职责是通过独立审查、同意、跟踪审查试验方案及相关文件、获得和记录受试者知情同意所用的方法和材料等，确保

受试者的权益、安全受到保护。在现行 GCP 中,单列了第三章伦理委员会,有四条内容,明确其职责、组成和运行、伦理审查、程序文件等要求。强调给予弱势受试者特别关注,审查受试者是否受到不正当影响,受理并处理受试者的相关诉求。

根据 GCP 及相关指导原则,对伦理委员会的职责要求概括如下。伦理委员会有责任和权力负责对本机构所承担实施的所有药物临床试验项目进行审查监督,并且在审查监督中可以作出以下决定:①批准或不批准一项药物临床试验;②对批准的临床试验进行跟踪审查;③终止或暂停已经批准的临床试验。要注意科学审查和伦理审查的不可分割性,不科学的研究其本身就是不道德的;同时还应该依据我国 GCP、世界医学大会的《赫尔辛基宣言》及相关法规和指南进行伦理的评价与审查。

与此同时,还应该制定完整的伦理委员会 SOP,应该包括伦理委员会的建立、送审方案的管理与初始审查、加快审查与免除审查、跟踪审查、SAE 的监督与审查、研究项目实施的监督、会议议程的准备与审查意见的传达、伦理委员会文件的保存与归档,以及对伦理委员会工作的评估等方面的详细操作规定。

四、药物临床评价对申办者的要求

申办者指负责临床试验的发起、管理和提供临床试验经费的个人、组织或者机构。现行 GCP 在修订中,突出了申办者主体责任,明确申办者是临床试验数据质量和可靠性的最终责任人,并要求加强对外包工作的监管。GCP 第五章申办者中列出了二十八条对申办者相关工作的要求。

申办者负责发起、申请、组织、监察和稽查一项临床试验,并提供试验经费。申办者可委托合同研究组织执行临床试验中的某些工作和任务。申办者选择临床试验的机构和研究者,认可其资格及条件以保证试验的完成。申办者在获得国家药品监管部门批准并取得伦理委员会批准件后,方可按方案组织临床试验。申办者向研究者提供具有易于识别、正确编码并贴有特殊标签的试验药物、标准品、对照药品或安慰剂,并保证质量合格。试验用药品应按试验方案的需要进行适当包装、保存。申办者应建立试验用药品的管理制度和记录系统。申办者任命合格的监察员,并为研究者所接受。申办者应建立对临床试验的 QC 和质量保证体系,可组织对临床试验的稽查以保证质量。申办者应与研究者迅速研究所发生的 SAE,采取必要的措施以保证受试者的安全和权益,并及时向药品监管部门和卫生行政部门报告,同时向涉及同一药物临床试验的其他研究者通报。申办者应对参加临床试验的受试者提供保险,对于发生与试验相关的损害或死亡的受试者承担治疗的费用及相应的经济补偿。申办者应向研究者提供法律上与经济上的担保,但由医疗事故所致者除外。研究者不遵从已批准的方案或有关法规进行临床试验时,申办者应指出以求纠正,如情况严重或坚持不改,则应终止研究者参加临床试验,并向药品监管部门报告。

五、药物临床评价对试验用药品的要求

现行 GCP 对新药临床试验的试验用药品要求有详细的规定。

试验用药品的制备、包装、标签和编码应当符合以下要求:①试验药物制备应当符合临床试验用药品生产质量管理相关要求;试验用药品的包装标签上应当标明仅用于临床试验、临床试验信息和临床试验用药品信息;在盲法试验中能够保持盲态。②申办者应当明确规

定试验用药品的贮存温度、运输条件(是否需要避光)、贮存时限、药物溶液的配制方法和过程,及药物输注的装置要求等。试验用药品的使用方法应当告知试验的所有相关人员,包括监察员、研究者、药师、药物保管人员等。③试验用药品的包装,应当能确保药物在运输和贮存期间不被污染或者变质。④在盲法试验中,试验用药品的编码系统应当包括紧急揭盲程序,以便在紧急医学状态时能够迅速识别何种试验用药品,而不破坏临床试验的盲态。

第七节　药物临床评价各环节容易出现的问题

一、药物临床评价中申办者容易出现的问题

申办者容易出现但不局限于以下几类问题:①申办者未建立药物临床试验相关的组织管理架构,或其委托的合同研究组织管理架构欠缺;②申办者的药物临床试验质量管理体系欠缺,委托的监察员资质不符合相关要求,或未按监察计划及 SOP 要求对试验项目进行监察;③申办者未及时提供试验用药,导致受试者用药不及时或发生可能的伤害;④申办者准备的试验药品存在问题,或双盲试验中试验药和对照药易被区分;⑤申办者对受试者发生的与试验相关的伤害未进行相关补偿;⑥申办者在受试者未知情的情况下使用受试者的生物遗传样本;⑦申办者的数据管理和统计分析中可能出现规范性问题甚至真实性问题。

二、药物临床评价中药物临床试验机构容易出现的问题

药物临床试验机构容易出现但不局限于以下几类问题:①机构质量体系及相关管理制度、SOP 和质量检查记录有待完善;②机构管理人员配备与机构专业数量及所承担的临床试验数量不匹配,导致对专业和试验项目的监管不力,监管频次和深度达不到要求;③机构管理人员的 GCP 知识和质量管理、项目管理、文件管理、药物管理等临床试验相关管理知识有待加强;④机构对研究者及试验相关人员的 GCP 知识和药物临床试验技术培训不够,培训计划、培训内容、人员签到等证明性资料有待完善;⑤机构的管理制度、设计规范和 SOP 制定不完善,或修订不及时,或 SOP 可操作性不强;⑥机构的试验用药物管理条件有待完善,其 SOP 可操作性不强,试验药物管理记录不规范;⑦机构的试验资料管理条件有待完善,其 SOP 可操作性不强,试验资料管理记录不规范;⑧机构的实验室检查系统存在缺陷,部分数据不能溯源。

三、药物临床评价中伦理委员会容易出现的问题

伦理委员会容易出现但不局限于以下几类问题:①伦理委员会中委员组成不符合规定要求,如外单位人员、非医药人员、女性成员、法律工作者过少,或以上几类人员集中为一人;②伦理委员会的项目审查的独立性不够,如多名机构管理人员在伦理委员会交叉任职;③伦理委员会的章程、管理制度、SOP 制定不完善,或修订不及时,或其 SOP 可操作性不强;④部分伦理委员未经过 GCP 和伦理审查相关培训或培训不到位,现场考核其相关知识理解不准确;⑤伦理审查无固定流程,投票不规范,无会议原始记录;⑥伦理委员会对 SAE 或周期较

长的药物临床试验未进行跟踪审查;⑦伦理委员会对本机构参与的非组长单位的药物临床试验无伦理审查或备案;⑧伦理委员会的办公条件欠缺,资料管理不符合要求。

四、药物临床评价中试验项目容易出现的问题

试验项目容易出现但不局限于以下几类问题:①知情同意书签署不规范,如入组后签署知情同意书、筛选后未入组的受试者未签署知情同意书、无特殊理由家属代签知情同意书、研究者代受试者签知情同意时间、未经授权的人员代研究者签署知情同意书等;②违背试验方案,如违背入选标准、未按试验方案给药和调整剂量、未按试验方案进行诊治和检验、未按试验方案判断疗效和 AE、访视超窗过长且例数过多而影响试验结果等;③未记录试验中发生的 AE 和 / 或 SAE,或 SAE 报告不符合要求;④未记录合并用药和 / 或方案禁止使用的合并用药;⑤未按随机号顺序依次发药而破坏随机;⑥原始记录和 CRF 中涉及到安全性、疗效及发药回收记录等关键数据不规范修改,如涂改、修改后不签名等;⑦临床试验完成后受试者发生 SAE 或安全性指标异常而未及时随访;⑧试验操作破坏盲法;⑨试验用药运输、储存及使用不符合试验方案要求;⑩生物样本采集、处置、保存、运输不符合试验方案要求;⑪委托研究检测的单位资质不符合相关要求;⑫试验项目存在真实性问题。

(高荣 何林)

参考文献

［1］ 全国人民代表大会常务委员会. 中华人民共和国药品管理法.(2019-08-26)[2021-08-25]. http://www. gov. cn/xinwen/2019-08/26/content_5424780. htm.

［2］ 国家市场监督管理总局. 药品注册管理办法.(2020-01-22)[2021-08-25]. https://gkml. samr. gov. cn/nsjg/fgs/202003/t20200330_313670. html.

［3］ 国家药品监督管理局, 国家卫生健康委员会. 药物临床试验质量管理规范.(2020-04-26)[2021-08-25]. https://www. nmpa. gov. cn/xxgk/fgwj/xzhgfxwj/20200426162401243. html.

［4］ 国家药品监督管理局, 国家卫生健康委员会. 药物临床试验机构管理规定.(2019-11-29)[2021-08-25]. https://www. nmpa. gov. cn/xxgk/fgwj/xzhgfxwj/20191129174401214. html.

［5］ 周宏灏, 袁洪. 药物临床试验. 北京: 人民卫生出版社, 2011.

［6］ 胡雷. 药物非临床研究与临床试验质量管理实务全书. 北京: 当代中国音像出版社, 2003.

［7］ SHEINER L B. Learning versus confirming in clinical drug development. Clin Pharmacol Ther, 1997, 61 (3): 275-291.

［8］ ETTE E I, WILLIAMS P J. Pharmacometrics: the science of quantitative pharmacology. New York: Wiley-Inter-science, 2007.

［9］ KIMKO H, DUFFULL S. Simulation for designing clinical trials: a pharmacokinetic-pharmacodynamic modeling perspective. New York: Marcel Dekker, 2003.

［10］ EFFERTH T, VOLM M. Pharmacogenetics for individualized cancer chemotherapy. Pharmacol Ther, 2005, 107 (2): 155-176.

［11］ 温家根, 周宏灏, 张伟. 药物基因组学在药物研发中的转化与应用. 中国药理学通报, 2013, 29 (4):

445-449.

［12］国家药品监督管理局药品审评中心.单臂试验支持上市的抗肿瘤药进入关键试验前临床方面沟通交流技术指导原则.(2020-12-02)[2021-08-25]. https://www. cde. org. cn/main/news/viewInfoCommon/2a6d7894c0ee2aaa37fd1ca8e941cdab.

［13］吴一龙.精准癌医学:走向未来的路.循证医学, 2015, 15 (1): 1-2.

第十三章
药物的临床药动学评价

第一节　临床药动学评价的目的与内容

一、临床药动学评价的目的

　　临床药动学(clinical pharmacokinetics)是研究药物在人体内的动态变化规律,并应用于临床给药方案设计和药物临床评价的应用性技术学科。药物的临床药动学评价旨在揭示药物在人体内的吸收、分布、代谢和排泄的规律及其影响因素,是全面认识药品,了解人体与药物间相互作用不可或缺的重要组成部分。药物的临床药动学评价既是新药研究的内容之一,也是在药品应用过程中持续深入地认识药品特性的有效途径,可为药品注册管理和临床应用提供决策依据,为药品研发提供信息。新药的临床药动学评价通常作为药物临床试验早期的内容,在Ⅰ期临床试验时进行,为Ⅱ、Ⅲ期临床试验的给药方案提供依据,对于特殊内容与特殊群体的临床药动学评价也可以在Ⅱ、Ⅲ期临床试验中开展;常规的临床药动学研究是为揭示不同个体、不同人群、不同给药方法、疾病及其状态、联合用药等对药物体内过程的影响,多在药品上市后的应用过程中进行,是临床制订合理用药方案的科学依据,亦是药物治疗个体化的基础。

二、临床药动学评价的内容

　　药物的临床药动学评价主要包括以下内容。

　　(一) 健康志愿者的临床药动学研究

　　在药物临床试验的起始期,以健康志愿者为受试对象进行的单次给药、多次给药的药动学研究和进食状态对口服药物药动学影响的研究,旨在阐明不同剂量水平的药物在吸收、分布、代谢和排泄方面的特征及进食状态对药物吸收过程的影响,是药物临床药动学的基础性研究工作,也是制订Ⅱ、Ⅲ期临床试验用药方案的依据。

　　1. 药物及其代谢产物的临床药动学研究　比较药物在人体内与动物体内的代谢转化过程是否一致;在人体内具有药理活性的主要代谢产物,应同时对其进行临床药动学研究。

　　2. 药物 - 药物的药动学相互作用研究　阐明药物在治疗相关适应证条件下,药物间相互作用对其体内过程的影响。该研究一般可在Ⅳ期临床阶段进行,如临床前研究已提示其与某些药物间有明显相互作用,则应在药物临床试验阶段进行药物-药物的药动学相互作用研究。

（二）药物相关适应证患者的临床药动学研究

结合药物对照性临床试验进行的此项研究,通过药物目标适应证患者的临床药动学研究,旨在初步明确相应疾病状态下的药动学特点,为临床用药提供依据。

（三）特殊人群药动学研究

1. 肝或肾功能损害患者的临床药动学研究　应根据药物的特点有计划地进行专项研究,以肝、肾功能损害患者为研究对象,目的是阐明患者在代谢或排泄功能障碍的病理条件下,药物临床药动学的变化情况,为病理状态下给药方案的制订及个体化用药方案的调整提供依据。

2. 老年或儿童患者的临床药动学研究　此内容是根据药品适应证进行的有计划的专项临床研究,以老年患者、儿童患者为研究对象,旨在阐明老年或儿童患者体内的药动学特征,为老年或儿童患者的给药方案制订及合理用药提供科学依据。

3. 遗传因素对临床药动学影响的研究　此内容以阐明药物体内过程的个体差异及种族差异为目的,为临床实施个体化药物治疗及不同种族患者临床用药方案的调整提供依据。

（四）药动学与药效学的相关性研究

药动学与药效学相关性研究的目的,是探索药物的药动学与药效学相关性及其特征,确定治疗血药浓度范围、中毒浓度,为药物是否应纳入临床治疗药物监测范畴提供依据,并为制订临床治疗药物监测策略和方法提供依据。为安全、有效用药和个体化用药提供科学依据。

上述研究内容反映了药物临床药动学研究的基础要求。在药物的研发实践中,应结合药物的临床试验分期,分阶段逐步实施,以阐明临床实践所关注的该药药动学的基本特征,不断深化对药物的认识,为药品管理与临床合理用药奠定基础。

不同类型药物的临床药动学特征各不相同,应根据所研究品种的实际情况进行综合分析,确定不同阶段研究的具体内容,合理设计实验方案,采用科学可行的实验技术,实施相关研究,并作出综合性评价,为药品管理及临床药品应用提供科学的决策依据。

三、临床药动学评价与临床合理用药之间的关系

药物经不同途径进入人体,在机体对药物的处置过程中,到达其作用部位而产生作用。通常,药物作用的产生快慢与药物到达作用部位的速度有关,药物作用的强度与药物到达作用部位的量有关,而药物作用的持续时间与药物在作用部位的停留时间有关。显然,对药物体内过程的影响,可以影响药物作用的发挥。对药物临床药动学的评价,就是了解药物在人体内的动态变化规律,进而了解或掌握药物效应产生的特点。

健康志愿者的临床药动学评价结果对指导临床给药方案制订以及临床合理用药有重要作用,但未必适用于老年、婴幼儿和孕妇,以及各种疾病状态。这是因为在临床上,每一个个体都是有别于他人的特殊存在,任一疾病的患者群都是一个广泛而复杂的群体,疾病状态的不同又会使这个群体更加复杂化,加上患者通常需使用一种以上的药物进行治疗,合并使用的药物之间可能会发生相互作用,不同患者的代谢酶系统可能存在差异,患者可能同时存在

肝功能和/或肾脏功能损害,而肝、肾功能损害会对许多药物的体内过程产生显著影响。另外,食物会影响某些口服药物的吸收,饮食习惯和食物种类的多样化使得药物吸收的影响因素增多。由于人类疾病的复杂性、临床用药的多样性及其他许多因素都可能影响药物的体内过程和药效,故在进行临床药动学研究时,应根据药品的理化特性、临床前药理毒理研究结果、拟用适应证、拟用人群情况等加以综合考虑。

四、临床药动学评价中志愿者权益的保障

在药物临床试验的过程中,必须对受试者的权益给予充分的保障,并确保试验的科学性和可靠性。伦理委员会、知情同意书与研究方案是保障受试者权益的主要措施。受试者权益的保障与其他临床研究一样,需要满足 GCP 的管理规定,相关内容详见本书第十二章。

第二节 药物临床药动学评价的基本方法

药物的临床药动学评价内容是在不同的临床试验分期(Ⅰ,Ⅱ,Ⅲ,Ⅳ)乃至药品上市后的应用过程中完成的,各阶段的研究对象、试验目的和方法原则也不尽相同。在新药研发过程中,并不是每一个药物都需要进行全部内容的研究,通常应根据药物的适应证特点和实际需要来决定需要进行哪些试验,具体情况具体分析是临床药动学研究的原则。本节所讨论的药物临床药动学评价方法不涉及药物的人体生物利用度及生物等效性评价,此部分内容在本书第十四章有详细讨论,在此不再赘述。

一、健康志愿者的临床药动学研究

通常情况下,健康志愿者的药动学研究是在Ⅰ期临床试验中进行的,目的是探讨药物在体内吸收、分布和消除(代谢和排泄)的特点。以健康受试者作为研究对象获得的数据是该药物人体药动学的基础数据。在临床上,各种疾病的病理状态、联合用药与患者个体特征等可能对药物的药动学规律产生不同程度的影响,健康志愿者的药动学基础数据是患者药动学研究的参照依据,根据药动学规律的改变程度可为药物的安全性和有效性风险提供预警。如果试验药品的安全性较小,试验过程中可能对受试者造成损害,或在伦理上不允许在健康志愿者中进行试验时,可选用相应适应证的患者作为受试者,并且应在保证患者试验期间病情稳定的Ⅱ、Ⅲ、Ⅳ期临床试验中完成。

健康志愿者的药动学研究包括单次与多次给药研究;如为口服制剂,则还应进行食物对其药动学影响的研究,以观察口服药物在进食前、后给药的药动学特征变化,特别是研究食物对口服药物吸收过程的影响;药物代谢产物的药动学研究;药物-药物的药动学相互作用研究等。

(一)单次与多次给药的临床药动学研究

1. 受试者的选择 健康受试者应无心血管、肝脏、肾脏、消化道、精神神经等疾病病史,无药物过敏史。在试验前应详细询问其既往病史,做全面的体格检查及实验室检查,并根据试验药物的药理作用特点,相应增加某些特殊检查。AIDS 和 HIV 病毒感染者,药物滥用

者,最近三个月内献血或作为受试者被采样者均不宜作为受试者。为避免其他药物干扰,试验前两周内及试验期间禁服任何其他药物。试验期间禁烟、酒及含咖啡因的饮料,或某些可能影响代谢的果汁等,以免干扰药物体内代谢。受试者应无烟、酒嗜好。如有吸烟史,在结果讨论时应考虑可能的影响。如已知药物存在遗传多态性导致代谢差异的可能,应考虑受试者由于慢代谢可能出现的安全性等问题。

性别:原则上应男性和女性兼有,一般男、女各半,用于观察该药的药动学是否存在性别差异。但应注意,女性作为受试者往往要受生理周期或避孕药物的影响,因某些避孕药物具有药酶诱导作用或抑制作用,可能影响其他药物的体内过程,因而改变试验药物的药动学特性。一些有性别针对性的药物,如性激素类药物、治疗前列腺肥大药物、治疗男性性功能障碍药物及妇产科专用药等则应按要求选用男性或女性受试者。

年龄和体重:受试者年龄应为年满18岁以上(含18周岁)的青年人和成年人,一般在18~45岁,为减少个体差异,同批受试者年龄一般不宜相差太大,通常年龄不宜相差10岁以上。正常受试者的体重一般不应低于50kg。体重指数按体重(kg)/身高^2(m^2)计算,一般应在19~24范围内。因临床上大多数药物不按体重计算给药剂量,所以同批受试者的体重应比较接近。

2. **受试者例数** 一般为每组8~12例。

3. **对试验药品的要求** 试验药品应当在符合《药品生产质量管理规范》条件的车间制备,并经检验符合质量标准。申办者按GCP的要求设计药品包装及标签。要准备好具有易于识别、正确编码并贴有特殊标签的试验用药。

试验药品应当按试验方案的要求进行包装,并应用批号和系列号加以保存。试验药品由专人保管。要建立药品登记、保管、分发、记录的管理制度。试验结束后剩余药品和使用药品应与记录相符。

4. **药物剂量** 单剂量试验原则上应包含低、中、高三种剂量。参考动物药效学、药动学及毒理学试验的研究结果,剂量设计应包括经讨论后确定的拟在Ⅱ期临床试验时采用的治疗剂量。高剂量组剂量必须小于或等于人最大耐受的剂量,但一般应高于治疗剂量。多剂量试验一般采用Ⅱ期临床试验拟订的一种治疗剂量,并根据单次给药的药动学参数中消除半衰期和Ⅱ期临床试验给药方案中制订的服药间隔以及给药日数,确定总服药次数和总剂量。

剂量组设置应能够根据研究结果对药物的药动学特性作出判断,如,该药呈线性或非线性药动学特征等,以及剂量与体内药物浓度的关系,为临床合理用药及治疗药物监测提供有价值的参考。在实际工作中,通过将参与安全耐受性研究的所有剂量组的全部志愿者纳入药动学研究,以获得更多的可供后续临床研究参考的信息。

5. **研究步骤** 单剂量试验时受试者在试验日前进入Ⅰ期临床监护室(或病房),晚上统一清淡饮食,然后禁食10小时,不禁水过夜。次日早晨空腹(注射给药时不需空腹)口服药物,用200~240ml温水送服,口腔崩解片等特殊剂型需按照规定服药。如需收集尿样,则在服药前排空膀胱。服药1小时后可适量饮水,2~4小时后统一清淡饮食。按试验方案在服药前、后不同时间采取血样或尿样(如需收集尿样,应记录总尿量后,留取所需量)。原则上试验期间受试者均应在监护室(病房)内,避免剧烈运动,禁茶、咖啡及其他含咖啡和醇类饮料,并禁止吸烟。

多剂量试验中受试者必需全程在临床试验病房或观察室进行,包括服药、采集样本和活动等。如为口服药物则均用200~240ml温水送服,受试者早、中、晚三餐均统一饮食。对每日一次给药的方案,受试者应禁食10小时左右后,早晨空腹服药;对每日两次给药的方案,受试者应禁食10小时左右后,早晨空腹服药,晚餐至少应进食2小时后服药;每日三次给药的方案,受试者应早晨空腹服药,其他服药时间则按每6小时或每8小时间隔服药。

6. 采样点的确定 通常建议采集血液样品。多数情况下检测血浆或血清中药物或其代谢产物浓度。当药物在血细胞中有较多的分布时,也可分析全血样品。

采样点的确定对药动学研究结果具有重大的影响。服药前采空白血样品,一个完整的血药浓度-时间曲线,应包括给药后的吸收相、分布相、平衡相(峰浓度)和消除相。一般在吸收相与分布相各设计2~3个采样点,平衡相至少3个采样点,消除相不少于6个采样点,合计应有12~18个采样点。采样时间应持续到3个消除半衰期以上的时间(通常是3~5个消除半衰期),或采样持续到血药浓度为C_{max}的1/10以下的时间(通常是C_{max}的1/10~1/20)。

多剂量试验应根据单剂量药动学求得的消除半衰期,估算药物可能达到稳态浓度的时间,谷浓度以给药前浓度数据判断,应连续测定三次(一般为连续三天的)谷浓度以确定已达稳态浓度。一般采样点最好安排在早上空腹给药前,以排除饮食、时辰以及其他因素的干扰。当确定已达稳态浓度后,在最后一次给药后,参考单次给药采样时间,采集各时相血样,以测定多次给药达稳态的稳态血药浓度-时间曲线。

根据药物和制剂特性确定样品采集的具体时间,要求应能准确估计药物峰浓度(C_{max})和消除速率常数(λ_z)。末端消除相应至少采集3~4个样品以确保准确估算末端消除相斜率。采样时间内获得的$AUC_{0 \to t}$至少应覆盖$AUC_{0 \to \infty}$的80%。实际给药和采样时间与计划时间可能有偏差,建议采用实际时间进行药动学参数计算。

如果需同时收集尿样,则应收集服药前尿样及服药后不同时间段的尿样。取样点的确定可参考动物药动学试验中药物排泄过程的特点,应包括开始排泄时间、排泄高峰及排泄基本结束的全过程。

为保证最佳的采样点,建议在正式试验前进行预试验,然后根据预试验的结果,审核并修正原设计的采样点。

7. 临床试验过程中注意事项 整个研究过程应当标准化,以使得除制剂因素外,其他各种因素导致的体内药物释放吸收差异减少到最小,包括受试者的饮食、活动等都应控制。

试验工作应在Ⅰ期临床试验观察室进行。受试者应得到医护人员的监护。受试期间发生的任何不良反应,均应及时处理和记录,必要时停止试验。

8. 药动学参数的估算 用药动学统计软件统计所得药动学数据,并对其参数进行分析,说明其临床意义,并对Ⅱ期临床研究方案提出建议。药动学统计软件主要用于数据处理、计算药学参数、模型判断、统计学分析及图形显示等。目前国内外常用的药动学软件有WinNonlin、NONMEN、PKBP-N1、NDST、ABE及DAS等,在实际工作中可根据需要合理选用。

试验中测得的各受试者的血药浓度-时间的数据,绘制各受试者的血药浓度-时间曲线及平均血药浓度-时间曲线,一般可用模型法或非房室模型分析,进行药动学参数的估算,求得药物的主要药动学参数,可全面反映药物在人体内吸收、分布和消除的特点。

(1)单剂量试验包括的药动学参数有:K_a、T_{max}(实测值)、C_{max}(实测值)、AUC(梯形法求算)主要反映药物吸收速率和程度;V_d主要反映理论上药物在体内的分布容积;而K_{el},$t_{1/2}$,

MRT 和 Cl 等主要反映药物从血液循环中消除的特点。若同时测定了尿液中的药物浓度，可从尿药浓度估算药物经肾排泄的速率和总量。

1）吸收速率：药物浓度达峰时间 T_{max} 是评价吸收速率的重要参考信息。实测药物峰浓度 C_{max} 也可用于评价吸收速率，但血药浓度的高低受药物体内各环节综合作用的影响，更多是从药物的安全性与有效性角度进行关注。

2）吸收程度/总暴露量：对于单次给药研究，建议采用如下两个参数评价吸收程度。①从 0 时到最后一个浓度可准确测定的样品采集时间（t）的血药浓度-时间曲线下面积（$AUC_{0\to t}$）；②从 0 时到无限时间（∞）的血药浓度-时间曲线下面积（$AUC_{0\to\infty}$），$AUC_{0\to\infty}$ 由式（13-1）计算：

$$AUC_{0\to\infty}=AUC_{0\to t}+C_t/\lambda_z \qquad 式（13-1）$$

式（13-1）中，C_t 为最后一个可准确测定的药物浓度；λ_z 为用适当方法计算所得的末端消除速率常数。

（2）多次给药的药动学研究应提供的参数包括：稳态浓度（C_{ss}）；达到稳态浓度的速率和程度；达到稳态后药物谷、峰浓度之间的波动系数（DF）；是否存在药物蓄积作用；明确 C_{ss} 和临床效应（药效和不良反应）的关系。根据试验中测定的三次谷浓度及稳态血药浓度-时间数据，绘制多次给药后药物浓度-时间曲线，求得相应的药动学参数。建议采用达稳态后给药间隔期（τ）内的 $AUC_{0\to\tau}$ 评价吸收程度。

（3）部分暴露量：通常指给药后特定时间段的暴露情况，特定情况下可能需要增加部分暴露量指标来观测早期暴露值或疗效相关暴露值，如结肠定位释放制剂的 $AUC_{0\to 4h}$ 用于评价药物早期释放，不能过高，$AUC_{6\to 12h}$ 则是与结肠释放相关的参数，与全时间的 AUC 相比与疗效更相关。部分暴露量测定的时间设置应符合临床疗效评价要求。应采集足够数目的可定量生物样品，以便充分估计部分暴露量。

（4）数据分析时一些异常情况的处理

1）关于受试者在给药前血药浓度不为零的情况，如果其在给药前血药浓度小于 C_{max} 的 5%，则该受试者的数据可以不经校正而直接参与药动学参数计算和统计分析。如果给药前血药浓度大于 C_{max} 的 5%，则该受试者的数据不应纳入临床药动学评价。

2）关于因出现呕吐而需剔除数据的情况，如果受试者服用常释制剂后，在 T_{max} 中位数值 2 倍的时间以内发生呕吐，则该受试者的数据不应纳入临床药动学评价中。对于服用调释制剂的受试者，如果在服药后短于说明书规定的服药间隔时间内发生呕吐，则该受试者的数据不应纳入临床药动学评价中。

（二）食物对口服药物药动学影响的研究

许多口服药物制剂的消化道吸收速率和程度往往受食物的影响，它可能会减慢或减少某些药物的吸收，但亦可能促进或增加某些药物的吸收。如当志愿者在进食高脂肪饮食后，双氯芬酸钠肠溶微粒胶囊的 T_{max} 延长，C_{max}、AUC 减小，因而影响药物的生物利用度并增大了个体间差异。又如，高脂食物会显著降低氨茶碱控释片的吸收速率。

通过观察口服药物在饮食前、后服药时对药动学，特别是对药物的吸收过程的影响，可以为后续临床研究制订合理的用药方案提供依据。因此，食物影响试验所进的试验餐应是高脂、高热量的配方，以便使得食物对胃肠道生理状态的影响达到最大，使进食对所研究药物的药动学的影响达到最大。

食物对口服药物药动学影响的研究宜在Ⅰ期临床试验阶段进行,以便获得有助于Ⅱ、Ⅲ期临床试验设计的信息。进行本试验时,受试者的选择和要求,试验药物的要求均与健康志愿者中进行的药动学研究相同。

试验设计及试验步骤:通常可采用随机双周期交叉设计,也可以根据药物的代谢特性与单剂量交叉试验结合在一起进行。

受试者例数:每组 10~12 例。

药物剂量及给药途径:给药剂量同拟定的Ⅱ期临床试验单次给药。

试验餐的组成:建议采用对胃肠道生理功能和药物生物利用度影响大的餐饮进行餐后临床药动学研究,如高脂(提供食物中约 50% 的热量)高热(约 800~1 000kcal)饮食。其中蛋白质约提供 150kcal 热量,碳水化合物约提供 250kcal 热量,脂肪约提供 500~600kcal 热量。研究报告应提供试验餐的热量组成说明。

进食试验餐的方法:试验应从开始进食试验餐起计时,这样才能排除进餐速度对服药时间的影响。试验餐要在开始进食后 30 分钟内吃完。并且在两个试验周期应保证试验餐的配方一致。餐后服药组应在进餐开始 30 分钟后给药,用 200~240ml 水送服。最后对进食是否影响试验药物吸收及其药动学特征进行分析和小结。

(三)药物代谢产物的药动学研究

如果药物主要以代谢方式消除,其代谢产物可能具有药理活性,可能对药物的疗效和毒性产生影响。若代谢产物具有酶抑制剂/诱导剂作用,则可有药动学相互作用的用药风险,使联用药物(若为被抑制/诱导酶的底物)的作用时间延长/缩短或作用增强/减弱。此外,代谢产物还存在竞争血浆和组织的结合部位而影响联用药物的处置过程,产生药动学相互作用的用药风险。药物代谢的临床意义取决于代谢途径与代谢产物的活性改变,因此,在临床药动学研究中,代谢产物的体内过程需要给予关注。

对于具有上述特性的药物,在临床前体内外生物转化和代谢产物研究的基础上,进一步进行临床体内和/或体外研究,明确该药物的代谢酶系及其代谢产物的量、结构和活性。如采用人肝微粒体在体外研究尼莫地平在人体内的代谢产物及代谢途径,发现尼莫地平在人肝微粒体内被迅速代谢成 3 个代谢产物,分别是尼莫地平二氢吡啶环脱氢代谢产物 M1,二氢吡啶环侧链脱甲基代谢产物 M2,二氢吡啶环脱氢及其侧链脱甲基代谢产物 M3。尼莫地平在人肝微粒体中最初的两步代谢反应是其二氢吡啶环脱氢氧化及其侧链脱甲基反应。两者的代谢产物可以被进一步代谢为代谢产物 M3。CYP3A 的特异性抑制剂醋竹桃霉素和酮康唑可以抑制尼莫地平的二氢吡啶环脱氢氧化及其侧链脱甲基反应,使尼莫地平的代谢速率明显下降,结果提示 CYP3A 参与尼莫地平在肝脏微粒体的代谢。

条件允许时,还应开展放射性同位素标记化合物和 CYP450 同工酶研究,提供代谢途径的框图,并与相应的动物研究资料进行比较。应在进行母体药物临床药动学研究的同时考虑进行代谢产物的药动学研究,以便更好地了解原型药物的作用、毒性、滞后作用及体内处置过程等特点。

(四)药物-药物的药动学相互作用研究

药物相互作用(drug interaction)是指药物由于其他药物的存在而改变了原有的理化性质、体内过程(吸收、分布、生物转化和排泄)或组织对药物的敏感性等,从而改变了药物效应的现象。药动学相互作用则是指两种或两种以上的药物同时或先后应用导致的体内过程改变。这些改变包括吸收、与血浆蛋白结合、诱导/抑制药酶、竞争排泌或重吸收等方面。药动学相互作用可影响联用药物在体内的过程，进而影响各自的药效。因此，应根据需要进行药物-药物的药动学相互作用研究，并尽可能明确引起相互作用的因素或机制，为临床联合用药方案拟定提供依据。大多数药动学相互作用研究可在健康志愿者中进行。

药物在人体内的代谢过程大多都需要各种药酶的参与，因此，药物可通过诱导/抑制药酶而影响联用药物的代谢，导致血药浓度的改变。当所研制的药物在临床上可能与其他药物联合使用，并且药物的安全范围又较窄时，应考虑药物-药物相互作用中血药浓度的改变以及肝药酶诱导剂或抑制剂的作用，可采用整体或人肝微粒体的 *in vitro* 试验等方法进行评价。如吡格列酮和吉非贝齐分别为降血糖和降血脂药物，两者合用后：吡格列酮的 AUC 增加 239%（$P<0.01$），其代谢产物 M-Ⅲ 和 M-Ⅳ 的 AUC 无显著性改变，代谢产物 AUC 与原药 AUC 的比值下降，表明吉非贝齐可抑制吡格列酮活性代谢产物 M-Ⅲ 和 M-Ⅳ 的生成和进一步代谢。吉非贝齐使吡格列酮及其总活性成分的 AUC 显著增加、清除减慢，因此，临床上两药合用需谨慎，必要时需减少吡格列酮剂量。

二、患者的临床药动学研究

患者药动学研究主要考察疾病对药物体内过程的影响。疾病状态时药物的药动学情况会发生改变，如心力衰竭患者因循环淤血影响药物的吸收、分布及消除；内分泌疾病如糖尿病、甲亢或甲减会明显影响药物的分布和消除；其他如消化系统疾病、呼吸系统疾病均可影响药物的药动学特征。由于患者的生理、病理状态等因素，可能使药物的体内过程不同于在健康人体内的过程。因此，应进行患者的药动学研究，明确药物在拟应用人群的吸收、分布、代谢、排泄四个过程的基本特点，以指导临床合理用药。该研究应在Ⅱ期和Ⅲ期临床试验中进行。

药物在相应患者体内的药动学研究，包括单次给药或/和多次给药的药动学研究，试验设计除受试者为相应患者外，其他试验条件和要求均与健康志愿者临床药动学研究相同。

三、特殊人群的临床药动学研究

（一）肝功能损害患者的药动学研究

肝脏是药物消除的重要器官，许多药物进入体内后在肝脏被消除，它们或在肝脏被代谢，或以代谢产物的形式经胆汁排泄，或以原型直接从胆汁排泄。因此，肝脏损害可能会对这些药物经肝脏的代谢和排泄产生影响。对于前药或其他需经肝脏代谢活化的药物，可使活性代谢产物的生成减少，从而导致疗效的降低；对于经肝脏代谢灭活的药物，可使其代谢受阻，原型药物的浓度明显升高，导致药物蓄积，甚至出现严重的不良反应。

肝功能受损对口服且存在首过效应的药物影响较大，可使血药浓度增加、提高其生物利用度；肝功能受损可能使血浆蛋白合成量减少，使多数药物血浆蛋白结合率降低，游离型药物浓度增加，从而增加药效甚至引起毒性效应；由于肝药酶量明显减少，使通过肝药酶代谢消除的药物代谢速率和程度明显降低，使原型药物浓度升高，消除半衰期延长，从而影响药效甚至引起毒性效应；肝内淤胆型肝病，由于胆汁流通不畅而影响药物从胆汁排泄，因此，使得主要从胆汁排泄的药物消除受到影响。

肝功能异常对药物的临床药动学产生的影响主要有：

1. **药物吸收**　当肝功能异常时，如肝硬化，肝细胞活性降低而使首过消除减少，同时合并门静脉旁路,相当多门脉血流绕过功能性肝细胞,因而肝提取率高的药物口服,其生物利用度可能增加。如肝硬化患者服用阿片类止痛药美普他酚的生物利用度增加至400%,半衰期延长约50%;而另外一些如呋塞米等的药物,则会因肝硬化而导致吸收延迟。

2. 药物分布 当肝功能异常时,肝脏制造白蛋白的能力降低,当发生低蛋白血症时,可使结合型药物减少,游离型药物增多。肝硬化伴有水肿或腹水时,组织间隙的容积增大,药物易从组织间液扩散至组织中,可导致药物分布容积增大,效应增大。因此,肝硬化患者需要药物迅速起效时,如 β- 内酰胺类抗生素或地高辛等的亲水性药物的用量必须增加。肝硬化患者虽可使呋塞米和 β- 内酰胺类药物(如头孢他啶或头孢丙烯)的体内清除率降低,但这些患者的水肿或腹水对亲水性药物的分布影响更明显,导致清除率对临床用药的影响减小。

3. 药物代谢 当肝功能异常时,肝药酶的量与活性均降低,从而使药物代谢减慢,清除率下降,血药浓度升高,半衰期延长。肝功能不全所引起代谢速率的改变,会造成药物蓄积或阻碍药物形成活性代谢产物。肝硬化时,肝清除率一般均降低,但急性病毒性肝炎对药物的肝消除能力并不一定产生影响,有些药物清除率下降,半衰期延长,有些药物则可能没有改变。患慢性肝病时,利多卡因、维拉帕米、喷他佐辛、哌替啶及普萘洛尔的清除率减少约50%,安替比林的清除率减少约80%。慢性乙型肝炎患者静脉滴注奥美拉唑的药动学与健康志愿者比较,消除半衰期约为正常人的 3 倍,总体清除率明显下降,约为健康人的 1/4,血浆峰浓度增加约一倍。

4. 药物排泄 因肝的胆汁排泄是药物肾外排泄中最主要的途径,故经由胆汁排泄的药物或其代谢产物的药动学也会受肝功能的影响。如利福平、红霉素、四环素等在慢性肝损害时,胆汁分泌排泄障碍,使其排泄受阻,导致血浆内药物总浓度升高。肝功能不全所引起的药物排泄速率的改变,同样也会造成药物蓄积或阻碍药物形成活性代谢产物。肝疾病时,由于进入肝细胞的药物减少,或由于肝细胞储存或代谢药物的功能降低,还可能由于从肝细胞到胆汁的主动转运过程发生障碍,这都会部分或完全地阻断某些药物从胆汁的排泄。如在健康人服用地高辛后的 7 日内,从胆汁排出的量为给药量的 30%,而肝病患者则可减少至 8%。螺内酯在胆汁淤积患者体内由胆汁排泄的量也低于正常人。另外,肝病也可能会影响肾功能,导致并非以肝脏为主要清除途径的药物仍能引起药物及其代谢产物的蓄积。

在药物开发的过程中,应考虑在临床试验阶段(包括Ⅱ、Ⅲ、Ⅳ期)进行肝功能损害患者的药学研究,并与健康志愿者的研究结果进行比较,为临床合理用药提供依据。这些情况包括:①有明显肝脏首过效应的药物或前体药物;②主要经肝脏代谢消除的药物;③肝脏代谢消除不是药物的主要排泄途径,但该药物的治疗指数窄;④代谢尚不清楚,其他信息也不能说明经肝排泄很少的药物。

应该说明的是,无论临床药动学试验证明肝脏疾病对药物体内过程影响如何,目前尚没有建立肝脏疾病的严重程度与药动学参数之间的定量关系,临床上肝功能或其他肝脏疾病的指标异常时,尚不能根据其异常程度推算该疾病状态下的剂量,因此,应特别注意该类药物在肝脏疾病时用药的安全性。

(二)肾功能损害患者的药动学研究

肾脏是人体的重要排泄器官,具有排泄体内代谢产物、药物及其代谢产物、毒物,以及调节体内水、电解质、酸碱平衡的功能。当各种疾病引起肾功能严重障碍时,如肾功能不全、肾衰竭,甚至尿毒症时,就会对药物的体内过程产生明显的影响。

肾功能异常对临床药动学产生的影响主要有：

1. 药物吸收　肾疾病对药物吸收主要是继发影响。肾衰竭时的低钾血症会显著影响到胃肠道的正常运动，并且肾衰竭患者由于体液中尿素氮增加及胃肠道水肿，pH升高，常引起明显恶心、呕吐、腹泻，致使口服药物吸收受到影响。不仅如此，肾衰竭常伴有脱水和脱盐，影响肌肉和肠壁的血液灌流，有可能降低药物的吸收速率。

2. 药物分布　肾衰竭时因蛋白质流失及减少，引起低蛋白血症。尿毒症时药物与蛋白亲和力下降，可致苯妥英、水杨酸、磺胺等酸性药物的血浆蛋白结合率降低，游离型药物浓度增高；尿毒症患者对碱性及中性药物的蛋白结合能力影响较小。一般来说，肾疾病可以通过影响药物的解离状态、药物与血浆蛋白的结合以及药物在脂肪组织中的分布，这三种不同的机制来影响药物的分布。

此外，由于肾功能损害导致血脑屏障功能受损，进入中枢的药量增加，这是慢性尿毒症患者应用镇静催眠药时中枢抑制效应明显增强的重要原因。

3. 药物代谢　肾是一个仅次于肝的药物生物转化器官，肾小管上皮细胞中含有的CYP450、葡糖醛酸转移酶和硫酸转移酶等酶类，在正常情况下参与某些药物的生物转化。肾衰竭使机体内代谢产物排泄受阻，体内有毒代谢产物潴留（如别嘌呤、普鲁卡因胺等），影响生物酶的活性，尤其肝微粒体酶系活性受到抑制，影响了药物代谢。肾衰竭患者严重贫血，组织供氧相对减少，酸中毒使体液携氧能力减低，影响某些药物的氧化反应及代谢。此外，肾疾病可影响肝脏的药物代谢，使其代谢速率和代谢途径发生变化。

4. 药物排泄　主要以原型从肾脏排出的药物，肾衰竭时药物的半衰期明显延长，血药浓度增加，故需减量或延长给药间隔，如巴比妥、氨基糖苷类药物、青霉素类药物等。活性或毒性代谢产物主要经肾脏排泄的药物，肾衰竭时会引起积蓄中毒，使用时需考虑减少剂量，如别嘌醇、利福平、地高辛等。另外，对于那些主要通过肝脏代谢清除的药物，若仅15%以下的原型由肾脏排出，在肾衰竭时对药物的影响较小，故使用时可使用常用剂量，如地西泮、硝西泮、氯霉素等。

正常情况下，肾小球仅能滤过游离型药物，其滤过作用与肾血流量有关。但肾病综合征会破坏肾小球滤过膜的完整性，改变肾小球对蛋白的透过性，使结合型和游离型的药物都能从尿中排出，使某些药物排泄量增加变成可能。但急性肾小球肾炎或肾严重缺血时，由于肾小球滤过率降低，药物的滤过率随之减少。急性肾小球肾炎及严重肾缺血患者会使地高辛、普鲁卡因胺和氨基糖苷类等主要经肾小球滤过而排泄的药物排泄减慢。

肾脏功能损害可能改变主要经肾脏排泄和/或分泌机制消除的药物的药动学，与肾功能正常的人相比，需改变药物的给药方案。肾损害引起的最明显变化是药物和/或其代谢产物经肾脏分泌的降低，或肾排泄的降低。肾损害严重时还可能引起药物吸收、肝代谢、血浆蛋白结合及药物分布的变化，甚至对主要排泄途径不是肾脏的药物也可观察到这种情况。因此对于这些药物，应考虑研究其在肾功能损害患者的药动学，并在Ⅱ、Ⅲ、Ⅳ期临床试验期间进行，这种情况通常有：①肾损害可能明显改变该药物和/或其活性/毒性代谢产物的药动学，必须通过调整剂量来保证这些患者用药的安全、有效；②药物和/或其活性代谢产物的治疗指数窄，药物和/或其活性代谢产物主要通过肾脏消除；③当一个药物或其活性代谢产物表现为高肝清除率（相对于肝血流）及明显的血浆蛋白结合时，在胃肠外给药后，由于血浆蛋白结合降低而总清除率没有变化或变化很小（非结合清除率降低），肾损害可能引起非结合药物浓度的显著增加。

(三) 老年患者的药动学研究

当拟治疗疾病是一种典型的老年病或拟治疗人群中包含相当数量的老年患者时,需要进行老年人药动学研究,并根据其药动学特点,为给药剂量调整或给药间隔调整提供方案。

这是因为随着年龄的增长,其机体状态和功能可能发生改变,如老年人的胃肠道 pH 降低、胃排空时间延长、胃肠道吸收面积减少、胃肠运动减弱、胃肠道血流量减少,体内水分减少,脂肪成分比例增加,血浆蛋白含量减少,肾单位、肾血流量、肾小球滤过率均下降,肝血流量减少,功能性肝细胞减少等改变,以上因素均可导致药物在体内吸收、分布、代谢、排泄发生相应改变。如与正常人相比,司帕沙星在老年人中的 C_{max} 和 AUC 均增加,药物代谢相对慢,可适当延长用药间隔或减小剂量;地高辛、胺碘酮、溶栓药物等在老年人中因血浆分布容积减少,其给药量要相应减少;还比如艾司洛尔、拉贝洛尔、利多卡因、普萘洛尔、螺内酯、维拉帕米等在肝脏生物转化率较高,老年人肝脏血流量减少(可减少 35%)后,可使这些药物生物转化减慢,药物浓度增高等。

老年人的临床药动学特征主要有:

1. 药物吸收　老年人胃黏膜萎缩,胃酸分泌相较于年轻人减少 25%~35%,pH 升高,使口服固体制剂的崩解、溶出或释放受到影响,导致如四环素等药物的溶解度降低而吸收减少,这也使得弱酸性和弱碱性药物的解离与脂溶性发生变化,从而影响吸收。胃肠道蠕动减慢,使药物进入小肠的时间延迟,达峰时间延迟,峰浓度降低,可使近端小肠吸收的药物量增加,这主要影响口服固体剂型的药物吸收,对液体剂型则无影响。胃肠道血流减少使药物吸收的速率和程度均明显的降低(如氢氯噻嗪、地高辛等)。肝血流量减少,使得如普萘洛尔、吗啡等首过效应明显的药物首过效应降低,生物利用度增加,血药浓度增大。另外,小肠绒毛变厚、变钝,使黏膜吸收面积减少,也可影响药物的吸收。

由此可见,老年患者口服不同药物时,吸收过程的影响比较复杂,结果各不相同。综上,尽管影响药物吸收的因素很多,但对如阿司匹林、对乙酰氨基酚和磺胺类等大多数通过肠道被动转运吸收的药物影响不大,而对通过主动转运吸收的药物,如半乳糖、葡萄糖、铁和钙等的吸收则明显减少。由于药物理化性质及其他特性,并非所有药物在吸收方面都存在年龄差异,如保泰松。

2. 药物分布　老年人主要是通过机体成分的变化和血浆蛋白的改变等影响药物的分布。老年人体内脂肪比例较高,有代谢活性的组织逐渐被脂肪取代,这种变化使水溶性药物更易集中于中央室,分布容积减少,如乙醇、安替比林、吗啡等;而如地西泮、利多卡因等脂溶性大的药物分布容积增加。体液总量减少,吗啡、青霉素等水溶性大的药物分布容积减少。老年人血浆蛋白含量较低,华法林、保泰松等血浆蛋白结合率高的药物血浆中游离浓度增加。因此,应综合考虑老年人生理病理特征,实行个体化给药。

3. 药物代谢　随着年龄的增加,肝脏发生多方面的变化,如功能性肝细胞数目减少、肝氧化酶系活性降低,同时肝血流量减少等。与 20 岁的年轻人相比,80 岁老年人的肝重量减轻了 35%,肝血流量在 65 岁时减少 40%。这些变化可造成药物代谢减慢,血药浓度增加。

此外,老年人药物肝代谢较为复杂,遗传、体质、营养状况、生活环境、疾病、合并用药均可能影响药物代谢。吸烟、饮茶、高蛋白饮食均能促进药物代谢。

4. **药物排泄** 肾功能随年龄增加而降低,老年人肾小球滤过率降低,较年轻人而言,80岁老年人的肾小球滤过率下降约46%。同时肾血流量减少,65岁老年人肾血流量仅为年轻人的40%~50%。这使得药物排泄时间延长,即使没有肾疾病,如青霉素、头孢噻吩、氨基糖苷类等主要经肾排泄的药物的排出也逐渐减少。不仅如此,老年人的肾清除率降低,半衰期延长,如庆大霉素等药物在老年人体内存留时间可延长1倍以上。因此,老年人应通过监测血药浓度或肌酐清除率,选择药物、调整用药方法,避免药物蓄积及不良反应。

老年人的药动学研究可选择健康志愿者或患者,酌情在四个阶段的临床试验期间进行。

(四) 儿童患者的药动学研究

儿童时期是人生开始的一个重要年龄阶段。在我国的儿科学,通常将儿童时期划分为胎儿期、新生儿期、婴儿期、幼儿期、学龄前期、学龄期、青春期等七个阶段。当儿童使用药物时,应考虑其生理生化特点对药动学与药效学的影响,不宜简单地按体重差异将成人的用药经验外推到儿童。

儿童的临床药动学特征主要有:

1. **药物吸收** 新生儿可口服给药,一般需用液体制剂。一些早产儿采用管饲法给药。新生儿贲门括约肌较弱,口服药物常因哭闹而吐出,剂量准确性受影响。出生最初14天胃内pH接近中性,理论上会影响药物的吸收,如氨苄西林的吸收就如此。一般来说,新生儿胃肠道吸收药物较儿童慢,吸收比例不变,血药浓度的峰值较低,如苯巴比妥、地高辛、吲哚美辛和磺胺类药物。肌内注射是新生儿有效的给药途径,但注射容量受肌肉量少的限制,少数药物如地高辛、地西泮和某些氨基糖苷类抗生素肌内注射后吸收不规则,可能会出现中毒反应,应避免采用肌内注射。新生儿皮肤薄且嫩,易受刺激甚至引起坏死,一般不宜采用皮下注射。静脉给药对注射容量大或有刺激性的药物是新生儿的最佳给药途径,一般均采用静脉滴注。

婴幼儿胃排空时间较新生儿短,十二指肠吸收药物快于新生儿。学龄前后的儿童肠管相对较长,吸收面积较大,通透性高,易发生药物吸收过量导致的毒副反应,如水杨酸易引起胃穿孔。

2. **药物分布** 新生儿的体液总量占体重的75%,较成人高。因此,新生儿的中央室较大而周边室较小,使药物表观分布容积增大,如苯巴比妥、苯妥英、地高辛、氨茶碱、氨苄西林和氨基糖苷类抗生素等。另外,新生儿血浆中的白蛋白、球蛋白和脂蛋白含量较儿童低,且药物与血浆蛋白的结合还可被来自母体的胆红素、游离脂肪酸和激素预先结合而进一步降低,某些药物还会因置换出预先结合的胆红素而出现黄疸。这些差异都能降低蛋白与药物的结合能力,同时增加游离药物的浓度和表观分布容积。但一般来说这些差异所产生影响的临床意义不显著。新生儿的血脑屏障有较大的通透性,这对治疗颅内感染及估计通过血脑屏障的药物毒性有意义。

3. **药物代谢** 新生儿肝重约占体重的3.6%,但药物代谢酶的活性却很低,导致药物代谢减慢,药物半衰期延长,如苯巴比妥、茶碱。新生儿 I 相代谢酶系较易饱和,使被氧化代谢的药物半衰期延长,有首过效应的药物生物利用度增加;II 相代谢酶系(如葡糖醛酸转化酶)的活性低,使药物游离浓度增加,如氯霉素易引起新生儿"灰婴综合征"。

4. **药物排泄** 通常,3个月的婴幼儿肾脏排泄药物的能力较弱,至6个月后可发育为具有成人代谢和排泄药物的基本能力，但极易饱和。和成人一样，新生儿的肾脏是排泄药物的主要器官，然而其肾血流量、肾小球分泌能力均低，使排泄药物的过程显著延长。但其功能在 4 周后迅速改善，6 个月时可与成人相当，如氨基糖苷类抗生素等通过肾小球滤过而消除的药物，以阿米卡星为例，消除半衰期在新生儿 1 周内为 9 小时，4 周时为 5 小时。

儿童与成年人有许多明显不同，如儿童体重低、新生儿胃液的 pH 较成年人偏高，直到 2~3 岁才稳定在成人水平。新生儿、婴儿口服对酸不稳定的药物，如青霉素、阿莫西林，生物利用度较高，应用时需注意这类药物的安全性。而弱酸性药物，如苯妥英钠、苯巴比妥、利福平等在偏碱性环境下解离度增大，其胃黏膜吸收减少，生物利用度降低，为达到有效血药浓度，新生儿、婴儿通常需加大这类弱酸性药物的口服剂量。

儿童胃肠蠕动不规则、胆汁分泌功能不完全，组织水分的含量高、血浆蛋白含量低、血脑屏障处于发育阶段、对药物代谢能力较弱，儿童肾小球滤过率仅为成人的 30%~40%，分泌功能为成人的 20%。儿童的生长发育对药物的吸收、分布、代谢、排泄均有影响，因此，药物在儿童与成人的临床药动学特性可能存在较大差异，如氯霉素、磺胺类药物在儿童体内的代谢慢。如果药物拟治疗疾病是一种典型的儿科疾病或拟治疗人群中包含儿科人群时，应在儿科人群中进行药动学研究。

应注意的是，不同年龄阶段的儿童其生长、发育有其各自的特点，其药动学特点也各不相同。在进行儿童药动学研究时，应考虑拟应用疾病、人群、药物本身特点等情况酌情选取不同发育阶段的儿童进行。

研究选择的时间是灵活的，一般取决于药物本身特点、所治疗的疾病类型、安全性考虑，以及可选择的其他治疗的疗效和安全性等因素，可酌情在 Ⅰ~Ⅳ 期临床试验中进行。受试者多为相应疾病的患儿。儿科人群多次取血比较困难，可考虑使用群体药动学研究方法。

四、个体及种族的临床药动学研究

遗传因素、生理因素、环境因素均可能对药物的药动学产生影响，从而出现临床用药的个体差异和种族差异。因此，当发现药物在临床上具有明显的药效学和/或药动学个体差异时或考虑可能存在种族差异时，应进行群体或不同种族药动学的研究。例如，不同种族的移植患者在口服他克莫司后，表现出不同的药动学特征，即他克莫司在黄种人中的表观清除率明显高于白种人。由此证明种族因素会影响移植患者口服他克莫司的药动学过程。

对于上述药动学研究，可采用生理药动学模型以及群体药动学研究的方法进行。

五、临床药动学与药效学的相关性研究

药动学和药效学是药理学的两个重要组成部分，而在相当长的一段时间里，药动学和药效学作为两门独立的学科被研究者们所关注。药动学描述在不同的机体组织体液中药物浓度随时间的变化过程。药效学描述药效随假定的"效应部位（effect site）"的药物浓度的变化过程。随着研究的深入，人们渐渐发现许多药物的血药浓度与其临床药效、毒性反应密切相关，孤立地研究药动学或药效学，而忽视两者之间的联系，所得到的信息是不完整的。通

过临床药动学与药效学的相关性研究,可探讨药物的药效学和药动学的相关关系、治疗血药浓度范围和中毒浓度,为临床用药的有效性安全性提供科学依据和手段。

药物的临床药动学和药效学之间的关系研究通常采用数学和统计学的方法,定量描述、解释和预测药物在体内的吸收、分布、代谢和排泄过程,以及药物在体内的药效作用,并讨论两者之间的定量关系。因此,药动学/药效学联合模型(modeling of pharmacokinetic/pharmacodynamic,PK/PD 模型)应运而生。PK/PD 模型作为这两个传统概念之间的一座桥梁,对药物剂量、药物浓度以及药物效应三者之间的关系进行了阐述。

(一) 常见的药动学模型

1. **房室模型**　进入体内血液循环的药物,会随着血液分布至全身各个组织,由于药物性质的不同,其分布速度和分布的部位、消除途径和速度会有所不同;机体不同组织的生理特性不同,使得同一药物在到达不同组织的进入/消除速度也会有所不同。基于上述认识,经典药动学模型以房室模型为基础,将具有相似药物分布速度的组织视为同一房室,利用较为容易获得的外周循环血药浓度建立一室模型、二室模型等用于描述药物在体内经历的动力学过程。此模型中的"房室"是不具有解剖结构实体的,仅是数学的抽象概念。经典的药动学模型中,认为属于同一房室中的各组织之间的药物浓度虽然可能各不相同,但彼此之间以一定的比例关系处于动态平衡之中。

2. **群体药动学模型**　与经典药动学模型相似,群体药动学模型同样通过建立动力学模型,以非线性拟合的方法寻找出一组参数,使得模型求出的拟合值与实际得到的观测值之间的偏差最小。而与经典药动学模型不同是,通过更科学严谨地纳入固定效应因素,并引入随机效应因素(包括个体间随机效应和个体内/实验间的随机效应),使得所获得模型能更好地解释药物的体内过程和影响因素。

3. **生理药动学模型**　如前所述,上述两种药动学模型中所涉及的房室并不具有解剖结构实体,故其模型参数与生理功能之间没有直接联系。为弥补此不足,研究人员致力于生理实质的药动学模型,也就产生了生理药动学模型的概念。生理药动学模型是致力于在一种药物的体内过程、机体的解剖学特性、生理生化参数三者之间建立一定数学关系的模型。通过此模型能够真实反映任何器官或组织中药物浓度的经时过程,能够更清楚地了解药物在体内的分布情况。此外,由于模型参数本身具有一定的生理学意义,因此,当生理条件发生变化时,可以调整模型参数,预测特定的生理条件下的药动学变化。

(二) 常见的药效学模型

1. **线性模型**　药效强度(E)与药物浓度之间有近似于线性的关系,即当药物浓度增加,药物效应也在增加,考虑药物效应不可能趋于无穷大,故一般仅用于描述药物浓度较低时与药效之间的关系。其数学模型以式(13-2)进行描述:

$$E=E_0+K \times C \qquad \text{式(13-2)}$$

式(13-2)中,E_0 为未给药时的药效强度的基础值;K 和 C 分别为比例常数和血药浓度。

2. **对数模型**　药效强度与药物浓度的对数呈线性相关,由于量效关系常常呈 S 形曲线,对数模型仅能描述曲线中段近线性的部分。其数学模型以式(13-3)进行描述:

$$E=K \times \ln C+I \qquad \text{式(13-3)}$$

式(13-3)中,C 为药物浓度;K 和 I 均为模型常数。

3. **E_{max} 模型**　该模型根据配体和受体的结合推导而来,在数学形式上与米氏方程

（Michaelis-Menten equation）表述一致，原用于描述酶动力学。由于作用机制的相似性，故也可描述药物浓度和药物效应强度之间的关系。其数学模型以式（13-4）进行描述：

$$E=E_0+\frac{E_{\mathrm{m}}\times C}{EC_{50}+C}$$ 式（13-4）

式（13-4）中，C 为血药浓度；E_0 为未给药时的药效强度的基础值；E_{m} 为给药后可能得到的药效反应的最大增量；EC_{50} 为药物与受体亲和常数的倒数，同时也是达到最大药效 50% 时所对应的药物浓度值。

4. sigmoid 模型 又称希尔方程（Hill's equation），可以视为米氏方程的一种改良，是目前表述血药浓度与药效强度定量关系时应用最广泛的一类模型。相较于米氏方程，Hill 方程增加了参数 γ，成为形状因子，其值在 1 附近变动，主要反映 S 形曲线中间区段斜率的大小。因其覆盖面较宽，线性模型、对数模型、米氏方程均可视为希尔方程的某种特例。其数学模型以式（13-5）进行描述：

$$E=E_0+\frac{E_{\mathrm{m}}\times C^{\gamma}}{EC_{50}^{\gamma}+C^{\gamma}}$$ 式（13-5）

式（13-5）中，C 为血药浓度；E_0 为未给药时的药效强度的基础值；E_{m} 为给药后可能得到的药效反应的最大增量；EC_{50} 为药物与受体亲和常数的倒数，同时也是达到最大药效 50% 时所对应的药物浓度值；γ 为形状因子。

（三）药动学 / 药效学联合模型

1. 明确血药浓度与药效间的关系 在建立药动学 / 药效学联合模型（PK/PD 模型）前，需理解待建立模型的药物体内血药浓度与药效间的关系。常见的主要关系有分级反应（categorical response，discrete response）、梯度反应（graded response）和单一剂量（single dose）三种。

（1）分级反应：一类跳跃性的、不连续变化的反应模式，各级反应之间有比较清晰的界限，没有重叠的部分。其数据特征为非连续性变量，常见的有给药后药效结果以全或无反应进行评价的情况（如存活率），或是给药后药效结果根据相应评分方式分为不同等级的情况（如麻醉深度）。在进行此类数据的统计时，需要将药物效应转化为概率，即作为自变量的药物浓度所对应的因变量，不是一个特定药效结果，而是获得一个药效结果的概率水平。

（2）梯度反应：一类连续性变化的反应，与分级反应不同，其一个自变量对应一个或多个确定的因变量。临床上有相当部分的药物的作用方式属于梯度反应模式。此外，经过适当的处理，连续型反应的数据可以转换为非连续型数据（如按药理反应强度分为 0~33%、34%~66%、67%~100% 三个不连续、不重叠的反应等级），但反之不然。

（3）单一剂量：有些药物仅给予一或两次即有效，且当药物浓度已降至很低时，症状亦不再复发。这类作用机制被认为是药物作用于失衡的体内调节系统，一旦平衡恢复，机体可以靠自身能力继续维持平衡。如硝酸甘油治疗心绞痛、异丙肾上腺素治疗急性气喘等。

2. 明确各变量间的关系 在上述梯度反应中，存在自变量与因变量一一对应的关系，和自变量对应多个因变量的情况，理解变量之间的关系有助于分析探讨药物的作用部位和作用机制。

（1）药物作用部位在中央隔室（血液隔室）或其附近血流比较充分的器官或组织，并且是原型药物的直接作用,药效与血药浓度一一对应密切相关,这种情况最为直接也最为简单。

(2)药物作用部位不在血液隔室或其附近血液灌注充分的器官,而是在一个药物浓度变化相对滞后于血药浓度变化的组织和器官中;或是虽然作用部位在血液隔室或其附近,但药效作用为间接作用导致观测到的药效存在滞后;又或是药效由药物的活性代谢产物产生,因代谢过程而产生的观测到的药效滞后。在上述三种情况下,同一血药浓度可能分别对应一低一高、先低后高两个药效值。

(3)当机体出现急性耐受性或是错误选择了非活性代谢产物当作原型药物浓度测定时,可能出现同一血药浓度可能分别对应一高一低、先高后低两个药效值。此类情况在临床上较为少见。

3. PK/PD 模型构建　基于上述药物浓度与药效间关系和各变量间关系的认识,结合药动学模型和药效学模型,可以构建 PK/PD 模型。

(1)直接连接和间接连接模型:血药浓度与效应之间的关系(即血药浓度与效应的连接)可以分为直接连接和间接连接。直接连接模型(direct link model)是将测定的血药浓度作为效应的药物浓度带入 PD 模型,将血药浓度与效应直接联系起来建立 PK/PD 模型。该连接假设测定的血药浓度(即中央室)与效应部位(即效应室)的药物浓度迅速达到平衡,在这种情况下,浓度与效应的最大值将同时出现,效应浓度曲线不会出现滞后现象。

但是,在实际观测中发现许多药物的血药浓度与效应之间存在时间滞后关系,因此,该类药物的浓度 - 效应关系无法通过直接连接模型来描述。在这种情况下,血浆浓度最大值出现在效应最大值之前,尽管血浆浓度降低,但效应强度可能会增加,并且可能持续到超过血浆中药物浓度无法检测到的时间,浓度观测值与观测到的效应之间的关系遵循逆时针滞后曲线。这种现象可能是由间接反应机制引起的,也可能是由血浆和作用部位的药物浓度之间的分布延迟引起的。后者可以采用间接连接模型(indirect link model)来描述,该模型引入一个效应室,将传统的 PK 和 PD 模型结合起来。效应室中的浓度代表与血浆缓慢达到动态平衡的效应部位的活性药物浓度,通常以 E_{max} 模型与效应相连,该模型假设效应室转运回中央室的药量可以忽略不计,且当药物在体内达到动态平衡时由中央室向效应室的清除率应等于由效应室向外的清除率。

(2)直接效应和间接效应模型:药物效应与效应部位浓度的关系(即药物效应与效应部位浓度的连接)可以分为直接效应和间接效应。依据所涉及的生理学机制,观测到的药物效应可直接与效应部位的浓度相关联,也可经过两步或多步效应的传递与效应部位的浓度相连接。

如果一个药物达到作用部位可立即产生相应的药效,药物的效应与效应室的浓度变化一致而无时滞,则该药物的作用方式属于直接作用,可采用直接效应模型(direct response model)进行描述。前文所述的直接连接模型和间接连接模型均属于直接效应模型。

如果一个药物需要通过影响体内某种内源性物质的含量或活性,进而通过一系列的生理生化过程最终产生效应,则该药物的作用方式属于间接作用。该类作用的特点是其药效的产生与消除均有一个缓慢的过程,药物效应的变化将滞后于效应室的浓度变化。此时出现的时滞与间接连接模型中出现的时滞所引起的原因不同,间接连接模型的时滞是由药物的分布导致的,而间接作用的时滞则是由于药物的作用机制导致的,在选择模型时应注意区分。对于间接作用药物的 PK/PD 模型可采用间接效应模型(indirect response model)进行描述,该模型一般假设药物通过影响效应的产生和消除环节两种方式发挥药效。

(3)软连接和硬连接模型:根据临床或体外实验评价信息建立浓度与效应间的连接可以将 PK/PK 模型分为软连接和硬连接模型。软连接模型(soft link model)通常基于体内的药物浓度和效应观测数据,在模型拟合过程中采用双向信息法,使 PK 和 PD 数据相连接,建立 PK/PD 模型。在模型建立过程中,不考虑药物的作用机制,仅用效应室来解释浓度效应关系中的滞后现象。

硬连接模型(hard link model)则基于体内的药物浓度表观观测值与体外效应参数(如受体结合亲和力、抗生素的最低抑菌浓度或其他与作用机制相关的变量),建立 PK/PD 模型用于预测 PD 结果。与软连接模型相比,硬连接模型更具有预测性,只需要根据候选药物的 PK 数据及体外 PD 研究结果就可预测其体内活性。该模型尤其适用于新药研发中候选药物的体内活性预测和评估。

(4)时间非依赖性和时间依赖性模型:依据 PD 参数是否存在时间依赖性可以将 PK/PD 模型划分为时间依赖性模型(time-variant model)和时间非依赖性模型(time-invariant model)。对于多数药物,药物效应只取决于作用部位的药物浓度,药物效应仅随效应部位药物浓度的改变而发生改变,PD 参数不随时间变化而变化,即非时间依赖性,对于这类药物的 PK/PD 模型则可采用时间非依赖性模型。大部分药物都遵循这一规律。

但对于某些药物而言,其 PD 参数如 E_m 和 EC_{50} 呈时间依赖性变化,虽然效应部位的药物浓度没有变化,但药物效应仍随时间发生改变,此模型称为时间依赖性模型。这类药物通常具有增敏或耐受现象,药物在耐受或增敏时其 PD 参数均表现出时间依赖性,耐受性是由于受体数量或对受体的亲和力降低所引起,这两种情况都会产生浓度-效应关系中的顺时针曲线;而增敏会造成逆时针滞后现象。

(王 凌)

参考文献

[1] 国家药典委员会. 中华人民共和国药典: 2020 年版. 三部. 北京: 中国医药科技出版社, 2020.
[2] 国家食品药品监督管理总局. 以药动学参数为终点评价指标的化学药物仿制药人体生物等效性研究技术指导原则.(2016-03-18)[2022-02-01]. http://mpa. yn. gov. cn/newsite/ZwgkNewsView. aspx?ID=c3425183-2dff-4dbb-b209-5fc17f0df214.
[3] 国家药品监督管理局药品审评中心. 新药研发过程中食物影响研究技术指导原则.(2021-12-27)[2022-02-01]. https://www. cde. org. cn/main/news/viewInfoCommon/4f21fc720672cf26ad0efbe0207fdced.
[4] 国家药品监督管理局药品审评中心. 药物相互作用研究技术指导原则(试行).(2021-01-25)[2022-02-01]. https://www. cde. org. cn/main/news/viewInfoCommon/5a15b727e605482c1cf594c689bb994b.
[5] 国家药品监督管理局药品审评中心. 肾功能不全患者药代动力学研究技术指导原则(试行).(2021-12-29)[2022-02-01]. https://www. cde. org. cn/main/news/viewInfoCommon/c8a93c12537f5e-8a624e57bbfd80f2bd.
[6] 国家药品监督管理局药品审评中心. 群体药代动力学研究技术指导原则.(2020-12-31)[2022-02-01]. https://

www. cde. org. cn/main/news/viewInfoCommon/b3e8205a4749caa0264414514cdf45ac.

［7］国家食品药品监督管理总局. 抗菌药物药代动力学/ 药效学研究技术指导原则.(2017-08-04)[2022-02-01]. https://www. nmpa. gov. cn/xxgk/ggtg/qtggtg/20170821170301371. html.

［8］DERENDORF H, MEIBOHM B. Modeling of pharmacokinetic/pharmacodynamic (PK/PD) relation-ships: concepts and perspectives. Pharmaceutical Research, 1999, 16 (2): 176-185.

第十四章
药物的生物等效性评价

第一节 概 述

一、基本概念

(一) 生物利用度

药物制剂要产生期望的疗效,其药物或活性成分(active ingredient)应当在预期时间段内释放吸收,并被转运到作用部位达到预期的有效浓度。大多数药物是进入体循环(systemic circulation)后产生全身治疗效果的,作用部位的药物浓度和血液中药物浓度存在一定的比例关系,因此,可以通过测定血液循环中的药物浓度来获得反映药物体内吸收程度和速度的药动学参数,间接预测药物制剂的临床治疗效果,以评价制剂的质量。

对于非静脉途径给药,除给药部位局部起效的制剂外,一般情况下,制剂中药物活性成分需要被吸收进入体循环才能发挥作用。生物利用度是指药物活性成分从制剂中释放吸收进入体循环的速度及程度,它包括生物利用速度(rate of bioavailability,RBA)与生物利用程度(extent of bioavailability,EBA)。反映生物利用速度的药动学参数有血液中药物峰浓度(C_{max})和药物浓度达峰时间(T_{max}),反映生物利用程度的药动学参数为血药浓度 - 时间曲线下面积(AUC)。一般情况下,生物利用度主要是指生物利用程度。

生物利用度根据试验时参比制剂(reference product,R)选择的不同又可分为两类,即绝对生物利用度(absolute bioavailability,F_{abs})和相对生物利用度(relative bioavailability,F_{rel})。

绝对生物利用度是药物活性成分被吸收进入体循环的量与给药剂量的比值,实际工作中选用静脉注射制剂为参比(通常认为静脉给药制剂全部药物可进入体循环),以受试制剂(test product,T)与静脉注射制剂的 AUC 比值计算受试制剂的绝对生物利用度。

相对生物利用度又称比较生物利用度(comparative bioavailability),是受试制剂与同一药物的其他非静脉途径给药制剂(如片剂或口服溶液)为参比制剂进行比较,获得的药物活性成分吸收进入体循环的相对量。相对生物利用度也以两种制剂 AUC 之比计算得到。

两者的计算公式分别为式(14-1)和式(14-2):

$$\text{绝对生物利用度}: F_{abs} = \frac{AUC_T \times D_{iv}}{AUC_{iv} \times D_T} \times 100\% \qquad \text{式(14-1)}$$

$$\text{相对生物利用度}: F_{rel} = \frac{AUC_T \times D_R}{AUC_R \times D_T} \times 100\% \qquad \text{式(14-2)}$$

式(14-1)和式(14-2)中,下脚标 T 与 R 分别代表受试制剂与参比制剂,iv 表示静脉注射给药;D 表示给药剂量。

(二) 生物等效性

生物等效性(bioequivalence,BE)指药物临床效应的一致性。"生物等效性"是相对"药学等质性"而提出的药品评价指标。生物等效性指标的提出和应用,为药物应用于临床的有效性(efficacy)和安全性(safety)提供了较体外质量控制更进一步的保证,尤其对于仿制药,进行生物等效性试验保证了与原研药临床效应一致。临床效应包括药物治疗效果与毒副反应,BE 评价强调药品临床价值的导向,基于此概念的 BE 评价方法有临床试验方法、药动学研究方法和体外研究方法。由于临床试验方法以受试者用药后的临床观察结果为指标,其影响因素众多且不易采用试验设计或试验过程控制来降低其影响,加之 BE 评价多用于相同活性成分的不同制剂,评价结果更多用于比较相同活性成分在不同制剂中的存在状态对吸收过程的影响,为了提高评价工作的效率,让评价结果与制剂内在质量的关系更直接,目前进行生物等效性研究的常用方法是以药动学参数为终点评价指标的方法,即不同制剂间生物利用度(bioavailability,BA)对比研究。本章所讨论的 BE 评价,也主要针对以药动学参数为终点评价指标的药动学方法,即 BA 评价方法。当以 BA 评价制剂的 BE 时,应重视方法的局限性与结果的应用条件。

用药动学指标评价生物等效性,是比较受试制剂和参比制剂的生物利用度。试验时,测得受试制剂和参比制剂的主要药动学参数后,根据预先设定的等效标准判断受试制剂和参比制剂吸收速度及程度的差异是否可接受,进而判断受试制剂与参比制剂是否具有生物等效性。此时的生物等效性是指在相同或相似的试验条件下单次或多次给予相同剂量的试验药物后,受试制剂中药物的吸收速度和吸收程度与参比制剂的差异在可接受范围内。

目前,药物制剂生物等效性已经成为国内外仿制药评价的重要指标,也成为新药开发研究中桥接不同处方工艺或不同剂型制剂之间临床疗效评价的重要指标。尽管如此,需要强调的是:用比较 BA 的方法进行制剂生物等效性评价,是基于制剂中药物的吸收速度和吸收程度与药物效应相关性为基础的间接的方法,结果的应用应该考虑其局限性。

通常情况下,在药动学方法不适用时(如药物不是吸收入血而发挥作用,或者血药浓度不能准确检测),药效学指标、临床效应指标就成为制剂生物等效性的评价指标。而以临床效应指标评价制剂生物等效性的评价结果,对药品临床应用决策则是更直接的证据。

(三) 药学等质性

与生物等效性评价有密切关系的基本概念,还有药学等质性与药学等质剂。

药学等质性(pharmaceutical equivalence)是指同一活性成分相同剂量制成同一剂型,在质量评价指标符合规定标准时所具有的质量性质。具有药学等质性的制剂互称药学等质剂。药学等质性是药品质量的基本要求,是相同通用名下不同来源药品可以在临床使用的基础,但由于评价的指标与药品效应间的关系是间接的,药学等质不一定意味着生物等效。

因为制剂中辅料的不同或生产工艺的差异等可能会导致药物在体内溶出或吸收行为的改变,进而产生临床治疗效果的差异。显然,药物研究中仅考虑制剂的药学等质性是远远不够的,临床治疗实践更希望相同药物不同来源或相同来源不同批号的药物制剂具有相同的临床治疗效果,由此可见,BE是对药品质量认识深化而产生的新指标,是药品管理决策与药品临床应用决策的主要依据。

尤其还需注意药学等质性表述中,"规定标准"是与我们对质量的认识水平与科学技术水平相关的,是不断完善、不断提升而变化着的。

二、生物等效性评价在药物评价中的意义

(一) 生物等效性与新药评价

生物等效性评价和生物利用度在新药研发中具有重要意义。

生物利用度着重反映药物活性成分到达体循环的过程。从药动学的观点来看,生物利用度数据能够提供非血管内给药途径制剂中药物吸收、分布、消除等方面的信息,以及食物对药物吸收的影响、药物的线性或非线性动力学特征、药物在体内的随时间改变的动态变化情况以及在体内变化模式等信息。通过生物利用度研究,还能间接提供药物在进入体循环前的一些特征信息,如透膜性能、酶或转运载体(如P-gp)的影响等。在新药研发中,通过比较制剂不同途径给药的生物利用度和药动学特点,有助于选择恰当的给药途径和确定适宜的用药方案(如给药剂量和给药间隔)。此外,不同剂型、不同处方工艺制剂的生物利用度比较评价,有助于选择恰当的剂型,评价制剂处方工艺的优劣,确定新药处方及工艺的合理可行性。

当BA作为生物等效性评价方法时,是以预先确定的等效标准和限度进行的比较,以此保证含同一药物或活性成分的不同制剂质量及疗效一致性的依据。在新药临床试验过程中,早期临床试验用药品可能与后期临床试验用药品的剂型、处方工艺等不同;临床试验用药品可能与拟上市药品的处方工艺不完全相同。生物等效性评价可用于验证新药研发中同一药物的不同时期产品的前后一致性,如早期和后期的临床试验用药品;临床试验用药品(尤其是用于确定剂量的试验药)和拟上市药品。另外,若开发了新剂型,可以通过与原剂型的BA评价方法比较两种剂型的生物等效性,确定新剂型的给药剂量等。

新药批准上市后,如处方组成成分、比例以及工艺等出现一定程度的变更时,研究者需要根据产品变化的程度来确定是否进行生物等效性研究,以考察变更后和变更前产品是否具有生物等效性。

在改良型新药(如改变已上市药物的剂型、盐基等)的研发过程中,生物利用度及生物等效性评价亦具有重要作用。如普通制剂改为缓释制剂,应通过生物利用度比较研究考察不同制剂的药动学行为,评价是否达到了预期的缓释效果;以提高生物利用度为目的研发的新剂型或新制剂,需要通过生物利用度对比研究,了解变更前后生物利用度的变化;以临床等效为设计目标的不同剂型、不同盐基药物,需要进行生物等效性研究评价。

作为生物等效性评价中的重要指标,生物利用度研究在新药研发中具有更深层次的应用。新药开发研究者应该将生物利用度作为制剂开发研究项目选择、项目设计及项目实施中相关研究内容制订时必须考虑的问题而给予足够的重视。药物结构及其理化特性与生物利用度关系的研究,是药用新化学实体设计和药物结构改造的重要参考;剂型与生物利用度

间关系的研究,是制剂开发研究中剂型选择的重要参考;辅料种类与用量对生物利用度的影响规律研究,是制剂处方筛选的重要依据;制剂工艺对生物利用度的影响研究,是工艺优化需要考虑的重要方面;药品应用方法与各种生物因素对生物利用度影响规律的研究,是临床给药方案制订的重要依据;联合用药对生物利用度的影响研究,是临床药物联用的重要依据。在药物制剂研究领域,对如下对象的生物利用度问题尤其应予以重视:血管外给药,需经吸收而发挥治疗作用的制剂;处方组成中辅料种类复杂、用量大的药物制剂;难溶性药物(如水中溶解度小于 5mg/ml)的制剂;溶解速度慢,溶解速度成为吸收限速过程的药物;具有多晶现象、溶剂化现象等的药物;具有特殊吸收部位的药物等。

(二) 生物等效性与仿制药评价

仿制药应当与原研药质量及疗效一致,具有治疗等效性,在临床可替换使用。原研药是指已经过全面的药学、药理学和毒理学研究以及临床研究,证实其安全有效性并首次被批准上市的药品。对于仿制药来说,既无必要也没有可能都进行大规模临床试验验证疗效,因此作为 BE 评价的主要方法,BA 评价就成为仿制药与原研药一致性评价的常用方法。

对于仿制静脉给药的常规注射剂,由于药物直接进入体循环,生物等效性是不需证明的。对于口服溶液、糖浆等溶液剂型,由于药物以溶液状态存在,不存在溶出过程,并且处方中如果不含可能显著影响药物吸收或生物利用度的辅料,则可以认为仿制制剂与原研制剂生物利用度一致,无须进行生物等效性评价。但对于血管外给药的非溶液制剂(如口服固体制剂、口服混悬液等),由于处方工艺等的不同可能导致生物利用度的差异,单纯依靠体外药学一致性评价不能保证疗效一致,必须进行仿制药与原研药的生物等效性评价,证实两者是否有治疗等效性。因此,生物等效性评价在仿制药研发及评价中扮演着重要角色,具有非常重要的作用。在仿制口服固体制剂及其他血管外给药的非溶液型制剂申请注册时,必须进行与原研制剂的生物等效性评价。对于口服溶液剂型,若处方中含有可能影响吸收或生物利用度的辅料,仿制制剂注册时亦可能要求进行生物等效性评价。

三、影响生物利用度的因素

药物制剂生物利用度对比研究是评价生物等效性的重要方法。因此,熟悉影响生物利用度的因素,在试验设计和试验过程中尽量减少各种因素对试验结果的影响,是生物利用度及生物等效性试验中十分重要的问题。

影响药物制剂生物利用度的主要因素包括制剂因素、生物学因素和临床给药方法三个方面。

就制剂本身而言,凡影响药物从制剂中溶出或释放的因素均可能影响药物制剂的生物利用度。如:药物的理化性质(药物溶解度、亲脂性、pK_a、晶型、粒度、溶剂化物)、制剂剂型、药物制剂处方、制剂制备工艺等都可能影响药物的生物利用度。

在生物学因素中,凡影响药物吸收、分布、代谢、排泄等体内过程的生理因素均可影响血药浓度水平,从而影响药物制剂生物利用度。这包括一般生理因素与病理生理因素两个方面。生理因素如人种、性别、年龄、生活环境、生活习惯、给药部位药物代谢酶的活性、体内药物代谢酶的活性以及转运载体的活性等。病理生理因素包括疾病种类、疾病状态、并发症等,如饮酒可增加苯巴比妥的吸收量、无酸症和低酸症患者胃液 pH 增高等。生物学因素的绝对差异对生物利用度的影响是产生用药患者以相同药物治疗方案而不能获得相同治疗效果的主要原因之一,也是临床用药需要个体化的最重要原因。生物等效性评价与临床试验相比,能够以较少的受试者获得较可靠的结果,重要原因之一就是受试者的选择与试验设计方法能最大限度地降低生物因素对试验结果的影响。

临床给药方法包括给药剂量、给药途径、给药时间、合并用药情况等,这些因素均可能影响药物生物利用度。在临床实践中,临床药师和临床医师要根据药物的特点、患者的个体特征与疾病特征制订适宜的临床给药方法,以获得最佳的临床治疗效果。食物可以与某些药物形成难溶性盐、络合物,可以吸附药物,改变胃内容物黏度、渗透压和 pH,影响胃肠道运动(gastrointestinal motion),影响胃排空,促进胆汁排泄等,进而会影响药物的吸收速度和吸收程度。对难溶性药物,饮水量可能影响药物的溶出与吸收,水温可以影响胃排空(gastric emptying),这些均可以影响药物的生物利用度。如有研究显示,口服阿司匹林,饮水量由 75ml 增加至 150ml 时,由于胃内容物体积增大、渗透压降低,使胃排空加快,进入小肠的药物稀溶液可与肠壁充分接触,药物吸收速度可明显加快。又如一项研究显示,空腹服用对乙酰氨基酚 T_{max} 在 20 分钟内,而早餐后服用则 T_{max} 大于 2 小时,且空腹用药的 C_{max} 大于餐后用药。

在生物等效性试验中主要采取严格筛选受试者、严格的试验设计来减少或消除生物学因素与给药方法对生物利用度的影响。如对受试者的性别、年龄、体重等均进行控制,要求身体状况良好;采用严格的自身对照、随机分组的试验设计;控制饮水量和饮用水水温以减少水量和水温对药物吸收的影响;由于含黄嘌呤类物质和乙醇的饮料能影响胃肠道生理,烟草中尼古丁能影响胃运动,所以生物等效性试验的受试者应无烟酒嗜好,试验过程应禁烟、酒、茶和咖啡;避免受试者参加剧烈运动或静卧,因剧烈的运动使尿量减少,尿 pH 降低,从而影响药物肾脏排泄,静卧也通过影响胃肠道运动而影响药物吸收。

对血药浓度的分析检测方法均有严格要求(见本书第十一章相关内容),力求减少检测方法误差对结果的影响。

四、生物等效性研究与评价标准的提升

长期以来,基于我国医药产业发展阶段的实际情况,解决公众用药可及性与可获得性是药品监管首先需要考虑的问题,因此在药品评价标准的严格性方面,相比发达国家和国际先进水平存在一些差距,对生物等效性的评价标准也不例外。例如,2005 年颁布的《化学药物制剂人体生物利用度和生物等效性研究技术指导原则》将一般情况下 C_{max} 等效的判断标准定为:受试制剂与参比制剂 C_{max} 几何均数比值的 90% 置信区间应在 70%~143% 范围内,低于 FDA、欧盟、日本等发达国家药品监管机构的要求(80.00%~125.00%)。此外,对仿制药一般仅要求进行空腹给药的生物等效性试验,未要求进行餐后给药的生物等效性试验。在生物等效性试验研究的实际工作中,也存在一些不规范、不完善的情况。

近年来,随着我国医药产业的发展壮大,缺医少药的情况已得到根本改变,在更高层次上满足公众用药需求,为临床提供高质量的、与原研药疗效一致的药品逐渐进入议事日程。基于此目的,我国于 2011 年开始启动了生物等效性评价标准的提升工作,涉及对生物等效性试验中试验药物的管理、生物等效性试验参比制剂选择、对餐后等效性试验的要求、生物等效性判断标准等诸多方面。目的是通过评价标准的提升,促进上市药品质量的全面提升。以 2016 年 3 月颁布的《以药动学参数为终点评价指标的化学药物仿制药人体生物等效性研究技术指导原则》为标志,我国对生物等效性评价的技术要求已全面与国际公认标

准接轨。

2016 年 3 月,国务院办公厅发布了《关于开展仿制药质量和疗效一致性评价的意见》(国办发〔2016〕8 号),在我国全面展开了已上市仿制药质量和疗效一致性评价工作,并明确药品生产企业原则上应采用生物等效性试验的方法进行一致性评价。对已经批准上市的仿制药进行一致性评价,是补历史的课。因为过去我国批准上市的药品没有与原研药一致性评价的强制性要求,有些药品在疗效上与原研药存在一些差距。开展仿制药一致性评价,可以使仿制药在质量和疗效上与原研药一致,在临床上可替代原研药,这不仅可以节约医疗费用,同时也可提升我国的仿制药质量和制药行业的整体发展水平,保证公众用药安全有效。生物等效性研究与评价标准的提升,对规范进行仿制药质量和疗效一致性评价,提高已上市仿制药的质量,达到可替代原研药亦具有重要意义。

第二节　生物等效性评价方法

评价相同药物不同制剂间是否具有治疗等效性,最直接的方法是采用临床试验,给予患者两种(或多种)药物制剂后,通过观察药物的疗效、不良反应与毒性之间的差异来进行评价。但药物的临床试验通常所需受试者例数多,药物临床疗效与毒副反应影响因素众多、试验方法不易克服个体差异对结果的影响,同时有试验周期长、成本高等问题。因此,采用临床试验的方法评价等效性不是首选的方法。

生物利用度是评价相同药物不同制剂间临床应用安全有效性是否一致的间接指标,在药学方面质量一致(如安全性相关的杂质控制水平、安全性相关的辅料等)的前提下,若受试制剂与参比制剂生物利用度一致,可认为两者具有相同的安全有效性。生物等效性研究是在试验制剂和参比制剂生物利用度比较基础上进行评价,生物利用度研究多数也是比较性研究,两者的研究方法与步骤基本一致。应用的前提是药物临床疗效和毒副反应与药物被吸收进入体循环的速度与程度有相关关系。部分药物的效应与血药浓度间关系如表 14-1 所示,药动学研究已经证明,多数药物的临床效应都与给药后的血药浓度有关,而药物吸收的速度与程度直接影响着血药浓度的变化。因此,选择能描述血药浓度 - 时间曲线特征的适宜药动学参数,就有可能用于制剂间生物等效性评价。

药物制剂的疗效不仅与药物吸收量有关,而且也与吸收速度有关。如果一种药物的吸收速度太慢,在体内不能达到足够高的治疗浓度,即使药物全部被吸收,也不能达到治疗效果。三种制剂的药 - 时曲线比较示意如图 14-1。图中 A、B、C 三条药 - 时曲线分别为 A、B、C 三种制剂的测定结果,他们具有相同的 AUC,制剂 A 的吸收快,达峰时间短,峰浓度大,已经超过最小中毒浓度,因此临床应用时出现中毒反应的概率较大;制剂 B 达峰时间比 A 稍慢,血药浓度在较长的时间内落在最小中毒浓度和最小有效浓度之间,因此获得较好的临床治疗效果与安全性是大概率事件;制剂 C 的血药浓度一直在最小有效浓度以下,临床应用时无效的概率较大。可以看出,以生物利用度进行制剂间生物等效性评价时,应该用 C_{max} 和 AUC 来全面评价,它们是制剂间生物等效性评价的最主要的药动学参数。对于临床需要快速起效,药效的发挥与快速吸收密切相关的药物制剂,T_{max} 也是评价生物等效性的重要指标。

表 14-1 部分药物的效应与血药浓度间关系

药物名称	血药浓度 /($\mu g\cdot ml^{-1}$)	药物效应
水杨酸	50~100	镇痛
	>250	抗风湿
	350~400	抗炎
	550~850	轻度中毒
	800~1 100	中度中毒
	1 250~1 400	重度中毒
	>1 600	死亡
苯妥英钠	10~20	抗惊厥、抗心律失常
	20~30	眼球震颤
	30~40	运动失调
	>40	精神异常
茶碱	10~20	治疗浓度
	30~40	中毒浓度
	>210	致死浓度
丙米嗪	0.15~0.25	治疗浓度
	0.5~1.5	中毒浓度
	>2	致死浓度
奎尼丁	0.3~6	治疗浓度
	10	中毒浓度
	>30	致死浓度
利多卡因	1.5~5.0	治疗浓度
	9.0~14	中毒浓度
	≥25	致死浓度
地高辛	0.6~2.0ng/ml	治疗浓度
	2.1~9.0ng/ml	中毒浓度
	>15ng/ml	致死浓度

注:摘自高清芳,冯克玉,张晓友.现代临床药学.北京:人民军医出版社,1997.

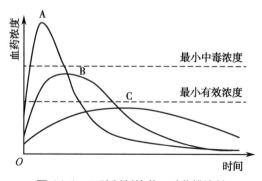

图 14-1 三种制剂的药 - 时曲线比较

AUC、C_{max} 和 T_{max} 与药物的药动学参数消除速度常数 K、吸收速度常数 k_a 密切相关，K、k_a 的变化直接影响 AUC、C_{max} 和 T_{max} 的变化。如果 K 保持不变，k_a 增加，即药物的吸收加快，则 C_{max} 增加，T_{max} 变小，但 AUC 保持不变。如果 k_a 保持不变，K 增加，即药物的消除加快，则 T_{max} 减小，C_{max} 和 AUC 同时减小。

除临床对比研究方法和药动学研究方法外，生物等效性研究方法还有药效学（pharmacodynamics）研究方法、体外（in vitro）研究方法。方法的选择应考虑方法的准确性（accuracy）、灵敏度（sensitivity）和重现性（reproducibility）等。

一、药动学研究方法

药动学研究方法即以药动学参数为终点评价指标的生物等效性研究方法，是生物等效性评价中最常用和首选的方法，也是本章讨论的重点内容。对大多数药物而言，生物等效性研究着重考察药物自制剂溶出/释放进入体循环的过程，通常将受试制剂在机体内的暴露情况与参比制剂进行比较。药动学方法系通过测定可获得的生物基质（biological matrix），如血液、血浆、血清中的药物浓度，取得药动学参数作为终点指标，借此反映药物释放并被吸收进入循环系统的速度和程度。

现今的科学技术水平，直接测定药效部位药物或活性成分的动态变化情况，一般来说是难以实现的。生物利用度和生物等效性的定义都着重于药物或活性成分吸收的速度和程度，强调采用药动学的方法，测定容易获得的生物基质中的药物浓度，来指示药物从制剂中溶出/释放，并吸收到达体循环的过程。这是基于药物的有效性和安全性与活性成分或其代谢产物在体循环中的浓度存在某种相关关系。

典型的药动学的研究方法是交叉试验设计（crossover design），在这种研究方法中，假定受生物学因素（如胃排空、pH）影响的一些被测定指标，如吸收、清除和分布容积的个体随时间的变异（interoccasion variability）小于来自制剂自身的变异，因此两种制剂间，由制剂因素而产生的差异才能被测定。

药动学研究通过测量系统暴露（systemic exposure）的情况来评价药物吸收的速度和程度，评价的指标有直接指标，如速率常数和药物浓度-时间曲线；间接指标如 AUC、C_{max}、T_{max} 和平均吸收滞留时间等。由不同时间点的生物样本（如全血、血浆或血清）中药物浓度，获得药物浓度-时间曲线来反映药物从制剂中溶出/释放而被吸收到体循环中的动态过程。并经过适当的数据处理，得出与吸收程度和速度有关的药动学参数如 AUC、C_{max}、T_{max} 等，通过统计学比较以上参数，判断两制剂是否生物等效。

以血浆、血清或全血为测定样本的血药浓度法是最常用方法，其准确性、重现性和灵敏度相对其他方法要高。受试者分别给予试验制剂和参比制剂后，测定血药浓度，估算生物利用度，药物的吸收量应等于给药剂量乘以吸收分数 f，即式（14-3）：

$$fX_0 = KV \int_0^\infty C dt \qquad \text{式（14-3）}$$

制剂的生物利用度 F 表示为式（14-4）：

$$F = \frac{f_T}{f_R} = \frac{AUC_T \times (KV)_T \times X_R}{AUC_R \times (KV)_R \times X_T} \times 100\% \qquad \text{式（14-4）}$$

式 14-4 中，$(KV)_T$、$(KV)_R$ 分别是试验制剂与参比制剂清除率；X_R、X_T 分别是参比制剂给药

剂量和试验制剂给药剂量。如果给予试验制剂与参比制剂后机体的清除率不变、所给剂量相等,则简化为式(14-5):

$$F=\frac{AUC_T}{AUC_R}\times100\%\qquad\text{式(14-5)}$$

如果剂量不相同,但药物在体内的吸收为线性过程,则可进行剂量校正,计算为式(14-6):

$$F=\frac{AUC_T\times X_R}{AUC_R\times X_T}\times100\%\qquad\text{式(14-6)}$$

如果药物吸收后很快生物转化成代谢产物(如前体药物),无法有效检测原型药物的血药浓度 - 时间曲线,则可以通过测定血液中代谢产物浓度来进行生物利用度研究,但测定的代谢产物最好为初级代谢产物,计算为式(14-7):

$$F=\frac{AUC_{m(T)}}{AUC_{m(R)}}\times100\%\qquad\text{式(14-7)}$$

式(14-7)中,AUC_m 为血中代谢产物浓度 - 时间曲线下面积。

血药浓度法是药动学研究方法中主要采用的方法,由于体内血液的容积相对恒定,考察血药浓度的变化,能够较好地反映出药物在体内的经时变化过程,但在实际工作中,有些情况下血药浓度法可能会受到某些因素的限制而不能采用,这时可以考虑用尿药浓度法(urinary concentration method)进行生物利用度的研究。这些限制性因素包括:①在现有检测条件下,血药浓度检测困难。这可能是由于缺乏精密度和灵敏度较高的方法,也可能是被测物质在血液中存在太少,而主要分布于机体的其他组织器官,或在体内较快的以多种形式被消除。②血液中存在内源性干扰物质,药物及其代谢产物的定量变化考察较为困难。

但并不是不能采用血药浓度法进行生物等效性试验的药物都可以转而采用尿药浓度法,只有当体内药物或其代谢产物的全部或大部分(>70%)经尿排泄,且排泄量与药物吸收量的比值恒定时,尿药浓度法才能应用。这样药物吸收的程度可以用尿中排泄量进行计算,从而进行药物制剂生物等效性评价,此方法称为尿药浓度法,简称尿药法。通过测定尿中药物或其代谢产物的浓度进行药动学研究或生物等效性评价,具有取样无伤害、样品量大、药物浓度较高及无蛋白影响等优点。但对多数药物而言,尿药法进行生物等效性评价是较血药法更间接的方法,加之对结果的影响因素多,在新药的生物等效性评价中很少应用,当血药浓度法因检测原因或其他原因而受限时才被考虑。应用该方法时,应尽可能缩短采样间隔,以提高清除率测定的准确性。

某些人体的内源性物质,如钾、钙和氨基酸等也可以作为药品,这些物质采用非血管内给药途径给药后,血药浓度水平可能暂时升高,但波动较大,且由于机体的自身调节作用,浓度一般只在其生理正常值范围内波动,没有明显的峰浓度,这时直接检测血药浓度并不能完全反映药物的吸收情况。如果这些内源性物质吸收后,主要由肾脏排出体外,采用尿药法评价其生物利用度则较为合理。

有报道采用尿药法进行的钙人体相对生物利用度研究。该试验采用电感耦合等离子体发射光谱法测定尿钙浓度,通过测定尿钙累积排泄量来评价钙离子吸收程度。口服受试制剂复方碳酸钙颗粒剂和参比制剂碳酸钙 D_3 片(钙尔奇 D 片)后,2.3 小时和 2.7 小时尿钙排泄速率最大,分别为(16.2 ± 11.1)mg/h 和(15.4 ± 8.6)mg/h,上述参数间差别无统计学意义,说明两种制剂吸收速度基本相同。受试制剂组、参比制剂组和空白组的尿钙总排泄量分别为 113.9mg、123.0mg 和 79.0mg,统计学结果表明,尿钙排泄总量均高于未服药组($P<0.05$),而服药组间不同时间段尿钙排泄总量无差异($P>0.05$),说明钙离子通过肾脏排泄,吸收程度无明显差异。试验中根据正常人每天钙摄入量,确定空白对照组钙摄入量以 400mg 计。在类似的以内源性物质为治疗性药物的生物利用度研究中,如何确定该物质是否有外源性摄取,体内基础水平如何是个关键性问题。

二、药效学研究方法

如果药物的吸收程度与速度采用血药法与尿药法均不便评价,如无灵敏的血药浓度检测方法,或药物不是通过吸收入血发挥作用,而药物临床药效学指标与药物体内存留量有明确的可分级定量相关关系,且能较容易地进行定量测定时,可以通过经过验证的药效学研究方法进行生物等效性评价。

使用药效学研究方法同样应严格遵守临床试验相关管理规范,并经过充分方法学验证,确保方法具有足够的准确性、灵敏度和重现性。一类常见的药效学研究方法:测定效应 - 剂量曲线(effect-dosage curve);测定效应 - 时间曲线(effect-time curve);通过上述两条曲线转换出剂量 - 时间曲线;通过剂量 - 时间曲线进行药物制剂生物等效性评价。测定剂量 - 效应曲线时,是在最小效应量与最大安全剂量间给予不同剂量,测定某时间点(通常是效应强度峰值时间)的效应强度,得剂量 - 效应曲线;测定时间 - 效应曲线时,是给予相同剂量,测定不同时间的效应强度,得时间 - 效应曲线;将不同时间点的效应强度经剂量 - 效应曲线转换成不同时间的剂量,即得到剂量 - 时间曲线,此时的剂量 - 时间曲线与血药法中浓度 - 时间曲线相似,通过曲线获得的参数,可以进行药动学研究和药物制剂生物等效性评价。该方法实施中,效应的测定时间通常应大于药物 $t_{1/2}$ 的 3 倍。

虽然采用药效学方法进行生物等效性评价不是经典的方法,但是采用该方法进行一些特殊给药途径的药物等效性评价已经引起了许多研究者的关注,比如吸入给药治疗平喘,FDA 在平喘药生物等效性问题上曾进行过广泛讨论,先后发布了一些研究方案。1988 年 FDA 建议采用单剂量(200µg)随机分组两因素交叉设计,包括 60 例轻至中度哮喘患者,要求对患者进行详细的实验前检查(病史、体检、血尿分析及心电图),并建议研究期间每天同一时间测定的 FEV_1(第 1 秒用力呼气容积)应保持恒定(变化小于 15%);肺功能测定包括给药前及给药后 5 分钟、15 分钟、30 分钟、60 分钟、90 分钟、180 分钟、240 分钟、300 分钟和 360 分钟的 FEV_1;另外测定心血管反应。数据分析包括治疗效应、效应起始时间及持续时间、给药后 3 小时及给药开始至反应结束的 AUC,进行三因素方差分析。1989 年,FDA 又提出了一项修改方案,将患者数目改为 40 例,进行剂量为 100µg 或 200µg 的四因素交叉试验。到了 1992 年,FDA 的文件仍建议采用肺功能试验来评价吸入平喘药的生物等效性。

药效学方法遇到的主要问题是同一个体在不同时间 FEV_1 巨大的变异性,要证明两个或多个肺沉积药量不同的产品的药效学差异非常困难。因此,必须十分注意试验的样本大小。建议根据最小临床重要差异(MCID)及自身变化的个体间差异确定患者数目。另一个困难是剂量选择,因每个人的剂量 - 效应曲线不同,很难找到对大家都合适的剂量。再者就是受试者的吸入技术问题,许多研究表明不同的吸入技术将产生不同的肺沉积,因此有必要对受试者进行统一的技术训练,以减小变异。

阿卡波糖是临床常用的口服降血糖药。其降糖作用的机制是抑制小肠壁细胞和寡糖竞争,而与 α- 葡萄糖苷酶可逆性地结合,抑制酶的活性,从而延缓碳水化合物的降解,造成肠道葡萄糖的吸收缓慢,降低餐后血糖的升高。由于阿卡波糖口服后很少被吸收,其原型生物利用度仅为 1%~2%,且不是通过吸收入血而发挥作用,因此不宜采用常规的药动学方法进行其生物等效性评价。由于阿卡波糖的降糖效应与剂量相关,且血糖降低情况可以准确测量,因此可以采用药效学方法进行生物等效性评价。类似药物还有伏格列波糖等。

FDA 于 2009 年发布了采用药效学方法进行阿卡波糖制剂生物等效性评价的推荐指南。采用的效应指标为血清血糖的变化。效应指标及获取方法如下。

给药前,应测定给予 75g 蔗糖后的血糖基线值:禁食一夜后,受试者服用蔗糖水(75g 蔗糖溶于 150ml 水中),采血点为服糖水后的 0~4 小时。第二天,阿卡波糖与 75g 蔗糖同服,采血点与前一天相同。给予阿卡波糖后血糖的最大降幅可能出现在 1 小时内,因此此时间段内应密集采血。

阿卡波糖生物等效性的评价应基于与基线相比血糖的降低值。主要有两个指标:① C_{max},此处指血清葡萄糖浓度降低幅度的最大值(maximum reduction in serum glucose concentration);② $AUEC_{0\rightarrow4h}$,血清葡萄糖浓度降低量经时曲线下 4 小时内的面积。等效性标准为:受试制剂和参比制剂 C_{max} 和 $AUEC_{0\rightarrow4h}$ 均值比的 90% 置信区间应落在 80%~125% 范围内。

FDA 指南中推荐的试验设计方案为随机、平衡的双交叉设计,清洗期为一周。在正式试验前必须进行预试验,预试验的目的有两个:一个是由低到高探索正式试验中阿卡波糖的剂量,另一个是确定正式试验中能获得足够统计学效力的受试者例数。正式试验的剂量应该是与血糖本底水平相比,能产生降血糖药效的最低剂量,这个剂量应该避开阿卡波糖量效曲线的坪剂量,以保证试验对制剂之间的差异有足够的分辨力。因此预试验的初始剂量应为制剂的最小规格,如果无效,再递增剂量。预试验确定在所选受试者人群的适宜用药剂量后,正式试验应按预试验确定剂量给药。

三、临床对比研究方法

当药动学方法不适用,也缺乏明确的可用于生物等效性评价的药效学指标时,也可以通过以参比制剂为对照的控制良好的临床试验(well-controlled clinical trial),以临床疗效为终点指标来评价制剂的生物等效性。但是这种方法常因为样本量不足或检测指标不灵敏而缺乏足够的把握度去检验制剂之间的差异。因此,只有当药动学的方法和药效学方法都不适用时,才予以考虑。这种方法有时也能较好地用于评价制剂的生物等效性,如评价皮肤、眼部和黏膜局部用药的制剂,某些通过口服给药但不希望活性成分被吸收的制剂,如抗酸剂、辐射防护剂,以及通过吸入给药的支气管扩展剂。

采用临床对比研究方法进行生物等效性评价时,应结合具体药物的情况选择合适的终点指标,并应对样本量估算有充分的考虑。总体来说,样本量基于有效性考虑,并受研究疾病、研究目的和研究终点的影响。应当综合考虑治疗作用大小的预期、变异程度的预估、统计分析方法、假阳性错误率、假阴性错误率等因素,确定合适的样本量。

四、体外研究方法

从优先级来说,不提倡用体外的方法来评价药物制剂的生物等效性,现今的技术水平尚不能达到体外研究结果与药物制剂的体内行为完全一致。一般体外研究仅适用于一些特殊情况,例如在肠道内结合胆汁酸的药物等。其他如盐酸氮䓬斯汀和丙酸氟替卡松复方鼻喷剂,FDA 也推荐了一种经良好设计、充分验证的体外生物等效性评价方法。

对于口服固体制剂,某些特定情况下可采用体外溶出度对比研究的方法评价等效性,而豁免体内生物等效性研究。FDA 认可的体内生物等效性豁免基于生物药剂学分类系统(biopharmaceutical classification system,BCS)。BCS 按照药物的水溶性和肠道渗透性对其进行分类。当涉及口服固体常释制剂中药物活性成分在体内的吸收速度和程度时,BCS 主要考虑以下三个关键因素,即:药物溶解性(solubility)、肠道渗透性(intestinal permeability)和制剂溶出度(dissolution)。根据 BCS,药品被分为以下四类。

第 1 类:高溶解性、高渗透性(high solubility-high permeability)。

第 2 类:低溶解性、高渗透性(low solubility-high permeability)。

第 3 类:高溶解性、低渗透性(high solubility-low permeability)。

第 4 类:低溶解性、低渗透性(low solubility-low permeability)。

溶解性分类根据制剂的最高剂量而界定。当单次给药的最高剂量对应的药物活性成分在体积为 250ml(或更少)、pH 在 1.0~6.8 范围内的水性介质中可完全溶解,则可认为该药物为高溶解性。

渗透性分类与药物在人体内的吸收程度间接相关(指吸收剂量的分数,而不是全身的生物利用度),与药物在人体肠道膜间转移速率直接相关,或者也可以考虑其他可以用来预测药物在体内吸收程度的非人体系统(如使用原位动物、体外上皮细胞培养等方法)对渗透性进行分类。当一个口服药物采用质量平衡测定的结果或是相对于静脉注射的参照剂量,显示在体内的吸收程度 ≥85%(并且有证据证明药物在胃肠道稳定性良好),则可说明该药物具有高渗透性。药物透膜吸收的评价方法参见本书第十一章药物临床前体内过程评价相关内容。

当口服固体常释制剂在体内的溶出相对于胃排空时间快或非常快,并且具有很高的溶解度时,药物的吸收速率和吸收程度就不会依赖于药物的溶出时间或在胃肠道的通过时间。在这种情况下,只要处方中的其他辅料成分不显著影响药物的吸收,就可以认为药物制剂生物利用度一致,即可豁免体内生物等效性评价。

具体来说,豁免体内生物等效性评价,对于 BCS 第 1 类的药物需要证明以下几点:①药物具有高溶解性;②药物具有高渗透性;③受试制剂和参比制剂均快速或非常快速溶出(快速溶出情况下需要比较溶出曲线的相似性),并且制剂中不含有影响药物吸收速率和吸收程度的辅料。对于 BCS 第 3 类的药物需要证明以下几点:①药物具有高溶解性;②受试制剂和参比制剂均非常快速溶出;③受试制剂和参比制剂处方中辅料及用量应相同。对 BCS 第 3 类进一步要求处方中辅料及用量相同,是因为此类药物属于低渗透性,其吸收受辅料的影响更显著,辅料种类及用量的不同可能导致生物利用度的差异。另外,对于治疗范围狭窄的药物及口腔吸收的药物制剂,不适用于生物等效性豁免。

口服固体常释制剂具有快速溶出的定义是:采用药典溶出度测定第一法(篮法),转速为 100r/min,或第二法(桨法),转速为 50r/min 或 75r/min,溶出介质体积为 500ml(或更少),在溶出介质① 0.1mol/L HCl 或不含酶的模拟胃液;② pH 4.5 缓冲介质;③ pH 6.8 缓冲介质或不含酶的模拟肠液中,30 分钟内药物的溶出均能达到标示量的 85% 以上。口服固体常释制剂非常快速溶出的定义是:在上述条件下 15 分钟内药物的溶出均能达到标示量的 85% 以上。

若受试制剂与参比制剂均非常快速溶出,则溶出已不是吸收的限速步骤,可以认为两者溶出相似,不需进行溶出曲线相似性比较。若为快速溶出,则需要比较溶出曲线的相似性。溶出曲线相似性的比较可以采用模型依赖法(model dependent method)或非模型依赖法(model independent method)来进行评价。模型依赖法,即根据实验数据,采用一些用于描述药物溶出曲线的数学模型,如线性模型、Weibull 模型、单指数模型、双指数模型、对数曲线等进行拟合,选择最佳模型,再对模型的参数进行统计学比较。非模型依赖法主要有差异因子 f_1(difference factor)法、相似因子 f_2(similarity factor)法和多元可信区间法(multivariate confidence region)等。美国 FDA 推荐使用相似因子法评价受试制剂与参比制剂的体外溶出度差异。当 f_2 数值在 50~100 范围内认为两条溶出曲线是相似的。f_2 的计算公式见式(14-8):

$$f_2=50\cdot\log\left\{\left[1+(1/n)\sum_{t=1}^{n}(R_t-T_t)^2\right]^{-0.5}\cdot100\right\} \qquad 式(14-8)$$

式(14-8)中,n 为取样时间点的个数,R_t 与 T_t 分别是 t 时间点处参比制剂与受试制剂的溶出百分率。采用相似因子比较法需满足以下条件:①参比制剂与受试制剂应在相同的试验条件下试验,且取样时间点一致;②取样时间点应不少于 3 个;③只能有一个时间点药物溶出达到 85% 以上;④开始的时间点溶出结果的变异系数应不大于 20%,其他的时间点变异系数应小于 10%。

我国 CFDA 于 2016 年 5 月颁布的《人体生物等效性试验豁免指导原则》规定,在仿制药质量及疗效一致性评价中,认可基于 BCS 分类的仿制口服固体制剂生物等效性豁免,即对于符合豁免条件的仿制口服固体制剂,可采用体外溶出度方法进行一致性评价。具体技术要求与 FDA 相关规定一致。

第三节 生物等效性评价的基本技术要求

药物生物等效性评价一般由药品注册申请人发起,临床研究机构负责具体实施。可以有合同研究机构(CRO)参与相关工作。生物样品的分析检测既可以由临床研究机构完成,亦可以委托其他生物样品分析检测机构完成。药品注册申请人是生物等效性评价研究工作的责任主体,临床研究机构、分析检测机构、CRO 等各自承担其相应的职责,确保试验研究工作的真实性、规范性和完整性,进而保证相关上市药品的安全有效。

2015 年 12 月之前,我国对生物等效性试验申请实施审批制,药品注册申请人必须获得药物临床试验批件方可进行生物等效性试验。2015 年 12 月 1 日,CFDA 发布了《关于化学药生物等效性试验实行备案管理》的公告,规定即日起化学药生物等效性试验由审批制改为备案管理,并要求:①注册申请人应按照药品注册的相关法律法规和技术要求开展生物等效性试验研究,确保研究的科学性、伦理合理性及研究资料的真实性、准确性,研究过程可追溯性;②注册申请人如需进行化学药生物等效性试验,可登录 NMPA "化学药 BE 试验备案信息平台",按要求填写备案信息,提交备案资料,获取备案号;③在填写备案信息前,注册申请人需将试验方案提请承担生物等效性试验的药物临床试验机构伦理委员会伦理审查,并与药物临床试验机构签署试验合同;④注册申请人需监督承担等效性试验的临床试验机构及相关责任人按试验方案组织试验。

备案制的实施,减少了审批环节,提高了注册效率,亦与国际通行管理方式一致。为了控制风险,NMPA 对下述药品的生物等效性试验仍需要申报审批:①放射性药品、麻醉药品、第一类精神药品、第二类精神药品和药品类易制毒化学品;②细胞毒类药品。另外,NMPA 在对备案资料分析评估中若发现备案资料存在明显缺陷和安全性存在较高风险的,可以要求注册申请人终止生物等效性试验。

生物等效性评价研究中涉及的相关技术要求分述如下。

一、研究机构的基本条件

药物的生物等效性评价须具备《药物临床试验质量管理规范》(GCP)要求的各项必要条件,并按规范要求进行试验。

药物的生物等效性评价通常在临床研究机构的Ⅰ期临床试验室进行,按照 NMPA 对Ⅰ期临床试验研究室资格认定标准,Ⅰ期临床试验室负责人应具有医学(药学)专业本科以上学历及相应高级职称,经过临床试验技术培训和 GCP 培训,组织过或参加过药物临床试验。Ⅰ期临床试验室应具有经过临床试验技术和 GCP 培训、参加过药动学研究的研究人员及护师 1~3 名。基本设施应具有Ⅰ期病房、受试者活动及休息室、接待室及办公室等。对生物等效性研究涉及的仪器条件包括:精密电子天平;高速低温离心机;高效液相色谱仪及配套检测仪器;专用计算机及数据分析处理软件;制备样品的专用工作台及通风设备;规格齐全的微量加样器;低温冰箱;试验用药品及试验用品专用储藏设施等。

生物等效性评价是多学科、多部门协同合作的临床研究工作。参加生物等效性评价研究的人员,应包括临床药动学研究人员、临床医师、分析检验技术人员、护理人员和统计分析人员等。团结协作是完成生物等效性研究的必要条件。

二、药品注册申请人在生物等效性研究中的工作

药品注册申请人在药物生物等效性评价研究中承担试验机构选择、试验药品质量保证与提供、试验经费提供、受试者知情同意书样稿起草、临床试验研究者手册提供、试验计划的提出及完善、临床试验监督员指定及临床试验过程的监督等责任,是生物等效性评价研究工作的责任主体。

药品注册申请人应当从具有药物生物等效性试验资质的机构中选择承担等效性试验的机构,并对试验机构承担具体品种试验的能力进行评估。生物等效性试验用药物应当在符合《药品生产质量管理规范》的车间制备。制备过程应当严格执行《药品生产质量管理规范》的要求。试验用药物检验合格后方可用于等效性试验。申请人应当对试验用药物的质量负责。

申请人发现药物生物等效性临床试验机构违反有关规定或者未按照临床试验方案执行的,应当督促其改正;情节严重的,可以要求暂停或者终止试验,并将情况报告药品监督管理部门。

三、受试制剂和参比制剂的要求

(一) 受试制剂

药物生物等效性评价所考察的受试制剂应当已完成临床前药学研究工作,确定了可以

工业化生产的处方工艺,确定了临床用药品质量控制标准。受试制剂应当在符合《药品生产质量管理规范》条件的生产车间制备,制备过程应当严格执行《药品生产质量管理规范》的要求,并应为中试或生产规模的产品。药品注册申请人可以按照拟定的药品标准自行检验试验药物,也可以委托中国食品药品检定研究院或省级药检机构进行检验。检验合格后方可用于生物等效性研究。

申请人对生物等效性研究用药物的质量负有全部责任。

(二)参比制剂

生物等效性试验参比制剂需要根据不同的试验目的合理选择。

原研新药研发过程中,针对不同研究阶段处方工艺、规格、剂型等的变更而进行的生物利用度比较研究或生物等效性评价,参比制剂应当选择发生相应变更前的药品,以评价处方工艺、规格、剂型等的改变对生物利用度的影响,以及变更前后的制剂是否生物等效。

改良型新药开发过程中,需要比较改良后药品与原研药的生物利用度或评价其等效性时,应当选择原研药作为参比制剂。

对于绝对生物利用度研究,应当选择同一药物的静脉给药制剂作为参比制剂。

仿制药应当与原研药质量及疗效一致,在临床与原研药具有可替代性,因此,血管外给药的仿制药应与原研药进行生物等效性评价,参比制剂应当选择原研药,并应尽可能优先选择原研上市许可持有厂家原产地产品。原研企业在我国境内生产上市的品种,若已获得证明与原产地品种质量和疗效一致,也可选择作为参比制剂。

仿制药上市后若发生处方、工艺等变更,需要进行生物等效性研究来支持变更时,为避免误差的传递与叠加,亦应当选用原研药作为参比制剂,而不是与变更前的产品作比较。

为避免由于含量不同可能引入的误差,参比制剂和受试制剂含量差异应不超过 5%。

四、试验用药物的处置和保存

为了确保生物利用度和生物等效性试验中试验用药物的真实性及可溯源性,从 2012 年开始,我国药品监督管理部门对以药品注册为目的的生物利用度及生物等效性研究中试验用药物的处置和保存提出了规范要求。注册申请人应当按照规范的程序和方式向临床试验机构提供试验用药物,临床试验机构应当从申请人提供的试验用药物(包括受试制剂及参比制剂)中随机抽取用于临床研究的药物,并对剩余药物进行留存。注册申请人和试验机构均应保存样品的运送记录。

(一)药品注册申请人责任

注册申请人应提供足够量的试验用药物(包括受试制剂及参比制剂),应当满足临床研究用药及留存量的要求。

注册申请人应将提供至试验研究机构的试验用药物(同批产品)进行适当包装,以便研究机构可随机抽取用于临床研究的药物和留存样品。

(二)研究机构的责任

承担生物利用度或生物等效性试验的临床研究机构应从注册申请人提供的全部试验用药物中随机抽取用于受试者临床试验的药物和用于留存的样品。抽样工作应由专人负责,并应为留存样品建立严格的保管链。

研究机构不得将留存样品返还给注册申请人。

（三）抽样方法

对于不同包装形式的试验用药物,试验研究机构可分别采用以下的随机抽样方法。

单一容器:如果试验用药物是以单一容器向试验机构提供时,试验机构应从容器中取出足量的试验用药物用于临床研究;然后将容器中剩余的试验用药物作为留存样品保存在原包装容器中。

多个容器:如果试验用药物是以多个容器向试验机构提供时,试验机构应从多个容器中随机抽取足够量的试验用药物用于临床研究;然后将对应各容器中剩余的试验用药物作为留存样品保存在原包装容器中。通常不建议使用敞口容器。

单位剂量:如果试验用药物是以单位剂量包装形式向试验机构提供时,试验机构应随机抽取足量单位剂量的试验用药物用于临床研究,然后将剩余单位剂量的试验用药物作为留存样品保存在原单位剂量包装中。

盲法研究:如为设盲研究,试验用药物是以单位剂量包装形式(在各单位剂量上均标有随机编码)向试验机构提供时,注册申请人应向试验机构提供已有随机编码的试验用药物组,每组样品都足够用于临床研究,并且各组完全一致,组数应满足试验及留存量的要求。试验机构应随机抽取其中一组用于临床研究;然后将其余药物组作为留存样品保存在其单位剂量包装中。对于盲法研究,注册申请人还应向试验机构提供密封的应急信封,以供需要紧急揭盲的状况下使用。密封的应急信函由试验机构保存。

当提供给试验机构的同一批试验用药物是用于一项以上研究时(如空腹试验及餐后试验),仅需保存一份足量的试验用药物作为留存样品,并应对留存样品给予明确标识,说明其为用于若干研究中的同批试验用药物。但是,临床研究若需多次提供试验用药物来进行相同的研究或其他研究时,试验机构对后续提供的试验用药物也应抽取足够数量的留存样品。

（四）留存样品量

留存样品量应足够进行五次按质量标准全检的要求。对于口服固体制剂(如片剂、胶囊),一般试验制剂及参比制剂分别提供300个单位(片/粒)可满足要求。对于吸入制剂,由于进行含量均匀度及每喷主药含量均匀性检查等需要较多样品,若简单按满足五倍量的全检要求计算留存量,可能导致不必要的过多留存。从满足留存样品需要及剂型特点综合考虑,相关指导原则规定对吸入制剂不按满足五倍量全检要求计算,留存样品不少于50个包装单位(瓶)即可。另外,对于临用前配制的制剂(如临用前配制混悬液等),应留存尚未配制的药物。

五、对受试者的要求

2005年颁布的《化学药物制剂人体生物利用度和生物等效性研究技术指导原则》规定,受试者一般选择健康男性,年龄一般18~40岁。2016年3月颁布的《以药动学参数为终点评价指标的化学药物仿制药人体生物等效性研究技术指导原则》对受试者要求进行了修订,取消了年龄上限;性别方面,如果研究药物拟用于两种性别的人群,入选的受试者亦应有两种性别。修改的目的是使受试者特征更接近临床拟用人群,增加生物等效性试验对制剂之间差异的辨识能力。修订后的要求与FDA的相关要求一致。

生物等效性试验的受试者一般选用健康志愿受试者。受试者一般应符合以下要求:①年龄在18周岁以上(含18周岁);②应涵盖一般人群的特征,包括年龄、性别等;③如果研究药物拟用于两种性别的人群,研究入选的受试者应有适当的性别比例;④如果研究药物主要拟用于老年人群,应尽可能多地入选 60 岁以上的受试者。

试验方案中应明确入选和剔除条件,受试者应该经过全面体检,无心、肝、肾、消化道、神经系统、精神异常及代谢异常等病史;体格检查示血压、心率、心电图、呼吸状况、肝肾功能和血象无异常;受试者的体重应在正常范围。按医学伦理要求,参加试验的受试者应在了解试验内容、试验方法、药物特性和试验对受试者要求的基础上,自愿签署受试者知情同意书。

筛选受试者时的排除标准应主要基于安全性方面的考虑。如醋酸甲地孕酮及甲睾酮应选择健康男性为受试者,不用女性。有报道健康志愿者给予阿立哌唑 30mg 后发生由于急性喉肌痉挛引起的危及生命的不良事件,而年龄与该不良事件发生率之间有负相关关系,接近 45 岁和更年长的人发生率很低,因此 FDA 建议阿立哌唑制剂生物等效性研究选用年龄在 45 岁以上的受试者。对于儿童用药,生物等效性评价应以健康成人作为受试者。

当入选健康受试者参与试验可能面临安全性方面的风险时,则可以入选试验药物拟适用的患者人群,并且在试验期间应保证患者病情稳定。如甲氨蝶呤 2.5mg 规格片剂,受试者应为银屑病或类风湿性关节炎患者,并已确定采用每 12 个小时 2.5mg 甲氨蝶呤治疗方案。而甲氨蝶呤 15mg 规格片剂,应选用已经确定采用每周 15mg 甲氨蝶呤治疗方案的银屑病或类风湿性关节炎患者作为受试者。

受试者的例数应使生物等效性评价具有足够的统计学效力。受试者例数的确定,从经济及医学伦理角度考虑,例数越少越好,但例数过少又得不到可靠的科学结论。一个生物等效性试验究竟选用多少样本,是由三个基本因素决定的:统计的显著性水平即 α 值的大小,通常取 $\alpha=0.05(5\%)$;把握度即 $1-\beta$ 值的大小,一般定为 80%,β 取 20%;两制剂等效性检验中统计指标的变异性(RSD)和偏差(θ)。在同样的条件下,随着统计指标 RSD 的增加,所需的样本数随之增加;样本数越大,所得结果的把握度越大。由于试验前并不知道 θ 和统计指标的 RSD,只能根据已有参比制剂的上述参数来估算受试者例数值。当一个生物等效性试验完成后,可以根据结果的 θ、RSD 和 $1-\beta$ 值来求出受试者例数值,并与试验所选择的受试者例数进行对比,检查所选用的样本大小是否合适,尤其是应避免受试者例数过少而得到假阴性结果,当然也可以根据有关的公式和统计表估算试验的把握度大小。对于目前的统计方法,若试验药物不属于高变异药物(即个体内药动学参数的 RSD<30%),选用 18~24 例受试者基本可满足对样本量的要求。但对于高变异药物,通常需要增加受试者方可得到适当的试验把握度。

受试者分组必须采用随机方法分组,各组间应具有可比性。

六、试验设计

由于生物等效性试验的影响因素多,为了使试验结果能真实地揭示不同制剂之间的差异,尽量避免生物因素与给药方法对结果产生影响,就成为生物等效性评价研究应注意的重要问题。生物等效性评价的试验设计,主要目的就是尽可能消除个体差异与试验周期对试验结果的影响。

(一) 交叉试验设计

两制剂、单次给药、交叉试验设计是生物等效性评价最常用的试验设计,即随机分组自身交叉对照设计的方法。随机是要求受试者的来源与分组具有随机性以及各组服药顺序的随机性。交叉（crossover）则是在同一个体身上作对比的试验设计方法，每位受试者都连续接受两次处理，相当于自身对照，可以将制剂因素对药物吸收的影响与其他因素区分开来。

例如，有制剂 T 欲进行生物等效性研究，所选参比制剂为 R，若受试者为 24 名，则试验时将 24 名受试者随机分为 A、B 两组，每组 12 名受试者，按表 14-2 的试验安排进行试验。由表 14-2 可见，每一受试者均接受两种制剂的试验，从而尽量排除了试验周期和个体差异对试验结果的影响。

表 14-2　两制剂双周期交叉试验设计的试验安排表

组别	试验周期	
	1	2
A	T	R
B	R	T

（二）平行试验设计

交叉试验设计要求在两试验周期间设置足够的清洗期（washout period），当有些药物由于其体内半衰期很长，需要的清洗期就很长，以致临床上难以实施试验，在此情况下可能需要考虑按平行组设计试验，采用两制剂、单次给药、平行试验设计，即受试制剂和参比制剂分别在具有相似人口学特征的两组受试者中进行试验。

由于平行试验设计情况下两种制剂分别用于不同组的受试者，受试者的个体间差异会对试验结果带来较大影响。为减少这种影响，一方面要求两组受试者应具有相似的人口学特征，另一方面应当比交叉试验设计样本量增大，即应按照统计学的要求充分估计试验样本量。

（三）重复试验设计

重复试验设计是指将同一制剂重复给予同一受试者，可设计为部分重复（单制剂重复，即三周期，一般为参比制剂重复），或完全重复（两制剂均重复，即四周期）。重复试验设计的情况下，由于同一制剂重复用于同一受试者，排除了制剂差异可能的影响，两次重复给药药动学参数的差异就主要来源于个体内差异，因此，可获得药物在受试人群的个体内变异估计值。完全重复试验设计情况下，尚可进行两种制剂个体内差异的比较。

重复试验设计主要用于两种情况。一是部分高变异药物（药动学参数个体内变异 ≥ 30%），采用重复试验设计，需要入选的受试者例数可较单次交叉试验少，并可根据参比制剂的个体内变异，按照相关技术指导原则，将 C_{max} 等效性评价标准作适当放宽。二是对于治疗窗窄的药物，如华法林等，需要比较两种制剂的个体内变异，应当采用完全重复试验设计。

七、清洗期确定

生物等效性评价试验的清洗期是指两次试验周期之间的间隔时间或交叉试验时各次用药间隔的时间。试验中设置清洗期是为了避免前一次所用药物对后一次试验产生影响。试验顺序间应该有足够长的间隔时间作为清洗期。

生物等效性试验时，清洗期以受试药物的消除半衰期（$t_{1/2}$）而定。要求清洗期应保证受试药物体内消除 99% 以上,按药动学原则进行计算,清洗期一般不小于 7 倍 $t_{1/2}$。

八、给药剂量与方法

生物等效性试验时服药剂量应在该药物的临床常用量范围,不得超过最大安全剂量。当采用非临床治疗剂量时,应提供剂量设置的充分依据。通常给药剂量为一个单位(单片或单粒),若生物样品分析检测方法灵敏度不足,则可在安全性允许的条件下,在说明书单次服药剂量范围内同时服用多片/粒试验制剂。不能因为检测灵敏度不够而超出说明书剂量范围给药,以免给受试者带来不应有的药物不良反应或损害,也可避免因给药剂量超出药物线性动力学范围而对试验结果的影响。

受试制剂与参比制剂的给药剂量应该一致。若两者规格不同,如受试制剂为 10mg 规格片剂,参比制剂为 20mg 规格片剂,可考虑采用服用 2 片受试制剂与 1 片参比制剂进行生物等效性评价。特殊情况下使用不同剂量时,应说明理由并提供所用剂量范围内药物呈线性药动学特征的依据,试验结果可以按剂量校正方式进行生物利用度及生物等效性评价。

给药方法①空腹试验:试验前夜至少空腹 10 小时。一般情况下,在空腹状态下用 240ml 水送服受试制剂和参比制剂;②餐后试验:试验前夜至少空腹 10 小时。受试者试验当日给药前 30 分钟时开始进食试验标准餐,并在 30 分钟内用餐完毕,在开始进餐后 30 分钟时准时服用试验药,用 240ml 水送服;③服药前 1 小时至服药后 1 小时内禁止饮水,其他时间可自由饮水。服药后 4 小时内禁食。每个试验周期受试者应在相同的预定时间点用标准餐。

口腔崩解片、咀嚼片等特殊剂型应参考说明书规定服药。对于咀嚼片,如说明书中要求吞咽之前先咀嚼,则进行生物等效性研究时,受试者需咀嚼后吞咽给药。如说明书中说明该药可以咀嚼也可以整片吞服,则生物等效性研究时,要求以 240ml 水整片送服。

通常推荐采用单次给药药动学研究方法评价生物等效性,因为单次给药在评价药物释放的速度和程度方面比多次给药稳态时药动学研究的方法更敏感,更易发现制剂释药行为的差异。

若出于安全性考虑,须入选正在进行药物治疗,且治疗不可间断的患者作为受试者时,可在多次给药达稳态后进行生物等效性评价研究。

九、采样时间点的确定

一条完整的血药浓度 - 时间曲线是计算制剂生物等效性评价所需药动学参数的必要条件,它应该包括吸收相、平衡相及消除相。一般建议每位受试者每个试验周期采集 12~18 个样品,其中包括给药前的空白样品。采样时间不短于 3 个末端消除半衰期。根据药物和制剂特性确定样品采集的具体时间,要求应能准确估计 C_{max} 和消除速率常数(λ_z),尽量避免第一个点即为 C_{max}。末端消除相应至少采集 3~4 个样品以确保准确估算末端消除相斜率。除可用 $AUC_{0\to72h}$ 来代替 $AUC_{0\to t}$ 或 $AUC_{0\to\infty}$ 的长半衰期药物外,$AUC_{0\to t}$ 至少应覆盖 $AUC_{0\to\infty}$ 的80%。实际给药和采样时间与计划时间可能有偏差,应采用实际时间进行药动学参数计算。

十、生物样品检测

进行药物体内过程评价、临床药动学评价及生物等效性评价时,生物样品检测的方法建立、验证与评价见本书第十一章药物临床前体内过程评价相关内容。

(一) 检测方法

生物样品中药物的分离测定应选灵敏度高、专属性强、精密度好、准确度高的分析方法。检测方法应经过规范严格的验证。对于常用的高效液相色谱-质谱分析方法，方法验证至少应包括以下内容：选择性、定量下限、标准曲线、精密度、准确度、稳定性、基质效应、残留、稀释可靠性等。只有在生物样本分析方法确证完成之后才能开始测定未知样品。在测定生物样品中的药物浓度时应进行质量控制。关于生物样品检测方法的选择、验证及测试过程中的质量控制要求等，可参阅本书第十一章有关内容。

(二) 检测物质

检测样本一般为血浆或血清，有时分析全血样品。一般推荐仅测定血样中原型药物，因为生物等效性评价是针对不同制剂间生物利用度的差异，原型药物的药-时曲线比代谢产物能更灵敏地反映制剂间的差异。如果原型药物浓度过低，不足以获得生物样品中足够长时间的药物浓度信息，则可用代谢产物的相关数据评价生物等效性。

对于从原型药物直接代谢产生的主要代谢产物，如果同时满足以下两点，则应与原型药物同时予以测定：①代谢产物主要产生于进入体循环之前，如源自首过效应或肠道内代谢等；②代谢产物显著影响药物的安全性和有效性。这种情况下，应以原型药物的数据评价生物等效性，代谢产物的相关数据用于进一步支持临床疗效的可比性。

以上原则适用于包括前体药物在内的所有药物。

十一、生物等效性评价指标

(一) 吸收速度

在生物等效性评价研究中，一般采用实测药物峰浓度 C_{max} 评价吸收速度。药物浓度达峰时间 T_{max} 也是评价吸收速度的重要参考信息。

(二) 吸收程度 / 总暴露量

对于单次给药研究，采用如下两个参数评价吸收程度：

1. $AUC_{0 \to t}$　$AUC_{0 \to t}$ 是从 0 时到最后一个浓度可准确测定的样品采集时间 t 的血药浓度-时间曲线下面积（$AUC_{0 \to t}$）；

2. $AUC_{0 \to \infty}$　$AUC_{0 \to \infty}$ 是从 0 时到无限时间（∞）的血药浓度-时间曲线下面积，由式(14-9)计算：

$$AUC_{0 \to \infty} = AUC_{0 \to t} + C_t / \lambda_z \qquad \text{式(14-9)}$$

式(14-9)中，C_t 为最后一个可准确测定的药物浓度；λ_z 为用适当方法计算所得的末端消除速率常数。

对于多次给药研究，通常采用达稳态后给药间隔期（τ）内的 $AUC_{0 \to \tau}$ 评价吸收程度。

(三) 部分暴露量

特定情况下，如早期的暴露量是否一致对临床疗效是否一致有重要意义时，可能需要在以上指标基础上增加部分暴露量指标来观测早期暴露值。部分暴露量测定的时间设置应符合临床疗效评价要求。应采集足够数目的可定量生物样品，以便充分估计部分暴露量。

十二、试验中的医学监护

药物的生物等效性试验方案需经伦理委员会审批通过方可进行试验。药动学方法进行生物等效性评价时,试验工作应在Ⅰ期临床试验的观察室进行。受试者应得到医护人员的监护。受试期间发生的任何不良反应,均应及时处理和记录,并通报药品注册申请人、伦理委员会和药品监督管理部门。

十三、数据处理方法

用于制剂生物等效性评价的指标如前所述,主要是 AUC、C_{max}、T_{max} 等。通常生物等效性试验的研究报告中,应提供如下数据:

提供各受试者经时过程的血药浓度数据(包括受试者编号、给药周期、给药顺序、制剂种类、血药浓度和采血时间点等)、血药浓度平均值(mean)、标准差(SD)和变异系数(coefficient of variation,CV),并绘制每个受试者的血药浓度 - 时间曲线(C-T 曲线)、平均 C-T 曲线以及 C-T 曲线各个时间点的标准差。

提供生物等效性评价所需参数,包括 $AUC_{0 \to t}$(采用梯形面积法计算)及 $AUC_{0 \to \infty}$(按式 14-9 计算),C_{max} 及 T_{max}(两者均为实际测得值),以及 λ_z 和 $t_{1/2}$。

对于稳态研究,需要提供稳态一个给药间隔内血药浓度 - 时间曲线下面积($AUC_{0 \to \tau}$)、稳态峰浓度(C_{max}^{ss})、稳态谷浓度(C_{min}^{ss})、稳态平均血药浓度(C_{av}^{ss})、稳态时的血药浓度达峰时间(T_{max}^{ss}),以及波动系数 $[(C_{max}^{ss} - C_{min}^{ss})/C_{av}^{ss}]$ 和波动幅度 $[(C_{max}^{ss} - C_{min}^{ss})/C_{min}^{ss}]$。其中 C_{av}^{ss} 按式(14-10)计算,并提供药动学参数的个体间、个体内和 / 或总的变异(如果有)。

$$C_{av}^{ss} = AUC_{0 \to \tau}/\tau \qquad \text{式(14-10)}$$

另外,可提供生物利用度 F、平均滞留时间 MRT、清除率 Cl、表观分布容积 V_d 等药动学参数。

生物等效性评价应提供 $AUC_{0 \to t}$、$AUC_{0 \to \infty}$、C_{max}(稳态研究提供 $AUC_{0 \to \tau}$、C_{max}^{ss})几何均值、算术均值、几何均值比值及其 90% 置信区间等。不应基于统计分析结果,或者单纯的药动学理由剔除任何数据。

生物等效的接受标准:一般情况下,上述参数几何均值比值的 90% 置信区间数值应不低于 80.00%,且不超过 125.00%。对于窄治疗窗药物,为确保受试制剂与参比制剂临床疗效的一致性,应根据具体药物的特性和相关技术指导原则的要求,适当缩小 90% 置信区间范围。

十四、伦理学要求

研究者应充分考虑试验的伦理学要求,包括受试者及其他人员可能遭受的风险和受益及试验设计的科学性;向受试者(或其家属、监护人、法定代理人)提供有关试验的信息资料是否完整并通俗易懂,知情同意过程是否适当;受试者因参加试验而受到损害甚至发生死亡时,给予的治疗和 / 或保险措施等。

试验过程必须对受试者的个人权益给予充分的保障,并确保试验的科学性和可靠性。受试者的权益、安全和健康必须高于对科学和社会利益的考虑。伦理委员会与知情同意书是保障受试者权益的主要措施。

临床试验开始前制订试验方案,方案应该由研究者与申办者共同商定并签字,报伦理委员会审批后实施。若方案在试验实际执行过程中出现问题,需要对方案进行修订,修订的试验方案应再次报请伦理委员会批准后实施。如发现涉及试验用药物的重要新资料,则必须将知情同意书作书面修改送伦理委员会批准后,再次取得受试者同意。

临床试验开始前,研究者必须向受试者提供有关临床试验的详细情况,包括试验性质、试验目的、可能的受益和危险、可供选用的其他治疗方法以及受试者的权利和义务等,使受试者充分了解后表示同意,并签署知情同意书后方能开始临床试验。

十五、文件的保存

生物等效性试验中的资料均须按相关规定保存及管理。生物等效性研究的文件保存主要包括如下几个方面。

试验前资料:研究同意书;临床试验有关的实验室检测正常值范围;医学或实验室操作的质控证明;研究者手册;药物临床试验批件或生物等效性试验备案文件;研究方案;受试制剂与参比制剂的药检报告;伦理委员会批件申请(包括临床批件、试验方案、临床前资料、药检报告);伦理委员会批件;伦理委员会成员表;研究机构与申请人的科研协议;研究者履历;研究者签名样张;知情同意书;试验用药品接收单;试验用药品抽样、保管及留存记录;已签名的知情同意书;受试者筛选表与入选表等。

临床监护资料:原始医疗文件(化验单等);临床监护表(包括体检表);临床监护人员情况登记表;研究者送至申办者的严重不良事件报告;研究者送至 NMDA、伦理委员会的不良反应报告;受试者签认代码表;实验用药登记表;临床监护报告;临床检验结果汇总表等。

实验室研究文件:各种原始试验记录;总结报告;药品注册申报资料等。

第四节 生物等效性统计分析方法

通过生物等效性试验,获得了可以用于制剂间生物等效性评价的主要药动学参数 $AUC_{0\to t}$、$AUC_{0\to\infty}$、C_{max}、T_{max} 等,这些指标经生物等效性统计分析后,即可获得制剂间是否生物等效的结论。

生物等效性评价方法发展已有约 50 年,20 世纪 70 年代一般用参数均值不超过标准制剂相应值的 ±20% 作为评价依据;20 世纪 80 年代初开始应用两种制剂间无差异的无效假设检验法,取 $\alpha = 0.05$,若该试验具有检测药动学参数平均值 ±20% 差异的能力,对其药动学参数进行方差分析后,不拒绝无效假设,则可以认为两种药物等效。1986 年以来,FDA 已停止使用上述生物等效性评价的统计方法,国际上对于过去常以等效作为无效假设的统计分析已经不再采用,而改为以不等效作为无效假设。

生物等效性检验方法可分为四类:置信区间法(confidence interval approach)、等效性检验法、贝叶斯法(bayesian approach)和非参数检验法(nonparametric methods)。

当前普遍采用主要药动学参数经对数转换后以多因素方差分析(ANOVA)进行显著性检验,然后用双单侧 t 检验(two one side t-test)和计算 90% 置信区间(confidence interval)的统计分析方法来评价和判断药物间的生物等效性。

2005 年颁布的《化学药物制剂人体生物利用度和生物等效性研究技术指导原则》将等效性判定标准定为:一般情况下受试制剂与参比制剂 AUC 几何均数比值的 90% 置信

区间应在 80%~125% 范围内，$C_{\max}$ 几何均数比值的 90% 置信区间应在 70%~143% 范围内，实际上对两种制剂 $C_{\max}$ 的允许差异为 30%，低于 FDA 等发达国家药品监管机构的要求。

2011 年以来我国启动了生物等效性评价标准的提升，目前的生物等效判定标准为：一般情况下，受试制剂与参比制剂的 AUC 及 $C_{\max}$ 几何均数比值的 90% 置信区间均应在 80.00%~125.00% 范围内。符合判定标准时，可认为受试制剂与参比制剂生物等效。该标准与国际通行标准一致，是基于从临床治疗学角度考虑，受试制剂与参比制剂吸收速度及吸收程度的差异不超过 20% 时，可认为临床疗效一致。对于窄治疗窗的药物，允许 20% 差异仍可能偏宽，因此要求根据窄治疗窗具体药物的特性，适当缩小可接受的 90% 置信区间范围。另外，对于临床疗效与 $T_{\max}$ 密切相关的药物，尚需对 $T_{\max}$ 进行等效性评价。$T_{\max}$ 采用非参数法检验。

生物等效性试验数据统计处理时涉及的几种统计学方法及特殊问题的处理方法分述如下。

一、方差分析法

方差分析法是常用的组间差异检验的显著性检验方法，用于评价受试制剂组与参比制剂组的组内和组间差异，即个体间、试验周期间、制剂间的差异。方差分析也是其他统计分析方法的基础。方差分析中通常将置信区间 $(1-\alpha)$ 设为 80%，$\alpha=0.2$，显著性水平为 0.05。

方差分析应用的条件是：试验设计的随机性、方差齐性、统计模型的可加性、残差的独立性和正态性等。在生物等效性评价中对应的要求为：受试者选择与分组的随机性、受试制剂组与参比制剂组的误差来源和影响因素相等或相当、误差的作用具有可加性且不交互影响、评价指标为正态分布。

由于生物等效性评价的药动学指标中 AUC 与 $C_{\max}$ 为非正态分布，接近对数正态分布，其变异随平均值增大而增大，经对数转换后可成为正态分布或接近正态分布的参数，使其数据趋于对称，变异与平均值无关。此外，生物等效性评价主要比较制剂间各药动学参数平均值的比值，而不是比较差值，平均值的比值经对数转换后可成为平均值的差值。

如 AUC：$$\text{AUC}=FD/kV \qquad 式(14\text{-}11)$$
式(14-11)中，k 与 V 是受试者个体生物因素对测定值 AUC 的影响，其影响不具有可加性条件，经对数转换后，式(14-11)则成为式(14-12)的线性公式：
$$\ln\text{AUC}=\ln F+\ln D-\ln k-\ln V \qquad 式(14\text{-}12)$$
又如 $$C_{\max}: C_{\max}=(FD/V)\cdot e^{-kT_{\max}} \qquad 式(14\text{-}13)$$
经对数转换后，成为式(14-14)的线性公式：
$$\ln C_{\max}=\ln F+\ln D-\ln V-kT_{\max} \qquad 式(14\text{-}14)$$

二、双单侧 t 检验法

以双单侧 t 检验法进行可信限检验，判断制剂间的主要药动学参数 $\text{AUC}_{0\to t}$、$\text{AUC}_{0\to\infty}$、$C_{\max}$ 平均值的差异是否在允许范围内。双单侧 t 检验法进行等效性检验是国际上通行的标准方法，其他方法虽可使用，但均以双向单侧 t 检验法结果为准。

双单侧 t 检验法的假设为：

无效假设 H_0：
$$\overline{X}_T - \overline{X}_R \leq \ln r_1 \qquad 式(14\text{-}15)$$
$$\overline{X}_T - \overline{X}_R \geq \ln r_2 \qquad 式(14\text{-}16)$$

备选假设 H_1：
$$\overline{X}_T - \overline{X}_R > \ln r_1 \qquad 式(14\text{-}17)$$
$$\overline{X}_T - \overline{X}_R < \ln r_2 \qquad 式(14\text{-}18)$$

检验统计量为：
$$t_1 = \frac{(\overline{X}_T - \overline{X}_R) - \ln r_1}{S/\sqrt{n/2}} \qquad 式(14\text{-}19)$$

$$t_2 = \frac{\ln r_2 - (\overline{X}_T - \overline{X}_R)}{S/\sqrt{n/2}} \qquad 式(14\text{-}20)$$

式(14-15)~式(14-20)中，$\overline{X}_T$、$\overline{X}_R$ 分别为受试制剂与参比制剂的 AUC 或 C_{max} 的对数均值（原始数据经对数转换）；r_1 与 r_2 分别为生物等效的低侧界限与高侧界限，r_1 与 r_2 分别为 0.8 与 1.25；S 为来自方差分析的样本误差均方的平方根，n 为样本数。按假设检验理论，t_1 与 t_2 均服从自由度 $v=n-2$ 的 t 分布，临界值 $t_{1-\alpha(v)}$ 可由 t 单侧分位数表得到，当 $t_1 \geq t_{1-\alpha(v)}$ 与 $t_2 \geq t_{1-\alpha(v)}$ 同时成立，则拒绝 H_0，接受 H_1，认为制剂间生物等效。

三、90% 置信区间分析法

按式(14-21)计算受试制剂与参比制剂的药动学参数比值的 90% 置信区间对数值：
$$(\overline{X}_T - \overline{X}_R) \pm t_{0.1(v)} \times S/\sqrt{2/n} \qquad 式(14\text{-}21)$$

式(14-21)中，$t_{0.1(v)}$ 由 t 值表查得，计算值经反对数即为受试制剂与参比制剂的药动学参数比值 90% 可能存在的范围。

生物等效性评价的三个指标 AUC、C_{max}、T_{max} 中，前两个指标服从对数正态分布，相应的统计检验分析方法发展得比较成熟，T_{max} 作为反映药物吸收速率的指标，是根据实测值得到的，是一种离散的计数资料，符合单参数泊松分布，不具有可加和性，也就不具有方差分析的基础，不适宜进行方差分析，因而，建立在方差分析基础上的双单侧 t 检验法和 90% 置信区间法也不适用于 T_{max} 的统计检验。根据 T_{max} 的分布特点，宜采用非参数检验法的秩和检验（rank test）。

采用非参数检验法的秩和检验虽然考虑到了 T_{max} 的分布特点，但由于秩和检验法是一种差异性检验而非双单侧 t 检验法和 90% 置信区间法的等效性检验，因此，对于两种制剂 T_{max} 存在差异的情况（例如普通制剂和缓释制剂进行比较，研究者希望获得统计检验存在差异的结论），秩和检验法能作出两制剂 T_{max} 存在差异的统计判断。而对于两种制剂 T_{max} 统计分析的目的是生物等效性检验时（例如两种普通制剂间或两种缓释制剂间的 T_{max} 比较，研究者希望获得统计检验生物等效的结论），秩和检验法仅能作出尚不能认为两制剂 T_{max} 存在差异的统计判断。

四、几个特殊问题的处理方法

(一) 首个生物样品的浓度为 C_{max}

生物等效性试验研究中，有时会出现首个生物样品的浓度即为 C_{max} 的现象。这种情况一般是采样点设计不够合理所致。进行预试验有助于避免此种现象的出现。通常第 1 个

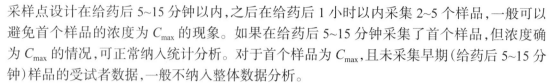

采样点设计在给药后 5~15 分钟以内，之后在给药后 1 小时以内采集 2~5 个样品，一般可以避免首个样品的浓度为 C_{max} 的现象。如果在给药后 5~15 分钟采集了首个样品，但浓度确为 C_{max} 的情况，可正常纳入统计分析。对于首个样品为 C_{max}，且未采集早期（给药后 5~15 分钟）样品的受试者数据，一般不纳入整体数据分析。

（二）给药前血药浓度不为零

理论上给药前血药浓度应为零。如果有受试者给药前血药浓度测定值虽然不为零，但小于 C_{max} 的 5%，则对整体统计结果的影响不大，该受试者的数据可以不经校正而直接参与药动学参数计算和统计分析。如果有受试者给药前血药浓度大于 C_{max} 的 5%，则该受试者的数据不应纳入等效性评价。

（三）试验过程中出现呕吐

如果有受试者服用常释制剂后，在 T_{max} 中位数值两倍的时间以内发生呕吐，则由于呕吐离服药时间较短，部分药物可能被吐出，因此该受试者的数据不应纳入等效性评价。如果有受试者在 T_{max} 中位数值两倍的时间后发生呕吐，对于常释制剂，服药后的时间应足以满足药物被吸收或随胃排空进入肠道，有药物被吐出的可能性小，受试者的数据可以正常纳入统计分析。但对于服用调释制剂的受试者，如果在服药后短于说明书规定的服药间隔时间内发生呕吐，则可能对试验结果的可靠性造成影响，该受试者的数据不应纳入等效性评价。

第五节 生物等效性研究预试验

生物等效性正式试验开始之前，根据具体情况，必要时可在较少受试者中进行预试验（pilot study）。进行预试验有以下几方面的作用：①可在实际血样测定中进一步验证生物样品检测方法，包括专属性、检测灵敏度是否可达到要求，线性范围及质控样品浓度设置是否合理等，尤其对于检测机构首次进行该药物的生物样品检测更有意义；②对于体内变异尚无充分文献资料的药物，通过预试验可以初步评估药物的体内变异程度，为正式试验设计时样本量的确定提供进一步的参考依据；③根据预试验结果优化生物样品采样时间，考察清洗期设计是否合理等，避免出现首个样品浓度即为 C_{max}、在 T_{max} 附近取样点偏少、取样持续时间不够长等情况；④通过较少受试者的预试验对制剂处方工艺的合理性在体内行为层面进一步评估，必要时可根据预试验提供的信息修改完善处方工艺。

生物等效性试验预试验的设计需要综合考虑药物的特性、剂型的特性、试验的目的等多个方面。如果以确认生物样品检测方法为主要目的，入选数例受试者即可。若评估采样时间点设计，可能需要入选稍多一些的受试者。若以评估制剂处方工艺或药物体内变异为主要目的，则入选的受试者不能太少，否则获得信息的可靠性就差一些。综合试验成本、信息可靠性等因素，对于评估制剂处方工艺及进一步的改进方向为主要目的的预试验，可考虑入选拟正式试验一半数量左右的受试者。

生物等效性预试验数据仅供注册申请人、临床研究机构设计进一步研究方案和研究路径参考，不能将其数据纳入最终生物等效性统计分析和评价。但作为整体生物等效性研究工作的组成部分，应将预试验的相关资料作为附件纳入生物等效性研究报告中。

第六节 食物对生物利用度的影响及餐后生物等效性试验

一、食物对生物利用度的影响

进食后服用药物,胃肠道中的食物有可能影响制剂的体内溶出、胃肠道的运动状态,从而影响药物吸收,改变药物的生物利用度,甚至能产生不同的临床治疗效果。因此,进行食物影响的生物利用度研究(food-effect bioavailability study)具有十分重要的临床意义。

食物对药物生物利用度发生影响的原因包括以下多个方面:①延缓胃排空。由于食物能降低胃排空速率,增加药物在胃内的停留时间,可使对酸不稳定的药物分解破坏增加。但对于某些在胃内吸收或溶出较慢的药物,由于食物延长了药物在胃中停留时间,可能有利于该类药物的吸收。此外,食物的存在可吸附水分,增加肠道内容物的黏度,妨碍药物向胃肠道壁的扩散。②刺激胆汁分泌。食物(尤其是高脂肪饮食)可促进胆汁的分泌,胆汁中胆酸盐是具有表面活性的物质,能增加难溶性药物的溶出速度和溶解度,从而提高此类药物的吸收。③改变胃肠道 pH。空腹时胃液的 pH 为 1.4~2.1,进食后 pH 可增加至 3.0~5.0,相对而言,食物对于肠液 pH 影响较小。这些部位 pH 的改变都极有可能会改变药物的溶解度和溶出度,从而影响药物的吸收。④增加内脏血流量。餐后内脏血流量增加,从而可以提高一些肝提取率较高药物的生物利用度,如普萘洛尔、美托洛尔和肼屈嗪等。⑤改变药物在消化道的代谢。如葡萄柚汁能显著抑制 CYP3A4 的活性,大多数 CYP3A4 的底物都会因为同服葡萄柚汁后,酶活性被抑制而使药物生物利用度增加。此外,烟草中的烟碱、酒中的乙醇可以诱导肝微粒体氧化酶,从而影响药物的生物利用度。⑥与药物发生物理化学相互作用。食物可以对药物分子产生吸附或螯合的作用,如四环素类、异烟肼等可与食物中的 Ca^{2+}、Mg^{2+}、Fe^{2+}、Al^{3+} 等形成难吸收的络合物,不仅可导致吸收程度的降低,同时也影响药物疗效。

食物对不同 BCS 分类药物的生物利用度影响程度不同。快速溶出的 BCS 第 1 类的常释制剂,食物对其生物利用度的影响不会太显著,该类药物的吸收通常是 pH 非依赖性的,且吸收部位非依赖性的。然而,对于其他 BCS 分类药物(BCS 第 2、3 和 4 类)的常释制剂,以及各类药物的调释制剂(modified-release drug products,包括迟释制剂和缓释制剂),其体内溶出和 / 或药物的透膜过程更易受到食物的影响,造成空腹给药和餐后给药生物利用度的明显差异。缓释制剂还有可能受食物影响产生突释效应(dose dumping),造成临床用药潜在的安全风险。

因此在新药研发过程中,对于口服制剂一般应当进行空腹与餐后给药生物利用度的比较研究,充分评估考察食物对生物利用度的影响,根据食物的影响方式、影响程度,确定临床治疗用药对饮食相关的要求,如空腹给药或餐后给药,或不限制用药时间,空腹餐后给药均可。

二、餐后生物等效性试验

如上所述,食物与药物同服,可能影响药物的生物利用度。另外,同一药物的不同制剂之间,由于处方工艺的不同,食物对其释药及吸收的影响程度亦可能不同。因此,进行仿制药研发,通常需进行餐后生物等效性研究来评价进食对受试制剂和参比制剂生物利用度影响的差异。

对于仿制口服常释制剂,一般空腹和餐后生物等效性均需进行评价,但如果参比制剂(被仿产品)说明书中明确规定该药物仅可空腹服用(饭前1小时或饭后2小时服用),则可不进行餐后生物等效性研究。因为正常情况下临床用药不存在与食物同服的情况。

若参比制剂说明书中明确规定临床应当与食物同服,进行餐后生物等效性研究的必要性显而易见。对于是否进行空腹给药的生物等效性评价,需要综合考虑多方面因素。因为,空腹试验排除了食物对生物利用度的影响,更有利于辨识制剂之间的差异,除非空腹服用可能有安全性方面的风险,一般均应进行空腹等效性研究。如有资料充分说明空腹服药可能有较严重安全性风险,则从保护受试者利益考虑,生物等效性评价仅需进行餐后研究。

仿制口服调释制剂时,由于其药物释放和吸收受食物影响的可能性更大,一般均应进行空腹和餐后生物等效性研究。

进行餐后生物等效性试验研究,基本的技术要求与空腹试验一致,如试验设计、受试者选择、给药剂量等。但餐后试验也有自身的一些特点。给药方式方面,受试者应该禁食过夜10小时,于给药前30分钟时开始进食试验标准餐,并在30分钟内用餐完毕,在开始进餐后30分钟时准时服用试验药,用240ml水送服,给药后4个小时内不得食用其他食物。采样点设计时应考虑食物影响的程度,如可能使达峰时间延迟等。餐后试验的采样点分布可与空腹试验不同。

食物影响研究及餐后等效性评价中试验用餐应合理设计,建议采用对胃肠道生理功能和药物生物利用度影响更大的餐饮进行餐后生物等效性研究。一般来说,高脂肪、高热量的食物更容易影响胃肠道生理,指导原则规定试验餐通常选用高脂(提供食物中约50%的热量)高热(约800~1 000kcal)饮食。其中蛋白质约提供150kcal热量,碳水化合物约提供250kcal热量,脂肪约提供500~600kcal热量。一份可供参考的典型的试验用西餐包括:两份黄油煎蛋、两片培根、两片黄油吐司、4盎司(约115g)煎土豆饼以及8盎司(约230g)全脂牛奶。一份试验用中餐包括:猪肉(肥瘦比为2:1)75g,煎蛋1枚,油菜100g,总共使用约20ml菜籽油烹饪,主食为馒头100g,稀饭150ml。该试验餐也可用其他营养餐来替代,只要具有相似的蛋白质、碳水化合物和脂肪含量,总热量在规定范围内。在两个试验周期应保证试验餐的配方一致。生物等效性试验报告中应提供试验标准餐的热量组成说明。

餐后生物等效性试验的数据处理、统计分析、等效性判定标准与空腹试验相同。

第七节 口服缓释制剂的生物利用度及生物等效性评价

缓释制剂与常释制剂相比,采用制剂技术改变了药物体内释放与吸收过程,可延长药效持续时间,使给药频率降低,并可减小血药浓度峰谷波动。口服缓释制剂的生物利用度及生物等效性评价主要涉及两大类,一是与新研发缓释制剂相关的生物利用度/药动学比较研究,包括空腹给药试验、食物影响试验、稳态评价研究;二是与仿制缓释制剂相关的生物等效性试验研究,第二类也包括不改变药动学行为的改剂型缓释制剂与原剂型缓释制剂的生物等效性试验。

一、新缓释制剂相关的生物利用度比较研究

(一)空腹给药试验

1. 试验目的及试验设计　试验目的是为比较研发的缓释制剂与原剂型制剂(参比制剂)在受试者空腹状态下服用后的吸收速度及吸收程度,确认受试制剂的缓释药动学特征。试验的参比制剂通常选择已上市的原剂型,如某药物已上市常释制剂,新研发缓释制剂,则应以上市常释制剂为参比制剂。再如已上市每日服药 2 次的缓释制剂,拟研发每日服药 1 次的缓释制剂,则后者应以前者为参比制剂进行生物利用度对比研究。在创新药研究过程中,进行剂型的优选时,亦涉及开发的缓释剂型与原临床使用剂型的生物利用度比较研究。

该项试验需要根据试验目的、研发目标进行设计,通过试验研究验证研发目标是否达到,评价开发的缓释制剂的药动学特征是否与预期相符。推荐采用缓释制剂空腹单次给药、参比制剂按临床用药方法给药与缓释制剂等剂量给药进行比较。举例如下:

某药物已上市了口服常释片,规格为 50mg,临床用药方式为每次 50mg,每天 3 次,拟进一步开发规格 150mg,每天服药 1 次的缓释片,则应进行缓释片 150mg 空腹单次给药,与常释片空腹每 8 小时给药 1 片,连续 3 次给药的比较研究,考察两者血药浓度 - 时间曲线及主要药动学参数的异同。

某药物已上市了 12 小时给药 1 次的缓释胶囊,规格为 75mg,临床用药方式为每次 1 粒,每天 2 次,拟开发目标为规格 150mg,每天服药 1 次的缓释胶囊,则应进行新缓释胶囊 150mg 空腹单次给药,与已上市缓释胶囊空腹每 12 小时给药 1 粒,连续 2 次给药的比较研究。

如上述举例情况下,不推荐缓释制剂与参比制剂等剂量单次给药(即参比制剂亦单次给药 150mg)进行比较的方法,因为参比制剂若单次给药 150mg,可能存在以下问题:①超出了其临床单次用药剂量,存在安全性风险;②给药剂量可能超出线性药动学范围,获得的药动学参数与临床实际用药情况不符。

2. 药动学参数及结果评价　试验获得的药动学参数包括 $AUC_{0 \to t}$、$AUC_{0 \to \infty}$、C_{max}、T_{max}、F、$t_{1/2}$ 等。对试验结果的评价不是简单的生物等效性评价,而是需要结合研发目标,评价缓释制剂在体内是否达到了期望的释药特性,具备期望的缓释特征。一般情况下,缓释制剂总暴露量($AUC_{0 \to t}$ 及 $AUC_{0 \to \infty}$)应当与常释制剂基本一致,C_{max} 一般不高于常释制剂。

(二)食物影响研究

1. 试验目的及试验设计　食物影响研究的目的是考察缓释制剂与食物同服情况的吸收速度及吸收程度,并与空腹给药进行比较,为临床用药方案的设定提供依据。本项试验的受试制剂与参比制剂为同一药物,即研发的缓释制剂,但受试制剂与参比制剂的给药方法不同。受试制剂应与食物同服,具体方法与本章第六节餐后生物等效性试验的给药方法相同,参比制剂则按常规空腹试验方法给药。

2. 试验结果评价　试验可获得缓释制剂分别在空腹和餐后给药后的血药浓度 - 时间曲线,以及各自给药方式下相关药动学参数,包括 $AUC_{0 \to t}$、$AUC_{0 \to \infty}$、C_{max}、T_{max}、F 等。对试

验结果的评价主要是根据两种给药方式下血药浓度-时间曲线及药动学参数的比较,评估食物对缓释制剂体内释放、吸收的影响,以及对药动学参数的影响。食物对生物等效性影响的研究结果,是确定制剂的临床用药方式的重要依据。

（三）稳态研究评价

1. 试验目的及试验设计　稳态研究的试验目的为考察缓释制剂按照拟定的临床用药方案多剂量给药达稳态后的药动学行为,包括血药浓度波动情况,并与原剂型制剂进行比较。试验采用的参比制剂与空腹给药试验一致,一般应当为已上市的原剂型。

受试制剂与参比制剂分别按照各自的临床用药方案多次给药,连续服药的时间达7个消除半衰期后,通过连续测定至少3次谷浓度,以证实受试者血药浓度已达稳态。缓释制剂达稳态后参照单次给药进行采样时间点设计,测定末次给药完整血药浓度-时间曲线,进行药动学评价。为使试验结果更具可比性,参比制剂应测定与受试制剂末次给药相对应的血药浓度-时间曲线。

例如,研发的某药物缓释制剂为每天服药1次（150mg）的缓释片,参比制剂为每天服药3次,每次50mg的常释片,则缓释制剂按每天早晨给药1次,每次150mg,参比制剂按每天3次,每次50mg给药,连续给药达稳态后,缓释制剂测定试验的最后一天给药后的完整血药浓度-时间曲线,而参比制剂应当在最后一天仍连续给药3次,测定最后一天连续3次给药后的完整血药浓度-时间曲线。

2. 药动学参数及结果评价　稳态试验研究可获得 $AUC_{0\to\tau}$、C_{max}^{ss}、C_{min}^{ss}、C_{av}^{ss}、T_{max}^{ss} 等药动学参数,以及波动系数 $[(C_{max}^{ss}-C_{min}^{ss})/C_{av}^{ss}]$ 和波动幅度 $[(C_{max}^{ss}-C_{min}^{ss})/C_{min}^{ss}]$。稳态谷浓度可按连续3次测定的谷浓度平均值计算,受试制剂的稳态峰浓度为最后一次给药后的实测峰浓度,参比制剂的稳态峰浓度为相应时间内峰浓度的平均值,如上例中参比制剂应为最后一天给药3次获得的3个峰浓度的平均值。$AUC_{0\to\tau}$ 中的给药间隔时间 τ 均按受试缓释制剂拟定的给药方案,如上例中受试制剂 $AUC_{0\to\tau}$ 为缓释制剂在试验最后一天给药后0~24小时的血药浓度-时间曲线下面积;参比制剂的 $AUC_{0\to\tau}$ 亦是最后一天0~24小时的血药浓度-时间曲线下面积,其中包括了最后一天连续3次给获得的血药浓度数据。如用剂量调整公式计算参比制剂的AUC（如以1次给药AUC的3倍计）,将会使测得的AUC值不能准确反映临床实际AUC值。

对新缓释制剂稳态研究结果的评价与空腹试验的评价原则一致,即并不限于仅进行等效性评价,而是综合分析比较缓释制剂与参比制剂的药动学特征,评估开发的缓释制剂相对于参比制剂的优势及可接受性。一般而言,缓释制剂稳态时的 C_{max}^{ss}、波动系数应不高于参比制剂,吸收程度（$AUC_{0\to\tau}$ 及 $AUC_{0\to\infty}$）应当与常释制剂基本一致。若突破此限,需要有进一步的受益/风险评估及临床试验数据支持。

另外,新的缓释制剂开发过程中,不仅需要进行如上所述的空腹给药试验、食物影响试验、稳态评价研究,还需进行与治疗学相关的临床试验,以验证缓释制剂临床应用的安全有效性及与原剂型对比的优势。

二、仿制缓释制剂的生物等效性评价

仿制口服缓释制剂进行生物等效性评价试验的基本要求与口服常释制剂相同,通常采用单次给药评价AUC及 C_{max} 的等效性,T_{max} 作为参考指标。由于缓释制剂释放时间长,可能受食物影响更大,一般均需在空腹试验等效的基础上进行餐后生物等效性试验,空腹和餐后试验均应符合等效性评价标准。

对于不改变药动学行为的改剂型缓释制剂,应当与原剂型缓释制剂进行生物等效性试验。如已有某药物的缓释片剂上市,新研发缓释颗粒剂,拟定的目标为与上市缓释片生物等效,则应以上市缓释片为参比制剂,进行缓释颗粒剂与缓释片空腹及餐后给药的生物等效性试验。

三、含酒精饮料对缓释制剂的影响

饮用含酒精的饮料可能会影响药物自缓释制剂中的释放和吸收,如导致药物过快释放,改变峰浓度和达峰时间,并可能改变药物体内暴露量,进而影响药物临床应用的安全性和有效性。

建议研发缓释口服固体制剂时进行相应的体外研究,以评价制剂在体内酒精环境中出现药物突释的可能性,例如考察制剂在含不同浓度乙醇的溶出介质中的释放情况。

若通过体外试验不能确定缓释制剂在酒精存在下药物是否会突释,且临床应用时不能避免饮酒或含酒精饮料的情况,则可能需要进行制剂与酒同服时的生物利用度/生物等效性研究,以对临床应用的安全有效性提供进一步的支持。

第八节　生物等效性研究中的特殊问题

一、内源性药物的生物等效性研究

内源性药物(endogenous drug)是指体内会产生或饮食中含有的物质,如蛋白质、多肽、激素、维生素、电解质等,在很多情况下,给药后其基础血药浓度不会明显升高,而且内源性物质对测定会产生不同程度的干扰,这将会影响此类药物的生物等效性评价,并给研究工作带来一定的难度。某些含有钾或其他内源性物质的药物主要经过尿排泄,尿中排泄的药物量可能比血药浓度所测得的 AUC 更真实地反映出药物的吸收程度,因此可用尿中排泄的药物量等指标来评价其生物等效性。也有些内源性物质的药物给药后,在体内有明显的峰谷变化,可以采用血药浓度法进行研究评价,但在试验设计及试验过程中应充分考虑内因及外因对内源性物质的影响,建立可靠的生物样本分析方法是这类药物制剂生物等效性研究成败的关键之一。

一般先估算内源性物质在血样中的基线值,再从给药后测得的总血药浓度中减去这一基线值,依此估算自药物释放的药量。因内源性物质来源不同,生物等效性研究方法有所不同:①若内源性物质由机体产生,建议给药前根据药动学特征多点测定基线值,从给药后的血药浓度中减去相应的基线值;②若内源性物质来源于食物,建议试验前及试验过程中严格控制该物质自饮食摄入。受试者应自试验前即进入研究中心,统一标准化饮食。

有些内源性物质的基线值可能是周期特异性的,此时应在每个试验周期均采集基线值。

若经过基线校正后血药浓度出现负值,则以零计。校正前和校正后的数据应分别进行药动学参数计算和统计分析,采用校正后的数据进行生物等效性评价。

二、手性药物的生物等效性研究

在目前常用的化学药物中,手性药物(chiral drug)占有相当的比例,其中部分以单一异构体使用,如左旋奥硝唑、左氧氟沙星等,部分是以外消旋体(racemate)使用,如氨氯地平。由于生物体内存在"手性环境"(如 L- 氨基酸、D- 乳糖),使手性药物体内过程产生异构体间的差异性。异构体之间药效和安全性亦可能存在较大差异。有的药物对映体间药效种类和强度相似,但更多的是对映体间药效和安全性存在差异,如仅有一种对映体起效,或主要由一种对映体产生药效。药动学研究中需要考察不同异构体间吸收、分布、代谢、排泄的差异,药效学及毒理学研究需要考察不同异构体间药理作用及毒性的差异,以支持临床用药方式(消旋体或单一异构体等)的合理选择。申请新手性药物时,应提供每一种异构体的药动学、药理学和毒理学研究资料。

由于手性药物的对映异构体间理化性质极其相似,对其血药浓度分别测定难度较大。但对于生物等效性评价来说,由于其评价的基础是药学等效的制剂,其活性成分相同,评价目标是考察制剂间吸收速度和吸收程度的差异,因此生物等效性试验中手性药物的血药浓度测定通常采用非手性的方法即可,即不需要分别测定各对映体的血药浓度。但对于外消旋体,若同时满足以下条件,应当分别测定各对映体:①对映体之间表现出不同的药效学特征;②对映体之间具有不同的药动学特征;③药效主要由含量较少的异构体产生;④至少有一个异构体在吸收过程呈现非线性特征(随着药物吸收速率的变化,对映体浓度比例发生改变)。因为以上条件同时存在时,仅测定消旋体的血药浓度不能充分地反映制剂之间药效的差异。

三、长半衰期药物的生物等效性研究

长半衰期药物进行生物等效性评价时,由于其体内药物消除缓慢,需要的清洗期较长,实施交叉试验存在一定困难。但一般情况下,为尽可能排除个体间差异对试验结果的影响,仍建议设计足够长的清洗期,采用单次给药的交叉试验设计进行生物等效性研究。交叉试验确难以实施时,亦可采用平行试验设计,但应充分考虑个体间差异,按统计学要求对样本量进行充分估计。

生物样品采集时间方面,无论采用交叉设计还是平行设计,均应设计足够长的生物样品采集时间,以保证足以覆盖药物通过肠道并被吸收的时间段。一般情况下,对于口服常释制剂,取样持续时间达 72 小时获得的血药浓度 - 时间曲线就可以支持制剂吸收程度差异的评价,即可以用 $\text{AUC}_{0\to72\text{h}}$ 来代替 $\text{AUC}_{0\to t}$ 或 $\text{AUC}_{0\to\infty}$。但对于药物分布和消除个体内变异较大的长半衰期药物,仍然应当进一步延长取样时间获得可供评价的 $\text{AUC}_{0\to\infty}$,即不能用截取的 $\text{AUC}_{0\to72\text{h}}$ 来代替 $\text{AUC}_{0\to t}$ 或 $\text{AUC}_{0\to\infty}$ 评价生物等效性。

四、高变异药物的生物等效性研究

由于药物本身的特性、机体对药物处置的复杂性及影响因素的多样性,同一药物在同一个体得到的药动学参数可能存在较大变异。通常认为药动学参数(AUC 和 / 或 $C_{\max}$)的个体内差异(within-subject variability)大于30%时,该药物即被视为高变异药物。如果已上市的参比制剂自身就有较大的个体内变异,那么要求等效性试验中受试制剂与参比制剂的差异达到等效标准难度就较大,使得高变异药物的仿制药上市门槛增加。进行高变异药物生物等效性评价时,为了减少个体内变异对试验的影响,通常需要增大受试者例数,以减小误判制剂生物不等效的概率。但是,对于部分药物,由于个体内变异大,达到生物等效性要求所需例数可能会变得很大,甚至会达到100例以上,采取重复交叉试验设计(replicate crossover design)是一种较好的方法,它能够测定同一受试者两次接受同一制剂时可能存在的个体内差异,并降低受试者的例数。

高变异药物的生物等效性评价方法一直是国内国际相关学术会议的重要议题。经过数年多方国际组织的反复讨论,FDA 最终选择比例标化平均生物等效性法(scaled average bioequivalence,SABe),并于 2010 年出台了艾司奥美拉唑的生物等效性研究指南草案。在该指南中,注册申请人可以选择经典的生物等效性评价方法进行评价,也可以选择 SABe 方法进行评价。指南要求试验采用单剂量、随机、三交叉设计,受试者随机按照 RTR、TRR、RRT 的顺序给药,利用两次服用参比制剂的血药浓度数据计算参比制剂的个体内变异(CV_{WR}),再依据该变异来决定生物等效性评价标准。该方法的核心是放宽 C_{max} 生物等效标准,标准放宽的程度取决于在受试者实际测得的参比制剂个体内变异。参比制剂变异越大,等效性标准越宽。欧洲药品管理局(EMA)也采用了类似的方法进行高变异药物生物等效性评价。

除三交叉设计外,还可采用完全重复设计,即两制剂、两序列、四周期试验,试验安排见表 14-3。这种情况下,除进行等效性评价外,可分别获得受试制剂及参比制剂在受试者的个体内变异,进行个体内变异的比较。

表 14-3 两制剂、两序列、四周期试验设计的试验安排表

组别	试验周期			
	1	2	3	4
A	T	R	T	R
B	R	T	R	T

五、多规格制剂的生物等效性研究

对于同一药物制剂,同时研发申报多个不同规格时,一般应首选申报的最高规格与参比制剂进行生物等效性研究,包括空腹及餐后给药的生物等效性研究。首选最高规格进行生物等效性评价的原因基于以下几方面考虑:①若不同规格间处方工艺、体外溶出具有相似性,高规格通过等效性评价,即与参比制剂吸收速度及吸收程度一致的前提下,低规格不等效的风险较小,符合一定条件可以豁免低规格生物等效性试验;②高规格给药后血药浓度较高,更有利于生物样品的检测。

豁免较低规格生物等效性试验的前提条件,对常释制剂与调释制剂有不同的要求。口服常释制剂,若同时满足以下条件,其他规格的生物等效性试验可豁免:①高规格试验结果符合生物等效性要求;②各规格制剂在不同 pH 介质中体外溶出曲线相似;③各规格制剂的

处方比例相似。

制剂处方比例相似是指以下两种情况：①不同规格之间所有活性和非活性组分组成比例相似；②对于高活性的药物（原料药在制剂中所占重量比例低），不同规格的制剂重量一致（差异不超过 10%），各规格使用相同的非活性组分；规格的变更系通过改变活性组分的用量以及一个或多个非活性组分的用量来实现。

对于调释制剂（包括延迟释放制剂及缓释制剂），豁免低规格制剂生物等效性试验的条件要更严格。若以下条件全部满足，则可以认为调释制剂的其他规格与相应规格的参比制剂具有生物等效性：①其他规格制剂的活性和非活性组分组成比例与试验规格的受试制剂相似；②其他规格制剂的释药原理与试验规格的受试制剂相同；③各规格制剂体外溶出试验结果相似，应至少在 3 种不同 pH 介质（例如 pH 1.2、4.5 和 6.8）中通过 f_2 值判断其他规格的溶出曲线与生物等效性研究中受试制剂溶出曲线的相似性。

若高规格制剂生物等效，但其他规格不符合豁免条件要求时，应当分别对各规格制剂进行生物等效性试验。

若最高规格给药有安全性方面风险，在同时满足以下条件的情况下，可采用非最高规格的制剂进行生物等效性研究：①在治疗剂量范围内具有线性药动学特征；②受试制剂和参比制剂的最高规格与其较低规格的制剂处方比例相似；③受试制剂和参比制剂最高规格的溶出试验比较，结果显示两制剂溶出曲线具有相似性。例如利培酮片，原研药上市规格有 0.25mg、0.5mg、1mg、2mg、3mg 和 4mg。基于对受试者的安全性考虑，应当使用 1mg 规格而不是 4mg 规格制剂在健康受试者进行生物等效性研究。

又如富马酸喹硫平片，原研药上市规格有 25mg、50mg、100mg、150mg、200mg、300mg 和 400mg，基于安全性考虑，FDA 推荐用 25mg 规格在健康受试者进行空腹和餐后试验，用 300mg 规格在已经接受喹硫平治疗的精神分裂症患者进行稳态试验。其他规格符合以下条件的可以申请豁免生物等效性评价：① 25mg 及 300mg 规格试验结果生物等效；②各规格产品处方比例相似；③各规格产品体外溶出曲线相似。

六、生物利用度及生物等效性研究中的其他问题

(一) 大分子药物

以基因工程、细胞工程、酶工程和发酵工程为主体的现代生物技术开辟了人体内源性蛋白质、多肽类药物生产的新天地。愈来愈多的蛋白质、多肽类药物不断出现。这些蛋白质、多肽类药物的生物利用度研究从试验原理、试验方法、检测方法和结果的评价等多个方面，均是我们正面临的新课题。胰岛素作为内源性蛋白质、多肽类药物的典型代表，其非注射给药系统的研究是医药界人士广泛关注的课题，其中的生物利用度评价则是胰岛素非注射给药系统应用于临床的重要条件，由给药系统吸收的胰岛素量的准确测定成为生物利用度评价的难题，如何排除内源性胰岛素对测定结果的影响，报道的方法有：正常血糖胰岛素钳夹技术（抑制内源性胰岛素分泌）、对照日方法（control day method，通过 C 肽测定估算内源性胰岛素分泌量）、输注生长抑素（抑制内源性胰岛素分泌）、^{125}I 标记胰岛素、选择 I 型糖尿病患者作为受试者（无内源性胰岛素分泌）等方法。

(二) 中药及天然药物

中药及天然药物制剂具有如下特点：组分复杂、各组分在制剂中的作用并不十分清楚；

药理效应多;质量控制中,缺乏明确的定量方法与指标;中药制剂具有中医理论组方用药的背景等。因而,中药及天然药物制剂不宜单纯用一般化学药物的方法进行研究,如何建立一套适合于中药及天然药物制剂本身特点的生物利用度评价方法,成为制剂生物利用度评价研究的课题之一。中药及天然药物通常是由多种成分所组成,一般难以对各成分均进行药动学或生物利用度研究,然而研究者应尽可能考虑检测其中已知活性成分、指标性成分或主要化学成分的血药浓度水平,以对制剂安全有效性评价、临床试验或临床用药方案设计等提供进一步的支持资料。

(三) 新型给药系统

对于新型药物传输系统,由于其具有特殊的体内过程,进行生物利用度研究时,在试验方法和评价指标等方面均存在特殊性,需要综合考虑剂型特点进行设计。如靶向给药制剂,其体内过程的特点是靶部位的药物分布量愈多、循环系统或非靶部位药物分布量愈少,则愈符合设计要求。若以普通制剂为参比制剂进行生物等效性评价,以血液中药物浓度测定结果获得的 $AUC_{0 \to t}$ 或 $AUC_{0 \to \infty}$、C_{max}、T_{max} 为指标时,不仅会获得不等效的结论,还会得到生物利用度低的结论,前一结论可以理解,而后一结论则不是真实的结果。

第九节　生物等效性研究报告

为鼓励新药创制,严格审评审批,提高药品质量,促进产业升级,CFDA 于 2016 年 3 月发布公告,对化学药品注册分类进行了改革,明确新药是指国内外均未上市的创新药,将原来按新药管理的仿制国外已上市但国内尚未上市的药品亦界定为仿制药,并明确要求仿制药应与原研药质量和疗效一致。2016 年 5 月,CFDA 发布了配套文件《化学药品新注册分类申报资料要求(试行)》,在该项技术文件中,首次对药动学方法进行的仿制药生物等效性试验申报资料的格式和内容提出了明确的要求,以规范申报资料的撰写和整理。在此之前,由于没有统一规范的要求,各研究机构撰写的生物等效性研究报告存在较大差异,部分研究报告未能全面、准确、如实地反映试验研究工作。

《化学药品新注册分类申报资料要求(试行)》(2016 年 80 号)中,仿制药要求提供的申报资料按 1~16 进行编号,其中生物等效性资料编号为 15 号及 16 号,15 号资料为制剂的临床试验(即生物等效性试验)信息汇总表,16 号资料为制剂的临床试验申报资料,即生物等效性试验报告。CFDA 发布生物等效性试验研究报告格式和内容要求,目的是引导和规范注册申请人及临床研究机构对研究报告的撰写和整理,使其能够规范完整地呈现生物等效性相关的试验设计、试验实施、生物样品检测、试验结果、统计分析等关键要素,以支持技术审评部门对生物等效性的技术评价及仿制药注册。

2017 年,中国 CFDA 正式成为 ICH 的管理委员会成员,与此同时,积极开展 ICH 指导原则在中国的转化实施工作,并在国际视野下参与监管规则的制定,同步提升国内技术标准水平,为药品研发和注册迈向国际化提供技术保障。2020 年,为配合《药品注册管理办法》的实施,国家药品监督管理局组织制定了《化学药品注册分类及申报资料要求》,于 2020 年 10 月 1 日起实施,其中要求药物临床试验、药品上市注册及化学原料药申请,应按照现行版

《M4：人用药物注册申请通用技术文档（CTD）》（以下简称 M4）格式编号及项目顺序整理并提交申报资料。对于仿制药要求提供的申报资料分布在 M4 的 5 个模块中，生物等效性资料主要在模块 5 临床研究报告部分，而《化学药品新注册分类申报资料要求（试行）》中要求的 15 号资料则体现在 M4 模块 2 通用技术文档总结的 2.7 临床总结项下。

由于 ICH M4 目前处于征求意见的阶段，且其更多提供的是申报资料整体结构的要求，对于生物等效性试验报告的详细内容仍同时参考《化学药品新注册分类申报资料要求（试行）》中要求进行申报。

一、生物等效性研究信息汇总表

该项资料为生物等效性试验的综述性信息汇总资料，要求以表格形式对试验涉及的关键信息汇总呈现。包括试验的基本信息、试验药物信息、处方信息、体外溶出试验概要、试验设计、试验报告及生物样品储存信息、完成生物等效性试验的受试者信息、不良事件发生率统计、受试者退出试验情况、方案偏离情况、试验结果、调整评价标准的生物等效性试验数据汇总表（若适用）、生物样品分析方法学验证结果、生物样品分析的标准曲线和质控数据概要、试验样品重复测定情况、餐后生物等效性试验中试验餐的组成、药物浓度数据汇总表、药动学参数汇总表、试验备案及临床试验登记平台登记情况小结表、预试验汇总表（若适用）、参考资料列表等。以上内容均要求以表格方式呈现，《化学药品新注册分类申报资料要求（试行）》中提供了表格格式示例，如基本信息表中，要求提供研究药物、注册申请人、CRO、伦理委员会、研究单位（临床试验、样品检测、数据统计单位）、原始资料保存及试验制剂留样等信息。申请人和临床研究机构应当按规范要求，完整准确地填写上述表格。

二、生物等效性研究报告的格式及内容

生物等效性研究报告应体现在模块 5 临床研究报告部分的"5.3.1.2 相对 BA 和生物等效性（BE）研究报告"项下，而生物分析方法学验证报告则放在"5.3.1.4 人体研究的生物分析和分析方法的报告"项下。报告的具体构成可参考《化学药品新注册分类申报资料要求（试行）》中第二部分的 16 号资料。

《化学药品新注册分类申报资料要求（试行）》中对于仿制药申报资料要求的 16 号资料为制剂的临床试验申报资料，即生物等效性研究报告，其基本格式和涉及的内容要求如下：

16. 制剂临床试验申报资料

16.1 临床试验项目汇总表

16.2 生物等效性试验报告

16.2.1 空腹生物等效性试验报告

16.2.2 餐后生物等效性试验报告

16.2.3 方法学验证及生物样品分析报告

16.2.3.1 待测物和内标对照品的质检报告

16.2.3.2 方法学验证报告

16.2.3.3 生物样品分析计划

16.2.3.4 生物样品分析报告

16.2.3.5 全部样品的进样序列表（依进样时间顺序）

16.2.3.6 图谱：要求提交方法学验证和生物样品分析 100% 图谱

16.3 其他临床试验报告

16.4 参考文献

生物等效性试验涉及的以下内容应以试验报告正文（16.2.1 或 16.2.2）的附件形式提交：

附 16-1 基本信息

附 16-1-1 生物等效性试验方案及其修订

附 16-1-2 知情同意书样稿、伦理委员会人员组成、到会签到表、批件

附 16-1-3 病例报告表（CRF）样表

附 16-1-4 受试制剂和参比制剂的质检报告

附 16-1-5 研究单位资质证明及研究人员信息列表

附 16-1-6 研究人员签名样式

附 16-1-7 质量保证工作记录（包括 CRO 监查记录、稽查 / 检查 / 以及内部质量保证记录汇总等）

附 16-1-8 实验室室间质评情况（包括临床实验室检查等）

附 16-1-9 基于该研究发表的文章

附 16-2 受试者信息

附 16-2-1 受试者人口学信息列表（含筛选编号、入组编号、入组 / 出组时间等信息）

附 16-2-2 随机表

附 16-2-3 中途退出的受试者情况

附 16-2-4 未参与药动学数据分析的受试者情况说明

附 16-3 安全性数据

附 16-3-1 严重不良事件（SAE）详情

附 16-3-2 不良事件列表

附 16-3-3 受试者实验室体检结果列表（包括试验前和试验结束后的体检情况）

附 16-4 数据处理与统计分析

附 16-4-1 数据管理与统计分析计划

附 16-4-2 偏离方案的情况说明

附 16-4-3 数据管理与统计分析报告

附 16-5 预试验报告

研究报告具体撰写时，以上标题编号和内容顺序一般不应变动，如有不适用的情况，则在相应标题项下予以注明。

应将相关的各项临床试验项目（如空腹试验及餐后试验）总结在 "16.1 临床试验项目汇总表" 中。

16.2 项下空腹和餐后生物等效性试验部分，应以下级目录形式分别提交（如 "16.2.1 空腹生物等效性试验"；"16.2.2 餐后生物等效性试验"）。某些药物若仅需进行空腹或餐后其中一项试验，应在另一项目录下说明不需进行试验的原因。

研究计划与试验结果报告分别撰写，报告的内容以数据汇总的表格形式为主，辅以文字

说明。试验整体研究设计在"附16-1-1生物等效性试验方案及其修订"中进行说明；数据管理与统计分析计划在"附16-4-1数据管理与统计分析计划"中进行说明；未知样品检测方案在"16.2.3.3生物样品分析计划"中进行说明。以上相应的研究结果分别出具报告，即"生物等效性试验报告""数据管理与统计分析报告""生物样品分析报告"。

溶液配制、血样处理、仪器分析的操作步骤以及方法学验证的考察项目、考察方法和结果等内容在"16.2.3.2方法学验证报告"中呈现。

可见，上述生物等效性研究报告格式及内容要求涵盖了与试验研究相关的各方面信息，按规范撰写和整理试验研究报告，既可避免重要信息的遗漏，又便于监管部门进行技术评价。新药研发过程中涉及生物等效性试验时，亦可参照上述格式要求撰写和提供研究报告。

（张玉琥　蒋学华）

参考文献

［1］国家药品监督管理局药品审评中心.以药动学参数为终点评价指标的化学药物仿制药人体生物等效性研究技术指导原则.(2016-03-08)[2023-08-29]. https://www. cde. org. cn/zdyz/downloadAtt？idCODE=c243e8396e2b86e62de37f3d3e494f2e.

［2］国家药品监督管理局药品审评中心.化学药物制剂人体生物利用度和生物等效性研究技术指导原则.(2005-03-18)[2023-08-29]. https://www. cde. org. cn/zdyz/downloadAtt？idCODE=ea242008aa493fea-6c9e8f8461ac0599.

［3］张玉琥.药品注册生物等效性试验中常见问题分析.中国新药杂志, 2011, 20 (1): 14-17.

［4］肇丽梅, 陈明, 郭善斌, 等.复方碳酸钙颗粒剂人体相对生物利用度.中国医院药学杂志, 2003, 23 (7): 402-405.

［5］国家药品监督管理局.人体生物等效性试验豁免指导原则.(2016-05-18)[2023-08-29]. https://www. cde. org. cn/zdyz/downloadAtt？idCODE=dd9fe5ce4dd51ac11ae9c871c0f4d4b0.

［6］FDA. Guidance for industry on bioavailability and bioequivalence studies submitted in NDAsorINDs—general considerations.(2014-03)[2023-08-29]. https://www. fda. gov/media/88254/download.

［7］国家药品监督管理局.化学药生物等效性试验备案范围和程序.(2015-12-01)[2023-08-29]. https://www. nmpa. gov. cn/directory/web/nmpa/images/MjAxNcTqtdoyNTe6xbmruOYguL28i5kb2N4. docx.

［8］FDA. Guidance for industry on statistical approaches to establishing bioequivalence.(2001-02-02)[2023-08-29]. https://www. fda. gov/regulatory-information/search-fda-guidance-documents/statistical-approaches-establishing-bioequiva-lence.

［9］蒋学华, 贾运涛, 杨俊毅, 等.生物利用度试验中有关统计分析的几个问题.中国医药导刊, 2002, 4 (6): 454-456.

［10］张玉琥.缓释制剂体内研究有关问题的思考.中国新药杂志, 2010, 19 (15): 1305-1308.

［11］MARZO A, VUKSIC D, CRIVELLI F. Bioequivalence of endogenous substances facing homeostatic equilibria: an example with potassium. Pharmacol Res, 2000, 42 (6): 523-525.

［12］JIANG G, SARKAR S K. Comparing treatment variances in repeated measures bioavailability trials. Star Med, 1999,(18): 1133-1149.

［13］ 国家药品监督管理局. 化学药品注册分类改革工作方案.(2016-03-09)[2023-08-29]. https://www. nmpa. gov. cn/ directory/web/nmpa/images/MjAxNsTqtdo1MbrFuau45ri9vP4uZG9j. doc.

［14］ 国家药品监督管理局药品评审中心. 化学药品新注册分类申报资料要求（试行).(2016-05-04)[2022-03-22]. https://www. cde. org. cn/main/policy/view/619e9989df692be7a52a6c295ce468d4.

［15］ 国家药品监督管理局. 化学药品注册分类及申报资料要求.(2020-06-30)[2023-08-29]. https://www. nmpa. gov. cn/yaopin/ypggtg/ypqtgg/20200630180301525. html.

第十五章
上市药品再评价

第一节 上市药品再评价及其意义

一、上市药品再评价的定义

上市药品再评价（the listed drug evaluation）是基于已批准上市药品在真实世界应用及持续研究中获取的信息为基础，评价其安全性、有效性、经济性、创新性、适宜性、可及性等价值，探索药品应用规律，为药品临床应用方法的优化与药品管理提供依据的药物评价工作。系统科学的上市药品再评价是药物合理使用的基础，是药品临床应用管理的基础，是人类认识药品及其应用规律的重要措施。

基于本书对药物评价的定义：药物评价是从多学科、多角度揭示药物特性，衡量其作用或价值，并伴随药物设计到药品应用的全过程和药品上市到撤市的全生命周期的系统工程。药品上市提供了在更大范围内对其进行更深入研究和评价的条件，上市药品再评价是药品上市前评价的延续，是与时俱进地、全面地、深入地认识药品不可缺少的重要环节，是药品全生命周期监管的必然要求。上市药品再评价的内容与方法有别于药品上市前的研发过程，是在更多维度、更新层面和更大范围去认知药品、探求药品应用规律与管理规律。

二、上市药品再评价的必要性和重要性

药品上市前均经过了满足注册要求的严格、规范的不同阶段评价直至药品临床试验，但这些评价工作无论在时间与空间角度看，都存在众多的局限性，尤其药品上市前的临床试验通常是在严格控制试验条件下进行的，与药品上市后在"真实世界"应用的实际情况有很大差异。

药品上市前的临床研究通常存在以下局限：①病例少。上市前药品的临床试验病例数较少，通常 I 期为 20~30 例，II 期为 100 例，III 期为 300 例，IV 期为 2 000 例。②试验周期短。上市前药品的临床试验周期一般较短，终点设置与观察指标都有时间限定，即使是终生用药的疾病也不可能长期进行观察。③研究对象与真实世界的患者存在差异。上市前药品研究往往有严格的纳入和排除标准，研究对象与真实世界的患者存在差异，如试验对象通常

不包括老年、儿童与孕妇等特殊人群。受试者通常依从性较好,无目标适应证以外的其他疾病,未合并应用其他药物等。因此,临床实际用药时无法完全套用上市前研究的给药方案和研究结果。尤其是高风险人群的用药缺乏高质量证据提供支持。④用药条件控制较严。有心、肝、肾等重要器官功能异常、妊娠、哺乳期、精神异常及造血系统异常的患者通常不参加临床试验。⑤目的单纯。药品上市前临床试验的观察指标只限于试验所规定内容,未列入的指标一般不予评价。⑥一些安全性问题难以发现。由于药品上市前临床试验的试验对象少,用法单一、用药周期短等原因,一些迟发的、罕见的、只在某些特异质患者身上存在的,或药物间的相互作用所引发的安全性问题,是刻意设计的临床试验或有限范围内的临床研究难以发现和解决的。例如,一些发生频率低于1%的药品不良反应(adverse drug reaction,ADR),即使根据我国目前的规定完成Ⅰ~Ⅳ期的临床试验,总例数也仅在2 500例左右,而对于1%发生率的ADR,观察例数至少需要达到3 000例。另一些需要较长时间应用才能发现或迟发的ADR可能未被发现。

药品上市后的临床实际应用比上市前复杂得多,经常出现不合理用药问题。主要表现在用药指征不明确,违反禁忌证,疗程过长或过短,给药剂量、给药方法、给药途径不适宜,合并用药不适当或过多,儿童用药根据年龄外推,超说明书用药等。

为此,对上市后药品进行全方位、全生命周期的再评价是非常必要的,也是非常有意义的。

(一)发现新药上市前未发现的风险因素,提高临床用药的安全性

通过对上市后药品在"真实世界"、规模人群使用的安全性进行评价,有助于发现存在于药品生产、流通和应用环节的风险因素,起到早期预警作用;有助于发现罕见和长期使用后的不良反应,并可监测药品在特殊人群(老年人、儿童、孕妇、哺乳期妇女、严重疾病、特殊类型的疾病患者)使用的安全性,最大限度地控制和限制药品安全性问题的扩大,提高临床用药的安全性。此外,上市后ADR监测还可以丰富药品评价的内容和方法,使药品评价更加完整;有助于药品监督管理部门对用药风险进行科学的分析、判断和评估,进而采取适宜的风险防控策略与方法,加强药品风险管理,将用药风险降至最低。

(二)有助于药品科学规范使用,保障人民健康

通过对上市后药品使用进行全面监测和综合评价,可及时准确掌握药品使用情况(安全性、有效性、经济性、依从性、适宜性、规范性、可及性等),促进药品科学规范使用,保障公众健康。

(三)有助于药品监督管理部门制定政策和加强药品监管

开展上市药品再评价有利于药品监督管理部门制定、实施医药发展战略规划、药品管理法规,加强药品市场监管,提高药品监督管理水平,建立符合中国国情的药品监管体系,并为制定和修订国家基本药物目录、药品处方集等提供科学依据。

(四)有助于落实药品上市许可持有人制度

2019年12月开始施行的《中华人民共和国药品管理法》将药品上市许可持有人制度作为贯穿于药品研制、生产、经营、使用全过程的一个基本制度。药品上市许可持有人制度是指药品上市许可持有人对整个药品研制、生产、经营、使用全过程中药品的安全性、有效性和质量可控性负责,依法承担管理责任,对药品全生命周期承担相应责任的一种现代药品管理制度。药品上市许可持有人作为药品的出品人,应依法对药品的非临床研究、临床试验、

生产经营、上市后研究、不良反应监测及报告与处理等承担全生命周期的责任,对已上市药品的安全性、有效性和质量可控性定期开展上市后评价,从而落实主体责任,强化全程管理。

(五) 有利于药企的可持续发展

药品生产、销售企业对上市后药品进行再评价,不仅是企业应当承担的社会责任,还有助于其对所生产、销售的药品有更加清晰、全面、深入的认识,从而减少或规避潜在的药品风险。上市药品再评价的信息为进一步确定药品的成本效果和风险收益,发现新的适应证,促进创新药物研发和药物更新换代提供科学支撑和依据,从而有利于企业的可持续发展。

三、上市药品再评价的基本方法

上市药品再评价是在更多维度、更新层面和更大范围去认知药品。因此,经典的随机对照临床试验不宜作为上市药品再评价的首选。随着"真实世界研究"理念的提出与推广,其与上市药品再评价的研究目标高度契合,隶属于真实世界研究的随机对照临床试验、药品不良反应监测、药物经济学评价、药物流行病学评价、循证药学评价、基于真实世界证据的研究方法等被倡导用于上市药品再评价的研究设计。上市药品再评价的方法因评价内容不同而有所不同。

(一) 随机对照临床试验

上市药品再评价采用的随机对照临床试验是在真实用药环境下的"实用性随机对照研究",与上市前的随机对照临床试验有所不同。因研究混杂因素多,采用实用性随机对照临床试验评价药品的有效性时,通常涉及上千例的样本量,而评价药品的安全性常需数万例样本才能反映出不良反应的特征。

(二) 药品不良反应监测

我国的药品不良反应监测主要采用自发报告系统、法定报告系统和集中监测系统三种方式。

自发报告系统(spontaneous reporting system,SRS)是医务人员将在临床实践过程中发现的可疑 ADR 报告给药品生产、经营企业、ADR 监测机构、药品监督管理部门。目前,WHO 国际药物监测合作中心的成员国大多采用这种方法。SRS 监测范围广泛,包括上市后的所有药品,且没有时间的限制;参与人员多,不受时间、空间限制,是 ADR 的主要信息源;可以及早发现潜在的 ADR 信号,从而形成假说,使 ADR 得到早期警告。SRS 是目前公认的上市后药品 ADR 监测的最简单、最常用方式,是罕见 ADR 唯一的发现方式,也是最经济的方式。该系统最大的缺陷是容易漏报,不能准确计算出某种 ADR 的发生率。

我国实行 ADR 法定报告制度。药品生产、经营企业和医疗机构获知或者发现可能与用药有关的不良反应,应当通过国家药品不良反应监测信息网络报告;应主动收集药品不良反应,获知或者发现药品不良反应后应当详细记录、分析和处理,填写《药品不良反应/事件报告表》并报告;获知或者发现药品群体不良事件后,应当立即通过电话或者传真等方式报所在地的县级药品监督管理部门、卫生行政部门和药品不良反应监测机构,必要时可以越级报告,同时填写《药品群体不良事件基本信息表》;应当建立并保存药品不良反应报告和监测档案。药品生产企业应当对本企业生产药品的不良反应报告和监测资料进行定期汇总、分析、评价,收集国内外安全性信息,进行风险和效益评估,定期撰写安全性更新报告,并主动开展药品安全性研究。药品经营企业和医疗机构应当对收集到的药品不良反应报告和监测资料进行分析和评价,并采取有效措施减少和防止药品不良反应的重复发生。

集中监测主要是指医院集中监测,即在一定时间、一定范围内对某一医院或某一地区所发生的 ADR 及药品利用情况进行详细记录,探讨 ADR 的发生规律。这种监测既可以针对有某种疾病的患者,也可以针对某种药品进行。医院集中监测的优点是资料详尽,数据准确可靠,能够计算出 ADR 相对发生率,并探讨其危险因素。缺点是由于监测是在一定时间、一定范围内进行的,因此得出的数据代表性差,缺乏连续性,且费用较高,应用受到一定限制。

(三) 药品使用监测

依托全民健康保障信息化工程和区域全民健康信息平台,建立国家、省两级药品使用监测平台和国家、省、地市、县四级药品使用监测网络。通过建立药品使用监测系统,实现药品使用信息采集、统计分析、信息共享。各级医疗卫生机构通过及时、准确地报告药品使用信息,结合药品供应使用实际情况和特点,开展基于医疗卫生机构信息系统的药品使用信息智能化监测。

药品使用监测包括全面监测和重点监测。实施药品全面监测工作要求所有公立医疗卫生机构系统收集并报告药品配备品种、生产企业、使用数量、采购价格、供应配送等信息。实施药品重点监测是在全国各级公立医疗卫生机构中抽取不少于 1 500 家机构,在全面监测工作基础上,对药品使用与疾病防治、跟踪随访相关联的具体数据进行重点监测。

医疗卫生机构通过对监测信息的分析利用,针对医疗机构药品实际配备和使用情况,分析用药类别结构、基本药物和非基本药物使用、仿制药和原研药使用、采购价格变动、药品支付报销等情况,为上市药品再评价提供基础信息。

(四) 药品临床综合评价

药品临床综合评价(comprehensive clinical evaluation of medicine,CCEM)是以药品临床应用实践信息为基础,为药品临床应用与管理提供决策依据为目的而进行的药品安全性、有效性、经济性、创新性、适宜性、可及性评价工作。

CCEM 运用卫生技术评估方法及药品常规监测工具,融合循证医学、流行病学、临床医学、临床药学、循证药学、药物经济学、卫生技术评估等知识体系,综合利用药品上市准入、大规模多中心临床试验结果、不良反应监测、医疗卫生机构药品使用监测、药品临床实践“真实世界”数据以及国内外文献等资料,围绕药品的安全性、有效性、经济性、创新性、适宜性、可及性等进行定性、定量数据整合分析。在实践过程中不断积累完善基础数据,加强证据质量分级研究,建立健全药品技术评价与药物政策评估指标体系和多维分析模型,促进药品评价工作的科学化和规范化。

(五) 药物流行病学评价

药物流行病学通过研究药物在人群中产生的效应为临床合理用药和药事管理提供依据。药品的安全性、有效性与经济性是合理用药的主要内涵,也是药品能否长久地在市场上流通的关键。只有药物流行病学研究才能回答药物对特定人群(某种疾病患者的群体)或普通人群(如普遍使用的疫苗)的效应、安全性与价值。因此,药物流行病学评价方法成为上市药品再评价的主要方法。人们主要通过医院信息系统(hospital information system,HIS)建立的海量数据库,利用提出假设、病例序列、长期相关趋势分析、病例对照研究、队列研究和随机临床试验等流行病学方法进行上市药品再评价。

（六）药物经济学评价

药物经济学是为药物资源的合理配置和有效利用提供科学依据的一门交叉学科。药物经济学通过对药物研发、生产、流通及使用全过程及各环节的投入与产出进行识别、计量与比较,旨在以有限的药物资源实现健康水平的最大程度改善和提高。药物经济学方法可用于上市后药品的经济性评价。常用的药物经济学评价方法包括:最小成本分析、成本效果分析、成本效用分析、成本效益分析、药物预算影响分析、药品价格意愿支付的阈值分析等。近年来,药物经济学研究通过运用循证医学和药物经济学的相关证据,评估谈判药品的临床应用价值,被应用在国家医保药品谈判中。药物经济学在未来中国医疗卫生服务与健康产业发展中必将扮演越来越重要的角色。

（七）循证药学评价

循证药学(evidence-based pharmacy,EBP)是贯穿药学科学研究和实践的重要决策方法。循证药学运用循证的理念和方法解决药学领域的实践和研究方法问题。循证药学为上市药品再评价提供详细、真实、可靠、有效的证据,是开展上市药品再评价的重要途径、策略和有效方法,循证证据成为药品应用与药品管理的主要决策依据。

（八）基于真实世界证据的药品评价

真实世界证据是基于真实世界数据,通过真实世界研究而形成的研究证据。真实世界研究通常运用流行病学方法(例如实效性临床试验、观察性研究及证据合成方法技术等)进行,是一套完整的研究方法学体系。真实世界证据日益受到医疗卫生行业的广泛关注和重视。真实世界证据已经开始成为药械注册证据应用于药械注册申请,作为上市后药品监测、评价与决策的证据,可为上市药品再评价、监管以及临床决策提供参考。

因本书设置专章介绍药物利用研究与药物利用评价、药物经济学评价和循证药学评价,相关内容可以阅读相关章节。在本章中,仅对上市药品安全性再评价、上市药品有效性再评价、仿制药质量与疗效一致性评价及基于真实世界证据的上市药品再评价进行介绍。

第二节　上市药品安全性再评价

一、概述

由于药品上市前研究及新药IV期临床试验存在的局限性,无法完全反映上市后药品在"真实"环境下的情况,如药品长期大规模应用引起的新不良反应,迟发不良反应、罕见不良反应、停药后不良反应等,药品质量、患者机体因素、给药时机、给药途径、给药剂量、合并用药等因素对药物不良反应的影响。只有通过上市药品再评价,才能进一步了解药物在更广泛的人群(特别是老人、儿童、孕妇、哺乳期妇女、肝肾功能异常、并发症患者等特殊人群)中的安全性,一些药品不良反应才能被发现。

药品因其固有的"两重性"特点,在应用中不可避免地存在潜在风险。药品安全性(drug safety)是指按规定的适应证、用法用量使用药物后,在人体产生毒副作用的性质与程度。药品安全性是药品最重要的特性之一,内涵丰富,包含着药品在管理与应用中的各种风险因素。上市药品安全性评价是指为鉴别、阐明或量化药品安全潜在风险、认识药品安全情况、采取有效的药品风险管理举措而开展的与已上市药品相关的评价工作,旨在全面提供药品安全性信息,为揭示并控制药品在管理与应用中的各种风险因素奠定基础。上市药品安全性评价主要通过药物不良反应监测、药物警戒机制与体系来开展。如通过回顾性或前瞻性研究以及流行病学方法对药品不良反应病例进行研究和分析,以便得出准确的评价结果,然后根据评价结果采取必要措施。

上市药品安全性监测是上市药品再评价的重要组成部分和基础,其目的是发现、评价和预防药物不良反应或其他与药物有关的问题。药物不良反应监测则是上市药品安全性监测的重要组成部分和主要内容。

ADR 是指合格药品在正常用法用量情况下出现的与用药目的无关的或意外的有害反应。ADR 给患者和医疗系统带来沉重的负担。新药上市前研究,因为随访时间短,无法发现药物长期使用的安全隐患。因样本量小,对于发生率较低的 ADR 或不良药物相互作用,不容易发现或未引起足够重视。有研究者从美国 FDA 药物不良反应报告系统中提取了 22 种药物历时 7 年的监测数据,结果表明,22 种药物的 ADR 频率分布曲线呈现两种不同特征。一些安全性差的药物如非尔氨酯(felbamate)等,ADR 的发生率高,且在上市后的 1~2 年中达高峰,严重 ADR 占总 ADR 比例高,最后从市场上撤除。而多数安全性高的药物的 ADR 发生率低,在上市后 2~3 年,ADR 发生率形成一个平顶,趋于稳定,严重 ADR 占总 ADR 比例低。由此可见,新药上市后的 1~3 年是 ADR 监测的关键期。

二、基本方法

目前,上市药品安全性监测的主要方法为自发报告系统。此外,处方事件监测、记录链接、病例对照监测、队列随访研究和全面触发工具也有应用。

(一) 自发报告系统

自发报告系统(SRS)在上市药品安全性监测中的主要作用是产生风险信号。风险信号是指尚未完全证明的药品与不良反应相关的信息。自发报告系统在监测 A 型和 B 型不良反应时尤为有效。此外,该系统还可监测药物相互作用、药品本身缺陷,并能监测所有上市药品和所有患者的用药。因此,自发报告系统是收集药品安全性信息的主要来源。自发报告系统具有快速、有效、持续、相对费用低等优点。该方法的局限主要为:很少用于发生率高和因果关系没有明确迹象的研究;对 C 型不良反应不敏感(一些潜伏期长、用药与反应出现时间关系尚不清楚的药品不良反应,如致癌);对因果关系判定受限;漏报和报告偏倚较普遍;结果缺乏量的概念等。因此,自发报告系统不能测定药物不良反应发生率,也不能用于比较不同药品间的安全性。

衡量自发报告系统是否成功,主要考虑以下几方面的因素。①报告率:根据 WHO 标准,病例报告的数量应该不低于 300 份 /(百万人·年)。②报告分布:通过对自发报告系统报告的病例进行分析发现,来自医生的病例报告与来自药师的病例报告质量较高,严重病例也较多。③地域分布:从报告的地域分布来看,范围越广,说明药品不良反应知识的普及性越高;如果病例报告的来源过于集中,说明需要加强在其他地区的培训力度,必要的时候可以组织不同地域之间经验交流。④报告质量:国际上不同国家和地区根据报告的完整性、随访情况等来衡量病例报告的质量,对病例报告进行分级。目前,WHO 药品不良反应监测中心将来自各国的病例报告的质量按从低到高分成 0~3 级。⑤报告的有效性：自发报告系统提供的病例中,罕见或严重的不良反应报告的比例越多,对发现信号及政府管理部门采取措施越有利。

许多因素会影响自发报告系统的成功运行,如使用药物的人数、药物注册的政策、医务人员的培训、监测中心的服务等。

(二) 处方事件监测

1981 年,英国药品安全委员会在南安普敦大学建立了一个独立的、非政府性的药品安全研究小组(Drug Safety Research Union,DSRU),开始施行"处方事件监测(prescription event monitoring,PEM)"计划,对药品使用安全性进行早期监测。DSRU 在 1986 年登记为一个独立的慈善机构。自此,英国成为世界上第一个拥有两套不同且相互独立的药品上市后安全监测系统的国家。一套为传统的自愿报告系统,在英国称为"黄卡"系统;另一套为英国首创的处方事件监测计划,即"绿卡"系统。

处方事件监测是非干预性观察队列研究,是通过医生开具的处方来跟踪患者的反应,该方法适用于监测新上市药品在广泛人群中应用的安全性。在英国,所有居民都有一位固定医生,并且登记在册。患者凭处方到药店取药,这些处方都会上交到药品报销管理部门。患者的首张处方上交 3~12 个月内,开处方的医生就会收到绿表问卷,这些问卷再由专家审核,最后存入数据库中。问卷包括患者性别、年龄、适应证、治疗开始和结束日期、治疗期间或治疗后的不良事件、终止治疗的原因等。暴露数据是调配出去的处方,事件发生率根据报告的事件计算。处方事件监测与自发报告系统相比,更容易发现药物的安全性隐患。在英国的处方事件监测中,平均样本量超过万人,从中发现了许多药物安全问题。处方事件监测的工作流程如下:

1. 确定所需监测的新药　通常确定的监测对象是预计会大规模长期使用的新上市药品。一般 DSRU 会同时对多个选定的新上市药品进行监测。

2. 获得处方数据库　在英国,几乎所有的人在患病时首先选择国家健康部门全科医生提供的初级医疗保健,然后由他们决定是否需要转专科医生或者入院治疗。患者配药时,拿着全科医生处方去药房配药。药师根据处方给患者发放药品,然后将处方寄给为药费付账的处方计价局。经过一段时间和保密安排之后,DSRU 就可以获得所需研究新药处方的复印件。

3. 辨别暴露人群　一般需要收集最初的 5 万张处方,辨别最早使用该新药的 2 万~3 万人。

4. 邮寄"绿卡"　在首次用药后的 3~12 个月(一般为 6 个月),DSRU 会给使用该药品患者的处方医生寄去一张称为"绿卡"的调查问卷,了解患者在服用新药期间或其后的几个月内,有无事件的发生。"绿卡"上明确给出了关于"事件"的定义。事件——指新的诊断或理由,需要求助专门咨询或是入院治疗;任何意料之外的现有其他疾病的恶化或者好转;任何受怀疑的药品反应;任何有临床意义的实验室指标的变化;以及任何医生认为足够重要,需要记录的患者主诉。例如:腿部骨折就是一个事件。在"绿卡"中并不要求医生判断哪些事件是药品不良反应。当然,如果医生能够确认,或者已经在"黄卡"系统中上报,那么就需要在"绿卡"中注明。

5. 资料分析得出结果　利用流行病学方法,结合医学评估对数据进行分析。

（1）ADR 发生率：对新上市的药品有必要对其 A 型不良反应的发生率进行定量，PEM 可以提供分子和分母。分子就是在一段时间内某一种不良反应的报告数，而分母就是一段时间内使用者的人数。

（2）停药原因：在"绿卡"中如果有停药现象，将会询问医生停药的原因。往往原因就是药品不良反应。

（3）长期潜伏的 ADR：有些 ADR 要在长期使用以后才出现，因为 PEM 跟踪调查长期使用的人群，所以有可能发现这类不良反应。例如，在氯己烯酸（vigabatrin）早期使用阶段，只有 3 例视觉损伤的报道，而到了 6 个月后，这个比例上升到了 2%。

（4）同类药品比较：PEM 至今已经完成了对 80 多种药品的监测，其中有许多同类药品可以利用巢式比例对照研究进行比较。例如，比较环丙沙星、诺氟沙星、氧氟沙星、阿奇霉素、头孢克肟的安全性；比较抗抑郁药氟西汀、舍曲林、帕罗西汀、吗氯贝胺、万拉法新、奈法唑酮的耐受性。

处方事件监测最大的优点是避免了普通临床试验中的选择性偏倚；收集的信息有广泛的真实代表性。由于"绿卡"要求报告的是"事件"，所以可以监测医生误判的药品不良反应；DSRU 的人员与临床医生可紧密联系，更好地进行交流；"绿卡"是要求医生填写，而不是等着医生自发地去填写，这一"提醒"作用使得它比"黄卡"系统可以收集到更完整的信息；可监测潜伏期较长的 ADR；相对前瞻性队列研究费用较少；这种方法可以常规地提供一种新药最初上市时约 1 万或更多患者使用的信息；可以从 PEM 产生"假设"，然后用流行病学方法加以验证。

同时处方事件监测也有局限性。主要在于：研究的可信性取决于医生的"绿卡"回收率，"绿卡"的平均回收率是 60% 左右；而且它的回答仅来自初级医疗保健的全科医生，不包括医院的用药资料；PEM 确定的暴露，只是根据药师将药品发到患者手中的情况确定，最终患者是否服用并不能确定；治疗分配无系统性随机，故随机临床研究中资料处理的统计方法不适用于此项研究。

英国处方事件监测的方法和操作模型已非常成熟，其根基是处方来源的易得性、法律体系和制度的保障。尽管英国处方事件监测运行很成功，但离开其特殊环境后，这种方法的适用性还需进一步探讨。

新西兰自 1977 年开始施行"药品重点监测计划（intensive medicine monitoring programme，IMMP）"。此计划所采用的方法与 PEM 方法非常相似，即采用前瞻性队列研究。队列是由处方信息确定，而用药后的事件则由问卷调查获得。新西兰处方信息来自药房，包括医院药房和社区药房，所以它可以同时监测新药在门诊患者和住院患者中的使用情况。此外，药品监测的平均周期较英国长，为 58 个月。

（三）记录链接

记录链接（record linkage）的核心思想是每个人都会有生命记录。这些记录记载了生命期间的各种疾病治疗时间。记录链接就是将这些分散的治疗记录整合，与上市药品进行对应研究。记录链接可监测和发现 ADR，也用于新药监测，其主要作用是对假想进行检测。如自发报告反映出来的某种药物的安全性问题，就可以用记录链接方法进行研究。对非甾体抗炎药（nonsteroidal anti-inflammatory drug，NSAID）引起上消化道出血和穿孔就是记录链接的一个典型例子。该项研究将 NSAID 引发上消化道出血的风险数据进一步细化，结果显示：NSAID 引起的胃肠道出血风险与持续服用该类药物有关，而且这种风险与口服用药有关，局部用药则不会出现这种风险。此外，该项研究还为 NSAID 引发急性肾衰竭和结肠炎提供了证据。

(四) 病例对照研究

病例对照研究（case-control study）是通过对比有研究目标疾病的患者和未患此病的对照组患者对某种药物的既往接触史，找出两组对该药可能存在差异的研究方法。例如，在 NSAID 可能引起胃肠出血风险的病例对照研究中，当把胃肠出血患者的病例与未患此病的对照组进行比较时，NSAID 的既往接触史的差异就显现出来了。运用这一研究方法，证实了 NSAID 与胃肠出血之间存在着很强的因果关系。

病例对照研究有几个非常显著的优势。首先，它对于研究单一疾病的多种可能原因（包括药源性）是十分可行的。同时，因为运用这一方法在设计研究方案时要求涵盖一定数量的病例，所以即使一些罕见的疾病也能被研究到。更重要的是，假定有好的接触数据的来源，病例对照研究就能发挥更好的效用，能够用最短的时间为一种药品不良反应原因找到答案。病例监测对研究由药物引发的罕见、特发性的不良反应有重要意义，尤其是不良反应发生时间不可预见时更有意义。

例如，1966—1969 年，美国波士顿妇女医院发现 8 例 21 岁以下女患者发生阴道腺癌，这种癌症一般只见于老年已婚妇女，并且发生率很低。研究人员采用病例对照研究方法，为每个患者另找 4 个患者作为对照，详细调查了患者父母和本人用药的情况，揭示母亲孕期服用己烯雌酚与女儿患阴道腺癌存在很强的因果关系。

病例对照研究容易出现的问题是难以控制选择偏倚和回忆偏倚，同时若无附加资料也难以估计发生率。

(五) 队列随访研究

队列随访研究（cohort follow-up study）经常限用于发生率高且严重的疾病，如糖尿病、风湿性关节炎或癫痫。队列研究（cohort study）是通过首先确定一个暴露于受试药物的群体和一个不暴露于受试药物的群体，并对其进行跟踪研究，寻找相互之间结果差异的研究方法。该研究方法适用于暴露和非暴露于受试药物的群体之间、个体病例之间的对照研究。它允许有多个结果的研究，特别是对于单一暴露而言。例如某种药物的应用，研究结局可以为各种不良反应。

1980 年，研究人员采用队列研究方法对 NSAID 和上消化道出血之间的联系进行研究发现，47 136 例服药者中有 155 例出现上消化道出血，44 634 例未服药者中 96 例出现上消化道出血，计算出其相对危险度为 1.5，说明 NSAID 组上消化道出血发病率显著高于未服药组，差异具有显著意义。

该研究方法对于通过上市后药品监测来评价药品的有效性、安全性是非常有用的。它的不足之处就是需要相对大的样本数量来研究相对罕见的事件，以及由于某不良事件发生的迟滞性可能要进行为期较长的研究。相对于其他的研究方法，除了较大的经费支出之外，另外一个不足之处是可能产生偏倚结果数据。

(六) 全面触发工具

目前，全球范围内的医疗不良事件的报告系统仍以被动监测为主要报告形式。与主动监测相比，被动监测存在诸多弊端。例如，被动监测可能侧重于不良事件发生后的处理，有时会发生漏报一些并未或轻微引起患者损失的差错,医护人员因担心受到惩罚而隐瞒事件。全面触发工具(global trigger tool,GTT)是美国健康促进研究所(Institute for Healthcare Improvement,IHI)在 2003 年提出的不良事件主动监测工具。该法通过随机抽取医院病历,在审查病历的基础上引入触发器的概念,即检测不良事件的线索,从而有目的地定位不良事件相关内容,确定医院不良事件及其发生率。因此,GTT 能有效识别对患者造成伤害的不良事件,并评估采取积极措施后的医疗质量的改善情况。该方法具有较高的敏感性和特异性,其不良事件监测率可达自发报告系统的 10 倍以上,但该方法尚处于起步阶段。

随着电子病历系统的普及和应用,将不良事件主动监测理念和 HIS 结合已成为实现不良事件自动化监测的重要发展方向。我国从 2000 年开始陆续有医院基于 GTT 进行不良事件的主动监测。该类系统通过实验室信息管理系统(laboratory information management system,LIS)/ 医嘱信息提取和文本信息提取技术,从 HIS、LIS 和电子病历(electronic medical record,EMR)中提取关键词,用来提示不良事件的发生。然而该系统得到可疑阳性病例后,仍需医务人员耗费较多时间审核病历,才能从众多可疑病例中发现不良事件确诊病例,因此该系统效能较低且人工审核率高。国外已有研究者尝试使用人工智能的方式来提高不良事件的监测效能,目前已有一些小规模研究,使用了机器学习分析关键词关联的方式来进行不良事件主动监测,结果显示模型表现优异,其 F1 分数可达 90% 及以上,而传统的 GTT 方式监测不良事件,F1 分数仅为 36.8%。然而这些相关研究为英文文本,纳入的患者量有限而且还未形成监测体系。因此探索如何实现本土化的基于 GTT 智能监测不良事件是该类研究的未来方向之一。

第三节　上市药品有效性再评价

一、概述

药品有效性(drug efficacy)是指在规定的适应证、用法和用量条件下,药品能实现临床应用目的的特性。药品有效性评价即疗效评价。上市药品有效性再评价是对上市后药品的效能和实际有效性的全面综合评价,主要包括对药品现有临床疗效的再评价(验证已知适应证),发现的新适应证、新作用机制的评价,了解药品应用方法,如给药途径、时机、剂量、合并用药、食物等对药物作用的影响,并根据评价结果采取相应措施。

由于临床试验规模有限,严格的纳入、排除标准导致研究对象与真实世界存在差异,导致研究结果失真,药物上市前的研究有时会出现与实际使用相反的评价结果。例如,氟卡尼是临床上用来治疗心律失常的常用药物。但氟卡尼上市后进行的大样本病例随机、双盲、对照的抗心律失常试验结果显示,在治疗室性期前收缩患者时,氟卡尼治疗组的猝死率和总死亡率是安慰剂对照组的 3 倍。

上市药品有效性再评价是评价药品在更广泛人群应用的疗效、长期效应以及影响疗效的因素,可充分补充药品上市前研究的不足,对全面认识药品的性质、掌握应用规律具有重要的意义;确认和更新现有药品说明书的适应证或功能主治等内容,验证和评价药物用法、用量；为制订药物治疗方案、遴选或淘汰药品提供证据。

二、上市药品有效性再评价实例

1994—1997 年，北欧开展的辛伐他汀生存研究和普伐他汀长期干预缺血性疾病的研究均证实：辛伐他汀和普伐他汀不仅能降低冠心病的死亡率，还可以降低总死亡率，从而确立了这两种降脂药物在冠心病防治领域的重要地位。评价肝素治疗缺血性脑卒中的 Meta 分析结果显示，肝素治疗急性缺血性脑卒中各种中风无效。可见，上市后药品有效性再评价是对药品优胜劣汰的有效方法和途径。

肿瘤严重威胁人类健康，且发病率不断攀升。从近年来 FDA 审批情况可以看出，新批准的抗肿瘤药物呈现快速增长趋势。由于许多肿瘤的治疗效果不佳，因此大多数抗肿瘤药可以获得快速通道或优先审评资格。抗肿瘤新药的"绿色通道"在给肿瘤患者带来福音的同时也埋下了隐患。其中最经典的案例就是吉非替尼。但吉非替尼上市后的"易瑞沙泛亚洲研究（Iressa Pan-Asia study，IPASS）"是肺癌治疗史上的里程碑，其跌宕起伏的上市后评价之路，不仅让肺癌步入了精准治疗的新阶段，还为后续药物上市和研发提供了新思路。

无论是发病率还是致死率，肺癌均是全球首位的恶性肿瘤。因此，当 2003 年用于治疗肺癌的第一个酪氨酸激酶抑制剂（tyrosine kinase inhibitors，TKI）吉非替尼横空出世时，医学界都在为治疗晚期非小细胞肺癌（non-small cell lung cancer，NSCLC）多了新选择而欢欣鼓舞，以致当时 FDA 在其只完成了 II 期临床试验（IDEAL 试验）的情况下就"迫不及待"地为其颁发了许可证。2003 年，吉非替尼获得 FDA 加快批准上市，作为 NSCLC 的三线治疗药物。但上市后的 III 期试验（ISEL 试验）结果却显示：较之安慰剂，吉非替尼在总体生存期方面没有显著性差异。鉴于此，吉非替尼被 FDA 限制适应证。但上市后的 ISEL 试验也提示：在参加试验的具有东方血统和没有吸烟史的患者中观察到了在改善生存期方面的优势。亚组分析显示，该药对亚洲人、女性、腺癌、非吸烟患者效果更好。因此，该公司于 2008 年在亚洲腺癌不吸烟患者中开展了 IPASS 试验，最终获得阳性结果，并经欧盟批准上市。在此后的两年中，几乎所有有关肺癌的学术会议都在讨论 IPASS 研究。2011 年，美国临床肿瘤学会（the American Society of Clinical Oncology，ASCO）年会报道了 NEJ002（吉非替尼 vs. 紫杉醇 + 卡铂）、OPTIMAL（厄洛替尼 vs. 吉西他滨 + 卡铂）、EURTAC（厄洛替尼 vs. 含铂双药化疗）三项在亚裔、高加索患者中进行的大样本研究均支持 IPASS 的结果。鉴于可喜的临床试验结果，2015 年 7 月 FDA 重新批准吉非替尼用于表皮生长因子受体（epidermal growth factor receptor，EGFR）突变阳性转移性 NSCLC 一线治疗。与 2003 年 FDA 批准的适应证相比，人群定位更加"精准"。后来面世的厄洛替尼、埃克替尼汲取吉非替尼的经验，在上市前研究就准确定位优势人群为 EGFR 突变的患者。准确定位优势人群既保障了合理用药，亦提高了新药申请和临床研究的效率。2007 年，研究人员在 NSCLC 腺癌中发现了第二种驱动基因——间变性淋巴瘤激酶（anaplastic lymphoma kinase，ALK），该基因编码一种至今知之甚少的信号蛋白，偶尔会发生基因重排。针对此靶点，辉瑞公司研发出了新药克唑替尼（crizotinib）。2011 年，FDA 批准克唑替尼用于治疗 ALK 表达异常的 NSCLC 患者。2016 年，ASCO 会议报道了克唑替尼的上市后研究结果，克唑替尼可以为进展期 NSCLC 伴原癌基因 1 酪氨酸激酶（c-ros oncogene 1 receptor tyrosine kinase，ROS1）重排的亚裔患者带来临床获益。2016 年 3 月 11 日，FDA 批准克唑替尼治疗有 ROS1 重排的晚期（转移性）NSCLC 患者。

IPASS 研究是吉非替尼上市后开展的高质量随机对照试验（randomized controlled trial，RCT）。纠正了上市前研究定位不准确的错误，通过修正适应证，从而使患者获益，并且对后续研究影响深远，让吉非替尼起死回生，拉开了肺癌靶向治疗的序幕。IPASS 之后的 EGFR-TKI 用于 EGFR 突变的 NSCLC 患者的 RCT 显示，EGFR-TKI 使晚期 NSCLC 患者的治疗从经验性治疗转向个体化治疗，并确立了 EGFR-TKI 是 EGFR 突变患者一线治疗的重要地位。毫无疑问，吉非替尼的上市后研究（IPASS 试验）具有跨时代的意义，为药品研发提供了新思路。

已上市的药品若需扩大适应证，多通过开展高质量、多中心的随机对照试验结果来支持。尤其是近年来面世的抗肿瘤药物，上市后不断通过临床试验扩展新的适应证。例如，2004 年在美国上市的贝伐珠单抗，在 2014 年 8 月 14 日获 FDA 批准用于治疗转移性、复发或持续性宫颈癌。扩大适应证的依据为随机对照试验（GOG-0240）结果。该研究共纳入 452 位转移性、复发性及持续性宫颈癌患者，干预措施为贝伐珠单抗联合化疗（紫杉醇/顺铂或紫杉醇/托泊替康）。与单独化疗相比，贝伐珠单抗联合化疗组的死亡风险降低 26%。联合用药组的中位总生存期（overall survival，OS）为 16.8 个月，而单独化疗组中位 OS 为 12.9 个月（HR=0.74；P=0.013 2）。因为明显的临床获益，新适应证获得审批。

目前，药品疗效评价主要遵循循证原则。循证医学（evidence based medicine）与循证药学（evidence based pharmacy）实践是强调尽量以最新、最可靠的客观证据进行医疗决策与药物治疗的医疗实践模式，是近年来国际上迅速兴起的一种临床实践模式。医生与临床药师在疾病的鉴别诊断、治疗方案和医疗指南制定、医疗卫生决策等方面都提倡以现有的最好研究结果来进行。

循证医学与循证药学产生的证据主要来自 RCT 和荟萃分析（Meta-analysis）等。大样本、多中心、随机对照临床试验是评价一种治疗药物或方案的最佳方法，也是评价该治疗药物或方案有效性和安全性的最可靠的依据。临床试验是药物再评价的直接证据，但我国临床研究始于 20 世纪 60 年代初期，起步较晚，现有药物的临床试验很大一部分是在非华人群体中完成的，一方面受限于英语水平，国内医生尤其是基层医院的医生，无法很好地理解英文文献，导致证据利用不充分。另一方面，人种差异会影响某些药物的疗效，如亚裔人群的 EGFR 突变率高于欧美人种。因此，EGFR-TKI 类药物在亚裔人群的疗效优于欧美人群。正因如此，当年吉非替尼因 ISEL 试验结果不理想而被 FDA 限制使用时，日本却经过讨论，决定不限制吉非替尼的使用。因此，有必要对缺乏亚裔人群试验数据的上市后药品，补充该类人群的临床研究数据。受限于发病率等因素的影响，在缺乏大样本的随机对照试验情况下，对随机对照试验高质量的系统评价（systematic review）也可以达到类似于大样本、多中心、随机对照试验的效果。

上市药品的有效性评价除了为扩大适应证开展的多中心、随机对照试验外，真实世界研究（real world study，RWS）和大数据也起着至关重要的作用，亦是近年来的热点话题。因为随机对照试验苛刻的入选标准导致其疗效及安全性区别于真实世界的患者，导致指南推荐与个体化治疗相矛盾。真实世界数据（real world data，RWD）是指研究数据来自真实医疗环境，反映实际诊疗过程和真实条件下的患者健康状况。真实世界研究不局限于回顾性研究，亦包括干预性研究。真实世界研究中的观察性设计包括：现况研究、队列研究、病例 - 对照研究等。真实世界的干预性研究是对临床已使用的不同干预措施进行随机分组，尽可能贴近真实条件对患者进行干预和随访，并对有重要价值的结局指标进行评价，常被称为实效性或实用性随机对照试验（pragmatic randomized controlled trial，pRCT）。其研究对象和过程不同于多中心随机对照试验。真实世界研究的研究对象排除条件较少,因此纳入的人群有较好代表性,研究结果外部真实性相对更好。真实世界研究不同于药品上市前的评价方法,可以提供长期用药的安全性、依从性、疾病负担等证据,对于保障药品合理应用起至关重要的作用。

第四节　仿制药质量与疗效一致性评价

一、概述

原研药(brand-name drug)是指首个获准上市,且具有完整和充分的安全性、有效性数据作为上市依据的药品。仿制药(generic drug)是一种通常用来与原研药互换使用的药品。FDA 定义为:仿制药或称非专利药,是指在剂型、安全性、规格、给药途径、质量、性能特征及适应证等方面与已上市原研药相同的药品。原研药生产成本高、价格昂贵,通过仿制药对原研药的临床替代,是降低用药负担、减少医疗费用支出的国际通行方法。

我国上市后药品绝大多数是仿制药。过去我国仿制药研发以"仿标准"的思路进行,造成了某些仿制药与原研药存在差距。为确保已上市仿制药的质量、疗效与原研药一致,2012年初,《国家药品安全"十二五"规划》明确提出对 2007 年修订的《药品注册管理办法》实施前批准的仿制药,凡未按照与原研药质量和疗效一致原则审批的,均须开展一致性评价。《国家基本药物目录》(2012 年版)中 2007 年 10 月 1 日前批准上市的化学药品仿制药口服固体制剂,应在 2018 年底前完成一致性评价。

2015 年 3 月 5 日,国务院办公厅颁布《关于开展仿制药质量和疗效一致性评价的意见》,标志着我国正式启动已上市仿制药质量和疗效一致性评价工作。随后,原 CFDA 发布《关于发布仿制药质量和疗效一致性评价参比制剂备案与推荐程序的公告》《关于发布仿制药质量和疗效一致性评价工作程序的公告》等系列文件对仿制药一致性评价工作进行了部署。

2018 年 3 月 21 日,国务院办公厅颁布了《关于改革完善仿制药供应保障及使用政策的意见》,明确提出"促进仿制药研发,提升仿制药质量疗效,提高药品供应保障能力,更好地满足临床用药及公共卫生安全需求,加快我国由制药大国向制药强国跨越"。这些政策督促仿制药质量一致性评价研究工作迅速推进,也是持续提高药品质量的有效手段。

2020 年 1 月 22 日,国家市场监督管理总局公布的《药品注册管理办法》要求:药品注册管理遵循公开、公平、公正原则,以临床价值为导向,鼓励研究和创制新药,积极推动仿制药发展。国家药品监督管理局建立收载新批准上市以及通过仿制药质量和疗效一致性评价的化学药品目录集。

开展仿制药质量和疗效一致性评价工作,有利于提高药品的有效性、安全性、经济性和可及性,使仿制药能够在临床上与原研药相互替代,有利于降低百姓用药支出,节约医疗费用,减轻社会负担;有利于提升我国医药行业发展质量和整体水平,促进我国医药产业升级和结构调整,进一步推动医药产业国际化,增强中国制药企业的国际竞争力。

尽管仿制药一致性评价阶段性地成为上市药品再评价的重要内容,但"一致性评价"的相关要求与实施方案,已经成为此后所有仿制药研究开发的基本模式。

二、一致性评价的原则和方法

(一) 基本原则

仿制药原则上应采用体内生物等效性(bioequivalence,BE)试验的方法进行一致性评价。符合豁免 BE 试验原则的品种,允许采取体外溶出度试验的方法进行一致性评价。开展体内 BE 试验时,应根据仿制药 BE 试验的有关规定组织实施。无参比制剂的,需进行临床有效性试验。

(二) 评价方法

1. 疗效评价　药品疗效是确保药品临床价值的前提。一致性评价必须坚持以临床使用价值为导向,确保通过一致性评价品种的临床有效性。因为一致性评价品种众多,故在评价药品疗效时,应针对不同品种类型并结合各品种临床使用的实际情况,分类考虑,分类实施。

对典型品种的一致性评价,与新申请仿制药技术要求一致,重点考察的是仿制药与参比制剂的等效性,可采用 BE 试验进行疗效评价。对因上市时间久远难以溯源到原研药的情形,只要确定了参比制剂,也可以实现等效性对比。

非典型品种较复杂。对一些品种,如蒙脱石散等体内不吸收,不存在吸收问题;叶酸等内源性微量物质体内难检测等,开展以药动学参数为终点指标的 BE 试验进行疗效评价并不适合。对多数 BCS Ⅰ类和部分Ⅲ类品种,可在基于生物药剂学分类条件下寻求 BE 豁免。

对"三改"(改规格、改剂型、改盐基)类别的非典型品种,难于简单通过 BE 试验证明疗效一致。对于不改变主药成分、用法用量、药动学行为的普通口服胶囊剂和片剂互改的剂型可以使用 BE 评价其一致性,但对于改变了药动学性质的缓控释制剂,BE 试验就无能为力了。对属于我国特有品种,因无法找到参比制剂、不具备与参比制剂进行 BE 试验进行一致性评价的基础,以上情形均可以采用临床有效性试验进行疗效验证。

尽管药品审评部门已发布了仿制药质量和疗效一致性评价临床有效性试验的技术指南,但如何开展临床有效性试验还需要考虑周全。应当遵从药物临床试验的一般规律,同时要根据仿制药背景信息(如:国内外临床研究和应用信息)和循证医学证据的情况来决定临床试验的目的,依此制订后续的临床试验方案并实施。考虑到有些非典型品种临床使用历史悠久,临床普遍反映疗效确切,在临床一线发挥重要作用且难以简单替代,也可在充分做好药学评价的基础上,豁免临床试验。

2. 质量评价　药品质量是药品固有特性能满足使用要求的程度。只有持续保证产品质量一致,一致性评价的结果才有意义。如果说,单纯拘泥于狭义的质量而不考虑疗效,可能会产生质量品控高度一致的"废品",但是无法保证质量一致的产品,其疗效一致也就无从谈起。在没有质量一致保障情况下,即便试验样品通过了临床评价,但鉴于临床试验不易重复的特点,难免对随后生产上市的药品能否保持疗效一致产生疑虑,难免不会把一致性评价做成了一次性评价。

药学评价的目的是保证产品质量的一致性。这既包括仿制药与参比制剂的质量一致性,也包括产品自身的一致性。以前者为例,同一品种不同企业产品之间可能存在差异,通过药物分析等手段可以对产品的质量特征作全面描述,从而区分出这些差异。某些关键质量属性与体内疗效具有相关性,控制了产品的质量,也就保证了产品的疗效,所以对于药品关键质量属性的表征就更有意义。这一点在某些 BCS Ⅱ 类药品有典型体现。BCS Ⅱ 类药物的体外溶出特性与体内吸收通常存在相关性,其相关程度越高,控制体外溶出就越有意义。对此类产品,寻找有区分力的溶出曲线很有必要。产品自身的质量一致性同样十分重要。同一企业不同批次产品之间的药学特征如存在差异,通常可归因为生产工艺稳定性和产品稳定性等方面的问题。当产品质量一致性存在问题时,需要引起关注并加以解决。

三、仿制药一致性评价流程

仿制药一致性评价需要开展的工作包括评价品种的选择、参比制剂的选定、药学一致性对比、生物等效性(BE)/体内有效性研究、评价资料的上报、研制现场核查、生产现场检查及样品复核检验、临床核查等内容,如图 15-1 所示。

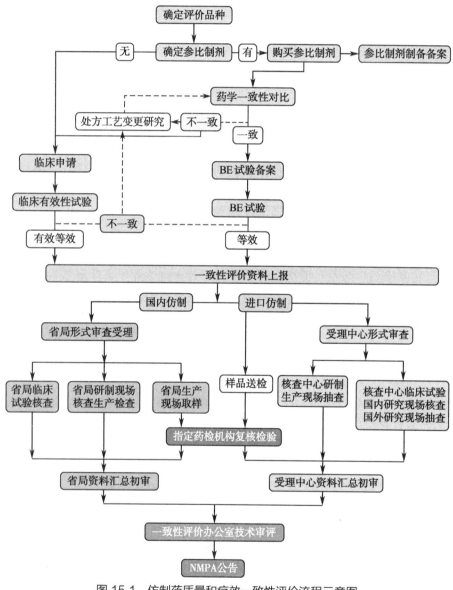

图 15-1　仿制药质量和疗效一致性评价流程示意图

第五节　基于真实世界数据的药品再评价

真实世界证据（real world evidence，RWE）是基于真实世界数据，通过真实世界研究而形成的研究证据。真实世界证据日益受到医疗卫生行业的广泛关注和重视。在全球范围内，已用于医疗产品研发、评价与监管，疾病管理与指南规范制定，医疗质量监测与控制，医保政策制定等多个领域，涉及药品监管部门、医疗机构、卫生监管部门、医疗保险部门、医药企业等机构。真实世界证据对上市药品再评价、监管、临床决策与再开发具有重要参考价值。

一、基于真实世界数据的上市药品再评价

药品从最早的线索发现，到上市前临床研究与审批，再到上市后的使用、监测与评价要经历多个阶段。药品在上市后仍要开展系列研究以满足不同的政策要求和解决临床实践问题。从药品监管角度出发，有必要对上市后药品进行进一步监测和评价，解决上市前临床研究未充分解决的问题（如有条件上市的药品），明确药品的实际使用效果，评估药品罕见或非预期的严重不良反应及长期安全性等。从临床决策角度出发，可评估药品在不同人群中的实际治疗效果及差异、比较其与其他药品的临床价值、药品使用的依从性、药品可能存在的危害及其风险 - 获益等。图 15-2 展示了基于实际医疗环境产生的真实世界数据，运用真实世界研究相关技术，开展上市药品再评价、监测与临床决策的研究模式。

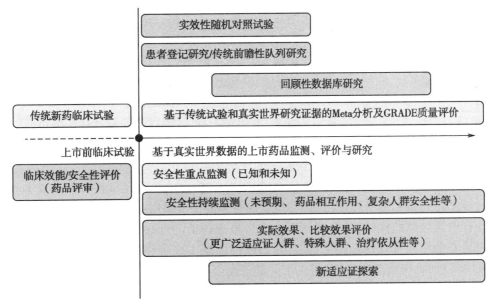

图 15-2　基于真实世界数据的上市药品再评价、监测与临床决策的研究示意图

（一）患者登记研究

在药品上市早期，由于尚未广泛用于临床，前瞻性真实世界研究（包括实效性随机对照

试验和患者登记研究)是最主要的真实世界证据来源。这种研究对不同药品的研究设计可能存在较大差异。如一个针对药品登记研究的调查发现,74% 的患者登记研究明确了目标人群的基线健康状况和合并药品的情况,但仅 45% 的研究考虑了药品的暴露时间和暴露剂量。37% 的研究纳入患者数量小于期望的样本量。这些差异可能来源于研究的目的差异,可能是由于上市后研究的复杂性——在选择具体设计、数据收集方式等方面可能存在多样性,需研究者、监管部门、临床医生、申请人等共同商议确定。有时受成本、资源等因素影响,部分研究会选择单臂、无对照的患者登记研究(仅纳入目标用药人群),但这样的设计可能无法充分回答药品安全性和实际效果等问题。因此,建立有对照、经过仔细策划和设计的患者登记,是新药上市后早期研究更好的选择。

儿童注意缺陷多动障碍(attention deficit hyperactivity disorder,ADHD)是最常见的神经发育障碍。哌甲酯作为一种神经兴奋药品,被部分指南推荐作为 ADHD 治疗的一线药品。但有研究表明,与治疗 ADHD 的另一药品阿莫西汀相比,哌甲酯有更高的不良事件发生风险,包括食欲减退、失眠、恶心、嗜睡、头晕和呕吐等。过去关于哌甲酯的安全性证据主要来自 RCT。但由于纳入研究人群往往仅是实际临床使用群体中的小部分,未体现哌甲酯在实际医疗环境中使用的潜在不良反应。因此,基于意大利国家 ADHD 患者登记数据库,在 90 家中心开展了 ADHD 药品(哌甲酯和阿莫西汀)治疗的上市后安全性重点监测,旨在回答两个问题:①不良反应的种类;②比较 5 年中儿童使用哌甲酯或阿莫西汀的不良事件发生率的差异。由于哌甲酯和阿莫西汀是仅有的两种在研究时间内被批准在意大利上市的 ADHD 治疗药品,故以阿莫西汀作为哌甲酯的对照药品。

2007—2012 年,研究分别纳入 1 350 例和 753 例采用哌甲酯或阿莫西汀治疗 ADHD 的儿童患者。研究发现,共 645 例(26.8%)儿童发生了至少 1 次中度不良事件,95 例(3.9%)儿童发生了至少 1 次严重不良事件;无论总不良事件,还是每一中度或严重不良事件,阿莫西汀治疗组每 100 人每年的事件发生率(incidence rates per 100 person-years,IR100PY)均显著高于哌甲酯治疗组;控制混杂因素的影响后,与哌甲酯组相比,阿莫西汀组的中度不良事件(食欲下降、体重减轻、腹痛、消化不良、胃痛、易怒、情绪紊乱和头晕)和严重不良事件(严重的胃肠、神经精神和心血管症状)的概率比(incidence rate ratio,IRR)仍显著增高。基于上述结果,该研究得出结论:在真实世界环境下,哌甲酯治疗 ADHD 的安全性优于阿莫西汀。

(二)实效性随机对照试验

实效性随机对照试验在上市后药品早期评价中起着非常关键的作用。首先,它克服了观察性研究的不足。其次,与传统临床试验不同,实效性试验研究设计可做到成本和资源使用的最优化。如大样本简单化临床试验(large simple trial)在简化数据收集、成本控制等方面具有得天独厚的优势,是开展新药上市后早期评价的理想方式。同时,它也为评价上市后药品安全性和有效性提供了可能,其形成的证据不仅可作为药监部门决策的证据,也为临床决策(如临床指南制定等)提供了关键证据。在可能的情况下,实效性随机对照试验是新药上市后评价的重要选择,但如何建立研究设计与数据收集之间的平衡是一个关键问题。*JAMA* 杂志上发表的一篇 "吸入糖皮质激素(inhaled corticosteriod,ICS)联用抗胆碱药品 vs. 联用长效 β 阻滞剂(long-acting β-agonist,LABA)治疗哮喘的疗效和安全性" 论文阐述了实效性随机对照试验在新药的上市后早期评价中的作用。

美国哮喘诊断与治疗指南推荐加大糖皮质激素用量或者联用 LABA 治疗吸入低剂量

糖皮质激素后病情控制不良的哮喘患者。但是 LABA 的安全性逐渐受到哮喘专家和 FDA 的质疑,因其有可能增加严重不良事件的发生,如住院、死亡等。已有数据提示,LABA 的严重不良反应确实存在,更容易影响非洲裔人群。抗胆碱药噻托溴铵是一种支气管扩张剂, 2009 年底被 FDA 批准用于慢性阻塞性肺疾病的维持治疗。少量以白种人为主的研究曾尝试探索抗胆碱药能否取代 LABA 用于哮喘治疗,但研究结果都不足以为患者、医生、医疗决策者提供依据。

基于此,研究者于 2011 年 3 月—2013 年 7 月开展了一个多中心开放平行实效性随机对照试验,研究对象为美国非洲裔中度至重度哮喘患者。该研究发现 LABA+ICS vs. 噻托溴铵 +ICS 在哮喘发作人年次、FEV_1 变化量、患者报告结局(哮喘生活质量问卷得分、哮喘控制问卷得分、哮喘症状效用指数等)及哮喘相关不良事件和严重不良事件等方面均无差异。结果表明,非洲裔哮喘患者接受 ICS 治疗时,联用 LABA 或噻托溴铵对改善哮喘发作或不良反应方面并无差异。该研究结果反映了创新药在真实临床医疗环境下的效果比较和安全性,可为决策者提供关键临床证据。

(三) Meta 分析和 GRADE 质量评价用于上市药品再评价

随着新药上市证据的累积,使用系统评价、Meta 分析及 GRADE 质量评价体系整合上市前传统临床试验与上市后研究数据,也是上市药品再评价的重要方式,特别在评估药品的罕见或严重不良事件和制定临床指南时起到非常重要的作用。例如,研究人员利用 Meta 分析和 GRADE 进行了上市后肠促胰岛素类药品的安全性评价。

胰高血糖素样肽 -1(glucagon-like peptide 1,GLP-1)受体激动剂和二肽基肽酶 -4 (dipeptidyl peptidase 4,DPP-4)抑制剂,是两类基于肠促胰岛素的治疗 2 型糖尿病的药品,可有效降糖且低血糖发生风险较小,上市 10 余年来得到广泛应用。自 2008 年以来,FDA 陆续收集到使用该类药品后发生胰腺炎的病例报告。2009 年,FDA 发布通告告知患者和医生应注意西格列汀和西格列汀二甲双胍片的胰腺炎发生风险。2012 年,*BMJ* 杂志上连续发表文章讨论肠促胰岛素类药品的胰腺炎风险。2013 年,SAVOR-TIMI 53 研究报告沙格列汀可增加糖尿病患者的心力衰竭住院风险和死亡风险,但来自其他大型临床研究结果与其不一致。

通过整合全球临床试验数据和观察性研究数据,基于罕见事件统计模型,运用 GRADE 体系评价总体证据质量是解决以上安全性问题的有效手段。CREAT 团队自 2012 年开始,开展了系列研究,分别严格评价了肠促胰岛素类药品的胰腺炎、心力衰竭和死亡风险。对于胰腺炎风险,系统收集了全球 60 个研究,共 353 639 例糖尿病患者数据,结果显示:与其他降糖药品相比,肠促胰岛素类药品不增加 2 型糖尿病患者的胰腺炎风险。对于心力衰竭风险,收集了全球 55 个评价 DPP-4 抑制剂的研究(1 846 133 例患者)和 25 个评价 GLP-1 受体激动剂的研究(129 299 例患者),结果显示:GLP-1 受体激动剂不增加 2 型糖尿病患者的心力衰竭风险,但 DPP-4 抑制剂可能增加 2 型糖尿病患者的心力衰竭入院风险。对于死亡风险,收集了全球 189 个 RCT 共 155 145 例糖尿病患者数据,结果显示:肠促胰岛素类药品不增加 2 型糖尿病患者的死亡风险。相关研究结果为评价该类药品的安全性提供了关键证据。

(四) 回顾性数据库研究用于上市药品再评价

尽管前瞻性真实世界研究仍然是开展药品评价的选择之一,但随着药品上市时间的推移,因受到研究时间、成本和资源等方面的限制,越来越多的研究者考虑使用回顾性数据库研究的方式进行研究。同时,随着时间推移,药品使用及相关结局指标的数据累计也使回顾性数据库研究成为可能。回顾性数据库研究常常具有大数据的特征,可以回答多种监管和决策问题。但是,这种研究方式由于本身的局限,在因果推断上可能存在较大挑战,证据质量有限。

是否选择回顾性数据库作为数据来源,以及选择何种回顾性数据库很大程度上需要监管部门、研究者和申请人等根据研究问题及对偏倚的容忍度进行多方讨论后共同决定。此外,回顾性数据库研究可能无法完全解决监管和临床决策需要回答的问题(如基于医院电子病历数据评估院外长期治疗结局)。

基于医院电子病历数据的回顾性数据库研究已在上市药品再评价中广泛应用。例如,研究人员基于医院电子病历数据进行了头孢哌酮舒巴坦致凝血功能降低或出血的真实世界研究。头孢哌酮舒巴坦是头孢哌酮和舒巴坦的均匀混合复方制剂,在临床中用于治疗感染性疾病。不良反应被动监测报告及病案报告提示,头孢哌酮舒巴坦可能导致凝血功能障碍或出血风险,甚至有死亡病例报告。为头孢哌酮舒巴坦上市后的安全性风险监控和管理提供证据,孙鑫团队基于西川大学华西医院电子病历数据库,采用回顾性队列研究设计,以根据预先设定的提取规则提取了住院患者中使用了头孢哌酮舒巴坦等四种药品的近亿条信息,包括患者基本特征、医嘱信息、检验信息及诊断信息等。

根据数据情况及研究问题,制定了数据清理规则,并对入院记录及出院小结进行了文本信息结构化,建立了头孢哌酮舒巴坦不良反应研究数据库。基于研究数据库,针对不同的研究问题采用了不同的统计方法进行分析,包括描述性分析、倾向性评分和多因素 logistic 回归分析。研究结果显示,头孢哌酮舒巴坦患者凝血酶原时间延长的发生率为 5.6%,有出血倾向且发生诊断出血的比例为 1.5%。相比对照组,头孢哌酮舒巴坦发生凝血功能降低的风险增加,其中合并血液系统疾病、慢性肾衰竭、使用抗凝药品、住院时间长、大剂量用药是头孢哌酮舒巴坦致凝血功能降低的危险因素。

基于药品不良反应报告系统数据的药品和不良事件关联性研究(信号挖掘研究)在上市后药品安全评价中有越来越多的应用。该类研究通常基于药品不良反应报告系统数据,如世界卫生组织 VigiAccess、美国 FAERS、日本 JADER、欧盟 Eudra Vigilance 等,采用比例失衡算法,分析目标药品的目标事件与其他所有药品的该事件(背景)比例是否一致,若目标药品该事件比例高于背景且达到阈值,则出现比例失衡,即检测出"信号",表明目标药品与目标事件之间可能存在关联性。例如,徐珽教授团队利用 FAERS 数据进行信号挖掘,发现第一代雄激素受体拮抗剂(比卡鲁胺、氟他胺、尼鲁米特)与间质性肺疾病之间存在相关性。

二、基于真实世界数据的老品种药品评价

由于历史原因一些较早上市的老品种药品(老药)已有临床研究证据不足。尽管上市前临床研究提供了药品安全性、有效性的相关证据,但随着药品监管日益严格及循证医学的广泛推广,这些证据常常难以满足目前药品监管和临床决策的要求(如验证药品疗效、安全性和临床价值等)。真实世界研究为解决这些重要问题提供了重要的思路和路径。

与常规的上市后药品研究、评价和决策路径不同,这些药品在上市早期可能缺乏相关研究和证据。但随着临床使用增加,临床数据逐步累计,临床医生对药品本身的认识不断加深,为开展老药的再评价提供了重要支撑。

针对不同的监管和临床决策问题,老药上市后研究采用的设计方法仍有不同(图15-3)。针对需要重新验证药品效能的部分老药,传统的临床试验仍然是最佳研究方式。但是如果要评价这些老药的实际效果或相对效果以及常见的 ADR 发生情况,实效性随机对照试验(尤其是大样本简单试验)可能是最佳选择。对于进一步明确药品安全性,尤其是严重罕见不良反应情况,基于观察性设计的真实世界研究是较合理的选择。

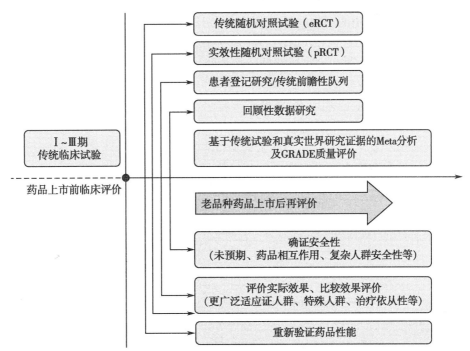

图 15-3　基于传统试验和真实世界证据的老品种药品上市后综合评价与决策模式示意图

通常,研究设计和真实世界数据的选择并非固化。这些选择很大程度上会受监管和临床决策的要求、对证据质量的需要、研究资源、上市时间、已有证据情况等多方面因素影响。研究发起者通常需要和药品监管权威部门、临床专家、研究者等共同商讨决定。

三、基于真实世界数据的上市后药品再开发

为进一步探索和证实上市后药品在更多疾病领域下的治疗价值(新适应证),非常有必要开展基于真实世界数据的上市后药品再研究和再开发。上市后药品的新功能、新用途、新适应证的探索部分来源于上市前的早期临床和非临床证据,另外很大一部分来源于上市后的数据挖掘和发现。临床实践中,超适应证用药并不少见。超适应证用药信息及其相关的临床患者数据和结局数据,为新适应证的开发提供了重要线索。就技术而言,基于回顾性数据的真实世界医疗大数据挖掘和分析可能是探索新适应证的重要工具。此外,基于真实世界证据的 Meta 分析及 GRADE 质量评价也为新适应证的进一步挖掘和分析提供了有益帮助。尽管这些方法获得的结果不能为批准新适应证提供最终证据,但可为发现、鉴别和申请新适应证提供重要的支撑证据。

噻嗪类利尿剂在临床上广泛应用于高血压治疗。噻嗪类利尿剂主要作用于髓袢升支远

端和远曲小管近端,抑制 Na^+ 和 Cl^- 的重吸收而起到排钠利尿的作用。其在利尿的同时增加了尿中钙的重吸收,降低尿钙排出,同时可能增加血钙水平,甚至可能发生严重高钙血症。这种抑制尿钙排出的作用成为潜在治疗无法手术的原发性甲状旁腺功能亢进症的一种手段,但同时潜在的高钙血症也对治疗安全性质疑。为进一步探索噻嗪类利尿剂在治疗原发性甲状旁腺功能亢进症的患者中安全性及有效性的问题,Tsvetov 等基于医院电子病历数据开展了回顾性研究。结果显示,噻嗪类利尿剂明显降低尿钙水平及甲状旁腺激素水平,且未明显增加血钙水平,不同剂量的噻嗪类利尿剂(12.5~50mg)治疗效果类似。该研究提示,在未行手术治疗或手术治疗失败的原发性甲状旁腺功能亢进症的患者中,噻嗪类利尿剂是一种有效且安全的治疗手段。治疗原发性甲状旁腺功能亢进症可成为噻嗪类利尿剂的新适应证。

总之,真实世界研究在新药审批、药品上市后疗效及安全性评价中得到越来越广泛的应用,日益受到监管部门和临床医生的关注,真实世界研究在新药审批、上市后药品疗效及安全性评价中的应用示意图见图 15-4。基于真实世界数据的上市后药品监测、评价与研究为研究者基于真实世界数据生产真实世界证据提供了明确的推荐,帮助研究者综合多种研究技术开展上市药品再评价、决策与研发,并在一定程度解决监管部门、临床医疗实践者和决策者面临的实际问题。

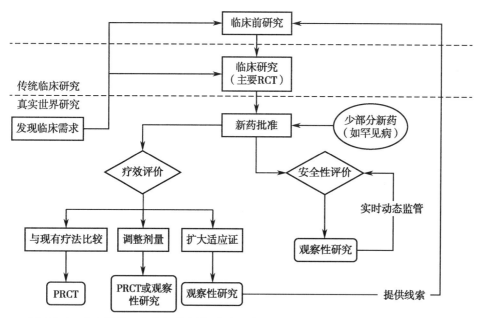

图 15-4　真实世界研究在新药审批、上市后药品疗效及安全性评价中的应用示意图

第六节　上市后药品监测与评价结果的应用转化

2019 年 4 月 9 日,国家卫生健康委员会发布《关于开展药品使用监测和临床综合评价

工作的通知》(国卫药政函〔2019〕80 号),要求全面开展药品使用监测工作,从加强药品临床综合评价组织管理、科学开展药品临床综合评价,不断完善国家药物政策,提升药品供应保障能力,促进科学、合理、安全用药。该通知提出围绕国家基本药物目录组织开展药品综合评价。因此,药品临床综合评价是上市药品再评价工作的重要组成部分。

2021 年 7 月,《药品临床综合评价管理指南(2021 年版试行)》发布,明确了建立和完善国家药品临床综合评价基础信息平台的要求,充分利用真实世界数据,逐步形成全国药品临床综合评价模型、指标体系和标准化决策框架,加强数据信息安全。坚持"谁主管谁负责、谁授权谁负责、谁使用谁负责"的原则,加强评价过程中的数据收集、存储、使用、加工、传输、提供、公开等环节的安全管理。该指南提出了评价质控与结果应用指导意见,并提出了组织实施机构应按流程进行评价结果转化应用,并且不同机构开展的临床综合评价结果的应用转化不同。区域和医疗卫生机构药品临床综合评价结果主要用于:①医疗卫生机构药品采购与供应保障等;②推动医疗卫生机构用药目录遴选和上下级医疗机构用药目录衔接,提高药学服务和安全合理用药水平;③控制不合理药品费用支出,提升卫生健康资源配置效率,优化药品使用结构;④为完善国家药物政策提供参考。而第三方评价机构药品临床综合评价结果仅可用于:①丰富行业药品临床综合评价的实践,扩大文献证据储备;②推动科研领域对于药品临床综合评价理论及方法的深入探索。

为加强我国临床合理用药管理,近年来国家出台一系列政策,加强上市后药品使用监测。尤其是临床使用不合理问题较多、使用金额异常偏高的药品,建立监测机制。2018 年 12 月,《关于开展全国抗肿瘤药物临床应用监测工作的通知》(国卫办医函〔2018〕1108 号)发布,通过建立全国抗肿瘤药物临床应用监测网,开展抗肿瘤药物临床应用监测工作,掌握抗肿瘤药物的应用现状,促进抗肿瘤药物的合理使用。2019 年 4 月 9 日,国家卫生健康委员会发布《关于开展药品使用监测和临床综合评价工作的通知》(国卫药政函〔2019〕80 号),提出建立健全药品使用监测系统。分析应用药品使用监测数据,强化数据信息共建、共享、共用,持续有效保障药品供应,更好促进"三医"联动。2020 年 7 月 29 日,国家卫生健康委员会发布《抗肿瘤药物临床应用管理办法(征求意见稿)》,要求抗肿瘤药物临床应用实行分级管理。抗肿瘤药物分级目录的调整应结合药品上市后评价工作,进行动态调整。药品使用监测数据和药品上市后评价结果已成为药品保障和合理用药管控的重要决策依据。

(徐斑　占美　马国)

参考文献

[1] EPSTEIN A E, BIGGER J T, WYSE D G, et al. Events in the cardiac arrhythmia suppression trial (CAST): mortality in the entire population enrolled. J Am Coll Cardiol, 1991, 18 (1): 14-19.

[2] PEDERSEN T R, KJEKSHUS J, BERG K, et al. Randomised trial of cholesterol lowering in 4444 patients with coronary heart disease: the scandinavian simvastatin survival study (4S). Lancet, 1994, 344 (8934): 1383-1389.

［3］ FDA. Good Review Practices (GRPs).(2013-12-02)[2021-06-26]. http://www. fda. gov/Drugs/Guidance-ComplianceRegulatoryInformation/ucm118777. htm.

［4］ GUBITZ G, SANDERCOCK P, COUNSELL C. Anticoagulants for acute ischaemic stroke. Cochrane Database Syst Rev, 2004,(3): CD000024.

［5］ ISPOR Connection. Real-life data: a growing need.(2017-01-23)[2021-06-26]. http://www. ispor. org/News/articles/Oct07/RLD. asp.

［6］ TOMOFUMI A. The industry of pharmaceutical: failure and success. Iryo To Shakai, 2002, 12 (2): 49-78.

［7］ 孙鑫, 谭婧, 唐立, 等. 重新认识真实世界研究. 中国循证医学杂志, 2017, 17 (2): 126-130.

［8］ GOLDSTEIN D A, CHEN Q, AYER T, et. al. First-and second-line bevacizumab in addition to chemotherapy for metastatic colorectal cancer: a United States-based cost-effectiveness analysis, J Clin Oncol, 2015, 33 (10): 1112-1118.

［9］ WYSHAM W Z, SCHAFFER E M, COLES T, et. al. Adding bevacizumab to single-agent chemotherapy for the treatment of platinum-resistant recurrent ovarian cancer: a cost-effectiveness analysis of the aurelia trial. Gynecol Oncol, 2017, 145 (2): 340-345.

［10］ MINION L E, BAI J, MONK B J, et. al. A markov model to evaluate cost-effectiveness of anti-angiogenesis therapy using bevacizumab in advanced cervical cancer. Gynecol Oncol, 2015, 137 (3): 490-496.

［11］ BENEDICT A, FIGLIN R A, SANDSTROM P, et. al. Economic evaluation of new targeted therapies for the first-line treatment of patients with metastatic renal cell carcinoma. BJU Int, 2011, 108 (5): 665-672.

［12］ CHOUAID C, CREQUIT P, BORGET I, et. al. Economic evaluation of first-line and maintenance treatments for advanced non-small cell lung cancer: a systematic review. Clinicoecon Outcomes Res, 2014, 7: 9-15.

［13］ 孙鑫, 曹立亚, 陈心足, 等. 四种抗变态反应药物的卫生技术评估的研究方案. 中国循证医学杂志, 2003, 3 (1): 35-40.

［14］ THOMPSON S T, SHARP S J. Explaining heterogeneity in meta-analysis: a comparison of methods. Statistics in Medicine, 1999, 18 (20): 2693-2708.

［15］ TURNER R M, OMAR R Z, THOMPSON S G, et. al. Bayesian methods of analysis for cluster randomized trials with binary outcome data. Stat Med, 2001, 20 (3): 453-472.

［16］ DIENER H C, CUNHA L, FORBES C, et. al. European stroke prevention study 2: dipyridamole and acetylsalicylic acid in the secondary prevention of stroke. J Neurol Sci, 1996, 143 (1-2): 1-13.

［17］ DIENER H C, FORBES C, RIEKKINEN P J, et. al. European stroke prevention study 2: efficacy and safety data. J Neurol Sci, 1997, 151 (suppl): S1-77.

［18］ HANSSON L, ZANCHETTI A, CARRUTHERS S G, et al. Effects of intensive blood-pressure lowering and low-dose aspirin in patients with hypertension: principal results of the hypertension optimal treatment (HOT) randomised trial. HOT Study Group. Lancet, 1998, 351 (9118): 1755-1762.

［19］ PETERSEN P, BOYSEN G, GODTFREDSEN J, et. al. Placebo-controlled, randomized trial of warfarin and aspirin for prevention of thromboembolic complications in chronic atrial fibrillation. The Copenhagen AFASAK study. Lancet, 1989, 1 (8631): 175-179.

［20］ ORLEWSKA E, MIERZEJEWSKI P. Proposal of polish guidelines for conducting financial analysis and their comparison to existing guidance on budget impact in other countries. Value in Health, 2004, 7 (1): 1-10.

［21］ ROSELL R, CARCERENY E, GERVAIS R, et al. Erlotinib versus standard chemotherapy as first-line treatment for European patients with advanced EGFR mutation-positive non-small-cell lung cancer (EURTAC): a multicentre, open-label, randomised phase 3 trial. Lancet Oncol, 2012, 13 (3): 239-246.

［22］ FUKUOKA M, WU Y L, THONGPRASERT S, et al. Biomarker analyses and final overall survival results from a phase Ⅲ, randomized, open-label, first-line study of gefitinib versus carboplatin/paclitaxel in clinically selected patients with advanced non-small cell lung cancer in Asia (IPASS). Journal of Clinical Oncology, 2011, 29 (21): 2866-2874.

［23］ ZHOU C, WU Y L, CHEN G, et al. Final overall survival results from a randomised, phase Ⅲ study of erlotinib versus chemotherapy as first-line treatment of EGFR mutation-positive advanced non-small cell lung cancer (OPTIMAL, CTONG-0802). Annals of Oncology, 2015, 26 (9): 1877-1883.

［24］ 全国人民代表大会常务委员会. 中华人民共和国药品管理法.(2019-12-01)[2022-06-06]. http://www. gov. cn/xinwen/2019-08/26/content_5424780. htm.

［25］ 国家药品监督管理局. 药品不良反应报告和监测管理办法（卫生部令第 81 号).(2011-05-04)[2022-06-06]. https://www. nmpa. gov. cn/xxgk/fgwj/bmgzh/20110504162501325_2. html.

［26］ 国务院办公厅. 国务院办公厅关于完善公立医院药品集中采购工作的指导意见.(2015-02-28)[2022-06-06]. http://www. gov. cn/zhengce/content/2015-02/28/content_9502. htm.

［27］ 国务院. "十三五" 深化医药卫生体制改革规划.(2016-12-27)[2022-06-06]. http://www. gov. cn/zhengce/content/2017-01/09/content_5158053. htm.

［28］ 国务院办公厅. 国务院办公厅关于完善国家基本药物制度的意见.(2018-09-19)[2022-06-06]. http://www. gov. cn/zhengce/content/2018-09/19/content_5323459. htm.

［29］ 蒋学华. 药学概论. 北京: 清华大学出版社, 2013.

［30］ 蒋学华. 临床药学导论. 北京: 人民卫生出版社, 2014.

［31］ 孙鑫, 谭婧, 唐立, 等. 基于真实世界证据的上市后药品评价技术框架体系: 思考与建议. 中国循证医学杂志, 2018, 18 (4): 277-283.

［32］ 马国, 蔡卫民, 许杜娟. 临床药学导论. 北京: 科学出版社, 2017.

［33］ 国家卫生健康委办公厅. 药品临床综合评价管理指南 (2021 年版试行).(2021-07-28)[2022-06-06]. http://www. nhc. gov. cn/yaozs/s2908/202107/532e20800a47415d84adf3797b0f4869. shtml.

第十六章
药物利用研究

上市药品进入药物使用领域,在保障人们的健康和提高生命质量的同时,由于不合理使用及药品本身所具有的两重性,如过度医疗、重复用药、不良反应、药物不良事件(adverse drug events,ADE)和增加耐药性,从而引起治疗失败、药源性疾病等负面后果。一份系统评价发现截至 2017 年,欧美门诊患者因发生药物不良事件产生的直接成本为人均 174~8 515 欧元;住院患者因发生药物不良事件产生的直接成本为人均 2 851~9 015 欧元。在低收入和中等收入国家这种情况更为严重,甚至有的国家 60%~80% 的健康问题都与擅自用药和依从性差有关。因此,人们不仅需要研发新的药物,更需要对已有药物的合理利用进行深入研究。药物利用研究通过分析药物利用的影响因素,描述药物利用过程,研究药物使用的方法,评价药物使用的效果,为药物的合理使用与管理提供数据基础和决策依据。

第一节　药物利用研究的概念与发展

一、药物利用研究概述

(一)药物利用研究的概念

1977 年,世界卫生组织(WHO)将“药物利用研究(drug utilization research,DUR)”定义为“关于药物在社会中的销售、分配、处方和使用,特别是由这些活动所产生的医学、社会和经济结果的研究”。鉴于此定义在广度和深度方面的局限性,2008 年出版的《药物流行病学与治疗风险管理》一书中界定:“药物利用研究是综合选择描述或分析的方法,量化的理解并评价药物处方,调剂、使用环节以及干预措施的效果,从而提高上述过程的质量”。

也就是说,药品由制药企业生产出来后,围绕其展开的一切活动,包括制药企业对药品的销售,药品在流通领域中的分配,医生对药物的选择和处方,药师对药物的审查和调配,以及患者对药物的使用,都会直接或间接地影响药物价值的实现。这些活动涉及医学、社会和经济等各领域,对其进行研究有助于揭示药物应用的规律,实现用药的合理化。因此,药物利用研究的重点是从医学、社会学、经济学等层面综合评价药物防病、治病的效益及合理性,使药物应用获得最大的收益。

(二) 药物利用的影响因素

药物利用的情况和效果是多种影响因素综合作用的结果。

1. 影响药物利用的宏观因素

(1) 人口因素：一个国家或地区总人口的变化，人口年龄、性别、种族的分布，不同民族与地区的用药习惯等决定了药物利用的基数。而人口健康状态，如疾病的分布状况、性质特点、严重程度、发生频率和持续时间等是影响药物是否被使用，以及药物用量、分布及动态变化等的决定因素。

(2) 体制因素：国家的药事管理体制，国家关于药品的管理方针、法规、制度和政策等，如医疗报销制度、基本药物政策、药品分类管理制度等等引导着一个国家或地区药物利用的趋势。

2. 影响药物利用的微观因素

(1) 药物因素：药物利用的效果与药物本身的安全性、有效性、经济性和使用的方便性直接相关。药品的理化性质、药理作用、剂型、质量、使用方法、相互作用和不良反应等决定药物安全性与有效性；药品的剂型、规格、包装、稳定性、价格和使用药品进行相关治疗的费用等决定药物经济性与方便性。

(2) 人的因素：医生作为用药决策者，其对疾病、药物及患者的了解，医生的相关知识信息量、用药习惯、职业操守等会影响药物使用的模式。药师是药品与药学服务的提供者，用药的监督者和指导者，其服务与管理水平，影响着合理用药目标的实现。患者及其监护者的知识水平与用药依从性决定药物最终是否能被正确摄入。

(3) 技术因素：诊断、预防水平的提高使药品应用更有针对性，药学监护方案的实施使药物利用趋于合理，非药物治疗手段的发展以及新药的研发会带来对药物的替代。

(4) 相关利益机构的活动：如制药企业、医药经营企业、医疗机构、医疗保险机构的推广和竞争等。

二、药物利用研究的兴起与发展

药物利用研究最早用于对药品上市后消耗量的调查，其数据主要供制药企业监测药品销售状况，为确定药品开发和市场竞争策略提供依据。20世纪60年代后，一些国家政府部门需要定量掌握社会医疗和药物利用方面的数据并评估其效果，以制定调整医疗和药物政策；社会医疗保险体系也需要药物利用数据以确定医药资源的合理分配，药物利用研究在政府部门的大力推广下迅速发展起来。1968年，瑞典的 ArthurEngel 和荷兰的 Pieter Siderius 对欧洲6个国家1966—1967年抗生素销售的情况进行比较，使各国研究者认识到对不同国家药物利用情况进行比较的重要性。1969年 WHO 在 Oslo 召开了关于"药品消耗"的第一次会议，并成立了 WHO 欧洲药物利用研究组（European Drug Utilization Research Group, EuroDURG）。为解决不同国家、不同药物之间使用信息的来源和形式各不相同给药物利用数据比较带来的困难，1975年，北爱尔兰、挪威、瑞典的学者研究提出了一个新的定量测量指标——限定日剂量（defined daily dose, DDD），并以此指标对降血糖药（胰岛素）的利用情况进行统计分析。同年，第一个综合性的 DDD 目录在挪威出版。1976年，北欧医药委员会（Nordic Council on Medicines, NLN）首次采用统一的治疗药物解剖学分类（anatomical therapeutic chemical classification of drug, ATC) 和 DDD 作为测量单位对药物利用数据进行统计并出版。规范定量的方法学的应用使药物利用研究迅速发展起来。

20 世纪 70—80 年代，随着流行病学、经济学、统计学技术在药学领域的深入发展，药物利用研究逐渐形成一个专门的研究领域。这一领域以化学、治疗学、药剂学、药理学以及社会学、经济学等学科为基础，运用药物流行病学、医学统计学、临床药理学等学科的方法，研究在一定社会、医学和经济背景下药物利用的规律和趋势，以及在药物利用过程中形成的各种关系和各种相关因素对药物利用的影响。因此，国际药物流行病学会（International Society for Pharmacoepidemiology, ISPE）在 2006 年成立了药物利用 / 健康服务研究组（Special Interest Group in Drug Utilization/Health Service Research, SIG DUR/HSR），旨在建立一个全球性的论坛为来自不同国家的药物利用研究者提供合作与讨论的平台。2012 年，EuroDURG 与 SIG DUR/HSR 决定共同开发《药物利用研究：方法与应用》供学术研究者和政策制定者参考使用。

三、药物利用研究的内容

药物利用研究主要围绕下列内容展开。①用药模式：包括药物应用的范围、程度，用药的趋势，以及全过程的费用；②药物利用质量：通过用药质量指标，将药物的实际应用情况与药品处方集或相应标准进行比较，药物利用质量指标包括药物的选择、药物的花费、药物剂量、药物相互作用和不良反应，以及患者对治疗经济性（成本 - 效果）的评价；③药物利用的影响因素：包括患者的特征（如社会人口统计学参数，用药的态度）、处方者的特征（如专业、受教育程度以及用药决策的影响因素）、药物的特征（包括药物的治疗特点、药物的供应等）；④用药结果：包括药物效果、不良反应以及经济效益等。

药物利用研究的重点可以从社会角度、医疗角度及经济角度讨论。

（一）社会角度的研究内容

1. **用药趋势研究**　用药趋势研究的目的是通过对药品消费量或金额的调查和统计，分析某一时期、某一地区或系统的用药特点和趋势。

2. **不合理用药情况的研究**　通过对用药模式的描述和评价，分析不合理用药的类型、发生率及潜在原因。

3. **药物满足社会需求状况的研究**　调查药品的使用现状及社会对药物的需求量和疗效、安全性、价格等方面的要求。

4. **药物滥用、依赖及其原因和趋势的研究**

（二）医疗角度的研究内容

1. **用药效果的研究**　通过大样本的调查和对资料的处理分析，描述并评价药物预防、缓解疾病或其症状的效果。

2. **用药风险的研究**　收集和统计药物不良反应、药害事件资料，分析药物不良反应发生率和分布情况。

3. **不合理用药后果的研究**　分析和评价不恰当处方或用药可能降低疗效、增加风险的程度。

（三）经济角度的研究内容

1. **新产品开发利用前景分析**　通过对药品需求量的调查，预测新药市场，分析投入 - 产

一物质不同盐的 DDD 值也不相同。⑥通常情况下，不同 ATC 编码对应的立体异构形式会有单独的 DDD 值。⑦没有一个单独 ATC 代码的前药通常没有单独的 DDD 值。⑧同一药物不同剂型的 DDD 值一般是相同的。但不同给药途径或针对不同适应证不同剂量药品的生物利用度差异较大时，DDD 值不相同。对于某种给药途径实际应用非常少的药品，即使它与主要给药途径的生物利用度有明显差异，也只使用同一个 DDD 值。⑨不同给药途径的肠外制剂（如静脉注射和肌肉注射）具有相同的 DDD 值。

2. 复方制剂（combination product）的 DDD 值　复方制剂的 DDD 值表示为复方制剂的计量单位，而不是剂量。无论含有多少种有效成分，复方制剂的 DDD 值都要根据所含成分的 DDD 值来计算。如果一个患者分别使用两个单一成分的药品治疗，则需要分别计算每个单一成分药品的 DDD 值。然而，如果一个患者使用一个含有两种活性成分的复方制剂治疗，那么该药的 DDD 值会比分别计算的低一些。确定复方制剂的 DDD 值须遵循：① ACT 分类中标出了复方制剂的主要活性成分的，该复方制剂的 DDD 值是其所含主要活性成分的 DDD 值。②治疗高血压复方制剂的 DDD 值是日均计量单位的平均值。也就是说，每日 1 次，每次 1 片的复方制剂的 DDD 值为 1 片；每日 2 次，每次 1 片的复方制剂的 DDD 值为 2 片；每日 3 次，每次 1 片的复方制剂的 DDD 值为 3 片，以此类推。

此外，固定剂量群组（fixed dose group）、长效制剂（depot formulation）、间歇给药（intermittent dosing）DDD 值的确定在 ACT/DDD 指南中都有介绍。

与 DDD 相似的是处方日剂量（PDD），它是对 DDD 的修正，是从有代表性的处方样本中得到的处方平均日剂量（PDD），以此作为标准剂量单位，进行用药频度分析。PDD 可以衡量药物被实际医嘱使用的每日平均用量，相对于 DDD，PDD 可包含患者情况及疾病状态的更多信息，如疾病类型与程度、肝肾功能、年龄、体重、药动学参数等。

需要注意的是，DDD 和 PDD 不是自然剂量单位，而是为便于进行药物利用研究专门制定的技术性测量单位，因此只应用于药物利用研究中作为比较的技术指标。DDD 方法就是采用 DDD 作为标准的剂量单位，根据药物的总用量来估计用药人数，测算可能接受某一特定药物治疗的样本人数，使用药人次的计算标准化，避免不同国家、不同疾病、不同药物使用剂量带来的比较和测算上的困难，实现各种水平的比较。而 DDD 值和 DDD 本身并不实际存在，不表示任何实际数据或结果。

(二) 总限定日剂量数

总限定日剂量数（the defined daily dose statistic，DDDs）表示每单位人群使用药物的 DDD 量，可通过药物的总剂量除以相应 DDD 值求得，即式（16-1），它反映某药物在一定时期内的用药人次，或用药频度，从而反映药物利用的趋势和合理性。DDDs 越大，用药频度越高。根据统计单位的不同，DDDs 有不同表示方式。如每千人总限定日剂量数（DDDs per 1 000 inhabitants per day）、每百床位日限定剂量数（DDDs per 100 bed-days）、每年限定剂量数（DDDs per inhabitant per year）等。

$$DDDs= 所统计单位消耗总剂量 /DDD 值 \qquad 式（16-1）$$

表 16-1 是新西兰 65 岁以上老年患者在 2005—2013 年使用质子泵抑制剂的用药情况分析。图 16-1 是新西兰 65 岁以上老年患者在 2005—2013 年使用质子泵抑制剂的用药趋势图。图 16-2 是新西兰 65 岁以上老年患者在 2005—2013 年使用不同种类质子泵抑制剂的情况。

表 16-1　2005—2013 年新西兰老年患者使用质子泵抑制剂的用药情况分析

	2005 年	2006 年	2007 年	2008 年	2009 年	2010 年	2011 年	2012 年	2013 年
老年患者人数/万人	14.3	15.6	16.0	16.7	17.0	18.1	18.1	20.5	21.1
每千人 DDDs	273.4	301.1	317.6	331.9	315.0	316.3	322.6	337.4	346.5
相对 2005 年的变化比例 /%		10.1	16.2	21.3	15.2	15.7	18.0	23.4	26.7

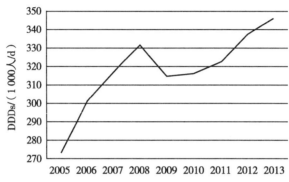

图 16-1　2005—2013 年新西兰老年患者使用质子泵抑制剂的用药趋势图

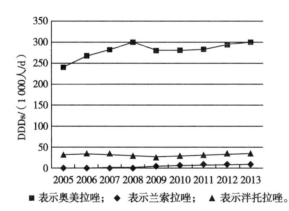

■ 表示奥美拉唑；　◆ 表示兰索拉唑；　▲ 表示泮托拉唑。

图 16-2　2005—2013 年新西兰老年患者使用不同种类质子泵抑制剂的用药趋势图

DDDs 法是进行用药频度分析的常用方法,但它也有一定的局限性,主要是由于 DDD 值只考虑药物的主要适应证的用药剂量,不包括病程的不同时期的药物剂量;当剂量变异大,或一种药物可用于一种以上的适应证(如抗生素针对不同的适应证有不同的剂量),或有合并用药情况,以及存在患者的不依从性等因素时,就很难确定 DDD 值。另外,DDD 值是依据成人的平均日剂量确定的,不适用于儿童等特殊人群的药物利用研究。

二、定性研究

定性研究(qualitative study)是在定量研究的基础上,对药物利用的质量、必要性和适宜性进行的一种评价性研究。在临床用药环节,定性的药物利用研究有一个专用术语,即药物利用评价,即以促进临床用药合理性为目的,通过事先确立的一套药物利用标准,对特定机构中的药物利用的模式和状况进行评价。

（一）药物利用评价的概念与发展

美国于 20 世纪 60 年代提出药物利用评价。随着美国对药物的使用、药物的费用报销等的控制日益严格,如何有效使用药物,保证用药质量,同时尽可能减少不必要的花费,以及如何系统评价药物使用的合理性,成为政府和医院管理部门以及药学专业人员迫切需要研究的课题。1968 年,"药物利用评价（drug use review,DUR）"这一术语首次出现于研究文献中。20 世纪 70 年代后,在医疗机构开展药物利用评价的方案基本形成。1976 年,医院实施药物利用评价的原则、框架和方案正式建立,并随着其在医院的推广应用迅速完善和成熟起来。目前,药物利用评价已成为美国医院药房必须开展的临床药学项目之一。

药物利用评价自提出,其定义与内涵经历了 DUR、DUE 到 MUE 的发展演变。最早提出的"药物利用评价",英文为 drug use/utilization review,又称药物利用回顾,着眼于对医疗机构"药物使用模式"的评价。1976 年,Brodie 和 Smith 为 DUR 作出的定义是：一个经审定的、高度组织化的连续性项目（方案）,它评价、分析并阐明在一个给定的卫生保健机构中按照规定的标准用药的模式。DUR 包括对医院用药模式的定量研究,也包括定性评价。1987 年 9 月,美国卫生系统药师协会（ASHP）提出 DUE（drug use evaluation）的概念,指出 DUE 是 DUR 在新形势下的发展。DUE 是药学监护的重要内容,是一个经审定的、高度组织化的发展性项目（方案）,它评价医生、药师和患者处方、配药和使用药物过程,从而鉴别用药的模式,监测用药问题,改善药物治疗。DUE 以定性研究为主。1996 年,ASHP 又提出 MUE（medication use evaluation）的概念。MUE 是一种以实现最佳的患者治疗为目的,评价和改进药物治疗的全过程的功能促进方法,它由多学科人员共同设计和管理,并有序地实施。与 DUR 和 DUE 相比,MUE 进一步强调患者治疗结果的改善,涉及的领域和人员更广,应用范围也更宽。

总的来说,药物利用评价,无论是 DUR,还是 DUE 或 MUE,都是临床药学的重要内容之一,根据预设的药物利用标准（指标）评价医院中用药的模式,进而提出纠正措施,实施药品应用管理,以达到合理用药、实现患者保健的目的。在我国,药物利用评价尚处于研究试探阶段,相信在不久的将来,随着临床药学工作的深入进行,药物利用评价也将在医疗机构中广泛开展起来。

（二）药物利用评价的目的与作用

实施药物利用评价的最终目的在于实现药物治疗过程和结果的最优化。具体包括：①预防发生与药物治疗有关的问题,如医生的不合理处方、药师调配分发失误、患者不依从用药,以及药物相互作用、不良反应等;②评价药物治疗的有效性,通过对药物临床应用的实际效果的分析,评价药物的应用效率;③促进药物治疗过程的标准化,通过药物利用标准的制定和采纳,促使医疗机构专业人员按规范模式用药。

医疗机构通过药物利用评价项目的实施,可以达到以下实际效果：①减少不必要的费用。在保证药物治疗效果的前提下,通过确定在何种情况下选用价格低但效果相同的药物代替,或选用非药物治疗代替药物治疗的方法,来节约治疗费用。通过用药过程的规范化,也可避免由于用药不当导致的药物不良事件的经济损失。②通过药物治疗过程标准化,最大程度减少可能导致不良药物治疗结果的因素,也可以从患者治疗结果和资源利用等方面评估药物治疗改革实践的价值。③达成医学、药学等各学科间对药物使用过程的共识,明确医务人员所需的信息和教育,增进学科间交流,增强对药师知识、技术的认可。

(三) 药物利用评价的范围

尽管所有药物进行药物利用评价都是有意义的事情,但由于药物利用评价需要一定的人力配合和资源消耗,因此在资源有限的情况下,通常主要针对一些重点药物或特殊人群开展。

1. 消耗量大或价格昂贵的药物　这类药物在药费开支中占较大比例,对有限医药资源的合理分配和使用影响较大,评价其应用的必要性和适当性有较大的现实意义。如非甾体抗炎药、某些进口药等。

2. 治疗风险较大的药物　通过药物利用评价可对毒副作用较大,不良反应较多或易与其他药物发生不良相互作用的药物应用的安全性和有效性进行全面评估和监测。如华法林、地高辛、锂制剂等。

3. 易被滥用的药物　如抗生素类,抗生素是药物利用评价的热点药物。目前在美国,对抗生素的药物利用评价已经取得了广泛开展,从而确立了一系列抗生素应用标准。2016年4月,美国发布了《抗生素管理指南(2016版)》,以求到2020年时大幅减少抗生素不当使用。澳大利亚最早于1978年制定了第一版《抗生素治疗指南》,并定期更新。我国也于2004年8月由原卫生部、总后勤部卫生部和国家中医药管理局共同制定了《抗菌药物临床应用指导原则》。2015年,国家卫生健康委员会联合其他部委已对其作出修订,形成了《抗菌药物临床应用指导原则(2015年版)》。

4. 需长期使用的药物　这些药物由于需要长期使用,对其潜在危害的评价和预防十分重要。如降压药、治疗精神障碍的药物等。

另外,针对老年人、儿童、孕妇等用药高风险人群,以及糖尿病、高血压、精神病、肝病、肾病患者等特殊患病人群,也经常需要进行药物利用评价,以明确药物使用的适当性,解决用药安全性和经济性问题。

第三节　药物利用研究的基本技术与资料

一、药物利用研究的基本技术

药物利用研究主要采用药物流行病学、社会学等的研究方法,结合医学统计学和临床药理学的分析技术进行。根据研究目的,药物利用研究可分为描述性研究、分析性研究和实验性研究。

(一) 描述性研究

描述性研究(descriptive study)主要是用来分辨药物利用的模式和趋势,但无法由此推断出因果关系。首次对某个新领域进行的科学研究常常采用这个方法。这些研究可以提供某些分母数据,比如一定时间内暴露于特定药物的患者数量,用于计算药物不良反应的发生率;也可用于估计疾病的患病率;估计药物支出,计划药物采购、进口、生产和分销的数量;评估处方和调剂的质量。

1. **病例报告**　病例报告(case report)主要针对一个或者多个病例在发病机制、临床表现、诊断和治疗等方面进行记录报告,从而为发现新的疾病、常见疾病的特殊类型和某种干预的潜在不良反应提供线索或客观证据。例如,沙利度胺在缓解恶心、呕吐等早孕反应的同时会发生致畸的严重不良反应,就是通过来自不同国家和地区的相关病例报告发现的。

2. **横断面研究**　横断面研究(cross-sectional study)是研究在特定时间与特定范围人群中的药物与相关事件的关系。横断面研究所收集的资料局限于特定的时间断面,因此也称为现状研究或现状调查(prevalence study)。横断面调查在药物利用研究领域的应用十分普遍,如通过一定时间范围内的用药调查(一年、一月或一周内)了解某人群药物使用的特点;运用药物利用评价研究医生处方习惯等。通过横断面研究,还可对不同国家、地区、医疗机构间同一时期内的用药情况、药物相关问题、处方情况、患者情况进行比较。

3. **纵向研究**　纵向研究(longitudinal study)也称追踪研究,是在比较长的时间内,对特定范围的药物使用进行有系统、定期的研究。通过纵向研究可以探讨随着时间的演变、药物使用模式及其与相关事件关系的变化和顺序。

纵向研究集中研究在一定时间内(几个月、几年、几十年)的变化和发展,所研究因素变化、成长的模式(方式)是什么,它们的方向、速度、顺序及影响的因素等问题。纵向研究的资料可来自官方多年的卫生或药物统计数据,也可取自不断进行的横断面研究(如每年某样本机构的用药情况调查)。但是由于样本往往随着时间演变而变化,取样问题比较复杂,另外易受无法预测的因素影响,如所调查的医疗机构的用药模式,可能会随着不同时期医院技术水平、财务水平、医生、患者的差异而变异。

(二) 分析性研究

分析性研究是流行病学常见的方法之一,主要是通过比较研究组与对照组之间在各种分布的差异,检验描述性研究提出的假设,回答描述性研究提出的问题。分析性研究包括两类方法,即病例-对照研究和队列研究。

1. **病例-对照研究**　病例-对照研究(case-control study)是对具备某种因素的病例组和不具备该因素的对照组进行调查,调查过去或最近有无暴露于这种因素的历史,而该因素疑与疾病的某项特征之间有联系。然后比较两组具备某种因素的情况,验证某因素与疾病是否确实存在联系,联系的性质和强度,是否存在统计学显著性差异,以确定暴露因素与疾病之间的因果关系,同时还需考虑偏倚的影响。如通过对某医院用药水平调查的横断面研究,发现进行血药浓度监测的患者药物不良事件的发生率很低,据此可提出假设:血药浓度监测可降低药物不良事件发生率。将进行血药浓度监测的患者作为研究组,根据研究组患者特征,从广泛未接受血药浓度监测的患者中选择样本(通常对照组样本量远大对研究组),统计其药物不良事件发生率并进行比较。由于病例-对照研究往往先获得观察的"结果",再进而广范围地筛选和验证引起结果的"原因",因此是一种"从果到因"的研究方法。药物不良反应的因果推断尤其适用这一方法。

2. **队列研究**　队列研究(cohort study)是根据拟研究的因素,在研究开始时将特定人群分为暴露组和非暴露队列,先后随访、观察研究事件的发生情况,从而验证假设。相对于病例对照研究,队列研究可将所研究的因素(如服药与否,患病与否)与随访观察所得到的结果

(如不良事件发生率、治疗结果等)有力地结合进来,是一种由因及果的研究,减少了偏倚的发生,还可以计算出与药物相关事件的发生率,因而结果说服力较强。但研究所需时间往往较长,成本较高,不易很快得到研究结果。

除了上述研究方法外,近年来一些新的研究方法,如病例交叉研究(case-crossover study)、病例-时间-对照研究(case-time-control study)、巢式病例对照研究(nested case-control study)、病例-队列研究(case-cohort study)等一些杂交设计也越来越多地用于药物流行病学和药物利用研究领域。

(三) 实验性研究

实验性研究(experimental study)是在研究人员的控制下,对用药人群施加某种因素或干预措施,或消除某种因素,观察药物利用的现象和结果,从而分析所采取的干预措施与药物利用结果之间因果关系的一种方法。实验方法常用于临床领域的药物利用研究,如药物应用有效性的评价,不同药物治疗方案的效果-风险比较或成本-效果比较等;也可应用于确定某种因素对药物利用结果的影响程度,如药品广告对人们用药的影响,药师的指导对药物使用有效率的影响等。根据研究场所的不同,实验性研究方法可分为社区试验(communitytrial)和临床试验(clinical trial)。实验研究的关键在于明确自变量(干预措施)和因变量(药物利用结果),选择适当的测量指标,设立实验组和对照组,以及采取措施控制和消除不相干因素的影响,避免实验偏倚,具体方法参考本书第十二章相关内容。

二、药物利用研究资料

(一) 资料类型

药物利用研究的目的是描述不同国家、地区、机构在不同医疗保健体系下的药物利用模式,以及通过测算一定人口水平下与药物利用相关的患病率、治疗结果、医疗质量等数据,从而评估用药的合理性。可见药物利用涉及的范围较广,各种数据资料都可能作为其研究对象。总体来说,药物利用研究的资料可以分为原始数据和二手数据两类。

1. 原始数据 原始数据(primary data sources)也可称为一手数据,是指研究者基于一定的目的,通过调查、访谈、直接观察、间接观察等方式,首次亲自收集并经过加工处理的数据。药物利用的原始数据主要包括个体(患者、医生、药师以及其他参与到药物利用过程中的第三方人员如患者亲属、政策制定者、医保支付者等)和文书(处方、病例、药历)两个方面。一手数据真实、可靠,获取也及时、直接,但需要组织相对大量的人员采集数据,历时较长,所需的成本也相对较高。

2. 二手数据 二手数据(secondary data sources)指来源于他人(如政府部门、公共调查机构、商业调查公司、其他研究机构或研究者等)调查和科学实验的数据,包括文件、档案记录和实物证据等。二手数据不需要大量的调查、实验人员和被调查者,也不需要组织实验,所以用时较短,耗费的成本也相对较低。但是二手数据具有一定的滞后性,研究者对所获得数据的准确性也难以审核。此外,研究者对二手数据的选择性使用可能对结果产生偏倚影响,因此需要研究者具备更多的专业知识和实践经验技巧。

(二) 资料来源

1. 常规性资料 药物利用研究主要采用的资料是各有关部门收集、掌握的一些常规资料和记录,如药厂、医药公司、医院药品购销记录、购销金额,医生的医嘱、处方记录,药师的调配记录、药品不良反应报告记录卡等。对这些资料的筛选、分析,可以探索一定时间和空间范围内的药物使用的动态情况。由于很多常规性资料的项目较为全面,也可同时用于多项目的分析比较。

常规性资料通常会按有关规定记录、保存一定的时间,不需进行专门的调查即可获得,具有容易获得、样本量大、种类很多、信息丰富等优点。但其内容往往不够深入,相互分割交叉复杂,有些资料如报告卡等可靠性、完整性也较差;加之不同机构的水平、规模、性质、专业性不同,评价标准又往往不一致,易导致资料的利用、统计分析十分不便。

2. 专题调查资料 专题调查资料指从研究目的出发,专门通过调查或实验获取的资料。如前述病例对照研究或队列研究所收集的资料,药物经济学研究、药物利用评价资料等。这类资料与常规性资料相比,可以根据研究的目的与需要,收集所需的系统、完整的资料,因此可通过一定的质量控制措施,保证资料的可靠性。但需花费较大的人力、物力和财力,而且可能会带来有一定人为干扰偏倚。

专题资料常采用调查研究(survey study)的方式收集。调查研究通过事先设计的问卷或调查表(questionnaire),在某一人群中通过普查或抽样调查的方式,收集特定时间内药物利用的描述性资料,以揭示药物利用的分布情况以及某些因素对药物利用的影响。当药物利用研究涉及难以直接观察的大总体或难以直接度量的指标时,如某城市居民对进口药和国产药的倾向性选择,人们选择药品的主要影响因素等,调查表是收集第一手数据的最佳方法。

3. 背景资料 除上述资料外,药物利用研究常需从一些较大型的数据库、官方统计资料、文献报道等收集一些背景资料。如人口资料、疾病资料等。人口资料可用于计算药物使用的百分率,研究影响药物使用或选用的因素(如年龄、性别等)。疾病资料如发病率、死亡率、患病率是评价药物利用效果的重要指标,也可为进一步的药物利用研究提供线索。文献资料可为当前进行的药物利用研究提供研究背景及参考思路。目前已有些药物利用研究项目通过对文献资料进行系统评价(system review)来实施。

(三) 资料收集内容

药物利用涉及药物的销售、储存、流通、调配、使用等各个环节,所研究的环节和侧重点不同,所需的药物利用资料也不同。

1. 大型数据库和官方统计资料 目前,有很多国际、国内或地区药物数据库。如 WHO 药物基本统计资料、国家药品不良反应数据库、药品批发企业销售数据库等,可在这些数据库中根据需要提取药物销售数量、药物销售渠道、药品目录,以及药物的分类及 DDD 值等。

2. 管理部门资料 从国家药品监督管理局、国家卫生健康委员会等处可以得到药品注册、进口、撤销、禁用等的基本信息。如一段时期内新药注册的数量和品种,进口药品的品种、数量、生产国,药品的生产批号、批准文号、有效期等。

3. 药品流通部门资料 药品生产企业、药品批发企业、药品零售企业一般都保存有药品的购销记录。可从中收集特定药物或同类药物、专利药与非专利药的生产、进口销售数量和金额等。

4. 药品使用机构资料 药品使用机构,如医院、诊所、药房等是药物利用研究所需资料的主要来源,也是药物利用研究的主要服务对象。其资料主要集中在处方资料、用药指征及其他相关资料等。

(1)处方或医嘱资料:处方或医嘱资料主要反映用药的合理性,可从医生工作站电脑资料中调取。对于住院患者或门诊患者的处方或医嘱,一般需统计患者的人口统计学资料(如年龄、性别、诊断等)、药物名称、剂型、剂量、给药次数、疗程等。这些数据可提示药物利用与其适应证的对应性,进而判断用药的合理性。WHO建议处方调查应统计以下几方面内容:①每张处方的平均药物数量;②处方中通用名药物(非专利药)的比例;③处方中抗生素的比例;④处方中注射剂的比例;⑤处方中基本药物目录中的药品比例;⑥每张处方的平均药费等。通过处方调查还可以设置PDD的值,进而进行用药频度及合理性的分析。

(2)处方调配资料:经药房调配分发的处方才反映实际药品的使用情况,处方调配资料主要反映药物的实际利用率。处方调配资料可从药房中调取。从处方调配资料中收集的资料包括:①处方的药物数;②处方的剂量数;③每张处方的平均药物数;④实际调配药物数占处方药物总数的比例;⑤正确标签的药物比例;⑥调配的药物总量;⑦每项调配及每张处方的费用。

(3)其他资料:除上述两项主要资料外,很多有关药物利用的重要资料需从医疗机构的购销记录、库存记录、药物差错记录、不良反应记录及患者病历记录中提取。包括:①药物种类与单价;②最常用的药物及用量最小的药物;③特定药物的人均消耗量;④针对同一适应证的两种或多种药物的用量比较;⑤不良反应发生率;⑥药物差错发生率;⑦特定药物或某一类药物的预算比例等。这些资料可用于两种或多种药物之间、医疗机构之间,乃至国家之间药物利用情况的比较。

5. 患者报告数据 患者报告数据(patient-reported data)是由患者处获得的数据。患者是药物的实际使用者,对药物治疗效果有着不可替代的关键作用,药物利用过程中的许多数据都需要患者自己提供,如药物的依从性、可负担性以及使用非处方药的情况等。但由于每个患者对报告信息的理解有差异,可能会导致提供的数据有偏倚。

第四节 药物利用研究技术在实践领域中的应用

一、用药趋势分析

根据研究目的和范围的不同,用药趋势分析包括宏观的用药趋势研究,如对2016年我国处方药市场药物销售状况的调查分析;微观研究,如某医院2016年抗感染药物的使用分析。针对某一种疾病的研究,如抑郁症的药物治疗进展;针对某一类药物的研究,如第二代抗抑郁药物的应用状况;纵向趋势研究,如2005—2015年某地区喹诺酮类药物的消耗数据和变化趋势;横向比较研究,如2015年中、西部6个城市感冒类药物的使用情况比较等。

(一) 研究目的

分析某区域某时期,或不同区域不同时期用药特点和用药趋势,描述用药发展动态,供制药企业、营销部门、医疗单位参考。如以了解某医院肿瘤科一段时间内抗肿瘤药物的使用状况及用药趋势为目的。

（二）资料来源

用药趋势研究的资料可来自医院或药店购药数量或金额、药品消耗数量或金额，也可来自医药公司或药厂药品销售记录等。如上述研究，可通过医院信息管理系统调阅该医院使用抗肿瘤药物的相关数据，统计药品通用名、商品名、规格、单价、年销售数量以及年销售金额等信息。

（三）研究步骤

用药趋势分析是一种定量研究，多采用文献研究方法。具体步骤包括：

1. 确定研究范围（区域、时间） 如时间范围为：2013—2015 年；区域范围为：某省、某市或某医院。

2. 确定所研究药品品种 一般抗生素类、抗肿瘤药品、麻醉药品、非处方药类等易被不合理使用或使用频率较高的药品有较大的研究价值。

3. 按一段时间内医院购买或消耗药品的金额或数量，或药店、医药公司或药厂销售药品的金额或数量大小顺序排列。

有研究者采用上述方法，对某医院 2013—2015 年抗肿瘤药物的使用情况进行分析，某医院各类抗肿瘤药物销售金额、所占比例及年增长率结果见表 16-2，某医院各类抗肿瘤药物单品种销售金额及排序见表 16-3。

表 16-2 2013—2015 年某医院各类抗肿瘤药物销售金额、所占比例及年增长率

抗肿瘤药物	2013 年		2014 年			2015 年		
	金额 /万元	构成比 /%	金额 /万元	构成比 /%	年增长率 /%	金额 /万元	构成比 /%	年增长率 /%
细胞毒类	2 341.56	90.88	3 346.18	87.67	42.90	3 981.39	85.79	18.98
激素类	196.46	7.62	263.62	6.91	34.19	302.67	6.52	14.81
肿瘤分子靶向和生物治疗类	38.52	1.50	206.79	5.42	436.84	356.65	7.69	72.47
合计	2 576.54	100.00	3 816.59	100.00	48.13	4 640.71	100.00	21.59

表 16-3 2013—2015 年某医院各类抗肿瘤药物单品种销售金额及排序

类别	药品名称	规格	2013 年		2014 年		2015 年	
			金额 /万元	排序	金额 /万元	排序	金额 /万元	排序
细胞毒类	多西他赛	0.5ml : 20mg	482.03	1	561.79	1	612.64	1
	奥沙利铂	50mg	217.71	2	284.52	3	275.03	5
	注射用雷替曲塞	2mg	169.69	3	273.34	4	352.02	3
	卡培他滨片	500mg	152.94	4	147.06	7	143.4	7
	培美曲塞二钠	0.2g	136.29	5	269.98	5	505.44	2
	注射用紫杉醇脂质体	30mg	127.74	6	289.61	2	351.47	4

续表

类别	药品名称	规格	2013年 金额/万元	排序	2014年 金额/万元	排序	2015年 金额/万元	排序
细胞毒类	吉西他滨	1g	127.14	7	110.68	9	115.49	9
	紫杉醇注射液	5ml:30mg	126.93	8	152.51	6	129.5	8
	表柔比星	10mg	123.17	9	139.25	8	91.49	10
	吡柔比星	10mg	74.5	10	85.25	10	90.51	11
激素类	醋酸甲地孕酮分散片	40mg	43.97	11	45.97	13	52.7	14
	比卡鲁胺片	50mg	38.71	12	43.89	14	63.92	12
	来曲唑片	2.5mg	16.43	13	25.4	15	38.61	16
	氟他胺	0.25g	11.94	14	18.66	16	18.25	17
	他莫西分片	10mg	7.76	15	8.86	18	9.48	18
	醋酸甲羟孕酮	2mg	6.25	16	3.84	19	1.76	19
	丙酸睾酮	1ml:25mg	1.34	17	0.55	20	0.56	20
肿瘤分子靶向和生物治疗类	重组人白介素-2	50万IU	26.45	18	71.38	12	57.41	13
	重组人血管内皮抑制素	3ml:15mg	3.73	19	15.73	17	41.3	15
	甲磺酸伊马替尼	0.1g		20	81.7	11	200.65	6
合计			1 894.73		2 630.01		3 151.64	

4. 对此数据进行统计处理,分析用药特点或用药趋势从表16-2、表16-3可以看出,该医院抗肿瘤药物的使用中,细胞毒类所占比例较大。从单品种销售金额来看,多西他赛一直处于较高水平,而紫杉醇因不易提取和合成,且不溶于水的特性,临床应用相对受限。分子靶向治疗比目前的化疗更为有效、副作用更小,特别是从2014年开始,该医院肿瘤分子靶向和生物治疗类药物销售金额和使用量大幅增加,其中以甲磺酸伊马替尼尤为显著,也表明该药的疗效已得到临床的普遍认可。但由于价格较高,其在临床上的使用量还未能超越细胞毒类和激素类抗肿瘤药物。

二、用药频度的分析与评价

(一) 研究目的

用药频度分析的目的在于通过一定方法,分析某地区或医院在一定时期内药物的使用频度,从而评价药物在临床应用中的地位和医生用药的合理性。

(二) 主要方法

用药频度分析一般采用DDD法。就是通过计算各种药物的DDD值,分析药物的使用频率,评价其适当性。DDD法或PDD法的具体实施包括5个步骤。

1. 确定限定日剂量(DDD)值或处方日剂量(PDD)值 目前WHO制定了一套ACT/

DDD 系统,供各国研究学者进行药物统计及药物利用的国际比较参考。该标准具有一定的国际通用性,但在具体应用时需结合各国具体情况,参阅药典或权威性药学书籍(如《新编药物学》中规定的治疗药物剂量),结合临床床实践,与临床医生共同讨论制定。

2. 计算总 DDD 数(DDDs) 以药品的总购入量(或总消耗量)除以相应的 DDD 值,求得该药的 DDDs,见式(16-2),即用药人次。

$$\text{DDDs} = \text{全年消耗总剂量} / \text{DDD 值} \qquad \text{式(16-2)}$$

3. 计算每日的医疗费用 分别计算与购入量(消耗量)对应的总金额数,以总金额数除以 DDD 数,可得到每天药物消耗的医疗费用,见式(16-3)。

$$\text{每日治疗费用} = \text{全年消耗总金额(元)} / \text{DDDs} \qquad \text{式(16-3)}$$

4. 排序 对总购药金额(销售金额)、总购入量(消耗量)、DDD 值、DDDs 进行数据处理,求得购药金额序号(销售金额)和用药人次序号。

5. 比较 求得购药金额序号(销售金额序号)与用药人次序号的比值,此比值反映用药金额与用药人次是否同步的指标,比值接近于 1.0,表明同步性较好,反之则较差。

有研究者通过上海市食品药品监督管理局科技情报所提供的武汉地区 32 家医院 2010—2012 年头孢菌素类抗生素的数据,分析这 32 家医院头孢菌素的临床使用情况,为临床合理使用头孢菌素提供参考。2010—2012 年头孢菌素销售金额前十位的品种、DDDs 前十位的品种、头孢菌素排序比及 DDC(限定日费用)分别见表 16-4、表 16-5 和表 16-6。

表 16-4 2010—2012 年头孢菌素销售金额(万元)排序前十位的品种

序号	2010 年				2011 年				2012 年			
	药品	销售金额	国产金额(品种)	进口金额(品种)	药品	销售金额	国产金额(品种)	进口金额(品种)	药品	销售金额	国产金额(品种)	进口金额(品种)
1	头孢地嗪	10 556.4	1 299.0 (2)	9 257.4 (5)	头孢孟多	10 640.1	4 923.2 (3)	5 716.9 (4)	头孢孟多	13 894.4	8 051.4 (3)	5 843.0 (4)
2	头孢孟多	9 709.2	3 018.1 (2)	6 691.1 (4)	头孢地嗪	8 819.4	1 448.3 (2)	7 371.1 (5)	头孢唑林	8 880.9	0 (0)	8 880.9 (3)
3	头孢替安	8 168.4	789.3 (3)	7 379.1 (4)	头孢哌酮/他唑巴坦	6 607.1	0 (0)	6 607.1 (5)	头孢哌酮/他唑巴坦	8 231.1	0 (0)	8 231.1 (5)
4	头孢甲肟	7 019.8	574.3 (1)	6 445.5 (4)	头孢唑林	6 474.0	0 (0)	6 474.0 (3)	头孢硫脒	6 854.7	9.5 (1)	6 845.2 (3)
5	头孢替唑	4 399.9	2 646.4 (2)	1 753.5 (5)	头孢替安	4 921.7	762.3 (4)	4 159.4 (4)	头孢地嗪	5 787.4	1 183.9 (2)	4 603.5 (5)
6	头孢哌酮/他唑巴坦	4 124.6	0 (0)	4 124.6 (5)	头孢甲肟	4 724.5	421.3 (1)	4 303.2 (4)	头孢曲松/他唑巴坦	5 070.9	0 (0)	5 070.9 (2)

续表

序号	2010年				2011年				2012年			
	药品	销售金额	国产金额（品种）	进口金额（品种）	药品	销售金额	国产金额（品种）	进口金额（品种）	药品	销售金额	国产金额（品种）	进口金额（品种）
7	头孢唑林	4 102.0	0(0)	4 102.0(3)	头孢硫脒	3 807.9	16.6(1)	3 791.2(3)	头孢噻肟	4 123.5	0(0)	4 123.5(4)
8	头孢哌酮/舒巴坦钠	3 296.0	2 198.4(3)	1 097.6(7)	头孢替唑	3 619.8	2 537.1(2)	1 082.7(5)	头孢替唑	3 743.4	3 070.9(2)	672.4(5)
9	头孢美唑	3 046.1	806.7(3)	2 239.4(4)	头孢曲松/他唑巴坦	3 229.3	0(0)	3 229.2(3)	头孢美唑	3 598.4	255.0(2)	3 343.4(4)
10	头孢硫脒	2 907.8	0(0)	2 907.8(3)	头孢美唑	3 041.3	489.9(2)	2 551.5(4)	头孢地尼	3 554.8	947.4(1)	2 607.4(4)

表 16-5 2010—2012 年头孢菌素 DDDs 排序前十位的品种

序号	2010年		2011年		2012年	
	药品（剂型）	DDDs	药品（剂型）	DDDs	药品（剂型）	DDDs
1	头孢地嗪（注射）	1 021 915.5	头孢地嗪（注射）	835 146.0	头孢地尼（口服）	901 505.0
2	头孢甲肟（注射）	586 545.5	头孢地尼（口服）	709 991.7	头孢唑林（注射）	694 180.8
3	头孢克肟（口服）	509 509.8	头孢唑林（注射）	507 397.5	头孢呋辛（注射）	543 243.0
4	头孢地尼（口服）	449 181.7	头孢呋辛（注射）	466 186.3	头孢地嗪（注射）	540 709.5
5	头孢呋辛（注射）	448 949.8	头孢克洛（口服）	431 219.5	头孢克洛（口服）	455 454.3
6	头孢替唑（注射）	440 709.8	头孢哌酮/舒巴坦（注射）	400 818.4	头孢哌酮/舒巴坦（注射）	373 326.3
7	头孢哌酮/舒巴坦（注射）	437 093.4	头孢甲肟（注射）	397 888.5	头孢丙烯（口服）	369 643.0
8	头孢克洛（口服）	386 089.0	头孢克肟（口服）	374 696.8	头孢克肟（口服）	355 891.5
9	头孢唑林（注射）	351 557.0	头孢替唑（注射）	347 653.7	头孢孟多（注射）	350 828.7
10	头孢泊肟酯（口服）	310 203.0	头孢孟多（注射）	299 334.5	头孢哌酮/他唑巴坦（注射）	340 471.6

表 16-6　2010—2012 年头孢菌素排序比及 DDC

序号	2010 年			2011 年			2012 年		
	药品	排序比	DDC/元	药品	排序比	DDC/元	药品	排序比	DDC/元
1	头孢地嗪	1.0	103.3	头孢孟多	0.1	355.5	头孢孟多	0.1	396.0
2	头孢孟多	0.2	313.4	头孢地嗪	2.0	105.6	头孢唑林	1.0	127.9
3	头孢替安	0.3	264.1	头孢哌酮/他唑巴坦	0.3	242.7	头孢哌酮/他唑巴坦	0.3	241.8
4	头孢甲肟	2.0	119.7	头孢唑林	1.3	127.6	头孢硫脒	0.3	213.7
5	头孢替唑	0.8	99.8	头孢替安	0.3	212.7	头孢地嗪	1.3	107.0
6	头孢哌酮/他唑巴坦	0.3	244.7	头孢甲肟	0.9	118.7	头孢曲松/他唑巴坦	0.3	394.9
7	头孢唑林	0.8	116.7	头孢硫脒	0.4	209.3	头孢噻肟	0.4	204.1
8	头孢哌酮/舒巴坦钠	1.1	75.4	头孢替唑	0.9	104.1	头孢替唑	0.7	112.7
9	头孢美唑	0.5	198.8	头孢曲松/他唑巴坦	0.4	400.3	头孢美唑	0.5	180.9
10	头孢硫脒	0.5	195.1	头孢美唑	0.5	182.9	头孢地尼	10	39.4

统计显示,2010—2012 年销售金额排序前十位的头孢菌素,大多均有进口及国产品种,但临床应用以国产品种为主,与国家整体的生产、使用情况一致。进口头孢菌素品种不再以满足临床需要为目的,而是以新品种的引进和开拓市场为目的。每年均有两种第三代头孢菌素联合 β- 内酰胺酶抑制药品种进入销售金额排序前十位,其中头孢哌酮/他唑巴坦连续两年在前三位。这表明,随着临床耐药菌株的日益增多,头孢菌素联合 β- 内酰胺酶抑制药使用亦逐年增长,这种耐药性需引起临床重视。2010—2012 年 DDDs 排序前十位的均有口服品种,尤其是头孢地尼连续两年进入前三位。口服头孢菌素疗效确切、使用方便、价格低廉,可用于多种感染且可作为后续药物用于序贯治疗,被临床医患广泛接受,是理想的口服头孢菌素品种。从排序比看,每年至少有两个品种排序比等于或接近 1,表现出较好的同步性,但这一数量仍然偏少。这也显示,个别价高品种可能存在集中使用的情况,对于质优价廉品种的使用仍有提升的空间。

三、处方行为的分析与评价

(一) 处方行为分析目的

处方行为分析是判断药物是否被合理使用的最直接方法,其对象是处方及与处方有关的行为。通过处方行为分析,可以达到较简单的目的,如评价处方规范性,明确临床用药程序是否规范;以及得到定量资料,如描述某一类疾病的用药情况及趋势;也可达到合理用药评价的目的,如评价某一种药物的使用合理性(药品选择、用药剂量、用药方法是否恰当,联合用药是否恰当等)。

(二) 处方行为分析方法

处方分析应根据目的采用最适当的方法。

1. 处方规范性研究 一般对处方规范性的研究主要采用文献分析方法,资料来源主要是医院处方,逐一审查统计处方中规定项目是否完善,处方正文是否书写正确、清晰,医生、药师、复核人员是否按规定签字,特殊药品、自费药品处方等是否按规定管理等,分析处方及处方管理中存在的问题。

2. 处方定量研究 对某一类疾病的用药情况及趋势的研究可采用处方频数分析方法。以医院处方为信息资料,将待分析的处方药物按处方数多少进行排序,分析处方流行趋势。

如研究者通过收集 2013—2014 年某医院糖尿病儿童及青少年的 817 张门诊处方,统计并分析患儿基本情况(性别、年龄、临床诊断)和用药情况(药品名称、规格、剂量、用法用量、联用情况等),以了解该院儿童及青少年降糖药物超说明书用药现状,为临床合理用药提供参考。判断超说明书用药行为的标准为:根据国家药品监督管理局批准的最新版药品说明书,从适应证、年龄、用法用量等方面,对每张处方中每个降糖药物用药记录逐项判断其是否与药品说明书相符,若不相符则判断其存在超说明书用药,记录超说明书用药的类型,对同一条用药记录中存在的多个超说明书用药类型均做记录。药品说明书中未提及可予以儿童或青少年使用或低于说明书限定的使用年龄者,均视为超年龄用药。研究结果显示,在 817 张降糖药物处方中,超说明书用药共 475 张,占总处方的 58.14%。各种降糖药物超说明书用药的发生率见表 16-7。其中,胰岛素类似物中以甘精胰岛素注射液和赖脯胰岛素注射液超说明书用药发生率最高,为 100%,而胰岛素注射液、精蛋白锌重组人胰岛素混合注射液、精蛋白重组人胰岛素注射液(预混 30/70)未见超说明书用药的处方。口服降糖药中除二甲双胍外,其他超说明书用药发生率均为 100%。

表 16-7　各类降糖药物超说明书用药的发生率

药物分类	药物通用名	处方数 / 张	超说明书处方数 / 张	超适应证处方数 / 张	超用法用量处方数 / 张
胰岛素类似物	甘精胰岛素注射液	150	150	0	0
	精蛋白锌重组赖脯胰岛素混合注射液(25R)	29	11	0	3
	地特胰岛素注射液	104	5	0	0
	赖脯胰岛素注射液	193	193	0	0
	门冬胰岛素 30 注射液	7	3	0	0
	门冬胰岛素注射液	99	22	0	22
	小计	582	384	0	25
胰岛素	胰岛素注射液	68	0	0	0
	精蛋白生物合成人胰岛素注射液(预混 50R)	8	6	0	0
	精蛋白锌重组人胰岛素混合注射液	31	0	0	0
	精蛋白重组人胰岛素注射液(预混 30/70)	6	0	0	0
	小计	113	6	0	0

续表

药物分类	药物通用名	处方数/张	超说明书处方数/张	超适应证处方数/张	超用法用量处方数/张
双胍类	盐酸二甲双胍肠溶片	38	1	0	0
磺酰脲类	格列齐特缓释片	13	13	0	0
α-糖苷酶抑制剂	阿卡波糖片	5	5	1	0
	伏格列波糖片	23	23	0	6
促胰岛素分泌剂	瑞格列奈片	8	8	0	0
胰岛素增敏剂	盐酸吡格列酮片	19	19	0	0
DDP-4抑制剂	磷酸西格列汀片	11	11	0	0
GLP-1	艾塞那肽注射液	5	5	0	0
总计		817	475	1	31

降糖药物联合用药的处方126张,其中胰岛素联用的处方94张,均为长效及短效胰岛素联用,无超说明书使用现象;口服降糖药联合用药处方有32张,其中二甲双胍联合用药最多,占68.78%;DPP-4抑制剂与其他口服降糖药联用占25.01%,与胰岛素增敏剂联用属于超说明书用药。联用情况见表16-8。

表16-8 各类口服降糖药联合应用情况

药品类别	双胍类	磺酰脲类	α-糖苷酶抑制剂	促胰岛素分泌剂	胰岛素增敏剂	DDP-4抑制剂	GLP-1	胰岛素类	联用处方数/张
1	√							√	10
2	√					√			3
3	√	√							1
4			√					√	4
5	√	√			√				1
6	√				√				1
7	√				√				3
8					√	√			2
9	√				√				3
10		√	√						2
11		√	√				√		2
合计									32

调查结果显示,该院儿童及青少年患者使用胰岛素及其类似物的处方分别是113张和582张,占总处方数的85.07%。可见,胰岛素及其类似物是儿童及青少年糖尿病治疗的重要

药物,并且胰岛素类似物的使用率远高于胰岛素,更多儿童及青少年患者倾向使用胰岛素类似物。在口服降糖药中,使用率最高的主要为盐酸二甲双胍肠溶片。这与许多国家和国际组织制定的糖尿病诊治指南中的推荐是一致的。同时,二甲双胍是唯一经过临床研究证实对儿童青少年疗效和耐受性均较好的口服降糖药,推荐用于 10 岁以上的青少年。本次调查发现,糖尿病儿童超说明书用药形式主要表现在超年龄用药和超说明书联合用药方面。如,甘精胰岛素在国内尚未被批准用于儿童患者,但仍有 150 份处方中显示有使用。事实上,对于 6 岁以上儿童建议选用地特胰岛素注射液。本次调查中还发现 DDP-4 抑制剂(西格列汀)与磺酰脲类联用,如果按我国批准的药品说明书来看属超说明书用药,但如果按 FDA 批准的药品说明书则不属于超说明书用药。这也提示,药品说明书的行政审批花费大量时间和费用,这使得药品说明书上的信息滞后于严格的临床研究数据,如果局限于药品说明书可能使其临床应用受到严重限制。

3. 处方合理性评价　评价处方的合理性可采用药物利用评价方法,也可采用药物利用指数(drug utilization index,DUI)方法。药物利用指数法是采用 DUI 作为分析技术指标,衡量医生使用某药的日处方剂量,对医生用药的合理性进行分析的一种方法,即式(16-4)。

$$DUI = 总\ DDD\ 数\ /\ 总用药天数 \qquad\qquad 式(16\text{-}4)$$
$$总\ DDD\ 数(DDDs) = 药物的总剂量\ /\ 相应\ DDD\ 值 \qquad\qquad 式(16\text{-}5)$$

当 DUI>1.0 时,说明医生的日处方剂量大于 DDD;DUI<1.0 时,说明医生的日处方剂量低于 DDD。

通过 DUI 的测算,可以了解医生的用药习惯,发现用药的流行趋势,估计用药可能出现问题,监测用药的合理性,防止药物滥用或误用。

如研究者对某医院慢性乙型肝炎(CHB)住院患者的药物利用情况、治疗过程监测及临床治疗结果进行综合分析,为临床合理用药提供参考。研究选取该院 2014—2015 年出院 CHB 患者 186 例,对患者的一般情况、疾病诊断、检查资料、药物治疗信息、药品不良反应及治疗结果监测等相关信息进行统计,计算 DUI 等值。186 例药物治疗方案中,采取抗炎保肝治疗 80 例,其次是抗炎保肝联合抗病毒治疗 63 例和抗病毒治疗 29 例,三者合计占 92.47%。采取免疫调节及免疫调节联合治疗的仅 14 例,占治疗方案的 7.53%。说明该院临床较多采取了抗炎保肝治疗,以及在此基础上的抗病毒治疗。纳入 DUI 分析的 CHB 治疗药物 26 种,7 种药物 DUI>1,13 种药物 DUI 为 1,6 种药物 DUI<1。某医院慢性乙型肝炎(CHB)住院患者的治疗药物 DUI 统计见表 16-9。

表 16-9　某医院慢性乙型肝炎(CHB)住院患者的治疗药物 DUI 统计

药品名称	总用药量	用药天数 /d	DDD	DDDs	DUI
抗炎保肝药					
异甘草酸镁注射液	35 850mg	260	100mg	358.50	1.38
苦黄注射液	440ml	11	30ml	14.67	1.33
注射用促肝细胞生长素	1 080mg	9	100mg	10.80	1.20
注射用还原型谷胱甘肽	1 134.3g	842	1.2g	945.25	1.12
复方甘草酸苷注射液	940ml	14	60mL	15.67	1.12

续表

药品名称	总用药量	用药天数/d	DDD	DDDs	DUI
注射用复方甘草酸单铵 S	11 920mg	97	120mg	99.33	1.02
复方甘草酸苷胶囊	344 粒	57	6 粒	57.33	1.01
甘草酸二铵肠溶胶囊	1 350mg	3	450mg	3.00	1.00
肝苏胶囊	139.86g	37	3.78g	37.00	1.00
护肝片	47.52g	11	4.32g	11.00	1.00
垂盆草颗粒	300g	10	30g	10.00	1.00
注射用硫普罗宁	41.4g	207	0.2g	207.00	1.00
水飞蓟素片	19 320mg	46	420mg	46.00	1.00
五酯胶囊	462 粒	77	6 粒	77.00	1.00
注射用腺苷蛋氨酸	88g	88	1g	88.00	1.00
注射用丁二磺酸腺苷蛋氨酸	778g	778	1g	778.00	1.00
注射用复方甘草酸苷	80 920mg	682	120mg	674.33	0.99
多烯磷脂酰胆碱注射液	4 560ml	467	10ml	456.00	0.98
熊去氧胆酸胶囊	11 000mg	16	750mg	14.67	0.92
注射用门冬氨酸鸟氨酸	1 350g	173	15g	90.00	0.52
免疫调节药					
注射用胸腺肽	110.4mg	69	1.6mg	69.00	1.00
抗病毒药					
拉米夫定片	71g	710	0.1g	710.00	1.00
恩替卡韦片	384mg	768	0.5mg	768.00	1.00
阿德福韦酯片	2 050mg	205	10mg	205.00	1.00
聚乙二醇干扰素 α-2a 注射液	675μg	4	180μg	3.75	0.94
注射用重组人干扰素 α-2b	25 200 万 IU	90	450 万 IU	56.00	0.62

由表 16-9 可知,异甘草酸镁注射液 DUI 为 1.38,该药 DDD 为 0.1g,调查发现有多例医嘱使用了最大日剂量 0.2g,这其中有患者病情危重、炎症程度高的原因,也不排除过度治疗可能。还原型谷胱甘肽用于病毒性肝炎的 DDD 为 1.2g,调查该药 DUI 为 1.12,其中不乏肝损严重、感染中毒深或合并酒精肝、脂肪肝等原因,也存在个别超剂量使用现象,DDDs 排名第 1 由此可见。门冬氨酸鸟氨酸 DUI 仅为 0.52,说明书推荐该药用于慢性肝炎的 DDD 为 15g,调查显示,该院较多使用了 7.5g 的急性肝炎的 DDD 值,使用剂量明显偏低。重组人干扰素 α-2b 的 DUI 为 0.62,考虑与该药不良反应发生率高,且与剂量相关,临床医生为确保治疗延续性,多采用小剂量并联合核苷(酸)类似物(NA)有关。总体来看,研究纳入 DUI 分析的 26 种治疗药物中,7 种药物 DUI>1,6 种药物 DUI<1,表明该院临床在药物使用剂量上,过度治疗和治疗不足问题相当,这些问题可能诱发 ADR 产生或导致治疗失败,尤其是

DUI 偏离较大品种,如异甘草酸镁注射液、苦黄注射液、注射用门冬氨酸鸟氨酸、注射用重组人干扰素 α-2b 等。

四、药物利用评价

如前所述,药物利用评价是一种定性的药物利用研究,也是当前一种重要的临床药学服务项目。药物利用评价的实施并不是仅通过医疗机构药房的工作即可完成。药物利用所涉及的医生、护士、药师等各方面专业人员,以及各种相关部门均需要参与,因此需要多部门的协作配合完成。

(一) 药物利用评价实施步骤

1. 确定研究范围　确定在哪个医疗机构、哪个具体部门,以及针对哪种药物实施药物利用评价。

2. 确定评价标准和指标　实施药物利用评价的一个关键步骤就是确定衡量用药质量的标准,它关系到一个项目能否达到实施的目的。标准(criteria)是预先确定的药物利用要素,根据这些要素可以对药物使用的适当性、必要性及质量的各个方面进行比较。

在实践中,实施药物利用评价一般至少需确定以下标准:①诊断标准;②实验室检查标准;③药 - 药联用 / 相互作用标准;④药 - 患者禁忌证标准;⑤给药途径标准;⑥日剂量标准;⑦疗程或发药量标准;⑧合理 / 不合理或推荐 / 不推荐的药物标准。

保证药物利用评价的公正和可靠,标准应符合以下条件:①明显反映保健的质量;②容易获得资料;③不重复;④客观、可靠;⑤详细、明确。

目前,确定标准的方法主要有两种:一种是对已有的、成文的标准加以修订,一般以专家或公认的权威机构编纂的书籍、现有专家共识或指南为基础,结合医疗机构实际情况及新专业知识或信息进行修订。另一种方法是由研究机构自行提出、确定,一般只有在没有既往标准,或已有标准过于陈旧的情况下采用。1994 年以来,ASHP 已定期公布了很多种药物的利用评价标准。

指标(standards/criteria)是根据标准作出的允许的变动范围的专业性表述,是判断药物利用数据是否符合标准的尺度。指标有两类,一类是绝对性指标,即只有"有"或"无"(100% 或 0%)两个量值,如对实际药物利用过程中用药指征的判断。另一类是以偏差的量或百分率(%)度量,超过允许的偏差即为不符合标准。

3. 申报计划并获得批准和相关协作　药物利用评价是一种多学科研究,其实施涉及医药卫生系统或医疗机构内部的许多部门,单由药学部门或少数研究人员不能够独立承担。因此药物利用评价计划确定后,须呈报有关管理部门及相关学术权威机构审查批准,取得有关部门和人员的理解和配合。另外,在实施药物利用评价前尚需明确以下要素:①参与项目的研究人员和协作人员;②实施项目的负责部门、辅助部门;③辅助设施,如计算机系统;④被评价总体目标群的样本选择;⑤研究经费筹集。

4. 收集资料　计划获得批准后,即可根据标准的内容收集相应的药物利用的资料。一般需收集药物利用资料主要包括:有无用药指征,患者特征(年龄、性别等),有无用药禁忌证,用药剂量(日剂量、疗程或发药量),药物功效,药物不良反应等。资料来源主要是处方、出院病历摘要、病案记录、领药单、医嘱单、各种检验单、发药单以及药剂科的药品进出账等,以前三种为主。

所收集的资料首先应按照一定的标准,如标准工作量(norms)加以规范化和量化,以便于统计分析。然后根据资料的类别、内容和性质进行分类、编码和统计,资料的分类的编码应和事先确定的标准一致,以便于评价和衡量。目前对资料的统计整理均可采用计算机系统进行。

5. 评价结果 将所收集和量化的药物使用的资料与用药标准进行比较和分析,评价药物使用的模式。

第一步,首先是将药物利用资料和数据所反映的医疗机构的用药模式描述出来,如处方者类型、疾病状态、患者总体特点、药物类别、用药剂量、禁忌证、疗程、用药结果、不良反应等。

第二步,按照预先设定的指标,将用药模式与确定的用药标准相比较,作出是否符合标准,以及如果有偏差,偏差大小的判断。

第三步,对所得到的结果进行验证,对用药模式和用药质量进行分析,明确是否存在具体的用药问题,如无指征用药、忽略用药禁忌证、给药剂量不适当、缺乏用药指导或监测等,以及问题的严重程度。

第四步,分析问题的性质和存在的原因,明确责任方。

如果药物利用评价仅是作为一个研究项目来进行,至此就可以撰写研究报告或论文,研究可告一段落。而作为医疗机构开展的临床药学项目,尚需继续进行纠正和再评价,持续地开展下去。

6. 实施必要的干预和纠正 药物利用评价的最终目的是改进药物治疗过程,达到药物治疗的最优化,因此明确用药过程中存在的问题后,应对有关人员和方法进行教育和纠正。一般干预包括两个方面:一方面是对不适当的制度进行修正,如对处方集进行重新修订,进行处方限制等;另一方面是向权威的委员会或机构建议,通过采取必要的惩罚或教育等,对人员的不当行为进行纠正。

7. 进行药物利用的再评价 纠正工作是否有效需要在一段时间后通过对药物利用状况进行再评价确定。一般可在实施纠正的3~12个月后采用回顾性方法进行药物利用再评价。

8. 修订评价标准 为适应治疗药物和治疗手段发展迅速的特点,保证评价的准确性和有效性,在再次实施评价前,或每隔一定周期,需对标准进行校对和修订。

(二) 药物利用评价标准与实施实例

实施药物利用评价最关键的环节有两个,一是制定一套权威的药物利用评价标准,另一个是资料的收集量化。早在1995年,ASHP就制定了《ASHP 药物利用评价标准手册》,分别针对一些新上市药物、使用频率较高的药物、具有较高风险的药物及贵重药制定了不同人群或治疗类型,如成人、儿童患者,住院、门诊、慢性病患者的药物利用评价标准。美国医药学者也在实践中总结了很多药物利用的具体标准。我国虽然未制定药物利用标准,但目前已针对易被滥用的抗生素类,制定了《抗菌药物临床应用指导原则》。以下结合研究者按照ASHP 的 DUE 评价标准建立我国头孢吡肟的用药标准,简要阐述药物利用评价的过程。

1. 头孢吡肟用药标准的建立

(1)使用理由(justification for use):ASHP 标准中,对头孢吡肟的应用理由描述如下。①治疗怀疑是革兰氏阴性菌或混合需氧菌(包括绿脓杆菌)引起的严重感染(不包括中枢神经系统感染)的住院患者。但不用于治疗怀疑由厌氧菌、肠球菌或对美西林耐药的葡萄球菌引起的感染;②治疗下列已确认的感染:尿路、呼吸道、皮肤和皮下组织感染;心内膜炎;骨髓炎;由对毒性更强但费用较低的其他治疗产生耐受性,但对头孢吡肟敏感的病原菌引起的感染和菌血症。

结合我国《抗菌药物临床应用指导原则》、药品说明书及专家咨询意见,确定该研究制定的头孢吡肟 DUE 标准的应用理由强调主要用于革兰氏阴性菌或混合需氧菌引起的严重感染。适用的感染部位包括:下呼吸道感染,单纯性下尿路感染和复杂性尿路感染,非复杂性皮肤和皮肤软组织感染,复杂性腹腔内感染,妇产科感染,败血症,心内膜炎,儿童细菌性脑脊髓膜炎。由于头孢吡肟在骨髓有效浓度较低,故不建议用于骨髓炎。考虑实践开展单位细菌培养和药敏试验覆盖不够全面以及试验结果的误差相对滞后,其结果无法全面指导临床用药,专家认为头孢吡肟的经验性应用同样非常重要。本次研究制定的头孢吡肟 DUE 标准允许其经验性用于疑似上述感染情况,包括中性粒细胞减少伴发热患者的经验治疗。但不主张头孢吡肟作为首选品种,除非其他抗菌药物无效或有感染科医生建议。

(2)关键(病程)指征[critical(process)indicator]:ASHP 标准中,对头孢吡肟的关键病程指征包括以下几个方面。

1)在应用头孢吡肟之前 72 小时内,用适当的材料进行细菌培养和药敏试验;除非针对阳性培养结果才给患者开头孢吡肟。

2)应用头孢吡肟之前的 72 小时内,化验过全血和白加分计数和尿肌酐清除率(Cl_{cr})。

3)应用头孢吡肟之前 72 小时内或应用后 24 小时内,测定过谷草转氨酶、谷丙转氨酶、总胆红素和碱性磷酸酶水平。

4)对青霉素类和头孢菌素类无继发过敏史或类似的严重免疫学不良反应;除非患者成功地对头孢吡肟脱敏。

5)适当的剂量。

其中轻度至中度尿路感染:① GFR>30ml/(min·1.73m²)时,0.5~1g/12h,静脉注射;② GFR=11~30ml/(min·1.73m²)时,0.5g/24h;③ GFR<10ml/(min·1.73m²)时,0.25g/24h。

轻度至中度呼吸道、皮肤或皮下组织感染:① GFR>30ml/(min·1.73m²)时,1g/12h,静脉注射;② GFR=11~30ml/(min·1.73m²)时,0.5g/24h;③ GFR<10ml/(min·1.73m²)时,0.25g/24h。

严重感染,包括肺炎、菌血症、并发的腹内感染、皮肤和皮下组织感染、并发的尿路感染、心内膜炎、骨髓炎:① GFR>30ml/(min·1.73m²)时,2g/12h,静脉注射;② GFR=11~30ml/(min·1.73m²)时,0.5g/24h。

威胁生命的感染,特别当患者的免疫功能受到损害时:① GFR>30ml/(min·1.73m²)时,2g/8h,静脉注射;② GFR=11~30ml/(min·1.73m²)时,1g/12h;③ GFR<10ml/(min·1.73m²)时,1g/24h。

例外情况:①感染性疾病专科会诊医生要求加大剂量;②血液透析,每次透析结束后要给重复剂量;连续的非卧床腹膜透析,每 48 小时增加 1 次正常剂量的头孢吡肟。

6)在应用头孢吡肟治疗期间每日至少记录 3 次生命指数(脉搏、呼吸、体温、血压)。例外情况:应用头孢吡肟治疗骨髓炎或心内膜炎时,每日至少记录 1 次生命指数。

7)治疗时间不得超过 14 小时,或到患者可以接受 1 种可口服的抗生素便换药,或按结果指定的感染特征消除或症状缓解便撤药,或改为细菌培养和药敏试验提示的更合适的疗法。除非感染性疾病专科会诊医生建议延长治疗周期(如骨髓炎或心内膜炎)。

结合专家咨询调查结果和头孢吡肟说明书等,同时考虑到我国大多数医院临床实际,在兼顾科学性和可行性的基础上,该研究制定的头孢吡肟 DUE 标准的关键病程指标做如下修订:①生命指数的记录可由"每日至少 3 次"修订为"每日至少 1 次";②将"检测谷草转氨酶、谷丙转氨酶、总胆红素和碱性磷酸酶水平"修订为"肝功能检测,必要时则需要在治疗过程中进行肝功能监测""检测尿肌酐清除率"修订为"先检测肾功能,必要时则需要在治疗过程中进行肾功能或尿肌酐清除率监测";③基于专家意见强调头孢吡肟在应用过程中可能会对患者的血液系统、肝肾功能造成损害,且监测血常规还有助于患者病情的评估,故标准中要求,对疗程偏长患者或特殊人群需定期监测肝肾功能和实验室检查全血;④尽管专家意见认为目前国内许多医院细菌培养和药敏试验结果不足以全面指导临床用药,但依然建议在疗程中和用药后如有必要也需要进行细菌培养和药敏试验,尤其是在治疗失败时,这将有助于对患者病情的评估;⑤剂量与疗程方面,参考说明书增加正常情况给药剂量、给药频率及疗程的要求,对肾功能损害患者用药剂量有别于 ASHP 标准,全面采用说明书数据,对例外情况则强调需要得到感染性疾病专科医生认可;⑥考虑到绝大多数医疗机构实际情况,专家意见指出在给药频率方面不要求严格做到精确到小时但不能有太大的偏差,故本标准对此专门作出强调;⑦增加更换药品和联合用药方面的要求,强调需要有临床依据或者实验室依据;⑧增加溶媒的选择和给药途径以及药物相互作用方面的要求,主要参考药物说明书同时强调选择合适的溶媒、单独应用,以及建议应用本品治疗期间对尿糖试验应用葡萄糖氧化酶反应检测方法;⑨目前对有过敏史患者,强调不可轻易进行药物脱敏治疗,除非该药是唯一救命药且需患者及家属知情同意。此外,专家意见也强调,在实际应用过程中对关键病程指征可以经验性变通,但前提是得到感染科医生的认可。

(3)并发症 / 不良反应及处理:ASHP 标准中,要求主要观察头孢吡肟的下列不良反应并作相应处理。

1)皮肤反应:包括荨麻疹、血管性水肿、斑丘疹、瘙痒、多形红斑、重症多形红斑等或呼吸困难、喘鸣、喉头水肿、面部潮红、心动过速、血压过低等过敏表现。紧急预防 / 对症处理措施应包括:①排除其他药物和非药物原因;②如果是轻度反应(皮肤),用抗组胺药或皮质类固醇治疗;③如果是严重反应(呼吸困难、喘鸣、喉头水肿等),采取支持疗法,改用其他抗微生物疗法。

2)药物导致的静脉炎:特征为在静注部位出现浸润、发红、炎症、疼痛、不适、肿胀等症状。紧急预防 / 对症处理措施应为:①排除引起静脉炎的其他药物原因;②改变输注位置;③增加稀释剂体积;④如果有其他可以利用的输注点,每 24~28 小时至少改变一次输注位置,或用中央静脉给药;⑤局部对症治疗;⑥如果症状很严重,考虑改变给药途径或应用其他的抗微生物疗法。

3)胃肠道影响:包括恶心、呕吐、腹泻、腹部痉挛或疼痛、胃炎。紧急预防 / 对症处理措施:①排除引发症状的其他药物或非药物原因;②针对症状采取支持疗法;③如果症状很严重或对症处理无反应,改用其他的抗微生物疗法。

4)药源性结肠炎(AAC):症状为发烧、腹泻、腹痛或十二指肠梗阻伴有下列症状中一项以上。①直肠镜检查或结肠镜检查揭示黄白渗出性斑块或假膜;②粪便化验显示顽固梭状芽孢杆菌毒素阳性;③粪便细菌培养显示顽固梭状芽孢杆菌毒素阳性。紧急预防/对症处理措施:①排除导致 AAC 的其他原因;②如果头孢吡肟是可能的致病药,停药并选用其他的抗微生物疗法;③根据 AAC 的严重程度进行对症治疗。

5)重复感染:耐药菌过度繁殖导致的一种新的临床表现明显的感染。紧急预防/对症处理措施:①对重复感染进行适当治疗;②排除院内感染蔓延的可能性。

6)对血液系统的影响:白细胞减少(白细胞数 $<2 \times 10^9$/L),中性粒细胞减少(中性粒细胞绝对数 $<1 \times 10^9$/L)或溶血性贫血。紧急预防/对症处理措施:①排除其他药物和非药物原因;②如果可能的话,改换其他抗微生物疗法。

专家咨询调查显示,绝大部分专家同意上述应监测的不良反应类型及对症处理措施标准,但要求增加对其他极少见不良反应(如毒性肾病、肾功能紊乱等)的观察和处理,同时强调对不良反应的检测以及对不同类型不良反应的具体处理措施,并提倡根据药品说明书的注意事项和临床经验积极预防可能的不良反应的发生(如对应用抗生素时间较长患者提倡及时应用肠道微生态制剂)。重复感染(superinfection)包括难辨梭状芽孢杆菌肠炎、霉菌性肠炎、口腔霉菌感染、白色念珠菌阴道炎等。专家意见认为,ASHP 标准中描述的 AAC 即是难辨梭状芽孢杆菌肠炎,由于其是重复感染的一种,可以强调但不必单独列出,故修订后的标准将 AAC 的内容归入重复感染方面并对重复感染需要采取的紧急预防/对症处理措施进行了增删。

(4)治疗结果:ASHP 标准中,头孢吡肟的治疗结果应从以下几方面进行评价并应达到相应的标准。

1)应用头孢吡肟后 72 小时内退热(至少比最高体温降低 1℃)。除非:①开始就没有发热;②发热不是感染造成的,原因没有消除;③发现或怀疑有新的感染源;④患者死亡。

2)用药期间和停药后细菌培养阴性,表明病原菌已被根除。除非:①无法进行细菌培养;②患者不能进行重复细菌培养(活着康复出院);③患者死亡。

3)医院测定患者的白细胞数在正常范围内。除非:①治疗前患者患中性粒细胞减少症;②已知或怀疑有其他的影响白细胞计数的原因;③患者死亡。

4)患者乐意的反应(如食欲增加和其他体质增加的状况),允许由静脉注射或肌内注射改为口服给药。除非:①感染性疾病专科会诊医生建议继续静脉注射或肌内注射给药;②没有合适的口服制剂;③患者对口服制剂有吸收困难(如有吸收障碍症、短肠症等等)。

5)应用头孢吡肟可停用毒性更大的治疗方案(如氨基糖苷类),或可用本品替换后者。除非:患者有其他的临床表现,必须进行监护。

6)患者对头孢吡肟的临床反应容许其从监护室转入普通病房。除非:患者有其他病情,必须进行监护。

7)应用本品后,患者可以在家中静脉注射给药。除非:住院期间已完成治疗。

专家对上述评价治疗结果的前 3 个方面的科学性、实用性、可行性均予认可,但认为第 1)条需要增加 1 个无法评价的项目即"患者退热可能是其他因素的作用",第 4)~7)条过于细化不便于操作,也不足以涵盖其他可以评价的治疗结果,故建议将其统一修订为临床症状明显改善。对于第 2)条即用药期间和停药后细菌培养阴性方面,在实证中发现大部分病例在临床症状得到显著改善后并未再进行细菌培养,导致出现许多无法评价病例。故此项指标对治疗结果进行评价时可行性差,在再次 DUE 中并未进行此项检查,并将在再次修订标准时删除此内容的要求。

2. 头孢吡肟药物利用评价调查表 药物利用评价的资料收集一般通过查阅所有使用头孢吡肟的患者的病例资料,包括患者人口统计学资料、病史、入院指征、化验结果、药物使用记录、医嘱单、护理记录、不良反应发生及处理记录、出院记录。按预先设计的调查表(表16-10)进行量化登记。

表 16-10 头孢吡肟药物利用评价调查表

序号	填写内容	项目	说明
基本情况			
1~3	□□□	病案号	
4~5	□□	患者年龄	不详 -99
6	□	患者性别	男 -1,女 -2,其他 -9
7~8	□□	科别	内科 -01,普外科 -02,肛肠科 -03,肿瘤科 -04,眼科 -05,精神科 -06,口腔科 -07,妇产科 -08,神经外科 -09,泌尿外科 -10,其他 -11
9~12	□□□□	主要诊断	不详 -9999
13~18	□□□□□□	入院时间	× 年 × 月 × 日
用药指征			
19	□	活动性感染	有 -1,无 -2
20~22	□□□	体温	实测值,未测 -999
23~25	□□□	WBC	
26	□	WBC 差值	正常 -1,左移 -2
27~29	□□□	GOT	
30~32	□□□	GPT	
33	□	NBT	有 -1,无 -2
34~35	□□	感染部位	肺部 -01,皮肤及软组织 -02,肠道 -03,创伤感染(手术)-04,烧伤 -05,血液 -06,尿路感染 -07,眼部 -08,颅脑 -09,腹内 -10,口腔 -11;其他 -12
36	□	部位	不确定 -1,确实 -2,不详 -9
37~40	□□□□	病原菌	按代码写
41	□	治疗前细菌培养和药敏试验	有 -1,无 -2
42~47	□□□□□□	细菌培养日期	× 年 × 月 × 日
48	□	细菌培养源	血液 -01,脑脊液 -02,耳部 -03,眼部 -04,气管吸出物 -06,痰液 -07,粪便 -08,咽喉 -09,尿道 -10,尿液 -11,阴道 -12,伤口 -13
49	□	治疗期间的定量药敏试验	有 -1,无 -2

续表

序号	填写内容	项目	说明
50	□	抗生素血药浓度监测	有 -1,无 -2
51	□	治疗期间的细菌培养	有 -1,无 -2
52~53	□□	针对细菌敏感性结果所用的其他药物	庆大霉素 -01,卡那霉素 -02,羧苄西林 -03,磺胺 -04,四环素 -05,青霉素 -06,苯唑西林 -07;头孢特仑匹酯 -09,粘菌素 -10,克林霉素 -11,红霉素 -12,呋喃妥因 -13,无 -99
54	□	抗生素预防给药	有 -1,无 -2
患者情况			
55	□	明显衰弱或其他疾病	有 -1,无 -2
56~61	□□□□□□	其他疾病名称	如果有,填写代码
62	□	青霉素过敏史	有 -1,无 -2
药物因素			
63	□	用药剂量	2.5g-1,0.5g-2,1.0g-3,1.0g-4
64	□	给药间隔	每 4 小时 -1,每 6 小时 -2,每 8 小时 -3,每 12 小时 -4,单次给药 -5
65~66	□□	疗程	
67~72	□□□□□	治疗起始日期	× 年 × 月 × 日
73	□	是否遵守抗生素指导原则	是 -1,否 -2
74~75	□□	同时使用的其他抗生素	庆大霉素 -01,卡那霉素 -02,羧苄西林 -03,磺胺 -04,四环素 -05,青霉素 -06,苯唑西林 -07;头孢特仑匹酯 -09,黏菌素 -10,克林霉素 -11,红霉素 -12,呋喃妥因 -13,无 -99
结果			
76	□	细菌学检验是否证实治愈	是 -1,否 -2,不确定 -3
77	□	治疗后处理	无 -1,继续用药 -2,细菌培养跟踪 -3,复查 -4
78		其他	

3. 登录和统计　根据所设标准的条目制作的头孢吡肟药物利用评价登录表见表 16-11,将量化的病案资料登录到表中,用计算机相关软件进行统计。

表 16-11　头孢吡肟药物利用评价登录表

病案号	1- 疾病	2- 用药指征	3- 用药剂量	5- 用药护理	6- 治疗结果
001					
002					

续表

病案号	1- 疾病	2- 用药指征	3- 用药剂量	5- 用药护理	6- 治疗结果
003					
004					
……					
统计					

4. 评价头孢吡肟利用效果　以所确定的标准对统计结果进行评价,得出评价结果,撰写评价报告。头孢吡肟药物利用评价报告表见表 16-12。

表 16-12　头孢吡肟药物利用评价报告表

×院 × 年上半年头孢吡肟药物利用评价报告

一、研究背景

略。

二、研究方案

略。

三、参与机构

略。

四、评价结果

……

评价结果显示,95.6% 的头孢吡肟有用药指征使用,其中用药指征 A 者 30.5%,用药指征 B 者 20.7%……

13.4% 的头孢吡肟治疗剂量超大或疗程过长,其中……

11.2% 出现不良反应,其中 A 反应(皮肤反应)5.0%,有效处理 4.5%;B(静脉炎)反应……

92.7% 治疗达到预期结果,其中……

五、评价结论与改进建议

本院头孢吡肟的使用存在以下问题:(1) …… (2) ……

建议采取以下措施予以改进:(1) …… (2) ……

(杨 男)

参考文献

[1] FORMICA D, SULTANA J, CUTRONEO P M, et al. The economic burden of preventable adverse drug reactions: a systematic review of observational studies. Expert Opinion on Drug Safety, 2018, 17 (7): 681-695.

[2] LANGUASCO A, GALANTE M, MARÍN J, et al. Adherence to local guidelines for venous thromboprophylaxis: a cross-sectional study of medical inpatients in Argentina. Thrombosis Journal, 2011, 9 (1): 18.

[3] ELSEVIERS M, WETTERMARK B, ALMARSDÓTTIR A B, et al. Drug utilization research: methods and applications. New Jersey: Wiley Blackwell, 2016.

[4] STROM H. Guidelines for ATC classification and DDD assignment. 21st ed. Oslo: WHO Collaborating Centre for Drug StatisticsMethodology Press, 2017.

[5] NISHTALA P S, SOO L. Proton pump inhibitors utilisation in older people in New Zealand from 2005 to 2013. Internal Medicine Journal, 2015, 45 (6): 624-629.

[6] TAMAR F B, SARA E C, LILIAN M A, et al. Implementing an antibiotic stewardship program: guidelines by the Infectious Diseases Society of America and the Society for Healthcare Epidemiology of America. Clinical Infectious Diseases, 2016, 62 (10): 51-77.

[7] 国家卫生计生委办公厅, 国家中医药管理局办公室, 解放军总后勤部卫生部药品器材局. 抗菌药物临床应用指导原则 (2015 年版).(2015-07-24)[2022-06-23]. http://www. gov. cn/xinwen/2015-08/27/content_2920799. htm.

[8] 崔荣荣, 付思齐, 张佩玉, 等. Purtscher 视网膜病变病例报告的报告质量评价. 药学评价, 2016, 13 (4): 31-37.

[9] 王家良. 临床流行病学: 临床科研设计、测量与评价. 4 版. 上海: 上海科学技术出版社, 2014.

[10] 沈婷婷. 社会学研究者对二手数据利用行为分析. 情报理论与实践, 2016, 39 (5): 95-100.

[11] 苏敬勤, 刘静. 案例研究规范性视角下二手数据可靠性研究. 管理学报, 2013, 10 (10): 1405-1418.

[12] 祁峰, 张婷, 缪阳, 等. 我院 2013—2015 年抗肿瘤药物使用情况分析. 临床合理用, 2017, 10 (1): 85-88.

[13] 容志惠, 吴涛. 2010—2012 年武汉地区 32 家医院头孢菌素应用调查. 药物流行病学杂志, 2013, 22 (11): 613-616.

[14] 李娜, 蔡鸿福, 郑斌, 等. 儿童及青少年降糖药物超说明书用药调查分析. 中国医院药学杂志, 2015, 35 (9): 1693-1697.

[15] 沈斌, 蒋利亚, 张小平, 等. 药物利用评价法和药物利用评估法在慢性乙型肝炎药物治疗中的应用研究. 中国临床药理学与治疗学, 2016, 21 (12): 1419-1424.

[16] 袁浩宇, 易红, 胡明, 等. 头孢吡肟 DUE 标准的建立. 中国药房, 2010, 21 (26): 2479-2482.

第十七章
药物经济学评价方法

近年来，随着医疗卫生体系改革的深化，药物经济学评价在药品目录遴选评价、新药上市前和上市后评价、药品临床应用评价以及药物政策、医疗保险决策、临床用药决策等领域中的作用日益突出。本章将在介绍药物经济学概念和主要指标基础上，介绍药物经济学评价方法、评价步骤及评价过程中的关键问题。

第一节　药物经济学评价概述

一、药物经济学与药物经济学评价

（一）药物经济学

自 20 世纪 70 年代医药领域研究人员首次将经济学评价方法应用于药物评价，至 1986年"药物经济学（pharmacoeconomics）"一词首次提出，再到 20 世纪 90 年代以后各国纷纷制定药物经济学评价指南，随着理论与方法的不断完善和深化应用，迄今药物经济学已发展成为一门具有较为成熟理论和方法体系的新兴应用学科。根据《中国药物经济学评价指南（2020 版）》，药物经济学是研究如何使用有限的卫生资源实现最大程度的健康效果改善的交叉学科，它应用经济学的理论基础，系统、科学地比较分析医药技术之间的经济成本（economic costs）和健康产出（health outcomes），进而形成决策所需的优选方案，旨在提高医药资源配置的总体效率。

（二）药物经济学评价

药物经济学评价是运用药物经济学技术与方法对药品、药学相关服务或项目的价值进行综合比较与评价，从而作出科学选择和决策的过程。药物经济学评价可以应用于新药上市前以及药品上市后环节，可为药品、药学相关服务或项目的定价、市场准入、医保支付以及合理用药提供决策依据。药物经济学评价的内容包括对药品的有效性、安全性、经济性的综合衡量，关键评价指标涉及药物相关项目的成本和结果两个方面，评价方法主要运用计量经济学方法与技术手段，最终结合医药领域实际环境作出科学、合理决策。

二、药物经济学评价的发展与应用

药物经济学评价的最早应用出现在美国。20世纪50年代末,美国医疗资源消耗急剧上升,但卫生保健状况没有得到明显改善,为合理分配有限医药卫生资源,研究者们开始探讨将经济学的分析方法应用于医疗保健领域。1967年,Rice在 *Estimating the cost of illness* 一文中,首次运用成本-效益分析方法评估疾病的成本。在药学领域,1978年美国明尼苏达大学(University of Minnesota System)的McGhan、Rowland、Bootman等人在 *American journal of hospital pharmacy* 上介绍了成本-效益分析(cost-benefit analysis,CBA)和成本-效果分析(cost-effectiveness analysis,CEA)的概念,并在1979年发表的一篇药学研究论文中,将成本-效益分析方法用于评价个体化氨基糖苷给药剂量对严重烧伤并伴有革兰氏阴性菌感染的败血症患者的治疗结果。1986年,Townsend在其一篇名为 *Post-marketing drug research development* 的报告中,首次提出"药物经济学"这一概念,并指出这一新兴领域的必要性。1987年,Michael Drummond提出药物经济学评价的10条标准。1989年,FanEimeren和Horrisberger主编了《药物治疗的社会经济评价》(*Socioeconomic Evaluation of Drug Therapy*),在书中收集了系列欧美各国药物评价的历史发展、现状以及方法学文章,并应用国际范例阐明了如何应用经济学方法,从社会和科学两个角度评价药物治疗的效益;同年,美国创刊了《药物经济学》(*Pharmacoeconomics*)杂志;1991年,Lyle Bootman等编写了《药物经济学原理》(*Principles of Pharmacoeconomics*)一书,药物经济学作为一门独立的学科逐渐形成。

20世纪90年代以来,新药、新医疗技术不断出现,一方面满足了人们日益增长的医疗保健需求,另一方面也增加了政府以及个人的医疗费用开支。世界范围内的医药卫生体系改革使基于药物及医疗措施的成本-结果分析的医疗卫生决策成为政府与公众日益关注的焦点,药物经济学评价得到广泛和深入的应用与发展。1990年,美国俄勒冈州推行的医疗制度改革中,首次尝试将成本-效用分析(cost-utility analysis,CUA)大规模应用于政府卫生决策中,运用分析结果决定何种医疗措施可以报销,以确保在有限的财政预算内取得最大健康效果。1993年,澳大利亚开始实行新的药品报销管理制度,其中要求申请列入全民医疗保险药物报销名单的新药必须向药品指导委员会提交该药的药物经济学研究结果。1994年,加拿大在全国统一实行的药品报销管理准则中,要求药厂应提供药品的经济学研究信息,进行新药与现有治疗措施、最小治疗措施的成本-效益、成本-效果或成本-效用比较,以决定是否给予报销。英国于1993年开始正式启动卫生技术评估项目,利用循证医学和药物经济学工具,评价医疗服务和医药产品的成本-效果/效用/效益,并在此基础上于1999年设立国家卫生与临床技术优化研究所(National Institute for Clinical Excellence,现名National Institute for Health and Care Excellence,NICE),开展卫生技术评估、制定技术指南,为规范临床质量和作出科学的医疗决策提供实证基础。其他国家也先后制定了药物经济学指南,作为开展药物经济学评价的规范指南或指导文件。

为推动各国卫生经济学和结果研究(health economics and outcomes research,HEOR)科学发展与实践应用,1995年国际药物经济学与结果研究协会(the Association for Pharmacoeconomics and Outcomes Research,APOR;后更名为International Society for Pharmacoeconomics and Outcomes Research,ISPOR)成立,并随着近年国际社会对这一领域的日益重视迅

速发展壮大,成为推动各国药物经济学指南制定与方法发展,促进全球药物经济学评价科学化、规范化,支持全球健康改善决策应用的重要国际学术组织。

1990 年,我国《国外医学:药学分册》发表了一篇药物经济学文章《H_2- 受体拮抗剂的药物经济学及其处方研究》,首次将药物经济学概念与方法介绍到国内。1993 年,张钧教授发表文章系统介绍了药物经济学的起源和主要评价方法。此后国内学者先后开展了一些药物经济学评价研究,并陆续建立研究机构和学术组织,2002 年复旦大学成立药物经济学研究与评估中心,2005 年中国医师协会药物经济学评价中心成立,2008 年中国药学会药物经济学专业委员会成立。2011 年,中国药学会药物经济学专业委员会发布我国第一版《中国药物经济学评价指南》,并于 2015 年编写出版了《中国药物经济学评价指南及导读》。2020 年《中国药物经济学评价指南》(2020 中英双语版)发布。

药物经济学评价在我国医药卫生领域中的作用也日益受到重视。在国家基本药物制度中,2009 年《国家基本药物目录管理办法(暂行)》中规定,国家基本药物目录的调整依据之一是已上市药品循证医学、药物经济学评价;根据药物经济学评价可被风险 - 效益比或成本 - 效益比更优的品种所替代的药品,应当从国家基本药物目录中调出。2018 年 8 月国务院办公厅《关于进一步完善国家基本药物制度的意见》中进一步明确,优先调入通过一致性评价的仿制药,可治愈或有效改善生命质量、成本效益比显著等疗效确切的药品。在医疗保障领域,2016 年以来国家基本医疗保险药品目录调整工作中,均将药物经济学评价作为谈判药品价格测算的重要参考。2020 年 2 月,中共中央、国务院《关于深化医疗保障制度改革的意见》中明确指出,调整优化医保目录,将临床价值高、经济性评价优良的药品、诊疗项目、医用耗材纳入医保支付范围,规范医疗服务设施支付范围。2020 年 7 月国家医疗保障局《基本医疗保险用药管理暂行办法》中规定,建议新增纳入《基本医疗保险药品目录》的药品、可以调出的药品、扩大限定支付范围且对基本医疗保险基金影响较大的原药品目录内药品等,均需按规定提交药物经济学等资料。在医院药学领域,2017 年《处方管理办法》中规定,医师开具处方和药师调剂处方应当遵循安全、有效、经济的原则。2019 年 4 月,《国家卫生健康委关于开展药品使用监测和临床综合评价工作的通知》中提出,鼓励结合基础积累、技术特长和临床用药需求,对药品临床使用的安全性、有效性、经济性、创新性、适宜性、可及性等开展综合评价。2021 年,国家卫生健康委员会制定发布《药品临床综合评价管理指南(2021 年版试行)》,进一步明确经济学评价维度的内容,包括综合运用流行病学与卫生统计学、决策学、经济学等多学科理论及方法,分析测算药品的成本、效果、效用和效益等。

三、药物经济学评价国际指南

为了指导开展规范、科学的药物经济学研究,保证药物经济学评价结果的一致性和可靠性,促进药物经济学在医保、卫生体系、药品管理中的推广和应用,20 世纪 90 年代以来,各国政府相关部门和研究评价机构陆续结合本国国情,制定、发布了药物经济学评价指南并进行定期更新。根据 ISPOR 官网统计,截至 2021 年 9 月,已有 33 个国家和地区制定发布了本国 / 本地区药物经济学评价指南。根据指南形式和作用,这些指南可分为三种类型。

(一) 推荐性指南

推荐性指南(published pharmacoeconomic recommendations)指由相关领域专家或学术组织制定并发布的药物经济学评价指南或建议。这些指南主要作为开展药物经济学评价或研究的方法学指南或参考,而未列入卫生决策或医保报销强制要求。目前南非、美国、中国、奥地利、丹麦、匈牙利、意大利、俄罗斯、西班牙、克罗地亚等国家和地区发布的为推荐性指南。

(二)官方评价指南

官方评价指南(pharmacoeconomic guidelines)指国家医疗卫生决策部门/机构医保报销所要求或认可的开展经济学评价的官方指南或政策。目前埃及、巴西、哥伦比亚、古巴、墨西哥、南方共同市场(阿根廷、巴西、巴拉圭、乌拉圭)、加拿大、日本、马来西亚、韩国、波罗的海(拉脱维亚、立陶宛、爱沙尼亚)、比利时、法国、德国、爱尔兰、荷兰、挪威、葡萄牙、斯洛伐克、斯洛文尼亚、瑞典、瑞士、新西兰等国家和地区均要求采用官方评价指南。

(三)官方提交指南

官方提交指南(submission guidelines)指国家医疗卫生决策部门/机构医保报销所要求的对包括经济学评价部分在内的药品提交材料的官方指南或政策。目前伊朗、以色列、泰国、捷克、英格兰、威尔士、芬兰、波兰、苏格兰、西班牙、澳大利亚等国家和地区建议参照官方提交指南。

第二节　药物经济学评价指标

药物经济学评价围绕成本、结果这两个方面关键指标的确定和测量展开。

一、成本

(一)成本的定义和分类

药物经济学中,成本(cost)系指在某药物方案或项目所消耗的全部资源及付出的代价。经济学中成本的界定有很多种分类方法,如直接成本和间接成本,固定成本和变动成本,有形成本和无形成本,平均成本和边际成本,以及机会成本、沉没成本等。在药物经济学评价中,根据药物方案或项目所消耗的资源类型和测量依据,成本一般分为4类。

1. **直接医疗成本(direct medical costs)**　直接医疗成本是指某种(药物)治疗方案或项目所消耗的医疗资源的货币体现。一般包括就诊/挂号费、诊断/检验费(实验室和影像学等)、药费、治疗费、护理费、材料费、床位费及其他医疗相关费用。

2. **直接非医疗成本(direct non-medical costs)**　直接非医疗成本主要是因寻求或协助医疗服而直接消耗的其他费用。如患者就诊过程中产生的交通费、住宿费、营养费等。

3. **间接成本(indirect costs)**　间接成本是指因疾病、伤残或死亡导致时间和生产力损失的货币表示。如因患病休假所损失的工资,因伤残导致的工资损失,因死亡导致的劳动力损失。

4. **隐性成本(intangible costs)**　隐性成本又称无形成本,一般指因疾病引起的疼痛等生理不适,以及精神上的痛苦、紧张、忧虑等。隐性成本一般可不计,除非所涉及的疾病主要表现为主观的痛苦或不适,或隐性成本较为显著时。

(二)成本的界定和识别

1. **成本测量的角度**　明确研究角度是药物经济学评价中的重要环节。研究者的角度和立场决定了成本和收益测量的角度和范围。药物经济学常见的研究角度及成本范围界定如下。

(1)全社会角度(societal perspective):全社会角度是从某药物方案或项目所需消耗的全社会资源来测算成本和收益。这种角度下纳入的成本项目最为全面,需测量方案所消耗或损失的所有直接医疗成本、直接非医疗成本以及必要的间接成本。当考虑全社会资源的优化分配,或没有特定报告对象时,均可采用全社会角度。

(2)医疗保健系统角度(health care system perspective):即从国家或地区医疗保健系统的角度或立场,考虑某项药物方案或项目带来的医疗卫生资源的消耗和可能收益,一般主要包括该方案的直接医疗成本。

(3)医保方/第三方付费角度(insurer's/third party perspective):从某个特定的医保支付方角度或立场,考虑某项药物方案或项目所带来的医保基金的消耗,一般主要包括该医保覆盖地区所评价方案涉及的参保人群中予以报销的直接医疗成本部分。

(4)医疗提供者角度(health care provider's perspective):从提供药物方案或项目的医疗或相关机构的角度测算的资源消耗,一般主要根据该医疗机构提供各项服务的成本测算直接医疗成本。

(5)患者角度(patient's perspective):从患者及其家庭角度出发,成本应包括直接医疗成本中除医保支付外的自付部分、实际消耗的直接非医疗成本以及必要的间接成本。

2. 成本的识别

(1)成本项目的纳入:进行成本测算前,应明确识别成本应包含的项目,如直接医疗成本包括哪些实际项目支出、直接非医疗成本包括哪些实际项目支出、间接成本包括哪些因病所致的损失,以避免遗漏。另外需要注意如果药物方案或项目实施中出现药品不良反应或并发症,也需要纳入不良反应或并发症的预防、治疗费及带来的损失费。

(2)成本项目的排除:当根据药物方案或项目的费用清单进行成本测量时,应识别并排除实际药物临床治疗中不会或不应发生的费用项目,包括开展研究所产生的成本,如数据采集费、人头费、为研究而额外实施的测量费等;与所评价疾病无关的并发症或其他治疗费,如胃溃疡治疗方案中出现的降压药费用等。

(3)避免重复计量:进行成本测算时,一方面应注意避免成本项目因归类不同而导致的重复测算,如将输液费计到药品费的同时,又计入材料费;另一方面应注意成本和效益界定不清而导致的重复计量,如若将因生病而产生的住院床位费都归为成本,就不应再将因缩短住院日而减少的床位费计为效益。

(三)成本的测量

1. 成本测量步骤

(1)根据研究角度确定应包含的成本类别,如直接医疗成本、直接非医疗成本、间接成本等。

(2)逐项列出各类别下药物方案或项目实际消耗的所有支出明细以及损失明细,如诊疗费明细、检验费项目明细、药品费项目明细(包括待评价药品、其他辅助治疗药、不良反应治疗药物、并发症治疗药物)、治疗费项目明细(同上)、床位费、护理费等。

(3)逐项列出各明细项目的计量单位以及单位价格。

(4)统计出各明细项目的实际消耗量。

（5）逐项计算出各服务或消耗项目的成本并进行加和。

2. 成本测算方法和数据来源

（1）直接医疗成本：直接医疗成本数据主要来源是医院信息系统或医保数据库中的患者出院数据，只需明确界定成本项目，识别需纳入和排除的成本项目即可直接进行测算。但当数据存在一定时滞或仅代表个别医疗机构水平时，需进行贴现和外推性分析；而在特殊政策背景下当所测量各项服务价格不能反映其价值（机会成本）时，需要进行敏感性分析。当无法获取医疗机构数据或医保数据时，直接医疗成本也可以通过所在地区公布的各项医疗服务市场指导价、药品招标价等，结合疾病诊疗指南建议的诊疗、检验、治疗方案项目进行测算；或者通过样本调查收集数据。

（2）直接非医疗成本：直接非医疗成本，包括就诊交通费、陪护住宿费、营养费等，一般通过对患者实际发生费用进行调研收集。

（3）间接成本：患病、伤残、死亡的时间及劳动力损失，一般采取人力资本法、摩擦成本法、意愿支付法进行测算。其中人力资本法（human capital approach，HCA）是较常用的评估时间成本以及收益的一种经典的经济学方法。人力资本（human capital，HK）指体现在劳动者身上的资本，人力资本法的基本思路就是将个人视为经济资本单位，人的生命的社会价值即体现为其未来的生产力。在药物经济学评价中，疾病所带来的间接成本，患病、伤残、死亡导致的时间成本可以其劳动力的市场价格，即人力资本来衡量，即由劳动力的年平均收入乘以劳动力损失的时间后，通过一定的贴现率，折算成现值。可用简化公式（17-1）表达：

$$H = \sum_{t=1}^{T} \frac{L_t}{(1+i)^t} \qquad \text{式（17-1）}$$

式（17-1）中，T 为损失的生命时间；L_t 为税前劳动力收入；i 为贴现率或项目投资的机会成本。

3. 贴现　由于货币具有时间价值，药物经济学评价中涉及超过一年以上的成本和效益时，需要进行贴现。贴现即将在未来某一或若干规定时间收到或支付的款项，按一定利率（即贴现率）折算成现在价值的一种方法。贴现率是指把未来某一时间的货币金额，折算成现在价值（即现值）的利率。贴现率一般根据市场利率来确定，但由于不同国家、不同时段的利率变动繁复，药物经济学一般采用一年期国家指导利率进行贴现，并以一定贴现率波动范围进行敏感性分析以考察评价结果的稳健性。《中国药物经济学评价指南》（2020版）中，建议采用每年 5% 的贴现率进行分析，并在 0~8% 之间对贴现率进行敏感性分析。

二、结果

在药物经济学评价中，结果（outcome）是指某项药物方案或项目产生的健康结果。和一般经济学评价主要关注方案或项目的经济收益（即效益）不同，药物经济学评价往往更关注临床结果（效果）以及人文结果（效用）。相应的，药物经济学评价中有三种衡量结果的指标。

（一）效益

1. 定义　效益（benefit）是指一项方案实施后，在理想情况下产生有用结果的货币表现。在药物经济学中，效益即药物方案或项目实施后相对于不采取任何措施，所挽回的损失或节省的费用。具体来说，就是在检查、诊断和治疗等资源消耗过程中被节约的资源。

2. 类型　根据效益是否由项目直接产生，可分为直接效益、间接效益；另外还有隐性效益、内在效益和外在效益等。

(1) 直接效益(direct benefit)：即项目或方案直接产生的效益。在药物经济学中,直接效益是实施某项方案或干预措施后所节省的卫生资源、健康的改善或生命的延长结果直接产生的效益。如：通过治疗挽救了患者生命或改善了健康质量,则效益是生命的价值；如果减少了住院的天数,则节省的住院费用即效益；提高了治愈率,则减少的诊断、治疗、手术、药品、人力物力资源等费用即效益。

(2) 间接效益(indirect benefit)：由项目或方案所引起的派生效益或次生效益。药物经济学研究中间接效益主要指实施某项方案或干预措施后所减少的其他方面的经济损失。如通过治疗后,减少了因患病所致的工资、奖金损失,提高了生产效率等。

(3) 隐性效益(intangible benefit)：又称无形效益,是指方案实施后患者精神的愉悦和状态恢复,痛苦的减少和避免,公众安全性的增强,社会的和谐稳定等。

(4) 外在效益(external benefit)：是指项目所带来的外延效益,如从全社会角度出发,某一方案或干预措施采取后,减少了患病率及周围健康人被传染的风险而避免的损失。外在效益是反映社会效益的主要指标。当需要从宏观卫生决策层面判断某一卫生投资项目是否可行时,往往需要从全社会角度衡量该项目可能产生的外在的社会总效益。

3. 效益的测量方法　在药物经济学研究中,对于某项药物干预方案所产生的直接经济效益和一些间接经济效益,可直接采用反映收益类的指标衡量,如节省的住院费用、减少的工资损失、项目运行的盈利等。

对于难以直接测量的,如因减少伤残、延长生命而获得效益,常用方法有人力资本法、意愿支付法等。人力资本法不再赘述。意愿支付法(willingness to pay,WTP)是建立在健康效用理论基础上的,通过意愿支付的方式,估计、测量健康改善,包括生命延长、疾病治愈、身体和精神痛苦减轻所带来的价值的方法。简单地说,就是为使健康改善达到某一水平,个人所意愿支付的货币价值,通常通过开放式支付卡调查表或封闭式重复投标博弈法或取舍法调查获得,也可采用联合分析法(conjoint analysis,CA)或离散选择实验(discrete-choice experiment,DCE)等方法,将不同的货币值作为卫生服务项目或药物治疗方案的属性之一(即成本属性),结合方案的其他属性及各属性的水平数,如药物剂型、给药次数、不良反应风险、治疗周期等,通过一定的试验设计构成由各个属性不同水平组合而成的虚拟的治疗方案集,采用调查方式收集调查对象对虚拟治疗方案的偏好(如由受访者给每个虚拟的治疗方案打分或排序),进而通过回归技术等估计受访者的支付意愿。

进行效益的测量时,需要注意避免与成本重复计量。另外,当药物方案或项目实施期超过一年时,需要采用与成本相同的贴现率进行贴现。

(二) 效果

1. 定义　效果(effectiveness)是药物方案或项目所产生的临床结果,效果指标即药物临床评价中常见的药物方案的临床结局指标,如疾病治疗的有效率、降低的死亡率、延长的生命年、降低的血压值等。

2. 中间指标和终点指标　根据指标所代表健康结果的不同意义,效果指标可分为中间指标和终点指标。中间指标(intermediate endpoints)指药物方案或项目产生的短期临床结果指标,如血压、血脂、血糖等生化指标。终点指标(final endpoints)指药物方案或项目带来的患者最终健康结果,如避免或降低心肌梗死、中风等的发病率,降低的死亡率,延长的生命年、提高的健康相关生命质量等。中间指标是临床研究者较为常用和熟悉的指标,相对简单易测,但往往不能反映患者最终健康结果。终点指标是健康改善的完整体现,具有普适性和可比性。因此,在药物经济学评价中尽量采用终点指标。在无法获得终点指标的情况下,也可采用比较关键的中间指标,但需要提供研究文献依据,以说明中间指标和终点指标之间的联系和相关程度。

3. 效果的测量　药物方案或项目效果的测量,可通过临床随机对照试验(RCT)获得,也可通过基于真实世界的实效临床试验(pragmatic clinical trial,PCT)或观察性研究获得,或者基于临床文献,采用系统评价等方法收集。需要注意的是,药物经济学评价中优先选择实际效果指标;基于RCT所获得的临床疗效(efficacy),虽然具有较高的内部效度,但不能反映实际效果,若应用于药物经济学分析,需要根据相关模型对实际效果进行估计,或进行敏感性分析。

（三）效用

1. 定义　效用(utility)指患者或社会对于某种医疗方案所带来的健康结果的一种偏好。效用指标可以被看作是一种特殊的效果指标,但它是一种可以综合反映药物方案或项目所带来的健康结果的量的提高(如延长的生命)以及质的提高(如健康的改善)的通用型指标,可用于不同疾病、不同方案间的比较,是药物经济学评价中优先推荐的结果指标。

2. 效用指标　常用的效用指标有质量调整生命年(quality-adjusted life years,QALY)和质量调整预期寿命(quality-adjusted life expectancy,QALE)等。QALY等于剩余的生命年数乘以这段时间内的健康相关生命质量权重(或称健康效用值,health related quality of life,HRQoL),反映患者样本个体的效用;QALE等于预期寿命乘以这段时间的HRQoL,反映所研究人群的效用。

3. 效用的测量　效用的测量包括药物方案或项目实施所带来的生存时间或期望寿命,以及健康效用值的改善。前者可通过临床效果指标直接测算得到,后者为一个取值在0~1的生命质量权重,其中0通常表示死亡或最差健康状态,1表示完善健康状态。由于健康效用表现为一种易受各种因素影响的主观偏好,因此效用值的测量往往需要采用更为严谨、规范的方法。健康效用值的测量方法有直接测量和间接测量两种。

（1）直接测量法:直接测量法主要包括标准博弈法(standard gamble,SG)、时间权衡法(time trade off,TTO)和视觉模拟评分法(visual analogue scale)等,是可直接测量健康效用值的方法,也是获得间接测量工具效用值转换的基础。但由于直接测量所需样本量大,测量过程复杂,质量控制要求高,实施难度往往较大。

（2）间接测量法:间接测量法一般通过一个简明易填的调查短表收集患者对自己在不同健康维度上的评分结果,然后通过本国或本地区的健康效用积分体系,转化成相应的效用值。目前,国际上常用的通用量表有欧洲五维生命质量量表(EuroQol 5D,EQ-5D)、健康调查量表6(short form 6D,SF-6D)、健康效用指数(health utilityindex,HUI)、健康质量量表(quality of well-being,QWB)等,疾病专用量表有如鼻炎症状效用指数(rhinitis symptom utility index,RSUI)、癌症患者生命质量测定量表(EORTQLQ-C30)等。通用量表适合于测量健康人及非特定疾病患者的健康状态和效用值;相对而言,疾病专用量表更具有针对性,但适用面较窄,仅适用于特定疾病患者的健康效用值测量。药物经济学评价中,当目标人群为患者群且有该疾病专用量表时,可优先选择疾病专用量表;如果没有适合专用量表,则采用通用量表。

需要注意的是,将间接测量量表调查结果转化为效用值时,应当首选基于本国或本地区的效用积分体系。在没有本国或本地区效用积分体系的情况下,可采用基于相近社会文化、地区人群的效用积分体系,或采用应用广泛并得到普遍认可的效用积分体系。

第三节　药物经济学评价方法与适用范围

根据所采用的不同成本和结果指标,药物经济学评价有 4 种基本的评价方法。每种方法的概念、指标和适用范围如下。

一、成本 - 效益分析

(一) 定义

成本 - 效益分析(cost-benefit analysis,CBA)是将单个或多个备选方案所消耗的全部资源(成本,C)的价值和由此产生的结果的价值(效益,B)进行比较,进而衡量该方案的可行性或优选较佳方案的方法。

(二) 成本 - 效益分析指标及判断标准

1. 效益 - 成本比　效益 - 成本比指方案的效益现值总额与方案的成本现值总额之比,即:B/C。

$$B/C = \frac{\sum_{t=1}^{n}\left[B_t/(1+r)^t \right]}{\sum_{t=1}^{n}\left[C_t/(1+r)^t \right]} \qquad 式(17\text{-}2)$$

式(17-2)中,r 为贴现率,t 为以年为单位计量的方案时间。效益 - 成本比可出现三种情况:

(1)B/C>1,说明该方案的效益超过成本,则获益。

(2)B/C=1,说明效益与成本相等。

(3)B/C<1,说明此方案在经济学上没有获益。

就一个方案来说,只有当 B/C ≥ 1,才可以接受;反之则不可接受。而对多个互斥方案比较选优时,按照直接效益成本比指标排序选优可能会导致错误的结论,此时应采用增量分析法,即将备选方案按成本额由小到大排序,首先判断成本最低方案的经济性(若 B/C<1 则拒绝,评价成本次低方案),然后计算较高成本额方案与较低成本额方案△B/△C,若△B/△C ≥ 1,则方案可取。

2. 净效益(net benefit,NB)　又称净现值(net present value,NPV),是计划期内方案各年效益的现值总和与成本现值总和之差。即:

$$NPV = B - C = \sum_{t=1}^{n}\left[(B_t - C_t)/(1+r)^t \right] \qquad 式(17\text{-}3)$$

式(17-3)中,B_t 为时间段 t 内的总效益,C_t 为时间段 t 内的总成本,r 为贴现率,n 为时间段的数目。净效益为正数时,效益大于支出,该方案的实施有益;反之无益。

(三) 适用范围与局限

成本 - 效益分析是经济学评价的经典方法之一,只要结果能够用一定方式以货币单位计量,就可以采用此方法,因此适用面广泛,可以比较具有相同结果指标的同一疾病不同治疗方案,也可比较结果完全不同的不同疾病或不同治疗方案,以及具有不同健康结果的不同卫生项目,如预防接种疫苗还是开展肿瘤筛查。另外,由于成本-效益分析具有内生的可判断方案经济性的标准: B/C ≥ 1 或 B-C ≥ 0,因此可以直接对单一方案的经济性进行评价,不需设置对照方案。另外,由于成本-效益分析一般会全面权衡项目的直接效益和间接效益,可将因避免致病或早亡等可能避免的经济损失考虑进来,因此适用于进行宏观的医药卫生资源分配决策。但是,当药物方案或项目的结果以临床效果改善为主,难以用货币价值来衡量,或决策部门更倾向考虑方案的临床结果时,成本-效益分析就不再适用。另外,将健康结果进行货币化的分析方法在一定程度上也受到伦理学和公平性原则的挑战。

二、成本-效果分析

(一) 定义

成本-效果分析(cost-effectiveness analysis,CEA)是以药物方案或项目的临床效果为健康结果指标,通过计算备选方案的成果-效果比,比较备选方案每获得一个单位的临床结果所需要花费的成本,从而优选获得单位临床效果时成本最低的方案的一种评价方法。

(二) 成本-效果分析的指标与判断标准

1. 平均成本-效果比(average cost-effectiveness ratio,CER) CER 即 C/E,它反映每获得单位效果所需消耗的成本,如每延长生命一年的花费、每治疗一例胃肠溃疡患者的费用等,一般备选方案的 C/E 值越小,说明获得单位临床效果消耗的成本越小,该方案越具有成本有效性。

2. 增量成本-效果比(incremental cost-effectiveness ratio,ICER) 随着新药的不断上市,药物评价中经常遇到的情形是某新药或新治疗方案效果更好,但成本也更高,平均成本-效果比往往难以衡量新药方案的潜在经济性,甚至根据平均 CER 会得出拒绝新药方案的结论。药物经济学评价中则更看重与老药方案相比,新药方案多花费的成本相对于多获得的结果是否值得,这种情况下增量成本-效果比(incremental cost-effectiveness ratio,ICER)是更有效的判断指标。ICER 是在两方案均可接受的情况下,计算成本较高方案相对成本较低方案的增量成本(ΔC)与增量效果(ΔE)的比值,即 $\Delta C/\Delta E$,该值反映了当从成本较低的方案转换到成本较高的方案时,每增加一个单位的效果需要增加的成本,若需增加的成本低于成本-效果阈值 λ,则该方案可被接受。多个方案间进行比较时,可将方案按成本从低到高排序后,依次两两计算 ICER,排除劣势方案后,依次比较相对于成本较低方案,成本次低方案是否低于成本-效果阈值 λ,若低于阈值则该方案可被接受,若高于阈值则不接受。阈值一般根据决策者的意愿支付水平(WTP)确定。

3. 判断依据 表 17-1 列出了成本-效果分析结果衡量原则,图 17-1 为增量成本-效果分析象限图。在实际的药物经济学评价中,选择成本-效果比还是增量成本-效果比指标,以及如何判断方案的经济性,取决于两个方案的成本、效果水平,具体判断依据如下。

该方案与其他方案取得的效果相当,但成本更少;或成本相当,效果更好,或效果更好且成本更低,直接采用 C/E 值进行比较和判断,即可得出此方案为绝对优势方案(dominant),均可接受该方案。

该方案与其他方案取得的效果相当,但成本更高;或成本相当,效果更差,或效果更差且成本更高,直接采用 C/E 值进行比较和判断即可得出此方案为绝对劣势方案(dominated),均可拒绝该方案。

该方案比其他方案取得的效果更好,但成本也更高;或成本较低,但效果较差,这两种情况下需要进行增量成本-效果分析,并根据成本-效果阈值进行判断。若 ICER 值低于阈值,则方案可接受,反之拒绝。

若该方案与其他方案相比效果和成本均相同,则需要考虑其他因素而非经济学标准,如药品便利性、决策的其他要素等进行判断。

表 17-1　成本-效果分析结果衡量原则

效果	成本		
	较低	相同	较高
较低	计算 ICER 并判断	劣势(dominated)	劣势(dominated)
相同	优势(dominant)	其他考虑因素	劣势(dominated)
较高	优势(dominant)	优势(dominant)	计算 ICER 并判断

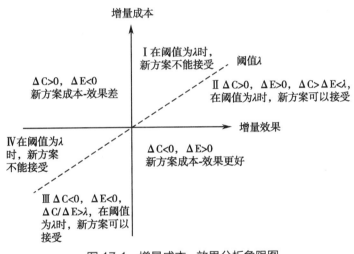

图 17-1　增量成本-效果分析象限图

(三) 成本-效果分析的适用范围和局限

由于成本-效果分析采用的是临床研究人员易于观察、收集和判断的临床效果指标,因此在药物经济学领域应用最为广泛。在实践领域,成本-效果分析适用于同一疾病不同药物治疗方案的比较和优选,尤其是基于新药临床试验阶段的平行研究。但是如前所述,成本-效果分析所采用的效果指标应尽可能采用终点指标而非中间指标,或根据中间指标换算或模拟终点指标;尽可能采用实际效果指标,而不直接采用基于随机对照试验的疗效指标。另外,药物临床评价中往往会有多个效果和安全性指标,如降糖药的糖化血红蛋白值、空腹血糖值、餐后血糖值以及肥胖、低血糖反应、其他不良反应等,成本-效果分析只能分别对每一个临床结果指标进行评价,而很难把这些指标整合在一起进行综合权衡,因此在进行成本-效果分析时需要对主要指标和次要指标进行取舍,这可能会造成信息的遗漏。另外,尽管成本-效果分析适用于所有有临床结果报告的研究,但对于慢性病如糖尿病、灾难性疾病如癌症以及以影响生命质量为主要特征的疾病如痛风等来说,仅评价其临床指标一方面会失之片面,另一方面无法衡量慢性病等的并发症、疾病状态改变等事件带来的最终健康结果。

三、成本 - 效用分析

(一)定义与评价指标

成本 - 效用分析(cost-utility analysis,CUA)是以药物方案或项目产生的健康效用为结果指标,通过计算备选方案的成果 - 效用比,比较备选方案每获得一个单位的健康效用所需要花费的成本,从而优选方案的评价方法。一般认为 CUA 是将单纯的临床结果指标调整为效用指标的一种特殊的成本 - 效果分析方法。

成本 - 效用分析的结果指标通常为质量调整生命年(QALY)或质量调整预期寿命(QALE)。和成本 - 效果分析相似,成本 - 效用分析的指标有平均成本 - 效用比(average cost-utility ratio,CUR)和增量成本 - 效用比(incremental cost-utility ratio,ICUR),计算分式分别为:CUR=C/QALY;ICUR=ΔC/ΔQALY。其判断标准与成本 - 效果分析相同。

(二)成本 - 效用阈值

运用增量成本 - 效用分析进行判断时,成本 - 效用阈值的制定十分关键。目前国际上成本 - 效用阈值通常采用国际通用标准或各国制定或推荐的阈值,如 WHO 建议以所在国当前人均 GDP 作为判断标准,英国 NICE 指南推荐为 2 万 ~3 万英镑,其他国家和地区建议的 ICUR 阈值见表 17-2。

表 17-2　各国和地区建议或经验 ICUR 阈值

国家或地区	阈值标准
WHO	ICUR<1 倍人均 GDP,非常经济 ICUR:1 倍到 3 倍之间人均 GDP,具有经济性 ICUR>3 倍人均 GDP,不具有经济性
英国 NICE 指南	2 万 ~3 万英镑 /QALY
美国	5 万美元 /QALY
爱尔兰	4.5 万欧元 /QALY
荷兰	8 万欧元 /QALY
澳大利亚	6.99 万澳元 /QALY
加拿大	8 万加元 /QALY

(三)成本 - 效用分析适用范围和局限

成本 - 效用分析以 QALY 等为主要健康结果指标,该指标把临床终点指标(生命年)和健康效用指标(健康相关生命质量,HRQoL)结合起来形成一个综合指标,将不同的健康改善结果统一到一个度量单位,因此可以衡量项目或干预方案长期和最终的健康结果改善,也可对不同临床结果的方案进行评价,是目前药物经济学评价优选推荐的分析方法,尤其适用于对可延长生命但伴有严重副作用的方案如癌症治疗,不影响死亡率但会影响发病率和生命质量的方案如慢性病治疗,以及有广泛潜在结果的卫生项目如重特大疾病医保决策的评价。

成本 - 效用分析的局限性主要来自效用作为一个主观指标受很多因素影响,目前对效用值测量可靠性的评价尚未建立完善的标准;另外目前大多数疾病和疾病状态改善的健康效用都还未建立起文献参考值,不同国家、地区的健康效用值直接引用会有较大误差;另外长期的成本 - 效用分析一般需基于模型预测,模型的构建合理性、模型引用的数据来源和质量会很大程度地影响成本 - 效用分析结果的可靠性。

四、最小成本分析

当成本 - 效果分析或成本 - 效用分析中,各备选方案的效果值相同或相近时,可以采用简化的评价方法,即仅比较备选方案间的成本差异即可,这种方法称为最小成本分析(cost minimization analysis,CMA)。在结果相同的情况下,成本最低的方案就是最佳的方案。

需要注意的是,最小成本分析方法不适宜直接运用。因为最小成本分析的前提是备选方案的临床效果或效用没有差异,在实际研究中,只有在证明两个或多个干预方案的治疗结果之间无统计学差异(即 $P > 0.05$),或差异无实际临床意义的情况下,方可应用此分析方法。

4 种药物经济学评价方法比较见表 17-3。

表 17-3 药物经济学评价基本方法比较

分析方法	成本单位	健康结果单位	评价指标
成本 - 效益分析(CBA)	货币	货币	B/C,B-C
成本 - 效果分析(CEA)	货币	临床效果(如生命年、有效率)	C/E,△C/△E
成本 - 效用分析(CUA)	货币	健康相关生命质量(如 QALY)	C/U,△C/△U
最小成本分析(CMA)	货币	相同	C

第四节 药物经济学评价的步骤和关键问题

《中国药物经济学评价指南》(2020 版)按照药物经济学评价的主要程序,制定了 11 条指南。根据指南,药物经济学评价的主要步骤和关键问题可概括如下。

一、明确研究问题

药物经济学评价的第一步是明确研究问题,主要包括研究背景(study background)、研究目的与假设(studyobjectives and hypothesis)、研究角度(study perspective)和研究人群(study population)等内容。

(一)研究背景

分析待评价疾病的流行病学概况及其经济负担、当前的主要干预手段与疗效、国内外相关干预的药物经济学评价现状,进而论证开展本项评价的必要性和意义等。

（二）研究目的与假设

简要、明确阐述开展药物经济学评价的主要研究目的和待证明的假设。如：对某疾病不同治疗方案进行经济学评价，或评价某药与其对照方案治疗某疾病的成本产出（效果、效益、效用），进而为论证某药品能否进入医保目录提供证据，或为临床治疗方案优化提供参考，或为新药市场准入/定价提供依据等。相应的研究假设则为某药品/药物方案的效果优于/不劣于对照方案，经济性优于/不劣于对照方案。

（三）研究角度

根据研究目的和评价报告的对象确定研究角度和立场，这是药物经济学评价中十分重要的一个环节。药物经济学评价主要研究角度包括全社会角度、医疗保健系统角度、医保方角度、医疗提供者角度以及患者角度等，已在第二节阐述。不同的研究角度，成本的范围和计量，效益、效果指标的范围和测量不同。研究角度一旦确定应始终保持一致。

（四）研究人群

根据待研究的疾病和待评价的干预方案，确定研究对象的纳入标准（inclusion criteria）和排除标准（exclusion criteria）。目标人群应当采用流行病学特征描述患者类型，如疾病类型及严重程度、有或没有其他并发症（complications）或危险因素、年龄、性别、社会经济特征等。评价通常在整体人群水平上进行，也可根据需要在亚组水平上进行。

（五）干预措施和对照措施

明确界定待评价的干预措施（intervention）和对照措施（comparator），确定每种干预方案的主要药品的剂型、规格、用量、治疗方式、合并用药和治疗背景等信息等。由于不同来源的产品可能存在质量差异，必要时应明确生产企业和来源。对照方案的选择应尽可能采用适应证相同的常规治疗（conventional treatment）或标准治疗（standard treatment）方案，或者根据评价目的选择市场上有竞争力的对照产品。药物经济学评价一般不建议与安慰剂（即无干预）进行比较，但如果某些疾病目前仍然无有效医疗措施或不建议干预，也可以选择安慰剂作为对照，但须说明其无医药干预的临床合理性。

二、设计研究方案

（一）确定研究类型

药物经济学评价可采用随机临床干预研究、前瞻性观察研究（prospective observational study）、回顾性队列研究（retrospective cohort study）、混合研究设计（mixed study design）及二次文献研究（secondary study）等不同类型的研究方案。研究者应根据研究目的、经费和时间以及研究实施及数据的可得性，选择适当的药物经济学研究类型和方案。

1. 随机临床干预研究　包括基于 RCT 的平行研究和 PCT 研究两种类型。

（1）基于 RCT 的平行研究：这是目前广泛采用的研究设计，通常在药物 III 期临床试验，或在符合条件的 II 期或 IV 期临床试验中同时进行经济学研究。由于遵循严格的 RCT 设计，疗效指标敏锐，能收集到较全的数据，可以获得较强的可信度和较高的内部效度，而且因搭载已获批的药物临床试验，实施难度相对小一些。但其由于严格控制试验环境和干扰因素，所测量的结果指标为疗效，而非实际效果，外部效度低；且对照多为安慰剂，在经济学评价上不具有可比性。

（2）PCT 研究：这是基于真实世界环境的药物临床试验和药物经济学评价，以药品实际效果评价和经济学评价为目的专门试验研究,具有相对规范的研究设计和干扰控制,指标具有针对性、可获得较全数据,是值得推荐的药物经济学研究类型。但是由于研究过程中为保证真实药物治疗环境尽量采取"不控制",会降低内部效度;基线不平衡和影响因素过多会导致统计分析方法复杂;另外,如果独立实施一项实效性临床试验项目,往往需要略大的样本量,研究时间长、费用高。

2. 前瞻性观察研究　即基于真实世界队列研究的药物经济学研究设计,又称患者注册研究(patient registry study),是药物经济学研究设计的理想标准。它能反映真实条件下药物治疗的成本 - 效果,具有很好的外部性,尤其适用于慢性病相关治疗方案评价;研究以收集观察性数据为主,不实施控制,成本也相对较低。但由于取消了外部限制,患者依从性差,干扰因素多;另外由于未进行随机分组,治疗组和对照组存在基线差异,因此需要纳入较大的样本量,并采用倾向评分匹配等统计处理方法。

3. 回顾性队列研究　回顾性收集包含有干预方案和对照方案的历史患者治疗数据进行的药物经济学分析。回顾性队列研究主要利用医院病历数据、临床数据、医保数据、出院费用清单等,根据研究需要,清理提取干预方案和对照方案的相关成本、结果及其他所需指标数据进行分析;也有小型回顾性研究自行设计数据采集方案,调研收集医院病历数据进行分析。由于数据可直接从现有信息数据库获取,因此研究不受时间限制,实施快,成本较低,也具有较高的外部效度。但是治疗过程的混杂因素完全无法控制,只能通过数据处理过程中的一些统计手段尽可能进行消除和控制;另外,回顾性数据库往往存在疾病诊断不明确、病例记录不全、数据记录不规范等问题,可采用的研究指标也受限于数据记录。

4. 混合研究设计　以上几种研究设计方法的综合运用。通常从前瞻性的临床试验(包括发表的 RCT 文献)或回顾性队列研究中获得足够的临床效果数据,再采取回顾性收集临床试验患者的成本数据或通过抽样调查来获取相关的成本数据。混合研究设计充分利用各种研究类型中的可用数据,将之有机整合起来进行分析,相对省时省钱。但是,由于难以获得患者的间接成本和效用资料,研究结果存在一定偏倚。另外,由于各指标数据来源、背景和适用范围不同,混合分析结果的信度不高。

5. 二次文献研究　利用已公开发表的文献资料,对不同药物治疗方案进行系统的药物经济学分析。通过运用循证医学的方法系统检索对临床试验文献,对文献中提取的药品有效性和安全性数据进行 Meta 分析,将荟萃得到的效果数据与回顾性收集、抽样调查等获得成本数据相结合进行药物经济学评价;或者在模型法研究中,将 Meta 分析结果作为模型中参数假设的主要来源。二次文献研究的特点是研究时间快,研究成本小;但必须基于充足的现有文献,所纳入的研究文献应具有可比性;另外,二次文献研究的研究指标受文献可得指标的限制,研究结果的可信性很大程度上也受所纳入文献的质量的影响。

(二) 确定研究样本量

若开展基于前瞻性随机干预研究和观察性研究的药物经济学评价,需要保证有可获得足够统计效能的样本量。可参考药物经济学研究的样本量计算公式,或随机临床试验及一般前瞻性队列研究的样本计算公式,根据研究需要设置数据进行计算。一般说来,由于药物经济学试验允许更广泛的治疗人群,需要控制的混杂因素更多;由于采用经济分析的结果指标,评价结果为成本 - 效果比,经济参数估计 I 型和 II 型错误大小和统计分析方法均不同,导致符合统计学要求的样本量增加,因此药物经济学试验样本应大于随机对照试验最小样本量的要求。

基于平行研究和二次文献研究的药物经济学评价,样本量由临床试验和已有研究决定。基于回顾性队列研究的药物经济学评价,若数据来源于医保数据库或医院大样本医疗数据库,可不计算样本量;但若自行设计数据收集方案时,需要考虑最小样本量要求,样本量一般也需大于常规队列研究。

（三）研究假定及研究时限

对药物经济学评价的研究设计或模型估计中所作的关键假定和假设前提,应充分论证其依据和合理性并予说明。根据研究中疾病的种类、治疗目标和预期产出等确定药物经济学评价的研究时限并予说明,应保证足够的疗程和干预时间以获得所需的主要成本和结果。当采用模型法来模拟长期治疗的成本和效果数据时,应列出短期治疗的原始数据及研究时限以及长期治疗模拟时间及依据。

三、收集成本和结果数据

成本和结果指标和选择及测量已在第二节阐述。成本由消耗资源项目的数量和单价的乘积构成。其中成本和效益的测量范围需要与所确定的研究角度一致,研究组和对照组所涉及的资源单价必须使用同一价格来源。医疗资源的单价建议使用市场终端支付价格。如果药品仍未上市,建议采用生产厂商建议价格进行分析。如果使用其他价格体系,需明确注明并解释其合理性。效益、效果和效用指标的选择取决于研究设计类型和数据的可得性,药物经济学评价优先推荐使用实际效果指标。

四、选择评价方法

根据研究中干预措施的特点、数据的可获得性以及评价的目的与要求选择适当的评价方法。药物经济学评价方法、指标及适用范围见第三节。优先采用 CUA 或 CBA,也可以采用 CEA、CMA 或 CA,但应当说明其理由。在条件许可时,可以同时采用两种或两种以上的方法进行评价,或者以一种方法为主联合其他方法进行评价,并比较和分析各种评价方法结果之间的差异。除可直接判断为绝对优势、绝对劣势的结果,药物经济学评价必须报告增量成本 - 效果比。增量成本 - 效果比应与合理确定的阈值进行比较以判断其是否可被接受。

五、模型分析

在成本和时间有限或出于伦理考虑,无法开展基于真实世界研究的长期大规模药物经济学实验的情况下,可通过模型分析开展模拟研究,模型分析还可帮助研究者更好的理解和预测其正在研究的系统。药物经济学的模型分析方法包括决策树模型、马尔可夫模型、离散事件模拟模型以及计量经济学模型等,前两者较为常用。

（一）决策树模型

1. 定义　决策树模型(decision tree model)是一种使要解决的问题结构化以直观运用概率分析评价不同方案的投入与产出的一种图解法,由于这种决策分支画成图形很像一棵树的枝干,故称决策树。决策树适用于短期、急性疾病的静态决策分析。

2. 决策树结构　决策树由节点和分枝构成,节点与节点之间由分枝相连;节点主要有三种。见图 17-2。

（1）决策节点：通常用"□"表示决策树的起点；在决策节点上，根据可选择的行动方案分化出不同的分枝，分枝的数目代表了可选方案的数目，根据临床治疗/决策方案确定。

（2）方案节点：通常用"○"表示。表示在这一点上某个方案将会发生不受决策者控制的几种可能事件。从它引出的分枝称为概率分枝（或状态分枝）；根据实施某治疗方案/决策后发生的事件列出，如有效/无效；有不良反应/无不良反应等。

（3）结果节点：通常用"◁"表示，表示决策产出值的末端节点；结果节点代表了决策中每个选择的最终结果，如成本、产出（有效率、期望寿命、QALY）等。

3. 关键概念

（1）分枝概率：分枝上事件的具体状态及其发生的概率值。

（2）路径：决策树中从前到后的不同分枝的组合决定了患者在决策树中的路径；对于某种治疗方案，可能有多条可能的抵达终点的路径，并且路径之间的关系是互斥的。

（3）路径概率：患者通过每条路径的概率被称之为路径概率；路径概率 = 分枝概率 × 各路径的条件概率；一个备选方案的多条路径概率之和等于 1。

（4）期望（路径）成本：每条路径都有相关成本，每条路径期望成本 = 相应的路径概率 × 该路径成本估计值。

（5）期望价值：决策者感兴趣的终点健康结果，每条路径的期望结果 = 相应路径概率 × 该路径健康结果值。健康结果可以是 QALY、临床效果指标等。

（6）期望成本/效果：某策略的期望成本/效果 = $\sum$（该策略的每一个路径终点发生的概率 × 该路径的成本）/$\sum$（该策略的每一个路径终点发生的概率 × 该终点的结果值）。

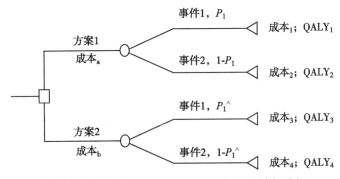

图 17-2　药物经济学模型分析方法的决策树示例

4. 决策树模型分析实施步骤　①拟定备选方案；②根据所分析问题的逻辑关系绘制树状图；③按照从树根至树梢的顺序列出所有可能事件的发展过程及其概率；④计算各方案终结点的健康结果和成本；⑤计算每种方案的期望价值；⑥计算增量成本健康结果；⑦通过改变关键参数的取值进行敏感度分析；⑧解释结果，进行决策。

（二）马尔可夫模型

1. 定义　马尔可夫模型（Markov model）又称作疾病状态转移模型，是将所研究疾病连续的病程按照对健康影响的程度分成几个截然不同的健康状态，假定患者在某一时刻只能处于其中一种状态，根据每个状态在一定时间内可以通过转移概率来模拟疾病的过程，并将模型与临床、成本与生命质量等的数据结合起来,通过模型模拟进行分析的一种方法。其基本原理是将所研究的疾病按其对健康的影响程度划分为多个不同的马尔可夫状态;根据各个状态在一定时间内相互间的转移概率模拟疾病发展过程;结合每个状态上的资源消耗和健康结果,通过多次循环运算,估计出疾病发展的最终健康结果和成本消耗。相对于决策树模型,马尔可夫模型可根据健康状态建立模型,可模拟终身并重复发生相关事件,适用于长期、慢性疾病的模拟与分析。图 17-3 为 Markov 模型状态示例图。

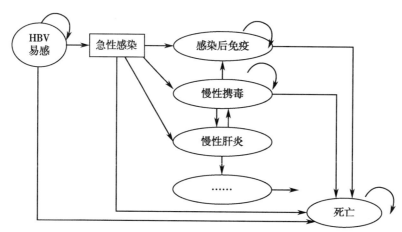

图 17-3 药物经济学模型分析方法的 Markov 模型状态示例

2. 马尔可夫假设(Markov assumption) 马尔可夫模型需以模拟过程具有马尔可夫性,也即模拟的循环过程没有记忆为前提,即患者从一个状态(如状态 A)转移到下一个状态(如状态 B)是根据概率随机发生的,与患者进入该状态(状态 A)前所处的状态无关。每一个被追踪的时间段被称为一个马尔可夫周期;在每个周期中,一个患者只能处于一种马尔可夫状态,也即各个状态之间具有互斥性,如处于健康状态或生病状态,而不能既健康又生病。

3. 马尔可夫模型构建要素

(1)马尔可夫状态(Markov states):假设或者总是处于有限的健康状态中的一个,这些健康状态被称为马尔可夫状态。

(2)周期长度(cycle length):患者从一个健康状态转移到下一个健康状态之间的时间。

(3)转移概率(transition probabilities):患者从一个状态转移到另一个状态时的概率。

4. 马尔可夫状态分类

(1)临时状态:只能向其他状态转移而不能转移到其自身的健康状态。

(2)隧道状态:以固定顺序或关系存在于一个循环周期中的一系列临时状态;如乙肝病毒携带状态→慢性肝炎→肝硬化→肝癌→死亡。

(3)吸收状态:病程不能从这一状态向其他状态转移的健康状态,通常是循环的终点,如死亡。

5. 建模步骤

(1)根据模型需要和相关条件作出模型假设。

(2)确定马尔可夫状态及状态间转移关系。可根据疾病的转归过程,如参考诊疗指南或文献,列出疾病转归状态和方向;结合根据研究目的,对重要状态进行取舍或补充;并根据数据的可得性,对状态进行取舍。

(3)确定模型循环周期和每个周期中各状态间的转移概率。通常以疾病进程变化时长估计循环周期时长,应确保周期长度的选择具有临床意义,如短期内病程不会发生很大变化的慢性病,可设为 1 年;如事件发生频率较大的疾病,可设为 1 个月甚至 1 周;周期长度的确定也会受到概率数据的可获得性的影响。

(4)确定 / 计算每个周期健康效用及成本。根据各状态间的转移概率计算出每个循环周期内各状态的概率分布;根据概率分布计算出患者在每个周期内存活的时间;在到达终点前,将所有循环周期上的存活时间加和,即为研究对象的期望寿命;结合各状态的健康效用和成本,计算出每个循环周期内的质量调整生命年数 QALYs 和消耗的成本 C,直至循环终止。

(5)确定循环终止时间或条件。循环的次数取决于临床意义,循环到患者的自然生存期结束或者直到特定比例的队列人群进入吸收状态。

(6)将周期效用相加得到累积效用,周期成本相加得到累计成本,代入计算最终的 CUR 和 ICUR。

(7)通过改变关键参数的取值进行敏感度分析,对分析结果进行解释。

6. 马尔可夫模型局限及应用注意事项

(1)半循环校正:循环假设仅在周期开始或结束时发生状态转移,在实际疾病状态间的转移是发生在整个周期之中,为了更好地表达时间连续性,可以引入半循环校正。

(2)局限性假设:转移概率仅取决于当前健康状态,而与过去的健康状态以及时间变化无关。

(3)同质性假设:模型假设处于某个健康状态的所有患者都是完全相同的,即将健康状态描述为一个同质化的人群。当异质性问题被认为是很重要时,应该根据潜在的异质性因素来定义健康状态。

六、差异性和不确定性

差异性(variability)是指可能影响评价结果的与治疗背景差异相关的参数差异。差异性无法完全消除,其产生原因可能是地区和治疗背景的差异、治疗方式的不一致性以及不同患者亚组的差异(异质性)等。对于明确存在的差异性,可以通过情境分析、亚组分析以进一步分析不同背景、不同亚组人群的成本 - 结果。

不确定性(uncertainty)是由于研究过程中存在的各种不确定因素导致评价结果偏离实际结果而给决策带来风险。由于药物经济学评价方法许多方面还存在争议,如研究设计、成本与治疗结果的测量、研究假设的合理性、贴现、统计分析等,以及数据的抽样误差等,都会影响评价结果的可靠性。避免和控制不确定性的方法,包括尽可能采用规范的研究设计类型以提高效度(如前瞻性研究、随机化分组);采用 Fieller 法和 Bootstrap 法进行数据统计分析;以及进行敏感性分析。

敏感性分析(sensitivity analysis)是药物经济学中处理数据收集和研究假设的不确定性的主要方法,通过改变假设和某些关键变量,如药品价格、有效率、贴现率、转移概率等,评估估计值的稳健性和变动范围。应根据参数数量和参数间的关联关系等选择适宜的敏感性分析方法。在参数较少时可以采用单因素、多因素敏感性分析或极值分析法；在参数较多和模型设计时可采用 Monte Carlo 模拟进行概率敏感性分析。在条件许可时，可以使用成本 - 效果可接受曲线（cost-effectiveness acceptability curve，CEAC）表示不确定性分析的结果。

七、公平性和外推性

公平性（equity）指一项干预活动所影响到的所有生命、生命年或质量调整生命年（QALY）的价值都（假设）是相等的，而不管目标群体的个人或种族的年龄、性别或社会状态等。在条件允许时，应对评价结果的公平性问题进行讨论。

外推性（generalizability）也称可转换性、可移植性、外部效度、相关性或适用性，是指能否将一种环境或群体中的结果应用于或外推至另外一种环境或群体。讨论药物经济学评价的外推性时，通常需要考虑三个层面的问题：①从原始研究的环境或研究群体所获得的治疗效果，能够应用到另一实际临床环境或群体的程度；②将评估结果从某一国家或某一医疗体系，应用到其他国家或其他医疗体系的转移效度；③来自其他国家的成本、效果以及来自临床试验的疗效，能否适用于中国环境下的真实世界。

八、药物经济学评价报告的撰写和质量评价

高质量的药物经济学评价报告可显著提高药物经济学评价证据的等级和评价结果的利用。药物经济学评价报告的质量取决于研究设计以及研究过程，也取决于报告格式的规范和报告撰写的翔实、可靠和科学合理的解释。《中国药物经济学评价指南》（2020 版）专门在附录 1 列出了药物经济学评价标准报告格式，附录 2 列出了质量核查列表。其他国家药物经济学评价指南也对药物经济学评价报告或论文格式和质量评价做了规范。下面简介几种目前比较经典的药物经济学评价报告格式以及质量评价标准。

（一）Drummond 的药物经济学评价标准

早在 1987 年 Drummond 即提出了药物经济学评价执行的 10 项标准。1995 年，为提高药物经济学评价论文投稿质量，英格兰医学杂志（BMJ）成立经济学评价工作组，请 Drummond、Jefferson 等拟定了《BMJ 经济学评价论文作者及同行评价指南》，该指南共 35 条，见表 17-4。评价项目分为研究设计（7 条）、数据收集（14 条）、分析和结果评价（14 条）三部分，并对每一项提供了"是 / 否 / 不清晰 / 不适用"等 4 个选项，以便于定量评价和判断论文质量。

表 17-4 *BMJ* 药物经济学论文评议标准

研究设计			
1	阐述了研究问题	5	明确描述了对照措施
2	阐述了研究问题的经济学意义	6	阐述了经济学评价方法
3	研究角度明确阐述并进行了论证	7	根据研究问题论证了经济学评价方法的选择
4	阐述了干预措施和对照措施选择的理由		

续表

	数据收集		
8	阐述了效果指标数据来源	15	讨论了生产力变化与研究问题的相关性
9	给出了研究设计细节和效果研究结果（如果基于单一研究）	16	单位成本及成本使用量分别进行了报告
10	给出了系统评价或 Meta 分析的方法细节（如果基于一定数据的效果研究文献）	17	描述了单位成本及成本使用量测量方法
11	明确阐述了经济学评价的主要结果测量	18	记录了现汇和价格数据
12	阐述了健康状态及其他结果的赋值方法	19	给出了通胀或通缩的价格现汇调整
13	给出了经济学评价的研究对象细节	20	给出了所用模型的细节
14	单独报告了生产力变化（如果有）	21	模型的选择和关键参数进行了论证
	分析和结果		
22	阐述了成本和结果的研究时间	29	阐述了变量变动范围
23	阐述了贴现率	30	比较了相关的对照方案
24	论证了贴现率选择原因	31	报告了增量分析
25	如果成本和效益没有贴现，做了解释	32	呈现了主要结果的原始数据和统计结果
26	给出了随机数据统计检验的细节和置信区间	33	回答了研究问题
27	给出了敏感性分析方法	34	报告数据后作出了结论
28	论证了敏感性分析变量的选择	35	对结论进行了适当的附加说明

（二）《卫生经济研究质量评估量表》

2003 年，Ofman、Sullivan、Neumann 等基于大量文献分析以及当时发布的 16 个药物经济经济学评价指南，以及对 8 位卫生经济学资深专家的咨询调查，制定了《卫生经济研究质量评估量表》（quality of health economic study instrument，QHES 量表），该量表共有 16 条，每条可做"是 / 否"的判断。每条根据专家咨询结果赋予不同权重，共计 100 分。药物经济学评价的《卫生经济研究质量评估量表》标准见表 17-5。

（三）《卫生经济评价报告统一标准声明》

2013 年，Don Husereau、Michael Drummond、StavrosPetrou 等带领的 ISPOR 工作组经过前期调研、文献系统评价、以及对学术机构、期刊、制药企业、政府决策者以及临床专家等 48 名专家的专家咨询论证，最终拟定并发布了《卫生经济评价报告统一标准声明》（consolidated health economic evaluation reporting standards，CHEERS）。2022 年，ISPOR 工作组更新了 CHEERS 清单。CHEERS 清单是目前最新和最权威的药物经济学评价报告标准和规范。2022 年版 CHEER 清单共 28 条，分为标题和摘要、前言、方法、结果、讨论、其他相关信息六个部分，并对每一条都做了详细的说明，见表 17-6。

表 17-5 药物经济学评价的《卫生经济研究质量评估量表》标准

标准	权重	标准	权重
1. 研究目标是否清晰、具体、可测?	7	9. 成本是否适当测量? 单位成本及使用量的测量方法是否清晰说明?	8
2. 是否说明研究角度及原因?	4	10. 经济学评价的主要结果是否说明? 是否包括短期、长期以及阴性结果?	6
3. 目标人群的选择对于亚组分析是否恰当?	8	11. 健康结果的测量和量表是否有效可靠? 若前期无对评测量方法信度效度测量,是否进行了论证?	7
4. 研究指标数据是否有最佳的可得来源(RCT- 最佳、专家观点 - 最差)?	1	12. 经济学模型(包括结构)、研究方法和分析过程、分子分母组成是否透明?	8
5. 是否进行了不确定性处理: 1)通过统计分析消除随机误差; 2)通过敏感性分析覆盖了假设范围?	9	13. 经济学模型的选择、假设和局限性是否陈述并论证?	7
6. 备选方案的成本和结果是否进行了增量分析?	6	14. 作者是否对潜在偏倚的方向和量级进行了讨论?	6
7. 数据提取方法是否说明(包括健康效用和其他效果赋值方法)?	5	15. 结论和建议是否基于结果并进行了论证?	8
8. 研究时限是否可覆盖所有相关重要结果? 1 年以上的效益和成本是否进行了贴现(3%~5%)并对贴现率进行了论证?	7	16. 是否对基金来源进行了说明?	3

表 17-6 《卫生经济评价报告统一标准声明》(2022 年版)的项目清单

标题和摘要		
标题	1	确定研究是一项经济学评价,并明确所比较的干预措施
摘要	2	对研究背景、关键方法、结果和可选择性分析提供一个结构化的概述
前言		
背景和目的	3	说明研究的背景、研究问题,及其与政策或实践决策的实际关联性
方法		
卫生经济分析方案	4	说明是否制定了卫生经济分析方案以及哪里可以找到它
目标人群	5	描述所研究人群的特征,如年龄范围、人口统计学信息、社会经济学状况、临床特征等
研究机构与场所	6	提供可能会影响研究结果的相关背景信息
参照方案	7	描述要比较的干预或策略以及选择理由
研究角度	8	描述研究所采用的视角以及选择理由

续表

方法		
时间范围	9	描述研究的时间范围以及适用理由
贴现率	10	报告贴现率以及选择理由
结局的选择	11	描述用来测量收益和损害的结局指标
结局的测量	12	描述如何用结局指标进行收益和损害的测量
结局的估值	13	描述进行结局测量和赋值的人群和方法
资源和成本的测量和估值	14	描述如何进行成本的估值
货币,价格日期和转换	15	报告估计的资源数量和单位成本的日期,以及汇率及换算年
模型的描述及合理性	16	如果使用模型,需详细描述并陈述理由。如报告模型是否可公开获得,以及在哪里获得
分析与假设	17	描述所采用的分析及统计转换数据的方法,外推的方法,以及模型验证的方法
异质性	18	描述所采用的估计研究结果在亚组间的差异的方法
分布效应	19	描述不同个体之间,或反映优先人群的调整,会产生什么样的分布影响
不确定性	20	描述对分析中的不确定性来源进行判别的方法
患者及研究中受影响的其他人参与途径	21	描述研究设计中患者或服务受众、公众、社区或利益相关者(如医师或第三方)参与的途径
结果		
研究参数	22	报告所有分析输入的参数(如取值、范围、参考文献),包括不确定性分析或分布假设
主要结果概括	23	报告主要成本类型和结局指标的平均值,以最合适的整体测算尺度进行概括
不确定性结果	24	描述分析判断、参数输入、预测的不确定性对结果的影响。如果适用,报告贴现率和时间范围的选择所带来的影响
患者及研究中受影响的其他人的结果	25	报告患者/服务受众、公众、社区或利益相关者(如医师或第三方)参与对研究结果的影响
讨论		
研究发现、局限性、外推性及当前认知	26	报告关键发现、局限性、未捕捉到的伦理及公平性考虑,以及这些对患者、政策以及实践会产生怎样的影响
其他相关信息		
资金来源	27	描述研究受到的资助和资助者在定题、设计、实施和分析的报告方面的作用
利益冲突	28	根据期刊及医学期刊国际委员会要求报告作者利益冲突

(胡 明)

参考文献

［1］刘国恩. 中国药物经济学评价指南. 北京: 中国市场出版社, 2020.

［2］RICEDP. Estimating the cost of illness. American Journal of Public Health, 1967, 57 (3): 424-440.

［3］ACTON J P. Evaluating public programs to save lives: the case of heart attacks. Santa Monica: Rand, 1973.

［4］WEINSTEIN M C, STASON W B. Foundations of cost-effectiveness analysis for health and medical practices. The New England Journal of Medicine, 1977, 296 (13): 716-721.

［5］BOOTMAN J L, WERTHEIMER A I, ZASKE D, et al. Individualizing gentamicin dosage regimens in burn patients with gram-negative septicemia: a cost-benefit analysis. Journal of Pharmaceutical Sciences, 1979, 68 (3): 267-272.

［6］RASCATI K L. Essentials of pharmacoeconomics. Philadelphia: Lippincott Williams & Wilkins Press, 2008.

［7］ARNOLDR J G. Pharmacoeconomics: from theory to practice. New York: CRC Press, 2010.

［8］GRAUER D W, LEE J, ODOM T D. Pharmacoeconomics and outcomes. Applications for Patient care. 2nd. Kansas: American College of Clinical Pharmacy, 2003.

［9］DRUMMOND M. Economic evaluation in health care: merging theory with practice. Oxford: Oxford University Press, 2007.

［10］BOOTMAN L, TOWNSEND R, MCGHAN W. Principles of pharmacoeconomics. 3rd ed. Cincinnati: Harvey Whitney Books, 2004.

［11］LORNE E B. Practical pharmacoeconomics: how to design, perform and analyze outcomes research. New Jersey: Advanstar Communications, Inc, 1998.

［12］孙利华. 药物经济学. 3 版. 北京: 中国医药科技出版社, 2015.

［13］吴久鸿. 药物经济学. 北京: 高等教育出版社, 2017.

［14］隋宾艳, 齐雪然. 英国 NICE 卫生技术评估研究决策转化机制及对我国的启示. 中国卫生政策研究, 2015, 8 (7): 74-78.

［15］DRUMMOND M F, JEFFERSON T O. Guidelines for authors and peer reviewers of economic submissions to the BMJ economic evaluation working party. BMJ, 1996, 313 (7052): 275-283.

［16］OFMAN J J, SULLIVAN S D, NEUMANN P J, et al. Examining the value and quality of health economic analyses: implications of utilizing the QHES. J Manag Care Pharm, 2003, 9 (1): 53-61.

［17］HUSEREAU D, DRUMMOND M, PETROU S, et al. Consolidated health economic evaluation reporting standards (CHEERS) statement. Value Health, 2013, 16 (2): 1-5.

［18］HUSEREAU D, DRUMMOND M, FEDERICO A D, et al. Consolidated health economic evaluation reporting standards 2022 (CHEERS 2022) Statement: Updated Reporting Guidance for Health Economic Evaluations. Value Health, 2022, 25 (1): 3-9.

第十八章
循证药学评价方法

第一节　循证药学概论

一、循证药学的基本概念

循证医学(evidence-based medicine,EBM)是近三十年来在医疗卫生领域应用非常广泛的一门方法学科,目前已应用于包括临床医疗、护理、预防、卫生经济、卫生决策、医疗质量促进、医疗保险、医疗教育等在内的许多医疗卫生领域。EBM 的核心思想是谨慎、准确、明智地应用当前最佳证据,对个体患者医疗作出决策。EBM 改变了以往根据基础研究结果、动物实验的结果、个人临床经验和零散的研究报告等证据资料制订治疗方案的传统医疗模式。EBM 的应用过程是医师将个人的临床经验、患者意愿与外部所能获得的最佳证据相结合,提出最佳治疗方案的过程。

循证药学(evidence-based pharmacy,EBP)是 EBM 方法和理念在药学领域的具体实践和应用,循证药学的应用过程就是临床药师搜集、评价科研证据(文献),评估其临床价值,并据此作出临床药物应用与管理决策的临床药学实践过程。与 EBM 基本概念相似,EBP 的概念也有狭义与广义之分。

狭义的循证药学,亦称为"循证临床药学",即临床药学服务中的循证实践过程,指药师在药学实践中,慎重、准确和明智地应用当前最佳证据,与其临床技能和药学实践经验相结合,参考患者的价值观和意愿,作出符合患者需求的药学服务过程。循证药学涉及患者药物治疗全过程的各个环节,包括药物调剂、制剂、治疗药物监测、用药教育、药学监护等工作。在这一概念中,以患者为服务对象;实践主体是直接为患者提供药学服务的药师;实践领域是围绕患者用药的全部活动;实践方法上借鉴和采用循证医学理念,检索、分析和评价相关证据,最终获取药物治疗的最佳证据;实践环境为具体的医疗环境,需考虑地区差异、药物政策差异、医疗机构级别差异、药物配备水平和技术条件等。本章主要讨论循证药学评价方法及其在临床药学服务中的应用,即狭义循证药学范畴。

广义的循证药学则是指运用循证医学方法学解决药学领域的实践和研究问题。实践主体包括所有药学专业技术人员和从事药学相关工作的人员;实践对象涉及药物研发、生产、配送、储存、使用、管理及药学教育等全过程的药学人员。因而,广义循证药学实践活动和研究范畴涉及药物研发、生产、配送、储存、使用、管理及药学教育等过程中的问题、干预、效果和持续改进。

二、循证药学的产生和发展

1992 年,McMaster 大学 Gordon Henry Guyatt 教授等成立的循证医学工作组在 *JAMA* 杂志发表文章 *Evidence-based medicine: a new approach to teaching the practice of medicine*,成为循证医学诞生的标志性事件。在随后不到 20 年的时间里,循证医学方法学不断发展并深入运用于医药卫生各个领域,在解决各领域实际问题的过程中产生了循证护理学、循证药学、循证口腔医学等分支学科。医疗卫生服务模式转换和信息技术发展改变了传统药学工作模式,药学服务从药品供应向药学监护转型,药师逐步参与到患者药物治疗临床实践中。基于需求驱动,在 20 世纪 90 年代,循证医学理念和方法被引入药学领域,尤其是医院药学领域中越来越多的研究者开始关注并积极倡导循证药学。

1998 年,加拿大学者 Mahyar Etminan 等发表《循证药物治疗学:基本概念和临床应用》,首次列举了临床药师运用循证医学理论和方法指导药学实践的经典案例。2001 年英国 Cochrane 中心培训部主任、临床药师 Phil Wiffen 教授在 *Evidence-based pharmacy* 一书中首次提出"循证临床药学"定义并阐述了临床药师循证实践的模式和方法。同年,国内学者陈均、蒋学华发表《临床药学实践中的循证药学》一文,在中国大陆首次提及循证药学的概念及其英文名 evidence-based pharmacy,并对临床实践中循证药学的内容及在临床药物治疗决策中的应用进行了阐述。

2005 年,一项对药师循证实践的问卷调查显示:受访者大多对实践 EBM 方法持积极态度;约半数受访者在过去一年中运用了原始研究检索的循证实践方法,其中约 75% 的医院药师开展了循证实践。2006 年,在世界卫生组织(WHO)和国际药学联合会(FIP)共同编写的《开展药学实践——以患者为中心》药师手册中明确提出在药学实践中运用 EBM 的理念和方法。

2011 年,张伶俐、李幼平等系统评价了循证药学的定义和文献发表现状,基于全面的证据分析和总结,明确提出了循证药学定义,首次探讨了循证药学学科的发展方向、面临的机遇和挑战。2013—2015 年,Phil Wiffen 教授在 *Eur J Hosp Pharm* 杂志上更新发表了 *evidence-based pharmacy* 系列文章 12 篇,深入阐述了循证药学的产生和发展过程。

目前,国外许多高校的药学专业已经设置了循证实践相关课程,或要求药学专业学生掌握循证实践技能,一些药学院还专门成立了药物信息与循证实践中心指导学生在工作中为患者的治疗提供基于证据的、及时的、无偏倚的药物信息。因缺乏合格的师资、教材和教学方法,国内循证药学在校教育起步较晚但发展迅速,至 2016 年在全国 205 所开设了药学专业的高等院校中,只有四川大学华西临床医学院、遵义医学院等少数高校开设了循证药学课程,遵义医学院以主干课程纳入;据 2022 年中国药科大学对临床药学专业国家级一流本科专业点中 10 所学校循证药学课程建设情况的调查,其中 6 所学校的临床药学本科已独立开设循证药学或循证医学课程。国内一些高校,如北京大学、四川大学等,已开始培养循证药学方向的临床药学研究生。对循证药学相关知识和技能的要求,也已列入我国国家临床药师培训各专业的培训大纲。循证药学正逐渐成为临床药学学科发展的重要方向,周鹏翔、翟所迪等所做研究显示自 2001—2016 年,国内医院药学人员发表系统评价或 Meta 分析达到 1 018 篇(中文 871 篇、英文 147 篇),这些研究发表数量逐年增长,报告质量和研究质量呈现逐年增高趋势。笔者团队做的文献计量分析显示,至 2022 年 10 月以"循证药学"为主题的文献合计 16 681 篇,其中英文 6 178 篇(37%),中文 10 503 篇(63%),从 2014—2021 年,年均文献发表量逾 1 000 篇,提示循证药学蓬勃发展,国内外研究者对循证药学的知晓度和关注度不断提高。

2014 年,中国首个国家级循证药学学组即中国药理学会治疗药物监测研究专业委员会循证药学学组成立,致力于为中国治疗药物监测的高质量证据提供方法学支撑,通过系统挖掘中国人群的治疗药物监测数据,协助专委会制定和推广基于本土化证据的工作规范和指南,促进临床转化。2018 年,中国药学会循证药学专业委员会成立,这是我国循证药学发展历程的重要事件,将全面促进循证药学领域人才培养,并推动药学学科创新发展。伴随着相关行业学会的发展,近年来与循证药学相关的学术交流、培训班不断涌现,关注循证药学方法在临床药学实践、合理用药、药品评价等方面的应用,为医院药学人员提供了大量学习、交流循证药学实践方法的平台和机会,促进了循证药学的应用和发展。

第二节 循证药学研究方法

循证药学研究基本方法来源于循证医学方法,根据研究来源不同可分为原始研究、二次研究及转化研究。原始研究是指直接在受试者中进行的有关病因、诊断、治疗和预防等方面的试验研究,包括试验性研究和观察性研究。对原始研究所获得的第一手数据,进行统计学处理、分析、总结后得出结论,即原始研究证据(primary evidence)。二次研究是在尽可能全面地收集某一问题的全部原始研究证据,并进行严格评价、整合处理、分析总结,从中得出的综合结论称为二次研究证据(secondary research evidence),是对多个原始研究证据加工整合后得到的更高层次证据。转化研究(translational research)可包含从基础研究到应用研究的过程,也包含将应用研究成果和临床证据传播并应用到临床实践中的转化过程,循证药学中的转化更多指后者,使得当前最佳的临床证据能够成为临床实践、卫生管理等不同层面需求的决策依据。

一、二次研究方法

在临床药学实践中,往往需要对某一药物用于某一特定情况患者的有效性、安全性、经济性进行评价,要求药师对不同给药方案,不同药学监护方法间进行比较分析,以作出基于最佳证据适宜患者的药物治疗决策。而医学科学和临床研究的发展,为药学人员提供了大量科学信息,但原始研究多数规模较小,纳入研究对象数量有限;针对同一种疾病的同一或同类药物治疗的文献资料数量有时较多,但质量参差不齐,结论存在争议。这时如何从海量文献资料中快速、高效提取所需信息,进行科学决策,成为药师面临的巨大挑战。针对问题,全面、系统地收集相关研究文献,认真选择、严格评价、科学分析相关研究资料,得出综合可靠的结论,此即循证药学研究中最常用的重要方法——系统评价(systematic review,SR)。

（一）系统评价和 Meta 分析

1. 基本概念

（1）系统评价：系统评价是一种文献综述方法，指针对某一具体问题（在循证药学领域，如临床药物治疗、药物政策、药学教育等问题），系统、全面收集已发表或未发表的相关研究，筛选出符合纳入标准的文献，评价文献质量，并进行定性描述或定量合成，得出当前最佳的综合结论。

系统评价可以是定性的（定性系统评价，qualitative systematic review），也可以是定量的（定量系统评价，quantitative systematic review）即包含 Meta 分析（Meta-analysis，荟萃分析）过程。系统评价制作过程明确，具有良好的重复性；但其质量受原始研究质量、系统评价方法及评价者本人专业知识、认识水平和观点的制约，因此在药学服务和实践中需要谨慎采纳系统评价观点和结论，不可盲目被动接受。目前，系统评价主要针对医疗实践中面临的疾病病因、诊断、预防、治疗、不良反应和预后等临床问题，而对治疗和预防的干预措施疗效和安全性的 RCT 进行系统评价的方法（也是循证药学最常用的系统评价方法）最为完善和规范。

（2）Cochrane 系统评价：Cochrane 系统评价是 Cochrane 协作网的评价者按 Cochrane 评价者工作手册（Cochrane reviewers'handbook），在对应 Cochrane 评价小组编辑部的指导和帮助下完成的系统评价。Cochrane 协作网有严密的组织管理和质量控制系统，严格遵循 Cochrane 系统评价者工作手册，有固定格式和内容要求，采用统一系统评价制作软件 RevMan 录入和分析数据、撰写系统评价计划书和报告，发表后定期更新，有比较健全的反馈和质控机制，其质量通常高于非 Cochrane 系统评价，被认为是评价干预措施疗效（如药物治疗）最佳的单一信息资源。

目前 Cochrane 系统评价主要针对临床、预防等方面的具体问题，特别对干预和康复措施疗效和安全性的 RCT 进行评价，其方法较完善和规范。

（3）Meta 分析（Meta-analysis）：1976 年由心理学家 Glass 首次命名，被译为荟萃分析，其定义尚存争议，通常认为 Meta 分析是一种统计分析方法，可将多个独立、可以合成的临床研究进行定量分析。

2. 系统评价的意义

（1）快速整合海量信息：临床药师或药事管理组织者在进行科学决策时，常面对海量的信息，同时需要在短时间内作出评估和判断，系统评价提供了一种系统检索，严格选择和评估的方法，合成真实可靠的有临床应用价值的证据。

（2）提高统计效能：针对同一临床问题的研究很多，但因疾病诊断标准、纳入研究对象的标准、测量结果方法、治疗措施和研究设计等的差异，结果可能不一致，甚至相互矛盾。系统评价或 Meta 分析在合成资料时，在充分考虑各研究样本量大小和研究质量基础上得出综合结论。系统评价尚有减少偏倚影响的方法，以提高研究结果的可靠性和准确性。

（3）促进研究成果及时转化：用系统评价方法合成多个质量较高的同质临床试验结果可将其综合的有效措施及时转化和用于临床实践与决策。

3. 系统评价与传统文献综述的比较

传统文献综述（traditional review），也称叙述性文献综述（narrative review），系作者按特定目的，围绕某一主题收集相关文献，采用定性分析方法分析和评价纳入文献，结合自己的观点和临床经验进行阐述，总结成文，以便读者在较短时间内了解某一专题的研究概况和发展方向。传统文献综述缺乏客观明确的方法，受专家个人知识和经验影响,存在一定主观性。系统评价在研究题目确定,文献检索、筛选、质量评价,合成研究结果等方面均与传统文献综述存在差异,具体见表18-1。

表 18-1　系统评价和传统文献综述的比较

	系统评价	传统文献综述
研究题目	有明确的研究问题和研究假设	可能有明确的研究问题,常针对主题进行综合探讨,无研究假设
文献检索	力求找出所有发表或未发表研究以减少发表偏倚或其他偏倚的影响	通常未尝试找到所有相关文献
文献筛选	设置严格的纳入排除标准,清楚描述纳入研究类型,可减少因作者利益出现的选择性偏倚	通常未说明纳入或排除相关研究的原因
文献质量评价	评价原始研究的方法学质量,发现潜在偏倚和纳入研究间的异质性来源	通常未考虑研究方法或研究质量的差异
合成研究结果	基于方法学最佳的研究得出结论	通常不区别研究的方法学质量

4. **系统评价的分类**　系统评价是一种循证医学研究方法,并不限于RCT或仅对治疗措施的疗效进行评价。按研究领域可分为:基础研究、临床研究、医学教育、方法学研究、政策研究等。按临床问题可分为:针对病因、诊断、治疗、预后、卫生经济学等,在循证药学领域应用最多的是药物治疗干预的系统评价。按纳入研究的方式和数据类型可分为:前瞻性Meta分析、回顾性Meta分析、累积性Meta分析、网状Meta分析、个体病例资料Meta分析等。

5. **系统评价方法**　系统评价方法和步骤正确与否,直接影响其结果和结论的真实性、可靠性。同原始临床研究一样,系统评价也需要进行策划、制订详细的实施计划书。

系统评价前的准备可包括①研究时限:完成1篇系统评价所需时间受多种因素影响,包括初筛的文献量、纳入系统评价的文献量、中英文文献的比例、评价者对系统评价方法的熟练程度等。完成1篇纳入20个研究的系统评价大概需要工作2~3个月。但完成1篇Cochrane系统评价,除上述因素外,还受不同Cochrane评价小组工作效率的影响,大概需要12~18个月。②研究人员:1篇系统评价至少应由2名作者完成,以保证在文献筛选、质量评价和数据提取过程中由2人独立完成,遇不同意见时讨论后达成一致,增加发现问题的机会。系统评价的作者中还应包括题目所涉及专业人员(如相关领域高年资的临床医师)、熟悉研究方法和统计学的方法学人员,并鼓励初学者与有经验的系统评价作者合作。

系统评价制作流程:针对不同研究问题的系统评价其基本方法和步骤相似,但在文献检索策略、数据库选择、文献质量评价方法、原始文献中数据提取及统计分析等具体方法上存在差异。系统评价制作的基本过程可分为4个阶段、9个基本步骤(详见表18-2)。

表 18-2　系统评价制作流程

第一阶段:确定系统评价题目	1. 确定题目
第二阶段:制订系统评价方案	2. 制订研究方案

续表

第三阶段:完成系统评价全文	3. 检索文献
	4. 筛选文献
	5. 评价文献质量
	6. 提取数据
	7. 分析和报告结果
	8. 解释结果,撰写报告
第四阶段:更新系统评价	9. 更新系统评价

(1)确定题目:在循证药学实践中,系统评价是为药物干预、药学服务措施和方法、药事管理等提供决策依据,特别适用于靠单个临床研究结果难以确定,或在临床应用过程中存在较大争议等问题的探讨。因此,系统评价的题目主要来源于临床药学实践中不确定、有争论的重要临床问题。如:心脑血管病高危人群服用小剂量阿司匹林能否预防心脑血管病的发生? 进行万古霉素治疗药物监测能否提高患者抗感染治疗的临床有效性和安全性? 临床药师对住院患者的干预能否改善患者的治疗结局? 全球超说明书用药管理的政策现状如何? 可见这些问题既可以是临床研究的前景问题,也可以是背景问题。

为避免重复,首先应进行系统检索,了解同一临床问题的系统评价/Meta 分析是否已经存在或正在进行。若有,质量如何? 是否已过时(如发表后有较多新的研究出现等)? 若现有系统评价/Meta 分析已过时或质量差,则可考虑进行更新或做一个新的系统评价。

确立题目时,一个关键步骤在于围绕临床研究问题明确 PICOS 要素,针对治疗性研究的 PICOS 要素包括:

P(participant/patient):研究对象的类型,所患疾病类型及其诊断标准、研究人群的特征和所处环境。

I(intervention):研究的干预措施。

C(comparison):进行比较的措施。

O(outcome):结局指标,常包括所有重要的结局指标,不同研究选择不同的指标,循证药学实践中最常关注有效性和安全性结局。

S(study design):纳入研究类型,如随机对照试验和/或非随机对照试验、队列研究、病例-对照研究。

PICOS 要素的确定对指导检索、筛选和评价各临床研究,收集、分析数据及解释结果的应用价值均十分重要,必须准确、清楚定义。

系统评价研究的问题原则上必须在制订计划书和收集文献前就确定,以避免作者根据原始文献的数据信息和结果临时改变系统评价的题目及内容,导致结论偏倚。在系统评价的过程中若要改变题目或评价内容,必须明确说明原因及动机,并相应修改查寻和收集文献的方法。

开展 Cochrane 系统评价,确定题目后需在相关评价小组填表注册,以避免重复,注册表内容(不同评价小组可能不同)主要包括:立题依据、系统评价目的、纳入排除标准(基于PICOS 要素)、拟纳入研究的大致情况,研究团队成员的信息和制作系统评价的经历、经费资助情况、有无利益冲突问题、预计完成计划书和系统评价全文的时间等。最终由系统评价小组请相关临床专家和方法学专家讨论决定该题目是否注册成功。

(2)制订研究方案：系统评价题目确定后，需要制订详细的方案，内容包括系统评价的题目、背景、目的和方法(包括文献检索及策略、文献纳入排除标准、文献质量评价、数据收集和分析等方法)。

Cochrane 系统评价题目注册成功后一般要求 6 个月内完成系统评价方案(即计划书，protocol)撰写，完成后也要提交给系统评价小组评审，合格后会发表在 Cochrane 图书馆。

非 Cochrane 系统评价一般不要求发表研究方案，但系统评价和 Meta 分析的报告规范(preferredreporting items for systematic reviews and Meta-analysis，PRISMA)中有一条要求写明是否有系统评价研究方案。若有，何处能获得？并要求提供注册信息和注册号。某些杂志在系统评价投稿时也要求作者提供系统评价研究方案的信息。注册系统评价研究方案有助于：①避免重复工作，浪费社会资源；②提高研究透明度，避免作者据收集到的文献随意修改系统评价方法和结果，导致选择性报告结果偏倚等；③完善研究方案，减少方法学上的问题。

(3)检索文献：系统、全面收集所有相关文献资料是系统评价区别于传统文献综述的重要特征。为避免发表偏倚(publication bias)和语言偏倚(language bias)，应围绕要解决的问题，采用系统的检索方法。除发表的论著外，还应收集尚未发表的内部资料及多语种的相关资料。

检索文献应确定检索词、制订检索策略和选择数据库或可能的数据源，不同类型临床问题有所不同，建议由系统评价者和文献检索专家共同决定。如果是 Cochrane 系统评价，多数 Cochrane 评价小组均有专家负责检索，可请求他们帮助或协助。

为有效管理文献，特别在文献量较大时，常需借助文献管理软件如 EndNote、Reference Manager 等管理文献的题录、摘要、全文等，以便于剔重、浏览、筛选，也有助于撰写文章时插入参考文献、正确排序及修改格式。

(4)筛选文献：筛选文献是指根据研究方案拟定的纳入/排除标准，从收集到的所有文献中检出能够回答研究问题的文献的过程。以"静脉硫酸镁治疗急性心肌梗死"为例，若 PICOS 要素分别为 P：急性心肌梗死患者，不考虑梗死的部位、患者性别、年龄；I：静脉使用硫酸镁；C：安慰剂；O：35 天内的病死率；S：RCT。所选研究文献必须符合上述条件，如口服硫酸镁或静脉滴注硫酸镁与其他药物进行比较，结果为心肌梗死 35 天后的病死率，或非 RCT 文献资料等均不能纳入。

文献筛选可分三步(如图 18-1)进行。①初筛：根据题目、摘要等引文信息剔除明显不合格的文献，对肯定或不能确定的文献待查出全文再行筛选；②阅读全文：对可能合格的文献资料，逐一阅读和分析，以确定是否纳入；③与作者联系：一旦被排除的文献将不再录用，因此如文中提供的信息不全、有疑问或有分歧的文献可先纳入，与作者联系获得有关信息后再决定取舍。

文献筛选过程应采用流程图展示，列出检出文献总量、根据题目和摘要排除的文献量、获取全文的文献量、阅读全文后排除的文献量及原因分类、纳入研究数量、提供主要结局指标研究数量等，详细要求可参见 PRRISMA 声明。

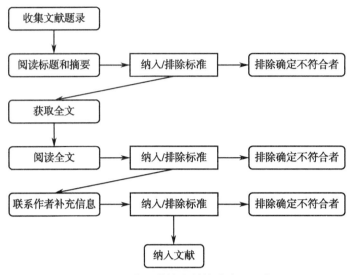

图 18-1　系统评价的文献筛选流程示意图

（5）评价文献质量：原始研究的质量直接影响系统评价结果和结论的真实性和可靠性，因此，评估原始研究在设计、实施和分析过程中防止或减少系统误差（或偏倚）和随机误差的程度，以分析和解释纳入研究质量对结果的影响至关重要。研究质量评价应包括：①内部真实性（internal validity）：指单个研究结果接近真值的程度，即受各种偏倚因素如选择偏倚、实施偏倚、失访偏倚和测量偏倚的影响情况；②外部真实性（external validity/generalizability）：指研究结果是否可用于研究对象以外的其他人群，即结果的实用价值与推广应用的条件，主要与研究对象的特征、研究措施的实施方法及条件和结果的选择标准密切相关。

评价文献质量和偏倚风险的方法较多，可采用单个条目、清单或一览表和量表评分，但缺乏共识。针对不同临床问题如治疗、病因、诊断和预后的系统评价，其纳入研究的设计类型和实施方法并不相同，因而纳入研究的质量评价工具和方法也有明显差别。

治疗、预防、康复等干预措施疗效和安全性的系统评价多数纳入 RCT 为主，RCT 质量评价工具较多，目前最常用的是 Cochrane 偏倚风险评估工具和 Jadad 量表。

非随机研究设计方案有多种，如非随机对照试验、队列研究和病例 - 对照研究等，尚无一种通用的非随机研究偏倚风险评价工具。目前最常用的 2 种工具是 Downs and black instrument 和 Newcastle-Ottawa scale（NOS），特别是 NOS 量表只包括 8 个条目，简单易用，分别针对病例 - 对照研究和队列研究，已被 Cochrane 协作网的非随机研究方法学组用于培训中。

（6）提取数据：数据提取是指将需要提取的信息填入数据提取表的过程。在提取数据前要设计数据提取表，以保证重要、有意义的信息和数据不被遗漏。不同系统评价需要提取的数据信息不尽相同，要充分反映研究问题的独特性，但有些基本信息是一致的，包括①研究基本信息：如纳入研究的题目和编号、引文信息、提取者姓名、提取日期等；②研究基本特征：如研究的设计方案和质量、研究对象的特征和研究时间地点、干预措施或暴露因素、结局指标测量方法等；③研究结果：如随访时间，失访和退出情况，数据资料（如治疗性研究中计数资料应收集每组总人数及事件发生率，计量资料应收集每组研究人数、均数和标准差或标准误)等。

(7)分析和报告结果:分析收集到的文献资料应包括定性分析和定量分析。

定性分析(non-quantitative synthesis)即采用描述性方法,将纳入临床研究特征按研究对象、干预措施或暴露因素、研究结果、偏倚风险和设计方法等进行总结并列成图表,以便分析纳入研究的情况、研究方法的严谨性和不同研究间的差异,并计划定量合成和结果解释。定性分析是定量分析前必不可少的步骤。

定量分析(quantitative synthesis)包括异质性检验(heterogeneity test)、Meta 分析和敏感性分析(sensitivity analysis)。

异质性检验:系统评价或 Meta 分析将多个研究结果合成为一个效应值,不同研究间不可避免存在差异即异质佳。异质性分 3 类:①临床异质性(clinical heterogeneity),指不同研究的研究对象、干预措施或暴露因素及结果测量等方面存在的差异;②方法学异质性(methodological heterogeneity),指不同研究在试验设计和方法学质量方面存在的差异;③统计学异质性(statistical heterogeneity),指不同研究的效应指标存在的差异,是临床异质性和方法学异质性导致的结果。异质性检验是指对不同原始研究间结果的变异程度进行检验。检验结果若有统计学意义,应解释可能的原因并考虑合成结果是否恰当。

确定异质性有两种方法:①作图观察各研究结果的效应值和可信区间是否有重叠,若可信区间差异太大,则放弃合成分析或分析异质性原因后再考虑是否合成;②卡方检验(chi-square test),在此基础上借助 I^2 定量估计异质性大小,I^2 越大,异质性越大。据 Cochrane 协作网建议,0~40% 表示异质性可能不重要,30%~60% 表示有中度异质性,50%~90% 表示有显著异质性,75%~100% 表示有很大异质性。

Meta 分析:根据临床问题、资料类型及评价目的,选择效应量并对其进行定量合成分析。如治疗性研究中,分类变量可选择比值比(odds ratio,*OR*)、相对危险度(relative risk,*RR*)、危险度差值(risk difference,*RD*)和多减少 1 例不利结果需要治疗的患者数(number needed to treat,NNT)等作为效应量表示合成结果;对连续性变量,当采用相同单位测量结果时应选择均数差(meandifference,*MD*);而当结果测量采用不同单位,如疼痛评分在不同研究中采用不同的量表时,则应选择标准化均数差(standardized meandifference,*SMD*)。用 Meta 分析合成结果时,可择固定效应模型(fixed-effect model,FEM)或随机效应模型(random-effect model,REM),结果采用森林图(forest plot)表示。

敏感性分析:指改变某些影响结果的重要因素,如纳入标准、偏倚风险、失访情况、统计方法(FEM 或 REM)和效应量的选择(比值比或相对危险度)等,以观察异质性和合成结果是否发生变化,从而判断结果的稳定性及其程度。

进行定量分析离不开 Meta 分析软件的使用,针对不同类型的 Meta 分析,现已有多种 Meta 分析软件,不同软件的适用类型可参见相关专著,对于循证药学领域常见的治疗性研究,以 RevMan、Stata 最为常用。

(8)解释结果,撰写报告:系统评价的目的在于帮助患者、公众、医务人员、管理者和决策者进行卫生决策,是提供信息和辅助解释结果,而非作出推荐意见。因此,清晰陈述研究结果、深入讨论和明确的结论是系统评价的重要部分。解释和报告系统评价结果时必须基于研究结果,内容应包括:

1)总结和解释结果:应同时考虑干预措施的利和弊,报告结果的点估计值和 95% 置信区间。点估计值主要表示效应值的强度和方向,而 95% 置信区间则反映效应值的变异范围和精确性。

2)评价证据的总体质量:Cochrane 协作网推荐采用证据质量和推荐强度分级系统(grading of recommendations assessment,development andevaluation,GRADE)分级和评估系统评价的总体质量。GRADE 将系统评价的证据质量分为高、中、低、极低 4 个等级。同时根据 5 个因素降低随机对照试验的质量级别,包括:纳入研究的总体偏倚风险、研究结果的一致性、证据的直接性、结果的精确性和是否存在发表偏倚;根据 3 个因素升高观察性研究(如队列研究)的质量级别,包括:大效应值、存在剂量 - 效应关系以及存在低估效应值或结果的混杂因素。

3)证据的适用性:在确定系统评价结果的应用价值时,如治疗性问题,首先应考虑干预措施对患者的利弊,其次应考虑系统评价纳入研究中的研究对象是否与当前患者情况相似,是否存在生物学、社会文化背景、依从性、基础危险度、病情和价值观等方面的差异。

4)系统评价的局限性:针对系统评价在文献检索的全面性、纳入研究质量、系统评价方法的可重复性、统计分析方法和是否存在发表偏倚等方面问题,阐述系统评价存在的潜在局限性。

5)结论:系统评价的结论包括对临床实践和未来研究的意义两部分。在确定这两方面意义时,要考虑证据的质量、干预措施的利弊、患者的价值和喜好及卫生资源的利用,旨在帮助医务工作者和决策者正确选择和应用,为进一步的研究指明方向。

(9)更新系统评价:系统评价的更新是指系统评价发表后,定期收集新的原始研究,按前述步骤重新分析、评价,以及时更新和补充新的信息,完善系统评价。Cochrane 系统评价要求每 2 年更新 1 次;杂志发表的系统评价并不要求原作者定期更新,若发表的系统评价无确切结论,或有新研究不断出现时,也应考虑更新系统评价。

(二) 系统评价再评价

系统评价再评价(overviews of reviews,overviews)是指全面收集同一疾病或同一健康问题的治疗或病因、诊断、预后等方面的相关系统评价进行再评价的一种综合研究方法。

20 世纪后半叶出现了系统评价和 Meta 分析,其方法学不断发展与完善,发表研究数量也急剧上升。医务人员、卫生决策者等用证者常常关注多个干预措施,比较孰优孰劣,单个系统评价很难给出直观答案,从而出现了针对同一问题多个系统评价的新型综合研究,即系统评价再评价。其核心是针对当前多个相关系统评价证据进行综合研究,为证据使用者提供更集中的高质量证据。Cochrane 协作网最初进行"系统评价再评价"研究是为 Cochrane 图书馆使用者(如临床医师、决策者或患者)提供同一主题系统评价证据的综合评价结果,整合证据,使其更易获取和利用。主要应用于以下几个方面:①对同一临床问题不同干预措施的相关系统评价进行再评价。如 2008 年 Jamtvedt G 等对物理疗法治疗膝关节骨关节炎的 23 个相关系统评价进行再评价,对锻炼、针灸、激光等物理疗法治疗膝关节骨关节炎提供了最佳综合性证据。②对某一干预措施用于不同疾病、不同人群的多个相关系统评价进行再评价。如 Smidt N 等人再评价了运动疗法的相关系统评价,结果显示:运动疗法对膝骨关节炎等 9 种疾病的疗效确切,对颈痛等 6 种疾病的证据不足,对急性腰背痛无效。③针对相关系统评价中不同结局指标进行再评价,当重要结局指标在不同系统评价中分散报告,即可采用 overviews 对多个相关系统评价再评价。④从更广的范围对某一领域的相关系统评价进行概述,如 2001 年,Linde K 等连续发表了 3 篇有关补充医学的系列文章,基于系统评价证据分别从同种疗法、中草药及针灸三方面进行分析,综合评价了当时补充医学的现状及存在的问题。⑤其他除防治性"系统评价再评价"外,在诊断、疾病筛查、卫生经济学和卫生保健等多个领域也有相关研究成果发表。

Overviews 作为一种新的综合研究方法还存在局限性,如:①结论的完整性受纳入系统评价影响,具有时限性;②制作方法尚不规范;③部分数据处理方法不甚成熟;④已发表的 overviews 报告形式不统一,尚无权威报告指南正式发布。⑤已报告的 overviews 数量相对较少,特别中文研究更少。

二、原始研究方法

(一) 随机对照试验

1. **概念** 随机对照试验(RCT)是采用随机分配的方法,将合格研究对象分配到试验组和对照组,接受相应试验措施,在一致条件下或相同环境中,同步研究和观测试验效应,并用客观效应指标对试验结果进行科学测量和评价。

1946 年随机对照试验开始用于评价链霉素治疗肺结核以及免疫方法治疗百日咳的效果。近 70 多年来,随着理论和方法的日趋成熟,随机对照试验被公认为评价干预措施疗效的金标准或标准方案而广泛应用于临床研究中。

2. **主要优缺点** 随机对照试验作为临床医学研究中论证强度最高、设计最佳的设计方案,具有某些优点,同样存在某些缺点。

(1)优点

1)组间可比性好:随机分配研究对象,特别是在某些情况下,按影响结果的某些重要因素将研究对象进行先分层再随机分配进入试验组和对照组,使组间的基线状况保持插对一致,增加可比性。

2)有效防止选择性偏倚:采用随机分配和分配方案的完善隐匿,在选择和分配研究对象时可以较好地防止人为因素的影响,即使存在不为人知的偏倚或混杂因素,也可维持组间的相对平衡。

3)研究对象的诊断确切:对被研究的对象,采用严格、统一的诊断、纳入和排除标准,有利于读者验证研究结果和确定研究结果的推广应用价值。

4)盲法衡量:分析结果更真实、可靠,随机对照试验中,如果能够采用盲法测量研究结果,则可避免研究人员和患者所导致的测量性偏倚对结果的影响,增加结果的真实性和可靠性。

5)高质量的单个 RCT,可成为系统评价的可靠资源。

(2)缺点:①随机对照试验比较费时,人力与财力支付较大;②随机对照试验常常有严格的纳入、排除标准,使人选的研究对象具有良好的同质性,但也导致其研究结果的代表性和外部真实性受到一定的限制;③安慰剂不恰当的应用、对照组措施选择不当或让受试对象暴露于某种有害致病危险因素,则会违背伦理要求。

3. **应用范围** 随机对照试验虽被公认为"治疗性研究的最佳设计方案",最常用于治疗性或预防性研究,借以探讨某一干预或预防措施(在循证药学研究中,如药物、给药剂量方案、治疗药物监测、药学监护干预等)的确切疗效,为正确的医疗决策提供科学依据。

但随机对照试验并不能适用于所有临床研究和解决所有的临床问题。在某些情况下，使用随机对照试验是不可行和不恰当的，如诊断试验准确性的研究、疾病预后的自然病史等。如果已有研究证明某一因素对人体有害，就不允许将该因素用于人体进行随机对照试验。例如，要了解吸烟在肺癌发病中的作用，不可能人为设计随机对照试验，将原本不吸烟的研究对象随机分配入吸烟组和不吸烟组，随访数年，比较两组肺癌发生率，来探讨吸烟与肺癌发病的因果关系。随机对照试验用于病因学因果效应研究的前提是：人们在生活或临床工作实践中，当常规接触的某种因素疑其有可能对人体有致病效应，可是又缺乏科学依据的时候，在符合伦理的条件下，采用随机对照试验进行因 - 果效应的研究也是可行的。例如，妇产科为预防早产儿因缺氧带来的大脑损害和对今后智力发育不全的影响，曾对早产婴儿均施以高浓度的氧气疗法，几乎被常规应用。后来发现经此治疗的婴儿，出现了眼晶体后纤维组织增生，导致不同程度的视力障碍，严重者失明。经分析推论，认为可能与高浓度氧疗有关，为证实这种因果效应，于是采用了随机对照试验，一组早产儿继续用高浓度氧疗，另一组则用低浓度氧疗。经追踪观察分析，上述视力障碍确与高浓度氧疗有关，于是临床上就淘汰了这一疗法。

随机对照试验还可应用于非临床试验的系统工程如教育学和农业。例如，要评价临床药学教育与传统药学教育模式的教学效果差异，可将条件相似的班级随机分配进入任何一组，课程结束后进行短期或长期教学效果的评估。

4. 设计原则和模式　临床科研设计的基本原则主要有随机化原则、设立对照原则和盲法原则。此外，还有试验前组间主要基线状况可比性的原则。很好地执行随机、盲法、对照等基本原则，是确保 RCT 科学性的基础（药学评价中的临床随机对照试验方法参见本书第十二章相应内容）。

随机对照试验的设计模式如图 18-2。试验的研究对象必须采用公认的诊断标准确定，可从患病群体（目标人群）中随机抽样，也可来自住院或门诊的连续性非随机抽样的样本，再根据试验设计中确定的纳入 / 排除标准，选择符合标准且自愿参加试验的患者，采用明确的随机化方法将合格的研究对象随机分配入试验组或对照组，接受相应的干预措施，经过一段恰当的观察期后，测量治疗后的效果。根据结果的资料类型，采用相应的统计学方法进行分析、处理以评价干预措施的真实疗效及其组间差异。

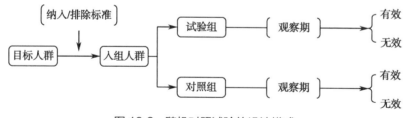

图 18-2　随机对照试验的设计模式

（二）队列研究

1. 概念　队列研究（cohort study）是将人群按是否暴露于某可疑因素及暴露程度分为不同的亚组，追踪其各自结局，比较不同亚组间结局频率的变异，从而判定暴露因素与结局之间有无因果关联及因果关联大小的一种观察性研究（observational study）方法。这里观察的结局主要是与暴露因子可能有关的结局。

流行病学中的队列表示一个特定的研究人群组。根据特定条件的不同,队列可分为两种情况:一是指特定时期内出生的一组人群,叫出生队列(birth cohort);另一种是泛指具有某种共同暴露或特征的一组人群,一般即称之为"队列或暴露队列",如某时期进入某厂工作的一组人群。根据人群进出队列的时间不同,队列又可分为两种:一种叫固定队列(fixed cohort),是指人群都在某一固定时间或一个短时期内进入队列,之后对他们进行随访观察,直至调查终止,成员没有无故退出,也不再加入新的成员,即在观察期内保持队列的相对固定;另一种叫动态人群(dynamic population),是相对固定队列而言的,即在某队列确定后,原有的队列成员可以不断退出,新的观察对象可以随时加入。

队列研究具有以下几个基本特点。①属于观察法:队列研究中的暴露不是人为给予的,不是随机分配的,而是在研究开始前就客观存在,这一点与实验性研究有本质区别;②设立对照组:队列研究作为一种分析流行病学研究方法区别于描述流行病学的根本特点就是设立对照组以利于比较,对照组的选择有多种方法,对照组可与暴露组来自同一人群,也可以来自不同的人群;③由"因"及"果":在研究过程中先确知其因(暴露因素),再纵向前瞻观察而究其果(发病或死亡),这一点与实验性研究一致;④能明确暴露与疾病的因果联系:由于研究者能切实知道研究对象的暴露状况及随后结局的发生且结局是发生在有确切数目的暴露人群中,所以能据此准确地计算出结局的发生率,估计暴露人群发生某结局的危险度,因而能判断其因果关系。

2. 主要优缺点

(1)优点:①研究人群定义明确,选择性偏倚较小;②由于是前瞻性的,有可能使测量暴露的方法标准化,以减少观察者、对象和技术变异而引起的误差,又由于事先不知道谁将发病,信息偏倚较小;③可以直接计算暴露组和非暴露组的目标结局的发生率,从而计算出 RR 和 AR 等反映疾病危险关联的指标,可以充分而直接地分析病因的作用;④有可能观察到暴露和疾病在时间上的先后顺序;⑤有助于了解人群疾病的自然史,有时还可能获得多种预计以外的疾病的结局资料;⑥可按暴露水平分级,从而有可能观察到剂量 - 反应关系。

(2)局限性:①不适于发病率很低的疾病的病因研究,因所需对象数量很大,难以达到;即使是研究常见病,仍需大量对象,才能获得暴露组与对照组之间有意义的差异;②需要长期随访,对象不易保持依从性,容易产生各种失访偏倚;③研究耗费时间、人力、物力,其组织与后勤保障工作相当艰巨;④研究者虽然可预先根据暴露与否进行分组,但有时难以控制暴露以外的其他特征在两组中的分布而造成混杂偏倚。

3. 应用范围　①检验病因假设:多数情况下队列研究用来研究一种暴露与一种疾病的关联,但它也可同时观察某种暴露因素对人群健康的多方面影响,检验多个假说;②描述疾病自然史:队列研究可观察到疾病的自然史,即疾病从易感期、潜伏期、临床前期、临床期到结局的整个自然发展过程;③预防、治疗及预后研究:有时在随访人群中研究对象可能受各种因素的影响而自行采取一种与暴露致病作用相反的措施,出现预防效果,这种现象称为"人群的自然实验"。此外,队列研究还可研究某种疾病的长期变动趋势,为制订新的预防规划、治疗方案或康复措施提供依据。

4. 设计原则和模式　队列研究的基本原理是在一个特定人群中选择所需的研究对象,根据目前或过去某个时期是否暴露于某个待研究的危险因素,或其不同的暴露水平而将研究对象分成不同的组别,观察随访一段时间,检查登记各组人群待研究的预期结局的发生情况(如疾病、死亡或其他健康状况),比较各组结局的发生率,从而评价和检验危险因素与结局的关系。如果暴露组(或高剂量暴露组)某结局发生率明显高于非暴露组(或低剂量暴露组),则可推测暴露与结局之间可能存在因果关系。在队列研究中,所选研究对象必须是在开始时没有出现研究结局,但有可能出现该结局(如疾病)的人群。暴露组与非暴露组必须具有可比性,非暴露组应该是除了未暴露于某因素之外,其余各方面都尽可能与暴露组相同的一组人群。

队列研究方法和病例-对照研究方法是分析流行病学中的两种重要方法,队列研究与病例-对照研究一样,主要用于检验病因和预后假设。使用这种方法可以直接观察到人群暴露于可疑致病因素后疾病的变化规律及其结局,通过比较暴露和非暴露人群发病率和病死率的差别来确定危险因素与疾病的关系以及对预后的评价。队列研究的设计模式见图 18-3。

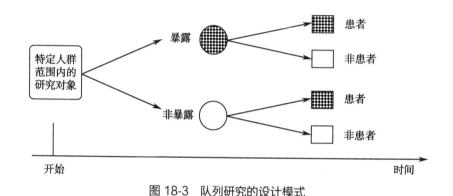

图 18-3 队列研究的设计模式

(三)病例-对照研究

1. 概念 病例-对照研究(cast-control study)是选择一组患有所研究疾病的人作为病例组,选择一组不患有所研究疾病的人作为对照组,调查这两组人对某个(些)因素的既往暴露情况,比较两组间暴露率或暴露水平的差异,以判断该疾病与这个(些)因素的关系。

病例-对照研究是临床医学和流行病学开展病因研究最有实用价值的研究设计方案,它通过严格的对照设置,可以在一定程度上防止混杂因素的干扰,对探讨病因及危险因素,乃至于治疗效果和预后等方面均有重要意义。随着病例-对照研究方法的不断完善和临床科研的需求,其应用范围也在日益扩大。在药学领域,该研究方法在设计探讨药品不良反应的因果关系研究中应用广泛。

病例-对照研究具有以下特点:①按发病与否分成病例组与对照组,病例-对照研究是在疾病(事件)发生后进行的,此时已有一批可供选择的病例。然后再选择一组无所研究疾病的人作为对照组;②调查的暴露情况是由研究对象从现在对过去的回顾。也就是说,我们关注的是研究开始之前,病例组和对照组对所研究因素的暴露情况;③由"果"推"因",研究中是先有结果,即已知研究对象患某病或不患某病,再通过详尽查阅病历记录,对病例组和对照组进行回忆性调查,收集所需资料,了解两组研究对象中有无与该病有联系的可疑因素的暴露史;④病例-对照研究受到回顾性观察方法的限制,不能观察到由"因"到"果"的发展过程。

2. 主要优缺点

(1) 优点：①适用于罕发疾病的研究。如研究孕妇服用雌激素后胎儿发生先天性心脏病的危险性是否增高，假设未服用雌激素的妇女中每产出 1 000 婴儿中有 8 个患先天性心脏病，用前瞻性研究则需要纳入服用该药的与未服用该药的妇女各 3 889 例，而病例 - 对照研究则只要纳入病例和对照各 188 例即可，前瞻性研究所需病例数是病例 - 对照研究的 20 倍。因此病例 - 对照研究有时是罕见病病因研究的唯一设计模型；②适用于有很长潜伏期疾病的研究，即病例 - 对照研究可不必等待很长时间去观察暴露后是否发病；③研究时间短，所需人力、物力较少，出结果快；④伦理问题最少，对患者无危害；⑤允许同时调查分析多个影响因素；⑥可以使用病历记录。

(2) 缺点：①有回忆偏倚，有时某些资料难以从病史和询问中获得，如既往 10 年药物的使用剂量和持续使用时间。要证实患者告诉你的情况是否真实非常困难，有时几乎不可能；②对照组的选择易有偏倚，有时要选择适当的对照非常困难；③不能确定暴露和非暴露人群中疾病的发病率；④只能计算出近似的危险度，即 *OR* 值；⑤论证强度不如队列研究高。

3. 应用范围　①探索病因和危险因素。临床流行病学对疾病病因和危险因素的研究，常是从临床医师的经验中或回顾性研究中获得线索，并据此形成假设。对这些假设应用病例 - 对照研究方法进行检验。如果检验结果为肯定，再进一步做前瞻性队列研究；最后还可设计干预试验（intervention trial）来确定某因素是否为该病的真正病因。其中，病例 - 对照研究应用领域最多的就是疾病发生的危险因素探讨。应用规范的病例 - 对照研究方法进行病因调查始于 1926 年的生殖因素与乳腺癌关系的研究。从 20 世纪中叶开始已有大量有关疾病病因的病例 - 对照研究，如吸烟与肺癌的关系、孕早期服用反应停（沙利度胺）与婴儿短肢畸形等很多经典的病例 - 对照研究，都为相关疾病的防治起到了决定性的作用。②研究药物的不良反应。药物应用于临床后，对患者可带来有益（疗效）或有害（副作用或毒性）作用。病例 - 对照研究曾发现口服避孕药易致血栓形成，雌激素易致阴道癌，妊娠期使用庆大霉素易致先天性聋哑等。当高度怀疑某种药物可能存在某些不良反应时，病例 - 对照研究常常是切实可行的方法，此时 RCT 等试验性方法会受到医学伦理学的限制而无法实施。③评价治疗效果和判断预后。病例 - 对照研究对于发生率很低的某些疾病或事件很适用，因为此时很难进行 RCT。

4. 设计原则和模式　病例 - 对照研究的基本设计模式见图 18-4。若病例组某因素的暴露率或暴露水平明显高于对照组且研究过程又无明显的偏倚，则该因素或措施与所研究的疾病有联系。病例 - 对照研究可分为成组病例 - 对照研究和配对病例 - 对照研究（matched case controlstudy）。①成组病例 - 对照研究在设计时对病例组和对照组人群在数量上没有严格的配比关系，对照组人群数量可等于、多于或少于病例组人数；②配对病例 - 对照研究要求对照组在某些因素或特性上与病例组保持相同，形成匹配关系，而且数量上也要是配比关系，如 1∶1 或 1∶2 等。

(四) 横断面研究

1. 概念　横断面研究（cross-sectional study）又称现况研究，是在特定的时间内研究特定范围的人群中疾病或健康状况的分布，并描述有关因素与疾病或健康状况关系的一种流行病学研究方法。即调查某一时间断面，某一特定范围人群中的个体是否患病、是否具有某些因素(或特征)以及疾病和因素分布的特征及其相互关系,为深入研究提供线索和病因学假设。

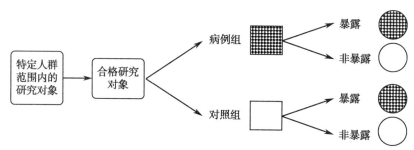

图 18-4　病例 - 对照研究的设计模式

根据横断面研究所涉及的研究对象的范围大小,可分为普查和抽样调查。普查就是全面调查,抽样调查是指某人群总体中按照一定原则随机抽取部分有代表性的个体进行调查。

横断面研究具有以下特点。①一般不设对照组:横断面研究在设计和资料收集阶段不需要设立专门的对照组,而是根据研究目的确定研究对象后,调查每一个研究对象在某一特定时点的暴露与疾病状态;然而,可在资料整理与分析阶段根据研究对象的暴露特征或疾病状态进行分组比较。②具有明确的研究时点或时期:设定较为严格的时点的目的是保证在调查和收集资料期间,所研究的疾病状态或影响因素不会发生太大变化,以获得较为准确的人群患病或暴露状况。③先确定人群再确定个体:横断面研究是根据研究的目的确定研究的人群,再查明该人群中每一个体在某特定时点上暴露与疾病状态。④横断面研究在确定因果联系时受到限制:一般而言,横断面研究所揭示的是暴露与疾病之间的统计学联系,仅为因果联系提供线索,是分析性研究的基础,而不能据此作出因果推断。⑤对不会发生改变的暴露因素,可以提示因果联系:尽管横断面调查时调查某一时点疾病与暴露的状态,但对于不会发生改变的暴露,例如性别、年龄、种族、血型等,横断面研究可以提供较为真实的暴露与疾病的时序关系,可以进行因果推论,并且评价这些不会发生改变的暴露因素与疾病的联系时,横断面研究不亚于病例 - 对照研究或队列研究。⑥分析和评价指标一般为患病率:横断面研究所调查的患者为特定时点或时期某特定人群中的新旧病例,因此在一般情况下所得到的疾病频率为患病率;⑦定期重复的现况研究(即纵向研究)可以获得发病率资料。

2. 主要优缺点

(1)普查的优点和局限性

1)优点:①研究对象易于确定,由于调查对象为某一特定人群的全体成员,不存在抽样误差;②能发现普查人群中的全部病例并给予及时的治疗;③能提供疾病分布情况和流行因素或病因线索,即通过普查能对该地区某病的全貌有一个了解;④能普及相关的医学和卫生保健知识;⑤一次调查可观察多个因素和一个或多种疾病的关系,以节省人力、时间和费用,如可同时调查慢性支气管炎、肺结核、肺癌、肺源性心脏病、肺气肿等。

2)局限性:①所获资料比较粗,准确性较差;②不适于患病率低和检查方法复杂的疾病调查;③普查涉及的人群范围比较大,调查费时,费人力、财力和物力,成本高;④由于普查对象多、调查时限短,难免漏诊、误诊,且无应答率较高;⑤由于组织工作难度大,参加调查的人员多,掌握调查技术和检验方法的熟练程度不同等,质量不易控制;⑥由于工作量大,很难进行深入细致的调查;⑦普查只能获得现患资料,得出现患率,不能得到发病率资料。

(2)抽样调查的优点和局限性

1)优点:①与普查相比,省时、省力、成本低。②调查范围相对较小,工作易于细致,调查质量较易控制,获得结果快,而且应答率较高。在流行病学调查中占有重要的地位,是较常用的方法。

2)局限性:①不适用于患病率很低的疾病调查。因为小样本不能供给所需的资料,但是如果样本量大到总体的75%时,则不如直接进行普查;②抽样调查由于是调查部分样本,所以不适用于那些变异过大的资料的调查研究;③抽样调查的设计、实施比较复杂,资料分析也有一定难度;④存在抽样误差和偏倚;⑤这种调查方法使重复和遗漏不容易发现;⑥该方法不能满足普查普治的工作要求。

总之,横断面调查由于是调查某一特定始点的某病患病及暴露因素情况,其研究结果为患病率,通过该方法研究所得的疾病等与暴露间的关系,不能明确其因果关系,只能提供线索,为进一步研究提供依据。

3. 应用范围

(1)描述疾病、健康状况或某一事件的发生情况及其分布特征:描述目标群体中疾病、健康状况在不同人群、地区和时间的分布情况,是横断面研究最常见的用途。例如,糖尿病在不同人群的患病率;糖尿病患者糖尿病眼病、肾病的患病率。

(2)提供疾病因果关系的线索:疾病的因果关系包括病因、疗效及预后等,有关病因学研究是指,通过描述疾病患病率等在不同暴露因素状态下的分布情况,进行逻辑推理,进而提出有关该疾病可能的病因的假设。如通过对冠心病及其危险因素的调查,发现高血压、体力活动缺乏、吸烟等因素都与冠心病有关,从而提出这些因素可能为冠心病病因的假设。再如,有关影响糖尿病肾病发生因素的糖尿病预后因素研究,可通过糖尿病患者调查肾病的患病率及其可能的预后因素,从而提出可能与糖尿病肾病发生有关的因素的假设。因此,横断面研究可用于提出新的关于研究因素与疾病发生、预后等关系的病因、影响因素等假设。

(3)确定高危人群是早发现、早诊断、早治疗的首要步骤:横断面研究可以识别某一特定人群中某病的高危人群,针对病因采取有效干扰措施以防止该病的发生与发展。例如,目前已确认高血压是脑卒中的病因之一,在目标人群中开展横断面研究,将该人群中所有高血压患者全部查出,给予有效的血压控制和监测,从而达到预防和控制脑卒中发生的目的。

(4)发现患者、可疑患者和病原携带者:通过横断面研究,可以在特定人群中发现所有的患者、可疑患者和病原携带者,达到早发现、早诊断和早治疗的目的,提高疾病诊疗的效果。

(5)评价或考核医疗卫生措施的效果:通过横断面研究,针对某病危险因素采取干预措施,比较干预前后的患病情况,从而评价该措施对该病的预防效果。

(6)为疾病监测提供补充内容或为其他类型流行病学研究提供基础:疾病监测作为描述流行病学的方法之一,其监测内容不可能包括有关疾病发生的所有内容,部分内容可通过横断面调查来补充。另外,横断面调查所得到的描述性资料及提出的有关某疾病或疾病的并发症有关因素的假设,需要分析流行病学等进一步研究来检验和验证。

(五) 叙述性研究

1. **概念**　叙述性研究(descriptive study)是流行病学研究方法中最基本的研究类型。

研究者将既成事实的现有临床资料,加以叙述描写,统计分析,得出结论。论文形式包括病例分析、个案报道、专题评述、专家经验等。

2. 主要优缺点

(1)优点:①容易实施,可收集大量资料,节省人力、财力,短期可获得结果,是分析性研究和试验性研究的基础;②不影响干预方式,无伦理争议问题。

(2)缺点:①不设置对照组,结果缺乏可比性;②无法控制偏倚和混杂等因素的干扰,重复性差,因此研究的论证力较弱。

3. 应用范围　叙述性研究可用于探讨疾病病因、分析疾病诊断手段、评价疾病防治措施的效果、判断疾病预后的相关因素等。特别是大型的临床叙述性研究报道,有重要的临床参考价值。同时叙述性研究常为分析性研究或实验性研究的前奏。例如,霍乱、牛海绵状脑病、艾滋病、严重急性呼吸综合征、甲型 H_1N_1 和 H_7N_9 流感的发现,就是通过对特殊病例临床表现的分析总结,再经过基础医学的研究,从而发现新的病原体。又如,乳腺癌与 *BRCA1/2* 基因的关系,也是由于临床观察发现家族性乳腺癌患者中 *BRCA1/2* 基因突变的比率高,从而经过进一步研究证实两者之间的关联性。这些叙述性研究帮助临床工作者在实践中发现问题,提出假设,为后续的前瞻性临床研究或基础医学研究提供重要的信息和探讨方向,但因叙述性研究的主观性,研究结论往往不容易重复验证,其结果的论证力较弱。

4. 设计原则和模式　叙述性研究包括种类较多,可大致分为"从果到因"和"从因到果"两种模式。①"从果到因"的设计模式,属回顾性的研究范畴,是从已知的结果中分析可能存在的病因或干预手段的效果;②"从因到果"的设计模式,是从疾病的可能致病因素观察其致病效应,或者干预措施的疗效,可属回顾性的,亦可属前瞻性的。但后者因无对照组,更没有随机化,其论证力较弱。

三、转化研究方法

(一)临床实践指南

临床实践指南(clinical practice guideline,CPG)是针对特定临床问题,经系统研究后制定发布,用于帮助临床医务工作者和患者作出恰当决策的指导性文件。临床实践指南不同于原始研究证据、系统评价或 Meta 分析,它是针对具体临床问题,综合分析评价最新研究证据后提出用于指导临床医疗行为的推荐意见。

临床实践指南在药学服务中有着广泛运用,如各种疾病的诊疗指南可为药师开展临床药学服务提供规范指导,是评估治疗方案,开展药学监护的重要依据;除此之外针对药学服务各环节也有临床实践指南,比如具体药物的治疗药物监测指南,往往对治疗药物监测的适用人群、时机、样本采集、分析方法、结果解读、方案调整等各方面均可给出指导和建议。美国卫生系统药师协会(ASHP)发布了大量的药学实践指南,用于规范美国药学服务,同时也积极参与制作疾病诊疗实践指南,如 1999 年发布首个应激性溃疡预防指南,2013 年发布外科预防性使用抗菌药物临床实践指南等。近年来我国药学人员也在积极开展临床实践指南的制作、评价工作,目前已有国家卫生健康委员会发布的《公立医疗卫生机构短缺药品管理指南》《医疗机构短缺药品分类分级与替代使用技术指南》等,中国药理学会治疗药物监测研究专业委员会发布的《万古霉素治疗药物监测指南》《伏立康唑个体化用药指南》等。

在应用指南之前,应该了解指南制定过程,真正循证的指南比非循证指南的可靠性更高。阅读证据级别与推荐意见强度对照表的解释,了解其意义,以便判断推荐意见的可靠程度,并根据推荐意见强度确定临床应用。在药学实践中正确应用指南应该明确:①指南只是为处理临床问题制定的参考性文件,不是法规;②指南是对多数(或典型)患者或多数情况提供的普通性指导原则,不可能包括或解决每一个体患者所有复杂、特殊的临床问题,因此不可不顾患者具体情况强制性、盲目、教条地照搬使用;③药师应在指南指导下,根据具体病情及多方面因素为患者选择个体化治疗方案;④药师的临床技能和实践经验,及判断患者对药物治疗等干预措施可能获得的效益和风险的能力是正确使用指南作出恰当临床决策的基础;⑤患者意愿,即患者的关心和期望、经济能力、依从性等也是作出临床决策时应当考虑的因素。

(二) 临床决策分析

决策分析可从患者角度,也可从社会角度考虑。临床决策(clinical decision-making)是医务人员在临床实践过程中,根据国内外医学科研的最新进展,不断提出新方案,充分评价不同方案及其与传统方案间的风险和利益后选取最佳方案付诸实施,以最大限度地保障患者权益,减少临床实践及卫生决策失误,提高疾病诊疗水平的过程。其过程也是将高质量证据与个体患者具体情况相结合、使理论与实践统一的过程。

模型分析是决策分析的主要手段之一,可用于临床决策分析的模型有决策树模型、Markov 模型、生存分析模型、排队模型等。决策程序包括检索、评价证据、科研设计和抉择 3 个阶段。

(三) 卫生技术评估

卫生技术评估(health technology assessment, HTA)是指系统全面评价卫生技术使用过程中对患者、操作者和环境的安全性、有效性(功效、效果和生存质量)、经济性(成本 - 效果、成本 - 效益和成本 - 效用)和社会适应性或社会影响(社会、伦理、道德与法律),为各层次决策者制定卫生技术相关政策提供决策依据,从而优化配置卫生资源、提高有限卫生资源的利用质量和效率。不同组织进行卫生技术评估的目的不尽相同,如监管部门要求提供技术销售 / 使用信息,付费方(卫生当局、保险机构)要求提供有关技术偿付的信息,临床医生和患者要求提供技术使用的比较有效性、安全性和费用信息。评估结果可帮助医疗机构管理人员决策,支援卫生技术部门对技术进行开发和营销等。

传统卫生技术评估和系统评价耗时较长,通常需要 6 个月到 2 年,很难为快速决策提供证据支持。快速评估作为一种证据合成的方法,通过迅速获取并分析证据,由于制作时间短(常短于 1 个月),时效性强,因此逐渐被用于决策者的快速决策,如医院的新药遴选,经常是待遴选新药众多而药师人员有限,该如何快速评估这些药物为医院的决策者提供证据支持,快速评估不失为一种快速有效的决策工具。快速评估针对需要紧急决策的问题,进行有限明确的数据检索,同样通过预设的纳入排除标准筛选文献,进行质量评估,通常进行描述性分析而不做定性合成和 Meta 分析,因此对结果应进行谨慎解释。2016 年翟所迪等撰文介绍了药物快速卫生技术评估的特点、流程、方法及应用,并先后发表了一系列药品临床应用相关的快速卫生技术评估研究,同时也指出快速评估因快速决策需求而产生,但不能替代卫生技术评估 / 系统评价,尚需更多的证据来验证和完善快速评估的方法。

(四) 卫生政策研究

1. 循证卫生决策研究 循证卫生决策研究主要由宏观层面的卫生系统研究和卫生政

策研究构成,卫生系统研究主要关注卫生系统的各个方面,包括卫生服务、医疗产品和技术、卫生劳动力、卫生筹资、领导管理等。卫生政策研究旨在指导政策的制定、执行、评估,理清不同相关利益群体的影响及相互关系。

因各国政治、社会、经济环境的差异,一个国家的研究结果很难直接套用于另一个国家,这也是循证卫生决策研究开展速度缓慢的原因之一。开展高质量卫生决策研究方法的探索,提高决策者循证决策意识,集思广益、正确选择当前可得的最佳内部、外部证据,并因地、因事、因人制宜作出最科学的决策是开展该研究的关键。

2. 知证卫生决策工具　为优质高效地实现人人公平享有卫生保健,政策制定者需要获得强有力的证据以更好地决策。知证决策工具(support tools for evidence-informed health policy making,STP)是一种制定政策的方法,旨在确保基于最佳可及的研究证据决策。其特点为:①将系统、透明地获取和评价证据的方法贯穿到知证决策的全过程;②帮助决策者了解查找、评价和合理使用相关证据的全过程。"知证"强调政策制定者的重点是决策,知晓相关证据有助于决策,但知证只是其中一个环节,其他因素如制度、利益、观念及一些外部因素都会影响政策选择。

第三节　循证药学在药学服务中的应用

药学服务(pharmaceutical care)是指在整个医疗卫生保健过程中,在药物治疗之前和过程中以及愈后恢复等任何时期,药师所提供的以提高病人生活质量为目的的、负责任的、与药物相关的服务。药学服务要求药师不仅要提供合格的药品,更重要的是关注疾病的合理治疗,要对疾病治疗过程进行决策,包括药品的选择、剂量的确定、给药方法的优化、治疗效果的评估等,不仅保证高质量的药品和足够的血药浓度,还包括预防疾病、治愈疾病、消除或减轻症状、阻止或延缓病程、减少不良反应,这就涉及药物治疗的安全性和有效性评价。美国药学院协会(American Association of Colleges of Pharmacy,AACP)1987年提出:在未来的20年中,药师应该在整个卫生保健体系中体现自己控制药物使用的能力,尤其是减少整体医疗服务费用,如缩短住院期和减少其他昂贵的服务等。可见在药学服务中也涉及药物治疗经济性评价问题。

在临床药学服务中,临床药师会面临许多复杂的临床治疗问题,同时新药的不断出现和老药的新适应证不断提出,各种资讯大量涌现,如何进行临床治疗决策成为药师必须面对的巨大挑战。循证方法的出现使科学决策成为可能。

一、药学服务中循证药学实践的步骤

在药学服务过程中开展循证药学实践包括以下5个基本步骤:①提出问题;②收集证据;③评价证据;④临床决策;⑤后效评价,即为循证药学实践五部曲。

(一)提出问题

提出问题是循证药学实践中关键的第一步,临床问题可涉及疾病病因、诊断、治疗、预后等,而在药学实践中比较多的是治疗性问题。药师可根据患者一般情况、临床诊断、治疗需求,提出临床问题,也可直接采用药学服务过程中患者、医生、护士等提出的临床问题。按 PICOS 原则将临床问题转化为科学问题(详见本章第二节,系统评价方法下相应内容),明确需要解答的问题中涉及的人群(或患者)特征,拟采用的和需要进行比较的干预措施(药物或者其他干预措施),评价干预效果的结局指标。

（二）收集证据

提出临床问题之后就应着手于寻找针对该问题的最佳证据,关键是要查准、查全相关文献。这个过程包括根据前一步的 PICOS 制定检索策略、检索和收集文献。

检索证据的途径包括计算机检索和手工检索。在循证药学实践中,主要涉及治疗证据,也是循证医学中最常用的证据,检索收集这类证据推荐首选经过专家筛选的循证知识库,如 BestPractice、DynaMed、UpToDate、ACP PIER 等。同时临床实践指南也是重要的治疗证据来源,常用的指南数据库如国际指南协作网(GIN)、美国国家指南数据库 NGC、TRIP 等,国内有"医脉通"等指南数据库,也可以在 SIGN、NICE 等指南制作组织网站检索,或 WHO、CDC、IDSA、AAP、中华医学会等相关行业机构协会官方网站检索。如上述数据库未检索到相应证据,可检索原始文献数据库 PubMed、EMBASE,中文数据库 CBM、CNKI、VIP、万方等。专业数据库或网站检索外,也可通过 Google、百度等通用搜索引擎进行补充检索。除了计算机检索外,尚可通过手工检索获得证据,如查阅相关教科书、专著、国家处方集,与同事、专家、药厂联系获得未发表的文献,如学术报告、会议论文、毕业论文等。

（三）评价证据

在获得相关文献后,应该对其进行科学客观的评价,循证药学实践中的证据的评价包括证据真实性、重要性和适用性三个维度。

真实性是指研究结果是否真实可信,包括以下方面的问题:研究对象是否进行随机化分组? 分配方案是否进行了隐藏? 对研究对象、研究执行者和资料分析者是否采用盲法? 试验开始时组间基线可比性如何? 研究对象随访是否完整? 随访时间是否足够? 统计分析是否按照最初的分组进行?

真实性评价后,还应评价其临床重要性,即其治疗效果的临床价值,用于回答研究结果是什么? 有多大? 常用的指标包括:相对危险度降低率(RRR),绝对危险度降低率(ARR),多减少 1 例不利结果需要治疗的患者数(NNT),出现 1 例不利结果需要观察的人数(NNH)。

适用性评价用于评估研究结果能否应用于该特定临床病例,包括以下方面的问题:患者的情况是否与研究中的患者相似? 治疗性证据的可行性如何,所在医疗机构是否具备干预措施的实施条件? 治疗措施对患者的潜在利弊如何? 对欲采用的治疗措施,患者的价值取向和意愿如何?

（四）临床决策

临床决策是针对一个患者所制订的一系列治疗方案。循证药学实践中不但要重视证据,应用获得的最佳证据时,还要结合相关药事管理法律法规、医院可获得的药物具体情况、药师以往的经验和实践技能,同时要尊重患者的价值观,充分考虑患者的特点、患者病情的变化、自身意愿和经济承受力等提出新的方案。并与传统方案比较,确定其优越性后开始应用于临床实践。

（五）后效评价

证据通常只是群体中的平均表现,对患者个体,可能会出现结果与期望不一致。所以在循证医学实践中,评价患者对治疗的反应,发现差异和问题,进行不断完善和调整,对提高患者的疗效,提高对证据的认识均具有重要意义。

在循证药学实践中,在强调治疗证据的真实性的同时,还要探索证据的全面性。如果证据充分,则查证用证,若当前治疗证据不足或不充分,这些不足点往往是临床治疗研究的新课题,则可以开展原始研究或二次研究,创证用证。循证药学实践的总体思路和流程如图 18-5 所示。

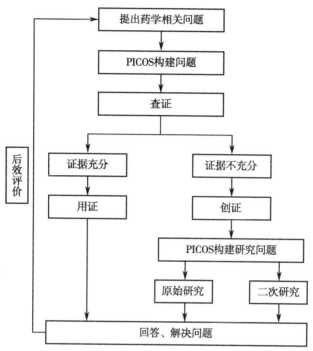

图 18-5 循证药学实践的总体思路和流程示例图

二、循证药学在药学服务中的应用范围

一项研究显示,在 2001—2016 年国内医院药学人员共发表系统评价 /Meta 分析 1 018 篇,其中药物有效性评价的文献 844 篇(82.91%)、药物安全性评价 269 篇(26.42%)、药物经济学评价 6 篇(0.59%)、药动学研究 6 篇(0.59%)、药师用药实践 29 篇(2.85%)和基因多态性 73 篇(7.17%),可见循证药学在药学服务中应用最多的是药物的有效性和安全性评价,除此之外经济性评价、药动学研究、药物基因多态性等方面也有涉及。在药物分类上看西药的系统评价 /Meta 分析是研究主流,中药的研究占比不到 20%,但循证药学运用于中药研究领域,对中药安全性和有效性的客观评价起到很大促进作用,抗肿瘤药物是目前研究的热点领域。

（一）药物有效性评价

药物作为疾病治疗的最重要的干预措施之一,评价其临床治疗有效性是药学服务中最常遇到的问题,对治疗性干预措施有效性评价进行循证评价的方法也是循证医学领域最为成熟和规范的,是循证药学研究应用最多的领域。

1. 系统评价 纳入 RCT 的系统评价是公认药物效果评价的最高级别研究证据,也是帮助药师临床决策的最佳证据来源。在现有药物有效性证据尚不能回答临床问题时,可首先考虑开展系统评价,通过全面收集原始研究,严格评估质量,定性描述或定量合成数据,充分考虑研究可能引入的偏倚、该药物的临床风险利弊、经济性和适用性等因素后,综合解释研究结果并用于指导实践。

药物有效性的系统评价优先纳入 RCT。药物上市前经过了严格的临床试验,因此针对药物疗效发表的 RCT 较多,开展系统评价可行性较好。各步骤都应严格按方法学执行,才可生产出高质上的系统评价。尤其应注意:①在研究设计阶段应保证统计指标和统计方法选择的严谨性;②药物临床效应评价应紧密联系临床,把握目标药物及其治疗疾病的相关知识。若研究过程中能联合或咨询统计学专家及临床医师,将有利于保障系统评价的质量。

除药物外其他药学服务手段和方法在治疗中的有效性评价也可采用循证方法。例如,治疗药物监测(TDM)是临床药物治疗中重要的个体化药学服务手段,通过 TDM 可以调整药物剂量使血药浓度在治疗范围之内,但血药浓度的达标率(在目标浓度范围内)并非临床有效性的终点指标,开展 TDM 的临床有效性应该体现在对于患者临床结局的改善上。那么开展 TDM 是否真正有效呢?为此笔者曾开展系统评价,将问题进行 PICOS 转化为,P: 接受药物治疗的患者;I: 进行 TDM,根据血药浓度调整治疗方案;C: 不进行 TDM;O: 包括临床指标(临床疗效和不良反应)和药动学指标(达到血药浓度范围、目标 AUC 等);S: RCT。结果纳入 1996—2004 年间 25 个 RCT,这些 TDM 的随机对照实验研究者以药学人员为主,1/5 研究缺少对临床终点指标的评价,约半数研究结论为阴性,即未发现 TDM 对临床药物治疗有益,部分药物常规开展 TDM 的有效性仍待更多研究验证,包括开展二次研究和原始研究。这一关于药物 TDM 的循证评价不仅反映了 TDM 临床有效性的研究现状,也为进一步的研究工作提出了建议。

2. **其他**　RCT 是评价药物临床疗效的最佳原始研究设计,但并非所有药物的有效性评价都适合开展 RCT,如罕见病的药物治疗,因纳入患者困难,通常仅有病例系列或单个病例报告。观察性研究亦可用于评价药物有效性,包括队列研究、病例 - 对照研究和病例系列研究等。研究者在临床科研设计中应同时考虑证据级别和研究可行性。

(二) 药物安全性评价

药物安全性是进行药物治疗的先决条件和患者关心的首要问题,也是循证药学应用较多的领域,尤其在儿童、孕产妇、老年患者等用药高风险人群更为突出。根据不良事件发生率的高低,RCT 和队列研究、病例 - 对照研究的适用性有所不同。当不良反应发生率较低时,队列研究、病例 - 对照研究因样本量较大更容易发现低概率的不良反应,其结果更加真实可靠,证据级别更高;反之,当不良反应发生率较高时,RCT 仍为更高质量证据。

药品上市后安全性评价研究设计分为 2 类。①产生假设的设计类型:产生假设的设计类型包括横断面研究、不良反应监测系统、病例报告和病例系列报告等,这些研究基于大样本或人群,发现罕见不良反应的能力较强,从而建立研究假设确立研究思路;②验证假设的设计类型:包括设计良好的病例 - 对照研究、队列研究、随机对照研究、系统评价等,用以验证不良反应与药物的因果关系和计算发生率(详见本书第十五章相关内容)。

在研究安全性的系统评价中,各类设计的原始研究对阐明安全性有不同的作用,故可纳入以上 2 类设计的研究,分别从不同层面提示该药物的安全性,如纳入 RCT 进行定量合成可统计不良反应发生率,纳入病例报告可发现罕见严重不良反应,为进一步的验证研究开拓思路。如在梁毅等开展的尼美舒利儿童安全性循证评价中除检索常用的文献数据库外,也手工检索了中国《药品不良反应信息通报》、WHO *Pharmaceuticals Newsletter*、MHRA *Drug Safety Update* 和 FDA *Drug Safety Newsletter*。设计上纳入了儿童尼美舒利安全性评价的队列研究、病例 - 对照研究、RCT 研究、非随机分组的对照研究和病例报告,还包括上市后药物不良反应监测,各国药物监督和管理机构对尼美舒利的风险利益评估、适应证修改等资料,并采用 WHO-UMC 评价体系评价病例报告中不良反应与尼美舒利的关联性。

（三）药物经济学评价

国内的药物经济学研究开展较晚,药学人员开展的药物经济性研究在循证药学实践中所占比例较小。目前循证药学实践相关的经济学评价主要为上市后药物的经济学评价,它研究药物在临床真实条件下的使用情况,强调不同药物或给药方案的比较(较少涉及安慰剂)。研究方法参见本书第十七章,开展该类研究时应注意:

1. **研究目的和研究角度** 不同角度的成本种类、效果指标及计算差别较大,不同研究目的可能产生不同的研究角度,建议从全社会和卫生部门的角度出发。

2. **研究问题** 建议采用 PICOS 要素构建研究问题。

3. **研究设计与分析方法** 药物经济学研究设计包括基于现实研究的前瞻性药物经济学试验、基于临床试验和观察性研究的药物经济学研究、模型法研究和混合设计研究。

4. **研究对象和目标人群** 目标人群应有较好的代表性。

5. **干预措施** 应尽可能选择当前公认的药物或方案作为对照。

6. **结果指标** 考虑使用终点指标,如死亡、治愈、获得生命年等自然疗效指标或质量调整生命年等效用指标。

7. **成本选择与测量** 研究角度不同,成本收集和赋值有所区别。

8. **贴现** 若研究超过 1 年,上市后药物经济学评价需对成本和效果进行贴现。贴现率通常为 0%~6%。

9. **敏感性分析** 用于处理研究中存在的不确定因素,常用的敏感性分析方法包括极端值法、单因素或多因素法、阈值分析法和概率敏感性分析法。

10. **结果的外推性** 应考虑研究结果多大程度上可外推到临床实际应用。

2011 年《中国药物经济学评价指南》发布,目前更新至 2020 年版,该指南旨在提出药物经济学评价方法的一般框架和规范,是药物经济学研究执行的方法学指南,也是用来评估研究质量的标准。包括引言、使用说明、执行摘要、正文、参考文献和附录六大部分。其中,正文部分按照药物经济学评价的主要研究程序依次撰写,共包括十一部分指南:研究问题(study questions)、研究设计(study design)、成本(cost)、贴现(discounting)、健康结果(health outcomes)、评价方法(evaluation techniques)、模型分析(model analysis)、差异性和不确定性(variability & uncertainty)、公平性(equity)、外推性(generalizability)和预算影响分析(budget impact analysis,BIA),对国内开展药物经济学研究提供了规范性指引和参考。

蒋学华等根据 2008—2019 年发表的中文文献分析我国临床药学研究现状时发现,12 年来临床药学研究在国内发表的文献量呈上升趋势,但增长并不明显,趋势较缓。发表文献最多的主题为药物评价(包括不良反应监测与报告、不良反应回顾性分析、不良反应处理、新发不良反应、特定人群或机构中不良反应统计分析、药物流行病学、上市药物再评价、处方分析、处方 / 医嘱审核、处方 / 医嘱点评),共 51 216 篇,占 49.84%;其次为药物治疗与药学服务,分别占 29.40% 与 11.43%;而药物经济学、临床药学工作模式、循证药学及基于医疗大数据的真实世界研究等的文献量较少,分别占 2.82%、1.93%、0.79% 和 0.23%。该文提示从研究分布看,循证药学在临床药学和药学服务中的应用数量尚显不足,有待加强药学人员的循证方法学教育和培训,促进循证药学方法在药物治疗和药事管理决策中的应用。

(张伶俐 黄 亮)

参考文献

［1］ Evidence-Based Medicine Working Group. Evidence-based medicine. A new approach to teaching the practice of medicine. JAMA, 1992, 268 (17): 2420-2425.

［2］ ETMINAN M, WRIGHT J M, CARLETON B C. Evidence-based pharmacotherapy: review of basic concepts and applications in clinical practice. Ann Pharmacother, 1998, 32 (11): 1193-1200.

［3］ WIFFEN P. Evidence-based pharmacy. Oxon: RadcliffeMedical Press Ltd, 2001.

［4］ 陈均, 蒋学华. 临床药学实践中的循证药学. 中国药房, 2001, 12 (2): 75-77.

［5］ 世界卫生组织药物政策与标准司, 国际药学联合会. 开展药学实践——以患者为中心. 2006 版.(2010-10-12)[2023-08-15]. https://www. fip. org/file/1721.

［6］ 张伶俐, 梁毅, 胡蝶, 等. 循证药学定义和文献的系统评价. 中国循证医学杂志, 2011, 11 (1): 7-13.

［7］ 王家良. 临床流行病学——临床科研设计、测量与评价. 上海: 上海科学技术出版社, 2014.

［8］ OSAMA M A, AMER M A. Evidence-based pharmaceutical care: the nextchapter in pharmacy practice. Saudi Pharmaceutical Journal, 2016, 24 (4): 447-451.

［9］ 李幼平, 杨克虎. 循证医学. 北京: 人民卫生出版社, 2014.

［10］ 周鹏翔, 闫盈盈, 翟所迪. 国内医院药学人员发表系统评价/Meta 分析的文献计量学分析. 中国循证医学杂志, 2017, 17 (5): 580-586.

［11］ 唐惠林, 门鹏, 翟所迪. 药物快速卫生技术评估方法及应用. 临床药物治疗杂志临床药物治疗杂志, 2016, 14 (2): 1-4.

［12］ 胡皓洋, 温成铭, 蒋学华, 等. 基于中文文献分析看我国临床药学研究现状. 中国临床药学杂志, 2021, 30 (2): 107-110.